小児思春期の
子どもの
メンタルヘルスケア

プライマリーケア医療者向け
ガイダンス

ジェーン・メシャン・フォイ 編

溝口史剛 監訳

前橋赤十字病院小児科 訳

Mental Health Care
of Children and Adolescents

A Guide for Primary Care Clinicians

明石書店

Mental Health Care of Children and Adolescents: A Guide for Primary Care Clinicians
edited by Jane Meschan Foy, MD, FAAP

This publication is a translation of Mental Health Care of Children and Adolescents:
A Guide for Primary Care Clinicians, © 2018 American Academy of Pediatrics.
This translation reflects current practice in the United States of America
as of the date of original publication by the American Academy of Pediatrics.
The American Academy of Pediatrics did not translate this publication into the language
used in this publication. The American Academy of Pediatrics disclaims any responsibility
for any errors, omissions, or other possible problems associated with this translation.

Japanese translation published by arrangement with American Academy of Pediatrics
c/o John Scott & Co. through The English Agency (Japan) Ltd.

日本語版刊行にあたって

　「子どもが変!!」「ザ・中学教師：子どもはもはや、あなたの知っている子どもではない（1991年）」「なんか変だぞ、中学生：NHK中学生日記の現場から、親が知らない、わが子の危ない異変（1994年）」「小児科医からの警鐘」「いじめ、不登校、ひきこもり」「思春期、子ども、性の問題」「子ども虐待」「虐待死、自殺、他殺」など、我が国においても、養育者以外で子どもと接する機会の多い、保育士、幼稚園教諭、小中高の学校教諭・教師、学童保育・放課後児童クラブの担当、小児科医などや一部のルポライターから、1990年代に入って、子どもたちの行動や心の問題に対し多くの心配の声がたびたび上がるようになった。2000年代になると小中学生が引き起こした世間を震撼させる出来事がメディアで大きく取り上げられるようになり、同時に、本来なら子どもを守る立場にある大人が子どもを傷つけてしまう事件も散見されるようになった。そのたびに一時的に話題となるが、時間とともに人々の関心が薄れると、最終的には本格的な取り組みも支援もされないまま話題から消えていく。同じように、このような問題に対する地域における先駆的な支援システム作りも、その中核となる人たちがいなくなると、徐々に消えていく繰り返しの中で30〜40年が過ぎてしまった。

　このような我が国ではあるが、2000年代に入ると「子どもの心の診療医制度」などが検討され始め、日本小児科医会や日本外来小児科学会など地域の開業小児科医を中心としたグループの活動が始まった。また、日本小児心身医学会、日本小児精神神経学会、日本児童青年精神医学会、日本思春期青年期精神医学会、日本乳幼児医学・心理学会のいわゆる五医学会に日本小児神経学会が一緒になって、この問題に取り組む気運は高まったが、立場の違いから活動は個別のものになっていった。

　このような中、子どもを守るための国際的な動きとして、「子どもの権利条約（児童の権利に関する条約）」の制定とその批准を各国の政府に求める動きがUNICEF（ユニセフ）を中心として発動され、1989年11月20日、国連総会において採択された。この条約は、世界で最も広く受け入れられている人権条約である。我が国でも、国内法に干渉しないことを前提に1994年に批准したが、子どもの権利条約を守る仕組みである子どものための法律がなかなかできなかった。その結果、国連子どもの権利委員会から改善のための勧告を3回受けることとなり、最終的に、昭和22（1947）年の制定以来改定されることのなかった児童福祉法を平成28（2016）年にその理念から抜本改定した。その第1条に子どもの最善の利益の優先原則を制定し、第2条に家庭養育の優先の理念の規定、第3条の2に国および地方公共団体の支援のあり方の規定が定まった。行政法である児童福祉法が抜本改定されたことにより、令和4（2022）年6月8日に「児童福祉法等の一部を改正する法律」が成立した。この法律には、地方自治体は子育てに困難を抱える世帯がこれまで以上に顕在化してきている状況等を踏まえ、児童等に対する家庭および養育環境の支援を強化し、児童の権利の擁護が図られた児童福祉施策を推進するため、要保護児童等への包括的かつ計画的な支援の実施の市町村業務への追加、市町村に

おける児童福祉および母子保健に関し包括的な支援を行うこども家庭センターの設置の努力義務化、子ども家庭福祉分野の認定資格創設、市区町村における子育て家庭への支援の充実等が内容として明記されている。

　これら市区町村が主体となった支援体制作りを進めるためには、保健・医療・福祉・学校・司法・警察等による顔の見える連携・協働が不可欠であり、子どものメンタルヘルスを支える体制作りの中核の一つとして、この多職種チームを結びつけていくためには、子どもたちとその養育者を乳幼児の頃から診続けているかかりつけの小児科医の役割は欠くことができないものである。

　本書は、このような立場にある我が国の小児科医にとって、自分の立場をどのように考え、どのような行動をとればよいのかを考えるための道標となる本である。米国小児科学会（AAP: the American Academy of Pediatrics）においても、Ambulatory Pediatrics（外来小児科学）と Developmental-Behavioral Pediatrics（発達行動小児科学）（我が国における小児心身医学会や小児精神神経学会の内容）、加えて、小児救急医療・周産期医療・慢性疾患のトータルケアにおける bio-psycho-social な面で論じられてきた課題を抱えながら、地域で生き続けていく子どもやその養育者に伴走し続ける医療者の経験や考え方が論議されるようになった。これらを取り入れながら、確立してきた半世紀に及ぶ知見を、米国小児科学会のワーキングチームが整理し、臨床の場に役立つ書として問いかけたのが本書である。

　本書の存在にいち早く気付き、その内容の重要性を吟味し、我が国の小児医療の目指す方向性に重要な示唆を与えるものとして、本書の翻訳を手掛けてくれた溝口史剛先生に、この分野の活動を続けてきた医療者の一人として、1960年代からこの分野を牽引し続けてこられた先達や今も奔走し続けている仲間と共に深謝する。

　本書を読み解くにあたり、まず、ジェーン・メシャン・フォイ博士の「序章：本書を読み進めるにあたって」に目を通していただきたい。この中で、①プライマリーケアの小児医療者たちがメンタルヘルスの問題を抱える子どもやその養育者に対し、これまで何とかして支え続けてきた支援のあり方やその思いに着目した意義、②より軽症の事例や精神疾患病名がつく状況にない子どもに小児科単独で支援を続けてきた小児科医の思いとその活動を続けることの重要性、③これらを個人の小児科医の努力だけで続けるのではなく、子どもや養育者の困り感に気付いた時点で、ある程度標準化された適切な支援の提供を行うことで成人期にメンタルヘルスの問題を持ち越すことや精神疾患の診断基準を満たすようになる成人を減少できる可能性があるなら、より多くの小児医療者たちに支援のための知識やスキルを提供することが重要で、そのために本書があることを述べている。

　本書と同じ方向性を模索している我が国の成書の一つに、『開業医の外来小児科学』（南山堂）がある。特に、その改訂6版には1984年の初版発行のときから尽力された先生方の思いを記してある。この思いをさらに推し進めた内容が、米国小児科学会からの報告ではあるが本書には散りばめられている。

　子どもたちは人間社会において最も vulnerable な一群である＊。適切な和訳のない vulnerable だが、「（適切な養育環境にないと）無防備で、攻撃を受けやすく、すきだらけで、弱くて、傷

つきやすく、感じやすく、影響を受けやすい」等の意味で私は使用している。そのような子どもに困難な状況が発生したとき、子どもが助けを求めても養育環境が適切でない、あるいは助けを求めたのに養育者や大人に逆に叱られる・身体的暴力や無視や言葉による心理的な暴力を受ける、ひどいときは助けを求めた結果その代償に性的な行為を要求されることもある。そのまま亡くなる事例もあるが、生き残った場合でもこのようなことが続くと、子どもは助けを求めなくなり、自分なりに解決する方法を模索し始める。しかし、十分な経験がないので、その子なりの解決法で必死に何とかしてその場をしのぐようになる。このような方法を子どもが身につけるとその行為が反応性愛着（アタッチメント）障害、脱抑制性対人交流障害、反抗挑戦性障害、行為（素行）障害、摂食障害、小児うつ病、境界性パーソナリティ障害や反社会性パーソナリティ障害など様々なタイプのパーソナリティ障害、社会的引きこもり、非行、性的逸脱行動、物質常用、自己破壊性行動、知的障害（境界域）など、子どもにとって必ずしもプラスにならない診断名をつけられるようになる。一方、子どもが健康で順調に育つために必要な場を提供するためには、健康で安定した強い絆で結ばれた家族が必要である。そのためには、その家族が住む地域との社会文化的な繋がり、家族が必要とする支援や住まい、経済的な安定が保障される必要がある。

　国際的によく知られた小児科医である、我が国のこの分野のエキスパートの内藤寿七郎先生のお言葉を借りて筆を置く。

　　我々小児医療に携わるものは、こどものアドボケイトである。

　　たとえ赤ちゃんであっても、こどもがまなざしや全身で訴えることに耳を傾け、見つめ合い、感じ合い、こどもの許可をもらって、そのことを代弁者として伝えていく、それが私たちの仕事だと思います。

井上 登生
（一般社団法人「親子健康手帳普及協会」理事長）

＊井上登生「児童虐待防止に向けて、自治体現場に足りなかったもの」鈴木秀洋編著『子を、親を、児童虐待から救う――先達32人現場の知恵』公職研、2019年、17–21頁。

謝 辞

　本書の出版に御貢献いただいた多くの著者・監修者、ならびに米国小児科学会（AAP: the American Academy of Pediatrics）のメンタルヘルスに関するタスクフォース（TFMH: Task Force on Mental Health）およびメンタルヘルス・リーダーシップ・ワーキンググループ（MHLWG: Mental Health Leadership Work Group）の二つのグループで協働した仲間の先生方、そしてこの活動を支えモチベーションを高め続けてくれた米国小児科学会のスタッフ、そして本書の出版の意義を理解し、この本を送り出してくれた『小児医療テキストブック第2版（*Pediatrics Textbook of Pediatric Care*, 2nd Edition）』（米国小児科学会編）のスタッフ・共同編集者の方々に深謝申し上げます。とりわけ主任編集者のキャリー・ピーターズさんには、本書が出版に至るまで辛抱強く熱意をもって協力いただきました。

　本書では家族の重要性を強調していますが、私の家族の協力にも、この場を借りて感謝を述べさせていただきます。医師であり教育者である私の両親、イサドラ・メシャンおよびレイチェル・メシャン、そして夫であるマイルス・フォイの支えと励ましに感謝します。本書の出版だけではなく、ライフワークとしての私の仕事は彼らなしには、およそなしえません。そして最後に、私の子どもたちと孫にも謝意を示したいと思います。彼らの存在こそ、この世界を子どもたちにとってより優しく安全な場所にしていきたいという私のモチベーションの原動力になっています。

ジェーン・メシャン・フォイ
（医学士、米国小児科学会認定小児科専門医）

目 次

第1部 小児医療者が子どものメンタルヘルスに関わる利点

第2部 小児の臨床現場のメンタルヘルスケアを充実させる

第3部 ケアの構成要素

第4部　一般的なメンタルヘルス上の主訴・徴候・症状に対する小児医学的対応

本書を読み進めるにあたって

ジェーン・メシャン・フォイ（医学士）

本書は、小児のプライマリーケア医療者が有している「子どもとその家族と、
信頼関係に基づく治療関係を構築する能力」という最大の利点について、
読者に改めて認識していただき、プライマリーケアの現場で小児医療者が
メンタルヘルスの問題を抱えた子どもたちに直感的に気付く能力を強化し、
自信をもって対応することが出来るようになることを目的として作成された。

　この20年間、メンタルヘルスの専門家たちは、重度の精神疾患に罹患した子どもたちに適
切な治療を提供するためのシステム構築に、その資源とエフォートを注いできた。また、これ
まで診断可能レベルの小児思春期の精神疾患に関しての診断・治療に関し、実地医家のガイダ
ンスとなる優れた教科書は複数刊行されてきた。一方、小児のプライマリーケア医療者は、そ
のような精神科での加療を要する子どもたちに対し、併診の形で関与するという役割を担うと
ともに、より軽症の事例や精神疾患病名がつく状況にない子どもに対しては、単独で何とか管
理を行ってきた。

　メンタルヘルスの問題を抱える子どものうち、明確な精神障害の診断を満たすのは13～
20％程度とされている[1]。本書は、そのような「診断基準を満たさない子どもたち」に対して
も適切なメンタルヘルスケアを提供することが出来るようになることを目的として出版された
ものである。このような成人以前には診断基準を満たしていないメンタルヘルスの問題を抱え
た子どもたちの19％が、成人以降に診断基準を満たすようになるとも報告されており[2]、実際、
また別の報告では、成人の精神疾患患者のおよそ半数は、14歳までにメンタルヘルス上の問
題を呈するようになっていたとも報告されている[3]。

　ある縦断的研究によれば、子ども時代に診断基準を満たさない状態のメンタルヘルスの問題
を抱えていた成人では、そのような既往のない成人に比べて、子ども時代の心理社会的ハン
ディキャップと成人発症の精神医学的状態の調整を統計学的に行った後にも、健康上・法律
上・経済上・社会機能上のいずれか一つの問題を抱えるオッズ比が3倍、二つ以上の問題を抱
えるオッズ比が5倍にのぼっていたと報告されている[4]。これらの研究結果からも、明らかな
診断基準を満たさない状態であっても、小児思春期の子どもに対してのメンタルヘルスケアの

充実を図る有益性は明確である。

　また、特にメンタルヘルス上の症状や適応不全に発展していない子どもであっても、メンタルヘルスケアが充実することで大きな利益を得ることが出来るであろう。親や教師は、子どもがその発達段階において正常といえる典型的な行動をとっている場合であっても、その行動を問題視することがあるが、そのことは子どもに葛藤や苦痛を生じさせうる。現状でメンタルヘルス上の問題があるとは認識されていない子どもであっても、その後に置かれた社会的環境やトラウマ・逆境的体験への暴露によってメンタルヘルス上の問題を抱えるリスクは、すべての子どもに存在する。今問題を抱えている子どもであれ、そうではない子どもであれ、逆境をはねのけ回復する力であるレジリエンスを高める取り組みを社会が進めることで、あらゆる子どもがその恩恵を享受する可能性は高まるのである。

　本書において、「メンタルヘルスケア」という用語は、「喫煙行動などの向精神性物質使用の問題も含めた、社会的・情緒的・行動的な健康上のあらゆる課題を抱える小児思春期の子どもたちへのケア」という幅広い概念を包含する意味で用いている。このようなより広義の定義を用いた理由は、「小児医療者は、子どもに生じたあらゆるメンタルヘルス上の問題のケアに責任を持つべきである」ということを言いたいわけではなく、「小児医療者は、訪問診療／訪問看護や専門外来などの機会を含め、小児思春期の子どものあらゆるメンタルヘルス上の課題に直面しうる立場にあり、そのケアの提供機会を高める必要がある」ということを強調するためである。

　また、本書では「プライマリーケア医療者」という用語を、小児科医だけではなく、家庭医、未成年の診療機会を持つ内科医、看護師、その他の医療者を含め、小児の一次診療を行う立場にあるすべての医療者を指す用語として使用している。また「小児医療者」という用語は、一次診療を担う小児科医だけではなく、メンタルヘルス上の問題を扱う機会の多い小児発達学や思春期医療をサブスペシャリティとする専門医や、慢性疾患の対応で繰り返して親子に診療上関わる立場のあらゆる小児科サブスペシャリスト（小児血液腫瘍科医、小児呼吸器科医、小児内分泌科医など）も包含する用語として使用している。

　とりわけ小児のプライマリーケア医療者は、患児やその家族と頻繁に接する立場にあり、出生前や新生児期から関わりを持つ機会も多いであろう。このような「長きにわたって関わりを持ちうる」という立場上の特性は、Box 1で提示した「小児科医の利点」の核心というべきものである。一次診療を主に担う立場ではなくとも、小児科のサブスペシャリストたちは、慢性疾患の管理や疾病に付随する発達上の問題へのケアを行う立場として、このような「子どもと家族との間に、長期的な関係を構築する」という優位性を同等に有している存在ということが出来る。本書はまさに、この優れた特性をこれまで以上に生かし、子どもたちにメンタルヘルスケアを提供する機会を増やし質を高めるための情報を、小児科臨床医に届ける役割を担うものである。

　米国小児科学会（AAP: the American Academy of Pediatrics）は、2009年に公表した「小児科医の未来：小児科プライマリーケアの現場における、メンタルヘルスへのコンピテンシー（The Future of Pediatrics: Mental Health Competencies for Pediatric Primary Care）」〔訳注：コンピテンシーと

Box 1　小児科医がメンタルヘルスの問題に関わるメリット

- 新生児期から成人に至るまでの長いライフスパンにおいて、子どもや家族と信頼を基盤とした継続的な治療関係を結ぶことが可能である。
- 臨床を行ううえで、子どもと家族を中心とした関わりを取ることが身についている。
- 「健康的なライフスタイル」や「効果的な育児法」や「(体罰や叱責という形のネガティブな育児法ではない) ポジティブな育児法とその効果」や「子どもにとっての遊びの持つ有用性」などについて心理教育を行い、問題が深刻化する前に有害となるストレスや社会的に有害な状況を早期に同定し、その是正のための指導を行うことが可能な立場にある。また、診療を通じて出会う子どもの感情的問題・教育上の問題・社会的問題について、時宜を得た介入を行うことで、将来的に深刻なメンタルヘルス上の問題を抱えることを防ぎうる独特な立場にある。
- 子どもの発達における環境の重要性を理解し、小児思春期に生じうる典型的な社会的・情緒的・教育的問題について理解をしやすい立場にある。
- 診断をつけることに拘泥せずに、子どもたちの現実的な困り感に寄り添い、ケアを提供する能力に優れる。
- 日常診療で、様々な専門医と連携して対応を行うことに慣れている。
- 慢性疾患の患者を支える原則につき十分な理解があり、現状を変える手段を多く知っている。
- 精神科に比べて、子どもや家族が受診するハードルが低く、アクセスも容易である。
- 精神医療に関する偏見、人種差別などの問題に対し、適切な対処を行いうる可能性が高い。

引用元：Foy JM; American Academy of Pediatrics Task Force on Mental Health. Enhancing pediatric mental health care: report from the American Academy of Pediatrics Task Force on Mental Health. Introduction. *Pediatrics*. 2010; 125(Suppl 3): S69–74. http://pediatrics. aappublications.org/content/125/Supplement_3/S69. Accessed March 8, 2018.

は、優れた成果を創出する個人の能力・行動特性を表す用語である〕という提言／指針[5]の中で、小児のプライマリーケア医療者の有すべき知識と専門スキルについての見解を明示しており、「潜在するメンタルヘルス上の問題を把握するために、日常診療上で組み込むことが可能なツールを開発・使用すること」「エビデンスに基づいたコミュニケーション技術と治療を学び、それを患児と養育者に効果的に適用することが出来ること」「小児思春期の子どもの薬物動態学や心理社会的介入法について、最新のデータに接して学び続けること」などが挙げられている。本書では、これらのメンタルヘルスに関する職業的コンピテンシーを達成するために有用な情報・ツール・リソースを惜しみなく提供している。

　本書は4つのパートから構成されている。第1部「小児医療者が子どものメンタルヘルスに関わる利点」では、小児科の日常診療にメンタルヘルスケアを組み込むためのプロセスをアルゴリズムで示し、それに基づいて概説を行っている。第2部「小児の臨床現場のメンタルヘルスケアを充実させる」の各章では、個々の診療所におけるメンタルヘルスケアならびに病診連携を改善するための指針、地域全体のメンタルヘルスケア提供体制を充実させていくための指針、効果的なメンタルヘルスケアを実践するための基礎的スキルである一般的コミュニケーション技術に共通する要素について、それぞれ言及している。第3部「ケアの構成要素」では、プライマリーケアの現場で展開すべき、反復的にメンタルヘルス評価を実施する方法について、ならびに現在提供されている各種の非薬物療法（心理社会療法、自己調整療法、バイオフィードバック療法や、補完・統合的な医学療法）について概説を行っており、さらにそのようなエビデンスに基づく非薬物療法をプライマリーケアの現場に組み入れる方法を説明し、そのうえで

プライマリーケアの現場で向精神薬を使用するためのガイダンスと、メンタルヘルスの問題を抱えた思春期児の成人期医療への移行の問題について取り上げている。

　第4部「一般的なメンタルヘルス上の主訴・徴候・症状に対する小児医学的対応」では、精神医学的救急、家庭機能不全、5歳未満児の情緒障害・行動障害、医学的治療の非遵守、医学的に説明困難な病態、睡眠障害、性的自己表現と性自認、トラウマ関連障害、破壊的行動障害、摂食障害、不注意と衝動性、物質使用障害などのトピックにつき、それぞれ章立てて概説を行っている。そして各章では、介入の必要性を示唆する所見、小児科診療の場に適した「診断を主軸としない初期対応」の方法、初期対応後のさらなる診断評価と精神医学の専門家との連携方法について、それぞれ言及されている。また索引を充実させ、徴候・症状からも検索することを可能とした。そのため、読者は必要な章に速やかにアプローチすることが出来るであろう。

　さらに、各章にはインターネットから入手可能なリソースについてそのURLを掲載し、章末には米国小児科学会（AAP）のポリシーステートメントを紹介している。巻末には補足資料として、複数の章にまたがり有用となる図表を厳選して掲載している。

　米国小児科学会（AAP）が提唱する小児科医のメンタルヘルス・コンピテンシーを達成するために、AAP出版では『小児思春期のメンタルヘルスを促進する：プライマリーケア医療者の行うべき実践とアドボカシー（*Promoting Mental Health in Children and Adolescents: Primary Care Practice and Advocacy*)』という書籍[6]と『プライマリーケア医療者のための小児精神薬理学（*Pediatric Psychopharmacology for Primary Care*)』という書籍[7]を小児のプライマリーケア医療者向けに刊行しており、本書はその姉妹書に該当する。

　子どもや家族のケアをライフワークとしている小児医療者たちは、そのほとんどが思いやりに溢れた人物であり、自分たちが考えている以上にメンタルヘルスケアを行うための基盤となる知識やスキルを自然に身につけている。本書を読み進めることで、自分自身の思考プロセスや直感力、そしてこれまで臨床で実践してきたことが適切であったという感覚を認識していくこととなるであろう。そのようなメンタルヘルスケアとの親和性を小児医療者が有しているのは、ある意味で当然のことである。本書は、小児医療者の直感的に行ってきた実践に理論と自信を与え、その直感力を強化することも目的としている。小児科医の最大の強みである患児やその家族との信頼で繋がった治療関係は、あらゆるメンタルヘルスの問題に対して介入を行ううえで最も効果を発揮しうる要件の一つなのである。

■ 参考文献

1.　Perou R, Bitsko RH, Blumberg SJ, et al; Centers for Disease Control and Prevention. Mental health surveillance among children—United States, 2005-2011. *MMWR Suppl*. 2013;62(2):1–35

2.　Burns BJ, Costello EJ, Angold A, et al. Children's mental health service use across service sectors. *Health Aff (Millwood)*. 1995;14(3):147–159

3.　Kessler RC, Berglund P, Demler O, Jin R, Merikangas KR, Walters EE. Lifetime prevalence and age-of-onset distributions of *DSM-IV* disorders in the National Comorbidity Survey Replication. *Arch Gen Psychiatry*. 2005;62(6):593–602

4.　Copeland WE, Wolke D, Shanahan L, Costello EJ. Adult functional outcomes of common childhood psychiatric problems: a prospective, longitudinal study. *JAMA Psychiatry*. 2015;72(9):892–899

5. American Academy of Pediatrics Committee on Psychosocial Aspects of Child and Family Health and Task Force on Mental Health. The future of pediatrics: mental health competencies for pediatric primary care. *Pediatrics*. 2009;124(1):410–421

6. Foy JM, ed. *Promoting Mental Health in Children and Adolescents: Primary Care Practice and Advocacy*. Itasca, IL: American Academy of Pediatrics. In press

7. Riddle MA, ed. *Pediatric Psychopharmacology for Primary Care*. Elk Grove Village, IL: American Academy of Pediatrics; 2016 〔訳注：2021年10月に第3版が刊行されている〕

第1部

小児医療者が子どものメンタルヘルスに関わる利点

第1章

予防的メンタルヘルスケアを
小児の一次診療の現場に組み込む

ジャック・T・スワンソン（医学士）、ジェーン・メシャン・フォイ（医学士）

小児のプライマリーケア医療者は……（中略）……
小児思春期の子どもが発達を遂げるうえで重要な一要素であるメンタルヘルスの問題に
ついて、積極的に取り組むことで影響を与えうるという重要な職責を担っている。

はじめに

　心理社会的な側面と情緒的側面を包含する「メンタルヘルス」という概念は、人の全般的な健康や幸福における本質的な問題である。小児のプライマリーケア医療者（小児科医、家庭医、内科医、看護師、その他の小児思春期の子どもの長期的な健康管理を担う立場のあらゆる医療職）は、子どもたちが発達を遂げるうえで重要な一要素であるメンタルヘルスの問題について、積極的に取り組むことで影響を与えうるという重要な職責を担っている。メンタルヘルスが良好に保たれた状態というのは、以下の点について適切といえる範疇で、経験を伴った効果的な実践を積むことが出来ている状態を指す[1]。

- ▶ 自信と勇気を高める
- ▶ 適応性を高める
- ▶ 明るくいる
- ▶ 注意力を高め、集中した状態でいる
- ▶ 調和性を持つ
- ▶ 強靱性を持つ
- ▶ 社会との繋がりを持つ

　メンタルヘルスというのは、両親やその他の養育者の健康状態、そして新たに生まれてくる子どもの身体的・精神的ケアを行うために彼／彼女らがどれだけ準備をすることが出来ているのかという問題を含めた、出生前から始まる問題である。親などの養育者は、子どもが生まれた後には、安全な養育環境のもとで子どもへ注意と愛情を注ぐことで、子どもの生涯にわたる

良好なメンタルヘルスの土台を築き上げることとなる。生物学的な発達と合わせ、環境——とりわけ他者との相互交流の経験——というものは、子どもの脳の構造に大きな影響を及ぼすこととなる。環境は、家庭から保育所、学校、地域社会へと広がっていくが、小児期だけではなく生涯を通じて、ヒトのストレスに対する生物学的反応性・レジリエンス（逆境をはねのけ回復する力）・免疫学的抵抗力に影響を与えるものである。Box 1-1 に、幼小児が社会性や情動に関わる能力を育むために、あらゆる環境において養育者が提供すべき育児スキルを、いくつか例示している。

　小児期の各段階において、小児科医や小児のプライマリーケア医療者は、子どもと親が受診した機会にメンタルヘルスを促進するうえで独特の立場にある。このような立場について、米国小児科学会（AAP: the American Academy of Pediatrics）のメンタルヘルスに関するタスクフォース（TFMH: Task Force on Mental Health）は、「プライマリーケアの立場のアドバンテージ」とタイトルづけた提言／指針を公表しているが、その後さらに AAP のメンタルヘルス・リーダーシップ・ワーキンググループ（MHLWG: Mental Health Leadership Work Group）は、より広い概念を包含する概念を「小児科医の利点」というタイトルで提言を行っている（「序章」の Box 1 参照）。この提言の内容は、小児のプライマリーケア医療者だけではなく、小児科のサブスペシャリティの専門資格を持つ各専門医にも適用されるものである。このような専門医は、小児思春期の子どもとその家族に長期にわたり関わり続ける立場にあり、子どものメンタルヘルスを促進し、メンタルヘルスの問題の一次予防・二次予防サービスを適用する機会を多く有しているはずである。

Box 1-1　子どもが社会性と情動に関わる能力を育むために求められる、養育者の育児スキル

- ■乳幼児と毎日、直接顔を合わせて、言語的・非言語的両面で、社会的な相互交流を頻繁に行う。
- ■乳幼児の泣き声や苦痛のサインに素早く対応し、身体的な安らぎを与え、必要なケアを提供する。
- ■子どもが友達関係を作っていくことを支援し、子ども同士が互いに遊び、学ぶ機会を提供する。
- ■子どもが遊びの中に入り、その輪を維持し、深めていくことを見守るなど、社会的スキルを発揮し、友情を築くことが出来るよう支援する。
- ■子ども同士で対立が生じた際に、気持ちを整理し、問題点を説明し、別の解決策を試すなど、対立関係を解決出来るように支援する。
- ■子どもが自分自身や相手（他者）の感情について話すことを促し、様々な感情を理解しそれを様々な方法で表現することが出来るような機会を提供する。
- ■社会的なコミュニケーションを促進し、感情調節の方法を積極的に教える。
- ■(1) イライラしても我慢する、(2) 他の子どもと協力しながら遊ぶ、(3) 言葉を使ってニーズを伝える、(4) 順番を守ることを学ぶ、(5) 身体的衝動をコントロールする、(6) 負の感情を表す際には、他人や自分を傷つけない方法で表す、(7) 適切な問題解決法を使用出来るようになる、(8) 自分自身そして他者から学びを得るなど、自身の行動を管理出来るようになるための適切な指導・支援を行う。

引用元：National Association for the Education of Young Children (NAEYC). NAEYC Early Childhood Program Standards and Accreditation Criteria & Guidance for Assessment. NAEYC Web site. https://www.naeyc.org/sites/default/files/globally-shared/downloads/PDFs/accreditation/early-learning/Standards%20and%20Accreditation%20Criteria%20%26%20Guidance%20for%20Assessment_April%202017_3.pdf. Updated November 8, 2017. Accessed November 8, 2017. Copyright © 2017 National Association for the Education of Young Children.

　小児思春期においてメンタルヘルスの問題というのは決して頻度が低いものではなく、米国では、出生から5歳までにおよそ9.5～14.2％の子どもが、子ども自身や家族機能に悪影響を及ぼしうる心理社会的な問題を抱えていると報告されている[2,3]。また8～15歳の子どもの約13％が、最近1年間に診断可能なレベルの精神疾患を有しており[4]、13～18歳の思春期児の20％以上が過去に深刻な精神症状を有していた既往があるか現在有している、とも報告されている[5]。

　さらには、診断可能なレベルではなくとも、何らかのメンタルヘルス上の問題を抱えた小児思春期の子どもは19％以上に及んでおり[6]、精神疾患を持つ成人の半数は14歳までに症状が出現していたとも報告されている[7]。メンタルヘルス上の問題は、慢性疾患を持つ子どもや発達障害のある子ども、虐待やネグレクトなどの養育不全状況にある子ども、社会的養護のもとにある子ども、貧困状況にある子ども、異人種の子ども、同性愛の子ども、両親が別居中の子どもや離婚した子ども、家庭内暴力のある子ども、学校への登校に問題を抱える子ども、親・家族が精神疾患や薬物乱用の問題を抱える子ども、自然災害に晒された子ども、軍属家庭において家族成員が派兵されている子ども、家族の病気・死亡に伴う悲嘆（グリーフ）を抱えている子どもにおいてより多く認められる。

　残念ながら、子どもや親が羞恥心のため、もしくは自分の心配事がメンタルヘルス上の問題であることを理解していないため、あるいはプライマリーケア医療者を相談すべきリソースとして捉えていないため、もしくは過去のトラウマ経験から警戒的・防衛的になっているためなどの様々な理由から、メンタルヘルスの問題や物質使用の問題について医療者に話そうとしないことは稀ではない。これらの障壁に対処するには、本書の「第3章：小児のメンタルヘルスケア・サービスを充実するための、各診療所における対応体制の整備とネットワーク体制の整備」で言及した様々な方法（メンタルヘルス関連の話題やイベントに関しての掲示を行う。メンタルヘルスに関するパンフレットやその他の配布資料を診療所内で提供する。メンタルヘルスに関するコンテンツを診療所のウェブサイトに掲載したり、診療所のニュースレターに掲載するなど）で診療に備えておく必要がある。診療所のすべての職員が、子どもと家族のプライバシーを尊重し、精神疾患は治療可能であること・誰のせいでもないこと・精神疾患がその人を規定するものではないことを十分に認識している（「シゾの人」「メンヘラさん」といった見方をしていない）ということを、言葉や態度で明確に示すことが肝要である。プライマリーケア医療者は、常に家族を中心に置き、その家族の属する文化において効果的なコミュニケーションを実践し、健診で受診した場合であれ、急性期疾患の治療で受診した場合であれ、慢性疾患の管理で受診した場合であれ、あらゆる受診機会で話し合う話題を都度選びながら、メンタルヘルスを促進することが可能なのである。プライマリーケア医療者が、患者や家族と接する際に、常にメンタルヘルスの問題を取り上げることで、医療者側がメンタルヘルスを重要な問題と捉えていることを示すとともに、メンタルヘルスの問題がルーチンに取り上げるべき普遍的な問題であるということを示すことにもなり、患者や家族のスティグマ（偏見・先入観）を低減することが可能となる[8]。

　プライマリーケア医療者は、一次診療の現場におけるメンタルヘルスケア体制の改善に地

域レベルで取り組み、そのケア提供者としての準備を進めることも可能である。本書の「第4章：地域の子どものメンタルヘルスケア・システムを改善するための医療機関間連携」では、地域の他のメンタルヘルスの支援者・専門家の役割や、彼／彼女らとどのように連携をすることが出来るのかについて記載されている。

> **子どもが定期診察・健康診断で受診した際やメンタルヘルスの不調を主訴に受診した際に、子どもの抱える心理社会的問題を特定し、子どもの持つストレングス（強み）を把握する**

　米国小児科学会（AAP）のメンタルヘルスに関するタスクフォース（TFMH）は、一次診療の場で活用されることを目指した、プライマリーケアにメンタルヘルスケア・サービスを組み込んだ二つのアルゴリズムを公表している[9]。2017年にはAAPのメンタルヘルス・リーダーシップ・ワーキンググループ（MHLWG）が、それらを一つのアルゴリズムに統合し、公表している（「補足資料1：メンタルヘルスケアを小児医療の臨床実践に組み込んだアルゴリズム」）。本章では、図1に示したこのアルゴリズムのステップ1から11までを、順を追って概説する。このアルゴリズムのステップ12以降については、「第2章：メンタルヘルスの問題を抱える小児思春期の子どもの小児科的ケア」で概説している。各セクションタイトルの横には、対応するアルゴリズムの各ステップ番号を示している。より詳細を知りたい読者は、該当する各章を参照していただきたい。

初回の心理社会的評価［ステップ2］

小児期逆境体験（ACE）、社会的決定因子、生活習慣、対人関係、学校・家庭・友人の機能状況、親のしつけ状況、親のメンタルヘルスの状況、トラウマ暴露体験、家庭内葛藤の有無、その他の環境的リスクを含めた心理社会的要因やメンタルヘルス上の要因に関し、スクリーニングやサーベイランスを実施する

　健診や定期受診などの予定受診の場合であれ、メンタルヘルスの問題を主訴に受診した場合であれ、メンタルヘルスケアのプロセスは、患者と家族に関する心理社会的情報を包括的に収集することが出発点となる。紙であれ電子媒体であれ、あらかじめ用意した問診票を自宅や待合室で記入してもらい、診察前に医師がそれを確認することで、決まりきった質問や全体像を把握するための情報収集に時間を費やすのではなく、目の前の患者との信頼関係を築くことや詳細な所見の確認に集中することが可能となる。メンタルヘルスの問題を主訴として受診の予約が入った場合には、診察前に以下の情報を収集しておくことが有用となるであろう。

　　▶ 教師・保育士・非親権者側の親などの、子どもの情報をよく知る人物によって記入された質問表や行動チェックリスト

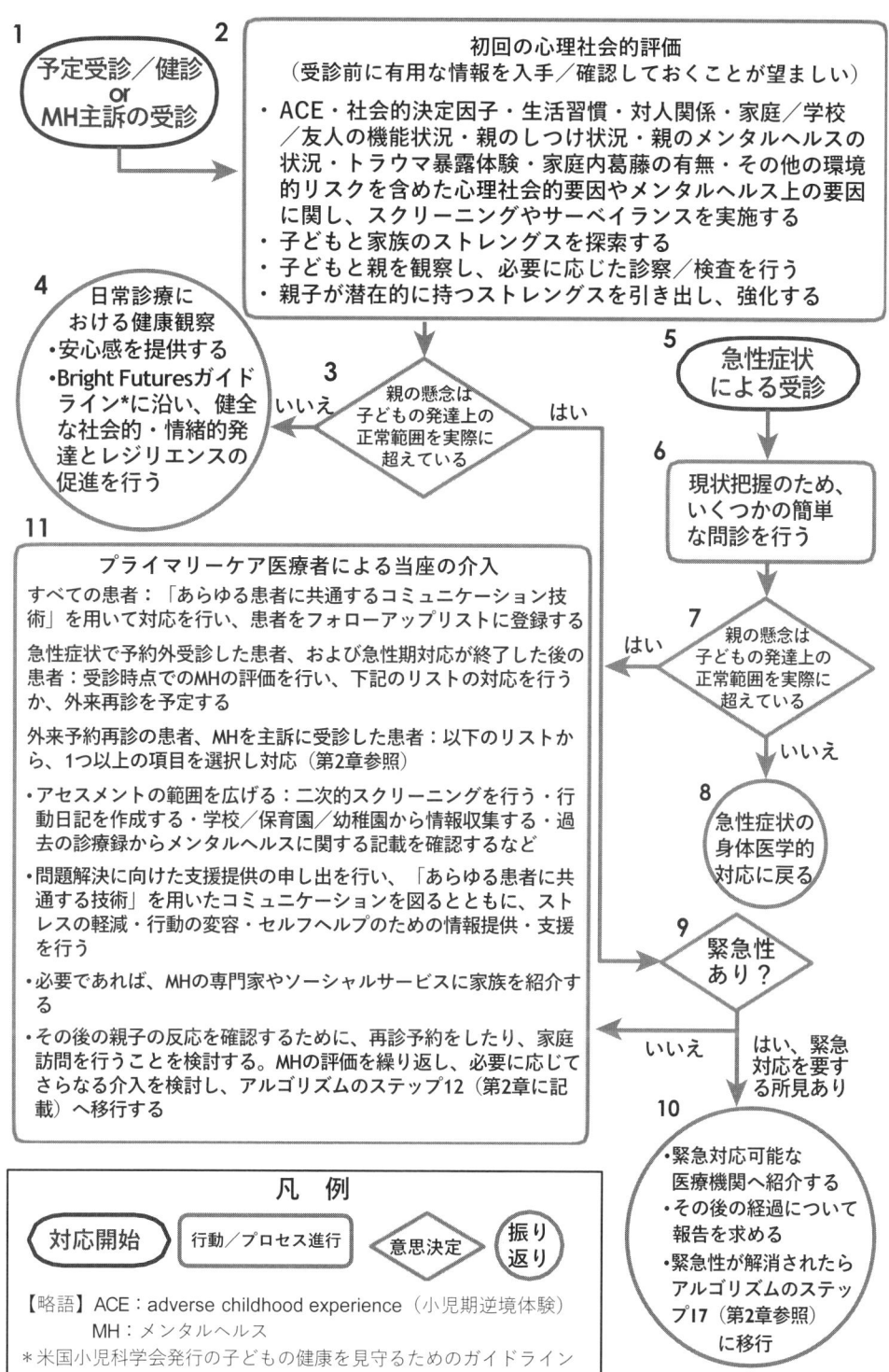

1 予定受診／健診 or MH主訴の受診

2 初回の心理社会的評価
（受診前に有用な情報を入手／確認しておくことが望ましい）
・ACE・社会的決定因子・生活習慣・対人関係・家庭／学校／友人の機能状況・親のしつけ状況・親のメンタルヘルスの状況・トラウマ暴露体験・家庭内葛藤の有無・その他の環境的リスクを含めた心理社会的要因やメンタルヘルス上の要因に関し、スクリーニングやサーベイランスを実施する
・子どもと家族のストレングスを探索する
・子どもと親を観察し、必要に応じた診察／検査を行う
・親子が潜在的に持つストレングスを引き出し、強化する

4 日常診療における健康観察
・安心感を提供する
・Bright Futuresガイドライン*に沿い、健全な社会的・情緒的発達とレジリエンスの促進を行う

3 親の懸念は子どもの発達上の正常範囲を実際に超えている　いいえ／はい

5 急性症状による受診

6 現状把握のため、いくつかの簡単な問診を行う

7 親の懸念は子どもの発達上の正常範囲を実際に超えている　はい／いいえ

8 急性症状の身体医学的対応に戻る

9 緊急性あり？　いいえ／はい、緊急対応を要する所見あり

11 プライマリーケア医療者による当座の介入
すべての患者：「あらゆる患者に共通するコミュニケーション技術」を用いて対応を行い、患者をフォローアップリストに登録する

急性症状で予約外受診した患者、および急性期対応が終了した後の患者：受診時点でのMHの評価を行い、下記のリストの対応を行うか、外来再診を予定する

外来予約再診の患者、MHを主訴に受診した患者：以下のリストから、1つ以上の項目を選択し対応（第2章参照）

・アセスメントの範囲を広げる：二次的スクリーニングを行う・行動日記を作成する・学校／保育園／幼稚園から情報収集する・過去の診療録からメンタルヘルスに関する記載を確認するなど

・問題解決に向けた支援提供の申し出を行い、「あらゆる患者に共通する技術」を用いたコミュニケーションを図るとともに、ストレスの軽減・行動の変容・セルフヘルプのための情報提供・支援を行う

・必要であれば、MHの専門家やソーシャルサービスに家族を紹介する

・その後の親子の反応を確認するために、再診予約をしたり、家庭訪問を行うことを検討する。MHの評価を繰り返し、必要に応じてさらなる介入を検討し、アルゴリズムのステップ12（第2章に記載）へ移行する

10
・緊急対応可能な医療機関へ紹介する
・その後の経過について報告を求める
・緊急性が解消されたらアルゴリズムのステップ17（第2章参照）に移行

凡　例
対応開始　行動／プロセス進行　意思決定　振り返り

【略語】ACE：adverse childhood experience（小児期逆境体験）
　　　　MH：メンタルヘルス
＊米国小児科学会発行の子どもの健康を見守るためのガイドライン

図1　メンタルヘルスケアを小児医療の臨床実践に組み込んだアルゴリズム：メンタルヘルスの増進・ストレングスと懸念の同定、初期介入のために
引用元：Foy JM; American Academy of Pediatrics Task Force on Mental Health. Enhancing pediatric mental health care: algorithms for primary care. *Pediatrics*. 2010;125(suppl 3):S109–S125.

> ▶ 事前に行われていた心理アセスメントの結果報告書やメンタルヘルスケアの記録用紙の
> コピー
> ▶ 成績表やその他の学校記録

　妥当性のある心理尺度を用いることで、メンタルヘルスのスクリーニングをプライマリー
ケアの現場に組み込むことは十分に可能であることが、各種の研究で示されている[10, 11]。この
ようなスクリーニングツールは、受診前や来院時の情報収集に組み込みことが出来るであろ
う。本章末尾に提示した Box 1 - 8 と Box 1 - 9 では、『子どもの明るい未来のために：乳幼児
期・小児期・思春期の子どもの健康を見守るためのガイドライン第 4 版（*Bright Futures* ガイドラ
イン)』[12]に準拠した心理社会的なサーベイランス／スクリーニングのためのガイダンスをまと
めている。
　「補足資料 2：小児医療者向けメンタルヘルス診療補助ツール」では、アルゴリズムの各ス
テップに沿って、プライマリーケアの現場での使用に適した心理社会的問題のスクリーニング
／評価ツールをまとめている。これらのツールの多くは、親・教師・思春期児の自記式の報告
用紙の形でまとめられている。その多くは印刷された用紙に直接書き込むものであるが、電子
媒体により回答するツールは、思春期の子どもたちにより受け入れられやすいという利点があ
る[13, 14]。電子媒体を用いた自記式の報告様式の利点としては、ある質問に回答した際に「いい
え」であれば次の質問に移り、「はい」であればその質問の詳細をさらに質問するなど、回答
に応じた設問を適宜提示することが可能である点も挙げられる。臨床現場でスクリーニング
ツールを使用する際に、識字レベルが低い患者や、公用語があまり通じない患者や、スクリー
ニングツールの有用性が検証された集団とは異なる子育て文化・行動様式の患者など、実際に
ツールを使いにくい患者に出くわすこともあるであろう。ただ、スクリーニングはそれを行う
こと自体が目的ではなく、あくまで患者の示す所見をより詳細に確認していくための契機に過
ぎず、それをもとにさらに問診を重ね、臨床上の見立てを形成していくための一助に過ぎない
ことを認識しておくことが重要である。来院前にあらかじめ情報を収集することが不可能な場
合には、臨床医は実際に受診した際にそれらの情報を収集するように努める必要がある。表 1
- 1 に、小児思春期の子どもに認めることの多いメンタルヘルス上の問題と、臨床医が問診の
際にそれらの話を聞き出すうえで有用となる質問の一覧を示した。どのような質問票・スク
リーニングツール・面接時の質問項目であれ、事前に構造化しておき、それを用いるプロセス
を通じて以下の内容を包括的に確認出来るようにする必要がある。

> ▶ 家族の優先事項（家族が何を主たる目的として受診したのか）
> ▶ 小児期逆境体験（ACE）に該当する体験の有無、貧困（相対的貧困か絶対的貧困か）や人
> 種差別やホモフォビア（同性愛嫌悪）などの社会的ストレス要因の有無、何らかの社会
> 的支援を受けているか、家族成員のメンタルヘルスの状況、トラウマ体験・分離／喪失
> 体験などの環境要因を含めた家族歴・社会歴
> ▶ 患者や家族の持つストレングス（強み）

表1-1　メンタルヘルス上の懸念を聞き取るための質問例	
メンタルヘルス上の懸念	問診時の質問例
乳児期（出生〜1歳未満）	
ボンディング障害	（親子の相互交流を観察）お子さんが生まれてから気分が落ち込んだり、憂鬱になったりイライラしたり、絶望的になったりしたことがありますか？　どなたかあなたをサポートしてくれる方はいらっしゃいますか？
気難しい気質（興奮しやすい、慰めることが困難、欲求表出の予測が困難、哺乳／摂食が困難）	お子さんは、あなたがあやしたときに泣き止んでくれますか？　イライラしたときに電話したり出来る人はいらっしゃいますか？
虐待／DV、物質使用障害	家の中は安全だと感じていますか？　あなたのパートナーは、あなたや赤ちゃんに暴力を振るったことがありますか？　これまであなたは虐待を受けたことがありますか？　赤ちゃんを傷つけてしまうかもしれない、と不安になったことはありますか？
発達遅滞	お子さんの発達、学習、行動に関して、何か心配なことはありますか？
愛着形成不全	お子さんの要求を理解したり、それに応えたりするのが難しいときはありますか？　お子さんと二人で、あるいは家族で、どのような活動をしていますか？
対人交流障害	お子さんは、家族以外の人が一緒にいると、不機嫌になったりしますか？
行動障害（衝動性／かんしゃく／攻撃性）	お子さんが良い行動をしたとき、ご褒美をあげたりしていますか？　どのような状況が、お子さんの不適切な行動に繋がりやすいのですか？　お子さんが良くない行動をしたとき、どのように叱っていますか？　あなたのお子さんは、あなたやその他の大切な人から、とても怖い体験や辛い経験をさせられたりしたことがありますか？　お子さんは、あなたやその他の大切な人と長時間分離されたことはありますか？
小児期中期（5〜10歳）	
学校への適応不全、学習困難、集中困難	お子さんの学校での様子や成績はいかがですか？
学校内でのいじめや暴力	お子さんは、学校で楽しく安全に過ごせていますか？
不安障害、心配性	お子さんはよく眠れていますか？　お子さんは、同学年の他の子どもたちよりも恐怖心が強かったり心配症だったりしますか？　あなたのお子さんは、あなたやその他の大切な人から、とても怖い体験や辛い経験をさせられたりしたことがありますか？　あなたのお子さんは、長時間一人で放置されてしまったことはありますか？
行動障害（衝動性／かんしゃく／攻撃性／反抗挑戦的行動）	お子さんが良い行動をしたとき、ご褒美をあげたりしていますか？　どのような状況が、お子さんの不適切な行動に繋がりやすいのですか？　お子さんが良くない行動をしたとき、どのように叱っていますか？　あなたのお子さんは、あなたやその他の大切な人から、とても怖い体験や辛い経験をさせられたりしたことがありますか？　あなたのお子さんは、あなたやその他の大切な人と長時間分離されたことはありますか？
抑うつ	お子さんはイライラしやすかったり、悲しそうにみえたり、落ち込んだ様子をみせたりしますか？
小児期後期〜思春期（11〜18歳）（基本的に本人から聞き取ることが出来る）	
学校適応不全	学校では、どのように過ごしているの？　高校を卒業したら、どうするつもりなの？
うつ／自殺企図	ここ2週間ぐらいで、何回くらい落ち込んだり、憂鬱になったり、イライラしたり、絶望的になったりした？　最近、何にも興味を持てないし、何をやっても楽しくないなーって思ったことは何回ぐらいあるの？　寝つきが悪かったり、眠りが浅かったり、眠りすぎたりしたことはある？　自殺をしようとしたり、自殺を考えたりしたことはある？
不安	心配しすぎているなって思ったりする？　ストレスがすごいなって感じたことはある？　よく眠れているかな？
向精神性物質の使用（物質使用障害）	ここ1年間で、口にちょっと付けただけって場合を除いて、お酒を飲んだりしたことはある？　大麻やマリファナを吸ったことはある？　その他にハイになるために何かを使用したことはある？　アルコールや薬物を摂取した人が運転する車に乗ったことや、そんな状態で自分が運転したりしたことはある？アルコール・ドラッグ・処方薬の乱用の問題について、家族でと話し合ったことはある？
性虐待／デートDV	これまでに、誰かに体を触られたり触らされたりして、いやな思いをしたことはある？

- ▶ 患者の機能的評価
- ▶ 患者の気質やリスクとなる行動の有無
- ▶ 起床／就寝時間、家族の食卓の状況、身体活動パターン、メディア（インターネットやゲーム）の使用パターン
- ▶ 睡眠の質
- ▶ 学校や保育者が懸念している事柄
- ▶ 心理社会的問題により生じた可能性のある症状の有無や程度

　心理社会的評価を行ううえで、以下の思春期児への問診を行う際の配慮、ならびに睡眠状況の確認は特に留意すべき事項である。

思春期児

　思春期は自立欲求が高まる時期であり、親やその他の養育者は子どもの活動を十分には把握出来ていない可能性があり、またプライベートを尊重して欲しいという感覚も高まる時期であり、医療者と話をするのであれば親が同席しない状態で行いたいと望んでいることが多い。ただ、子どもと話をしたからといって親への問診を省略することは望ましくなく、子どもへの問診はあくまでも親の話を補完する位置づけのものと認識しておく必要がある。親と思春期児が医師に話す内容が異なることは、稀ではない。例えば、親は外在化した症状（多動、不注意、反抗的行動など）の影響についてより正確に医師に伝えることが出来るかもしれないが、子ども自身からは内在化した症状や状態（不安、抑うつなど）の影響について、より明確に医師に伝えることが出来るかもしれないのである。呈している症状の性質や重要性について、子どもと親の見解が異なる場合もあるであろう。また問診を行う際には、子どもに対しても親に対しても、守秘義務やその限界（例外規定）についての説明も行う義務を医療者は負っていることも、忘れてはならない。

　思春期の子どもたちは、タバコや薬物などの物質使用歴やその他のデリケートな話題に関する質問に対し、説教がましく感じ取り、正直に回答しない可能性もあることに留意する必要がある。直接的な質問を投げかけるよりも、「これまで君ぐらいの年齢の子どもたちを数多くみてきたけど、中には強いストレスを抱えている子どももいるんだ」とか「中には、タバコやその他の薬物を使うような同調圧力をかけられる子もいるんだ」といった一般論的な形での質問を行ったり、「君の友達の中に、飲酒や喫煙や何か薬を使っているような子はいる？」などのような迂回的な質問を行うほうが、より受け入れられる可能性は高まるであろう。「このような質問は、すべての思春期の子どもたちに行っているんだ」と伝えることも、ラポールを形成するうえで有用となるであろう。

睡　眠

　睡眠障害とメンタルヘルスの状態とは関連性が強く、小児思春期の子どもに対しルーチンに睡眠に関する質問を行うことは極めて重要である（この質問は通常の診療に組み込むことも容易

である）。思春期の子どもは、睡眠をめぐって親と対立していることがよくあり、医師と子どもとで話し合いを行う機会があれば、その際に睡眠に関して質問を行うことが好ましい。質問を行う際には「はい」か「いいえ」で答えるような質問よりも、「寝床について寝たいのに眠れないときは、どのくらい辛い？」などのようなオープンエンドの形式で行うことがより有用である（「第28章：睡眠障害」を参照）。

ストレングス（強み）を探索する

臨床医は、実際に対面して子どもの診療を行う際、以下のステップを踏むことが出来る（「第6章：メンタルヘルスのアセスメントを繰り返す」を参照）。

▶ 来院前に（もしくは来院後の待合室で）記載してもらった問診票やスクリーニング・ツールやその他の収集された情報を確認し、保育所・幼稚園・学校から入手した子どもの適応状況に関する情報と比較を行う。

▶ 患者や家族の主訴や優先事項を引き出し、確認する。

▶ メンタルヘルスの問題に対しオープンである姿勢を示し、議題を広げる。例えば、現在抱えている問題に対し、これまで患者や家族がどのようなリソースを利用してきたのかや、過去に抱えていたメンタルヘルス上の問題について、さらに情報を引き出す。スクリーニング・ツールを使用している場合、「はい」と回答された質問に関して掘り下げて話をし、さらなる明確化を行う。「ヨナちゃんを育てていて一番大変だったことはどのようなことですか？」などと自由語りで返答出来る質問を行うとともに、ストレングス（強み）の確認のための「逆に最もよかったと思えることはどのようなことですか？」という質問を付け加えることは、医師が家族の機能について関心を向けていることを伝えることとなり、「友人や親戚ならいざ知らず医療機関でこのような話をすべきではない」という患者や家族の認識を変えることにもなる。どのような方法で情報を集めるにしろ、親のメンタルヘルス上の健康状態（とりわけ親の気分／感情障害の有無、子どもへの愛着の状況など）や子どもの情緒的発達に根っこを持つと思われる特異的な症状について確認していく必要があり、またその際には家族の文化的背景に最大限の考慮を行う必要がある。

スクリーニングとしての質問票や、対面での問診の結果、愛する人やペットの死、引っ越し、住居を失う、両親の別居・離婚などの高葛藤状況、軍属家庭における親やその他の愛する人の派兵、親やその他の愛する人の投獄やその他の絶縁状況、人種差別、ホモフォビア（同性愛嫌悪）、虐待、いじめ、およびその他の何らかの暴力への暴露（直接的な暴力への暴露だけではなく、親しい人への暴力の目撃などの間接的暴力を含む）、自然災害への被災など、患者と家族の生活歴の中でのトラウマ的な出来事や喪失体験が確認された場合、その影響を検討することが重要となる。なお、親自身がトラウマ的とは認識していない出来事や、子どもが親に秘密にしている出来事もあり、また親側が子どもの前で話したがらない出来事を抱えている場合もあ

るため、このような子どもにとってトラウマ体験になりうる出来事の聞き取りを行う際には、子どもと親とを別々にして問診を行う必要がある。また子どもに聞き取りを行う際には、子どもがその体験について自発的に語る場合にとどめるべきであり、無理に語らせることによるトラウマの再体験被害の発生には十分留意する必要がある。

子どもと親を観察し、必要に応じた診察を行う

この過程は、以下の複数の構成要素から成り立っている。

- ▶ 親子の相互関係性を観察し、愛着状況についての評価を行う（Box 1-2 参照）。愛着は子どものあらゆる発達段階において、健全なメンタルヘルスの形成における最も基本的な構成要素である。
- ▶ 子どもと対話を行う。
- ▶ 親や子どもと接することにより生じた、医療者自身の心理的反応について客観視して把握する。
- ▶ 身体的診察を行う。この際に、視覚・聴覚の異常が学業不振や身体症状を引き起こしている可能性もあるため、視聴覚スクリーニング検査を実施するとともに、問診内容から実施すべきと思われた特定の身体部位について、より詳細に診察を行う（Box 1-3 参照）。

Box 1-2　アタッチメント（愛着）のパターン

安定型
- ■親：子どもの欲求に敏感で、応答性に優れ、常に寄り添っている。
- ■子ども：自己肯定感が高く、有能感も有している。親が常に寄り添ってくれることを認識しているため、心の安全基地が確立しており、自己効力感も高く、積極的な探索行動をとり、そこから学び取ることが可能で、自律的である。診察の際には、医療者の指示に従うことが出来、不安を感じた際には親に安心と慰めを求め、それらを問題なく受け取ることが出来る。

不安定回避型
- ■親：子どもの欲求に鈍感で、接触を避けがちで、拒絶的。
- ■子ども：そこに誰もいないかのような様子で、ニーズを満たすために大人を求めない。愛着を求め接触をしようとしたところで拒絶されると感じており、そのためそのような欲求を最小限度にしか示さず、自身の欲求を抑圧するように学習している。診察の際には、過度の不安を感じている様子を示すが、同時に親に対して怒りを向け、接触を求めはするものの、体をそらし全力で暴れる。過度に助けを求め辛さを表出するものの、慰めや保護を求めていないようにみえる。

抵抗／両価型
- ■親：子どもに過度に接近し侵入的な関わりを取る一方で、気分によっては突き放すなど、養育態度に一貫性がなく、子どもにとって予測が出来ないものである。このような養育パターンは、抑うつ的な養育者にしばしば認められる。
- ■子ども：いつ関心が自分に向くのか予測が立たないため、常に大人と関わりを持とうとし、不安が強く、依存的で、粘着的である。

引用元：Hagan JF, Shaw JS, Duncan PM, eds. *Bright Futures*. 3rd ed. Elk Grove Village, IL: American Academy of Pediatrics; 2007.

ストレングス（強み）を引き出し、強化する

メンタルヘルスケアを効果的にするためには、生じている問題に焦点を当てる通常の疾病医療モデルにとどまらず、子どもや家族の持つ潜在的な能力の評価・活用を含めた、より包括的

Box 1-3　メンタルヘルス上の問題や物質使用障害の潜在を示唆する身体所見・徴候

睡眠の問題
- 過眠
- 睡眠リズムの顕著な変化
- 入眠障害や中途覚醒
- 悪夢

身体症状
- 医学的に説明をつけ難い、慢性で反復的な身体的徴候
- 腹痛
- 関節痛
- 頭痛
- 疲労感、意欲低下
- 食欲低下
- 心窩部痛や胃炎（飲酒による症状の可能性あり）
- 胸痛、呼吸困難（不安／パニック発作の可能性あり）
- 月経不順、とりわけ低体重や過体重の女児（拒食症、過食症、妊娠の可能性あり）

神経学的徴候
- 下肢の脱力
- 四肢麻痺（転換症状の可能性あり）
- けいれんの偽発作
- 非生理学的な神経学的症状
- 学校における不注意・集中困難
- 過敏、落ち着きがない

身体所見
- 体重の過度の増減
- 耳下腺腫大、歯のエナメル質浸食、指節のタコ・びらん（自己誘発嘔吐の可能性あり）
- タバコ痕、多発線状切創痕、パターン痕（自傷や虐待の可能性あり）
- 低Cl血症代謝性アルカローシス、低K血症、高アミラーゼ血症などの代謝異常（自己誘発嘔吐・下剤使用の可能性あり）
- 反復性外傷（虐待、自傷の可能性あり）
- 特発性の収縮期高血圧（飲酒による症状の可能性あり）
- 慢性的な鼻閉（コカイン使用による症状の可能性あり）
- 慢性的な眼充血（大麻使用による症状の可能性あり）

その他
- 管理良好であった慢性疾患の症状増悪
- 不登校

引用元：Foy JM; American Academy of Pediatrics Task Force on Mental Health. Appendix S13: symptoms and signs suggestive of mental health and substance abuse concerns. *Pediatrics*. 2010;125(suppl 3):S193–S194.

な視点を持つ必要がある。人の知能は、経験的に「言語的知能」「論理・数学的知能」「空間的知能」「運動感覚的知能」「音楽的知能」「対人的知能」「内省的知能」「博物学的知能」の8つに分類されている[15]。子どもや家族が少なくとも一つ以上は有しているであろうこれらの能力や、その他の才能・レジリエンシー（逆境をはねのけ回復する力）・寛容性・勇気・粘り強さ・目的志向・集中力などの高い資質や、家族の絆の強さ・親族からのサポート・きょうだいの存在などのソーシャルサポートのリソース、また運動習慣・睡眠習慣・課外活動への参加・宗教活動への参加などの健康的な習慣、さらには希望を持つ能力・楽観性・支援を求める能力などの強みを確認し、それを認めることは、医療者と子ども・家族とのラポールを強固なものとし、介入計画を実行する基盤ともなり、その後のステップを推し進める原動力となる。また患者や家族の持つストレングス（強み）を確認し、それを認めることは、家族が子どもの能力を引き出していくための機会を作るモチベーションにもなり、また思春期の子どもにとって自立葛藤や仲間からの同調圧力などのプレッシャーの緩衝材となり、リスクを伴う行動の代替手段を提案した際の受け入れ可能性をも高めることとなるであろう[16]。

発達の正常範囲を逸脱した懸念が存在するかを評価する［ステップ3］

　この段階で、プライマリーケア医療者が診断を下す必要性は特になく、子どもの健全な発達を阻害しうるリスク要因やメンタルヘルス上の懸念（徴候の存在、愛着の脆弱性、家庭機能不全、小児期逆境体験［ACE］、低い自尊感情／自己肯定感など）の有無の判断を行えばよい。Box 1-3 に、メンタルヘルス上の問題や物質使用障害の問題を示唆する各種の身体所見・徴候を掲示した。またBox 1-4には年齢群ごとに、一般的にみられやすい行動的・情緒的な徴候について列記している。実際には、その子どもの発達上の正常範囲というべき行動に対して、家族が懸念を抱いている場合もあり、そのような行動と、対処すべき感情上・行動上の徴候とを区別することが重要である。

日常診療における健康観察［ステップ4］

　子どもや親の懸念が発達における正常範囲の範疇のものである場合、アルゴリズムのステップ4「日常診療における健康観察」に進む。

安心感を提供する

　家族が懸念している子どもの行動が、通常の発達の正常範囲内と判断される場合、医療者はまず、その行動が発達的に正常であることを丁寧に説明し、安心させる必要がある。十分に説明を行ってもなお、家族がその説明に納得しなかったり、子どもの行動への否定的な認識が継続する場合、医療者はその懸念を「家族にとっての重大な心配事」と捉え直し、アルゴリズムの次のステップに進む必要がある。

Box 1-4　メンタルヘルス上の問題の潜在を示唆する行動的・情緒的な徴候（年齢群別）

乳幼児期
- 過度の泣き
- 哺乳不良、体重増加不良
- 感情調節障害（気持ちを落ち着かせることが困難で、なだめたり慰めることが難しく、寝かしつけが困難で、すぐに目が覚めてしまう）
- 易興奮性、遊びを楽しむことが出来ない
- 過度の攻撃性、激しいかんしゃく、幼稚園／保育園に適応することが困難
- 発達段階の正常範囲を超えた過度の執着・恐怖心
- 発達段階の正常範囲を超えた過度の活動性・衝動性
- 見知らぬ人物に対しての年齢相応の不安感の欠如
- 適応を妨げる、行動パターンや習慣への固執
- 養育者とのアイコンタクト・関わりが希薄で、社会的な相互疎通性が欠如している
- 懸念される親の養育態度：子どもに対し非常に否定的、子どもをなだめたり慰めたりしない、過保護、支配的、発達相応の探索行動を許容しない

学童期
- 易怒性
- 喧嘩
- 分離不安
- 睡眠障害
- 悲哀
- いじめの加害／被害
- 易興奮性
- 気分変動
- 学業成績不振
- 孤立

思春期
- 感情鈍麻、感情回避
- 易怒性
- 恐怖感
- 攻撃性、喧嘩、ルールや法の不遵守
- 自傷
- 怠学、出席停止、停学、退学
- 食欲変化、体重減少、体重増加
- 睡眠障害、過眠
- 顕著な気分変動
- 学業成績不振
- 孤立、友情の破綻、これまでの活動への興味喪失
- 物質使用障害、性的逸脱行動、その他のリスク行動

すべての年齢群
- 医学的に説明困難な、慢性反復性の身体徴候
- 過度に侵害的な悪夢、持続する悪夢
- 退行
- 睡眠リズムの変化
- 慢性的な精神症状の悪化

引用元：Foy JM; American Academy of Pediatrics Task Force on Mental Health. Appendix S13: symptoms and signs suggestive of mental health and substance abuse concerns. *Pediatrics*. 2010;125(suppl 3):S193–S194.

『*Bright Futures*』に沿った健全な社会的・情緒的発達とレジリエンスの促進を行う

　子どもにメンタルヘルス上の重大な懸念がない場合、医療者は米国小児科学会（AAP）が公表している『子どもの明るい未来のために：乳幼児期・小児期・思春期の子どもの健康を見守るためのガイドライン　第4版（*Bright Futures* ガイドライン）』[12] に沿った対応に移ることが可能である。このガイドラインでは、出生前訪問の機会から思春期児の診察の機会まで、子どもと接触するあらゆる機会において、積極的に心理社会的なトピックの啓発に努め、健全な社会的・情緒的発達とレジリエンス（逆境をはねのけ回復する力）の促進を行うことを推奨している。

　一方、子ども・家族・医療者が懸念する徴候が認められる、家族に強い困り感が認められる、小児期逆境体験（ACE）を有した状態にある、メンタルヘルス上の社会的決定因子や家族成員の精神疾患などの顕著な環境リスクが存在する、危険な行動障害が認められる、十分な説明を行っても子どもや家族の不安が解消されないなどの、メンタルヘルス上の機能不全の状況が存在する場合、24ページで概説しているステップ9に進む必要がある。

子どもが急性徴候を主訴に受診した際に、心理社会的な懸念の有無を確認する

　メンタルヘルス上の問題を抱えた子どもや家族が必ずしも予約受診の形で受診するとは限らず、疲労感・頭痛・消化器症状や外傷などの急性身体症状を主訴に受診したり、そのような身体的愁訴が繰り返されるという主訴で予約外受診することがある。そのような身体症状の背景にストレスやその他のメンタルヘルス上の問題が潜在していることもあり、小児医療者は、予約外受診／救急外来受診の場も、その可能性を探求する機会と考える必要がある。

現状把握のため、いくつかの簡単な問診を行う［ステップ6］

　米国小児科学会（AAP）のメンタルヘルスに関するタスクフォース（TFMH）は、委員である専門医の見解と思春期の子どもとその親からの意見聴取をもとに、簡単な問診項目リストを作成し、一次診療の場での試験的運用を経た後「子どもが急性症状を主訴に受診した際の問診リスト」の公表を行っている（Box 1-5）[8,9]。これらの問診に対する回答をもとに、医療者はより広範な評価を行う必要性につき検討することになるであろう。受診の際に、取り立てて懸念のある状況と思われない場合には、3〜5つの一般的な質問項目につき、短い時間で問診を行えばよい。

　また、例えば怪我を負っている場合など、主訴となる急性徴候に関しての問診を行う流れで、自然にメンタルヘルスに関しての話題に移行することも出来るであろう（「この怪我をしたとき、君や君の友達はお酒を飲んでいた？」「○○（加害者）は、前にも君を脅したり怪我をさせたことはあるの？」など）〔訳注：ただ、刑事事件化を考慮すべき状況の場合、このような「はい」か「いいえ」で回答する質問は、後の公判で加害者側の弁護人による「誘導されて回答したものである」などの主張

Box 1-5　急性症状を主訴とした受診時の、メンタルヘルス上の現状把握のための端的な質問リスト（年齢別）

<u>0～5歳</u>
- 前回の受診から今日までの間、お子さんの様子はいかがでしたか？
- お子さんの［急性の症状］に対し、どのように対応していらっしゃったのですか？
- ［その症状］によってお子さんには、どのような影響が出てしまっていますか？
- （主訴が外傷の場合）その怪我はどうやって生じたのですか？
- 普段お子さんは何時に寝て何時に起きていますか？　その症状が出てからは、いかがですか？
- 普段は家でどのような生活を送っているのですか？
- 他に何か子育てをしていくうえで、疑問に思っていることはございますか？

<u>5～12歳</u>
- 前回の受診から今日までの間、お子さんの様子はいかがでしたか？
- お子さんの［急性の症状］に対し、どのように対応していらっしゃったのですか？
- ［その症状］によってお子さんには、どのような影響が出てしまっていますか？
- （主訴が外傷の場合）その怪我はどうやって生じたのですか？
- 普段お子さんは何時に寝て何時に起きていますか？　その症状が出てからは、いかがですか？
- 家では、この子と誰がどのように過ごしているのか教えていただけますか？
- お子さんは学校に楽しく通えていますか？（子どもに対して）学校はどう？
- お子さんの子育てで最も大事にしていることは何ですか？　子育てで最も大変なことは何ですか？
- 何かお子さんの心の健康面や、感情・行動面に関して心配していること、気になっていることはありますか？

<u>12～21歳</u>（親子を分離して別々に問診）
- 前回の受診から今日までの間、お子さんの様子はいかがでしたか？
  前に病院に来たときから何か変わりはあった？
- お子さんの［急性の症状］に対し、どのように対応していらっしゃったのですか？
  その症状に、どうやって対処していたの？
- ［その症状］によってお子さんには、どのような影響が出てしまっていますか？
  その症状があることで、何か他の困り事は出なかった？
- （主訴が外傷の場合）その怪我がどのように生じたのか、ご存じですか？
  その怪我はどうやって出来たの？　誰か一緒にお酒を飲んでいたり、薬を使ったりしているときだったりする？
- 普段お子さんは何時に寝て何時に起きていますか？　その症状が出てからは、いかがですか？
  普段何時に寝ているの？　その症状が出てからはどう？
- お子さんの家での様子はどのような感じですか？　学校ではいかがですか？
  家では普段どんな感じで過ごしているの？　学校では？
- 思春期の子どもたちは気難しく、ストレスへの対処が困難で、自分だけで悩みを解決しようとすることが多く、気分の落ち込みなども経験しやすいのですが、あなたのお子さんに、それは当てはまりますか？
  10代の頃って、イライラするし、他の人に悩みを打ち明けずにストレスが溜まって、気分が落ち込んだりすることが多いんだけど、君の場合はどうかな？

臨床的な状態や、タイミングによって適切な質問項目を選択するとよい。

引用元：American Academy of Pediatrics Task Force on Mental Health algorithm teams, group discussion, fall 2005、および Foy JM; American Academy of Pediatrics Task Force on Mental Health. Appendix S8: brief mental health update. *Pediatrics*. 2010;125(suppl 3):S159–S160.

に繋がりうるため、外来場面では「この怪我はどうしたの」などのオープンエンドの質問に留めたほうがよい場合もある。判断に迷う場合、病院内の虐待対応組織や児童相談所・警察に相談することを推奨する〕。

発達の正常範囲を逸脱した懸念が存在するかを評価する［ステップ7］

　とりたてて懸念が確認されない場合、医療者は子どもや家族のストレングス（強み）を評価したうえで、受診のきっかけとなった急性徴候の対処に戻る。必要があれば再診の予約をして、通常の予約診療の枠組みに戻すことが出来るであろう（その場合、再診した際にはアルゴリズムのステップ1からまた評価を実施する）。

同定された懸念への対処

緊急性があるか？［ステップ9］

　子どもにメンタルヘルスの問題、物質使用障害、および社会的・情緒的に懸念すべき状況が確認された場合、トリアージを実施する契機にしなくてはならない。精神医学的・社会的に緊急を要する状態としては、性虐待や身体的虐待の可能性、自殺企図、激しい興奮、自傷他害の問題、精神障害、薬物過量内服や薬物離断症状、急性中毒症状、DVやその他の子どもの安全を脅かす家庭機能不全や社会的状況などが挙げられる。また、家族が住居を失っている状況や食事を取ることも困難な状況にある場合も、子どもの健康と安全上の緊急事態として対応を行う必要がある。

　医療者は他にも、子どもが自殺願望や殺人願望を抱いていたり、それを計画して銃火器の入手を試みている状況にあるのか否かを確認するための問診を行う必要があり、その回答が「はい」であった場合、様々な関係機関の支援・協力を得ていかなくてはならないであろう。子どもからの回答内容に基づいて、医療者はリスクの高さを評価し、緊急の介入を要するか否かの判断を行う必要がある（「第13章：興奮、自殺企図、およびその他の精神医学的救急」を参照）。巻末の「補足資料2：小児医療者向けメンタルヘルス診療補助ツール」に、そのようなトリアージを行う際に必要となる各種のツールがリストアップされている。小児思春期の子どもに、自傷他害やその他の心理社会的に緊急性のある状況が確認された場合、メンタルヘルスの専門家に速やかに連絡／相談出来るシステムが構築されていることは極めて重要であり、以下のセクションで示したような、子どもが緊急時にしかるべき対応サービスを確実に受けられる体制の整備は、極めて優先度の高い重要事項である。

はい。緊急で対応を要する所見／徴候が存在する［ステップ10］

緊急対応可能な医療機関へ紹介することが強く推奨される

　虐待／ネグレクトの疑いや殺人を犯す疑いがある場合など、特定の精神医学的・社会的緊急事態が疑われる場合には、州法に基づいて即座に児童相談所や警察に通告／通報することが義務づけられており、安全が脅かされている人の安全を守り、精神的治療を要する人に確実に医療を提供していく必要がある。理想的には、地域の精神科専門医や児童相談所などと、あらかじめそのような緊急事態に備えた手順を明確にしておくことが求められる（「第3章：小児のメンタルヘルスケア・サービスを充実するための、各診療所における対応体制の整備とネットワーク体制の整備」および「第4章：地域の子どものメンタルヘルスケア・システムを改善するための医療機関間連携」を参照）。プライマリーケア医療者は、通告／通報した機関の対応方針に従い、精神科専門医の指示を仰ぎつつ必要な医療ケアを提供し、患者や家族には関心を持ち続けていることをしっかりと伝え、安心させる必要がある。プライマリーケア医療者のフォローアップ体制として、精神医療に引き継いだ患者の治療経過や、児童相談所における子どもと家族の支援方針について、その後に継続的に把握することは不可欠である。精神医療に繋げたり、関係機関に通告／通報を行う前にあらかじめ家族から書面で同意を取得しておくことで、その後の情報共有を行ううえでの障壁を最小限にすることが出来るであろう。

その後の経過についての報告を求める

　緊急性を要し精神医療に紹介を行った患者は、その後、精神科専門医によるアセスメントを受け、適切な治療を受けることとなるであろう。プライマリーケア医療者は、可能であれば紹介先の精神科医や家族と連絡を取り合い、患者の所見や病態につき常に把握しておくことが望まれる。患者が精神科における治療プログラムを終えて、精神科施設から退院する際には情報を共有することが極めて重要となる。とりわけ精神科医がその後の薬物療法や患者の状態の把握を、精神医療ではなく一次診療の場に移すこと考慮している場合には、コミュニケーションを取り合うことが不可欠である。

緊急性が解消された場合、アルゴリズムのステップ17（第2章）に移行する

　精神科専門医により評価を受けた患者は、アルゴリズムの「ステップ17：家族を中心としたケアプラン」が構築された段階にあると思われる（このステップに関しては、「第2章：メンタルヘルスの問題を抱える小児思春期の子どもの小児科的ケア」に記載されている）。このステップ17には、「患者と家族の治療目標」「患者のケアにおける、臨床医や関係機関の役割分担」などの要素が含まれ、精神医療から一次診療の場に患者を引き継ぐ場合には、それらの要素について、正確に把握することが求められる。通常は予約診療の枠組みでその後のフォローアップをすることとなるであろうが、患者の状態によっては、その他の方法で受診となる可能性もありうるため、十分な情報共有が求められる。

プライマリーケア医療者による短期的介入［ステップ11］

すべての患者：「あらゆる患者に共通するコミュニケーション技術」を用いて親子に説明を行うとともに、フォローアップリストへの登録を行う

　緊急で対応する必要性がないと判断されたもののメンタルヘルス上の懸念が一つ以上確認された場合に、患者や家族に対して、その懸念に対処出来るように支援を行う意向がある旨を伝えることは、プライマリーケア医療者の最も重要な役割である。説明を行う際には、専門用語に言い換えたりせずに、患者や家族が発した言葉をそのまま用い、求められてもいないアドバイスを拙速に行うことは「暗に批判された」と受け取られうることを念頭に置く必要がある。患者とその家族との間に治療関係を結ぶうえで有用となる、「あらゆる患者に共通するコミュニケーション技術」というものは存在している。プライマリーケアの現場においても、そのような技術を用いることで効率的かつ効果的なコミュニケーションを図ることが出来るであろう。このようなコミュニケーション技術は、各要素の頭文字から「HELP」としてまとめられており（Box 1-6）、「第5章：効果的なコミュニケーション方法——共通する技術的要素」で詳述している。

　適切なコミュニケーションを図る目的は、プライマリーケアの現場で継続して対応を行う場合であれ、精神科専門医に紹介を行う場合であれ、その後に行う対応計画に対し家族から同意を得ることにある。どのような対応を取るにせよ、子どもに生じている問題が解決するまで継続的に経過を追い続けることが出来るように、自身の患者としてその子どもをフォローアップリストに登録することが望まれる。

急性症状で予約外受診した患者、および急性期対応が終了した後の患者：以下の箇条書きに沿って受診時点でのメンタルヘルス上の懸念を明確化し、外来で継続的なフォローアップを要するか否かを検討する

　予約外来で受診した患者、ならびにメンタルヘルス上の主訴で予約外受診した患者においても、以下の箇条書きから一つ以上の項目を選択する（詳細については、「第2章：メンタルヘルスの問題を抱える小児思春期の子どもの小児科的ケア」を参照）。

Box 1-6　患者と治療同盟を構築するための共通要素：HELP

H ＝ Hope（希望を持てるように）

E ＝ Empathy（共感的に）

L^2 ＝ Language（患者に分かる言葉で）、Loyalty（誠実に）

P^3 ＝ Permission（常に同意を得ながら）、Partnership（パートナーシップを重視し）、Plan（計画を立案し、それを伝える）

引用元：American Academy of Pediatrics. *Addressing Mental Health Concerns in Primary Care: A Clinician's Toolkit.* Elk Grove Village, IL: American Academy of Pediatrics; 2010.

詳細については、本書巻末の補足資料5を参照。

▶ 二次的スクリーニングを行う・行動日記を作成する・学校／保育園／幼稚園から情報収集する・過去の診療録からメンタルヘルスに関する記載を確認するなど、より詳細なアセスメントに移行する。

▶ 問題解決に向けた支援提供の申し出を行い、「あらゆる患者に対して共通する技術」を用いたコミュニケーションを図るとともに、ストレスの軽減・セルフヘルプのための情報を提供し、行動変容の支援を行う。

▶ 必要であれば、メンタルヘルスの専門家やソーシャルサービスに家族を紹介する。

▶ その後の親子の反応を確認するために、再診予約をしたり、家庭訪問を行うことを検討する。メンタルヘルス評価を繰り返し、必要に応じてさらなる介入を検討し、アルゴリズムのステップ12（第2章に記載）へ移行する。

　「第2章：メンタルヘルスの問題を抱える小児思春期の子どもの小児科的ケア」では、予約外来で受診した患者ならびにメンタルヘルス上の主訴で予約外受診した患者や、緊急対応を行った患者のメンタルヘルス上の懸念に対応するため、アルゴリズムのステップ11に列記した対応オプションについての詳細な言及を行っている。患者のメンタルヘルス上の問題にどのような状況で関わることとなったにせよ、プライマリーケア医療者は、患者のメンタルヘルス向上のためにあらゆる提案を行うことが出来るはずである。米国小児科学会（APP）の「補完医療・ホリスティック医療・統合医療に関する検討部会」ならびに「メンタルヘルスに関するタスクフォース（TFMH）」は、よりナチュラルな対応策について助言を行うための指針を提示している（Box 1-7）。これらの指針で示されている対応策はあらゆる患者に広く適用可能な安全な方法であり、乳幼児から思春期に至るまで、あらゆる子どものウェルビーイングを増進しうるものである。

　支援提供の申し出を行う場合には、「医師が継続して患者と家族に関わる意向があることを伝えつつ、支持的に外来診療を終わらせる」などが共通して行うべき要素として挙げられる。

Box.1-7　メンタルヘルスを促進するためのよりナチュラルな対応策についての助言項目

- 外で遊ぶ時間を増やしましょう（日焼け対策は十分に）
- 子どもとの1対1の特別な時間を作りましょう
- 睡眠時間を十分取るようにしましょう
- 社会との繋がりを積極的に持ちましょう
- 十分な栄養を取りましょう
- 感謝の言葉を積極的に口にし、互いに優しい声掛けをし合いましょう
- 積極的に体を動かしましょう
- メディア・スマートフォン・ゲームは時間を決めて使いましょう
- 深呼吸などの自己調整法を学び、ストレスを適切に管理しましょう

慢性的な医学的病態を有する小児思春期の子どもへの 予防的メンタルヘルスケア

　慢性的な医学的問題や障害がある子どもは、メンタルヘルス上の問題に直面するリスクが高くなる。また、そのような子どもは、必要な治療であったとしても、それを受ける過程で医療的なトラウマ体験（痛みを伴う処置、外見の変化、入院により家族と別々の生活を余儀なくされる）を抱えてしまうこともありうる。このような特別な医療を必要とする小児思春期の子どものメンタルヘルス上の問題（とりわけ不安や抑うつなどの問題）が見逃された場合、治療へのアドヒアランスが低下し、身体症状の出現や増悪に繋がり、患者とその家族が医療サービスを過剰に利用してしまう原因になりうる[17]。慢性疾患の患者に対しては、受診のたびにメンタルヘルス上の問題が生じていないかどうかを確認することが望ましく、特に患者が頻繁に救急外来を受診していたり、入院を繰り返していたり、治療へのアドヒアランスが低下している場合には、注意が必要である。また慢性疾患を有する子どもだけでなく、両親や同胞も高いストレスを感じている場合もあり、支援やレスパイト〔訳注：在宅介護者のための休息サービス〕だけでなくメンタルヘルスケアを必要とする場合もある。医療者が訪問診療や訪問看護で自宅を訪れた際に、家族にメンタルヘルスケアを提供していくためのプロセスは、その状況に応じてアルゴリズムのステップ 1 から開始することもあれば、ステップ 5 から開始することもあるであろう。

まとめ

　小児のプライマリーケア医療者は、小児思春期の子どもたちやその家族のメンタルヘルスを促進する独特の立場にあり、職務上、このようなメンタルヘルス上の問題や飲酒喫煙などの物質使用の問題に気付く機会が多く、その評価と対応を行う職責を有している。このような機会は、予約診療の場面・予約外の急患対応の場面・慢性疾患の継続フォローの場面など、あらゆる場面で想定されるものである。本章では、予防的な心理社会的サービスをプライマリーケアの現場に組み込むためのプロセスにつき、概説を行っている。このプロセスは、図 1 に示したアルゴリズムの通り、ステップ 1 から 11 の段階で表される。子どもたちのメンタルヘルスを促進したり、メンタルヘルスの問題や物質使用障害を抱える子どもを早期発見するための包括的アプローチを実践するうえで、米国小児科学会（AAP）が開発した各種のツールや資料が有用となるであろう（Box 1-8、Box 1-9参照）。

Box 1-8　家庭環境と社会的環境のストレングスやリスクの把握のためのスクリーニング／サーベイランス

①子どもが予約受診するたびに、もしくは子どもに何らかの心理社会的問題が疑われる所見・徴候が確認された際に、質問票を用いたり、問診を行い、家族の心理社会的背景（家族成員のメンタルヘルスの状況、社会的逆境状況、家庭内葛藤状況、家族のストレングスや保護的要因など）を体系的に把握する。

②子どもが生後1・2・4・6か月の時点でルーチンに、もしくは母親に心理社会的な問題があることが確認された際に、妥当性が示されている手段を用いて、母親のうつ病のスクリーニングを行う。

③母親にうつ病やその他のリスク要因が認められた場合、子どもの健康記録を確認し、Box 1-9を用いたスクリーニングを行い、図1のステップ5へと進む。

Box 1-9　プライマリーケアの現場における、小児思春期の子どものメンタルヘルスの問題の　スクリーニング／サーベイランス

①予約受診ごとに、家族のストレングスとリスクの把握のため、子どもの社会的／情緒的健康状態、親の抑うつ、メンタルヘルスに関する社会的決定要因を含めた、家族の心理社会的評価・行動評価を実施する。

②5歳以下の子どもにおいて、ルーチンの発達評価の際（通常、生後9か月・18か月・24か月もしくは30か月時に実施される）、もしくは以下の状況が認められた際に、妥当性が確認されている方法を用いて社会的／情緒的健康状態のスクリーニングを行う。

- ■発達スクリーニング検査で異常が認められた場合
- ■自閉症スペクトラム障害（ASD）のスクリーニング検査で異常が認められた場合（通常、生後18か月時と24か月時に実施される）
- ■成長障害が認められた場合
- ■愛着障害の徴候が認められた場合
- ■発達段階に照らして泣きが異常に強い、興奮しやすい、分離不安が強い、恐怖心が強いなどが確認された場合
- ■退行、赤ちゃん返りが確認された場合
- ■その他、家族が心理社会的な懸念を抱いている場合

③年齢を問わず、以下の状況が認められた場合、子どもの心理社会的徴候や心理社会的な適応状況について、妥当性が確認されている方法を用いてスクリーニングを行う。

- ■家族歴・心理社会的評価・行動評価でリスク要因が確認された場合（Box 1-8）、もしくは発達スクリーニング検査で異常が認められた場合
- ■子どもが暴力・人種差別・ホモフォビア（同性愛嫌悪）・いじめに晒されている場合
- ■家庭不和などの家庭内高葛藤状況が認められる場合
- ■幼稚園／保育園や学校での適応不全が確認された場合
- ■親、学校、およびその他の機関から行動異常が報告された場合
- ■メンタルヘルス上の問題を示唆する所見／徴候が確認された場合
- ■慢性反復性の身体徴候が存在している場合
- ■児童相談所や少年司法機関からの紹介事例の場合
- ■子ども、家族、もしくはその両者から心理社会的な懸念が表出されている場合

④思春期児が予約受診する際には、そのたびに喫煙を含めた物質使用障害の可能性について、妥当性が確認されている方法を用いてスクリーニングを行う。また外傷・交通事故で受診した思春期児や、学業不振が確認された思春期児なども、背景に物質使用障害が潜在する可能性があるため、スクリーニングを行う必要がある。子どもが一つ以上の物質を使用していると開示した場合、その使用頻度・程度の確認を行う。

⑤思春期児が予約受診する際、ならびに予約外診察として訪れた際に、何らかの抑うつを疑わせる徴候が存在する場合、妥当性が確認されている方法を用いてうつ病のスクリーニングを行う。

謝辞：本章で言及したアルゴリズムの原版とその解説論文（Enhancing pediatric mental health care: algorithms for primary care. Pediatrics. 2010;125(suppl 3):S109–S125.）を作成した米国小児科学会（AAP）のメンタルヘルスに関するタスクフォース（TFMH）に謝意を表する。

《タスクフォースメンバー》

　ジェーン・メシャン・フォイ（医学士）（座長、筆頭著者）、ポーラ・ダンカン（医学士）、バーバラ・フランクフスキー（医学士・公衆衛生学修士）、ケリー・ケラハー（医学士・公衆衛生学修士）（共同筆頭著者）、ペネロペ・K・ナップ（医学士）、ダニエル・ララク（医学士）（共同筆頭著者）、ゲイリー・ペック（医学士）、マイケル・レガラード（医学士）、ジャック・スワンソン（医学士）、マーク・ウォルライチ（医学士）

《コンサルタントメンバー》

　マーガレット・ドーラン（医学士）、アラン・ジョフィ（医学士・公衆衛生学修士）、パトリシア・オマリー（医学士）、ジェイムズ・ペリン（医学士）、トーマス・K・マキナニー（医学士）、リン・ウェグナー（医学士）

《リエゾンメンバー》

　テリー・カーミカエル（米国ソーシャルワーカー協会 ［National Association of Social Workers]）、ダーシー・グラタダーロ（法学士）（米国精神疾患協会 ［National Alliance on Mental Illness]）、ギャリー・シグマン（医学士）（米国思春期医学会 ［Society for Adolescent Medicine]）、ミルトス・サリバン（医学士・公衆衛生学修士）（米国医学会 ［National Medical Association]）、L・リード・スリック（医学士）（米国児童思春期精神医学会 ［American Academy of Child and Adolescent Psychiatry]）

《事務局メンバー》

　リンダ・ポール、アルディナ・ホブデ

▍米国小児科学会（AAP）の提言／指針

- American Academy of Pediatrics Committee on Psychosocial Aspects of Child and Family Health and Task Force on Mental Health. The future of pediatrics: mental health competencies for pediatric primary care. *Pediatrics*. 2009;124(1):410–421. Reaffirmed August 2013 (pediatrics.aappublications.org/content/124/1/410)
- Cohen GJ; American Academy of Pediatrics Committee on Psychosocial Aspects of Child and Family Health. The prenatal visit. *Pediatrics*. 2009;124(4):1227–1232. Reaffirmed May 2014 (pediatrics.aappublications.org/content/124/4/1227)
- Earls MF; American Academy of Pediatrics Committee on Psychosocial Aspects of Child and Family Health. Incorporating perinatal and postpartum depression recognition and management into pediatric practice. *Pediatrics*. 2010;126(5):1032–1039. Reaffirmed December 2014 (pediatrics.aappublications.org/content/126/5/1032)
- Shonkoff JP, Garner AS; American Academy of Pediatrics Committee on Psychosocial Aspects of Child and Family Health; Committee on Early Childhood, Adoption, and Dependent Care; and Section on Developmental and Behavioral Pediatrics. The lifelong effects of early childhood adversity and toxic stress. *Pediatrics*. 2012;129(1):e232–e246. Reaffirmed July 2016 (pediatrics.aappublications.org/ content/129/1/e232)
- Weitzman C, Wegner L; American Academy of Pediatrics Section on Developmental and Behavioral Pediatrics, Committee on Psychosocial Aspects of Child and Family Health, and Council on Early Childhood; Society for Developmental and Behavioral Pediatrics. Promoting optimal development: screening for behavioral and emotional problems. *Pediatrics*. 2015;135(2):384–395 (pediatrics.aappublications.org/content/135/2/384)

▍参考文献

1. Kemper KJ. *Mental Health, Naturally: The Family Guide to Holistic Care for a Healthy Mind and Body*. Elk Grove Village, IL: American Academy of Pediatrics; 2010
2. Egger HL, Angold A. Common emotional and behavioral disorders in preschool children: presentation,

nosology, and epidemiology. *J Child Psychol Psychiatry*. 2006;47(3–4):313–337

3. Brauner CB, Stephens CB. Estimating the prevalence of early childhood serious emotional/behavioral disorders: challenges and recommendations. *Public Health Rep*. 2006;121(3):303–310

4. Any disorder among children. National Institute of Mental Health Web site. https://www.nimh.nih.gov/health/statistics/prevalence/any-disorder-among-children.shtml. Accessed October 6, 2017

5. Merikangas KR, He J, Burstein M, et al. Lifetime prevalence of mental disorders in U.S. adolescents: results from the National Comorbidity Study Adolescent Supplement (NCS-A). *J Am Acad Child Adolesc Psychiatry*. 2010;49(10):980–989

6. Burns BJ, Costello EJ, Angold A, et al. Children's mental health service use across service sectors. *Health Aff (Millwood)*. 1995;14(3):147–159

7. Kessler RC, Berglund P, Demler O, Jin R, Merikangas KR, Walters EE. Lifetime prevalence and age-of-onset distributions of *DSM-IV* disorders in the National Comorbidity Survey Replication. *Arch Gen Psychiatry*. 2005;62(6):593–602

8. Foy JM, Kelleher KJ, Laraque D; American Academy of Pediatrics Task Force on Mental Health. Enhancing pediatric mental health care: strategies for preparing a primary care practice. *Pediatrics*. 2010;125(suppl 3):S87–S108

9. Foy JM; American Academy of Pediatrics Task Force on Mental Health. Enhancing pediatric mental health care: algorithms for primary care. *Pediatrics*. 2010;125(suppl 3):S109–S125

10. Hacker KA, Myagmarjav E, Harris V, Suglia SF, Weidner D, Link D. Mental health screening in pediatric practice: factors related to positive screens and the contribution of parental/personal concern. *Pediatrics*. 2006;118(5):1896–1906

11. Zuckerbrot RA, Maxon L, Pagar D, Davies M, Fisher PW, Shaffer D. Adolescent depression screening in primary care: feasibility and acceptability. *Pediatrics*. 2007;119(1):101–108

12. Hagan JF Jr, Shaw JS, Duncan PM, eds. *Bright Futures: Guidelines for Health Supervision of Infants, Children, and Adolescents*. 4th ed. Elk Grove Village, IL: American Academy of Pediatrics; 2017

13. Paperny DM, Aono JY, Lehman RM, Hammar SL, Risser J. Computer-assisted detection and intervention in adolescent high-risk health behaviors. *J Pediatr*. 1990;116(3):456–462

14. Olson AL, Gaffney CA, Hedberg VA, Gladstone GR. Use of inexpensive technology to enhance adolescent health screening and counseling. *Arch Pediatr Adolesc Med*. 2009;163(2):172–177

15. Gardner H. *Intelligence Reframed: Multiple Intelligences for the 21st Century*. New York, NY: Basic Books; 2000

16. Duncan PM, Garcia AC, Frankowski BL, et al. Inspiring healthy adolescent choices: a rationale for and guide to strength promotion in primary care. *J Adolesc Health*. 2007;41(6):525–535

17. Bernal P. Hidden morbidity in pediatric primary care. *Pediatr Ann*. 2003;32(6):413–418

第2章

メンタルヘルスの問題を抱える 小児思春期の子どもの小児科的ケア

ジェーン・メシャン・フォイ（医学士）

> 小児科医は、たとえ特定の診断名をつけることが出来ない状況であっても、
> 子どもと家族の困り感を減らし、子どもの機能的予後を改善することが可能である。

はじめに

　米国の地域社会は、小児科医・家庭医・内科医・看護師およびその他の小児思春期の子どもの長期的な健康管理を担う最前線にいるプライマリーケア医療者を、メンタルヘルスの専門家に繋げる入り口として、そして専門家と連携して対応を行うリソースとして、貴重なメンタルヘルスケアの資源となることをますます期待するようになっている。プライマリーケア医療者がこれらの役割を果たす機会と緊急性については、「大統領直轄の精神保健に関する新自由委員会最終報告書（the President's New Freedom Commission on Mental Health final report）[1]」や「メンタルヘルスに関する外科医総監報告（*Mental Heaith: A Report of the Surgeon General*）[2]」や米国小児科学会（AAP: the American Academy of Pediatrics）の「小児科医教育の未来第2版（FOPE Ⅱ: the Future of Pediatric Education II）[3]」にも明記されている。これらの報告書や学会員からの要望を受け、小児のプライマリーケア医療者がメンタルヘルスの課題に対応することが出来るように支援を行うために、米国小児科学会（AAP）は2004年にメンタルヘルスに関するタスクフォース（TFMH: Task Force on Mental Health）を組織した。TFMHは、プライマリーケア医療者のスキルと経験、ならびに家族との信頼に基づく長期的な治療関係を構築するという独自の役割について、「プライマリーケア医療者の利点」と認識したうえで、プライマリーケアの現場でメンタルヘルスの問題を抱える小児思春期の子どもをケアしていくための各種ガイドラインを公表している[4-10]。本書では、本章を含めた各章で、このTFMH発出のガイドラインを折に触れ引用している。

　一方、小児科の各サブスペシャリストたちも、自身のフォローアップしている小児思春期の子どもの疾病や一般的状態を増悪させうるメンタルヘルスの問題に気付き、サポートを行う機会を多く持っている。それゆえに、米国小児科学会（AAP）のメンタルヘルス・リーダーシップ・ワーキンググループ（MHLWG: Mental Health Leadership Work Group）は、プライマリーケ

アの現場だけでなく、小児医療の現場全体でより幅広くメンタルヘルスケアが提供されるべきであることを明確に示すため、「小児科医の利点」という用語を用いた提言を行っている。この「小児科医の利点」という用語は、本書の第1部のタイトルとしても引用している。本章ならびに第13章から第32章までの各章では、各種のメンタルヘルス上の所見や徴候を伴い受診してきた小児思春期の子どもの診察を行う立場のプライマリーケア医療者と小児科の各サブスペシャリストの両者にとって有用となるであろう、子どものメンタルヘルス上のニーズへの対応を行うガイダンスを提供している。

　本章において「メンタルヘルスケア」という用語は、喫煙行動などの向精神性物質の使用も含めた、社会的・情緒的・行動的なあらゆる心理社会的問題を含めた包括的な用語として用いている。このような定義を用いた理由は、「小児医療者は、子どもに生じたあらゆるメンタルヘルス上の問題のケアに、単独で責任を持つべきである」ということを言いたいためではなく、「小児医療者は、一次診療の場であれ、専門外来の場であれ、その他の特別なヘルスケアニーズに対応する場であれ、すべての子どもがメンタルヘルス上の課題を抱えている可能性がありうることを認識すべきである」ということを強調するためである。

　小児医療者というのは、子どもたちのニーズを把握し、適切なケアを提供するだけでなく、必要があれば他の関連領域の専門家と協働し、その子どもの問題が解決に向かうまでフォローアップを行うという極めて重要な職責を担っているのである。

小児科医の行うメンタルヘルスケアの一般的な原則

小児科の行うメンタルヘルスケアには、ある種の普遍的な原則というものが存在している。

▶ 小児科医は、たとえ特定の診断名が下せる状況ではなくとも、患者と家族の困り感を低減し患者の社会的機能を向上させるうえで、効果的な関わりを行いうる。

▶ メンタルヘルスの問題というのは、その影響を緩和したり増悪させうる社会的背景の中で生じるものである。小児科医は、患者と家族の持つストレングス（強み）を確認・強化するとともに、患者に悪影響を与えている可能性のある社会的要因を確認し対処する必要がある。

▶ メンタルヘルスの問題は、何らかの診断名をつけうる状況ではなかったとしても、子どもの社会的機能を損ないうる。それゆえ、メンタルヘルスの問題を抱えている可能性のある子どもの診察時には、その評価を行い、継続して状況のモニタリングを行うことが基本的対応として求められる。

▶ メンタルヘルスの問題は、しばしば発達の問題や身体的健康の問題と併存している。

▶ 身体的な健康状態がメンタルヘルスの問題を引き起こすこともあり、その可能性を常に考慮する必要性がある。なお、小児科医は子どもにメンタルヘルスの問題の潜在を考慮しケアを行う際、必ずしも事前に身体的な健康問題をすべて除外しなければならないわけではない。

▶ メンタルヘルスの問題を抱えるすべての子どもに対し、自傷他害の可能性を含め、緊急に対応を要する状況にあるかどうか、精神医学的な緊急性のトリアージを行う必要がある。

▶ たとえ医療者側がメンタルヘルスの問題を認識したとしても、その問題や、その背景にある社会的問題について、子どもやその家族らが対応する心づもりがない場合もある。患者と家族がケアに取り組むことが出来るように働きかけることは、小児のプライマリーケア医療者が行うべき基本的な職務の一つである。この役割には、患者と家族が行動を起こすうえでの準備性について評価することや、家庭内の対立・絶望感・これまで助けを求めながら有効な対応に繋がらなかった負の経験など、積極的に取り組み始めることを妨げる障壁が存在するかどうかを同定すること、ならびにそれらを取り払いケアを前に進めるように調整していくことも含まれる。

▶ 強固な治療同盟、すなわち治療者と患者・家族の間の信頼に基づく絆は、あらゆるメンタルヘルスの問題に対処するうえで、効果を上げる最も重要な要因である。患者や家族に希望を与え、確かなコミュニケーション技術を用いて、今後もしっかりと診ていく意向があることを伝えることで、小児のプライマリーケア医療者が子どもの予後の改善に貢献しうる可能性は高まる。

▶ 患者と家族の持つストレングス（強み）、患者と家族が認識しているニーズ、家族がどうしたいと考えているのかは、それぞれ患者の治療計画を立てていく際の中心的要素である。

▶ 喘息や糖尿病などの慢性疾病を有する子どもたちのケアに用いられる「慢性疾患ケアモデル」は、メンタルヘルスの問題を抱える子どもに対しても適用することが可能である。

メンタルヘルスの問題に、プライマリーケア医療者が対処するうえでの役割

　プライマリーケア医療者がメンタルヘルスの問題を抱えた子どもに気付く機会としては、学校や保育園／幼稚園から紹介されてくる場合、子どもや親が直接的にメンタルヘルスの問題を主訴に医療機関を受診してくる場合、定期受診などで訪れた際のメンタルヘルスに関するスクリーニング質問票や正式な心理アセスメント質問票で問題が確認された場合など、様々な状況がありうる。患者や家族が、メンタルヘルス上の問題を抱えていると認識しておらず、単に定期受診のつもりで訪れただけであったり、急性の身体的徴候に対しての対応を求めて受診しただけであったり、問題行動に対しての助言を求めただけのつもりであったり、医療者に心配事を話して安心したかっただけという場合も稀ではない。患者に確認された問題は、例えば保育園／幼稚園や学校でうまくいっていないとか、反抗期の思春期の子どもに対して親が怒りを感じているとか、子どもと友人との関係がうまくいっていないなど、特定の診断病名がつくような状態でないこともしばしばである。

　それゆえにプライマリーケア医療者の役割は、まずは子どもの健全性に悪影響を及ぼしうる心理社会的要因やメンタルヘルス上の懸念を引き出し、それが発達上の正常範囲内にあるのか

正常範囲を逸脱したものであるのかを区別することから始まることが多い。

　そしてプライマリーケア医療者が最優先で行うべき事柄は、緊急的に介入を行うべき問題が存在するか否かを認識することにある。問題が確認されたとしても緊急性がない場合、プライマリーケア医療者の役割は、その問題が発達上の正常範囲内にあるならば、子どもと家族を安心させることにあり、一方、正常範囲を逸脱している場合には、子どもと家族がその問題に対しケアを求めるように働きかけ、ケアを求めたり受けたりすることを妨げる障壁が存在するならばそれに対処することにある。さらには、自身で対処することが可能か否かの判断を行い、必要性がある場合にはメンタルヘルスの専門家に患者を紹介し、その後は患者のケアを協力し合いながら行っていくことも重要な役割である。

　メンタルヘルス上の問題に対し、自身のみで対応する場合であれ、専門家と協働して対処する場合であれ、プライマリーケア医療者は、慢性疾患を抱える子どものケアの原則に準じて患者と家族の機能状況と治療経過をモニタリングし、合併する医学的状況へのケアを含めた対応を適切に行う必要がある。プライマリーケア医療者は、多忙な日常診療業務の制約の中で、診療効率を損なわず、かつ経営的に影響を生じさせることがないように、その役割を果たさなければならないという難しい課題が課せられているといえる。米国小児科学会（AAP）は、小児科医がこのようなメンタルヘルス上の役割を果たすうえで必要なコンピテンシーについて記載した提言／指針を公表している[5]。米国小児科学会（AAP）のメンタルヘルスに関するタスクフォース（TFMH）が開発し、メンタルヘルス・リーダーシップ・ワーキンググループ（MHLWG）が2017年に改訂した「子どものメンタルヘルスの問題に実践対応するうえでの準備性確認のための自記式質問票」（「第3章：小児のメンタルヘルスケア・サービスを充実するための、各診療所における対応体制の整備とネットワーク体制の整備」を参照。同チェックリストは巻末の「補足資料3」に再掲している）を公表している。このチェックリストを用いることで、プライマリーケア医療者は、メンタルヘルスの問題を抱える子どもに自身がケアを提供したり、他の精神医療の専門家と協力しながらケアを提供するうえでの、自身の持つ診療上のストレングス（強み）やニーズを客観的に自己評価することが可能となり、そうすることで、自身が置かれた診療体制の中でケア提供の質を改善する取り組みを最適化することが出来るであろう。

　メンタルヘルスケアの提供は、従前の小児のプライマリーケアの範疇に収まるものではない。メンタルヘルスケアの提供は、家族が悩みを相談するために診察予約を入れた段階から始まっている。理想的には、その段階から以下の対応がルーチンに出来るようになることが求められる。

- ▶ 実際に診察に訪れる前に、親と子どもの両者に「心理社会的問題に関する自記式質問票」および「行動チェックリスト」を記載してもらっておく。
- ▶ 教師・保育士・非親権者側の親などのキーとなるその他の大人からも、「行動チェックリスト」を記入してもらう。
- ▶ 以前に何らかの心理評価を受けていたり、メンタルヘルスケアを受けていた場合には、その記録を事前に入手しておく。

▶ 成績通知表やその他の学校記録を入手しておく。

　プライマリーケア医療者は、メンタルヘルスの問題に対処するための特別な診療枠で、もしくはプライマリーケアの現場の状況によっては通常の短時間の診療枠で、再診を繰り返しながら、患者・家族・そしてその相互関係性を観察し、親と子を別々にして行った問診時のそれぞれの語りなど、これまでに収集した情報の中にある「意味のある反応」を探索しつつ、心理社会的評価と身体的評価を実施する必要がある。そしてプライマリーケア医療者は、患者や家族が受診するたびに、「生じている問題に対して適切にコミットメントし続けていく意向である」ということをコミュニケーション技術としてしっかりと伝え、ケアを提供するうえでの障壁に対処し、その後のアクションプランを進めていくための共通基盤となる要因を見つけていく必要がある。このような対応を小児医療のプライマリーケアの現場に組み込んでいくためのプロセスについては、「第1章：予防的メンタルヘルスケアを小児の一次診療の現場に組み込む」で紹介しており、本章はその続きに該当する章である。

子どものメンタルヘルスの問題に対応するうえでの、小児科サブスペシャリストの役割

　小児思春期の子どもに以下の症状が認められた場合、典型的にはしばしば何度か一次医療機関の受診を繰り返した後に、本人や家族の意向やプライマリーケア医療者の判断で、小児科の専門外来にセカンドオピニオンを求めて紹介されてくることがある。

▶ 慢性反復性の説明し難い身体的徴候（腹痛、関節痛、頭痛など）
▶ 易疲労感、エネルギーの低下
▶ 食欲低下
▶ 急性の胸痛、呼吸困難
▶ 月経不順（とりわけ、るい痩・肥満の女児）
▶ 心因性のけいれん偽発作
▶ 生理学的に説明し難い神経症状
▶ 慢性的、再発性、または原因不明の身体的症状（腹痛、関節痛、頭痛など）

　そのような子どもたちが、紹介先の医療機関で不必要で高額なリスクを伴う検査や処置を受けることは稀ではない。それゆえに、このような患者のケアに携わる小児科の各サブスペシャリストは、身体的な徴候が身体症状症・不安障害・気分障害（うつ病）などの精神病態に基づくものである可能性を、必ず鑑別に含める必要がある（「第24章：医学的に説明困難な病態」を参照）。
　小児科のサブスペシャリストは、慢性疾患を有する子どものケアを行う立場にあるが、そのような子どもたちはメンタルヘルス上の問題を抱えるリスクがより高いということを認識して

おく必要がある[11-13]。加えて、そのような子どもたちは、痛みを伴う数々の処置・外見変化・入院に伴う家族との分離など、医療に関係したトラウマを負っている可能性もあり、そのような経験自体も、子どもにとっての小児期逆境体験（ACE）となりうる。また慢性疾患を有する子どもだけではなく、その親やきょうだいも睡眠障害やその他のメンタルヘルス上の問題を抱えやすい。経済的な負担ものしかかり、また家庭の中でどうしても病気の子どもにばかり注目が集まり、家族の持つリソースの多くをその子に注いでしまいがちとなるため、家庭不和に繋がってしまうこともある。患者や家族がこのようなメンタルヘルス上の問題を抱えた状況となった場合、治療に対してのアドヒアランスが低下し、救急での受診が増え、入院の頻度も増加してしまい、予後自体も増悪させてしまうなど、患者の医療が複雑なものとなりうる。

　一部の医療機関では、専門的治療を提供する治療チームにメンタルヘルスの専門家が加わり、共に患者の評価や、家族のサポート体制や対処スキルの評価も併せて行い、必要時には患者や家族のメンタルヘルスケア・サービスを提供したり、精神科専門医への紹介などを行うシステムを導入している。とりわけ小児血液腫瘍科や小児内分泌科などのサブスペシャリティ分野では、このようなメンタルヘルスの専門家をチーム医療のメンバーに加えた対応を行うことが標準的治療として推奨されている[14, 15]。しかし、メンタルヘルスの専門家は既に手一杯であることが多く、また経営上の問題で病院がそのような専門家を雇用したがらない場合も稀ではない。小児医療者は、メンタルヘルスケア・サービスを提供するうえで最も重要な能力である"基本的なコミュニケーション技術"（「第 5 章：効果的なコミュニケーション方法——共通する技術的要素」を参照）を既に有している可能性が高く、患者のかかりつけ医としてのプライマリーケア医療者との連携経験も豊富であり、メンタルヘルスケアの専門家と協働して、次の「小児科医として、特定されたメンタルヘルスの問題に対処する：キーコンセプト」のセクションに記載した各種のステップに沿って患者の問題に対処するための素養は十分に備わっているということが出来る。

　「日常診療業務においてルーチンに患者の心理社会的ヒストリーの聴取を行う」「心理社会的予後改善のためメンタルヘルスの問題に関する徴候の有無のスクリーニングを行う」「学校との情報交換を行う」「必要時に行政や精神医療などの利用可能なサービスに繋げる」「家族中心のケアプランを立案する」などの、プライマリーケア医療者がメンタルヘルスケアを提供するうえで行うべき診療上の工夫というのは、小児科のサブスペシャリストが行う専門外来の場においてもそのまま応用することが可能である。米国の医療において、包括払い方式（DPC）が出来高払い方式に年々変更されている現在、専門外来においてもメンタルヘルスの問題や社会的なニーズに対応する能力というのは、健康面だけではなくビジネスの側面からも、今後ますます重要視されるようになっていくであろう。

小児医療者として、特定されたメンタルヘルスの問題に対処する：キーコンセプト

　本書では各章で、「小児医療者として、特定されたメンタルヘルスの問題に対処する」という主題に関する様々なトピックについて論じている。本章ではそのハイライトに関しての要約を示す。より詳細な議論についてはそれぞれの章を参照されたい。

プライマリーケアの現場での心理社会的評価

何度でも繰り返しアセスメントを実施する役割を担う
（「第1章：予防的メンタルヘルスケアを小児の一次診療の現場に組み込む」
および「第6章：メンタルヘルスのアセスメントを繰り返す」を参照）

　精神医療制度において行われる個別的で正式な診断プロセスとは異なり、小児医療の現場における心理社会的評価というのは、通常は何度でも繰り返し行うべき性質のものである。そのプロセスは、以下の複数の要素から構成されている。

- ▶ 受診前の、メンタルヘルスに関するサーベイランスのための質問票調査（患者と家族の心理社会的既往・リスク要因・ストレングス［強み］などの事前確認）
- ▶ 現在生じている子どもの徴候・機能不全状態や、養育者のメンタルヘルスの問題などのスクリーニング調査
- ▶ 定期の予約受診、急性症状による予約外受診、慢性疾患フォロー中のメンタルヘルスに関する問診
- ▶ 子ども・親・ならびに親子相互関係性の観察
- ▶ プライマリーケア医療者がメンタルヘルスの問題に言及した際の子どもと親の反応の観察
- ▶ 小児診療の現場向けの端的な心理尺度を用いた、定期的な機能性・適応性の評価
- ▶ 学校、保育所、主たる養育者以外の養育者、存在する場合にはメンタルヘルスの専門家が実施した評価報告などの周辺情報の入手

包括的機能評価（「第1章：予防的メンタルヘルスケアを小児の一次診療の現場に
組み込む」「第3章：小児のメンタルヘルスケア・サービスを充実するための、
各診療所における対応体制の整備とネットワーク体制の整備」
「第6章：メンタルヘルスのアセスメントを繰り返す」を参照）

　小児思春期の子どもが受診するたびに包括的なメンタルヘルスの評価を繰り返し実施することは、経時的に経過をフォローしていくうえでの基準となるものであり、子どもに必要なリソースを提供するための判断を行う際に極めて有用となるであろう。子どもに生じているメンタルヘルスの問題が強く、適応機能に明らかな障害が生じていると思われる場合、メンタルヘ

ルスの専門家に紹介する必要がある可能性が高いが、生じている障害の程度が軽い場合、小児医療者は、家族の持つストレングス（強み）やその他の要因を踏まえたうえで、家族とも相談しつつ、評価や治療を行う際にメンタルヘルスの専門家に関与してもらうかどうかを決定していくことも出来るであろう。「子どもの強さと困難さアンケート（SDQ: Strengths and Difficulties Questionnaires）のインパクトスケール」「コロンビア機能障害尺度（CIS: Columbia Impairment Scale)」などの各種の質問票は、プライマリーケア医療者にとって（また、おそらくは小児科のサブスペシャリストにとっても）使用しやすく、子どもや家族の機能不全状況を把握するうえで有用となるであろう。可能であれば、日常診療の現場でルーチンにバイタルサイン・チェックを行っているのと同じように、そのようなツールを普段使いして、メンタルヘルスの問題を抱える子どもたちの評価・モニタリングを行うことが出来るようになることが望まれる（「補足資料2：小児医療者向けメンタルヘルス診療補助ツール」を参照）。

社会的決定要因（「第6章：メンタルヘルスのアセスメントを繰り返す」を参照）

貧困・親の失業・異なる文化圏への移住・人種差別・ホモフォビア（同性愛嫌悪）などのストレスに晒された経験のある子どもは、メンタルヘルスの問題を抱えている可能性がより高い。子どもの診察を行う際に、そのような社会的要因について考察し、社会的なニーズを捉えて適時適切な対応を行うことで子どものメンタルヘルス上の予後を改善しうると認識しておくことは、極めて重要である。

睡眠パターン（「第28章：睡眠障害」を参照）

睡眠の質が低下した場合、メンタルヘルスの問題が引き起こされうる。睡眠の質の低下は、子どもの心身の病的状態やその治療によって引き起こされることもあれば、親の病気や社会的問題や環境の変化などによって家族機能が著しく低下することで子どもの睡眠パターンが崩れて生じることもある。メンタルヘルスの問題を抱えた年齢の長じた子どもの親は、しばしば子どもが睡眠不足であることを訴える。医師は、本人が眠りたいのに眠れないのか（双極性障害、うつ病、統合失調症などの重篤な精神疾患の徴候の可能性を考慮する必要がある）、閉塞性睡眠時無呼吸症候群などの生理的問題のために睡眠不足になっているのか、家庭内が騒がしかったり動揺するようなメディア・コンテンツに触れてしまったなど、環境要因のために睡眠不足になっているのかなどを判断する必要がある。睡眠障害は、他者との境界線が不明瞭で同級生と時間を問わずSNSでやりとりをしている、学習障害（限局性学習症）が背景にあり宿題を終わらせることが出来ない、親との葛藤を抱えている、などの要因が原因となっていることもあり、それらの要因を明確化し、睡眠障害の改善を図ることは子どもへのケアを行ううえで極めて重要である。睡眠の質の低下はメンタルヘルスの症状を増悪させイライラを増すこととなり、子どものレジリエンス（逆境をはねのけ回復する力）を低下させる。また親が睡眠障害に陥っている場合には、そのことで親としての機能が低下することも、回復を妨げる原因となる。それゆえに、小児診療の場で睡眠障害を同定し、それに適切に対処することは極めて重要な患者管理の一要素と考える必要がある。

補完的療法／統合的治療（代替医療・民間療法）の利用について（「第8章：自己調整療法およびバイオフィードバック療法」および「第9章：補完的療法／統合的治療」を参照）

　親や思春期の子どもは、心理社会的な問題を抱えた際に、医療機関に受診する前、あるいは受診を続けている間にも、補完的療法／統合的治療（代替医療・民間療法）を試みていることが稀ではない。そのような医療で提供されている物質の中には、処方薬と相互作用しうるものもあるため、心理社会的評価を行う際、ルーチンの問診項目の一部に、そのような物質使用に関する質問を含めることが重要である。小児思春期の子どもたちに有用となりうる心身相関を応用した治療（マインド・ボディーセラピー）やその実践について、最新の情報を把握しておくことも重要である[16, 17]。子どもや親に直接的に質問を行うことで、「このような治療に関心がある」などとの回答が得られる可能性は高まるであろう。

ストレングス（強み）に基づくアプローチ（「第1章：予防的メンタルヘルスケアを小児の一次診療の現場に組み込む」および「第6章：メンタルヘルスのアセスメントを繰り返す」を参照）

　評価の過程において医師は、患者や家族の潜在的に優位な知能分野・才能・レジリエンシー（逆境をはねのけ回復する力）・寛容性・勇気・粘り強さ・目的志向・集中力などの高い資質や、家族の絆の強さ・親族からのサポート・きょうだいの存在などのソーシャルサポートのリソース・運動習慣・睡眠習慣・課外活動への参加・宗教活動への参加などの健康的な習慣・希望を持つ能力・楽観性・支援を求める能力などのストレングス（強み）を見出すことが出来るであろう。このようなストレングス（強み）に焦点を当てた評価を行うことは、ラポールを築き、介入計画を実行する基盤となり、その後のステップを推し進める原動力ともなるであろう。

プライマリーケアにおけるメンタルヘルスの問題への対処：そのプロセスを示したアルゴリズム

　2010年、米国小児科学会（AAP）は、小児のプライマリーケア医療者がメンタルヘルスサービスを診療に組み込むためのプロセスを二つのアルゴリズムとして提示した[9]。さらに2017年、AAPのメンタルヘルス・リーダーシップ・ワーキンググループ（MHLWG）は、それらを改訂して一つのアルゴリズム（「A Process for Integrating Mental Health Care Into Pediatric Practice」）として提示している（補足資料1）。「第1章：予防的メンタルヘルスケアを小児の一次診療の現場に組み込む」では、アルゴリズムの前半のセグメントであるステップ1～10につき概説し、後半のセグメントの入り口であるステップ11について言及している。本章では、緊急性のトリアージと対応可能な施設への紹介（ステップ9と10）という重要なステップについて再度言及したうえで、後半のステップ11～21の各段階について概説を行っている。この後半の「メンタルヘルス上の懸念を同定する」とタイトルづけられたセグメントに関しては、図2にそのアルゴリズムを提示している。

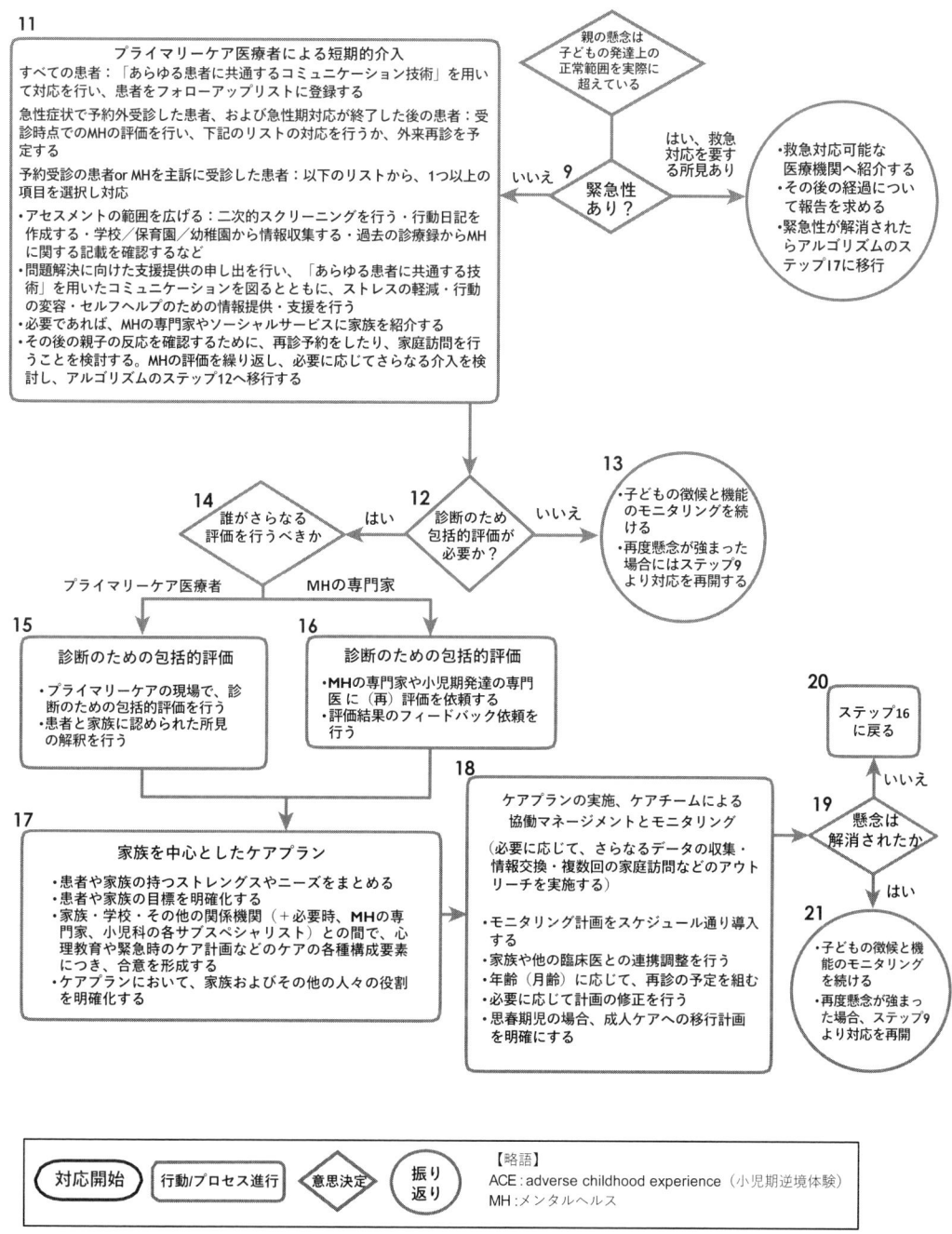

図2　メンタルヘルスケアを小児医療の臨床実践に組み込んだアルゴリズム：メンタルヘルス上の懸念への対処のために

引用元：Foy JM; American Academy of Pediatrics Task Force on Mental Health. Enhancing pediatric mental health care: algorithms for primary care. *Pediatrics*. 2010; 125(suppl 3): S109–S125.

精神医学的・社会的緊急事態につきトリアージ［ステップ9］し、対応可能施設へ紹介する［ステップ10］

トリアージ

　子どもにメンタルヘルス上の懸念が存在する場合、トリアージプロセスを開始する必要がある。精神医学的・社会的緊急事態と判断しうる状況としては、性虐待や身体的虐待、自殺企図、暴力の加害／被害問題、精神疾患の可能性、物質使用障害や物質離脱症状の可能性、急性中毒、DVなどの家庭機能不全／子どもの安全を脅かす状況などが挙げられる。住居が定まらない・欠食を繰り返しているなどの家族のリソース不全が疑われる場合も、緊急の健康上・安全上のリスクとして評価を行う対象となる。

　臨床医は、自殺念慮や殺人念慮に関しても核心的な質問を行う必要があり、とりわけ具体的な計画の有無や、殺傷能力がある武器が入手可能な状況にあるか否かや、それを助長させる背景があるかどうかについて確認する必要がある。小児のプライマリーケア医療者は、自殺リスクがある小児思春期の子どもを診た際に速やかに精神医学的評価を行いうる体制を整備する必要がある（「第13章：興奮、自殺企図、およびその他の精神医学的救急」を参照）。

緊急対応可能な施設へ紹介する

　特定の精神医学的または社会的緊急事態（例：虐待やネグレクトの疑い、殺人のリスク）の可能性が浮かび上がった場合、州法で義務づけられている緊急措置（例：児童相談所への通告や警察への通報）や、緊急事態が生じた場合に被害者となりうる子どもの安全を守るための措置を取り、さらには精神医療への紹介を行う必要がある。理想的には、精神医学的・社会的な緊急事態に子どもが巻き込まれている可能性がある場合に行うべき最適なケアについて地域社会全体が理解し、その対応プロセスを備えていることが望まれる[7,8]。臨床医の役割は、必要に応じて医療を提供することだけではなく、当局への通告／通報を手順に従って行い、患者が必要な緊急精神医療サービスを確実に受けられるように手配し、患者と家族に今後も医師として継続的に関与する意向があることを伝え安心させたうえで、実際にフォローアップやその他の必要となる小児医療サービスを計画的に提供することにある。

　臨床医は、患者や家族のその後の精神医学的治療やソーシャルサービスの進捗状況に関する情報を得るために、家族から情報共有に関する同意を書面で得ておくことで、精神医療者やソーシャルサービス提供者との情報共有はより容易となるであろう。医療保険の相互運用性と責任に関する法律（HIPAA: Health Insurance Portability and Accountability Act〔訳注：日本の個人情報保護法に該当〕）は、患者に対する医療提供者間の情報共有を認めているが、いくつかのメンタルヘルスの情報に関しては、医療者同士であっても、共有に際して書面による患者（子どもの場合、親権者）からの同意を必須条件としており、医療機関以外の実質すべての機関にも書面による同意取得を求めているが、小児患者のフォローアップには、関係する人物や関係機関との情報交換は欠かすことが出来ない。

プライマリーケア医療者による当座の介入［ステップ11］

すべての患者に対し、「あらゆる患者に共通するコミュニケーション技術」を用いて対応し、患者をフォローアップリストに登録する

　健康診断、急性期の治療、慢性期のフォローアップなどの日常診療の過程で子どもにメンタルヘルス上の懸念が持ち上がった場合、小児科医はメンタルヘルスケアを開始することが出来るし、またそのようにすべきである。あらゆる患者に共通するコミュニケーション技術を用いて、信頼のおける臨床医が子どもに話しかけることは、子どもの苦痛を低減し、子どもの機能を向上させることが各種の研究で示されている[18]。

　あらゆる患者に共通するコミュニケーション上の技術的要素は、Box 2-1 に示した通り、HELP の頭文字で表される。これらのスキルは、メンタルヘルス上の問題を抱える小児思春期の子どもの対応における核となる能力である[5]。この HELP として表されるスキルというのは、動機づけ面接、認知行動療法、家族療法など、各種のエビデンスに基づく治療アプローチから導き出されたものであり、子どもに生じたあらゆるメンタルヘルス上の懸念について、親の苦痛を軽減し、子どもの機能を改善するのに有効であることが分かっている。

　このような一般的初期介入の目的は、患者や家族との治療同盟を構築すること、問題に対処するための計画の策定に患者や家族を参加させること、ならびにその計画を実行するうえでの障壁を特定し対処することにある。とりわけ問題が顕在化したばかりで、子どもに生じている機能障害が軽微なものであれば、このような介入を行うだけで問題が解決に向かうこともある。また、精神科医に紹介する場合にも、患者や家族にその心づもりをさせたり、精神医学的な支援を受けることへの期待感を高めるために、この「あらゆる患者に共通するコミュニケーション技術」を用いることが出来る。

　小児科受診時に一つ以上の懸念が確認されたが、緊急性を示唆する所見は認められなかった場合、臨床医の最も重要な役割は「患者と家族が懸念事項に対処出来るよう、医師として支援する意向がある」ということを伝えることにある。その際には、患者や家族が表現したままの言葉を用いて説明し、患者と家族が望んでもいない助言は暗黙の批判となりうることを念頭に置きつつ、先に述べた「あらゆる患者に共通するコミュニケーション技術」を応用することで、臨床医は患者や家族と治療同盟を構築することが出来るであろう。このような介入は、プライ

Box 2-1　患者と治療同盟を構築するための共通要素：HELP

H ＝ Hope（希望を持てるように）

E ＝ Empathy（共感的に）

L^2＝ Language（患者に分かる言葉で）、Loyalty（誠実に）

P^3＝ Permission（常に同意を得ながら）、Partnership（パートナーシップを重視し）、Plan（計画を立案し、それを伝える）

引用元：American Academy of Pediatrics. *Addressing Mental Health Concerns in Primary Care: A Clinician's Toolkit*. Elk Grove Village, IL: American Academy of Pediatrics; 2010.
詳細については、本書巻末の補足資料5を参照。

マリーケアの現場でも効率的かつ効果的に行うことが可能である。また時間的にも15分以内の短い時間で実施することが可能であり、多くの患者の診察を行わなくてはならない小児科診療の場でも適用可能である。このような介入技術には、診察中の家族間の対立をマネジメントするうえで必要となる技術も含まれる（例：どちらかの側に立つことを避ける、抱いた感情は当然のものだと認める、強い感情というのは互いを気にかけていたとしてもしばしば生じるものであることを伝える、思春期の子どもと親とを分けて面接を行い両者の話を十分に聞く機会を与える、など）。例えば、患者に急性期医療を早く提供する必要があるような状況や、その時点で臨床医側が、メンタルヘルスの問題への介入を実施するための時間が十分に取れないなどの状況にあったとしても、「あらゆる患者に共通するコミュニケーション技術」というのは、会話を支援的に終わらせるうえで有用であり、この点は極めて重要である。その場合、次回以降の診療を自身のクリニックに再診してもらうか、メンタルヘルスの専門家の外来に紹介するのか、その後のプランについて家族と合意を形成しておく必要があるであろう。どちらの場合であれ、臨床医は「患者をフォローアップリストに登録する」という重要なステップを踏むことにより、子どものケア機会が失われてしまうことを防ぐための手立てを講じることが出来るであろう。

急性症状で予約外受診した患者、および急性期対応が終了した後の患者： 受診の機会にメンタルヘルスの評価を行い、外来再診を予定する

　急性期での診察場面は、その状況や診療ペースという点において、必ずしもメンタルヘルスの問題への介入に適しているとは言い難い。しかしその一方で、例えば怪我で受診した子どもに「君や君の友達は、そのときにお酒を飲んでいた？」とか「その人（子どもに損傷を負わせた人物）は、これまでにも君を脅したり怪我をさせたりしたことがあるのかな？」などと、その状況において自然にメンタルヘルス上の問題を確認する質問をしうる場でもある。その回答が緊急事態であることを示唆されるものでなければ、そのままメンタルヘルスケアに関する診療をさらに進めるか、それとも別の機会での再診を設定するのかを臨床医と子どもと家族とで一緒に決めることが出来るであろう。

外来予約再診の患者、もしくはメンタルヘルスの問題を主訴として受診した患者

　このような状況で介入を行う場合、初診時に各種の対応を行う場合もあれば、再診予約をして対応を行う場合もあれば、既に入っていた再診予約を早めて対応を行う場合もあり、そのパターンは様々であろう。

より詳細なアセスメントを実施する

　初回の心理社会的なスクリーニングの際に子どもにメンタルヘルス上の懸念が認められた場合、二次スクリーニングを行うことでその懸念を明確化することが出来るとともに、患者の抱えるその他の問題をよりよく理解することが出来るようになるであろう。「補足資料2：小児医療者向けメンタルヘルス診療補助ツール」には、二次スクリーニングのために有用なツールの例が提示されている。

　子どもや家族は、初診から再診までの間に追加的な情報を収集することに、たいていは同意してくれるであろう。状況によっては、患者や家族に症状や行動、および前兆があればその状況や、実際に前兆後に症状が生じたか否かについて日記をつけるように指示をすることが有用となるであろう。また臨床医は、子どもや家族からだけではなく、周辺の情報源から患者に関する情報を収集することも出来るであろう。プライマリーケアの現場で、学校における成績不振や行動上の問題が確認された場合、臨床医は子どもの学校での適応状況や、子どもの認知能と学業成績とのディスクレパンシー（矛盾）など、学習障害（限局性学習症）を疑わせる状況があるかどうかを学校側に確認する必要があるであろう。子どもが未就学児の場合には、幼稚園や保育園の保育士に情報提供を求めることとなるであろう。患者や家族が福祉機関と関わりを有している場合には、そこから情報を得ることも重要である。初診時に子どもに同伴してきた人物が子どもの病歴をよく知らなかった場合には、実親から情報収集することが不可欠であり、社会的養護のもとにある子どもであっても、児童福祉司などを通じて実親や里親から情報を収集する努力を行う必要がある。また、既に子どもが精神科医による評価や治療を受けていることが判明した場合には、その情報についても収集することが不可欠である。関係機関から情報を収集する必要がある場合には、親から情報共有の同意を書面で取得しておくことで、より円滑に事を進めることが出来るであろう。

　両親が別居・離婚していたり、高葛藤状況にある場合であっても、それぞれの親が子どもの生活に関与している場合には、診察に同席しなかった親からも情報を収集することが強く望まれる。子どもの養育に祖父母・里親やその他の養育者が関与している場合、それらの人物からの情報も重要である。そのような場合に、親向けに作成されたツール（例：「補足資料2：小児医療者向けメンタルヘルス診療補助ツール」）を使用しても差し支えはない。ただ、このようなツールを使用して情報収集したことをもって、今後の話し合いにそれらの人物は参加しなくてよいということにはならない点に留意されたい。

　子どもや家族がトラウマとなりうる経験（愛する人やペットの死、引っ越し、ホームレス体験、両親の対立・別居・離婚、軍属家庭における派兵、自身や愛する人の収監、人間関係の破綻、虐待やいじめ等の加害／被害体験、被差別体験、ホモフォビア（同性愛嫌悪）、暴力被害、自然災害への暴露）を有していることが確認された場合、その影響を調べることが重要である。トラウマに関する話を聴取しようとする場合、子どもと親とを別々に問診する必要がある。子どもに影響を与えた出来事の中には、親が認知しておらず子どもが秘密のままにしたいと感じているものもある。また、逆に子どものいる前で、親が何らかの出来事や喪失体験について話すのをためらうことがあることも念頭に置かなくてはならない。ただ臨床家は、小児思春期の子どもにトラウマ体験について話を聞く際、この場ではどんな話でもしてよいと伝えたうえで、子どもが自発的に語る場合に傾聴することに問題はないが、出来事の詳細を根掘り葉掘り聞くような対応は二次的なトラウマ体験となりうるため行ってはならない。このトピックに対する詳細については「第14章：不安障害およびトラウマ関連障害」を参照していただきたい。

問題解決に向けた支援提供の申し出を行い、「あらゆる患者に対して共通するコミュニケーション技術」を用いた介入を図るとともに、ストレスの軽減・行動変容の支援・セルフヘルプのための情報を提供する

　　問題解決に焦点を当てる：プライマリーケア医療者は、家庭での養育上の問題（例：トイレットトレーニングの失敗、宿題をやらない、きょうだい喧嘩、かんしゃくなど）に対処するための育児アドバイスを行ったり、親が希望する場合には、短時間の面談を行ったり、十分に吟味された資料を用いた情報提供を行うなど、様々な対応が出来るであろう。専門的な評価や治療のためにメンタルヘルスの専門家に紹介を行うこととした場合であっても、その専門家に受診するまでの間の長い待機期間に、親はプライマリーケア医療者からの助言を欲するはずである。表 2 - 1 に、様々なメンタルヘルスの問題を抱える子どもの親に対しての助言例を一覧にして提示している。

　　「あらゆる患者に共通するコミュニケーション技術」を用いた介入：エビデンスに基づく心理社会的療法に共通する要素というのは、プライマリーケアの現場でも活用することが出来るであろう。詳細については、「第 10 章：一次診療の現場で心理社会的介入を行う」および「補足資料 7 ：プライマリーケアの現場で活用すべき各種のエビデンスに基づく心理社会的療法に共通する要素」を参照していただきたい。二次スクリーニング・行動チェックリスト・臨床評価で得られた所見・診察過程で観察された徴候などから、患者に生じている主たる問題が本書の第 13 ～ 32 章で提示した小児思春期の子どもに一般的な問題である場合、さらなる評価と初期管理についての医学的根拠に基づいた指針を確認することが出来るであろう。これらの指針は、患者の呈する症状が精神疾患の診断基準を満たさない状況であっても適用可能である。各章のセクションタイトルにはなっていない徴候や症状についても、その多くは索引から検索可能である。

　　メンタルヘルスに問題を抱えた子どもたちに対し、診察と診察の間にインターネットや携帯のアプリケーションなどを活用した「エビデンスに基づくデジタル媒体を用いた治療プログラム」を行うこともありうる。

　　米国小児科学会（AAP）の補完的・統合的医療部会とメンタルヘルスに関するタスクフォース（TFMH）は、心理精神的に健康なライフスタイルを促進するためのいくつかのよりナチュラルな対応策の助言指針について提唱している（Box 2 - 2）。これらは普遍的に適用可能かつ安全な介入方法であり、どのような子どもであってもウェルビーイングを促進しうる。

　　ストレスの低減：ストレスに晒されている小児思春期の子どもやその家族にとって有用な自己調整技法には、呼吸法・リラクゼーション法（漸進的筋弛緩法など）・心的イメージ法・自己催眠法など様々なものがある。補助的にバイオフィードバック技法を活用することも有用である。詳細については、「第 8 章：自己調整療法およびバイオフィードバック療法」を参照していただきたい。

　　行動変容の支援：不健康な行動や、日常生活の乱れがメンタルヘルスの問題の原因となって

表2-1　頻度の高いメンタルヘルス上の問題に関する養育者への助言例	
メンタルヘルス上の懸念	養育者への助言例
乳児期（出生〜1歳未満）	
親子間の愛着（アタッチメント）の障害	赤ちゃんを優しく抱き寄せ、抱きしめ、優しく語りかけ、歌を歌ってあげるとよいでしょう。赤ちゃんのニーズをすぐに満たしてあげるようにしましょう。家族や友人に気兼ねなく助けを求めましょう。原因は何であれ、家庭内外のストレスがお子さんへの対応能力に影響を及ぼしている可能性を考え、対処してみましょう。
気難しい気質（興奮しやすい、慰めることが困難、欲求表出の予測が困難、哺乳／摂食が困難）	あなた自身や、パートナーのために時間を取るようにしましょう。家族や友人に気兼ねなく助けを求めましょう。家庭内外のストレスがお子さんへの対応能力に影響を及ぼしている可能性を考え、対処してみましょう。子どもと一緒にいることに我慢が出来なくなり、自分自身をコントロール出来なくなりそうな場合、すぐに小児科医に伝えるようにしてください。
幼児期（小児期初期）	
発達遅滞	お子さんに読み聞かせをたくさんしてあげるとよいでしょう。就学前教育やヘッド・スタート・プログラムに参加してみてはいかがでしょうか。小児科の先生と一緒に発達検査の結果を検討し、お子さんの優れている点と、苦手な点を確認するとよいでしょう。小児科の先生は、早期療育サービスを探す手助けをしてくれ、紹介をしてくれるでしょう。
愛着形成不全	お子さんが発した言葉だけではなく、言葉にしていないメッセージや感情に注意してみてください。お子さんのニーズをなるべく早く満たしてあげるように心がけてください。お子さんと1対1の特別な時間を作るようにしてください。家族で一緒に遊んだり、食べたりすることを大事にしてください。
対人交流障害	他の子どもさんと遊ぶ機会を作っていきましょう。他人に親切にすること、順番を守ること、分かち合うこと、共感することなどを、親御さん自ら模範を示すとよいでしょう。
行動障害（衝動性／かんしゃく／攻撃性）	お子さんの良い行動に気付いてあげて、積極的に褒めてあげてください。お子さんを叩いたり、叱ったり、怒鳴ったりすることは効果的ではありません。お子さんの年齢に応じた制限を設け、そのルールをすべての大人が守るようにしましょう。お子さんが自分の気持ちを表現する語彙を身につけられるように手助けしてあげましょう。可能な限りポジティブなメッセージを使うようにしてみましょう（例：「大声を出さないの！」という代わりに、「心の中で声を出すようにしてごらん」と伝える、など）。育児支援教室に通ってみてはいかがでしょうか。健康的な生活習慣を身につけるようにしましょう。規則正しい食事・十分な睡眠・適度な運動をしましょう。スマートフォンやゲームはほどほどにして、なるべく外で遊びましょう。
小児期中期(5〜10歳)	
学校への適応不全、学習困難、集中困難	保護者会や学校行事になるべく参加してみましょう。スマートフォンやゲームの時間は、制限してください。お子さんが学校で何をしたのかや、どのような宿題が出されたのか尋ねるなど、お子さんに関心があることを示してあげてください。お子さんが学業不振の状況にある場合、学校心理士さんに心理テストをしてもらい、その結果を小児科医に伝えて相談してみましょう。宿題をやったやらないで喧嘩にならないようにしましょう。
学校内でのいじめや暴力	いじめの加害や被害について、子どもと話をしてみましょう。いじめに関して心配事がある場合には、学校の先生と相談をしてみましょう。
不安障害、心配性	子どもが何を心配しているのかにつき、話し合いをしてみましょう。リラクゼーション法につき教えてあげましょう。恐怖を感じる行動や物を避けるのではなく、恐怖を克服するためのスモールステップを設け、それを克服する行動が取れた場合、そのことをしっかりと褒めてあげてください。子どもの不安というのが、怖い経験や辛い経験の後に始まったことが分かった場合には、小児科医にぜひ伝えてください。
行動障害（衝動性／かんしゃく／攻撃性／反抗挑戦的行動）	お子さんの良い行動に注目し、褒めてあげてください。子どもを叩いたり、叱ったり、怒鳴ったりすることは避けるようにしましょう。お子さんの年齢に応じた制限を設け、そのルールをすべての大人が守るようにしましょう。お子さんが自分の気持ちを表現する語彙を身につけられるように手助けしてあげましょう。育児支援教室に通ってみてはいかがでしょうか。健康的な生活習慣を身につけるようにしましょう。規則正しい食事・十分な睡眠・適度な運動をしましょう。スマートフォンやゲームはほどほどにして、なるべく外で遊びましょう。何か心配事がある場合、学校の先生とも積極的に話し合いましょう。
抑うつ	お子さんが自分の感情について話をすることを手助けしてあげてください。お子さんが楽しく、自信を持ち、寛容になれるような活動を積極的にさせてあげてください。健康的な生活習慣を身につけるようにしましょう。規則正しい食事・十分な睡眠・適度な運動をしましょう。スマートフォンやゲームはほどほどにして、なるべく外で遊びましょう。

メンタルヘルス上の懸念	養育者への助言例
小児期後期〜思春期(11〜18歳)	
学校適応不全	保護者会や学校行事になるべく参加してみましょう。スマートフォンやゲームの時間は、制限してください。お子さんが学校で何をしたのや、どのような宿題が出されたのか尋ねるなど、お子さんに関心があることを示してあげてください。学校の成績が上がったり、課外活動に熱心に参加している場合、そのことを褒めてあげてください。学校の勉強への取り組みや、友人関係の状況について、担任の先生に確認してみましょう。お子さんが学業不振の状況にある場合、学校心理士さんに心理テストをしてもらい、その結果を小児科医に伝えて相談してみましょう。宿題をやったやらないで喧嘩にならないようにしましょう。
うつ/自殺企図	思春期のお子さんの希望や心配事を聞く時間を設けてあげてください。思春期のお子さんが楽しく、自信を持ち寛容になれるような活動を積極的にさせてあげてください。また、お子さんの帰属意識が高まるような活動（例：チームスポーツ、課外プログラム、グループでの音楽・芸術活動、ボランティア活動、ボーイスカウト・ガールスカウト・子ども会など）に積極的に参加するように支援してあげてください。健康的な生活習慣を身につけるようにしましょう。規則正しい食事・十分な睡眠・適度な運動をしましょう。スマートフォンやゲームはほどほどにするように指導しましょう。お子さんが武器や薬物を手にしないように配慮してあげてください。お子さんが自分や他人を傷つけようとしている場合、緊急のメンタルケア計画をかかりつけの小児科の先生と相談して構築してください。
不安	思春期のお子さんの希望や心配事を聞く時間を設けてください。規則正しい食事・十分な睡眠・適度な運動をしましょう。スマートフォンやゲームはほどほどにするように指導しましょう。思春期のお子さんが、成長するうえで重要な活動に参加する際に感じるストレスに対し、参加を避けるなどの回避的な方法以外の健全な方法で対応出来るよう、リラクゼーション法を教えるなどの支援をしてあげてください。メディアに触れる時間を監視し、必要時には制限を加えてください。
向精神性物質の使用（物質使用障害）	アルコールや薬物の問題についてあなたがどのように考えているのかを、お子さんに伝えてあげてください。お子さんがどのような友人と付き合っているのか、把握するようにしてください。大人がロールモデルになるように努めてください。お子さんが、薬物を使用した人物の運転する車に乗っていることを知った場合に、どのようにお子さんの安全を守るのかを考えてみてください。
性虐待/デートDV	お子さんがどのような友人と付き合っているのか、把握するようにしてください。健康的で互いを尊重し合う人間関係とはどのようなものであるのかを、お子さんに教えてあげてください。

表2-1　頻度の高いメンタルヘルス上の問題に関する養育者への助言例（続き）

Box 2-2　メンタルヘルスを促進するためのよりナチュラルな対応策についての助言項目

- 外で遊ぶ時間を増やしましょう（日焼け対策は十分に）
- 子どもとの1対1の特別な時間を作りましょう
- 睡眠時間を十分取るようにしましょう
- 社会との繋がりを積極的に持ちましょう
- 十分な栄養を取りましょう
- 感謝の言葉を積極的に口にし、互いに優しい声掛けをし合いましょう
- 積極的に体を動かしましょう
- メディア・スマートフォン・ゲームは時間を決めて使いましょう
- 深呼吸などの自己調整法を学び、ストレスを適切に管理しましょう

いる子どもとその家族に対しては、「動機づけ面接」などの技法が、行動変容を阻む障壁を克服するうえで有効となる。このような技法の詳細については、「第5章：効果的なコミュニケーション方法——共通する技術的要素」を参照していただきたい。

セルフヘルプのためのリソース：様々な書籍やパンフレットやウェブサイトがあり、その一

部を Box 2 - 3 に提示している。

必要であれば、メンタルヘルスの専門家やソーシャルサービスに家族を紹介する

　ケースによっては、子どもだけではなく、その家族が社会経済的な問題を抱えていたり、メンタルヘルス上の問題を抱えていて、育児支援を要する場合もあるであろう。このような場合、臨床家は、家族が援助を求めているかどうかや、援助を受け入れる準備が整っているかどうかを確認し、それに応じてメンタルヘルスの専門家に紹介することが出来るであろう。また、プライマリーケア医療者の立場で、子どものメンタルヘルス上の問題を理解するうえで有用となる地域のリソースや資材を家族に提供することも出来るであろう。

その後の親子の反応を確認するために、再診予約をしたり、家庭訪問を計画する。メンタルヘルスの評価を繰り返し、必要に応じてさらなる介入を検討し、アルゴリズムのステップ 12 へ移行する

　子どもや家族に、その後も継続的な関係を持つことを保証し、安心感を与えることは極めて重要である。そのためには初回の介入に対しての反応を評価し、さらなる介入を試み、アルゴリズムの次のステップに進むべきか否かを判断するため、再診の日程を決める必要があるであろう。そうすることで臨床医は、両親と子どもの経過を観察し、その後の症状の持続や悪化を見極めることが可能となる。場合によっては、プライバシーに配慮しつつ、家族の希望に応じて、電話や携帯メールや電子メールなどで定期的に家族の様子を確認することもありうる。もしメンタルヘルスの問題への対処が子どもの定期受診の妨げとなるようであれば、両者のすり合わせを行い、その両方のニーズを満たすように調整することが必要となる。クリニックに患者のモニタリングを行う体制を導入し、患者をフォローアップリストに登録することで、患者がドロップアウトしてしまうことを防ぐことが出来るとともに、プライマリーケアチームの誰もが再診時に患者の経過を確認することが出来るようになるであろう。臨床医は診察の終了時にHELPで示される「患者と治療同盟を構築するための共通要素」（Box 2 - 1）に立ち戻り、

Box 2-3　行動異常を認める子どもの対応の一助となる各種ウェブサイト

- 米国小児科学会子どもの健康サイト［Healthy Children］(www.healthychildren.org)
- 3歳までの子ども健康情報［Zero to Three］(www.zerotothree.org)
- 全米精神障害者家族連合［National Alliance on Mental Illness］(www.nami.org)
- 米国心理学会［American Psychological Association］(www.apa.org)
- ADHDの子どもと大人のためのサイト［Children and Adults with Attention-Deficit/Hyperactivity Disorder］(www.chadd.org)
- 全米メンタルヘルスの問題を抱える子どもの家族会［National Federation of Families for Children's Mental Health］(www.ffcmh.org)
- 米国保健福祉省薬物乱用・精神衛生管理局［Substance Abuse and Mental Health Services Administration］(www.samhsa.gov)
- 米国児童青年精神医学会［American Academy of Child and Adolescent Psychiatry］(www.aacap.org)

それぞれの構成要素を満たしていたかどうかを毎回確認することが推奨される。

診断のため包括的評価が必要か否かを判断する［ステップ12］

　子どもに機能的な障害が確認されない場合や、治療適応となる特定の病態が認められない場合、さらなる評価を行う必要はないであろう。例えば、転校して新しい学校に通い始めて社交性が低下した状態にある10歳の子どもや、思春期の子どもとの関係につき一般的な不安を訴える母親や、親が兵役についたばかりで夜なかなか眠れなくなった幼児や、家族がストレスを抱えて親子間の葛藤が強くなった家族や、気質や社会性の遅れによって軽微な症状を呈している子どもなどで、それぞれ症状が軽微で通常の外来で十分に管理出来る状況と判断される場合には、臨床医はステップ13に進むことが可能である。

子どもの徴候と機能のモニタリングを続ける［ステップ13］

　子どもに機能的な障害が認められたり、スクリーニングの結果何らかの精神疾患の可能性が疑われたり、プライマリーケア医療者が初期対応を行っても症状が持続／悪化したり、呈する所見から推察される以上の強い困り感を子どもや親が訴えていて、診察した医師が懸念を抱いた場合、さらなる診断的評価を進める適応があると言うことが出来る。このような場合、ステップ14に進み、評価プロセスを継続する。

誰がさらなる評価を行うべきかを判断する［ステップ14］

　メンタルヘルスの専門家に紹介をすべきかどうか、また紹介する場合にはいつ紹介を行う必要があるのかの判断を行うことは極めて重要である。その決定には、家族の希望・紹介する際の小児医療者側の心理的障壁の程度・地域における適切な専門家（物質使用障害の専門家や発達専門医など）の状況（利用のしやすさ・アクセス性・適切性）などの複数の要因を考慮する必要がある。プライマリーケア医療者は、子どもの機能や症状が介入を行っても改善しなかったり悪化する場合や、呈する所見との整合性に疑問を感じるほどの困難／苦痛を子どもや家族が訴える場合には、メンタルヘルスの専門家にケースの紹介を行うことを検討する必要がある。

　メンタルヘルスの専門家にケースを紹介する際の一般的な指針につき、以下に年齢層別にまとめ、提示している。

新生児、乳児、ならびに5歳未満の幼児

　5歳未満の乳幼児が、明確な心理社会的な問題を呈している場合（「第17章：5歳未満児の情緒障害・行動障害」を参照）には、可能な限り児童精神科医による評価や管理を受けることが望まれる。このような専門的ケアを要するケースとしては、愛着障害、親子相互関係性の障害、親の精神疾患、心理社会的問題が背景にあると思われる言語／コミュニケーションの障害、暴力

を伴う破壊的行動障害、虐待／ネグレクトの疑い、自傷などを認めるケースなどが挙げられる。

　この年齢層のケースにおいては、発達行動科学を専門とする小児科医、未就学児を専門とする児童精神科医、親治療もしくは親子並行治療が可能なセラピスト、ならびにその他の特定分野の各専門家（例：言語聴覚士、発達評価チームやその他の地域のリソース）による評価を受けることが出来るように、必要に応じて患者を紹介することを検討すべきである。

　連邦法である障害児個別教育法（IDEA: Individuals with Disabilities Education Act）では、発達遅滞のある０～３歳の乳幼児に対して早期対応を行う部局（発達障害児早期対応部局［EI: Early Intervention agency］）を設置し、その対応を行わなければならないと各州に義務づけている（IDEA パートＣ）。また、連邦政府から特定の資金を得ている州においては、虐待やネグレクトを受けていると認定されたり、出生前に違法薬物の暴露を受けたことが明確化していたり、新生児期に薬物離断症候群の診断を受けた０～３歳の子どもに対し、適正な評価（注：必ずしも専門医による評価とは明記されていない）を行い、個別家族支援計画（IFSP: Individualized Family Service Plan）を立案したうえで支援を行うことが義務づけられている。作業療法・理学療法・言語療法やその他の各種教育を受ける対象となった０～３歳児に対しては、それぞれどのような遅れがあるのかを記録に残したうえで、最も負担のない形（LRE: least restrictive environment と呼称される）で支援サービスを提供しなくてはならず、通常は家庭訪問の形で支援が提供される[19]。州によっては、このような支援を無料で提供している州もあれば、世帯収入に応じて一部負担金を徴収している州もあれば、全額負担金を徴収している州もある。また、州によってはIDEA法で義務づけられた範囲を超えて、発達のリスク要因や心理社会的要因のスクリーニングを実施し、問題を抱えている子どもに対しての支援をより幅広く提供している州もある。プライマリーケア医療者は、それぞれの州で提供されているEIサービスの範囲やそれを利用するためのプロセスに関し、具体的な知識を有している必要がある。

　３～５歳の子ども向けの発達・教育サービスは、IDEAパートＢによって義務づけられ、規定されている。ほとんどの州では、公立学校が発達評価や著しい遅れのある子どもの教育を担当しているが、州によってはEIプログラムが引き続きこれらの年齢層の子どもたちの評価とサービスを担っている。

　さらなる詳細については、「第17章：５歳未満児の情緒障害・行動障害」を参照していただきたい。質の高いチャイルドケアと就学前教育は、とりわけ発達障害や行動異常のリスクの高い子どもたちにとって、長期にわたる保護的効果をもたらすものとなっている。

５歳以上の小児、思春期児、ならびに21歳までのヤングアダルト

　この年齢層の患者は、小児科医がさらなる評価を行うことも出来るし、精神科医に紹介することも出来る。一般的に以下の状況が示唆された場合、精神科紹介の適応となるであろう。

- ▶ 自殺や殺人の企図
- ▶ 重度の機能障害（どのような症状や診断かは問わない）
- ▶ 急激な気分の変化

- ▶ 前思春期の子どもの抑うつ症状
- ▶ 激しい暴言や行動上の問題
- ▶ 重度の摂食障害
- ▶ 精神病的な思考状態や行動
- ▶ 自傷行為
- ▶ 物質使用障害とメンタルヘルスの問題の併存
- ▶ コントロール不能な強迫的な薬物使用
- ▶ メンタルヘルスの問題と併存する注意欠如・多動性障害（ADHD）
- ▶ 虐待／ネグレクトやその他のトラウマや喪失のヒストリーを有する子どもの行動障害や情緒障害
- ▶ 発達障害や身体疾患を有する子どもの行動障害や情緒障害
- ▶ その他、対応する小児医療者が対処困難と思われる問題を抱えている場合

プライマリーケアの現場で、診断のための包括的評価を行う［ステップ15］

　診断のための包括的評価をプライマリーケアの現場で行うと決定した場合、プライマリーケア医療者は、これまでの診療によって収集したすべての情報（受診前に実施した患者と家族の心理社会的背景・リスクやストレングス［強み］を把握するための健康スクリーニング質問票・子どもの症状や機能障害ならびに養育者のメンタルヘルスについての問診票・健診の際や急性の症状を主訴に受診した際や慢性疾患の定期受診の際に行った問診の結果・実際に診察した際の子どもと養育者の様子・機能評価の結果、および学校・幼稚園／保育園や精神科医による評価記録［受診歴のある場合］や、その他のあらゆる情報）を見直す必要がある。「第6章：メンタルヘルスのアセスメントを繰り返す」は、これらの情報を整理し、*DSM*（米国精神医学会『精神疾患の診断・統計マニュアル』）や、*Zero to Three* という主に3歳までの子どもの健康情報を発信している学術団体が公表している「DC 0–5：乳幼児のメンタルヘルスおよび発達の問題に関する基準」（www.zerotothree.org/resources/services/dc-0-3r）に基づいて診断を行ううえで有用となるであろう。

　特定の疾患の診断基準を満たすかどうかにかかわらず、臨床医は子どもと両親に呈している症状・所見に関しての説明を行う必要があり、その際には平易な言葉で説明をするとともに、それらの状態が治療可能であるという安心感を与える必要がある。ケアプランの具体的なプロセスにつき説明することは、臨床医がケアやコーディネートの両面で支援を提供する意向があることを伝えることにもなり、そのプロセスを通じて目標を達成するうえで、子どもと家族の意向が尊重されることを伝えることにもなるであろう。

メンタルヘルスの専門医に（再）評価を依頼し、
その評価結果のフィードバックを求める［ステップ16］

　子どもにメンタルヘルス上の懸念が生じた際には、発達行動科学を専門とする小児科医・神

経発達学者・思春期医学専門医・小児神経科医・精神科医・臨床心理士・学校心理士・臨床ソーシャルワークの専門家・専門カウンセラー・カップル療法／家族療法の専門家・精神科専門看護師・物質使用障害の専門家など、幅広い分野の専門家の協力を診断の際に求めることが可能である（「補足資料4：米国内のメンタルヘルスサービスの主たるリソース」を参照）。これらの専門家は、公的病院や発達支援センター、学校、開業クリニック、大学などで働いているであろうが、紹介を行う立場の臨床医はあらかじめそのような専門家とのネットワークを有していることが望ましい（「第3章：小児のメンタルヘルスケア・サービスを充実するための、各診療所における対応体制の整備とネットワーク体制の整備」を参照）。家族にとって利用しやすく金銭的負担もそれほど大きくない、小児思春期の子どものケアに精通したメンタルヘルスの専門家の存在を把握しておくことは極めて重要である。

　メンタルヘルスの専門家への紹介に際し、家族が加入している医療保険制度の許諾が必要な場合や、公的なメンタルヘルス保険制度への加入が求められる場合や、カーブアウト方式と呼ばれる民間のメンタルヘルス保険制度への同時加入が望まれる場合もあり、家族に対してどのような選択を行う必要があるのかを時間をかけて説明する必要がある。「精神疾患・身体疾患に関する保険給付の公平性を義務づける連邦法（MHPAEA: the Mental Health Parity and Addiction Equity Act）」が2008年に施行されたことで、これまでメンタルヘルスケア・サービスへのアクセスの妨げとなってきた行政上・経済上の障壁は、将来的には低減されていくことが期待されている[20]。精神医療に受診することへの偏見に加え、行政的・財政的問題や医療アクセス上の問題によって、子どもがメンタルヘルスケアを利用することが困難なことはしばしばであり、紹介を行う立場の臨床医は、精神医療へ家族が実際に受診出来るようにサポートし、導いていく必要がある（「第3章：小児のメンタルヘルスケア・サービスを充実するための、各診療所における対応体制の整備とネットワーク体制の整備」を参照）。このような支援を行う形としては、クリニックのスタッフだけではなく、ケースワーカー、家族支援者、有償のピアサポート提供者などが、電話や面会を行うことも含まれる。地域で利用可能なリソースを種類別に説明した資料と共に、メンタルヘルスサービスを受けるまでの流れを書面を用いて子どもと家族に分かりやすく説明することで、口頭のみで説明しただけでは不十分となりがちな情報を補強することが出来るであろう。

　身体疾患の専門科に紹介する場合と同様、紹介元の臨床医が紹介先の専門家と、明確かつ効果的なコミュニケーションを図り、主要な懸念事項や紹介する理由を明確に伝え、簡潔な臨床状況の概要を提供することで、そのプロセスは円滑に進むことになるであろう。このプロセスにおいては、定型的なツールを用いることが有用となる。例えば、Harrisonらは、紹介元の臨床医と紹介先の児童精神科医が事例に関してのコミュニケーションを共通の構造のもとで交わすことが出来るように、「5つのS」を用いた情報共有を行うことを推奨している（Box 2-4）。

　医療保険の相互運用性と責任に関する法律（HIPAA〔訳注：日本の個人情報保護法に該当〕）は、同一の患者のケアに携わる専門家同士が情報交換を行うことを認めているが[21]、多くのメンタルヘルスの専門家は、患者や家族の明確な同意なしに情報を共有することに消極的であるのが実情である。紹介を行う際には、患者や家族から書面による同意を得たうえで紹介状に添付

Box 2-4　コンサルテーションに際して明確にすべき質問：5つのＳ

Safety（子どもの安全性）：子どもの安全に関しての懸念はあるか？

Specific behaviors（特定の問題行動）：最も問題を引き起こしている行動は何であるか？

Setting（発生場面）：最も問題となっている行動は、いつ、どこで起きているのか？

Scary（子どもの恐れ）：子どもが恐怖を感じていたり、辛く感じている事態が発生しているか？

Screenings/Services（スクリーニングやケアサービスの既往）：子どもは、これまでにメンタルヘルスに関する何らかの評価を受けたり、治療やサービスを受けたことがあるか？

引用元：Harrison J, Wasserman K, Steinberg J, Platt R, Coble K, Bower K. The Five S's: a communication tool for child psychiatric access projects. *Current Probl Pediatr Adolesc Health Care*. 2016;46(12):411–419.

し、紹介元の臨床医としてその後の経過につき教えて欲しい旨を伝えておくことで、その後の双方向性のコミュニケーションをより円滑に進めることが出来るであろう。

　紹介元の臨床医（ならびにその他のケアチームのメンバー）として、たとえメンタルヘルスの専門家に紹介を行ったとしても、その子どもの経緯について追跡を行うことが重要である。実際に子どもが受診をしなかったり、その専門家と繋がることが出来ていないことは稀ではない。もし家族がすぐに専門家による評価や治療を受けることが出来なかった場合、紹介元の臨床家は、先述した一般的な介入を自ら行い、追加の評価を行い管理計画を立てることが望まれ、少なくとも定期的な電話連絡などを行って、問題の悪化がないかどうかや、緊急事態に発展していないかどうかをモニタリングする必要がある。そして、残念ながら緊急事態に発展してしまった場合には、精神医学的救急医療体制に基づいた対応が必要となることもある。

家族を中心としたケアプランの作成［ステップ17］

　小児医療のケアチームは、あらゆる情報を収集し包括的評価を行った後には、多機関が今後どのようなことを行うべきであるのかをまとめ、ケアプランを立案していく必要がある。このようなケアプランを作成する際には、家族を中心に置かなくてはならない。

　家族中心のケアプランを作成する目的は、子どもの全般的な心理的健康と機能に関し、改善を模索することにある。計画の作成と運用に関しては、子どもと家族・プライマリーケア医療者・患者のケアに関わるメンタルヘルスの専門家や小児科のサブスペシャリスト、およびその他の支援に関わるすべての人々が関与する必要がある。

　メンタルヘルスの問題や物質使用障害の問題を抱えた小児思春期の子どものケアプランを作成し調整を行っていくうえで、多機関の関係者を交えたカンファレンスを行うことは極めて有用であり、ケースによっては不可欠である。実際には実現不可能な場合も多いが、あらゆる機関の関係者（もしくはその代理者）がケアプラン・カンファレンスに出席することが理想的である。もしケアプラン・カンファレンスにメンタルヘルスの専門家に参加してもらうことが不可能な場合、プライマリーケア医療者は、子どもの問題をより深く理解して今後のケアの選択肢を適切に提示するために、カンファレンス前に彼らから情報を得ておく必要がある。家族・

プライマリーケア医療者・その他の様々なカウンターパートが一緒になってケアのスケジュールを決め、追加または代わりの専門家の関与の必要性を判断し、介入を選択することが出来るようにする必要がある。ケアプラン・カンファレンスに実際に参加出来るかどうかにかかわらず、それぞれの関係者はその子どもへのケアプランを深く理解しておき、状況や子どもの状態が変化した際には、プランの練り直しと参加者の人選を再考する責任を共有すべきである。

　子どもが既にメンタルヘルスの専門家による治療を受けていた場合には、既にケアプランは作成されていて、健康的なライフスタイル（栄養・運動・睡眠・ストレスマネジメント・ソーシャルサポート）や定期的な健康管理や慢性症状に関するケアの方針を新たにプランニングする必要性がないこともありうる。このようなケースの場合、小児医療者の主たる役割は、新たなケアプランを作成することではなく、メンタルヘルスの専門家のケアプランを調整・補完し、既存のケアプランを補強することとなるであろう。

　重度の情緒障害のある子どもの中には、メンタルヘルスケア・マネージャーや発達障害児早期対応部局（EI）・ケアマネージャー・ピアナビゲーターなどが、ケアに関与している場合もあるであろう。そのような場合には、それらの担当者にケアプラン・カンファレンスに参加してもらうことが極めて重要となる。ケアマネージャーの側から、子どもと家族に関わっている教師・児童福祉司やその他の機関の代表者などを招集する形で定期的に会議を開いている場合もあるであろう。メンタルヘルスの分野では、セクション別ではなくサービスをシステムとして提供するこのようなプロセスを「システム・オブ・ケア・アプローチ」と呼称している。このようなアプローチは、家族のストレングス（強み）や優先順位を尊重した調整システムとして機能するものということが出来る[22]。このようなシステムがある場合、ややもすると支援会議のメンバーから漏れてしまいがちなプライマリーケア医療者も会合の場に招集されることとなり、その会合をケアプラン・カンファレンス代わりとすることも出来るであろう。

　ケアプラン・ミーティングに参加することは、時間的に拘束されることでもある。しかし、プライマリーケア医療者とメンタルヘルスの専門家が共に協力してケアプランの立案のプロセスに参加することは、プライマリーケア医療者にとって非常に貴重な経験となるものであり、プライマリーケアの視点をケアプランに組み込みつつ、専門性の高いメンタルケアシステムとの連携体制を強化することに繋がりうる。たとえメンタルヘルスの専門家の参加が叶わなかった場合でも、プライマリーケア医療者とその他のケアチームメンバーが合同でケアプランの作成に関わることは、子どもや家族にとって非常に価値のあるものであり、複雑な問題を抱える小児思春期の子どものケアの効率化にも繋がりうる。将来的には、セキュリティが保たれたクラウド上の情報共有システムが開発され、子どもと家族のケアに関わるすべての関係者が、それらの情報にアクセス出来るような体制が広がっていくであろう。

　ケアプランを立案することで、家族とどのような治療契約を行うのか、どの範囲まで情報共有を行うのか、どのような薬物療法や環境調整を行うのか、治療効果をどのようにモニタリングしていくのか、などを機能的な形で明確化することが出来るであろう。Box 2-5 に、メンタルヘルスの問題を抱える小児思春期の子どものための、家族を中心としたケアプランの要素につき概説している。

ケアプラン・プロセスでは、いくつかのステップを踏むことが重要である。

子どもや家族の持つストレングス（強み）やニーズをまとめる

　ケアプランを立案するうえで、患者や家族の持つストレングス（強み）やニーズをまとめるプロセスというのは、子どもと家族の持つ保護的要因を確認することに繋がり、子どもと家族に必要となる心理教育・ソーシャルサービス・教育的支援・心理社会的療法・薬物療法を共有し、プライマリーケアの現場で行うべき事項と、専門医とコーディネーションすべき事項と、行うべき社会的支援をチームが共有化することに繋がる。

Box 2-5　家族中心のケアプランの構成要素

- ■子どもがケアチームのメンバーから何と呼ばれたいのかの確認と共有
- ■家族の状況（例：居住地域の情報、家族が重要視する文化的・宗教的問題、医療情報の共有の同意が得られている家族成員のリストなど）の把握
- ■子どもと家族のストレングスおよびニーズ、ならびに家庭・学校・仲間との関係性における子どもの基本的機能の把握。子どもの短期的・長期的な健康目標と教育目標、ならびにそれらを達成するための行動計画の策定
- ■共有された意思決定とそのプロセスの記録
- ■子どもや家族とケアチームとの間に生じた対立葛藤を解決した経緯（例：チームのどのような働きかけが対立葛藤を引き起こしたのか、ならびにその対立葛藤を効果的に解決する過程で判明した、患者と家族の考え方）に関しての書面化
- ■子どもや家族がケアチームと共有したいと考えているその他の追加情報の入手
- ■ケアチーム内で情報を共有することの利点について説明した際の面接記録や、情報共有を行うことについて子どもや家族が懸念を示した際の対話の記録、ならびにメンタルヘルスの記録の機密保持方針についての説明の記録
- ■子どもの状態についての説明と、治療方針・自己管理法についての心理教育。これには、治療によって起こりうる副作用や、精神医学的な緊急事態に対しても心理教育が含まれる
- ■チームの役割と目標の明確化：担当するケアチームのメンバー内での目標や任務を共有するとともに、より大きなヘルスケアネットワークにおいて情報共有の許諾を得ている他の医療機関のリスト化を行う
- ■ヘルスケアシステム外の教育システムやその他の地域ベースの支援システムの名称と役割の明確化、ならびに、それぞれのシステムとの情報共有の許諾状況の確認
- ■薬物療法を含む医療機関における治療情報（共有すべき問題点リストと投薬リスト）の把握
- ■心理療法・グループ療法を用いた、薬物乱用の問題や、薬物によらない行動障害の問題についての、治療や支援
- ■カウンセリング／コーチングの技法（例：「動機づけ面接」「行動活性化」など）の活用
- ■必要な場合、緊急ケアのための「不測事態発生時ケア計画」の策定
- ■成人期医療／メンタルヘルスケア・サービスの移行計画の策定（思春期児の場合）
- ■子どもや家族と接した際の健康状態についての概要をまとめた、ケアチームの各メンバー間の署名つきの申し送りの実施

引用元：米国医療研究・品質調査機構（AHRQ: Agency for Healthcare Research and Quality）—共有ケアプランを策定する（ウェブサイト）
http://www.integrationacademy.ahrq.gov/products/playbook/develop-shared-care-plan. Accessed February 7, 2018.

子どもや家族の目標を明確化する

ケアプランの立案において、子どもの短期的・長期的な健康目標と教育上の目標を明確にし、また子どもに対して家族がどのようなことが出来るようになるとよいのか、その目標を明確にすることは、極めて重要な要素である。具体的には、生活リズムの改善・症状の低減や機能的改善・登校日数の増加や学業成績の向上・就労・セルフケアや家族のケア目標の達成、そして将来的に成人期のプライマリーケアやメンタルヘルスケアのシステムに移行することなどが、その明確にすべき目標となるであろう。子どもと家族のケアの進捗状況を確認するうえで、設定した目標をどの程度達成することが出来たかどうかが指標となるであろう。

家族・学校・その他の関係機関（＋必要時、メンタルヘルスの専門家、小児科の各サブスペシャリスト）との間で、心理教育や緊急時のケア計画などのケアの各種構成要素につき、合意を形成する

巻末の補足資料4に、子どもや家族が必要とする米国における主要なメンタルヘルスケア・サービスの包括的リストを掲示している。必要なサービスが地域内で利用不可能な場合や、利用可能であってもアクセスが困難な場合、子どものケアに関わる関係者は、ケアプランの立案の際に可能な限りの対応策を講じる必要がある。

ケアプランの作成において欠かすことが出来ない要素として、子どもと家族への病態の説明と心理教育をどのように行うのかの方策・ケアサービスを提供するうえで頻繁に出てくる専門用語の共通理解の形成・どのような治療が効果的と思われるのかとそれをどのような専門家が提供するのかの明確化・予測される今後の経過（治療を行った際に生じうる副作用・どのような病状の悪化が起こりうるか、そしてそのような所見や徴候が認められた場合に緊急対応を要するのか）の共有は不可欠である。そのうえで、子どものケアに関係するチームメンバーと家族のそれぞれが、緊急対応を要する事態となった際に行うべき対応策について共通の理解をしておくことが極めて重要である。

ケアプランにおいて、家族およびその他の人々の役割を明確化する

ケアプラン作成の際には、子どもと家族の心理教育などのケアを構成する各要素について、それぞれ誰が責任を持つべきであるのかを明確化しておく必要がある。

プライマリーケア医療者が関係機関から情報収集する際には、各施設の規定にもよるが、外部のケアコーディネーターやナビゲーターに依頼を行うことも出来るであろう。このような際に、プライマリーケア医療者とメンタルヘルスケアの専門家とが合同で作成した情報共有フォームを用いて、FAXで情報のやりとりを行うこととしている地域もあるが[10]、強固なセキュリティ対応がなされていれば、電話や電子メールを用いて連絡を取り合うのでも問題はないであろう。

里親制度のもとにある子どもに関しては、児童相談所の里親担当係の児童福祉司から、子どもに関する情報を共有することについての承認を得ておく必要がある。その際には児童福祉司から情報を収集するだけではなく、新たな情報が得られた場合には、児童福祉司に情報を伝え

返すことも重要である。もし、子どもの里親委託先が変わり、新たな里親がこれまでの健康状態の評価・ケアプラン・ケアのリソースを知らない場合、子どもに健康管理の中断が生じかねない状況となりうる。場合によっては、プライマリーケア医療者が里親制度のもとで養育を受けている子どものメンタルヘルスに関する主たる権利擁護者となり、里親制度を管轄する行政機関やその他の関連団体に、懸念となっている問題を明確なメッセージとして伝え続けていく必要があるであろう。

　いずれにせよ、個々のケースにおいてどのような臨床家が関与すべきであるのかは、子どもが必要とする治療の種類によって決定される。

エビデンスに基づく心理社会的療法

　メンタルヘルスの問題や物質使用障害の問題を抱えている小児思春期の子どもに対するエビデンスに基づく心理療法（現場では単に"セラピー"と呼んでいることが多い）には、数多くのものが存在しており、問題の性質にもよるが、オンラインでのセラピーを可能とした心理療法も増えてきている。「第7章：心理社会的療法」で、各種の心理療法についての概説を行っている。また各々のエビデンスレベルについて、「補足資料6：『PracticeWise』――エビデンスに基づく小児思春期患者の実践的心理社会的療法」にまとめて掲示している。プライマリーケア医療者が子どもをメンタルヘルスの専門家に紹介する際には、どの専門家がどのような心理療法を行っているのかを把握しておくことが重要である。

向精神薬による治療

　小児期発症の精神障害の多くは、向精神薬に反応する。「第11章：一次診療の現場で用いる向精神薬」では、これらの薬物について概説しており、プライマリーケア医療者が安全かつ効果的に処方可能な薬物を処方する際に適用可能な根拠を示している。精神疾患と診断され、向精神薬による治療を行う対象となった子どもであっても、エビデンスに基づく心理社会的療法を併用することが望まれる。詳細については、「第7章：心理社会的療法」を参照していただきたい。

　誰が薬物療法を担うべきであるのかについては、多くの要因により左右される。ADHD・大うつ病性障害・全般性不安障害の患者に対し、プライマリーケア医療者が向精神薬の処方を行い、フォローアップをすることも選択肢には含まれる（米国小児科学会［AAP］は、「小児科医は将来的にはこのようなメンタルヘルス問題に対し対応が出来る職能スキルを身につけることが望ましい」と提唱している[5]）。身体的疾病に併存してメンタルヘルス上の問題も抱えている小児思春期の子どもに対し、児童精神科医だけではなく、発達や行動科学を専門とする小児科医・小児神経科医・思春期医療を実施している小児科医やその他のメンタルヘルスに関するトレーニングを受けたプライマリーケア医療者が向精神薬を処方したり、向精神薬の使用についてメンタルヘルスの専門医の助言を受けながら診療に当たることが出来るようになることが理想的な状況ということが出来る。

　誰が向精神薬を処方するのかはさておき、処方医師やプライマリーケア医療者がメンタルヘ

ルスの専門家と協力体制を確立しながら、副作用の出現に留意しつつ子どもの治療やフォローアップを行う職責を発揮することが出来るようにしていく必要がある。

ケアプランの実施、ケアチームによる協働マネジメントとモニタリング［ステップ18］

このステップでは、関連する情報を収集し、プライマリーケア医療者と学校関係者・メンタルヘルスの専門家・その他の関係機関の関係者などの子どものケアに関係するメンバーが互いに情報交換を行うとともに、プライマリーケアの現場とメンタルヘルスの現場とで繰り返し外来診療を行い、場合によっては、プライマリーケア診療の一環として訪問診療を行ったり関係機関に訪問するなどのアウトリーチ活動を行う必要がある。具体的には以下のような活動が、ケアプランの成功のために必要となるであろう。

モニタリング計画を立案し、スケジュール通りに実行する

子どもの現状を評価するためには、臨床医は自らの臨床評価に加えて、子どものケアに関与している他の専門家からの経過報告を受け、さらには親や教師や子ども自身が記入した機能評価尺度の結果を踏まえて、総合的な判断を行う必要がある。治療計画の一部に薬物療法が含まれている場合には、薬物の血中濃度のモニタリングや副作用のモニタリングのために、採血などの臨床検査の実施も考慮される。

喘息や糖尿病などの慢性疾患を有する小児思春期の子どものケアにおけるフォローアップ体制は、メンタルヘルスの問題や物質使用障害の問題を抱えた子どものケアにおいても適用することが可能である（「第3章：小児のメンタルヘルスケア・サービスを充実するための、各診療所における対応体制の整備とネットワーク体制の整備」を参照）。メンタルヘルスの問題や物質使用障害の問題を抱えた子どものケアのモニタリングを行う際に重要な要素を、以下に掲示する。

▶ モニタリングが必要なメンタルヘルスの問題を抱えた子どもを、リストに登録する。このような登録リストには、心理社会的スクリーニング尺度で高リスクと判断されたケースや、何らかの精神疾患の診断を下すレベルにはないが懸念のあるケースや、問題を抱えているが子どもや家族がそれをまだ受け入れる状況にはないケースや、現時点では問題が発生しているわけではないが発展しうるリスクが高いと判断されるケース（例：母親が産後うつスクリーニングで高スコアを呈していた乳児、トラウマ体験に暴露されていた子どもなど）、ならびに障害（ハンディキャップ）を有しているケースや、向精神薬を処方されているケースなどを含めて対応をしていくことが望まれる

▶ メンタルヘルスの問題や物質使用障害の問題を抱えた子どもをケアする際の、医療スタッフの役割分担を明確化する。例えば、以下の役割をどの医療者が担うべきかを明確化する必要がある

－メンタルヘルスや物質使用障害の専門家や、学校や保育施設の職員と情報共有を行う

　　ことについての、養育者からの同意の取得
　　－紹介を行ったケースのその後の経緯の把握
　　－専門家によるフォローが不要になった際の、プライマリーケアの現場への逆紹介の調整
　　－学校や保育施設における状況の報告や、機能評価尺度の結果などの、ケアプランに関
　　　連する情報の集約
　　－必要時の、外来診察と外来診察の間の子どもや家族との連絡調整
　　－薬物療法の効果や副作用のモニタリング
　▶ モニタリングを行ううえで有用となる書式やツールの作成・準備
　▶ 子どもと家族に心理教育を行ううえで活用する資材の準備（Box 2 - 3 参照）
　▶ 地域でエビデンスのある心理社会的療法や育児支援プログラムを実施しているリソース
　　の一覧の作成（巻末の「補足資料 4：米国内のメンタルヘルスサービスの主たるリソース」を
　　参照）
　▶ プライマリーケア医療者の意思決定をサポートする各種資料の収集
　▶ 適切な診療報酬を受けるための、病名のコーディングやその他の事務作業

　プライマリーケアの現場でどの程度の間隔でフォローアップを行うのかは、子どもの病態の急性度や重症度、子どもと家族のストレングス（強み）やニーズや希望により様々であり、治療の副作用やモニタリングを行う必要度や、その他の関係機関が子どもの様子を確認することが出来るかや、子どもの機能性のレベルによっても変わってくるであろう。喘息の子どもに対しスパイロメトリーで肺機能を測定ながらフォローアップを行うように、メンタルヘルスの問題を抱える子どものフォローアップを行う際には、全般的機能評価尺度を活用することが有用となるであろう。このようなツールに関しては巻末の「補足資料 2：小児医療者向けメンタルヘルス診療補助ツール」で概説を行っているので参照していただきたい。

家族や他の臨床医との連携調整を行う

　プライマリーケア医療者は、ケアプランとして立案されたプロセスに従い、その他のケアチームメンバーや家族と、体系だった双方向性のコミュニケーションを図る必要がある。

年齢（月齢）に応じて再診の予定を組む

　各種の研究によるならば、精神疾患を有している成人の平均寿命は、対照群の成人に比べ10年ほど短くなっていると報告されている。死因は主に、一般的な死因としての心血管障害や肺疾患を含めた、急性疾患や併存する慢性疾患の急性増悪によるものであり、喫煙・運動不足・栄養価に乏しい食事などの不健康な日常行動に予防的に介入することで精神疾患患者の相対的な高い死亡率を減少せしめることが可能であることが示唆されている[23]。そのためには、精神疾患を有する小児思春期の子どもに対し、普遍的に予防的なケアサービスを提供する枠組みを確立するとともに、成人期のメンタルヘルスサービス制度にしっかりと繋げるための移行計画を、予防的な観点からも明確化していくことが極めて重要となる。

精神医療提供体制におけるプライマリーケア

　メンタルヘルスケアの専門施設であっても、一次診療を提供しているところも存在しているが、そのような施設でも小児思春期患者は対象としていない場合もあり、また、小児のかかりつけ医療者と連携を取っている施設もあれば、取っていない施設もある。プライマリーケアの現場では、医療者はプライマリーケアに関する問題を家族と共に解決する職責があり、予防接種・子どもの年齢に応じた標準的な発達に関する教育・その他の予防的な育児支援サービスを提供したり、受診のしやすさを考慮に入れた成人期医療への移行計画を立てたりするなどの対応を行う必要がある。

小児医療提供体制におけるメンタルヘルスへの専門的ケア

　米国の一部の地域では、医療費の支払い構造上、プライマリーケアの診療所に常勤のメンタルヘルスの専門家を置くことが可能となっている。理想的には、このような立場で働くメンタルヘルスの専門家は、プライマリーケアチームと完全に同期した形で業務を行い、直接診療に携わる際にもプライマリーケア医療者に同席してもらって家族に繋げてもらうなど、信頼関係を醸成する形で相方向性のやりとりを行うことが望まれる。また、親とプライマリーケア医療者が話し合って意思決定を行う場にも積極的に参加する・プライマリーケア医療者が使用している電子カルテシステムと同じシステムを使用して診療録を作成する・必要時には学校やその他のコミュニティ内で活動している他のメンタルヘルスの専門家とのコンサルテーションを速やかに行う・プライマリーケア医療チームや家族やその他のメンタルヘルスの専門家とのコミュニケーションを促進する、などの役割を発揮することも期待される。このような立場で働くメンタルヘルスの専門家が増えていくことで、子どもや家族がメンタルヘルスケアを受けるうえでの利便性は向上し、メンタルヘルスケアを受けることへの偏見も低減していくことが期待されるだけではなく、治療へのアドヒアランスの向上や、プライマリーケア医療者や親の満足度を高めていくことに繋がるであろう。また、関係する専門家同士の交流が促進されることは、互いにそのメリットを享受する機会が増えることともなり、相互に協力をし合う体制も強化されていくことが期待されるなど、数多くの利点が挙げられる[24-26]。規模の大きい小児科専門病院では、臨床心理士や精神保健福祉士などのメンタルヘルスの専門家をケアチームのメンバーとして雇い上げることも可能であろう。このような環境が整備されることで、メンタルヘルスの専門家も先述した通りの役割を果たしうる可能性が高まるであろう。一方、そのような環境がない場合、小児医療者自身が、地域のメンタルヘルスの問題や物質使用障害の問題に取り組む専門家との協力体制を構築し、協力し合いながら子どものケアに当たっていく必要がある。

　現在、小児のプライマリーケア医療者を児童思春期精神医学の専門家がサポートするプログラムが、少なくとも27の州で実施されている。このコンサルテーションプログラムは実施自治体で広く受け入れられており、小児のプライマリーケア医療者の臨床上の負担感を低減し、臨床上、提供しうる守備範囲を広げていくことが期待されている[27]。

必要に応じて計画の修正を行う

　ケアプラン・カンファレンスに参加したチームメンバーは、治療や回復に影響を及ぼしうる新たな状況の発生や、子どもにさらなる心理教育を要する状況の発生をより早期に発見し情報の共有を図るために定期的な会合を持ち、必要に応じてケアプランの見直しを行う必要がある。このような取り組みは、「緊急事態が生じた可能性により早期に気付いて対応を行う必要がある」という家族の役割の重要性を改めて確認することにもなるであろう。ケアプランというのは、そもそもが定期的に改訂することを前提に構築すべきものであり、上述のようなプロセスを繰り返しつつ、家族や関係するすべての医療者からの情報を包括的に収集することが肝要となる。子どものケアを継続的に提供するためには、チームメンバー間の双方向性のコミュニケーションが重要であり、互いに説明責任を確実に履行していくためにもそれは不可欠である。このような円滑なコミュニケーションが図られることで、プライマリーケア医療者は、子どもと家族が受診するたびに治療と回復に関しての希望的な気持ちを家族が抱けるような関わりを続けることが出来るであろう。

思春期児の場合、成人期ケアへの移行計画を明確にする

　成人期ケアへの計画的な移行というのは、思春期の子どもが成人期のケアに完全に移行したとすべての関係者が認識するまで続く反復的な双方向性のプロセスである。詳細については、「第12章：メンタルヘルスの問題を抱えた思春期児の成人期医療への移行」を参照していただきたい。

懸念は解消されたかの判断を行う［ステップ19］

　慢性的な医学的状態に対しての対応計画を立案すること自体は「その子どもの医学的状態は今後も長きにわたり続く」ということを意味するわけではない。子どもやその家族が精神疾患から回復する可能性はもちろんあり、実際に多くの人々が精神疾患を乗り越え、その後に回復をしている。プライマリーケア医療者は、臨床的評価を繰り返し、その子どもの機能的状態を定期的に評価し、関係者から子どもの状況についての情報を収集し、子どもや家族を交えた話し合いを繰り返しながら、懸案事項が持続しているのか否かの判断を行う必要があり、また必要に応じてさらなる評価の必要性やケアプランの変更の必要性を判断する必要がある。

ステップ16に戻る：メンタルヘルスの専門医に（再）評価を依頼し、その評価結果のフィードバックを求める［ステップ20］

　子どもに生じている問題が解決しなかったり悪化したりした場合には、通常、メンタルヘルスの専門家による再評価が必要となるであろう。

子どもの症状と機能をモニタリングする［ステップ21］

　子どもが抱えている問題が解決した際には、通常の外来フォローアップ体制に切り替えることが可能であろう。そのようなケースが外来受診した際には、子どもにメンタルヘルスの問題の再燃や新規発生がないかどうかにつき注意深く評価を行う必要がある。問題の再燃が確認された場合、臨床医はアルゴリズムのステップ9に戻り、対応を行う必要がある。

まとめ

　近年ますます、プライマリーケア医療者が子どものメンタルヘルスの問題に対し積極的に関与すること、ならびに専門的な対応を要する際にはその入り口となり、必要時には専門的医療者と連携するなど、メンタルヘルスに関するプライマリーケアの機能を提供する担い手となることが期待されるようになっている。緊急に介入を要する事態であるのかどうかのトリアージを行い、心理社会的なケアを受けることに抵抗を感じている家族に対して、どのような支援を行っていくべきかを模索し、プライマリーケアの医療現場で子どもの評価と治療を行うとともに、メンタルヘルスの専門家と繋がり必要時には連携を行うことが、これからのプライマリーケア医療者には求められている。また小児科のサブスペシャリストとして仕事を行う立場の専門医であっても、メンタルヘルスの問題を併発した慢性疾患児を診る機会は多いはずである。そのような小児期のメンタルヘルスの問題に対応しうる職業上のコンピテンシーを醸成するとともに、そのようなメンタルヘルスの問題への対応を組織化し、フォローアップする体制を整備することで、小児医療者はメンタルヘルスの問題の解決においても適切な役割を果たすことが出来るようになるであろう。エビデンスに基づくコミュニケーション技術を適用していくことで、具体的な診断名がつかない状態であったり、メンタルヘルスの専門家の評価や治療を待つ間にも、子どもや家族の困難性を低減し、子どもの機能的な向上を図ることが出来るであろう。

　ある患者のケアを行っていくに際しての小児医療者の役割を決定する要因としては、子どもが経験している問題の種類や重症度・家族の希望・臨床医が過重な負担感を感じていないか否か・小児患者対応の知識や経験が豊富なメンタルヘルスの専門家が地域で利用しやすい状態にあるか否か、などが挙げられる。慢性的な精神疾患を抱える小児思春期の子どもに対し、小児のプライマリーケア医療者や小児科のサブスペシャリストは、家族を中心とした子どものケアプランを作成していくうえで、関係機関との調整を図りつつ、メンタルヘルスケアの専門家の役割につき家族が十分に理解出来るようにサポートするなど、その作成において中心的な役割を果たしていくことが期待される。

　謝辞：本章で紹介したアルゴリズムBを作成し、以下の論文に原著として公表した米国小児科学会メンタルヘルスに関するタスクフォースに改めて感謝申し上げる。*Pediatrics*. 2010;125(suppl 3):S109–S125.

《タスクフォースメンバー》

ジェーン・メシャン・フォイ（医学士）（座長、筆頭著者）、ポーラ・ダンカン（医学士）、バーバラ・フランクフスキー（医学士・公衆衛生学修士）、ケリー・ケラハー（医学士・公衆衛生学修士）（共同筆頭著者）、ペネロペ・K・ナップ（医学士）、ダニエル・ララク（医学士）（共同筆頭著者）、ゲイリー・ペック（医学士）、マイケル・レガラード（医学士）、ジャック・スワンソン（医学士）、マーク・ウォルライチ（医学士）

《コンサルタントメンバー》

マーガレット・ドーラン（医学士）、アラン・ジョフィ（医学士・公衆衛生学修士）、パトリシア・オマリー（医学士）、ジェイムズ・ペリン（医学士）、トーマス・K・マキナニー（医学士）、リン・ウェグナー（医学士）

《リエゾンメンバー》

テリー・カーミカエル（米国ソーシャルワーカー協会［National Association of Social Workers]）、ダーシー・グラタダーロ（法学士）（米国精神疾患協会［National Alliance on Mental Illness]）、ギャリー・シグマン（医学士）（米国思春期医学会［Society for Adolescent Medicine]）、ミルトス・サリバン（医学士・公衆衛生学修士）（米国医学会［National Medical Association]）、L・リード・スリック（医学士）（米国児童思春期精神医学会［American Academy of Child and Adolescent Psychiatry]）

《事務局メンバー》

リンダ・ポール、アルディナ・ホブデ

▌米国小児科学会（AAP）の提言／指針

- Adams RC, Tapia C; American Academy of Pediatrics Council on Children With Disabilities. Early intervention, IDEA Part C services, and the medical home: collaboration for best practice and best outcomes. *Pediatrics*. 2013;132(4):e1073–e1088. Reaffirmed May 2017 (pediatrics.aappublications.org/content/132/4/e1073)

- American Academy of Pediatrics Committee on Hospital Care and Institute for Patient- and Family-Centered Care. Patient- and family-centered care and the pediatrician's role. *Pediatrics*. 2012;129(2):394–404 (pediatrics.aappublications.org/ content/129/2/394)

- American Academy of Pediatrics Committee on Psychosocial Aspects of Child and Family Health and Task Force on Mental Health. The future of pediatrics: mental health competencies for pediatric primary care. *Pediatrics*. 2009;124(1):410–421. Reaffirmed August 2013 (pediatrics.aappublications.org/content/124/1/410)

- American Academy of Pediatrics Section on Integrative Medicine. Mind-body therapies in children and youth. *Pediatrics*. 2016;138(3):e20161896 (pediatrics. aappublications.org/content/138/3/e20161896)

- Chun TH, Mace SE, Katz ER; American Academy of Pediatrics Committee on Pediatrics Emergency Medicine, American College of Emergency Physicians Pediatric Emergency Medicine Committee. Evaluation and management of children and adolescents with acute mental health or behavioral problems. Part I: common clinical challenges of patients with mental health and/or behavioral emergencies. *Pediatrics*. 2016;138(3):e20161570 (pediatrics.aappublications.org/content/138/3/e20161570)

- Chun TH, Mace SE, Katz ER; American Academy of Pediatrics Committee on Pediatrics Emergency Medicine, American College of Emergency Physicians Pediatric Emergency Medicine Committee. Evaluation and management of children with acute mental health or behavioral problems. Part II: recognition of clinically challenging mental health related conditions presenting with medical or uncertain symptoms. *Pediatrics*. 2016;138(3):e20161573 (pediatrics.aappublications.org/content/138/3/e20161573)

▌参考文献

1. President's New Freedom Commission on Mental Health. *Achieving the Promise: Transforming Mental Health Care in America; Final Report*. Rockville, MD: Substance Abuse and Mental Health Services Administration; 2003. DHHS publication SNA-03-3832. http://govinfo.library.unt.edu/mentalhealthcommission/reports/FinalReport/downloads/downloads.html. Accessed February 7, 2018

2. Center for Mental Health Services, National Institute of Mental Health. *Mental Health: A Report of the Surgeon General*. Bethesda, MD: National Institutes of Health; 1999. https://profiles.nlm.nih.gov/ps/access/NNBBHT.pdf. Accessed February 7, 2018

3. American Academy of Pediatrics Task Force on the Future of Pediatric Education. The future of pediatric education II. Organizing pediatric education to meet the needs of infants, children, adolescents, and young adults in the 21st century. A collaborative project of the pediatric community. *Pediatrics*. 2000;105(1, pt 2):157–212

4. American Academy of Child and Adolescent Psychiatry Committee on Health Care Access and Economics, American Academy of Pediatrics Task Force on Mental Health. Improving mental health services in primary care: reducing administrative and financial barriers to access and collaboration. *Pediatrics*. 2009;123(4):1248–1251

5. American Academy of Pediatrics Committee on Psychosocial Aspects of Child and Family Health and Task Force on Mental Health. The future of pediatrics: mental health competencies for pediatric primary care. *Pediatrics*. 2009;124(1):410–421

6. Foy JM; American Academy of Pediatrics Task Force on Mental Health. Enhancing pediatric mental health care: report from the American Academy of Pediatrics Task Force on Mental Health. Introduction. *Pediatrics*. 2010;125(suppl 3):S69–S74

7. Foy JM, Perrin J; American Academy of Pediatrics Task Force on Mental Health. Enhancing pediatric mental health care: strategies for preparing a community. *Pediatrics*. 2010;125(suppl 3):S75–S86

8. Foy JM, Kelleher KJ, Laraque D; American Academy of Pediatrics Task Force on Mental Health. Enhancing pediatric mental health care: strategies for preparing a primary care practice. *Pediatrics*. 2010;125(suppl 3):S87–S108

9. Foy JM; American Academy of Pediatrics Task Force on Mental Health. Enhancing pediatric mental health care: algorithms for primary care. *Pediatrics*. 2010; 125(suppl 3):S109–S125

10. American Academy of Pediatrics Task Force on Mental Health. *Addressing Mental Health Concerns in Primary Care: A Clinician's Toolkit.* Elk Grove Village, IL: American Academy of Pediatrics; 2010

11. Perrin JM, Gnanasekaran S, Delahaye J. Psychological aspects of chronic health conditions. *Pediatr Rev*. 2012;33(3):99–109

12. Barlow JH, Ellard DR. The psychosocial well-being of children with chronic disease, their parents and siblings: an overview of the research evidence base. *Child Care Health Dev*. 2006;32(1):19–31

13. Roy-Byrne PP, Davidson KW, Kessler RC, et al. Anxiety disorders and comorbid medical illness. *Gen Hosp Psychiatry*. 2008;30(3):208–225

14. Delamater AM, de Wit M, McDarby V, Malik J, Acerini CL; International Society for Pediatric and Adolescent Diabetes. ISPAD clinical practice consensus guidelines 2014. Psychological care of children and adolescents with type 1 diabetes. *Pediatr Diabetes*. 2014;15(suppl 20):232–244

15. Weiner L, Kazak AE, Noll RB, Patenaude AF, Kupst MJ. Standards for the psychosocial care of children with cancer and their families: an introduction to the special issue. *Pediatr Blood Cancer*. 2015;62(suppl 5):S419–S424

16. American Academy of Pediatrics Section on Integrative Medicine. Mind-body therapies in children and youth. *Pediatrics*. 2016;138(3):e20161896

17. Resources for health care providers. National Center for Complementary and Integrative Health Web site. https://nccih.nih.gov/health/providers. Updated September 24, 2017. Accessed February 7, 2018

18. Wissow LS, Gadomski A, Roter D, et al. Improving child and parent mental health in primary care: a cluster-randomized trial of communication skills training. *Pediatrics*. 2008;121(2):266–275

19. IDEA 2004: building the legacy; Part C (birth–2 years old). Department of Education Web site. http://idea.ed.gov/part-c/search/new.html. Accessed February 7, 2018

20. Implementation of the Mental Health Parity and Addiction Equity Act. Substance Abuse and Mental Health Administration Web site. https://www.samhsa.gov/health-financing/implementation-mental-health-parity-addiction-equity-act. Updated January 24, 2017. Accessed February 7, 2018

21. Office for Civil Rights. Summary of the HIPAA privacy rule. US Department of Health and Human Services Web site. https://www.hhs.gov/hipaa/for-professionals/privacy/laws-regulations/index.html.

Reviewed July 26, 2013. Accessed February 7, 2018

22.　SAMHSA: increasing access to behavioral health services and supports through systems of care. Substance Abuse and Mental Health Services Administration Web site. https://www.samhsa.gov/sites/default/files/programs_campaigns/childrens_mental_health/awareness-day-2016-short-report.pdf. Accessed February 7, 2018

23.　Walker ER, McGee RE, Druss BG. *JAMA Psychiatry*. 2015;72(4):334–341

24.　Williams J, Shore SE, Foy JM. Co-location of mental health professionals in primary care settings: three North Carolina models. *Clin Pediatr (Phila)*. 2006;45(6):537–543

25.　Butler M, Kane RL, McAlpine D, et al. Integration of mental health/substance abuse and primary care. *Evid Rep Technol Assess (Full Rep)*. 2008;(173):1–362

26.　Guevara JP, Greenbaum PE, Shera D, Bauer L, Schwarz DF. Survey of mental health consultation and referral among primary care pediatricians. *Acad Pediatr*. 2009;9(2):123–127

27.　Straus JH, Sarvet B. Behavioral health care for children: The Massachusetts Child Psychiatry Access Project. *Health Aff (Millwood)*. 2014;33(12):2153–5161

小児の臨床現場の
メンタルヘルスケアを充実させる

小児のメンタルヘルスケア・サービスを充実するための、各診療所における対応体制の整備とネットワーク体制の整備

ジェーン・メシャン・フォイ（医学士）、ケリー・J・ケラハー（医学士、公衆衛生学修士）、ダニエル・ララク・アレナ（医学士）

> 小児科診療の場面というのは、たいていの場合、子どもや家族にとって
> 優しさの感じられる場所であり、メンタルヘルスの問題に対する偏見を払拭して
> 適切な対応を始めるうえでの最適な場所となりうる。

はじめに

　子どものメンタルヘルスの向上を促し、メンタルヘルスに関する問題の発生を予防するためには、暴力に接触する機会を減らし、貧困や食糧不足などの健康に有害な社会的要因を排斥していき、子どもと家族を守りサポートするための地域や学校のプログラムを強化するような、幅広いコミュニティレベルでの戦略が必要である。個々の子どもや家族のメンタルヘルスの向上を促し、メンタルヘルス上の問題の発生を可能な限り予防するとともに、メンタルヘルスの問題に発展した子どもに対してケアを行うことは、小児医療提供体制の中で担保されるべき一連のサービスといえる。本章では、とりわけこれらのサービスの有効性を高めるための各クリニックレベルの取り組みと、それらを繋げた地域のネットワークに関する取り組みに焦点を当てて論じている。一次診療を担っている小児科医は、家庭医・内科開業医・ナースプラクティショナーや医療助手などと共に小児医療の最前線に立つ立場であるが、本章ではこれらの職種すべてを包含する用語として「小児のプライマリーケア医療者」という用語を用いている。小児科のサブスペシャリストもまた、小児思春期の子どもと長期的な関係を持つ立場にあり、子どもたちの精神的な問題を認識し対処する機会が多い。本章では主にプライマリーケア医療者に関して論じているが、小児科の専門外来の場においても、本章で論じた臨床実践改善戦略を実行に移していくことで、多くの恩恵を受けることが出来るであろう。

　最近になり米国の多くの地域で、多施設・多領域の関連科よりなる医療グループや連邦政府認定の保健センターや学校などの非医療組織を統合した組織体が、小児医療提供体制の構造改革を行っている。このような改革意欲のある環境で働く臨床医は、ぜひとも本章のガイダンスをそれぞれの状況に合わせて適合させ、実践に組み入れていただきたい。

メンタルヘルスの問題を抱えた子どもたちのケアに、慢性疾患ケアモデルを適用する

　メンタルヘルスの問題を抱える子どもは、特別な健康管理が必要な子どもである。なぜなら、ほとんどのメンタルヘルスの問題は、繰り返し起こるか、再発する性質を持っているからである。多くの子どもたちはメンタルヘルスの問題を克服することが出来、実際に回復をしているが、症状が慢性化し、ある程度の機能障害を経験することになってしまう場合も稀ではない。慢性期のケアモデルに関する文献の多くは、精神疾患ではなく内科的疾患を対象としており、また精神疾患に関しての文献であっても、その多くは子どもではなく成人を対象としているが[1,2]、米国小児科学会（AAP: the American Academy of Pediatrics）のメンタルヘルスに関するタスクフォース（TFMH: Task Force on Mental Health）（2004～2010年）は、メンタルヘルスの問題を抱える子どもに対し慢性期ケアの手法が適用出来る可能性を指摘し、このような子どもたちに対し、プライマリーケアの立場のかかりつけ医を作ることの潜在的な重要性を強調している。

　このような診療所レベルでのメンタルヘルス対応ネットワークが構築されることの恩恵は、潜在的に極めて大きいものとなりうる。例えば、成人のうつ病患者がプライマリーケアの現場で慢性期にフォローアップを受ける体制を整備した効果に関する各種研究では、そのほとんどで、患者の受ける医療の質は改善し予後が著しく改善したとの結果が示されている[3]。思春期患者を対象とした、精神科医とかかりつけ医の共同管理に関する3編の研究においても、同様に優れた結果が報告されている[4-6]。その他にも、このような体制整備が進むことで、医療費は削減され、不要な受診を減らすことが出来たとの研究報告は数多く存在している[3]。

　ただし、多くの診療所や病院では、このような慢性期の医療ケアモデルのすべての要素を速やかにメンタルヘルスの分野に適用し実践に移すことは、実際には困難であろう。実際の地域における小児のメンタルヘルスの問題に対する医療提供体制というのは、個々の診療所レベルで知識やスキルを向上し体制を整えるだけではなく、地域全体のネットワーク体制の整備と医療保険上の診療報酬体制の整備を必要とするために、ゆっくりとしか整備されていかないのが実情である。プライマリーケアの現場の医療者や管理者は、どのような戦略が最も実現可能で、現在行っている通常の診療体制との整合性がつけやすいのかを検討する必要があり、そのうえで日常診療で協力関係にある様々な専門家や二次・三次医療機関と調整を図りながら、徐々に検討した戦略を進めていくことが求められる。

　米国小児科学会（AAP）のメンタルヘルスに関するタスクフォース（TFMH）が公表し、2017年4月に改訂した「子どものメンタルヘルスの問題に実践対応するうえでの準備性確認のための自記式質問票[7]」（巻末の補足資料3参照）は、プライマリーケア医療者と診療所管理者が自身の施設のストレングス（強み）とニーズを評価し、対応策の優先順位を決めるうえで有用となるであろう。この自記式の質問票は、慢性疾患ケアモデルの主要な要素である「地域のリソース」「医療経済的問題」「子どもと家族への支援」「診療情報システムと医療提供シス

テムの再構築」「臨床医のための意思決定支援」の順に、質問が構成されている[2]。この質問票は、当初はプライマリーケア医療者向けに開発されたものであるが、メンタルヘルスケアの対応強化を考えている小児科専門外来の場面でも適用出来る部分が多い。小児科専門外来を行っている医療者がそのような対応強化を考えている場合には、プライマリーケア医療者側もプライマリーケアの立場から協力体制を図ることが望まれる。個々の臨床家や診療所が地域の子どものメンタルヘルス提供体制の諸要素に及ぼしうる影響力というのは限定的かもしれないが、適切なステップを踏むことが出来れば、地域のすべての診療所においてメンタルヘルスケア・サービスの提供体制を強化していくことは決して不可能ではない。この後のセクションでは、この質問票の項目を一つひとつ掲げ、概説を行っている。

　プライマリーケア医療者は、まず自身の診療所でメンタルヘルスの問題を抱える小児思春期の子どものニーズに丁寧に対応する経験を積むことで、より良いマネジメントを行うことが出来るようになるであろう。また、このような患者につきメンタルヘルスの専門家と話し合いの機会をより多く持つことで、プライマリーケア医療者の協調性や臨床能力を高めることが出来る。そして対応機会が増えていくことで、予約の調整方法や、病名のコーディングの方法や、医療保険請求に関する理解が進み、診療所としてメンタルヘルスケア・サービスを提供するうえでの基盤を強化することとなるであろう。また、そのような基盤が整っていくことで、プライマリーケア医療者は、疾患の診断基準を明確に満たす子どもだけではなく、診断基準を満たさないもののケアやモニタリングを要する子どものメンタルヘルスの問題に慢性疾患ケアモデルを適用することが出来るようになるであろう。そして最終的には、子どもにメンタルヘルスの問題が生じないようにする予防的対応や、地域の子どものメンタルヘルスの向上のための啓発活動にエフォートを割くことが出来るようになるであろう。

　メンタルヘルスの問題を抱える子どものケアに何より重要なのは、緊急で対応する必要のある患者をトリアージし、適切な管理に繋げていくための地域のプロトコルを構築すること、ならびにそれが円滑に機能するための地域のリソースの充実を図ることにある。これらの取り組みに関する指針については、本章後半の「医療情報管理体制と医療提供体制の再構築」のセクション、ならびに「第13章：興奮、自殺企図、およびその他の精神医学的救急」を参照されたい。地域のすべての診療施設は、緊急で対応を要するメンタルヘルスの問題を抱える子どもに気付き、その子どもを適切なサービスにすぐに繋げることが出来るような準備性を各々整えておく必要がある。

子どものメンタルヘルスの問題に実践対応するうえでの準備性確認のための自記式質問票

　本章で提示するガイダンスを活用するために、以下の各セクションで提示した質問項目に対し、読者自身のクリニックの現状が、下記の1、2、3のいずれに該当するのか、それぞれ回答していただきたい。

　　　1＝現時点で十分に整備されており、大幅な改善は不要である
　　　2＝ある程度は整備されているが、改善を要する
　　　3＝まだ整備されておらず、大幅な改善を要する

　次に、2や3に該当する質問項目のうち、どの項目が自身の診療チームにとって最も改善すべき問題であると認識をしているのかや、幅広い対応を行わなけれならない医療システムの中で、それぞれの項目を実際に改善しうる可能性がどのくらいあるのかについて、判断していただきたい。共通で改善すべきと認識し、かつ実現の可能性が高いと判断された項目こそが、読者のクリニックにおける優先すべき改善事項ということが出来るであろう。

地域のリソース

　小児思春期の子どものレジリエンシー（逆境をはねのけ回復する力）を高め、メンタルヘルスを促進していくためには、地域社会の多くの組織や個人との関わりが不可欠である。小児期の精神疾患の予防と治療を行ううえで、家族に社会的サービスを提供する機関や個人、ならびにメンタルヘルスの専門家との協力関係を強固なものとすることは、プライマリーケア医療者にとって必須といえよう。このような強固な協力関係が構築されていることで、プライマリーケア医療者は、診療の質を改善し、患者ケアを向上させるように機能することがより行いやすい状況となるであろう。地域のリソースに関する質問項目を表3-1に掲示しているので、回答していただきたい。

地域のメンタルヘルスの問題や物質使用障害の問題に対応可能なリソースと、福祉支援サービスを提供しているリソースをリスト化する
（リスト化された治療施設で使用可能な医療保険制度についても併せてリストアップする）

　このようなリソースのリスト化をする際に必ず挙げておくべき職種としては、発達行動科学を専門とする小児科医、思春期医学専門医、精神科医、向精神性物質使用の問題（物質使用障害）の専門家、家族支援団体、発達障害児早期対応部局（EI）〔訳注：障害児個別教育法［IDEA］に基づき設置されている、発達遅滞のある0〜3歳の乳幼児に対し早期対応を行う部局〕、福祉機関、社会的・法的なサポートを行うNPO、信仰上のサポートを行う宗教者、育児プログラムを提供している団体、ペアレントトレーニングを提供している団体、学校、青少年向けの各種団体、レクリエーション・プログラムを提供している団体、ならびにあらゆる年齢層の子どもとその家族の支援を行っている個人や団体が挙げられる。

　巻末の補足資料4には、米国内のメンタルヘルスケア・サービスの主たるリソースの一覧が掲示されているので参照されたい。州の認可政策や保険会社の資格認定条件にもよるが、エビデンスに基づくサービスを提供する様々な専門家に対し資格が付与され、それに対する報酬を受ける体制も整備されている。どのような治療法を提供した際にどの程度の診療報酬が発生するのかは、一般的に、小児期精神障害に対する様々な治療法の安全性と有効性に関する最新の

表3-1　子どものメンタルヘルスの問題に実践対応するうえでの準備性確認のための自記式質問票：地域のリソースの把握			
評価項目	スコア		評価内容
紹介先一覧は作成されているか	1　2　3		発達行動科学を専門とする小児科医、思春期医学専門医、児童精神科医、トラウマ・インフォームド・ケアのトレーニングを積みエビデンスのある心理社会的療法を実践可能な学校／地域に根差したメンタルヘルスの専門家、早期介入プログラム・特別教育プログラム・親教育プログラム・若者の娯楽提供プログラム・家族支援プログラム・ピアサポートプログラムなどの提供先、児童相談所、エビデンスに基づく家庭訪問プログラムを提供する保健師、メンタルヘルスケア・コーディネーターなどの連絡先一覧を作成し、それを最新の状態になるように更新をしている。
サービス内容を把握しているか	1　2　3		上段に挙げたプログラムの適応、どこが提供しているのか、どこで受けられるのか、費用はどのくらいかかるのかなどについて、十分な知識を有している。
協力関係を構築しているか	1　2　3		学校や、地域で支援サービスを提供する主要機関と協力関係を構築している。

1 ＝ 現時点で十分に整備されており、大幅な改善は不要である

2 ＝ ある程度は整備されているが、改善を要する

3 ＝ まだ整備されておらず、大幅な改善を要する

情報によって決定されている。各種の治療法のエビデンスのレベルに関する情報については、巻末の補足資料6を参照されたい。

　米国小児科学会（AAP）は、それぞれの地域で診療実践の改善のためのリソースガイドを作成し活用していくうえで有用となる、各種のツールを開発している（https://www.aap.org/en/patient-care/mental-health-initiatives/childrens-mental-health-chapter-action-kit/）。公的な精神保健機関、公衆衛生部局、地域の精神保健協会、全米精神疾患同盟や子どもの心の健康を守る家族連合などの患者家族会の地方支部、自閉症スペクトラム障害（ASD）や注意欠如・多動性障害（ADHD）などの特定の障害のある子どもと家族のための支援グループなどの地域の各種団体は、このようなリソースのリストに掲載されることは決して悪い話ではないと思ってくれるであろうし、その作成に協力をしてくれたり、既にあるリストの充実に力を貸してくれたりすることが多いであろう。

　専門家や支援団体などの地域のリソースを活用した場合に、医療保険会社がその支払いを認めてくれているのかどうかや、そのような地域のリソースがどのような評価方法を用いていて、どのような治療を提供することが出来るのかについても、リストアップ作業を行うことが極めて重要である。社会性の問題や情動上の問題や発達の問題を抱える幼小児にとって、発達障害児早期対応部局（EI）からの支援は、欠かすことが出来ない[8]。EIによる支援は、連邦政府により定められたサービスであり、米国内であればどこでも利用が可能であるが、その質や利用のしやすさは、地域によってそれぞれまちまちである。EIへの紹介基準や受け入れ手続きに関する詳細についても、作成するリソースリストのファイルの中に含めることが必要である。

　幼少期の脳発達に関する知見が積み上がることで、親の育児や親とのアタッチメント、質の高い保育が幼小児の情緒的・社会的・認知的な発達に極めて重要であることが明白となっている[9]。多くの地域では、ハイリスクの妊婦（特定妊婦）や母親に対し、保健師訪問事業、育児支援プログラム、養育相談、療育サービスなどが提供されている。実際、エビデンスに基づく育児支援プログラムをプライマリーケアの現場で提供したり、地域の機関と連携して提供したりする診療所は増えつつあり、現在では「プライマリーケアの現場で健全な育児を支えるため

の連合（Collaborative on Healthy Parenting in Primary Care）」という団体が立ち上がり、所属する小児科医を中心に取り組みが活発化している[10]。暴力やその他のトラウマによる影響を受けた子どもに対する治療としては、2017年に更新された米国地域予防サービスタスクフォースの検証報告[11]（ならびに2017年更新版[12]）と、プラクティス・ワイズ–エビデンスに基づくデータベース（PWEBS: PracticeWise Evidence-Based Services）（www.practicewise.com）（巻末の補足資料6参照［本データベースは隔年で更新されており、最新のデータはAAPのウェブサイトで確認されたい〈www.aap.org/en-us/Documents/CRPsychosocialInterventions.pdf〉]）に掲載されているエビデンスに基づく治療の要約との間には、いくつかの異なる点があるが、子ども個人を対象とした認知行動療法（CBT）とCBTを用いた親子並行治療とが最も優れたエビデンスを有する治療法であるとしている点では合致している。理想的には、このような治療サービスはどの地域でも利用可能で、適応となるすべての子どもたちに提供可能な状態にある必要がある。このような治療を提供している地域の治療機関は、不安・うつ・物質使用障害・精神疾患・トラウマ、および幼小児との関係性の質や継続性に影響を与えうるその他の内的な課題に対処している親や教師を支援するための機関と共に、地域のリソース・リストに加える必要がある。

　米国小児科学会（AAP）は、貧困層における日々の食事や安定した住居の確保など、健康に関わる重要な社会的決定要因に関する会員の認識を高めるための活動を積極的に行っている[13-17]。各種のサービスを必要とする家族に経済的・法的・社会的な支援を提供出来る機関や組織を地域リソースのリスト一覧に加えて、サービスの提供要件に関しての留意点を書き添えておくことが望まれる。

　学校は、子どもたちへのメンタルヘルスサービスを提供するうえでも、子どもの学業成績や社会的機能に関するデータを収集するうえでも、極めて重要なパートナーということが出来る。実際、地方においては、学校が実質的に子どもへのメンタルヘルスケアの主たるリソースとなっているところも少なくない[18]。学校との関係性の構築を試みるために臨床医が最初に連絡を取るのは、一般にスクールカウンセラーであることが多いであろう。スクールカウンセラーは、養護教諭やその他の学校関係者と共に、子どもの教室での様子の観察を行ったり、行動尺度の記入を行ったり、教室内で可能なサポートを開始したり、特別支援教室で学習する必要があるかどうかの判定を行ったりするなど、プライマリーケア医療者と協働して必要な対応を行ってくれるであろう。また、スクールカウンセラーは、子どもの治療の進捗のモニタリングも担い、家族への支援や心理教育も担ってくれるであろう。また、スクールソーシャルワーカーは、子どもや家族から話を聞き、他の学校や地域の他のリソースへの橋渡しをしてくれる重要な存在となってくれるであろう。

　教育委員会の特別教育担当者は、子どもが特別な教育サービスを受ける必要性があるかどうかを判断したり、特別な教育サービスに関する家族からの様々な質問に回答したりしてくれるであろう。学校保健センターには、メンタルヘルスの専門家を含めた、その他の様々な専門家が在籍していることもある。学校保健センターとプライマリーケア医療者が協力関係を構築することで、ケアが断片化されることなく、互いの役割を補強することとなるであろう。多くの連邦政府認定の学校保健センターやその他の一次的ケアを提供する地域の各種機関／団体は、

学校を"自分たちの延長線上にある存在"と位置づけている。

　学校のレクリエーション活動への参加は、子どもの学校への帰属意識を高め、子どものレジリエンス（逆境をはねのけ回復する力）を強化する[19, 20]。地域の社会奉仕活動への参加や、宗教団体の行う活動への参加も、小児思春期の子どものメンタルヘルスの問題発生の防御因子となる[18-22]。レクリエーション・プログラムへの参加や、若者グループへの参加、家族支援グループの行事への参加は、いずれも小児思春期の子どもたちにとって良い経験を積むこととなり、ソーシャルスキルを身につけていくうえで貴重な機会を与えてくれるものとなる。

利用可能な地域のリソースについての情報を詳しく把握する

　当然ながら、多くの臨床医は、馴染みのない紹介先へ紹介を行うことには抵抗感がある。「第4章：地域の子どものメンタルヘルスケア・システムを改善するための医療機関間連携」では、地域のメンタルヘルスの問題やサービス提供の地域格差に対処する取り組みに参加して、メンタルヘルスの専門家やその他の子どもの権利擁護活動を行っている支援者と知り合って繋がりを作るための方法について、いくつかの提案を行っている。米国小児科学会（AAP）は、小児のプライマリーケア医療者に向けて、メンタルヘルスの問題へのコンピテンシー（職業的能力）を高める必要性がある旨の提言／指針を公表しているが、その中で多職種が合同で勉強会を開催することを提案している。そのような場は単に生涯学習の機会を増やすだけではなく、他職種との関係性を醸成する機会ともなりうる[23]。

　紹介されてきた家族から得られる情報も、地域のリソースを把握していくうえでの貴重な情報源となる。患者や家族から受け取ったフィードバックをもとに、地域のリソースのリストに新たな情報を書き加えていくことでリストの充実は図られていくこととなる。地域のリソースのリストが充実していくことで、患者や家族を地域の支援者や支援プログラムに紹介するうえでの有用性は増していくであろう。ケースにもよるが、メンタルヘルスの問題を抱えた家族を、家族相談グループやそれに類する会合に参加するように促すことを検討してもよい。（本章後半の「子どもと家族への支援体制」の項参照）。

主要な治療・支援サービスの提供者と協力関係を構築する

　プライマリーケアチームのメンバーと主要なメンタルヘルスケア・サービスの提供者とが、それぞれの役割について十分に相互理解をしておくことで、実際のケースが発生した際により効率的な動きを取ることが出来、ケアを提供するうえでの連携体制も向上させることが出来るであろう。例えば、学校関係者とプライマリーケア医療者が、問題が深刻化する前に、あらかじめ学業成績に影響を与えるような学習・行動上の問題を抱える子どもたちを、どのように協力し合いながら評価をし、どのように経過観察をしていくのかについて、ルール作りのための会合を持つことも出来るはずである。そのような会合を持つことが出来れば、子どもにどのような状況や症状が確認されれば学校側は評価対象とするべきであるのかや、子どもの学業成績に加えてどのようなツールを用いて認知能の評価や教室内での行動評価をすべきなのかや、誰がそれらの情報を集めてプライマリーケア医療者側に伝えるのかや、プライマリーケア医療者

側の評価やケアプランをどのようにして学校側に伝えるのかや、教室内で子どもの成長を見守っていくためにどのような仕組みで対応することが望ましいのかなど、様々な事柄について一緒にルール化を進めることが出来るようになるはずである[24]。同様に、里親養育のもとに措置されたり少年矯正施設入所となった子どもの両親から聴取した心理社会的・医学的な既往歴を、児童相談所や少年司法機関などと情報共有することが出来れば、子どものメンタルヘルス上のニーズに関する評価の質や、ケアの継続性を大幅に改善することが出来るであろう。

　臨床上の協力関係というのは、実際の子どもや家族を協働してケアすることで築かれていくものである。個人的に接触し会話を交わすことが出発点であるが、多忙なプライマリーケア医療者やメンタルヘルスの専門家や福祉の専門家にとって、実際にそのような機会を持つことが困難であることも少なくない。メンタルヘルスの専門家の多くは、受付業務を行う事務職員の人数はギリギリで経営しており、替えの人員はおらず、セラピーセッション中は留守番電話に設定してメッセージを残してもらう形で運用しているのが実状であろう。また、メンタルヘルスの専門家が守秘義務に固執してしまい、医療保険の相互運用性と責任に関する法律（HIPAA: Health Insurance Portability and Accountability Act〔訳注：日本の個人情報保護法に該当〕）の定める基準をはるかに凌駕した防御的対応をしてしまっている状況もしばしば生じている。ただそのような事態を避けるために、小児科の診療所が、子どもや家族から情報の共有に関して書面での同意をルーチンで取得する、メンタルヘルスの専門家と話し合ううえで都合の良い時間帯をあらかじめ確認しておく、メンタルヘルスの専門家に直接やりとりが可能な携帯電話番号を伝えておく、小児科の診療所スタッフとメンタルヘルスの専門家とで情報交換やケース検討やケアの調整のための定期的な会合を開催する、など連携促進のための事務的手続きや取り組みを進めていくことも出来るであろう。診療所の医師側が促進していくことが可能な協力関係の種類や事務的手続きの詳細については、本章の後半の「医療情報管理体制と医療提供体制の再構築」のセクションを参照されたい。

　母子保健・児童福祉・婦人児童向け栄養強化計画（WIC: Women, Infants, and Children Food and Nutrition Services）などを担当する福祉専門職は、行政的な職務要求が多く、取り扱い件数も多く、クライアントのニーズも多いために、支援が手薄な状態になってしまいやすい。プライマリーケア医療者は、福祉機関の管理職と個人的な関係性を構築し、地域の福祉職の業務量や対応状況について精通しておくことが望まれる。また、プライマリーケア医療者は、自身の患者が特定の福祉機関による密なサービスを要する状態にある場合、臨床上の必要に応じてその機関と連携会議を行うことを提案し、診療所の中にそのような会合を行う場所を確保し、会議時間を確保出来るように計画を立てることが望まれる。

医療経済的問題

　プライマリーケア医療者がケアの質の向上に持続的に取り組んでいくためには、メンタルヘルスサービスを提供した際に、それに対する正当な報酬を受けることが出来るような体制を大幅に強化していく必要がある。医療経済的問題の対応体制に関する質問項目を表3-2に掲示

表3-2　子どものメンタルヘルスの問題に実践対応するうえでの準備性確認のための自記式質問票：医療経済的問題への対応体制			
評価項目	スコア		評価内容
保険請求	1　2　3		患者が加入している主要な私的・公的な医療保険制度の保険者リストとその承認手続きにアクセスすることが出来、レセプトの返還に対し再請求手続きを取ることが出来る。
コーディング	1　2　3		主要な医療保険制度でカバーされるプライマリ・ケアのセッティングにおけるメンタルヘルス関連サービスの報酬を得るためのコーディングにつき理解し、その請求手続を行うことが出来る。

1＝現時点で十分に整備されており、大幅な改善は不要である

2＝ある程度は整備されているが、改善を要する

3＝まだ整備されておらず、大幅な改善を要する

しているので、回答していただきたい。

メンタルヘルスの問題に対応した際に、適正な診療報酬が得られるよう、現実的で体系化された体制の整備を行う

　米国の多くのプライマリーケア医療者は、メンタルヘルスケア・サービスを提供したとしても、適正な報酬を得られてはいない。その理由の一つとして、プライマリーケア医療者が診療報酬に繋がるコーディングの仕組みを知らないという点が挙げられる。また他にも、プライマリーケア医療者がメンタルヘルスの問題のスクリーニング・評価を行ったり、精神疾患の診断基準を満たさない状態のメンタルヘルス上の問題に対応するために、発達障害児早期対応部局（EI）や学校やその他の機関と連携したり、メンタルヘルスの専門家にコンサルテーションやケアの調整を行ったり、子どもや家族に心理教育を行ったり、家族との面談を行ったりしても、それに対し保険者が診療報酬を支払わないことが稀ではないという問題も挙げられる。実際、現時点で多くの保険会社は、プライマリーケア医療者をメンタルヘルスの治療者としては認めずに、メンタルヘルス疾患に対してカーブアウト方式〔訳注：保険者が、特定の疾病に対する医療サービスを、専門的組織に任せる契約を行うこと〕を導入している。つまり、プライマリーケア医療者は単なるゲートキーパーとして、契約のあるメンタルヘルスの専門家に紹介することだけが期待されており、たとえプライマリーケア医療者が小児思春期の子どもにメンタルヘルスケア・サービスを提供したとしても、その対価としての診療報酬の支払いを認めないようにしているのである。これらの要因はすべて、プライマリーケア医療者がメンタルヘルスの問題を抱える小児思春期の子どもやそのリスクのある子どもの治療や管理を行うことに対して、経済的なメリットを何も生み出さないことに繋がってしまっている。

　クリニックでメンタルヘルスの問題に対応する体制を強化するためには、保険者や保険プランの主たる契約者に向けたアドボカシー活動を行う必要もあるであろう。このようなアドボカシー活動を行う際に、米国小児科学会（AAP）のウェブサイトに掲載されている各種の資料が有用となるであろう（www.aap.org/en-us/advocacy-and-policy/aap-health-initiatives/Mental-Health/Pages/Chapter-Action-Kit.aspx）。米国小児科学会（AAP）のメンタルヘルスに関するタスクフォース（TFMH）と米国児童青年精神医学会（AACAP）は、プライマリーケアの現場におけるメン

タルヘルスケア・サービスの状況を改善するために合同で白書を作成している。その白書では、プライマリーケア医療者とメンタルヘルスケアの専門家が協働してメンタルヘルスケアを提供していくうえでの管理上の障壁や経済的な障壁を改善するための各種の提案が行われており、この提案は2009年4月の米国小児科学会雑誌（*Pediatrics*誌）にも掲載されている[25]。

主要な公的医療保険会社や民間の医療保険会社が契約している精神科医のリストを入手するとともに、医療保険会社の支払い承認プロセスについて習熟しておく

　メンタルヘルスの医療保険給付や医療管理制度というのは非常に多様であり、患者や家族が詳細について理解していないことは稀ではなく、多くのクリニックがどのメンタルヘルス機関に患者を紹介することが出来るのかや、どの薬剤が患者の加入する保険でカバーされているのかや、メンタルヘルスケア・サービスに繋げた場合に患者の費用負担がどの程度になりそうかを確認することに四苦八苦している。一部の大手医療保険会社では、迅速な情報検索が可能なオンラインのリソースを提供している。米国小児科学会（AAP）の地方部会が開催する小児医療協議会は、小児医療の提供体制や質の担保に影響を与えうる、医療保険の適用範囲や診療報酬の支払い体制やその他の運営方針などに関して、小児科医と医療保険会社の責任者とが話し合いを行う貴重な場となっている（AAPの実践改善に向けたウェブサイトも参照されたい［www.aap.org/en-us/professional-resources/practice-transformation/Pages/practice-transformation.aspx]）。米国小児科学会地方部会などの地域の小児科医団体に所属する小児科医は、このような協議会に参加したり運営に携わることで、様々な保険会社のルールを把握することが出来、被保険者である患者をどの医療機関に紹介すれば保険が給付されるのかや、どの薬剤であれば保険適応となるのかについての理解を深めることが出来るであろうし、そのような情報を整理して多くの医師らと共有することも出来るようになるであろう。

メンタルヘルスケア・サービスを提供した際に適正な診療報酬を得ることが出来るように的確なコーディング作業を行い、的確な保険請求を行うことが出来るように事務的対応のスキルアップを図る

　診療所を経営するプライマリーケア医療者は、診療報酬が得られるだけの必要な情報を診療録に記載し、提供したメンタルヘルスケア・サービスの対価を適切かつ効率的に得ることが出来るように診療報酬明細書を作成する必要がある。米国小児科学会（AAP）が、メンタルヘルスケアにおけるコーディング作業のための参考資料を作成しているので、参照されたい（www.aap.org/en-us/professional-resources/practice-transformation/getting-paid/Coding-at-the-AAP/Pages/Resources.aspx）。

子どもと家族への支援体制

　小児科の臨床現場の多くは子どもや家族にとって優しい場所であり、メンタルヘルスに関する懸念を受け止めてもらい、偏見なく対応してもらえると感じてもらいやすい場所となってい

るであろう。小児思春期の子どもやその家族が自らケアに積極的に関与することは、予後を改善するための最良の方法の一つである。子どもや家族のモチベーションを上げ、教育・技能を向上させ、子どもへの情緒的なサポートを行うことが出来るように支援を行うことが、プライマリーケア医療者には求められている。メンタルヘルスの専門家による専門的ケアが必要な場合には、患者と家族が適切にそれらの専門家と繋がることが出来るように、紹介プロセスをサポートすることもプライマリーケア医療者の重要な職責の一つである。小児思春期の子ども、およびその家族のサポート体制に関する質問項目を表3-3に掲示しているので、回答していただきたい。

メンタルヘルスの問題を抱え受診した子どもや家族が、初回の診察時に医療スタッフに好感を持てるよう、スタッフのスキルアップを図る

受付や事務スタッフを含めてクリニックで働くすべての医療スタッフは、子どもと家族がメンタルヘルスケアを受けたり継続したりするうえで、重要な役割を果たしている。McKayらは、メンタルヘルスのクリニックのスタッフが、電話対応スキルを含めた「ファーストコンタクトのスキル」を身につけ、メンタルヘルスケア・サービスを受けるうえでの障壁となっている要因を特定することが出来るようになるための一日のトレーニングコースを開発している[26]。このようなエンゲージメント戦略を導入した医療機関においては、そのような対策を行っていない医療機関に比べて、予約の維持率が有意に高いと報告されている。小児科に特異的な話ではないが、エビデンスに基づく患者と医療者間とのエンゲージメントの原則をクリニック全体で発揮することが出来るようになることは、メンタルヘルスケア・サービスの提供体制を改善しようとする小児科クリニックで勤務するすべてのスタッフにとって、非常に有益となるであろう。

精神疾患に対する偏見に対処する

メンタルヘルス上の問題に直面している小児思春期の子どもやその家族を支援する環境を作っていくためには、小児科クリニックのスタッフの精神疾患に対する偏見に対しての対処から始める必要がある。子どもやその家族の抱えているメンタルヘルス上の問題点をスタッフ間で共有し、子どもと家族が不快な気持ちを抱えることがないように適切な対応を行うことが出来るようになるために、臨床医は、クリニックの責任者として、それぞれのスタッフが重要な役割を果たしうる立場にあるということを説明し、スタッフそれぞれが精神疾患に対してどこまで理解しているか、どのような態度を取っていたか、どのような態度を取るべきであるのかなどを話し合い、深め合っていく必要がある。そのような話し合いを通じ、精神疾患は治療可能な病態であり、精神疾患を持っていたとしても充実した生産的な生活を送ることが出来るように回復可能なこと、ならびに精神疾患に罹患したことは患者が人として欠陥を抱えているわけでも、倫理観が薄弱であるわけでもなく、誰のせいでもないということをスタッフ全員で共有出来るようになるであろう。クリニック内で「統失患者」「双極患者」などの病態で患者を呼称するなど、偏見を助長するような対応をやめ、「統合失調症の○○さん」「双極性障害の○○さん」などと呼称することを徹底するなどの対応を行うことも、重要となるであろう。

表3-3　子どものメンタルヘルスの問題に実践対応するうえでの準備性確認のための自記式質問票： 小児思春期の子ども、およびその家族のサポート体制			
評価項目	スコア		評価内容
初診時対応	1　2　3		医療スタッフは、小児思春期の子どもや家族が初診した際に、歓迎され尊重されていると感じられるような接遇スキルを備えている。
文化的に効果的なケアの提供	1　2　3		メンヘルヘルスの問題に直面している人々に支援的に関わることが出来、文化的な違いについて敏感であり、異なる文化の患者が「恥をかかされた」と感じるような言葉を投げかけることを避けることが出来る。
メンタルヘルスの問題の啓発体制	1　2　3		ポスター、ウェブサイト、ニュースレター、配布物、パンフレットなどを通じて、もしくは患者が受診するたびにメンタルヘルスについての話題を組み込むなどで、メンタルヘルスの問題の重要性についての啓発に努めている。
守秘義務の遵守	1　2　3		標準的な医療倫理と州法・連邦法に従い、小児思春期の子どもやその家族に関して知り得た情報についての守秘義務を遵守している。
思春期児への対応	1　2　3		思春期の子どものメンタルヘルスの問題や物質使用障害の問題に対し、適切な対応を行うためのトレーニングを受けた状態にある。
メンタルヘルスの問題への積極関与	1　2　3		メンタルヘルスの問題や物質使用障害の問題に関しての、子どもや親の懸念を積極的に引き出し、子どもや親がその懸念に対応する準備が出来ているのかを評価し、子どもと家族のペースを尊重したうえで、合同でメンタルヘルスの問題への対処計画を立案することが出来る。
子どもの自己管理・家族の監理の促進	1　2　3		子どもの自己管理と家族の監理を促進する取り組みを行っている（例：子どもや家族の識字レベル・文化に適した教育資料を活用する、ケアプランにおける子どもや家族の役割を明確にする、オンラインや印刷物の自己管理支援ツールを常に最新のものにする）。
紹介受診の支援	1　2　3		メンタルヘルスの専門家への紹介を要する場合に、紹介先に繋がるための支援を行い、そのプロセスが円滑に進むように調整を行うことが出来る。
ケアコーディネーション体制の整備	1　2　3		子どもが既に何らかのメンタルヘルス支援サービスと繋がっているという情報を把握する体制を整えており、そのような子どもが最善の予防医学的サービスを受けられるように調整を行い、受けているメンタルヘルスサービスの状況やどのような薬をどのくらい飲んでいるのかに関する情報を共有する体制を整備している。
特別な集団への対応	1　2　3		小児期逆境体験（ACE）やその他の社会的な逆境に置かれた人、兵役・離婚・収監・里親委託などで家族が分離した状況にある人、LGBTQの子ども、少年司法制度での対応が行われている子ども、家族の中にメンタルヘルスの問題や物質使用障害の問題を抱えた家族成員のいる人、移民の人、人種差別対象となっている人、ホモフォビア（同性愛嫌悪）の対象となっている人、住居のない人、暴力問題の渦中にある人、自然災害に巻き込まれた人など、特別な状況下にある人々のメンタルヘルス上のニーズに対応出来るような体制を整備している。
家族中心主義であるか	1　2　3		治療を行っていくうえで、子どもや家族と十分にコミュニケーションを取りながら進めることが出来る。医療チームが家族を中心とした診療を行うことが出来ているのかを、定期的に評価をする体制を整備している。
トラウマ・インフォームド・ケアの体制	1　2　3		医療チームはトラウマの影響についての知識を有しており、懸念すべき行動の背景にトラウマ体験を含めた逆境的体験が潜在している可能性を考慮し、トラウマを想起させる刺激に気を配り、レジリエンス（逆境をはねのけ回復する力）に繋がる要因に留意することが出来る。またトラウマの心理的影響に対し支援を行い、リソースを提供し、必要時にエビデンスに基づく治療を実施している機関に紹介を行うことが出来る。また、子どもとその家族の適応状況について長期的なモニタリングを行う体制を整えている。さらに医療スタッフのメンタルヘルスにも注意を払っており、代理受傷などの二次的ストレスについての対応体制を整備している。
医療の質向上への取り組み	1　2　3		メンタルヘルスの問題を抱える小児思春期の子どもに提供しているケアの質を定期的に評価し、その評定結果に応じてケアの質を改善するための行動をとることが出来る

【略語】 ACE: adverse childhood experience（小児期逆境体験）、LGBTQ: lesbian, gay, bisexual, transgender, or questioning

　1＝現時点で十分に整備されており、大幅な改善は不要である

　2＝ある程度は整備されているが、改善を要する

　3＝まだ整備されておらず、大幅な改善を要する

「小児思春期の子どもを診るかかりつけ医は、身体疾患だけではなく、メンタルヘルスの問題も気にかけた統合的なサービスを行うべきである」という文化を地域で醸成する

　身体的医療からメンタルヘルスサービスを完全に切り離した場合、精神疾患に対しての偏見は助長され、身体科－精神科の連携はうまくいかず、医療コストも増大してしまうことが判明している[27]。身体科のクリニックであっても、メンタルヘルスの問題について適正な受診を勧奨したり、物質使用の問題点についてQ&A方式で啓発するためのポスターを掲示したり、よくあるメンタルヘルスの問題についての啓発資料や支援グループの紹介パンフレットを配布したり、メンタルヘルス上の危機的状況に陥った際の緊急連絡／サポートサービスや自助グループを紹介するなど、様々な取り組みを行うことが出来るはずである（利用可能な各種資料については、米国小児科学会のウェブサイト［www.aap.org/en-us/advocacy-and-policy/aap-health-initiatives/Mental-Health/Pages/Tips-For-Pediatricians.aspx］を参照）。米国小児科学会（AAP）が公表している『子どもの明るい未来のために：乳幼児期・小児期・思春期の子どもの健康を見守るためのガイドライン 第4版（*Bright Futures* ガイドライン）』を日常臨床に導入することで、プライマリーケア医療者はメンタルヘルスケアを提供することが当たり前になり、子どもが身体的管理のために受診するたびに、心理社会的問題についても気兼ねなく子どもと話をすることが出来るようになるであろう。子どもが受診する際にメンタルヘルスの問題についても話をすることが出来る環境となれば、ほとんどの親は子どもの行動上や発達上で気になる点について相談をするようになるであろう[28]。

　多くのプライマリーケア医療者は、メンタルヘルスの問題に対処するための知識や経験がないことや、費やす時間がないこと、そしてメンタルヘルスケアを提供したとしても十分な診療報酬をおよそ得られることがないことについて懸念を抱いている[29]。診察前に紙やデジタルの質問票を活用してあらかじめ子どもや家族から情報を収集することが出来れば、臨床医は情報収集に割く時間を、問題への対処に振り向けることが出来るようになるはずである[30-33]。自身のクリニックで、診断スキルの向上・治療戦略を適切にうち立てるための知識の獲得・患者と効果的に面談するためのコミュニケーション技術の習得の機会を用意し、緊急のメンタルヘルスの問題に対する危機管理計画の策定の方法・支援的で効果的に診察を終える方法・メンタルヘルスの問題に対する適切なコーディングや診療報酬請求の方法などについて具体的に学ぶ機会を用意することで、職員の新たなスキルの習得をサポートすることも出来るであろう[22,34]。

秘密は守られるという点につき、子どもや家族に保証を与える

　メンタルヘルスの問題や物質使用の問題を抱えている患者は、たいていの場合、自身の秘密が守られるのかについて懸念を抱いている。受付手続き、受診契機の主訴に対する面談、メンタルヘルスの専門家や物質使用障害の専門家への紹介を含め、診療所内におけるすべてのプロセスにおいて、子ども・家族とクリニックのスタッフとの間で発生したすべてのやりとりは、保護すべき個人情報に該当することを確認する必要がある。医療保険の相互運用性と責任に関する法律（HIPAA〔訳注：日本の個人情報保護法に該当〕）の趣旨に則り、個人情報保護の方針につ

いて診療所に掲示し、家族に対して書面でもその情報について提示する必要がある。また他の医療機関の専門家や学校と情報交換を行う際には、可能であれば守秘義務遵守の規約について改めて確認を行うことが望ましい。他の機関にFAXを送付する際には、送信する情報が機密情報であることを示す送付状を添付することが望ましい。複数の職員が共通のFAX機器を使用している学校やその他の機関に、患者の情報を含むFAXを送信する場合には、機密保持のため送信前に電話をするなど、受診を待つ人物が確実にFAXを受け取れるように手配するなどの対応が必要となるであろう。なお、心理療法の際のメモや、物質使用障害の治療に関する患者情報などは、メンタルヘルスに関する特定情報として、HIPAAに優先する連邦法により、さらに保護されている。

　州法で、未成年者がメンタルヘルスケアや物質使用障害の治療を受ける際に、未成年者自身の同意が得られさえすればサービスの提供が可能なことが明記されている州においては、あらかじめ思春期の子どもとその家族に対し、「条件つき守秘義務（思春期の子どもに自傷他害の恐れがある際に、医師の責任のもとで守秘義務を超えて情報を共有することが出来る、医師の職権）」の概念について、明確に理解しておいてもらう必要がある。また親が知らない状況でメンタルヘルスケアや物質使用障害の治療を思春期の子どもが受ける際には、留守電に医療者がメッセージを残してよいのかや、請求書・検査結果・医療給付の説明資料などの郵送物を自宅に送付してよいのかなどにつき、子どもの希望を確認しなければならない。

思春期の子どものメンタルヘルスの問題や物質使用の問題に対応出来るように、スキルアップを図る

　子どもは年齢が長じるにつれ、徐々に自分自身で健康管理に責任を持つようになる。その時期やペースは、子どもの成熟度や認知能力により様々であるが、思春期を迎える頃には、ほとんどの子どもが医療者に直接悩みを打ち明ける機会を求め、ときには親に知られることなくケアを受けたいと願うようになる。未成年者の健康管理において、例えば堕胎手術を受けたり、触法行為に対しての治療を受ける際に、子どもの権利として親に知られずに未成年者のみでの同意が法的に可能であるか否かは州により異なっている[35, 36]。これらのことを念頭に、プライマリーケアを提供する診療所のスタッフは、思春期の子どもが受診した際や、フォローアップしてきた子どもが12歳の誕生日を越えた際に、子どもには、健康増進のためにティーンズには大人のようにプライバシーが尊重される権利があり、そのために自分自身で自分の健康に責任が持てるようになって欲しい旨を、そして親には、子どもの自立に向けて支援的に関わることを期待している旨を書面にまとめたメッセージを手渡すなどの対応を行うとよいであろう。臨床医は、思春期の子どもと面談を行うたびに、先に述べた「条件つき守秘義務」について強調する必要がある。思春期の子どもの診察予約を入れる際には、その子どもは親と一緒に診察するのでよいのか、親と子どもとを別々で診察したほうがよいのかについて考慮したうえで、予約を行う必要がある。思春期の子どもは自身の心配事を親に話したがらない傾向にあり、思春期の子どもを持つ親が子どもの行動や感情を十分に把握出来ていないことは稀ではない。また、メンタルヘルスの問題について医療者と話をする際には、親と子どもとで説明が出来る内容や

範囲はおのずと異なるものであるゆえ、親子を別々にして面談を行うことが極めて重要である。

子どもや家族が支援を求めることが出来るように、働きかけを行う

　プライマリーケア医療者が子どものメンタルヘルスの問題を把握した時点では、子どもや家族がその問題に対処するために行動を起こすことに対し抵抗を感じていることも少なくないであろう。そのような抵抗感の背景には、精神疾患に対する偏見・家族内の葛藤の存在・支援者不足・家族に他の優先事項がある・これまでに何とかしようとして何も報われなかった怒り／否認／絶望感などがあるかもしれない。行動変容に関する研究からは、人々が健康問題に取り組もうとする心の準備性には、行動を起こそうとは考えていない段階・行動を起こそうと漠然と考え始めている段階・行動を起こすための具体的な計画を立てている段階・変化を起こすために既に行動をしている段階、などいくつかの段階があることが示されている。臨床医は、通り一遍のアプローチを行うのではなく、家族が問題に取り組むための準備が出来ているか否かの評価を行い、家族が家族自身のペースで次の準備段階に進めるように支援を行うことで、より効果的に関わることが出来るであろう。

　プライマリーケア医療者は、メンタルヘルスの専門家と協力関係を構築し、自身のクリニックのスタッフに、動機づけ面接法（MI: motivational interviewing）を含めた、患者やその家族とのより効果的な関わりを学習する機会を持つことが望まれる。あらゆるケースに共通して有効となる対応スキルについては「第5章：効果的なコミュニケーション方法──共通する技術的要素」で詳述しているので参照されたい。とりわけ臨床医が、患者の受診時に効率的かつ支援的に診察を終えるスキルを身につけ、必要時には近々で再診予約を取り追加の対応を行うといったマネジメントが出来るようになれば、忙しいプライマーケアの現場であってもメンタルヘルスの問題を抱える患者の管理を行うことは十分に可能なはずである。もちろん、このようなプライマリーケアの現場で行うごく短期間の対応は、通常のメンタルヘルスの外来サービスとはその内容も役割もおのずと異なるものである。再診予約を適切に管理する体制を整え、「医師診療行為用語（*CPT: Current Procedural Terminology*）」〔訳注：診療行為に対するコーディングを行うための包括的な用語集〕を用いた適切な診療行為のコーディングを行い、診療報酬を適切に請求するための書類作成を効率的に行うことが出来るような事務的スキルを高めることで、自身のクリニックにおいてメンタルヘルスの問題を抱える患者の診療を継続的に行いうる可能性は高まるであろう。

患者が健康度を高める行動が取れるように、情報提供や支援を行う

　プライマリーケアの現場で小児医療者が行うケアは、メンタルヘルスの専門家の行う専門的なケアの代用になるわけではないが、プライマリーケア医療者とメンタルヘルスの専門家とが相互に連携を取りながら親子の問題に対応しフォローアップを行うことは、メンタルヘルスケアを提供出来る範囲の拡充に繋がり、地域におけるメンタルヘルスの問題を抱える子どもたちのケアシステムをより成熟したものにすることとなるであろう。対象患者を見極め、ファシリテーションを適切に提供することが出来れば、ADHDの患者支援を目的としたウェブサイト

の活用や、抑うつ患者に対してのオンライン診療や電話診療や、オンラインでの動機づけ面接の実施や、内服アドヒアランス向上のためのSNSを用いたリマインダーの活用などの対応も効果的となることが、各種のRCT研究（無作為化対照試験）の結果で示されている[37-46]。子どもとその家族向けのメンタルヘルスの促進を目的とした資料やウェブサイトは現在数多く存在しており、特定の行動を変容することを目的としたものや、子どもと家族の自己管理能力を高めることを目的としたものなど、目的ごとのコンテンツも充実した状況にある。どのようなリソースを提供するにせよ、プライマリーケア医療者は情報を提供しさえすれば役割が終了するわけでなく、その後に子どもと家族のメンタルヘルス上の問題がどのようになっているのかをモニタリングすることもその重要な職責である。

メンタルヘルスの専門機関に紹介する際、
適切な受診に繋がるよう家族をサポートする

　先のセクションで言及した、子どもと家族の治療へのモチベーションを引き出すうえで有用となる「効果的なコミュニケーションに共通する技術的要素」を活用することは、子どもをメンタルヘルスの専門家に紹介する際に家族がその心づもりを形成するためにも有用となるであろう。単純に紹介状を書くのみで家族が子どもを紹介先に受診させる割合は、50％未満であるとされている[47, 48]。クリニックのスタッフ・ケースワーカー・家族の支援者・ピアサポーターなどが電話や面会などで家族に紹介先への受診を促すなどのサポートを行う機会をプライマリーケア医療者が提供することで、家族が紹介受診を完遂出来る可能性は高まる[49-53]。メンタルヘルスの医療機関を受診する手順や地域社会で利用可能なその他のリソースについて、口頭だけではなく書面で説明することで、家族にはその情報がより明確に伝わることとなる。いずれにしろ、メンタルヘルスの専門家に紹介を行った子どもが、その後に紹介先に受診することが出来たか否かを追跡することが可能な仕組みをクリニックで導入することは、極めて重要である。

精神科を受診しているものの、その情報が小児医療のかかりつけ医側には
伝わらないという問題の改善を図る

　小児科の診療所に通院している患者が精神疾患と診断されて精神科にも通院していることを、プライマリーケア医療者が把握出来ていないことは稀ではなく、それを把握出来るような体制の整備を進めていくことが望まれる。そのような子どものメンタルヘルスの問題は決して軽症であるとは限らず、重症で機能が大きく損なわれた状況にあることもある。実際、プライマリーケア医療者側が知らないうちにメンタルヘルスの専門家が関与するようになった状況としては、家族が子どもをメンタルヘルスの専門家のもとに直接受診させた場合もあれば、自殺企図をきたしたり、一時保護されたり、逮捕されて少年司法システムの中の修正プログラムとして関わることとなった場合など、様々であろう。たとえプライマリーケア医療者との良好なラポールが築かれている家庭であっても、メンタルヘルスの専門家に受診していることをプライマリーケア医療者には話したがらず、問題を隠そうとしてしまうことは稀ではない。患者側

が、プライマリーケア医療者というのはメンタルヘルスケア・サービスとの調整機能を果たす役割を有していることを知らず、精神科から受けている薬物療法をプライマリーケア医療者側が把握していないことで生じうる潜在的なリスクを認識していない場合、なおさらこのような状況は生じやすくなる。

　プライマリーケアの現場で、問診票を工夫し、病歴聴取のプロセスを改善して、子どもや家族がメンタルヘルスケア・サービスを受けていたり受けたことがあるかどうかについて、ルーチンで尋ねることが出来るようにする必要がある。また、メンタルヘルスの問題や物質使用障害の問題への啓発のために、待合室にポスター掲示を行ったりパンフレットを配布するなどの対応を行い、定期健診時や急性疾患に罹患して受診する際に、子どもとこれらの問題についてルーチンで対話の機会を持つようにする必要がある。また診療所のプライマリーケア医療者や診療所設置者は、かかりつけの子どもがメンタルヘルスの専門家に受診した際や、病院に入院したり一時保護となった後に退院／退所する際に、診療所側に一報をしてくれるように、地域の関係機関や医療保険会社に働きかけを行う必要がある。

　本章後半の「医療情報管理体制と医療提供体制の再構築」のセクションで概説しているが、このような子どもの診療情報を登録するシステムを構築し、慢性期ケアプロトコルに準じた対応を行いうる体制を整備することが望まれる。子どものメンタルヘルスの問題が重度で、長期的な機能制限を引き起こしうるような状態の場合、プライマリーケア医療者と家族は十分な話し合いの機会を持ち、個別教育プログラム（IEP: Individualized Education Program）に基づく特別支援教育を受けさせるか否かや、児童向け生活保護補足給付金（SSI: Supplemental Security Income）の申請を行うか否かにつき検討を行う必要がある。これら二つのサービスは、機能制限を引き起こしうる重度のメンタルヘルスの問題を抱える小児思春期の子どもやその家族に多大な恩恵をもたらすであろう。プライマリーケア医療者は、家族にサポートを行うことを厭わず、家族が希望する限り、子どものメンタルヘルスの問題に対応している専門家と情報を共有し協働して対応を行う意向がある旨を、子どもと家族に明確に伝える必要がある。精神疾患を抱える小児思春期の子どもを持つ家族は、小児科や精神科で様々な経験をしており、そのような経験についてプライマリーケア医療者が子どもや家族と共有することが出来れば、地域のリソースを見直したり、小児医療者としての臨床実践を見直したりするうえで、非常に貴重な学びの機会となるであろう。また、保険給付の改善や支払い率の向上を求める活動を行う際にも、実際の患者やその家族からの声というのは非常に重要なものとなる。

　重度の精神疾患を抱える子どもたちは、メンタルヘルスケア・マネージャーのサービスを受けたり、教育やその他の分野における特別なサービスを受けるための条件を十分に満たしていることが多い。メンタルヘルスケア・マネージャーは、患者のケアに関わる諸機関との調整役を担い、小児思春期の子どもやその家族を中心としたケアシステム（SOC: system of care）の一環で、患者／家族中心のケアプランの立案と履行を監督する役割を担う立場にある。SOCという概念は1990年代に提唱されたもので、メンタルヘルスの専門医療に対する利用者（精神疾患患者の権利擁護団体では、「患者」ではなくこの「利用者」という用語を好んで使用する）の声を反映させた、以下の基本原則に則ったケアを推奨するものである[54]。

> ▶ 問題点よりも、ストレングス（強み）に焦点を当てる
> ▶ 「利用者なくして医療は成り立たない」
> ▶ 回復することを目標に、コミットメントする
> ▶ 利用者が治療法を選択出来る必要がある
> ▶ 医療サービスは、最も利用者にとって制約の少ない環境で提供する
> ▶ ケアプランの策定は家族と共に行い、家族のニーズや希望に合わせたものとし、治療目標や関わるサービス提供者それぞれの役割を明確にする必要がある

　プライマリーケア医療者がこれらの原則に則ったサービスを提供出来ておらず、患者のニーズがプライマリーケアの現場で見落とされていることも稀ではない。その理由としては、いくつか挙げられるが、まずプライマリーケア医療者は、メンタルヘルスに関するSOCを提供するうえで十分な専門知識を身につけることが出来ていないと感じており、SOCを提供するために地域がどのような努力を行ってきているのかについても知らされていない。一方で、メンタルヘルスの専門家側も、患者やその家族のケアにおいて、プライマリーケア医療者がケアに貢献しうることを認識していない。そして家族も精神疾患という言葉に偏見を抱いており、プライマリーケア医療者とメンタルヘルスの問題について話をする機会を持ちたがらない。家族もメンタルヘルスの専門家も、精神疾患の問題にばかり気をとられて、子どもの身体的な基礎疾患の影響について軽視してしまっている点もその理由となっている。ただ、プライマリーケア医療者がメンタルヘルスケアの問題に関心を抱いていることが患者やメンタルヘルスの専門家に伝わりさえすれば、おそらくは家族からもメンタルヘルスの専門家からも感謝されその価値が評価される可能性は非常に高いであろう。メンタルヘルス領域においてSOCの取り組みを地域で成熟させていくためにプライマリーケア医療者にまず出来ることは、自身のクリニックに通う小児思春期の子どもたちのメンタルヘルスの問題に対し、SOCを実践することにある。しかし、自分たちの取り組みをより効果的なものとしていくためには、プライマリーケア医療者の立場で声を届けるべく、地域や州の医療計画の策定の場に参加をすることが望まれる。

　小児思春期の子どもと家族を中心としたSOC計画を立案するうえで、プライマリーケア医療者の重要性というのは徐々に認識されつつある[55]。重度の精神疾患を抱えている患者というのは、そのような問題のない人々に比して、医学的疾患の罹患率も死亡率も劇的に高い状況にある[56]。精神疾患を抱えるすべての小児思春期の子どものケアプランを策定する際に、プライマリーケア医療者が関わるという枠組みを構築することで、そのような子どもたちに生涯にわたる利益をもたらしうる可能性は高まる。

　精神疾患を抱える思春期の子どもは、成人年齢に近づくにつれ、未解決の発達上の課題が浮かび上がるとともに、成人期医療に移行しなくてはならないという移行期医療の問題にも直面することとなる。この年代の子どもは、高校やそれに相当する課程を首尾よく修了する、大学や専門学校などの高校卒業以降の進路を決める、就職先を決め住居を確保する、自立した生活を営む、など多くの課題に対応する必要がある。そのうえで適切な社会的支援を受けられる体

制を整え、治療計画を遵守していかなくてはならないのである。精神疾患のある思春期児の成人期医療への医療移行を支援するサービスは、多くの地域社会には存在しないか、存在していたとしても不十分な状況にある。プライマリーケア医療者は、特別な医療を要する身体疾患を抱える思春期児を支援するのと同様に、かかりつけ医としてメンタルヘルスの問題を抱える思春期児の医療移行を円滑に進めるための対応を行うという職責を果たす必要がある。そのために、思春期の子どもや若年成人やその家族に対し、医療移行の問題点についての教育を行い、将来的に必要となるであろう健康上・教育上のニーズや社会的・職業的に求められるニーズを予測したうえでの対応を行わなくてはならない（詳細については、「第12章：メンタルヘルスの問題を抱えた思春期児の成人期医療への移行」を参照）。精神疾患を抱える若者のための適切な移行支援サービスのない地域では、臨床医が関係する諸機関と協力したうえで、そのニーズに対処していかなくてはならない。

小児のプライマリーケアの現場で、メンタルヘルスの問題や物質使用の問題を抱えやすい特定の子どもたちのニーズを満たすために、対応体制を整備する

小児思春期の子どもたちの中には、以下に列記したような、同世代の子どもに比べメンタルヘルス上のニーズが高い一群が存在している。

- ▶ 小児期逆境体験（ACE）に晒されている子ども
- ▶ 最近米国に移住してきた子ども
- ▶ 里親や実親以外の親族に養育されている子どもや、児童福祉機関が関与している子ども
- ▶ 養子縁組された子ども
- ▶ 貧困家庭の子ども
- ▶ 離婚家庭の子ども
- ▶ 軍属家庭の子ども
- ▶ レズビアン／ゲイ／バイセクシャルの思春期児
- ▶ 性的自己表現や性自認に関して困り感を抱いている子ども
- ▶ 親がゲイやレズビアンである家庭の子ども
- ▶ 自己管理を要する慢性疾患を抱えている子ども
- ▶ 住居が安定していない子ども
- ▶ 人種差別の影響を受けている子ども
- ▶ 慢性疾患を有している子ども
- ▶ 妊娠中や子育て中の思春期の子ども
- ▶ 少年司法制度の関与する子ども

また地域社会にはフリースクールなどの代替校に通っている子どももおり、そのような子どもがメンタルヘルスの問題や物質使用障害の問題を抱えていることもある。

このような子どもたちは過度のストレスに晒されているリスクも高く、周囲には認識されて

いない症状を有している可能性を考慮する必要性がある。心理社会的問題の把握のためのスクリーニング尺度をルーチンで活用し、そのようなリスクを抱えている子どもたちの最新の心理社会的状況を把握するように努めることは、メンタルヘルスの問題の早期把握に極めて有用となるであろう。診療所の診療録管理システム上でリスクの高い子どもと家族を登録出来るようにし、受診のたびにそのリストに掲載されているケースであることが確認可能となれば、より慎重にメンタルヘルスのスクリーニング評価を行うようにするなどの柔軟な対応が出来るようになるであろう。

　様々なリスクを抱える親子の支援を行っている医療機関と福祉機関をはじめとする関係機関が円滑な連携を行うことで、プライマリーケア医療者は、それぞれの機関とどのように役割分担をすることが最適であるのかを検討してサービスの調整を互いに行い合うことが出来るようになるであろう。プライマリーケア医療者は、心理社会的背景情報を収集し、メンタルヘルスの問題や物質使用障害の問題に関してのスクリーニング尺度を用いた評価を行い、NPOやその他の民間のボランティア団体からの支援状況を把握し、家族の文化背景を考慮したうえで利用可能なメンタルヘルスの問題への評価／治療サービスのリストをあらかじめ作成しておくことの重要性を理解し、そのような対応を行いうるように準備をする必要がある。実際にそのような対応をすることで、子どもたちは多大な恩恵を受けることとなるはずである。

医療スタッフが常に家族に温かく共感的に接することが出来るように、スキルアップを図る

　米国医学研究所（IOM: Institute of Medicine）は、患者中心のケアを「個々の患者の要望・ニーズ・価値観を尊重し、あらゆる臨床上の意思決定を行ううえで患者の価値観に基づいた対応を行うように心がけた診療を提供すること」と定義している[57]。小児の診療においては、必然的に患者としての子どもだけではなく、その延長線上としての「子どもと家族を中心としたケア」という概念が求められることとなる。

　ただし、このようなケアというのは、単に家族に臨床的ケアに参加してもらうことだけを意味しているわけではない。診療上の意思決定において、家族の発言の機会を十分に担保することは不可欠である。家族の話、とりわけメンタルヘルスの問題を抱えメンタルヘルスケア・サービスを利用した経験のある家族の話というのは、メンタルヘルスケア・サービスの質を向上させようと努力している診療所にとって、極めて貴重なリソースとなるであろう。Daytonらは、家族が臨床的ケアに積極的に参加することを阻む多くの障壁（日程調整の困難さ・参加したいという家族のモチベーションを維持する困難さ・参加メンバーの選定の困難さ・家族が参加することの同意を参加メンバーから得る困難さ・議案を選定する困難さ・守秘義務の扱いに関する困難さ・親にどのような役割をしてもらうかを明確化することの困難さ、など）が存在することを明らかにしている[58]。ただ一方で、これらの障壁に効果的に対処するための戦略についてもDaytonらは言及している。家族をケアに積極的に関与してもらうことには、それを円滑に進めるための努力に見合うだけの成果が得られる可能性が十分にあるのである。

　メンタルヘルスの問題を抱える子どもとその家族を中心としたケアというのは、ある程度類

型化されたステップを踏むことでうまくいく可能性は高まる。米国小児科学会（AAP）は、全米難病家族会（Family Voice）、母子保健局（MCHB: Maternal and Child Health Bureau）、およびその他のカウンターパートと共に、診療所が提供するケアが家族中心のものとなっているのかを評価する尺度を開発している[59]。これらの尺度は、その結果を診療の質の改善に生かすためのガイドラインと合わせて、Family Voice のウェブサイトから入手することが出来る（www.familyvoices.org）。

すべての医療スタッフが、トラウマ・インフォームド・ケアの概念を身につけて診療に当たれるようにする

小児期の逆境的体験（ACE）というのは、生涯にわたって心身の健康に影響を及ぼしうることが判明している[11]。子ども時代にトラウマとなりうる経験としては、虐待やネグレクト、里親への委託、愛する人との死別、引っ越し、両親の別居や離婚、軍属家庭における両親やきょうだいの派兵、両親やきょうだいの収監、人間関係の破綻、暴力・自然災害・事故への暴露（飛行機事故、竜巻、戦争、犯罪、洪水）など、様々な出来事が挙げられる。将来的には臨床医には、身体的・精神的な健康問題を抱える子どもや家族に対応する際に、すべてのケースでトラウマ体験が潜在している可能性を一旦は考慮する（トラウマ・レンズを通して見る）ことが求められるようになるであろう。

トラウマが子どもに与える影響というのは、トラウマ事象に晒された際の発達レベル、気質、それまでのメンタルヘルスの状態、対処能力、親の反応、その際にどのような支援を得られたか、などによって大きく異なりうる。子どもにとってストレスになりうる日々の経験について、日常診療の中で情報収集を行ったうえで、それをその子どもやきょうだいの診療録に記録し、その状況をトラッキングして必要時に支援を行うことが出来るような体制を整備する必要がある[60]。米国小児科学会（AAP）の「子どもの心のチェックも必要（*Feelings Need Check Ups Too*）」（www.aap.org/en-us/advocacy-and-policy/aap-health-initiatives/Children-and-Disasters/Pages/Feelings-Need-Checkups-Too-Toolkit.aspx）などのツールを用いることで、子どもの適応状態を長期的に観察したり、子どもに機能低下が認められた際に必要に応じてメンタルヘルスの専門家に紹介する、などの対応を促進することが出来るであろう。紹介をする際には、トラウマ・インフォームド・ケアや認知行動療法（CBT）に詳しい専門家に紹介することが望ましい。トラウマの可能性を考慮に入れず、トラウマ暴露後の子どもや家族には経過観察が必要であることを認識していない医療者に紹介した場合、重要なメンタルヘルスの問題に対して家族が専門家と繋がる機会を逸失してしまうこととなりうることを、プライマリーケア医療者は認識しておかなくてはならない。

かかりつけの子どもにとってトラウマとなりうる出来事に暴露された日付や、大切な人を失った日付を、診療所のカレンダーに記録しておくことも推奨される。子どもや家族と面談をする際に死別した大切な人の名前を出したり、命日に手紙を送るなどの対応を行うことで、プライマリーケア医療者がグリーフケアを行う意思があることを伝えることが出来るであろう。プライマリーケア医療者が、トラウマや喪失悲嘆に対する家族の反応やその影響について、い

つでも会話を行う意向があることを伝えることは極めて重要である[61]。

　医療を必要とする経験自体が、多くの子どもや家族にとってトラウマとなりうる。親や子ども自身がこれまでに医療現場でトラウマ的な体験をしたことがあるかもしれないし（医療トラウマ）、愛する人が死亡したり、疾病による痛みに苦しんでいる様子をすぐそばで見ていたりした経験を有しているかもしれない。このようなトラウマ体験のある子どもは、侵襲的な処置を受けたり、意に反して衣服を脱がされたり、身体に触れられたり、羞恥心を抱かせるような質問をされたり、医師という強い立場の人物の意のままにされたという体験が、無力感や安心感を剥奪し、診察者の性別のマッチングなども作用してフラッシュバックの引き金となってしまうこともありうる。医療スタッフは、トラウマというのがそれを受けた人にどのような影響を長期にわたり及ぼしうるのかについての知識をあらかじめ持ち合わせたうえで、子どもや家族が安心して診療を受けられるように敬意と柔軟性をもって対応しなくてはならない。また医療スタッフ側も、子どもや家族に対し支持的な対応を行うことの妨げとなりうる共感疲労や燃え尽き症候群などを抱えた状況に陥っていないか否か、自分自身の心理社会的な状態に対しても敏感である必要がある。

　子どもは大人に比べて、マインドフルネスや瞑想などの自己調整療法を容易に習得することが可能である。それらの技法は、日常生活の中のストレスをマネジメントしたり、急性の痛みや不安などの問題に対処したり、治療に対する自己コントロール感を高めたりするなど、様々な応用が可能である[62]。診療所の医師や医療スタッフは、小児思春期の子どもに自己調整療法を教えることが出来るようにトレーニングを受け、これらの手法をプライマリーケアや自身のセルフケアに取り入れることが望まれる[63, 64]。米国小児催眠療法研修所（NPHTI: National Pediatric Hypnosis Training Institute）（www.nphti.org）は、臨床医が子どもにかける声掛けの方法や、注射や咽頭培養などの不快な処置を行う際に、少しでも子どもの恐怖感を低減するために日常診察の場面で活用可能な簡単なテクニックを学ぶ研修を毎年実施している（「第8章：自己調整療法およびバイオフィードバック療法」を参照）。

メンタルヘルスの問題を抱える子どもに対してのケアの質を定期的に評価し、その質の改善を図るための行動をとる

　プライマリーケア医療者の臨床実践の改善を支援するために、米国小児科学会（AAP）は「実践改善のためのオンラインリソース（AAP Practice Transformation Online）」（www.aap.org/en-us/professional-resources/practice-transformation/Pages/practice-transformation.aspx）や、「小児の臨床実践改善のための生涯学習（EQIPP: Education in Quality Improvement for Pediatric Practice）」（www.eqipp.org）や、「慢性疾患児のケア向上のためのウェブサイト（Improving Chronic Illness Care Web site）」（www.improvingchroniccare.org）など、様々なリソースをオンラインで提供している。また、米国小児科学会（AAP）は、例えば全人的な子どもの健康管理に関するガイドラインである「*Bright Futures*ガイドライン」（https://brightfutures.aap.org/Pages/default.aspx）や、虐待／ネグレクトの予防ガイドラインである「安全のための実践：子どもの虐待とネグレクト防止プロジェクト・ガイドライン（Practicing Safety: A Child Abuse and Neglect Prevention

Improvement Project）」（www.aap.org/en-us/professional-resources/quality-improvement/Quality-Improvement-Innovation-Networks/Pages/Practicing-Safety-A-Child-Abuse-and-Neglect-Prevention-Improvement-Project.aspx）など、特定のトピックに関してのリソースの提供も行っている。臨床医は、EQIPPのような診療の質向上プログラムを活用することで、自身が十分な質の心理社会的ケアを提供することが出来ているのかを継続的に評価することが出来、また自身の提供しているケアサービスに見合う診療報酬を得ることが出来ているのか評価したり、自身の診療の質を客観的な指標を基に提示することが出来るようになるであろう。

　臨床医がリーダーシップを発揮して、自身のクリニックの質の向上だけではなく、地域の小児医療提供体制（地域の連携ネットワーク体制）の質の評価やアウトカム評価の中に、心理社会的問題や行動科学的な問題に関するサービスの提供状況が含まれるように変革をもたらすことは、極めて重要である。メンタルヘルスの問題というのは、しばしば地域の小児医療提供体制の質の評価やアウトカム評価の対象から除外されており、その地域のメンタルヘルスケアの質が改善していかない一因となってしまっているのである。

医療情報管理体制と医療提供体制の再構築

　統制の取れた臨床情報管理体制が存在することで、子どもがいつどこに受診をしたとしても統合された患者情報を入手することが可能となり、プライマリーケア医療者とメンタルヘルスの専門家間の協働も促進されることとなるであろう。身体的問題とメンタルヘルスの問題を統合して小児思春期の子どものケアを行うためには、身体科と精神科の連携はとりわけ重要である。具体的な連携モデルや、それを支えるために必要な医療提供体制というのは、それぞれの地域のリソースや医療対応体制によって規定される。医療情報管理体制と医療提供体制の再構築に関する質問項目を表3‒4に掲示しているので、回答していただきたい。

メンタルヘルスの問題を抱えている子どもやそのリスクのある子どもの登録システムを構築する

　メンタルヘルスの問題を抱えていることが判明している小児思春期の子どもにケアを提供出来る体制を整えていくうえで必要な枠組みというのは、糖尿病や喘息などの慢性疾患を抱えている子どもにケアを提供する枠組みと大きく変わるものではない。プライマリーケア医療者がメンタルヘルスの問題を抱えている子ども（その問題に対処する心づもりのない子どもを含む）に対して適切な対応を行いうるかどうかは、患者の登録システムの整備にも大きく依存する。電子カルテの進歩により、そのような登録システムを構築しうる可能性は劇的に向上している。現在、大手電子カルテ会社の提供する電子カルテのほとんどは、継続的なケアを要する慢性疾患患者の登録システムを構成することが可能であり、集団健康診断のモジュールや、スクリーニング陽性者に対する追跡のリマインダーシステムも、電子カルテ内で構成することが可能である。電子カルテで患者の画面を開くとその患者の特定の情報を一覧出来るように設定することも可能であり、親や教師や子ども自身による評価を定期的に実施するシステムを組むことも

表3-4　子どものメンタルヘルスの問題に実践対応するうえでの準備性確認のための自記式質問票：医療情報管理体制と医療提供体制の再構築				
評価項目	スコア			評価内容
患者登録システム	1	2	3	メンタルヘルスの問題や物質使用障害を発症するリスクのある子どもや家族・メンタルヘルスの問題や物質使用障害のスクリーニング検査で陽性を呈した子どもや家族・メンタルヘルスの問題や物質使用障害の問題を抱えた状態の子どもや家族（まだ問題に取り組む心づもりが出来ていない子どもや家族を含む）をケース登録するレジストリーシステムを整備している。
再診などのリマインダーシステム	1	2	3	メンタルヘルスの問題や物質使用障害の問題を抱えている小児思春期の子ども（まだ問題に取り組む心づもりが出来ていない子どもを含む）が適切なフォローアップ・健康管理サービスを受けられるように、再診予約の取り忘れを確認したり、受診日のリマインドを行うシステムを整備している。
薬物管理体制	1	2	3	処方した薬物の効果や副作用を把握し、服薬アドヒアランスを確認したり、処方内容を変更した記録をモニタリングするシステムを整備している。
緊急時対応体制	1	2	3	自殺企図を含む精神医学的緊急事態に対処するための危機管理対応計画を立案することが出来る。
情報共有体制	1	2	3	子どもと家族に関する情報を様々な専門家や学校と共有することの同意を親から取得する体制や、メンタルヘルスの専門医からのフィードバックを受ける書式を作成する体制や、社会的養護のもとにある小児思春期の子どもの心理社会的経緯についての情報を得る体制などの、各種機関との連携を行ううえでの事務手続き支援体制を整備している。
患者追跡体制	1	2	3	紹介状の作成完了をチェックする体制や、家族にセラピストが定期電話連絡をする体制や、定期的に子どもの機能評価をする体制や、親や学校教員が子どもの行動を評価し医療機関に伝える体制や、ケアコーディネーターと連絡を取り合う体制など、患者の状況や治療の進展を評価するための体制を必要に応じて整備し、スタッフ間の役割分担を定めている。
ケアプランの作成	1	2	3	一つ以上のメンタルヘルスの問題を抱える小児思春期の子どもの包括的なケアプランを作成するために、患者・家族・学校・専門機関・プライマリーケアチームおよびその他の関係するすべての専門家が連携し、それぞれの役割を明確化する体制を整備している。
多機関連携体制	1	2	3	支援を行ううえで多機関連携を要するケースにて、チームに参加する意向を明示しており、メンタルヘルスサービスの地域格差を埋め、質を向上させるための様々な革新的施策（例：複数の精神科医を集約化した共同システムの構築・子どもの精神症状コンサルテーションネットワークの構築・オンライン精神科診療の整備など）に協力しうる体制を整備している。
双方向性のウェブ診療システム	1	2	3	オンライン診療を行う選択肢を用意している。
スクリーニング尺度・評価ツールの活用	1	2	3	定期受診の際に、ルーチンにメンタルヘルスの問題や物質使用障害の問題について、適切な尺度やツールを用いてスクリーニング・評価する体制や、子どもの呈している慢性的な症状のモニタリングを行う体制を整備している。また、急性症状による予約外受診の際にも簡便なメンタルヘルス・チェックを行ってメンタルヘルスの問題や物質使用障害の問題を確認する体制を整備している。

1 = 現時点で十分に整備されており、大幅な改善は不要である

2 = ある程度は整備されているが、改善を要する

3 = まだ整備されておらず、大幅な改善を要する

可能となっている。精神疾患を含めた様々な慢性的なケアを要する子どものケアの質を高めていきたいと考えている診療所は、そのような電子カルテシステムの導入を検討する必要がある。

　そのような電子カルテシステムの導入が困難な場合、選択肢は限られるものの、レセプトデータと他の手段を使用することで、必要となる登録システムを構築することは不可能ではない。米国小児科学会の「ADHD患者のためのツールキット（AAP toolkit for ADHD）」では、ADHD患者の追跡手順について優れた先進的な取り組みを紹介している[65]。例えば、ノースカ

ロライナ州が独自に開発したメディケイドのマネージドケアプログラムである「コミュニティ
ケア」では、薬局のデータとレセプトデータを活用して、ケアプロトコルを適応しケアマネジ
メントサービスを受けることが有益となる精神疾患患者を絞り込むことに成功している。

心理社会的療法を実施しているケースや向精神薬を処方しているケースの経過を モニタリングするシステムを効率化する

　メンタルヘルスの問題を抱える子どもの中には、すぐに問題が解決していく子どももいれ
ば、長期に及んで治療を要するものの完全に回復する子どももいれば、寛解と再燃を繰り返し
慎重なモニタリングを要する子どももいる。自身の勤務する診療所が、メンタルヘルスの問題
を抱える小児思春期の子どものかかりつけ医療機関として機能するためには、子どもが現在治
療を受けていることや、その治療効果についてすぐに把握することが出来る体制は必須であ
る。モニタリングを行う体制として、家族・発達障害児早期対応部局（EI）の専門家・学校や
幼稚園／保育園・プライマリーケア医療者、および関係するその他の医療者との間で合意のも
とでの情報共有が促進されるように、あらゆる関係者間でその体制が構築されている必要があ
る。このようなモニタリングシステムの核となるのは、本セクションで繰り返し言及している
ように、特定の条件下にある子どもの登録システムを構築し、モニタリングのために情報共有
することを是とする機関間協定書を策定し、それらを活用するためのプロトコルを明確にする
ことにある。メンタルヘルスの問題を抱える子どもを登録し追跡するうえで、医療スタッフの
カレンダーに手動でスケジュールを入力してリマインダーとすることや、その際に「診療録を
レビューする」という運用上の取り決めを行って対応することも出来なくはないが、診療録に
入力した情報が自動的に抽出され、通知・報告がテキストメッセージとして共有され、予約に
ついても自動で共有することが出来る電子カルテシステムを導入することが出来れば、最も効
率的である。

精神医学的・社会的な緊急事態に対処するための計画を立案する

　自殺願望やその他の精神医学的な緊急の問題を呈している小児思春期の子どもを診察した場
合、プライマリーケア医療者は、その子どもを精神医学的救急サービスに繋げていく必要があ
る。米国のほぼすべての地域では、精神的な緊急事態に対処するための何らかのリソースやプ
ロセスが存在しているが、地域によってその機能性は様々であり、警察と救急診療部の力量に
委ねられているような状況にある。地域によっては、24時間365日対応が可能な精神科救急
施設が存在しているところもあれば、経験豊富な隊員による現場急行体制が整備されていると
ころもある。プライマリーケア医療者はどのような救急サービスがサービス地域で展開されて
いるのかをあらかじめ認識しておく必要があり、そのためにも心理社会的な緊急事態が生じた
際の管理に関する地域の会合の場に参加することが推奨される。さらには、自身の勤める診療
所において、子どもや家族を速やかに適切なサービスに繋げるための手順について、あらかじ
め明確化しておく必要がある（詳細については米国小児科学会［AAP］のウェブサイト［www.aap.
org/en-us/advocacy-and-policy/aap-health-initiatives/Mental-Health/Pages/Chapter-Action-Kit.aspx］や、

「第13章：興奮、自殺企図、およびその他の精神医学的救急」を参照）。

メンタルヘルスの問題の予防・スクリーニング・評価・連携を効率化するための各種の手順を定め、導入する

　メンタルヘルスの問題の発生を予防するうえでの基本となるのは、第6章で詳述するように心理社会的評価を繰り返し実施することである。子どもや家族から情報収集をするプロセスは、紙であれ電子媒体であれ、自宅や待合室であらかじめ定型的な問診票に記入をしてもらうことで迅速化出来るだけではなく、効率化と一貫性も確保されるようになり、臨床医は子どもが受診した際にお決まりの事柄の問診に時間を使うことなく、ラポールの構築と子どもの呈している所見の評価に集中出来るようになるであろう。臨床医は、有効性が証明されている様々なスクリーニング尺度を、診察前の問診評価のプロセスに組み込むことも出来るであろう（どのような尺度を用いるとよいのかについては、本章後出の「意思決定の支援体制の整備」のセクションも参照されたい）。また、子どもが急性疾患に罹患してクリニックを受診した際や、慢性疾患の定期受診の際に、子どもの最近のメンタルヘルスの状態について質問を投げかけ把握をすることも極めて重要な医療者の職責である（「第1章：予防的メンタルヘルスケアを小児の一次診療の現場に組み込む」のBox 1-5参照）。どのような質問票・スクリーニング手段を用いるにせよ、事前にクリニックが作成した定型的な手順により以下の内容が確実に網羅されるようにしておく必要がある。

- ▶ 家族が診察において最も期待している事項
- ▶ 小児期逆境体験（ACE）を含めた家族歴・社会歴、貧困、食糧不足、人種差別、ホモフォビア（同性愛嫌悪）などの社会的ストレス要因への暴露状況、家族のメンタルヘルスの問題・トラウマ暴露・親子分離の既往・喪失／死別体験などの環境リスク、およびそれらの諸問題に対するこれまでの支援体制
- ▶ 子どもと家族のストレングス（強み）
- ▶ 子どもの機能的評価
- ▶ 子どもの気質とリスク行動
- ▶ 就寝習慣、家族の食事習慣、身体活動状況、メディアや電子機器の使用パターン
- ▶ 睡眠の状況
- ▶ 学校や幼稚園／保育園の懸念事項
- ▶ 生じている心理社会的問題およびその症状

　診察前に情報収集を行うことが不可能であった場合、プライマリーケア医療者は診察時にこれらの情報を収集する必要があり、既往歴・現病歴を子どもや家族から聞き取り、現症の評価を行い、診察結果や検査所見と合わせて患者のメンタルヘルスの評価を行っていく必要がある。「第1章：予防的メンタルヘルスケアを小児の一次診療の現場に組み込む」や「第2章：メンタルヘルスの問題を抱える小児思春期の子どもの小児科的ケア」では、アセスメントを行

ううえで必要な構成要素につき概説し、それらをプライマリーケアの現場に組み込むための手順についても言及している。「第6章：メンタルヘルスのアセスメントを繰り返す」ではアセスメントを行ううえでの各種要素（診察前の問診票、各種スクリーニング尺度、観察事項、プライマリーケアでの介入に対する反応、定期的に行う機能的側面の評価や付随する各種情報）を車のダッシュボード上の計器にたとえて概念化するとともに、各要素についてそれぞれ詳述している。

　既に繰り返し述べてきた通り、特定の心理社会的リスクを有している子どもや家族を登録するシステムの構築を行うことは、メンタルヘルスの問題の発生を予防する重要な取り組みであるが、他にも予防以上の対応を要する状況となった際の診療所における対応プロトコルを整備したり、必要時に再診予約を適切な間隔で行ったり、メンタルヘルスの専門家に紹介したりする体制の整備も重要な取り組みである。また紙であれウェブ上のコンテンツであれ、必要な際に配布可能な心理教育資材を提供することも、子どもや家族がメンタルヘルスの問題を解消していくために有用となりうる。

　メンタルヘルスの専門家に紹介を行う必要がある場合、子どもや家族にメンタルヘルスケア・システムやメンタルヘルスの専門家に関しての情報を提供する必要がある。米国小児科学会（AAP）はそのような際の有用な資料として、「お子さんのメンタルヘルスについて：いつ・どこに受診をすればよいのか（*Your Child's Mental Health: When to Seek Help and Where to Get Help*）」（https://patiented.solutions.aap.org）」という親向けの配布資料を作成している。

　プライマリーケア医療者とメンタルヘルス専門医との情報交換を確実にするための取り決めを明確化しておくことは、効果的なケアと連携には不可欠である。医療保険の相互運用性と責任に関する法律（HIPAA〔訳注：日本の個人情報保護法に該当〕）では、同じ患者のケアに関わっているメンタルヘルス専門医とプライマリーケア医療者が、患者や家族の同意なしに情報交換を行うことを是認しているが（心理療法のメモ、物質使用障害の治療記録を除く）、精神科医の中には個人情報保護について過度に警戒的になっている医師もおり、紹介元のプライマリーケア医療者に対しても情報を共有したがらない場合もある。プライマリーケア医療者は、かかりつけ医療機関という概念や、特別な医療を必要とする小児思春期の子どもに対する医療ホームネイバー（子どもを中心とした病診／病病連携）という概念について精神科医に理解してもらうように働きかける必要がある。すなわち、プライマリーケア医療者は、メンタルヘルスの問題を抱えた子どもの治療を行ううえでのかかりつけ医の役割についてや、メンタルヘルスの専門機関での治療内容をプライマリーケア医療者が把握することの重要性（とりわけ、薬物相互作用を含めて、患者を診ていくうえで複数の要素の相関を考慮しなくてはならない場合）について啓発し、協働体制を構築する必要があるのである。

　多くの子どもや家族は、メンタルヘルスの専門家とプライマリーケア医療者とが情報共有をしたい旨の説明を行ったならば、特に反対することなく同意してくれるであろう。そのような同意を書面にして取得することを日常診療の一環に組み込むことで、両者のコミュニケーションをより円滑に進めていくことが出来るようになるであろう。受診した旨の情報を紹介元にすぐに伝えるために、地域によってはFAXなどによる方法が有用性が高い場合もある[66, 67]。メンタルヘルスの専門家は、たいてい1コマ45～60分のセッションとして予約制で治療を行っ

ており、事務的なサポートはほとんどなく、電話対応をする余裕はほとんどないため、あらかじめ通話をしやすい時間帯を確認しておく必要がある。電子メールも有用なツールではあるが、その使用に際し、医療現場で電子メールを使用する際の一般的留意点と同様に、安全な通信手段を確保し機密保持に配慮する必要がある。

　どのような方法を用いるにせよ、プライマリーケアを提供する診療所は、メンタルヘルスの専門家との双方向性のコミュニケーションが取れる体制を強化する必要がある。プライマリーケア医療者は、メンタルヘルスの専門家に紹介を行う際に、現病歴と現在の問題点を要約し、家族の関与の度合い・症状や機能を評価するために使用した尺度の結果・紹介以降に協働してケースに関与するためにプライマリーケア側が提供可能な事項や希望する事項などをまとめ、情報提供を行う必要がある。そのうえでメンタルヘルスの専門家から、診断的所見に関する要約や推奨される治療についてのフィードバックが得られるような体制を構築し、今後のケアプランにおいて、どのような役割分担のもとで協働管理を実施することが望ましいのかについて、明確にしていく必要がある。

精神医療と協働してケアプランを作成する体制を整備する

　慢性疾患のケアの原則は、家族・アセスメントと治療に携わるプライマリーケアチーム・小児科専門医・メンタルヘルスの専門家が協力して包括的なケアプランを作成することで、最適なアウトカムを達成することにある。合同ケアプランの主たる要素としては、家族の懸念を明らかにすること、病状と自己管理方針に関して家族を教育すること、子どものケアに関わるすべての専門家をリストアップすること、治療に生かすことの出来る家族と子どものストレングス（強み）やリソースについてリストアップすること、診断と治療に関して包括的な説明を行うこと、治療目標を明確にすること、治療目標に向けた進捗のモニタリングの具体的計画（定期的な機能評価を含む）を立案すること、などが挙げられる。ケアプランの作成については、「第2章：メンタルヘルスの問題を抱える小児思春期の子どもの小児科的ケア」で詳述している。小児医療提供体制における慢性疾患を抱える子どものためのケアプランのサンプルについては、https://medicalhomeinfo.aap.org/Pages/default.aspx から入手可能である。

様々な協働診療モデルに参加するための体制を整える

　本セクションでは、これまでリソースをリストアップする必要性と、核となる複数のメンタルヘルスケア・サービスの提供者とが互いに連携する重要性について、概説してきた。診療所のプライマリーケア医療者とメンタルヘルスの専門家との協力体制というのは、患者のニーズ、患者と家族の希望、必要となるリソースの利用可能性、どのような状態やどの程度の重症度の患者であればプライマリーケア医療者が不安なく診療出来るか、によって規定される。精神状態の重症度が変わったり、状態が回復していくことで、プライマリーケア医療者とメンタルヘルスの専門家の協力体制のあり方というのは変化しうる。メンタルヘルスの専門家というリソースに欠く、もしくはアクセスが困難な地域（米国においては、ほとんどの地方が該当しうる）で診療を行っているプライマリーケア医療者は、電話・インターネット・テレビ電話を

使って、遠方のメンタルヘルスの専門家と連携する計画を立案する必要があるであろう。米国内のいくつかの地域では、プライマリーケア医療者の意思決定を支援するための革新的なシステムが開発されている[68-72]。医療ソーシャルワーカーや地域医療の連携コーディネーターは、メンタルヘルスの専門家に患者を紹介する際に医療者を支援してくれるであろう。どのような連携モデルであれ、臨床医が診療情報を紹介先に伝えるうえで、それを家族に頼ってしまうような状況は避けなくてはならず、医療者間でしっかりとコミュニケーションを取り合う体制が非常に重要である。

　連携体制を遠隔協働型・配置型・統合型などに分け、それぞれの体制に関して検証したあるレビュー文献では[73]、小児の一次診療と、行動科学に基づく医療ケアサービスを統合する際には、以下の点が重要であったと結論づけられている。

　　▶ 家族が、行動科学に基づく医療ケアを受けるモチベーションを引き出すこと
　　▶ ケアを受けるうえでの障壁を減らすこと
　　▶ より多くの家族に行動科学に基づく医療ケアを提供出来るように体制を整えること（メンタルヘルスケア・サービスの提供に比べ、よりその体制は整えやすいはずである）
　　▶ 患者の予後を改善することに主眼を置くこと

　統合ケアモデルに関するメタアナリシス研究においては、行動科学に基づく医療ケアとプライマリーケアの統合方法につき、電話やウェブによるコンサルテーション・両者が併設された環境でのケア・両者がチームを組んだ共同ケアなど、様々な方法を包括的に検討したうえで、「通常のプライマリーケア医療者によるケアのみを受けていた子どもに比べ、両者が統合したケアを受けた子どもの予後は有意に改善していた」との結果が示されている[74]。

　プライマリーケア医療者は、たとえ小児科専門医やメンタルヘルスの専門家と協働する体制が取れなかったとしても、学校やその他の地域リソースの人々と協働して家族のケアに当たる必要がある。以下のセクションでは、様々な連携モデルにおけるプライマリーケア医療者とその他の支援者との役割についてや、家族に求められる役割について、概説を行っている。

プライマリーケア医療者が中心となり、必要に応じ他機関と協働するモデル

　この連携モデルは、患者はプライマリーケア診療所において適切な評価と治療を受けていることが前提となる。患者のメンタルヘルスのニーズは明確（併存疾患が存在し複雑化した状態にはない、もしくはプライマリーケア医療者がメンタルヘルスの管理について追加のトレーニングを受けている）であり、家族がプライマリーケア医療者のケア能力に信頼を寄せ、プライマリーケア医療者の介入を積極的に受け入れている状態にある必要がある。例えば、薬物療法と行動療法を必要とするADHDの子どもは、併存する疾患がない場合、プライマリーケアの現場で十分に治療することが可能である。このようなケアを提供可能な診療所では、子ども・家族・学校と直接連携して、子どものケアプランを作成し、実施をし、モニタリングをする準備が整っているであろう。また、メンタルヘルス促進のための啓発や、前向きな子育てのトレーニング

などについても、学校や他の地域機関と連携して、プライマリーケアの現場で提供することが可能な体制を整備しているであろう。

プライマリーケア医療者が主であるが、メンタルヘルスの専門家とのコンサルテーションを行いながら協働するモデル

　この連携モデルは、不安や抑うつなどの慢性のメンタルヘルスの障害を抱える小児思春期の子どもや、プライマリーケア医療者の対処能力を超える精神障害を抱える子どもやその家族がメンタルヘルスの専門家の関与を望む場合に適用される。診療所のプライマリーケア医療者は、学校や以下の専門サービスの提供機関との調整役を担い、互いに相談し合うことが出来る関係性を醸成する必要がある。

- ▶ **臨床心理士や、臨床ソーシャルワーカー・カップル療法／家族療法の専門家・専門カウンセラーなどの心理職**：プライマリーケア医療者は通常、患者の初期評価を担う立場にあり、状況に応じて家族と協力しながら、メンタルヘルスの専門家に対し、診断の明確化や、有益と思われる心理社会的療法に関する情報の提供や、プライマリーケアの現場で可能な対応上の助言を求めたり、子どもに生じた新たな行動上の問題・家族間の対立・高リスクとなる行動への対応を依頼する必要がある。薬物療法を行う場合には、プライマリーケア医療者は処方を行う役割や、家族と協力して子どもの服薬コンプライアンスのモニタリングを行う役割を担うことが出来るであろう。このようなモデルでケアを行う場合、通常、子どもはメンタルヘルスの専門家と少なくとも 1 回は対面診療を受けているであろうが、必要に応じてその専門家とプライマリーケア専門医とが継続的に話し合いを行うこととなるであろう。次項で言及するが、このような話し合いは、その他の専門家にも参加してもらう場合もあれば、参加しない場合もあるであろう。

- ▶ **児童精神科医、発達行動科学を専門とする小児科医、神経発達専門医、小児神経科医、思春期医学専門医などの専門医**：プライマリーケア医療者（および協力関係にあるメンタルヘルスの専門家）は、子どもと家族に対し、処方薬について（薬剤の選択、投与量の調節、副作用、薬物相互作用など）や、併存疾患や、自殺リスクにつき丁寧に説明するとともに、その他の安全性に関する話題について具体的な話し合いを行うこととなるであろう。コンサルテーションを受ける立場の専門医は、子どもがプライマリーケア医療者のもとでも継続的なケアを受けることを前提にしてアセスメントを行うこととなるであろうが、新たな行動上の問題を認めたり、内服に関しての疑問が生じたり、家族の葛藤が強かったり、高リスクな行動が認められる場合には、その後も子どものフォローアップを続け継続的に助言を行う必要があるであろう。このような連携モデルの一例として、マサチューセッツ州の児童精神医学アクセスプロジェクトが挙げられる。このプロジェクトでは、地域に児童精神科医が関与する 6 つのチームが設置されており、プライマリーケア医療者がいつでも電話でコンサルト出来る体制が構築されている[75]。このモデルの成功を受け、全米児童精神科医アクセスプログラム（NNCPAP: National Network of

Child Psychiatry Access Programs）が組織され、25 以上の州で同様のコンサルテーション体制が提供されている。このモデルの詳細については NNCPAP のウェブサイト（www.nncpap.org）を参照されたい。

プライマリーケア医療者と精神科医とが合同で管理を行うモデル

　この連携モデルは、診療所のプライマリーケア医療者が、メンタルヘルスの専門家と患者のメンタルヘルスケアを合同で行う体制であり、両者がメンタルヘルスの問題を抱える子どもに対して共同で責任を持つ形で意思決定を行い、症状の経過をフォローアップし、処方した薬剤の効果判定を含めた治療への反応の確認を行う。このモデルでは、子どもと家族と医療者間の継続的なコミュニケーションがとりわけ重要となる。

　プライマリーケア医療者は、以下に列記したいずれのメンタルヘルスの専門家とも、この合同ケアモデルで子どものケアを担うことが出来るであろう。

- ▶ 児童精神科医：初期評価だけでなく、継続的な治療を担うことが出来る。
- ▶ 心理士・ソーシャルワーカーやその他の精神科医以外のメンタルヘルスの専門家：個人療法やグループセラピーや家族療法を提供したり、そのための調整をしてくれる。
- ▶ 多機関連携チーム（子どものメンタルヘルスのケアマネージャー、福祉機関の担当者、少年司法制度の担当者、メンタルヘルスの専門家、スクールソーシャルワーカー・スクールカウンセラー・個別教育プログラム［IEP］に基づく特別支援教育のケースマネージャーなどの学校関係者など）：子どもの抱える問題の複雑性や重症度によって、メンバーは適宜追加される必要があり、例えば、短期居住型治療やデイケア治療を要する精神疾患患者のケアに当たる際には、連携チームにメンタルヘルスの専門施設の担当者が加わる必要があり、癌や慢性肺疾患などの慢性疾患にメンタルヘルスの問題を併発した患者のケアに当たる際には、チームに基礎疾患の治療を行っている主治医や専門医や専門コーディネーターが加わる必要があるであろう。

この合同ケアモデルでは、以下の点が満たされている必要がある。

- ▶ 子どもと家族を中心としたケアプランを作成することが出来る（子どもと家族の担うべき役割についてもケアプランに含める）。
- ▶ フォローアップをどのくらいの頻度で行うのか、誰が何に対し責任を負うのかなどを、家族・学校／保育関係者・医療者が互いに話し合い、相互理解に努める必要がある（呈している精神症状の緊急度／重症度が高く、患者の安全に懸念がある場合、通例はメンタルヘルスの専門家の責任の比重がより大きくなるであろう）。
- ▶ 小児内科的疾患のケア、予防接種、およびその他の予防医学的ケア、小児科の専門外来への受診調整や教育機関との連絡調整などを含め、全般的な健康管理上の監督責任をプライマリーケア医療者が担うことが出来る。

▶ 情報交換に関して親の同意を得たり、治療目標に向けた進捗状況のモニタリングに関するそれぞれのチームメンバーの責任と枠組みを明確化したり、医療者間の情報共有の枠組みを整理したり、医療者と学校／幼稚園／保育園の連絡担当者を明確化するなどの、コミュニケーション・プロトコルを策定することが出来る。

精神科医が主で、プライマリーケア医療者が協力するモデル

　この連携モデルは、子どもの抱えている問題が深刻で複雑であったり、子どもの安全性に関してより高いレベルの懸念があったり、または複数のメンタルヘルスの問題や社会的問題が併存しているために、メンタルヘルスの専門家が主に患者のケアの責任を負っているケースが該当する。プライマリーケア医療者は、可能な限りメンタルヘルスの専門家と家族の両者から経過について定期的に連絡を受けることが望ましく、特に入院したり、グループホームに入所したりするなど、ケアレベルが変更された場合、しっかりと連絡を受ける体制が整っている必要がある。プライマリーケア医療者は、子どもに対して継続的にプライマリーケアを提供しつつ、専門的医療者との連携に関しての助言を行うなどの職責を担う。このような連携体制で患者を監理すべきケースとしては、精神病や大うつ病性障害との診断を受けている小児思春期の子どもが該当する。

プライマリーケア医療者とメンタルヘルスの専門家が同一施設内で合同でケアを提供するモデル

　プライマリーケアの診療所に、メンタルヘルスケアの専門家が常勤職として勤務する体制をとっている先駆的な診療所が全米で増加しつつある。

　2001年9月11日のテロや、ハリケーン・カトリーナやその他の災害を通じ、大規模災害が生じた際に、プライマリーケアを提供する診療所がメンタルヘルスケア・サービスを統合して提供することの有用性が明確化することとなった。従来のメンタルヘルスケアの提供体制よりも、子どもや家族がプライマリーケアの環境でメンタルヘルスケア・サービスを受けることを好むことは、研究を通じて明らかとなっている[76]。ある大都市圏のプライマリーケア診療所が行動科学に基づく医療ケアを統合した診療を実施したことで、貧困にあえぐ子どもや家族が医療に繋がりやすくなり予後も改善した、との実践報告も存在している[77]。

　同一施設での合同ケア提供モデルにおけるメンタルヘルスの専門家の役割：同一施設内においてプライマリーケア医療者とメンタルヘルスの専門家が合同でケアを提供することが可能な場合、メンタルヘルスの専門家の役割は、診療所や患者とその家族のニーズに応じて拡充させていくことが理想的である。このような体制において、プライマリーケア医療者は先に述べた連携モデルのいずれか、またはすべての役割を担うことが出来るであろう。児童精神科医や発達行動科学を専門とする小児科医が不足している地域では、医療ソーシャルワーカーや臨床心理士などをクリニックが雇用することで相談プロセスの適正化と効率化が図られることとなり、コンサルテーションを行う遠方の専門的医療者と共有する患者の評価の質は向上し、治療計画を実行しその後のフォローアップを行ううえでの有用性も向上する[78]。またこのような

専門職がプライマリーケアのクリニックで勤務をしていることで、子どもと家族からのインフォーマルな相談が増えるとともに問題解決志向の話し合いが増え、その情報が共有されることでプライマリーケア医療者にとっても、メンタルヘルスの専門家にとっても大きなメリットが得られることとなる。

　小児科の診療所に常勤職で勤務するメンタルヘルスの専門医は、診療所の方針や事業展開の意向にもよるが、様々な形でその役割を発揮することが可能である。診療所に常勤するメンタルヘルスの専門家は、メンタルヘルスの専門施設における枠組みと同様に、一回30～60分の枠で子どものメンタルヘルスの評価や治療を提供することも出来るし、プライマリーケア医療者と密接に連携し、より統合されたサービスを提供することも出来るであろう。プライマリーケア医療者が前回の受診から何か変化があったのか否かにつき問診を行ったり、心理尺度による評価を実施していた場合には、その情報を共有することが出来るし、親への心理教育などの支援サービスの提供を分担することも出来るであろう。また、問題を抱えている子どもの評価や、学校関係者やその他のメンタルヘルスに関連する職種との連絡や、メンタルヘルスケア・サービスの提供ならびにケアを提供するうえでの障壁に対する対応や、ケアの進捗状況の確認や、家族への定期的な連絡と支援を行う際や、子どもと家族を別の医療機関に紹介するなどの対応を行う際にも、両者の間で役割分担をすることが出来るであろう。診療所が雇用しているメンタルヘルスのケースマネージャーは、情報の収集やケアコーディネーションなど、保険点数が何も付与されていない"お金にならない"多くの業務を担っているが、このような職種の存在は、プライマリーケア医療者の仕事の効率性を高め、生産性の向上に繋がっており、人件費として拠出している以上の収益を生み出しているとの研究報告も存在している[79]。

　もう一つのプライマリーケア医療者とメンタルヘルスの専門家が同一の現場で協働する体制（ときにメンタルヘルスの専門家が複数の診療所を掛け持ちしている場合もある）としては、メンタルヘルスの専門家が、特定の症状を呈する患者のケアの手順を明確化し、プライマリーケア医療者がそのケアを行う際に具体的なサポートを行う、という方法が挙げられる。この方法は、成人で有効性が示されているが、小児思春期の子どもにおいても有効であることが期待されている[4-6, 80]。あるRCT研究では、うつ病または不安障害の診断基準を満たした8～16歳の子どもを、「メンタルヘルスの専門家のサポートのもとでプライマリーケアの現場で複数回の短い行動療法プログラムを実施する群」（プライマリーケア対応群）と、「メンタルヘルスの専門家に紹介受診を行う群」（メンタルヘルスケア紹介群）とに分け、その効果について比較を行った結果、プライマリーケア対応群においてより予後が良好であり、とりわけヒスパニック系の患者においてその傾向が顕著であったと報告されている。このRCT研究の結果からは、このような方法で合同ケアを行うことが、メンタルヘルスケアにおける人種・民族的格差に対処するうえで有用となりうる可能性が示唆される[81]。

　どのような連携モデルであれ、多職種が相互に歩み寄りケアを提供することは、プライマリーケア医療者にとっても患者にとっても、有益であることに疑いの余地はないが、プライマリーケアの現場で、プライマリーケア医療者とメンタルヘルスの専門家が臨床現場で直接的に連携を行う合同ケア提供体制は、診察を行う際にも、チームカンファレンスを行う際にも、診

療提供体制の改善の取り組みを進める際にも、最もシームレスな対応を行うことが出来る理想的な体制ということが出来る。

　同一施設内での合同ケア提供モデルにおける事業展開：診療上、メンタルヘルスケアをどのように事業展開することが出来るのかは、地域の公的・私的な医療健康保険会社のメンタルヘルスケアに対する給付制度や支払い率、ケアサービスの提供に関する許認可の条件や、許認可を受けたメンタルヘルスの専門家の資質に大きく依拠するのが現実である。診療所が同一施設内での合同ケア提供モデルの実施を検討する場合、それぞれの診療所特有のニーズ、利用可能なリソース、使用しうる健康保険プラン、それぞれの健康保険プランの支払い率に基づいて事業計画を立てる必要がある。最もシンプルな事業モデルとしては、プライマリーケアの診療所がメンタルヘルスの専門家に診療所の一室を提供し、メンタルヘルスサービスの枠組みの中で保険請求を行い、収支構造を独立して行うというものである。その他の事業モデルとしては、プライマリーケアの診療所が常勤職としてメンタルヘルスの専門家を雇用したり、メンタルヘルスの専門機関や病院が雇用しているメンタルヘルスの専門家を、プライマリーケアの診療所に派遣の形で常駐してもらうという形も考えられる。州によっては、プライマリーケア医療者とメンタルヘルスの専門家が同一施設で合同でケアを実施している場合に、その施設を「州法に基づく治療施設」と認定しメンタルヘルスケアの医療健康保険の支払い先として規定することで、このような施設の設置を推進している州もある（例えばニューヨーク州では、州の公衆衛生法第28条で公衆衛生機関の認定と規制を行っているが、病院だけではなく、診療所や学校に併設する保健センターに対しても、メンタルヘルスケア・サービスを提供する施設としての許認可を行っている）。メディケイドの受給者が集中する診療所では、州のメディケイドの付帯規則に注意を払う必要があるであろう。これらの付帯規則には、診療所にメンタルヘルスの専門家が雇用されている場合に、その専門家の監督のもとでメンタルヘルスにかかる診療を行った場合、診療所の医師名で保険請求が出来る旨の特約事項が定められている可能性がある。このような、より柔軟度の高い特約事項が定められている場合、従来の精神医療の医療保険制度に従い、雇用されているメンタルヘルスの専門家名で直接保険請求を行うよりも、将来的により償還率が高い報酬が得られる可能性もあり、そのような診療報酬体制が整備されることで、プライマリーケアとメンタルヘルスケアの真の統合は促進されることとなるであろう。

　米国内でプライマリーケア医療者とメンタルヘルスの専門家との同一施設内の合同ケア体制が整備されている地域の多くで、診療所に雇用されているメンタルヘルスの専門家に正当な報酬を支払うことを可能とするために、各種の助成金が利用されてきた。いくつかの地域では、保険者からの支払いによって十分に同一施設内の合同ケア提供体制が維持出来る状態にまで発展しているが[82]、十分な診療報酬が得られない地域であっても、合同ケア提供体制が整備されたことに対しての満足度は高いと報告されている[83]。米国小児科学会（AAP）では、メンタルヘルスの専門家を雇用し、同一施設内の合同ケア提供体制を確立した診療所の実践報告の収集を行っている[84]。実際、AAPはこのような医療提供体制の効果を評価することや、このような体制を構築し維持するための最適な方法論について検討を重ねていくことを、優先度の高い活動として重視している。

　診療所の中には、精神保健機関や大学病院などに雇用されている児童精神科医と非常勤診療契約を結んでいて、診療日には直接的なコンサルテーションを受け、診療日以外でも、必要に応じて電話やオンラインでコンサルテーションを受ける体制を整備しているところもある。たとえ児童精神科医を常勤で雇用出来なかったとしても、精神保健福祉士や心理士を常勤で雇用することで、精神科医が診察を行う前に子どもや家族とあらかじめ面談を行って情報を収集したり心理社会的評価を行うことが出来、また精神科医が質問するであろう特定の臨床的な質問を子どもや家族に提示することも出来、ケアを実施するうえでの障壁をあらかじめ明確にし、可能な範囲であらかじめ対処しておくことも出来る。そして精神科医が診察した以降にも、確認された所見や精神科医の方針に則って子どもと家族に心理教育を行うことが可能となり、定期的なフォローアップを行い、ケアの進捗を確認することも可能となる。それにより、精神科医の診療の効率は大幅に向上することが期待される。

意思決定の支援体制の整備

　多様な状態を呈するメンタルヘルスの問題に対し、様々な段階における診断や管理の状況を共有することが出来るツールを用いることは、プライマリーケアの現場におけるメンタルヘルスケアの診療の質の強化に有用となるであろう。臨床医の意思決定支援体制に関する質問項目を表3-5に掲示しているので、回答していただきたい。

評価項目	スコア			評価内容
機能評価の実施体制	1	2	3	適切な機能評価尺度を用いて、メンタルヘルスの問題を抱える小児思春期の子どもを特定・評価する体制を整え、その治療的対応の進捗についてモニタリングする体制を整えている。
臨床ガイダンスの活用	1	2	3	メンタルヘルスの問題や物質使用障害の問題における最新の診断分類や、心理社会的療法や心理薬理学的治療、ならびに子どもとその家族がしばしば用いている補完統合医療に関しての安全性と有効性に関する最新のエビデンスについての信頼出来る情報を入手し、活用することが出来る。
精神科へのコンサルテーション体制	1	2	3	小児思春期の子どもを専門とする精神科医にコンサルテーションを行い、子どものメンタルヘルス上の問題についての評価と管理に関する助言を得ることが出来る。
プロトコルの存在	1	2	3	一般的なメンタルヘルスの問題や物質使用障害の問題を抱える小児思春期の子どもの評価を行うための各種ツールを準備し、子どもが治療に積極的に参加することをサポートする資料を備え、治療を行う際の治療プロトコルも準備されている。
スクリーニングとサーベイランスの実施体制	1	2	3	慢性疾患の子どもの定期受診の際に、ルーチンに心理社会的状況の問診と適切なスクリーニング尺度を用いた評価を行い、急性症状による予約外受診の際にも簡便なメンタルヘルス・チェックを行って、メンタルヘルスの問題や物質使用障害の問題の有無を確認するとともに、子どもや家族のストレングス（強み）とリスクを常に把握出来るような対応をルーチンに行っている。

表3-5　子どものメンタルヘルスの問題に実践対応するうえでの準備性確認のための自記式質問票：臨床医の意思決定支援体制

1＝現時点で十分に整備されており、大幅な改善は不要である

2＝ある程度は整備されているが、改善を要する

3＝まだ整備されておらず、大幅な改善を要する

メンタルヘルスの問題を特定し、治療目標の達成に向けた子どもと家族の進捗を モニタリングするために、複数の機能評価ツールを活用する

　プライマリーケア医療者は、喘息患者の評価やモニタリングのためにスパイロメトリーを用いたり、1型糖尿病患者の評価やモニタリングのためにHbA_{1c}を用いることには慣れている一方で、メンタルヘルスの問題を抱える患者の臨床状態の評価やモニタリングに用いられているツールにはおよそ馴染みがないのが実情であろう。メンタルヘルスの専門家の診療においては、患者や家族機能の評価を行う際に心理尺度を用いることは、評価・モニタリングを行う手段として日常的に行われている。このような尺度を用いることで、子どもに生じている問題点が把握出来るだけではなく、ストレングス（強み）についての情報も把握することが可能となる。また、特定の精神疾患の診断基準を満たさない状態であっても、家庭・学校・友人関係などに何らかの問題を抱えている子どもを抽出することが出来、診断基準を満たす場合には、その精神疾患が子どもや家族に及ぼす影響や、子どもの対人関係や学業成績に与える影響を評価することも可能である。

　小児思春期の子どもや家族の全般的な機能を尺度を用いて評価することは、プライマリーケア医療者にとって様々な利点をもたらす[85]。

> ▶ 多くの精神疾患において、症状を基盤とした評価よりも、機能を基盤とした評価のほうが、評価者間の信頼度が高いとされている。
> ▶ 機能障害は、精神疾患の特定の症状が認められる前に出現することが多く、また回復の際にも症状よりもゆっくりと改善していくことが多い。
> ▶ 機能面に着目して、ストレングス（強み）となっている領域と問題を抱えている領域とを特定することで、治療目標を策定し、モニタリングを行う際の指針とすることが出来る。
> ▶ 機能的予後の改善は、メンタルヘルスケア・サービスの有効性の指標であり、小児思春期の子どもや家族にとって、より重要な観点でもある。

　メンタルヘルスの機能評価に用いられる尺度には、プライマリーケアの現場には適用することが困難なものも少なくはないが、プライマリーケア医療者が小児思春期の子どものメンタルヘルスの課題のスクリーニング・評価・モニタリングに活用するうえで有用な尺度も複数存在している。尺度によっては一般の非医療者でも有効に活用することが可能である。詳細については巻末の補足資料2を参照されたい。

スクリーニング尺度の結果や臨床所見から、メンタルヘルスの問題や物質使用の 問題を抱えていると思われる子どもに対し、さらなる評価のために適切な 評価尺度を活用する

　メンタルヘルスの問題や物質使用障害の問題を抱えている可能性のある小児思春期の子どものさらなる評価のために、数多くの診断補助的な尺度が利用可能である。巻末の補足資料2で

は、プライマリーケアの現場で活用可能な定評のある心理尺度を一覧表にして提示している。

メンタルヘルスの診断分類と治療の安全性と効果に関しての、エビデンスに基づく最新の情報を提供しているリソースを活用する

　米国小児科学会（AAP）は、本書を含め、プライマリーケア医療者が小児思春期の子どもにおいて頻度の高い一般的なメンタルヘルスの問題の評価と管理を行ううえで有用なガイダンスとなる書籍を数多く出版している。その他にも、プライマリーケア医療者にとって有用となるであろうメンタルヘルスの問題や物質使用障害の問題を抱えた子どもに対する薬物療法のメリットやデメリットについて啓発する資料や、メンタルヘルスの問題を抱える小児思春期の子どもや家族にとって広く有用であり、その他の状況においても広く活用可能な補完的・統合的な治療法について紹介する資料なども用意されている。

　メンタルヘルスの専門家から向精神薬の処方を受けている患者のケアにプライマリーケア医療者が関わることはよくあるが、その専門家と継続的に相談し合う機会を得ることはおよそ難しいのが実情である。そのような際には、以下に示すような戦略が重要となるであろう。

小児への薬物療法の経験豊富な専門医（児童精神科医、発達行動科学を専門とする小児科医、神経発達専門医、思春期医学専門医、小児神経専門医）との連携体制を構築する

　このような連携体制を構築することには、実際には様々な困難を伴うであろう。ただし、米国内の多くの地域が、プライマリーケア医療者と学術機関の協力体制のもとで、「遠隔精神医学診療モデル」「地域の精神科医とのコンサルテーションモデル」「診療所内に児童精神科医を配置するモデル」などの様々な先進的な取り組みを行っている。このようなモデルを組み込んだいくつかのプログラムの効果につき検討した研究報告では、このようなプログラムが小児のプライマリーケア医療者の自己効力感を高め、小児思春期の精神疾患患者に対するポリファーマシーの問題を低減させたとの結果が示されている。詳細については、先述した「様々な協働診療モデルに参加するための体制を整える」のセクションも参照されたい。

エビデンスに基づく対応プロトコルを作成し、臨床現場で活用する

　エビデンスに基づくガイドラインや地域で策定された標準的ケア指針に準拠した診療の手引きやフローシートを作成することで、治療プロセスにおける重要な要素について、よりしっかりと日常診療の中に落とし込むことが可能となる。このような対応を行ううえで、まず初めに俎上にのぼるのは、注意欠如・多動性障害（ADHD）の子どもであることが多い。多くのプライマリーケア医療者は、ADHDの診断や管理を行うことに慣れていて、臨床ガイドラインも確立しており[86]、診療の質向上のためにこれまでにも地域がいくらかの取り組みを進めてきた可能性が高い[87-89]。

　診療所内でメンタルヘルスの管理に関してのプロトコルを導入する際には、診療所のスタッフの積極的な参加が欠かせず、チームビルディングから始める必要があるであろう。このような

プロトコルの構築が進めば、診療所のスタッフは以下のような役割を担うこととなるであろう。

- ▶ リストに登録されている患者が来院した際に、学校・児童福祉施設・他の医療機関などに情報の照会を行う。
- ▶ 医師の診察に先立ち、心理尺度を用いてスコアリングを行っておく。
- ▶ 患者の加入している健康保険を確認し、給付に関する諸条件を明確化しておく。
- ▶ 薬物投与中の子どもでは、服薬アドヒアランスを確認し、効果や副作用について聞き取りを行い、診察前に臨床検査を行っておく必要があるか否かを確認し、検査を実施した場合、その検査結果を診療録に挟み込む。
- ▶ 身長・体重とバイタルサインの測定を行う。
- ▶ 患者と家族機能に関するルーチンの評価を行う。
- ▶ 治療目標に対する進捗状況の確認を行う。
- ▶ 次回の再診日を家族に確認する。また再診日に受診しなかった場合に、家族に電話で状況を確認し、必要に応じて再診予約を入れ直す。
- ▶ メンタルヘルスの専門家への紹介が必要となった際には、紹介先に適切に受診することが出来るように支援を行う。

　このような診療所スタッフの役割は、最新の電子カルテシステムを導入することで強化することが可能である。最新の電子カルテシステムは、患者に関わるあらゆる医療スタッフとアクセス権を持つ事務スタッフが診療録にアクセスすることが出来るため、情報の集約が容易であり、共同して立案したケアマネジメント・プランをフォローアップするうえでも非常に有用である。また、予約診療に来なかった場合の連絡を自動で行うことも出来、また電子カルテに組み込んだ患者の行動や機能に関する心理尺度のスコアリングを自動で行い、それを記録に残すことも可能である。クラウドで管理された電子カルテでは、子どもや親が来院前に問診票に回答することも出来、その結果が送信された場合に、それが電子カルテに反映され、臨床医があらかじめ子どもに生じている問題点を把握することが出来るようになっている。どのようなツールを使用する場合であれ、プライマリーケア医療者はそのツールで出来ることを把握したうえで、そのツールをどのように運用し、診療結果を記録し、患者のモニタリングを行うのかについて考えておく必要がある。

　米国小児科学会は、慢性疾患の継続管理のためのプロトコルやツールのサンプルをウェブサイト上で公開している（www.medicalhomeinfo.org）。このサイトでは、ADHD と思春期うつ病の子どものメンタルヘルスの状態をモニタリングするための具体的なプロトコルが公開されている[90]。

　電子カルテシステムが広く普及してきたことで、今後はエビデンスに基づいた病態別のプレオーダー・セットが活用されるようになり、臨床上の流れの自動化も進み、追跡レポートの作成も出来るようになり、慢性疾患を抱える患者のケアの質の向上に電子カルテシステムはますます有用となっていくことが期待される。電子カルテによるリマインダーや、診療の質に関す

るフィードバック報告、標準化されたオーダーセットなどの機能は、医療過誤を減らし、患者の満足度を高め、ガイドラインに沿ったケアが行われる割合を高め、活用場面によっては、患者の医療ニーズが満たされているか否かを特定するうえでも有用となることが、既にいくつかの研究報告で明確化されている[91-95]。ただ、日常診療上で電子カルテを使用するうえで、いくつかの課題も浮かび上がってきている。第一に、行動科学的な問題を抱えて受診した患者の電子カルテへの臨床医の記載は、しばしば不十分で質も低くなりやすく、質の評価をし難いという点が指摘されている。第二に、いくつかの電子カルテでは自動スクリーニングモジュールが組み込まれているが、臨床医はこのモジュールを高リスクのケースの検証のために使用する傾向が強く、普遍的なスクリーニングにはあまり用いられていないのが実情である。そして第三に、高度の電子カルテシステムの使用は、日常診療の質を向上させることが無作為化対照試験（RCT）で証明されているが[96,97]、実際の患者の症状改善に及ぼす影響はごくわずかであったとも指摘されている。結局のところ、患者を長期的にモニタリングし、継続的に関与し続ける体制をどの程度整備しうるのかは、現状は個々の診療所次第であり、おのずと限界があることは明らかである。それゆえに、成人のうつ病患者や糖尿病患者に適用されている慢性疾患ケアモデルで既に実現されているようなシステマチックな体制を整備していくためには、地域で均霑化可能な医療システムと、個々の診療所を導くようなコーチング体制が不可欠といえよう。

社会的リスクの存在が確認された子どもや家族に対し、メンタルヘルスの問題や物質使用の問題について定期的なスクリーニング評価を行うことを検討する

　メンタルヘルスの問題を抱える子どもや、親との関係性に困難を抱えている子どもや、心理社会的ストレス下にある家族や、精神疾患を有する親の多くは、たとえプライマリーケアの診療所に頻繁に通っていたとしても、メンタルヘルスケアを受けることや、ソーシャルサービスを受ける必要性については、ほとんど認識をしていない。この認識の欠如は、慢性的な医学的病態を抱えている小児思春期の子どもには、とりわけよく当てはまるのが実情である。さらに言うならば、子どもや親自身がメンタルヘルスの問題が根本にあるとは認識していないために、子どもの頻回の小児科受診に繋がっているという状況も稀ではない[98]。小児思春期の子どもやその家族が満たされないメンタルヘルス上のニーズを抱えているというケースは膨大に存在している。そのことをプライマリーケア医療者側が認識することが出来たならば、そのような潜在的なニーズを満たしていくために、プライマリーケアの現場においてメンタルヘルスケアや社会的支援を要するケースを同定しうる体制を強化することは急務であるとの結論に至るはずである。

　このような潜在的なニーズの大きさを認識した医療者は、手始めに、小児患者の診察の際に心理社会的スクリーニングを導入するなど、メンタルヘルスの問題に対応するための診療の手順を改善することから始めることが出来るであろう。ただし、診療所の事務的手続きを改善し、メンタルヘルスの専門家との協力関係を構築し、意思決定の支援体制を明確にし、必要時に紹介を行うことの出来る体制を構築することが出来なければ、このようなスクリーニングを実施したとしても、あまり良い効果を生み出すことにはならないであろう。これらの諸条件を

診療所で整えることが出来て初めて、メンタルヘルスの問題や物質使用障害の問題を抱える小児思春期の子どもを発見し対応を行ううえでの準備性が整ったということが出来るのである。

　米国小児科学会（AAP）が公表している『子どもの明るい未来のために：乳幼児期・小児期・思春期の子どもの健康を見守るためのガイドライン 第4版（*Bright Futures* ガイドライン）』では、子どもの定期受診の機会を利用して、ルーチンに子どもと家族の心理社会的な問題に対するサーベイランス（スクリーニング検査）を実施することの重要性が強調されている。*Bright Futures* ガイドラインでは、乳幼児の母親に対しルーチンでうつ病のスクリーニングを行うことや、思春期児に対しルーチンでうつ病や物質使用障害のスクリーニングを行うことも推奨されている。*Bright Futures* ガイドラインにおける小児の予防的ヘルスケアとしての推奨事項（診察時にルーチンに行うことを推奨する観察項目）（Bright Futures/AAP Recommendations for Preventive Pediatric Health Care ［periodicity schedule］）の項目には挙げられていないものの、小児思春期の子どもの定期診察時にルーチンで心理社会的問題の潜在に関するスクリーニングを実施している診療所は年々増加している〔訳注：2022年の改定版からは、正式に同項目が加えられている〕。

　本書の「第1章：予防的メンタルヘルスケアを小児の一次診療の現場に組み込む」では、このようなスクリーニングを、プライマリーケアの現場のワークフローに組み込むための臨床的プロセスについて概説している（第1章のBox 1-8とBox 1-9で、その概要をまとめたガイダンスを提示している）。

　心理社会的問題のスクリーニングを日常診療に組み込む際には、実際には段階的に実施する必要があるであろう。診療所の特性や、受診してくる患者層によっても異なるであろうが、一般的にメンタルヘルスのニーズの高い集団（社会的養護のもとにある子ども、軍属家庭で親が派兵されている子ども、小児期逆境体験［ACE］に晒されている子ども、貧困家庭の子ども、暴力犯罪の多い地域で生活をしている子ども、人種差別を受けている子ども、ホモフォビア［同性愛嫌悪］の対象となっている子どもなど）の中から、まずはルーチンでスクリーニングを始めるのが現実的である。地域によっては、学校のスクールカウンセラーやスクールナースや学校併設の診療所、ならびに保健機関や福祉機関や少年司法機関などの各種機関からの協力を得て、それぞれが関わりを持った時点での子どもの状況に関し、診療所に受診してくる前に情報を共有することも出来るであろう。

　巻末の補足資料2には、有用性が証明されており、プライマリーケアの現場でも活用しやすい各種のメンタルヘルス・スクリーニングツールが、病態別に整理された状態で掲示されているので、参照されたい。

　プライマリーケアの現場で心理尺度の導入を検討する際には、以下の点を満たしているものであるかどうかを考慮する必要がある。

- ▶ 患者にとって使いやすいものであるかどうか。
- ▶ 使用に際し、特別なトレーニングを要さないものであるかどうか。
- ▶ 複数の場面で使用することが出来るようなものであるかどうか（尺度によっては、学童

用・思春期児用・親用・教師用などの複数のバージョンが用意されている）。複数のリソース
から情報を得ることが出来た場合、アセスメントの過程でより深い洞察が得られるであ
ろう。

▶ 複数のプラットフォームで利用可能であるか否か。子どもや家族がオンライン上で入力
が出来たり、診療所のパソコンで入力が出来る場合、利点にもなりうるが、従来の紙媒
体による記入を好む医療者もいるであろう。

▶ 回答する項目数が比較的少なく、採点も容易であるか否か。米国小児科学会（AAP）の
メンタルヘルスに関するタスクフォース（TFMH）は、スクリーニング検査に用いる場合、
所要時間が 10 〜 15 分以内であることを推奨している。

▶ 多言語版が用意されているか否か。スクリーニングを行う際には、回答者の希望する言
語で記載された尺度が利用出来る必要がある。

▶ 無料で公開されている、もしくは手頃な価格で入手可能であるか否か。

なお、スクリーニングとしての心理尺度の使用は、所見を明確にし詳細な問題を把握するた
めに行う臨床的面接の代わりになるものではない点に留意されたい。

急性疾患に罹患し受診した機会を、
メンタルヘルスの問題の発見の機会として活用する

小児思春期の子どもの多くは、医療機関に定期受診をしているわけではない点に鑑み、米国
小児科学会（AAP）のメンタルヘルスに関するタスクフォース（TFMH）は、普段病院に受診
する機会のない子どもが急性疾患に罹患して受診した機会に、プライマリーケア医療者が簡便
なメンタルヘルスのスクリーニングの問診（brief mental health updates）を行うことを推奨して
いる。TFMHは、構成メンバー同士の議論をもとに、患者である子どもとその親からの意見
を取り入れたうえで、プライマリーケアの現場での試験的な運用を経て、プライマリーケアの
現場で急性疾患に罹患し受診した子どもに対し、短時間で利用可能な質問票を作成している。
実際の質問票やその利用法については、「第 1 章：予防的メンタルヘルスケアを小児の一次診
療の現場に組み込む」を参照されたい。これらの質問を行うことによる効果や、より良い活用
法については、今後の研究の成果が待たれる状況にある。

結 語

プライマリーケアを提供している小児科医やその他の医療職は、「子どものメンタルヘルス
の問題に実践対応するうえでの準備性確認のための自記式質問票」を用いて、診療所における
ニーズの評価を行い、診療所で提供可能なメンタルヘルスケアを段階的に強化するための優先
順位を決定することが出来るであろう。慢性疾患の医療モデルやトラウマ・インフォームド・
ケアの原則から導き出された、診療所がメンタルヘルスケアを提供するうえで重要な要素は以

下の通りである。

> ▶ 地域のリソースを明確にする。
> ▶ メンタルヘルスケアに対する適切な医療経済的制度を把握する。
> ▶ 子どもと家族への支援体制を整備する。
> ▶ 医療情報管理体制と医療提供体制の再構築を行う。
> ▶ 意思決定の支援体制を整備する。

　本章では、臨床医が子どもと家族のニーズを満たすために、診療所に求められる体制を整備するうえで重要となるアプローチにつき概説を行った。このような体制を整備することで得られるメリットは非常に大きく、診療所が提供する医療の質が改善し、トラウマ暴露歴などの心理社会的なリスクを有する子どもや、メンタルヘルスの問題や物質使用の問題を抱える子どもを早期に発見する能力は高まり、たとえ精神疾患の診断基準を満たさない状態であってもより早期にケアを受けることが出来る可能性は高まり、小児思春期の子どもや家族のレジリエンス（逆境をはねのけ回復する力）を高めることにも繋がるであろう。

謝辞：本章の基となった論文を公表した米国小児科学会メンタルヘルスに関するタスクフォースに改めて感謝申し上げる。
《タスクフォースメンバー》
　　ジェーン・メシャン・フォイ（医学士）（座長、筆頭著者）、ポーラ・ダンカン（医学士）、バーバラ・フランクフスキー（医学士・公衆衛生学修士）、ケリー・ケラハー（医学士・公衆衛生学修士）（共同筆頭著者）、ペネロペ・K・ナップ（医学士）、ダニエル・ララク（医学士）（共同筆頭著者）、ゲイリー・ペック（医学士）、マイケル・レガラード（医学士）、ジャック・スワンソン（医学士）、マーク・ウォルライチ（医学士）
《コンサルタントメンバー》
　　マーガレット・ドーラン（医学士）、アラン・ジョフィ（医学士・公衆衛生学修士）、パトリシア・オマリー（医学士）、ジェイムズ・ペリン（医学士）、トーマス・K・マキナニー（医学士）、リン・ウェグナー（医学士）
《リエゾンメンバー》
　　テリー・カーミカエル（米国ソーシャルワーカー協会［National Association of Social Workers]）、ダーシー・グラタダーロ（法学士）（米国精神疾患協会［National Alliance on Mental Illness]）、ギャリー・シグマン（医学士）（米国思春期医学会［Society for Adolescent Medicine]）、ミルトス・サリバン（医学士・公衆衛生学修士）（米国医学会［National Medical Association]）、L・リード・スリック（医学士）（米国児童思春期精神医学会［American Academy of Child and Adolescent Psychiatry]）
《事務局メンバー》
　　リンダ・ポール、アルディナ・ホブデ

▌米国小児科学会（AAP）の提言／指針

- Adams RC; Levy SE; American Academy of Pediatrics Council on Children With Disabilities. Shared decision-making and children with disabilities: pathways to consensus. *Pediatrics*. 2017;139(6):e20170956 (pediatrics.aappublications.org/ content/139/6/e20170956)
- American Academy of Pediatrics Committee on Hospital Care, Institute for Patient- and Family-Centered Care. Patient- and family-centered care and the pediatrician's role. *Pediatrics*. 2012;129(2):394–404 (pediatrics.aappublications.org/content/ 129/2/394)

- American Academy of Pediatrics Committee on Psychosocial Aspects of Child and Family Health and Task Force on Mental Health. The future of pediatrics: mental health competencies for the care of children and adolescents in primary care settings. *Pediatrics*. 2009;124:(1):410–421. Reaffirmed August 2013 (pediatrics. aappublications. org/content/124/1/410)
- American Academy of Pediatrics Council on Children With Disabilities and Medical Home Implementation Project Advisory Committee. Patient- and family-centered care coordination: a framework for integrating care for children and youth across multiple systems. *Pediatrics*. 2014;133(5):e1451–e1460 (pediatrics. aappublications.org/ content/133/5/e1451)
- American Academy of Pediatrics Section on Integrative Medicine. Mind-body therapies in children and youth. *Pediatrics*. 2016;138(3):e20161896 (pediatrics. aappublications.org/content/138/3/e20161896)
- American College of Obstetricians and Gynecologists. *Collaboration in Practice: Implementing Team-Based Care*. Washington, DC: American College of Obstetricians and Gynecologists; 2016. AAP endorsed (www. acog.org/Resources-And-Publications/Task-Force-and-Work-Group-Reports/Collaboration-in-Practice-Implementing-Team-Based-Care)

▌参考文献

1. Wagner EH. Chronic disease management: what will it take to improve care for chronic illness? *Eff Clin Pract*. 1998;1(1):2–4
2. Wagner EH, Austin BT, Davis C, Hindmarsh M, Schaefer J, Bonomi A. Improving chronic illness care: translating evidence into action. *Health Aff (Millwood)*. 2001;20(6):64–78
3. Bodenheimer T, Wagner EH, Grumbach K. Improving primary care for patients with chronic illness: the chronic care model, part 2. *JAMA*. 2002;288(15):1909–1914
4. Richardson LP, Ludman E, McCauley E, et al. Collaborative care for adolescents with depression in primary care: a randomized clinical trial. *JAMA*. 2014;312(8):809–816
5. Wright DR, Haaland WL, Ludman E, McCauley E, Lindenbaum J, Richardson LP. The costs and cost-effectiveness of collaborative care for adolescents with depression in primary care settings: a randomized clinical trial. *JAMA Pediatr*. 2016;170(11):1048–1054
6. Asarnow JR, Jaycox LH, Duan N, et al. Effectiveness of a quality improvement intervention for adolescent depression in primary care clinics: a randomized controlled trial. *JAMA*. 2005;293(3):311–319
7. Foy JM; American Academy of Pediatrics Task Force on Mental Health. Enhancing pediatric mental health care: report from the American Academy of Pediatrics Task Force on Mental Health. Introduction. *Pediatrics*. 2010;125(suppl 3):S69–S74
8. IDEA 2004: building the legacy; Part C (birth–2 years old). US Department of Education Web site. http://idea.ed.gov/part-c/search/new.html. Accessed January 4, 2018
9. Shonkoff JP, Phillips DA, eds. *From Neurons to Neighborhoods: The Science of Early Childhood Development*. Washington, DC: National Academies Press; 2000
10. Collaborative on Healthy Parenting in Primary Care. *Supporting Healthy Parenting in Primary Care*. Washington, DC: Forum on Promoting Children's Cognitive, Affective, and Behavioral Health at the National Academies of Sciences, Engineering, and Medicine; 2016. http://sites.nationalacademies.org/cs/ groups/dbassesite/documents/webpage/dbasse_174781.pdf. Accessed January 4, 2018
11. Wethington HR, Hahn RA, Fuqua-Whitley DS, et al; US Task Force on Community Preventive Services. The effectiveness of interventions to reduce psychological harm from traumatic events among children and adolescents: a systematic review. *Am J Prev Med*. 2008;35(3):287–313
12. Dorsey S, McLaughlin KA, Kerns SEU, et al. Evidence base update for psychosocial treatments for children and adolescents exposed to traumatic events. *J Clin Child Adolesc Psychol*. 2017;46(3):303–330
13. American Academy of Pediatrics Council on Community Pediatrics. Providing care for children and adolescents facing homelessness and housing insecurity. *Pediatrics*. 2013;131(6):1206–1210
14. American Academy of Pediatrics Council on Community Pediatrics and Committee on Nutrition. Promoting food security for all children. *Pediatrics*. 2015;136(5):e1431–e1438
15. American Academy of Pediatrics, Food Research and Action Center. *Addressing Food Insecurity: A Toolkit*

for Pediatricians. Washington, DC: Food Research and Action Center; 2017. http://frac.org/aaptoolkit. Accessed January 4, 2018

16. APA Task Force on Childhood Poverty. A strategic road-map: committed to bringing the voice of pediatricians to the most important problem facing children in the US today. Academic Pediatrics Association Web site. http://www.academicpeds.org/public_policy/pdf/APA_Task_Force_Strategic_Road_Mapver3.pdf. Published April 30, 2013. Accessed January 4, 2018

17. Poverty and child health. American Academy of Pediatrics Web site. https://www.aap.org/en-us/advocacy-and-policy/state-advocacy/Pages/Poverty%20and%20Child%20Health%20State%20Advocacy%20Resources.aspx. Accessed January 4, 2018

18. Burns BJ, Costello EJ, Angold A, et al. Children's mental health service use across service sectors. *Health Aff (Millwood)*. 1995;14(3):147–159

19. Youngblade LM, Theokas C, Schulenberg J, Curry L, Huang IC, Novak M. Risk and promotive factors in families, schools, and communities: a contextual model of positive youth development in adolescence. *Pediatrics*. 2007;119 (suppl 1):S47–S53

20. Center for Mental Health Services. *Promotion and Prevention in Mental Health: Strengthening Parenting and Enhancing Child Resilience*. Rockville, MD: Substance Abuse and Mental Health Services Administration; 2007. DHHS publication CMHS-SVP-0175. https://store.samhsa.gov/product/Strengthening-Parenting-and-Enhancing-Child-Resilience/SVP07-0186. Accessed January 4, 2018

21. Jessor R, Turbin MS, Costa FM. Protective factors in adolescent health behavior. *J Pers Soc Psychol*. 1998;75(3):788–800

22. Carothers SS, Borkowski JG, Lefever JB, Whitman TL. Religiosity and the socioemotional adjustment of adolescent mothers and their children. *J Fam Psychol*. 2005;19(2):263–275

23. American Academy of Pediatrics Committee on Psychosocial Aspects of Child and Family Health and Task Force on Mental Health. The future of pediatrics: mental health competencies for pediatric primary care. *Pediatrics*. 2009;124(1):410–421

24. Foy JM, Earls MF. A process for developing community consensus regarding the diagnosis and management of attention-deficit/hyperactivity disorder. *Pediatrics*. 2005;115(1):e97–e104

25. American Academy of Child and Adolescent Psychiatry Committee on Health Care Access and Economics, American Academy of Pediatrics Task Force on Mental Health. Improving mental health services in primary care: reducing administrative and financial barriers to access and collaboration. *Pediatrics*. 2009;123(4):1248–1251

26. McKay MM, Hibbert R, Hoagwood K, et al. Integrating evidence-based engagement interventions into "real world" child mental health settings. *Brief Treat Crisis Interv*. 2004;4(2):177–186

27. President's New Freedom Commission on Mental Health. *Achieving the Promise: Transforming Mental Health Care in America; Final Report*. Rockville, MD: Substance Abuse and Mental Health Services Administration; 2003. DHHS publication SMA-03-3831. https://store.samhsa.gov/product/Achieving-the-Promise-Transforming-Mental-Health-Care-in-America-Executive-Summary/SMA03-3831. Accessed January 4, 2018

28. Sturner RA, Granger RH, Klatskin EH, Ferholt JB. The routine "well child" examination: a study of its value in the discovery of significant psychological problems. *Clin Pediatr (Phila)*. 1980;19(4):251–260

29. Horwitz SM, Kelleher KJ, Stein RE, et al. Barriers to the identification and management of psychosocial issues in children and maternal depression. *Pediatrics*. 2007;119(1):e208–e218

30. Julian TW, Kelleher K, Julian DA, Chisolm D. Using technology to enhance prevention services for children in primary care. *J Prim Prev*. 2007;28(2):155–165

31. Chisolm DJ, Gardner W, Julian T, Kelleher KJ. Adolescent satisfaction with computer-assisted behavioural risk screening in primary care. *Child Adolesc Ment Health*. 2008;13(4):163–168

32. Horwitz SM, Hoagwood KE, Garner A, et al. No technological innovation is a panacea: a case series in quality improvement for primary care mental health services. *Clin Pediatr (Phila)*. 2008;47(7):685–692

33. Bergman DA, Beck A, Rahm AK. The use of internet-based technology to tailor well-child care encounters. *Pediatrics*. 2009;124(1):e37–e43

34. Laraque D, Adams R, Steinbaum D, et al. Reported physician skills in the management of children's

mental health problems following an educational intervention. *Acad Pediatr*. 2009;9(3):164–171

35. Center for Adolescent Health and the Law. *State Minor Consent Laws: A Summary*. 3rd ed. Chapel Hill, NC: Center for Adolescent Health and the Law. http://www.cahl.org/state-minor-consent-laws-a-summary-third-edition. Accessed January 4, 2018

36. Ho WW, Brandfield J, Retkin R, Laraque D. Complexities in HIV consent in adolescents. *Clin Pediatr (Phila)*. 2005;44(6):473–478

37. Bhatara VS, Vogt HB, Patrick S, Doniparthi L, Ellis R. Acceptability of a Web-based attention-deficit/hyperactivity disorder scale (T-SKAMP) by teachers: a pilot study. *J Am Board Fam Med*. 2006;19(2):195–200

38. Ruwaard J, Schrieken B, Schrijver M, et al. Standardized Web-based cognitive behavioural therapy of mild to moderate depression: a randomized controlled trial with a long-term follow-up. *Cogn Behav Ther*. 2009;38(4):206–221

39. van Straten A, Cuijpers P, Smits N. Effectiveness of a Web-based self-help intervention for symptoms of depression, anxiety, and stress: randomized controlled trial. *J Med Internet Res*. 2008;10(1):e7

40. Wade SL, Walz NC, Carey JC, Williams KM. Preliminary efficacy of a Web-based family problem-solving treatment program for adolescents with traumatic brain injury. J Head Trauma Rehabil. 2008;23(6):369–377

41. Cho JH, Lee HC, Lim DJ, Kwon HS, Yoon KH. Mobile communication using a mobile phone with a glucometer for glucose control in type 2 patients with diabetes: as effective as an Internet-based glucose monitoring system. *J Telemed Telecare*. 2009;15(2):77–82

42. Kwon HS, Cho JH, Kim HS, et al. Establishment of blood glucose monitoring system using the internet. *Diabetes Care*. 2004;27(2):478–483

43. Wegner SE, Humble CG, Feaganes J, Stiles AD. Estimated savings from paid telephone consultations between subspecialists and primary care physicians. *Pediatrics*. 2008;122(6):e1136–e1140

44. Stevens J, Kelleher KJ, Gardner W, et al. Trial of computerized screening for adolescent behavioral concerns. *Pediatrics*. 2008;121(6):1099–1105

45. Leung SF, French P, Chui C, Arthur D. Computerized mental health assessment in integrative health clinics: a cross-sectional study using structured interview. *Int J Ment Health Nurs*. 2007;16(6):441–446

46. Olson AL, Gaffney CA, Lee PW, Starr P. Changing adolescent health behaviors: the healthy teens counseling approach. *Am J Prev Med*. 2008;35(5)(suppl):S359–S364

47. Grupp-Phelan J, Mahajan P, Foltin GL, et al; Pediatric Emergency Care Applied Research Network. Referral and resource use patterns for psychiatric-related visits to pediatric emergency departments. *Pediatr Emerg Care*. 2009;25(4):217–220

48. Gardner W, Kelleher KJ, Pajer K, Campo JV. Follow-up care of children identified with ADHD by primary care clinicians: a prospective cohort study. *J Pediatr*. 2004;145(6):767–771

49. Manfredi C, Lacey L, Warnecke R. Results of an intervention to improve compliance with referrals for evaluation of suspected malignancies at neighborhood public health centers. *Am J Public Health*. 1990;80(1):85–87

50. Friman PC, Finney JW, Rapoff MA, Christophersen ER. Improving pediatric appointment keeping with reminders and reduced response requirement. *J Appl Behav Anal*. 1985;18(4):315–321

51. Simon GE, VonKorff M, Rutter C, Wagner E. Randomised trial of monitoring, feedback, and management of care by telephone to improve treatment of depression in primary care. *BMJ*. 2000;320(7234):550–554

52. Oxman TE, Dietrich AJ, Williams JW Jr, Kroenke K. A three-component model for reengineering systems for the treatment of depression in primary care. *Psychosomatics*. 2002;43(6):441–450

53. Sabin JE, Daniels N. Managed care: strengthening the consumer voice in managed care; VII. The Georgia Peer Specialist Program. *Psychiatr Serv*. 2003;54(4):497–498

54. Center for Mental Health Services. *Helping Children and Youth With Serious Mental Health Needs: Systems of Care*. Rockville, MD: Substance Abuse and Mental Health Services Administration; 2006 https://store.samhsa.gov/product/Helping-Children-and-Youth-With-Serious-Mental-Health-Needs-Systems-of-Care/SMA06-4125. Accessed January 4, 2018

55. *The Children's Plan: Improving the Social and Emotional Well Being of New York's Children and Their Families*. Albany, NY: New York State Office of Mental Health; 2008. http://ccf.ny.gov/files/5013/7962/7099/childrens_plan.pdf. Accessed January 4, 2018

56. Parks J, Svendsen D, Singer P, Foti ME, eds. *Morbidity and Mortality in People With Serious Mental Illness*. Alexandria, VA: National Association of State Mental Health Program Directors; 2006. https://www.nasmhpd.org/content/morbidity-and-mortality-people-serious-mental-illness. Accessed January 4, 2018

57. Institute of Medicine Committee on Quality of Health Care in America. *Crossing the Quality Chasm: A New Health System for the 21st Century*. Washington, DC: National Academies Press; 2001

58. Dayton L, Buttress A, Agosti J, et al. Practical steps to integrate family voice in organization, policy, planning, and decision-making for socio-emotional trauma-informed integrated pediatric care. *Curr Probl Pediatr Adolesc Health Care*. 2016;46(12):402–410

59. Family-centered care. Family Voices Web site. http://www.familyvoices.org/work/family_care. Accessed January 4, 2018

60. Dayton L, Agosti J, Bernard-Pearl D, et al. Integrating mental and physical health services using a socio-emotional trauma lens. *Curr Probl Pediatr Adolesc Health Care*. 2016;46(12):391–401

61. Coleman WL, Richmond JB. After the death of a child: helping bereaved parents and brothers and sisters. In: Carey WB, Crocker AC, Coleman WL, Elias ER, Feldman HM, eds. *Developmental-Behavioral Pediatrics*. 4th ed. Philadelphia, PA: Saunders Elsevier; 2008:366–372

62. Kohen DP, Olness K. *Hypnosis and Hypnotherapy With Children*. 4th ed. New York, NY: Routledge; 2011

63. Kohen DP, Kaiser P, Olness K. State-of-the-art pediatric hypnosis training: remodeling curriculum and refining faculty development. *Am J Clin Hypn*. 2017;59(3):292–310

64. American Academy of Pediatrics Section on Integrative Medicine. Mind-body therapies in children and youth. *Pediatrics*. 2016;138(3):e20161896

65. American Academy of Pediatrics. *ADHD: Caring for Children With ADHD; A Resource Toolkit for Clinicians*. 2nd ed. Elk Grove Village, IL: American Academy of Pediatrics; 2011

66. Stille CJ, McLaughlin TJ, Primack WA, Mazor KM, Wasserman RC. Determinants and impact of generalist-specialist communication about pediatric outpatient referrals. *Pediatrics*. 2006;118(4):1341–1349

67. Grimshaw JM, Winkens RA, Shirran L, et al. Interventions to improve outpatient referrals from primary care to secondary care. *Cochrane Database Syst Rev*. 2005;(3):CD005471

68. Connor DF, McLaughlin TJ, Jeffers-Terry M, et al. Targeted child psychiatric services: a new model of pediatric primary clinician—child psychiatry collaborative care. *Clin Pediatr (Phila)*. 2006;45(5):423–434

69. Van Cleave J, Le TT, Perrin JM. Point-of-care child psychiatry expertise: the Massachusetts Child Psychiatry Access Project. *Pediatrics*. 2015;135(5):834–841

70. Dela-Cruz M, Steinbaum D, Battista A, Zuckerbrot R, Laraque D. Web-Based Child Psychiatry Access Project (Web-CPAP): a feasibility study. Presented at: 2007 American Public Health Association Meeting; November 5, 2007; Washington, DC

71. Komaromy M, Bartlett J, Manis K, Arora S. Enhanced primary care treatment of behavioral disorders with ECHO case-based learning. *Psychiatr Serv*. 2017;68(9):873–875

72. Guevara JP, Greenbaum PE, Shera D, Bauer L, Schwarz DF. Survey of mental health consultation and referral among primary care pediatricians. *Acad Pediatr*. 2009;9(2):123–127

73. Njoroge WF, Hostutler CA, Schwartz BS, Mautone JA. Integrated behavioral health in pediatric primary care. *Curr Psychiatry Rep*. 2016;18(12):106

74. Asarnow JR, Rozenman M, Wiblin J, Zeltzer L. Integrated medical-behavioral care compared with usual primary care for child and adolescent behavioral health: a meta-analysis. *JAMA Pediatr*. 2015;169(10):929–937

75. Sarvet B, Gold J, Bostic JQ, et al. Improving access to mental health care for children: the Massachusetts Child Psychiatry Access Project. *Pediatrics*. 2010;126(6):1191–1200

76. Chemtob CM, Nakashima JP, Hamada RS. Psychosocial intervention for postdisaster trauma symptoms in elementary school children: a controlled community field study. *Arch Pediatr Adolesc Med*. 2002;156(3):211–216

77. Hodgkinson S, Godoy L, Beers LS, Lewin A. Improving mental health access for low-income children and families in the primary care setting. *Pediatrics*. 2017;139(1):e20151175

78. Williams J, Shore SE, Foy JM. Co-location of mental health professionals in primary care settings: three North Carolina models. *Clin Pediatr (Phila)*. 2006;45(6):537–543

79. Reiss-Brennan B. Can mental health integration in a primary care setting improve quality and lower costs? A case study. *J Manag Care Pharm*. 2006; 12(2)(suppl):14–20

80. Kolko DJ, Campo J, Kilbourne AM, et al. Collaborative care outcomes for pediatric behavioral health problems: a cluster randomized trial. *Pediatrics*. 2014;133(4):e981–e992

81. Weersing VR, Brent DA, Rozenman MA, et al. *JAMA Psychiatry*. 2017;74(6): 571–578

82. American Academy of Pediatrics. Connecting for children's sake: integrating physical and mental health care in the medical home. Plenary presentations at: Pediatrics for the 21st Century (Peds-21) Symposium Series; October 7, 2005; Washington, DC

83. Levy SL, Hill E, Mattern K, McKay K, Sheldrick RC, Perrin EC. Colocated mental health/developmental care. *Clin Pediatr (Phila)*. 2017;56(11):1023–1031

84. Mental health initiatives. American Academy of Pediatrics Web site. https://www.aap.org/en-us/advocacy-and-policy/aap-health-initiatives/Mental-Health/Pages/ProgramSearch.aspx. Accessed January 4, 2018

85. Winters NC, Collett BR, Myers KM. Ten-year review of rating scales, VII: scales assessing functional impairment. *J Am Acad Child Adolesc Psychiatry*. 2005;44(4):309–338

86. Wolraich M, Brown L, Brown RT, et al; American Academy of Pediatrics Subcommittee on Attention-deficit/Hyperactivity Disorder and Steering Committee on Quality Improvement and Management. ADHD: clinical practice guideline for the diagnosis, evaluation, and treatment of attention-deficit/hyperactivity disorder in children and adolescents. *Pediatrics*. 2011;128(5): 1007–1022

87. Epstein JN, Langberg JM, Lichtenstein PK, Mainwaring BA, Luzader CP, Stark LJ. Community-wide intervention to improve the attention-deficit/hyperactivity disorder assessment and treatment practices of community physicians. *Pediatrics*. 2008;122(1):19–27

88. Homer CJ, Horvitz L, Heinrich P, Forbes P, Lesneski C, Phillips J. Improving care for children with attention deficit hyperactivity disorder: assessing the impact of self-assessment and targeted training on practice performance. *Ambul Pediatr*. 2004;4(5):436–441

89. Lannon C, Dolins J, Lazorick S, Crowe VL, Butts-Dion S, Schoettker PJ. Partnerships for Quality project: closing the gap in care of children with ADHD. *Jt Comm J Qual Patient Saf*. 2007;33(12)(suppl):66–74

90. Guidelines for Adolescent Depression in Primary Care (GLAD-PC) Toolkit. The REACH Institute Web site. http://www.gladpc.org. Accessed January 4, 2018

91. Heymann AD, Hoch I, Valinsky L, Shalev V, Silber H, Kokia E. Mandatory computer field for blood pressure measurement improves screening. *Fam Pract*. 2005;22(2):168–169

92. Shekelle PG, Morton SC, Keeler EB. Costs and benefits of health information technology. *Evid Rep Technol Assess (Full Rep)*. 2006;(132):1–71

93. Chaudhry B, Wang J, Wu S, et al. Systematic review: impact of health information technology on quality, efficiency, and costs of medical care. *Ann Intern Med*. 2006;144(10):742–752

94. Adams WG, Mann AM, Bauchner H. Use of an electronic medical record improves the quality of urban pediatric primary care. *Pediatrics*. 2003;111(3): 626–632

95. McAlearney AS, Chisolm D, Veneris S, Rich D, Kelleher K. Utilization of evidence-based computerized order sets in pediatrics. *Int J Med Inform*. 2006;75(7):501–512

96. Epstein JN, Langberg JM, Lichtenstein PK, Kolb R, Simon JO. The myADHDportal.com Improvement Program: an innovative quality improvement intervention for improving the quality of ADHD care among community-based pediatricians. *Clin Pract Pediatr Psychol*. 2013;1(1):55–67

97. Epstein JN, Kelleher KJ, Baum R, et al. Impact of a web-portal intervention on community ADHD care and outcomes. *Pediatrics*. 2016;138(2):e20154240

98. Bernal P. Hidden morbidity in pediatric primary care. *Pediatr Ann*. 2003; 32(6):413–418

地域の子どものメンタルヘルスケア・システムを改善するための医療機関間連携

ジェーン・メシャン・フォイ（医学士）、ジェイムズ・M・ペリン（医学士）

> 分野を超えたパートナーシップを構築することは、
> 子どもの権利擁護や対応施策の構築に向けた刺激的で効果的な取り組みを
> 促進することに繋がる。

はじめに

　地域社会というのは、子どもたちの健康・成長・幸福感（含、精神的健康）に大きな影響を与えうる。健康状態というのは、すべからく生物学的要因と心理社会的・物理的な環境との相互作用を反映したものである。つまりは、環境というのは病気の発症に影響を及ぼし、かつ治療へのアクセスのしやすさや、ひいては治療への反応性にも影響を与えうるのである。地域社会のメンタルヘルスサービスや社会福祉サービスというのは、メンタルヘルスの問題や社会的問題を抱えた子どもや家族がますます増加する昨今、環境上の重要な要素となっている。

　米国における主要なメンタルヘルスや社会福祉サービスの情報源を、巻末の補足資料4にまとめ、掲示している。また「第3章：小児のメンタルヘルスケア・サービスを充実するための、各診療所における対応体制の整備とネットワーク体制の整備」では、プライマリーケア医療者が、それぞれの地域で利用可能なリソースを把握し、主要な関係者との関係性を構築するための戦略について論じている。本章では、第3章を補完する形で、連携と権利擁護の体制を強化して地域社会におけるメンタルヘルス・社会福祉のサービスの提供体制を改善していくための戦略について、概説を行っている。

　地域社会のケアシステムには様々な形態があり、一般的には、小児科のクリニックだけではなく、保育所や早期療育施設や学校もその役割を担っている。そして、そのような施設の職員が子どものメンタルヘルスの問題をより早期に認識し、メンタルヘルスの専門家に紹介を行うことが出来るようになるためのプログラムを実施している地域も多い。これらのプログラムの実施には、子どものメンタルヘルス上の問題の予防と治療の両方に取り組むメンタルヘルスの専門家や、発達行動科学の専門家が関わっており、地域によっては現場の最前線でメンタルヘルスの問題を抱えた小児思春期の子どもやその家族と接する立場にある、その他の保健・福祉

職も関与している。図 4 - 1 は、メンタルヘルス上の問題を含む特別な健康管理上のニーズを有する子どもと若年者（CYSHCN: children and youth with special health care needs）のための、家族を中心とした地域に根差したサービス提供体制の概念図である。この概念図は、かかりつけ医療機関を含む、子どもと家族の健康やウェルネスに影響するサービスだけではなく、交通整備・公衆衛生・住宅供給・教育・社会福祉などのプログラムなども幅広く包含するものである。Box 4 - 1 には、小児期のメンタルヘルスを改善するための連携対象となりうる主たる地域のパートナーを提示している。小児科医・家庭医・内科開業医・ナースプラクティショナーや医療助手など、臨床の最前線で小児思春期の子どものヘルスケアに取り組む医療者や、発達行動科学の専門家や思春期医療の専門家を含めた「小児医療者」は、このような関係職種と積極的にパートナーシップを形成していくことで、本章で説明する地域の連携戦略を確立していくことが出来るであろう。

　米国のほぼすべての地域には、メンタルヘルスに深刻な問題を抱える人々や向精神性物質使用の問題（物質使用障害）を抱える人々を対象とした、公的サービスの提供を行う行政管理部門が存在している。このような管理部門が、障害児個別教育法（IDEA）に基づく発達障害児早期対応部局（EI: Early Intervention agency）〔訳注：障害児個別教育法［IDEA］に基づき設置されている、発達遅滞のある 0 〜 3 歳の乳幼児に対し早期対応を行う部局〕としてのサービスの提供や管理も行って

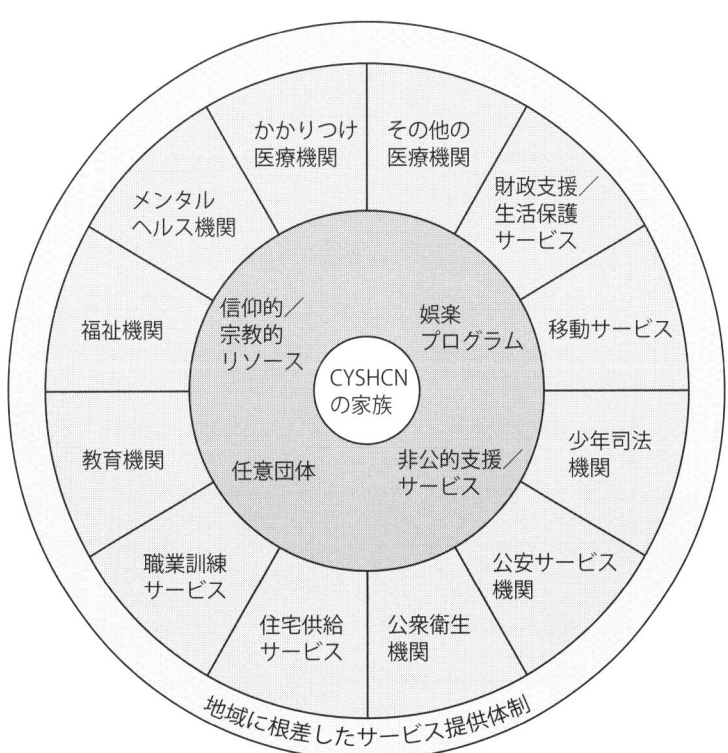

図 4 - 1　特別な健康管理上のニーズを有する子どもと若年者（CYSHCN: children and youth with special health care needs）のための、家族を中心とした地域に根差したサービス提供体制
引用元：Perrin JM, Romm D, Bloom SR, et al. A family-centered, community-based system of services for children and youth with special health care needs. *Arch Pediatr Adolesc Med*. 2007;161(10):933–936.（許可を得て改変）

Box 4-1　メンタルヘルスの問題を抱える小児思春期の子どものための地域の支援サービス・パートナー

- ■小児科医および小児診療を行っているプライマリーケア臨床医
- ■小児科の各種サブスペシャリスト（例：発達行動科学を専門とする小児科医、思春期医療を専門とする小児科医など）
- ■メンタルヘルスの専門家
  - －精神科医（児童精神科医、その他の精神科医）
  - －心理士（博士課程修了者、修士課程修了者）
  - －精神保健福祉士
  - －精神科ナースプラクティショナー
  - －物質使用障害を専門とする医療専門家
  - －カップル療法／家族療法の専門家
- ■学校関係者
  - －進路指導教員
  - －スクールソーシャルワーカー
  - －養護教諭
  - －学校心理士
  - －学校提携の保健センターの保健師
  - －特別支援教育の教員
  - －オープンドアサポーター（不登校児支援員）
  - －職業安定所職員や職業トレーニングの専門家
- ■幼児早期教育関係者
- ■地域の保健師
- ■児童相談所の児童福祉司
- ■少年司法関係者
- ■子どもと家族の権利擁護団体（例：NAMI、CHADD、FFCMHなど）
- ■その他の地域支援サービスの提供者
- ■ピアナビゲーター（トレーニングを受けた大学生など）
- ■ケアコーディネーター

【略語】NAMI: National Alliance on Mental Illness（全米精神疾患連合）、CHADD: Children and Adults with Attention-Deficit/Hyperactivity Disorder（ADHDの子どもと大人のためのネットワーク）、FFCMH: Federation of Families for Children's Mental Health（全米メンタルヘルスの問題を抱える子どもの家族会）

いる場合もあれば、EIとは別部局として設置されている場合もある。ただいずれの場合であっても、通例は、家族全体の支援を行うために担当者同士は互いに連携を取り合い、個々の家族ごとに、家族支援チームを組んで対応を行っている。このようなチームのメンバーに小児科医が含まれていないこともしばしばあるが、参加を希望する場合、たいていは歓迎されるであろう。全米精神疾患連合（NAMI: National Alliance on Mental Illness）、全米メンタルヘルスの問題を抱える子どもの家族会（FFCMH: Federation of Families for Children's Mental Health）、注意欠如・多動性障害（ADHD）の子どもと大人のためのネットワーク（CHADD: Children and Adults with Attention-Deficit/Hyperactivity Disorder）ならびに各地域の精神保健協会などの団体も、小児科医が子どものメンタルヘルスに関して関心を持ち活動に関与することを歓迎してくれるであろう。臨床的に、精神的問題と身体的問題を改めて統合する動きが近年活発化していることを受け、メンタルヘルスの問題を公衆衛生の問題として捉える動きはますます高まりつつあり、公

衆衛生に関連する組織や団体はすべて、メンタルヘルスの問題に関する子どもの権利擁護活動の潜在的なパートナーであるということが出来る。

　メンタルヘルスサービスの改善に関心を持つ多機関・多領域の人々は、地域におけるメンタルヘルスの対応ニーズに関しての啓発を行い、必要な助成を受けるための提案書を作成し、資金が減らされたり増額されたりした際に対応体制を再整備するため、あるいは単純に地域で力を持つ人々が集結して対話を開始するために会合の場を作り、現状のメンタルヘルスサービスの危機的な状況を改善するための意見交換を行う必要がある。それぞれの機関がどのような見解を持っているにしろ、以下のセクションで示した各種の戦略は、この問題について協働していくうえでの一助となるであろう。

戦略1：ポピュレーション・アプローチの観点から、地域の小児思春期の子どもたちのメンタルヘルス・ニーズを理解する

　リスク要因の存在は、小児思春期の子どもが成人して以降にメンタルヘルスの問題を抱えてしまう可能性を高め、一方で防御要因の存在はその可能性を低める方向に作用する（図4-2）[1-3]。図4-2に示したように、地域社会・家族・学校・保育者との相互作用は、子ども特有の要因と相まって、小児思春期の子どものレジリエンス（逆境をはねのけ回復する力）の形成に影響を及ぼす。

　小児医療者とそのカウンターパートは、地域における子どもたちのメンタルヘルス向上の目標達成への進捗状況を把握・確認するために、子どものウェルビーイングに関する各種の指標（児童虐待通告相談件数・発達障害児早期対応部局［EI］への紹介件数・幼稚園におけるメンタルヘルス問題のスクリーニング結果・思春期児の自殺／殺人による死亡数・高校進学／中退／卒業率・向精神性物質の使用経験のある子どもの割合・妊娠件数など）を検証する必要がある。学区別や郵便番号地域別にデータを分析することで、さらなる洞察が得られ、特定の地域の状況に合わせた具体的な介入策の立案にも繋がりうる。

　他にも、若者の問題行動に関するサーベイランス・システム（YRBSS: Youth Risk Behavior Surveillance System）というものがあり、事故・暴力に繋がる行動、アルコール・薬物・喫煙行動、性的行動、異常な食行動、身体活動などの健康リスクに繋がる行動のモニタリングを行っている。また、米国疾病管理予防センター（CDC: Centers for Disease Control and Prevention）との連携のもとで、州・準州・部族地帯やその他の地域単位で様々なサーベイランスが実施されており、学区単位や地域単位での計画立案のために利用することが可能である[4]。

　小児医療者が貧困・食糧不足・建築基準を満たさない住宅・ホームレス・犯罪率の高い地域の問題など、子どもの健康を脅かす社会的決定要因に対応する機会は、近年ますます多くなっている[5]。小児医療者やそのカウンターパートは、社会的逆境・トラウマ、有害性ストレス・自然災害の影響を受けた親子や、両親が軍属の子ども、発達障害や慢性疾患を持つ親子、学業に困難を抱えている子ども、社会的養護のもとにある子どもなど、メンタルヘルスの問題を抱えるリスクが高い人々のニーズに目を向ける必要がある。人種や民族による格差の存在は、小

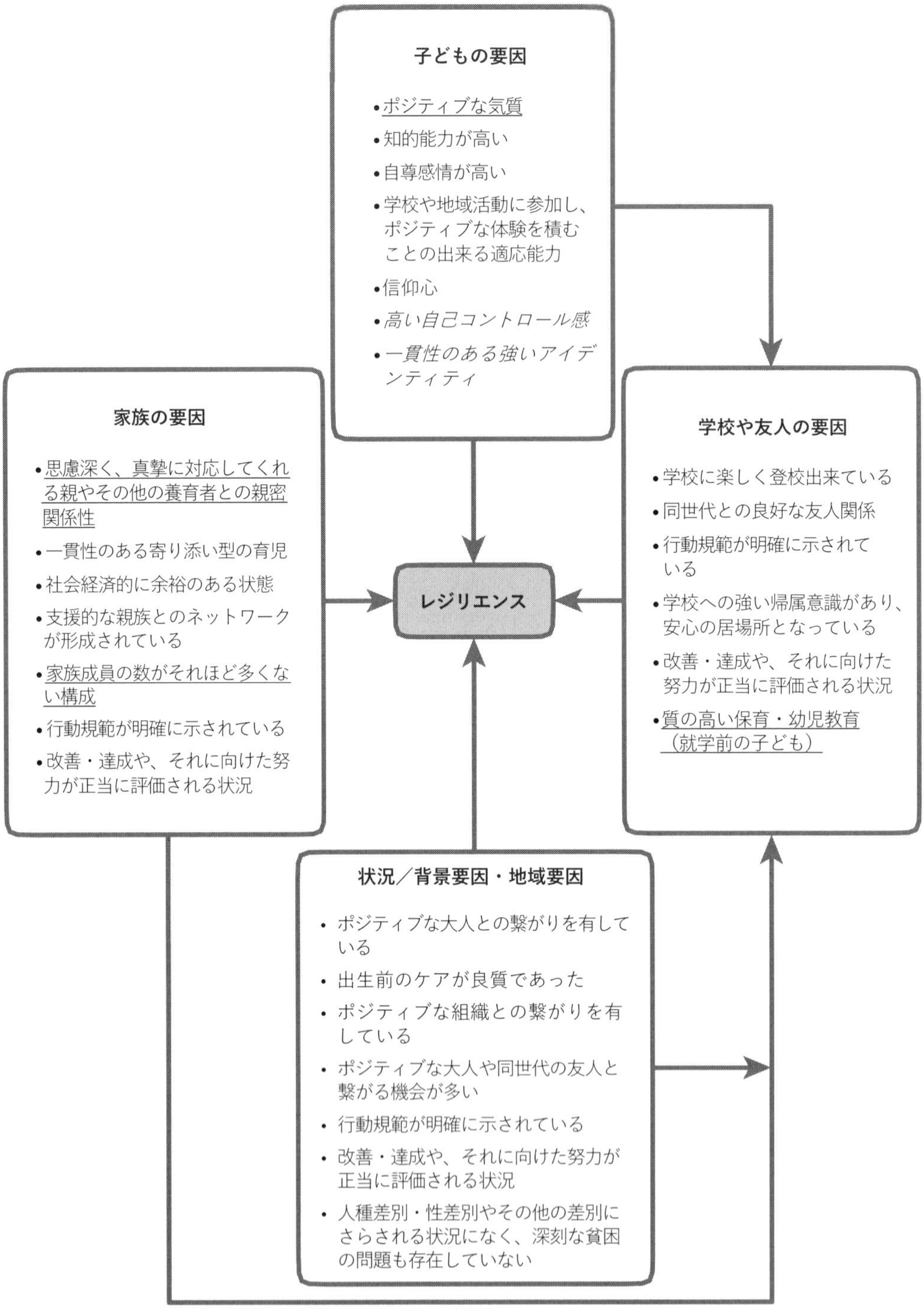

子どもの要因

- ポジティブな気質
- 知的能力が高い
- 自尊感情が高い
- 学校や地域活動に参加し、ポジティブな体験を積むことの出来る適応能力
- 信仰心
- 高い自己コントロール感
- 一貫性のある強いアイデンティティ

家族の要因

- 思慮深く、真摯に対応してくれる親やその他の養育者との親密関係性
- 一貫性のある寄り添い型の育児
- 社会経済的に余裕のある状態
- 支援的な親族とのネットワークが形成されている
- 家族成員の数がそれほど多くない構成
- 行動規範が明確に示されている
- 改善・達成や、それに向けた努力が正当に評価される状況

レジリエンス

学校や友人の要因

- 学校に楽しく登校出来ている
- 同世代との良好な友人関係
- 行動規範が明確に示されている
- 学校への強い帰属意識があり、安心の居場所となっている
- 改善・達成や、それに向けた努力が正当に評価される状況
- 質の高い保育・幼児教育（就学前の子ども）

状況／背景要因・地域要因

- ポジティブな大人との繋がりを有している
- 出生前のケアが良質であった
- ポジティブな組織との繋がりを有している
- ポジティブな大人や同世代の友人と繋がる機会が多い
- 行動規範が明確に示されている
- 改善・達成や、それに向けた努力が正当に評価される状況
- 人種差別・性差別やその他の差別にさらされる状況になく、深刻な貧困の問題も存在していない

図4-2　レジリエンス（逆境をはねのけ回復する力）を促進する防御要因や緩衝要因
　下線を引いた要因は特に幼小児において影響の大きい要因であり、イタリック文字で記載した要因は、特に思春期児において影響の大きい要因を示す。
引用元：Center for Mental Health Services. *Promotion and Prevention in Mental Health: Strengthening Parenting and Enhancing Child Resilience.* Rockville, MD: Substance Abuse and Mental Health Services Administration; 2007. DHHS publication CMHS-SVP-0175.

児思春期の子どもの健康状況や教育状況に影響を及ぼしており、効果的なメンタルヘルスサービスの利用にも影響を及ぼしている[6, 7]。外国人嫌悪やホモフォビア（同性愛嫌悪）などのその他の問題も、コミュニティ内の特定のグループのストレスや孤立化を助長しており、メンタルヘルスにも影響を及ぼしている。

　スティグマや偏見というのも、メンタルヘルスの問題や物質使用障害の問題を抱えている人々が解決に向けた適切なケアを求めるうえでの妨げとなってしまっている。地域社会におけるスティグマ／偏見に対処するためには、多機関が協働していく必要がある。多職種連携においては、以下の戦略を用いる必要がある。

- ▶ 科学的／疫学的事実を重視する。例えば、精神疾患は治療可能であり、精神疾患を抱える小児思春期の子ども・若者・成人の多くは回復し、充実した生産的な生活を送ることが出来ている。小児思春期の子どもが行動上の問題を呈することは稀ではなく、またその背景にある精神疾患というのは個人の性格の問題でもなければ、道徳心の弱さを表すものでもなければ、誰かに責任があるわけでもない。
- ▶ 家族のための支援グループを立ち上げ、心理教育プログラムを提供する体制を整備する（あらゆる年齢層の人々にとって、精神疾患の高いリスクとなる社会的孤立に向き合う）。
- ▶ 精神疾患に関するスティグマ／偏見を助長するような言葉の使い方を避け、病気そのものではなく病める人を優先するように周知していく（「統合失調症患者」ではなく、「統合失調症に罹患している○○さん」という姿勢を貫く）。

　地域の各医療圏の救急医療体制、精神科の外来・入院治療体制、NPOなどの民間団体の支援プログラムの提供状況、公立学校における特別支援教育サービスの利用状況を把握し、共有することも有効であり、そうすることで学校におけるメンタルヘルスの問題への対応能力向上への取り組みの優先度を上げたり、地域の各種の支援プログラムの充実に繋がっていくであろう。

　公衆衛生の視点を持つことがメンタルヘルスの問題に関する議論を促進するように、メンタルヘルスの視点を持つことも、様々な公衆衛生の問題（運動不足、栄養不全、環境汚染［例：鉛・水銀など］、地域の暴力、意図しない妊娠や事故など）に関する議論を促進することとなる。これらの公衆衛生上の問題は、子どものメンタルヘルスの問題の発生の原因や増悪因子となるだけではなく、身体的な健康も損なうこととなる地域全体の問題である。専門分野を超えたパートナーシップの構築は、子どもの権利擁護の観点や政策提言の観点から、新奇性のある効果的なアプローチを生み出す刺激となるであろう。実際、最近の研究報告でも、若者のアルコールや大麻の使用率を低減させるうえで、公共政策が有効であることが実証されている[8, 9]。

戦略 2：地域のメンタルヘルスの対応力や社会資源の格差に対処する

　小児思春期の子どものメンタルヘルスの体制構築に尽力している専門職の間では、地域格差の問題がしばしば議論に上がっている。小児思春期の子ども向けのメンタルヘルス・リソースは、あらゆる領域にわたり常に不十分な状況にある[10]。公的資金が投入されているメンタルヘルス・プログラムにおいて、乳幼児が対象外とされているものも少なくない。

　巻末の補足資料4に、米国内のメンタルヘルスサービスの主たるリソースを一覧にして掲示している。地域間格差を解消し、地域のメンタルヘルスサービスの提供能力を向上するために、エビデンスのある効果的なプログラムやサービスの提供を可能にするためのあらゆる努力を行っていく必要がある。米国薬物乱用精神衛生管理庁（SAMHSA: Substance Abuse and Mental Health Services Administration）の「全米エビデンスに基づくプログラム／臨床実践登録システム（NREPP: National Registry of Evidence-based Programs and Practices）」（www.nrepp.samhsa.gov）は、小児医療者が地域のカウンターパートと共に地域のニーズに対応する戦略を立てる際に利用可能な、優れたリソースとなるであろう。米国小児科学会（AAP: the American Academy of Pediatrics）は、PracticeWise 社との連携体制のもと、小児思春期の子どもを対象としたエビデンスに基づく心理社会的介入法について、一覧にして情報提供を行っている（www.aap.org/en-us/documents/crpsychosocialinterventions.pdf）。この一覧表は、年2回の頻度で更新されている。巻末の補足資料6に、その抜粋を掲載しているので参照されたい。地域のメンタルヘルス・プログラムの提供体制を整備する際には、本表におけるレベル1（最も質が高い医学的根拠あり）、もしくはレベル2（良質の医学的根拠あり）の基準を満たすプログラムの導入を優先的に検討することが推奨される。

　本書はここまでの章で、保育サービス、ヘッドスタート・プログラム（低所得家庭の5歳未満児と身体障害児を対象とした包括的支援サービス）、発達障害児早期対応部局（EI）、保健師による家庭訪問サービス、学校を中心としたメンタルヘルス・プログラムなど、子どもの年齢に応じた各種サービスにつき言及してきたが、メンタルヘルスケア・サービスにおける地域間格差は厳然と存在している。このような支援提供体制の地域格差を解消するために、あらゆる地域で共通して、「ケアコーディネーション（多機関協働的支援提供体制）を整備する」「地域のメンタルヘルスケア・サービスの提供体制を確認する」「移行期医療サービスを充実させる」「メンタルヘルスの問題のコンサルテーション体制を整備する」「統合的ケアを提供する」という解決すべき様々な課題が存在している。以下のセクションでは、それぞれの課題につき概説する。

ケアコーディネーション（多機関協働的支援提供体制）を整備する

　ケアコーディネーションを整備することは、子どもや家族のニーズを満たすうえで極めて有用となる。Roberts らは、ケアコーディネーションにおいて重視するポイントとして、①家族

が困難を感じている課題や家族の優先事項を中心に、家族のストレングス（強み）に着目した
うえで対応を行うこと、②ケアに関与する関係者とのパートナーシップのもとで計画されたケ
アプランに従うこと、③家族の文化的規範や慣習を尊重し、それを反映したケアプランを立案
すること、④誰もが容易に利用可能であること、⑤支援を要する人々が支払うことが可能な自
己負担額でケアを受けられること、⑥効率的かつ効果的な方法で公平に資源が配分されるため
に多機関協力体制が組織だった成熟した状態にあること、という6点を挙げて、概説を行って
いる[11]。Perrin らは、これらに加えて、子どもをケアするシステムは、乳幼児期・小児期・思
春期のそれぞれの時期で変わっていく発達ニーズを認識したうえで対処する必要があり、費用
対効果の高いサービスの提供を促進するようにしっかりと組織化されていることが重要である
点を強調している[12]。とりわけ小児思春期の子どもとその家族のメンタルヘルスに影響を及ぼ
しうる問題に対応するためのケアシステムは複雑であり、ケアコーディネーションを整備する
ことが極めて有用となることは、様々な研究で示されている。

　メンタルヘルス分野の専門家同士では、このような連携したサービス・プログラムの提供体
制を「システム・オブ・ケア」と呼称している[13]。このシステム・オブ・ケアの改善を図って
いくことで、精神疾患やその他の心理社会的課題を抱える小児思春期の子どもの対応における
連携体制や教育の成果が改善することも、明確となっている。このようなシステムが構築され
つつある地域では、小児医療者もその一部として参画し、体制構築のあり方についての議論に
参加することが出来ているであろう。小児医療者が、システム・オブ・ケアに基づき個々の子
どもの支援に当たることは、子どものケアの質を向上させつつ、医療の専門家として他職種と
の関係を構築する貴重な機会となるであろう。

地域のメンタルヘルスケア・サービスの提供体制を確認する

　情緒・行動・対人交流上の問題を抱える子どもとその家族に対しての効果的な治療プログラ
ムやペアレンティング・プログラムは数多く存在しているが、そのようなプログラムを提供す
るメンタルヘルスの専門家の不足や偏在、さらには非薬物療法は低リスクであるという利点が
明確でありながらも短期の薬物療法が優先され、患者−医療者の関係性に重きを置かない保険
請求・コーディング・診療報酬支払の制度など様々な障壁が、薬物療法以外の治療法を選択す
る機会が損なわれた状況を作り出している。例えば、情緒障害のある幼小児のうち、何らかの
治療を受けることが出来ている子どもの割合は50％に満たないと報告されている[14]。地域が薬
物療法以外の心理療法を提供しえない状況にある場合、子どもの権利擁護としてのロビー活動
などの際に、低所得初妊婦・社会的養護のもとにある小児思春期の子ども・対人交流に問題を
抱えている乳幼児とその親・虐待リスクの高い親・性虐待やDV目撃を含めたトラウマ暴露経
験のあるあらゆる年齢層の子どもなどを対象とした治療プログラムには、その有効性を示す高
いエビデンスレベルの研究が複数存在することを強調する必要がある。エビデンスに基づく心
理社会的療法、自己調整療法とバイオフィードバック技法、補完・統合療法については、それ
ぞれ第7・8・9章を参照されたい。

移行期医療サービスを充実させる

　成人を迎えたメンタルヘルス上の問題を抱える若者は、これまでの小児医療としての医療保険制度や地域リソースから「卒業」し、成人期医療としてのプライマリーケア医療者やメンタルヘルスの専門家を含む専門的医療者を見つけ出さなくてはならない。このような患者は教育・就労の機会に恵まれていないことも多く、社会的な交流にも乏しく、経済的にも脆弱で、住居を探すのも困難であり、自身の抱えているメンタルヘルスの問題に取り組み克服するうえで、小児医療ほどには支援が手厚くはなく、健康・教育・労働・社会的目標を達成するうえでのサービスも不十分な状況にあることが多く、成人期医療に受診する際には、慢性的な身体医学的問題を抱えている患者と同様、ストレスを感じやすい状況に置かれることとなるであろう。小児医療者は、メンタルヘルス分野の関係職種との協力関係を築き、メンタルヘルスの問題を抱えた若者が小児医療から成人期医療に移行する際の問題点を共有し、不十分な状態にあるサービス提供体制を検討していく必要がある。このような際に、米国内のいくつかの地域で先駆的に行われているプログラムをモデルとして参照することは、極めて有用となるであろう[15, 16]。詳細については、「第12章：メンタルヘルスの問題を抱えた思春期児の成人期医療への移行」を参照していただきたい。

メンタルヘルスの問題のコンサルテーション体制を整備する

　多くの地域では、児童精神科医や子どもを専門とする心理学者や発達行動科学を専門とする小児科医はいないのが実情であるが[17]、いくつかの地域では、小児医療者がメンタルヘルスの問題に関してコンサルテーションを行うことが可能となるような独自の対応体制を構築している。例えばマサチューセッツ州では、州内のすべての小児科医が小児思春期の子どものメンタルヘルスの問題を評価・マネジメント出来るように、精神科医による電話相談支援事業を行っている。このプログラムを評価した報告によれば、利用率が高く、利用満足度が高いことが示されている[18]。現在、28以上の州が、マサチューセッツ州に準じたプログラムを何らかの形で運用している。また、州や地域によっては遠隔医療システムを活用して、児童精神科医や他のメンタルヘルスの専門家が小児思春期の子どもの相談をオンラインで行っているところもある。全米児童精神科医アクセスプログラム（NNCPAP: National Network of Child Psychiatry Access Programs）のウェブサイト（http://web.jhu.edu/pedmentalhealth/nncpap_resources.html）では、具体的な相談モデルの例が提示されている。

　都心部以外の多くの地方都市では、児童思春期のメンタルヘルスの問題のトレーニングを受ける機会は限られている中で、一般精神科医やその他のメンタルヘルスの専門家がコンサルテーションを行っているのが実情である。このような地域では、一般医療者が子どもを診る技術を高め、必要時には児童思春期精神科専門医にコンサルトが出来るような教育プログラムを推進していくことが有用となるであろう。

　現在、米国ではプロジェクトECHO（Extension for Community Healthcare Outcomes［地域医療

におけるアウトカム改善のための医療連携拡大〕）という、遠隔医療技術を活用して地方のプライマリーケア医療者と中央の学術センターの専門家とを繋ぎ、的確な専門的技術を学習する機会を提供するプロジェクトが様々な医療分野で展開されており、とりわけ自閉症スペクトラム障害（ASD）の子どもに対する地方都市における包括的ケアの質の改善をもたらしていることが証明されている。このプロジェクトは他の様々な慢性的な病態においても、対応可能な専門家の増加・対応コストの削減・専門的ケアへのアクセスの向上が期待されているが、メンタルヘルスの問題を抱える患者に対する効果を実証するためには、さらなる研究の積み上げが必要である[19]。

統合的ケアを提供する

　プライマリーケアの現場に、１人以上のメンタルヘルスの専門家が参画する制度を導入した実践的研究報告が近年様々に報告されている。これらの研究は、主に成人のうつ病患者を対象としたものではあるが、このような統合的ケアを導入することは、それ以外の様々な慢性疾患を抱える患者や、そのような患者に医療サービスを提供している臨床医にも多くの利点をもたらし、医療システム全体にも利益を引き起こす可能性が示されている。スラム街にある一次診療のクリニックを対象に、行動科学の専門家が参画して統合的ケアを導入したある研究によれば、貧困状態にある子どもとその家族の医療アクセスが改善し、予後の改善ももたらされたと報告されている[20]。

　2013年の「患者中心のかかりつけ医制度（PCMH: Patient-Centered Medical Home）研究会議」では、プライマリーケアと行動科学の統合を推進するべきであるとの施策提言が行われている[21]。この施策提言では、「統合的ケアの効果を検証するための実証研究プロジェクトを立ち上げる」「統合的ケアを多領域連携チームで提供するための、専門的トレーニングプログラムを開発する」「行動科学的に、より健康である状況を促進するための一般市民に向けた啓発戦略を立案する」「小児の行動科学的な問題に対し、医療保険上、カーブアウト方式〔訳注：保険者が、特定の疾病に対する医療サービスを、専門的組織に任せる契約を行うこと〕の除外対象とする制度、すなわち子どものメンタルヘルスの問題や物質使用障害の問題に対する医療保険制度と、通常の身体的病態に対する医療保険制度とを区別する制度を立案する」「統合的ケアに対する革新的な医療保険制度を試行する」「一般集団を対象とした統合的ケアの評価法を開発する」などが提言されている。他にも、プライマリーケアに統合的ケアを組み込む利点やその方法論について、最近いくつかの報告が行われている[22, 23]。

戦略３：小児医療者とメンタルヘルスの専門家と福祉関係職とのコミュニケーションを強化する

　異なる医療者・機関・学校間のコミュニケーションを強化することは、優先順位の高い重要

事項である。小児医療者・メンタルヘルスの専門家・教育者や関係機関の代表者同士が効果的なコミュニケーションを図るうえで、文化の違い・優先事項の違いを理解することが鍵となるであろう。例えば、小児医療者はメンタルヘルスの問題の予防や早期発見、ならびに軽度から中等度のメンタルヘルスの問題を抱える子どもの治療について関心を持って地域の会合に参加するであろうが、とりわけADHDのような特定の障害について高い関心を示すであろう。一方で、慢性的に予算不足の公的なメンタルヘルス部門の代表者は、主に重度の精神疾患を持つ子どもたちに焦点を当て、予防や早期発見や軽度の患者に対する小児医療者の相談支援体制の構築にはあまり関心を示さないかもしれない。学校の代表者は、主に生徒の不登校、授業態度などの学業成績を妨げる行動上の問題に焦点を当て、福祉機関の代表者は、里親のもとにいる小児思春期の子どもニーズに焦点を当て、少年司法機関の代表者は、判決を受けた思春期児の満たされないメンタルヘルス上のニーズに焦点を当てるであろう。それぞれの機関は、それぞれが優先順位を高く置いている活動を推進するために、他の機関の時間や資源を利用したいと考えるものであり、どのような分野の問題であれ、連携の進展というのはいかに共通点を見出し折り合いをつけるのかにかかっている。効果的なコミュニケーションを図るうえで、それぞれの専門領域における語彙の違いを理解することも重要となる。例えば、小児医療者にとってPCPという略語は、一般的に Primary Care Physician（プライマリーケア医療者）を指すものとして使われているが、メンタルヘルスの専門家にとっては、Person-Centered Plan（患者を中心としたケアプラン）を指すものとして使われている。

　一般小児科医と小児科サブスペシャリストの間では、良好な関係性のもと互いに協力して一人の患者を診るということが普遍的に行われている。しかしながら、メンタルヘルスの専門家や物質使用障害の専門家は、プライバシーに関する懸念や守秘義務を理由に、小児医療者やその他の地域の専門家たちと積極的にコミュニケーションを取ることを避けていることが多い。地域のメンタルヘルスケア・サービス提供機関、病院の救急部門（ED）、およびその他のメンタルヘルスや物質使用障害の患者にサービスを提供している専門職とが互いに定期的に対話をする機会を持つことで、小児医療者とコミュニケーションを行う重要性に対する認識を高めることが出来るであろう。理想的には、救急外来やメンタルヘルスの専門治療施設で、小児医療者と情報を交換する同意を親から得ることをルーチン化し、小児医療者側もクリニックでの日常診療の中で、ルーチンで多機関と情報の共有を行うことにつき、あらかじめ親から同意を得ておくことが望まれる。このような手続きのルーチン化は、地域レベルの問題解決における一つの目標になりうる。

　学校というのは、事実上、地域におけるメンタルケア・サービスの最大の提供源である[24]。学校がいかに多様な生徒に受容的であるのかや、学校で問題が生じた際の懲戒のあり方や、部活動の状況や、特別なニーズのある生徒への学校の対応状況や、PTA活動のあり方や、生徒の安全に関しての配慮の程度などの学校のありようというのは、その学校に所属する生徒のウェルビーイングに強い影響を及ぼしている。学校で雇用されているスクールカウンセラー・スクールソーシャルワーカーやその他のメンタルヘルスの問題に対処する職員は、通常は地域のメンタルヘルスシステムの一部として機能している。学校の関心事というのは主に不登校の問題で

あり、高校であればそれに進路相談や大学進学準備が入ってくるが、学校のメンタルヘルスの問題に対処する立場の職員が地域のメンタルヘルスケア・システムと効果的な連携が取れている場合、小児思春期の子どものメンタルヘルスについても関心が高いことが多く、子どものメンタルヘルスケアに対して効果的な役割を発揮しうる。スクールソーシャルワーカーや養護教諭は、他の学校関係者以上に、プライマリーケア医療者やメンタルヘルスの専門家と積極的にコミュニケーションを図ることを自らの職責と考える傾向にある。ただし、スクールソーシャルワーカーや養護教諭は一般的に数多くの子どもたちを抱えていて、さらには、場合によっては複数の学校を掛け持ちしていることもあり、活用していくにも限度がある。一方で、スクールカウンセラーは、一つの学校に常勤職として採用されることが、より多くなっている。スクールカウンセラーは、子どもが特別支援教室で教育を受けるほうがよいのか、その他の教育サービスを活用する資格を満たしているのかなどを検討する場において主導権を発揮することが多いであろう。実際、小児医療者が個々の子どものメンタルヘルス上のニーズについて学校側と話をしようとする際には、スクールカウンセラーをカウンターパートとすることが最も良い選択肢である場合が多い。ある地域から、不注意や行動上の問題を抱える生徒を対象に、学校とプライマリーケア医療者とが、子どもの評価におけるそれぞれの役割を明確化し情報交換を行うプロトコルを定め、それを活用し維持することが出来ている旨の実践報告が行われている[25]。個々の学校が子どものメンタルヘルスの問題にどの程度対応しようと考えるのかや、問題行動を起こした生徒についてどの程度の懲戒を行うべきであると考えるのか、その文化を形成するうえで校長の果たしている役割というのは大きく、小児医療者にとって校長先生と積極的にコミュニケーションを図ることは極めて重要である。学校とプライマリーケア医療者との間のコミュニケーションを強化していくためには、地域の教育委員会や学校保健諮問委員会や学校管理者からの協力は不可欠であり、さらにはカウンターパートであるメンタルヘルスの専門家やその他の地域の保健機関、そして個々の子ども・親・教員の協力も欠かすことが出来ない。

　現在、学校内に保健センターを設置し、子どものメンタルヘルスの問題や、物質使用の問題についてのケアを含めた包括的支援を行う地域が増えつつある。このようなセンターが設置されている場合、かかりつけ医療者とその他の地域の医療システムとの連携は促進され、子どものケアにおいて大きな効果を発揮しうるであろう。また、このようなセンターを子どもが利用した際に、その記録を詳細に残したうえで、医療機関と情報交換を行うことについて親から書面で同意を得ることをルーチン化することが出来れば、連携体制はさらに促進されることとなるであろう。

戦略 4：精神医学的救急時のマネジメントのための、地域の対応体制を整備する

　殺人・自殺・虐待による小児期死亡というのは、悲劇的なほど多い状況にある[26, 27]。それだけではなく、急性中毒・せん妄・急性精神病・躁病・重度家庭機能不全・急性ストレス反応・

家族間暴力・重度気分障害・摂食障害に伴う身体的危機など、生命を脅かしうるメンタルヘルスの問題というのも、高い頻度で発生している。小児医療者は、小児思春期の子どもやその家族が最も安心してSOSを出せる相談相手となりうる存在である。プライマリーケア医療者には、メンタルヘルスの問題や物質使用の問題を抱える小児思春期の子どもを早期に発見し、子どもが危機的状況に陥る前に信頼関係を築き、家族と協働して危機管理計画をあらかじめ策定し、そのような状況への発展を予防する職責がある。またそれだけではなく、子どもに治療を行う必要性と緊急性を評価し、適切なリソースをあらかじめ把握したうえでどのような介入を行うべきかの最適な選択を行うなど、危機的状況に際してのマネジメントを戦略的に行う役割を果たす必要がある。

　自然災害・暴動・戦争・産業／工業災害というのは、直接的な被害であれ、愛する人の死傷という間接的な被害であれ、甚大なトラウマや喪失体験をもたらし、短期間に多くの子どもや家族にメンタルヘルス上の問題を引き起こしてしまいうる。小児医療者は地域社会のカウンターパートと共に、このような危機が生じた際の短期的・長期的な後遺症に対処するための対応計画を立案する職責を負っている[28]。

　病院の救急部門の多くが、小児思春期の子どもの精神医学的救急に対応するための人的リソースや設備上のリソースを欠いた状態にある[29, 30]。患者が溢れかえった状況で、ストレスフルな光景や騒音に晒されながら、長時間待合で待たされる環境というのは、緊急事態で受診した小児思春期の子どもやその家族にとって苦痛に他ならず、かえってトラウマを深めることになってしまいかねない[31]。小児思春期の精神疾患患者が精神科病棟以外の環境で入院をすることは、可能な限り避けるべきである。やむを得ず入院させる場合には、出来るだけ制約の少ない環境で入院させ、出来るだけ速やかに精神科施設に転院することが出来るように、あらゆる努力を払わなければならない。このような問題に対しても、小児医療者は地域において求められる制度の構築やサービス改善のために尽力する一翼を担い、必要な予算や助成金を得るためにエフォートを割く必要がある。

　地域によっては、診療所や学校で速やかな対応を行う機動的なメンタルヘルスの危機対応チームを整備していたり、救急部でメンタルヘルスの問題をスクリーニングし、トリアージを行い、必要時に専門施設に紹介を行う流れが明確になっていたり、外来型の集中治療プログラムの提供が可能であるなど、様々な程度に精神医学的救急サービスが整備されているが、そのことを小児医療者が認識していないこともある。小児医療者は、小児思春期の子どものメンタルヘルスの問題に対応する専門機関の一つとして、精神医学的な緊急事態の発生の際に個々の子どもに最も適した受診先はどこかを速やかに選択出来る必要があるが、たいていの場合、それは病院の救急部門ではなく、精神科医療システムに則った施設となるであろう（「第3章：小児のメンタルヘルスケア・サービスを充実するための、各診療所における対応体制の整備とネットワーク体制の整備」を参照）。小児医療者は、精神科救急医療を提供する立場の精神科医と直接的に交渉し、緊急事態の際に可能な限り速やかに子どもを評価してもらえるように取り計らうことが出来ることが望まれる。また、メンタルヘルスの専門家との協力体制を敷き、自身の患者が精神科ルートで治療を受けた際にその情報を共有出来るようにし、入院治療や居住型治療プログラムを終

えて外来フォローとなった際には連絡を受け、その後に小児科的なケアを継続したり、メンタルヘルスの問題のモニタリングを行う機関の一つとして機能するように調整を行うことが出来るであろう。

戦略 5：診療報酬の支払いを含めた幅広いシステム上の問題に対処するための地域の会合に、積極的に参加する

　小児医療者が、今まで以上に子どものメンタルヘルスの問題にコミット出来るようにするためには、適切な診療報酬の制度化や、それを行いやすい環境を整備するための施策化は不可欠である。子どものメンタルヘルスの問題に対し多機関が連携をするうえで、現状は、関与するすべての機関において、そのための予算が全く不十分の状況にある。地域における連携を促進し、子どもや家族のニーズを満たすためのサービスを提供するためには、その資金調達のための権利擁護活動を今まで以上に展開する必要がある。小児医療におけるメンタルヘルスケアを拡充するためには、“この問題に対処するためには多くの時間と労力が必要になる”ということを理解してもらい、適正な診療報酬を得られるように制度を変えていく必要がある。米国小児科学会（AAP）の各州の地方部会の中には、子どもの権利擁護活動の一環として、民間や州の健康保険会社や、州のメディケイドプログラムに働きかけ、子どものメンタルヘルスの問題に関して重要な診療報酬改定が行われることとなったところも複数存在している。このように小児医療者がリーダーシップを取り、団体として積極的に働きかけることは、診療体制や診療報酬を改善するうえで極めて有効に作用しうる。子どものメンタルヘルスの問題に関する小児医療のサービスを可能な限り改善し、適正な資金調達を得るための戦略については、米国小児科学会のウェブサイト（www.aap.org/en-us/advocacy-and-policy/aap-health-initiatives/Mental-Health/Pages/Improve-Financing.aspx）を参照されたい。

　医療費の支払い能力の問題から、小児思春期の子どもが本来必要な医療サービスを受けられなくなるという事態は、しばしば発生している。小児期のメンタルヘルスの問題の多くは一過性の経過をたどるもので、とりわけより年齢の低い子どもたちにおいては特定の精神医学診断病名をつけることが困難である（実際、小児思春期の子どもではメンタルヘルス上の重大な問題を抱えていたとしても、DSM-5の診断基準を満たすことが稀であることが報告されている[32]）。そのため、早期発見・早期治療を行う際に、適正な診療報酬を付与することが困難であるのが実情である。理想的には、メディケイドや民間の健康保険会社が、小児思春期の子どもではDSM-5の診断基準を満たさずとも、様々なメンタルヘルスの徴候を抱えうるということを認識したうえで、このような小児期のメンタルヘルスの診断上の諸問題を背景に開発された「乳児期および幼児期早期の精神保健／発達障害の診断分類（DC: 0–5 [Diagnostic Classification of Mental Health and Developmental Disorders of Infancy and Early Childhood]）[33]」を採用することが望まれる。プライマリーケアの現場におけるメンタルヘルスケアの実践を制度として支援・促進するために重要な課題を以下に提示する。

- ▶ プライマリーケア医療者がメンタルヘルスケアを行った場合に、診療報酬が得られるようにする。
- ▶ 診断病名が確定しなくとも、プライマリーケアの現場でメンタルヘルスの問題に対し心理的評価を実施したり、症状のモニタリングのために複数回の再診を行ったりした際などに、診療報酬が得られるようにする。
- ▶ プライマリーケア医療者が、必要時にメンタルヘルスの専門家に紹介を行うための支援体制を構築する。
- ▶ 子どもがメンタルヘルスの専門家を受診した際に、その情報が小児科のかかりつけ医に通知される制度を構築する。
- ▶ メンタルヘルスの専門家が、プライマリーケア医療者と協力して、プライマリーケアの現場で治療を行う制度を推進する（そのためには、小児のメンタルヘルスケアに対する医療保険において、カーブアウト方式〔訳注：保険者が、特定の疾病に対する医療サービスを、専門的組織に任せる契約を行うこと〕の除外対象とする必要がある）。本項目については、次の段落の議論も参照されたい。
- ▶ プライマリーケア医療者とメンタルヘルスの専門家の両者が、ケアプランの立案やコンサルテーションに参加した際に、診療報酬が得られるようにする。
- ▶ オンライン上のシステムを用いて、家族のメンタルヘルスの問題を評価することが出来る体制を構築し、評価に関与した医療者が適正な診療報酬が得られる体制を確立する。

　米国内の多くの地域では、民間の保険会社はメンタルヘルスの問題に対し、医療保険上、カーブアウト方式を採用しているが、この方式では、受診出来る患者の上限が契約上定められており、また被保険者世帯が受診出来る医療機関も限定されてしまっており、受診可能な医療機関が小児患者に対応するうえでの知識や経験に乏しいことは稀ではない。さらにはカーブアウト方式のもとでは、契約外の医療機関との情報の共有も制限されてしまうことが多い。一般に、家族は直接、契約を結んでいる医療機関に受診をしなくてはならず、紹介元の臨床医が臨床情報を契約医療機関の精神科医に伝えることも、退院後に逆紹介を受けることも事実上出来ないのである。また、指定された医療機関の情報が古く不正確で、受診自体が困難な場合もある。米国小児科学会（AAP）の各州の地方部会の多くが、小児医療協議会やメンタルヘルスに関するタスクフォースを設けており、小児科外来診療体制の管理や小児科医の雇用を行う立場の管理職に対して、子どものニーズに関する知識をより深めてもらうための活動を積極的に行い、地域で働く小児医療者のサポートを行っている。メンタルヘルスの問題や物質使用の問題を抱えた子どもたちの権利擁護のために、小児医療者が主体となったこのような会合の場で、「子どもやその家族が精神科の受診を行ったときに、その情報をプライマリーケア医療者と共有するにはどうするべきか」「精神科医とプライマリーケア医療者が日常診療の中で、ルーチンに情報交換をするためにはどのような制度が必要か」「精神科医の協議会に子どものメンタルヘルスの問題に関する委員会を新たに立ち上げてもらい、小児医療者がそこに参画することは出来るか」などを議題として、積極的に話し合うことが望まれる。精神疾患・身体疾患に

関する保険給付の公平性を義務づける連邦法（MHPAEA: the Mental Health Parity and Addiction Equity Act）は、それを促進させるための取り組みに対し、予算を積極的につけることを規定している[34]。

　米国小児科学会（AAP）のメンタルヘルスへの取り組み（Mental Health Initiatives）のウェブページ内の「子どものメンタルヘルスのシステム改善のための戦略：米国小児科学会（AAP）の地方部会が行動を起こすための資料集（*Children's Mental Health: A Chapter Action Kit*）」では、AAPの地方部会やその他の医療系団体が、現行の保険制度におけるメンタルヘルス疾患への医療費給付に関する公平な制度の実現や、メンタルヘルスの分野で小児医療者や精神科医が提供した医療サービスに対して公正な診療報酬が支払われることの実現や、小児医療者と精神科医の双方向性の協力体制を促進するための施策の実施や、公的なメンタルヘルス制度から小児医療者が支援を受けられる体制の実現に向けた、各種の戦略が示されている。米国小児科学会（AAP）のメンタルヘルスに関するタスクフォース（TFMH）は、米国児童青年精神医学会（AACAP）と合同で、「子どものメンタルヘルスケアにおけるマネジメント上の障壁や経済的な障害に関する提言」を作成し、2009年4月に米国小児科学会雑誌（*Pediatrics*）上で公表している[35]。この提言は、2018年現在でも子どもの権利擁護活動を行う際の情報提供を行う資料として有用である。全米精神疾患連合（NAMI）、ADHDの子どもと大人のためのネットワーク（CHADD）、全米メンタルヘルスの問題を抱える子どもの家族会（FFCMH）などの市民団体との交流機会を持つことも、小児医療者による子どもの権利擁護活動を増やしていくうえで、極めて重要な機会となるであろう。

結　語

　小児医療者は、子どものメンタルヘルスを促進し、精神疾患の罹患リスクを軽減するために、地域の子どものメンタルヘルスケア・サービスを改善するための体制を構築し、拡充を図るうえで重要な役割を担うことが出来るはずである。そのための戦略というのは、地域特有のニーズや臨床家の診療上の優先度を反映したものである必要がある。小児科医やその他のプライマリーケア医療者（家庭医・内科開業医・ナースプラクティショナーや医療助手など）、発達行動科学の専門家、思春期医療の専門家、子どもの権利擁護活動の実践者、教育の専門家、諸機関の代表者、メンタルヘルスの専門家、物質使用障害の専門家がグループを形成することで、互恵的な連携関係を強化し、より効果的に子どものメンタルヘルスの問題に対応することが出来るようになるであろう。そのようなグループで議論を行う際に、米国小児科学会（AAP）のメンタルヘルスに関するウェブサイト内の資料が参考となるであろう。

　地域レベルで、以下に列記したような対応体制の整備が進んでいくことが、小児医療者が臨床現場で子どものメンタルヘルスの問題に対処するコンピテンシーを高めることに繋がるであろう。

1．疫学的な事実を重視したポピュレーション・アプローチを行い、促進要因と増悪要因の両面から、小児思春期の子どものメンタルヘルスに関する社会的決定要因について市民啓発をする機会を増やし、そのニーズについての理解を深めていく。

2．メンタルヘルスケア・サービスやその他の社会資源の利用に関する地域間格差の是正に取り組む。

3．小児医療者と、その他の医療者や地域の関係者とのコミュニケーションを促進していく。

4．精神医学的救急事態に対応するためのプロトコルを地域で整備する。

5．診療報酬制度に関する会議や、その他のより広範なシステム上の問題を話し合う地域の会議に、積極的に参加する。

謝辞：本章の執筆に協力いただいた米国小児科学会（AAP）の、2004年から2010年度のメンタルヘルスに関するタスクフォース（TFMH: Task Force on Mental Health）の以下のメンバーに謝意を示す。
《AAP-TFMHメンバー》
　　ジェーン・メシャン・フォイ（医学士）：座長、筆頭著者
　　ポーラ・ダンカン（医学士）、バーバラ・L・フランクフスキー（医学士、公衆衛生学修士）、ケリー・J・ケラハー（医学士、公衆衛生学修士）、ペネロペ・K・ナップ（医学士）ダニエル・ララク（医学士）、ゲイリー・ペック（医学士）、ミカエル・レガラド（医学士）、ジャック・スワンソン（医学士）、マーク・ウォルライチ（医学士）
《コンサルタント》
　　マーガレット・ドーラン、ジェイムズ・ペリン（医学士）、リン・ウェグナー（医学士）

▌米国小児科学会（AAP）の提言／指針

- American Academy of Pediatrics Committee on Pediatric Emergency Medicine. Access to optimal emergency care for children. *Pediatrics*. 2007;119(1):161–164. Reaffirmed July 2014 (pediatrics.aappublications.org/content/119/1/161)
- American Academy of Pediatrics Committee on Pediatric Emergency Medicine, American College of Emergency Physicians Pediatric Emergency Medicine Committee. Pediatric mental health emergencies in the emergency medical services system. *Pediatrics*. 2006;118(4):1764–1767. Reaffirmed April 2013 (pediatrics.aappublications.org/content/118/4/1764)
- American Academy of Pediatrics Council on Children With Disabilities and Medical Home Implementation Project Advisory Committee. Patient- and family-centered care coordination: a framework for integrating care for children and youth across multiple systems. *Pediatrics*. 2014;133(5):e1451–e1460 (pediatrics.aappublications.org/content/133/5/e1451)

▌参考文献

1. Webster-Stratton C, Taylor T. Nipping early risk factors in the bud: preventing substance abuse, delinquency, and violence in adolescence through interventions targeted at young children (0–8 years). *Prev Sci*. 2001;2(3):165–192

2. Wille N, Bettge S, Ravens-Sieberer U; BELLA Study Group. Risk and protective factors for children's and adolescents' mental health: results of the BELLA study. *Eur Child Adolesc Psychiatry*. 2008;17(suppl 1):133–147

3. Center for Mental Health Services. *Promotion and Prevention in Mental Health: Strengthening Parenting and Enhancing Child Resilience*. Rockville, MD: Substance Abuse and Mental Health Services Administration; 2007. DHHS publication CMHS-SVP-0175. http://store.samhsa.gov/shin/content/SVP07-0186/SVP07-

0186.pdf. Accessed January 4, 2018

4. Centers for Disease Control and Prevention. YRBSS: questionnaires. https://www.cdc.gov/healthyyouth/data/yrbs/questionnaires.htm. Centers for Disease Control and Prevention Web site. Accessed January 4, 2018

5. American Academy of Pediatrics Council on Community Pediatrics. Poverty and child health in the United States. *Pediatrics*. 2016;137(4):e20160339

6. Center for Mental Health Services. *Mental Health: Culture, Race, and Ethnicity—A Supplement to Mental Health: A Report of the Surgeon General*. Rockville, MD: Substance Abuse and Mental Health Services Administration; 2001. https://www.ncbi.nlm.nih.gov/books/NBK44243. Accessed January 4, 2018

7. Alegría M, Green JG, McLaughlin KA, Loder S. *Disparities in Child and Adolescent Mental Health and Mental Health Services in the U.S.* New York, NY: William T. Grant Foundation; 2015. http://wtgrantfoundation.org/library/uploads/2015/09/Disparities-in-Child-and-Adolescent-Mental-Health.pdf. Accessed January 4, 2018

8. Xuan Z, Blanchette JG, Nelson TF, et al. Youth drinking in the United States: relationships with alcohol policies and adult drinking. *Pediatrics*. 2015;136(1): 18–27

9. Saloner B, McGinty EE, Barry CL. Policy strategies to reduce youth recreational marijuana use. *Pediatrics*. 2015;135(6):955–957

10. Huang L, Macbeth G, Dodge J, Jacobstein D. Transforming the workforce in children's mental health. *Adm Policy Ment Health*. 2004;32(2):167–187

11. Roberts RN, Behl DD, Akers AL. Building a system of care for children with special healthcare needs. *Infants Young Child*. 2004;17(3):213–222

12. Perrin JM, Romm D, Bloom SR, et al. A family-centered, community-based system of services for children and youth with special health care needs. *Arch Pediatr Adolesc Med*. 2007;161(10):933–936

13. Stroul BA. *Issue Brief—Systems of Care: A Framework for System Reform in Children's Mental Health*. Washington, DC: National Technical Assistance Center for Children's Mental Health, Georgetown University Child Development Center; 2002

14. Gleason MM, Goldson E, Yogman MW; American Academy of Pediatrics Council on Early Childhood, Committee on Psychosocial Aspects of Child and Family Health, and Section on Developmental and Behavioral Pediatrics. Addressing early childhood emotional and behavioral problems. *Pediatrics*. 2016;138(6):e20163025

15. Bloom SR, Kuhlthau K, Van Cleave J, Knapp AA, Newacheck P, Perrin JM. Health care transitions for youth with special health care needs. *J Adolesc Health*. 2012;51(3):213–219

16. Stein REK, Perrin JM, Iezzoni LI. Health care: access and medical support for youth and young adults with chronic health conditions and disabilities. In: Lollar D, ed. *Launching Into Adulthood*. Baltimore, MD: Paul H. Brookes Publishing Co; 2010:77–102

17. Cama S, Malowney M, Smith AJB, et al. Availability of outpatient mental health care by pediatricians and child psychiatrists in five U.S. cities. *Int J Health Serv*. 2017:20731417707492

18. Van Cleave J, Le TT, Perrin JM. Point-of-care child psychiatry expertise: the Massachusetts Child Psychiatry Access Project. *Pediatrics*. 2015;135(5):834–841

19. Zhou C, Crawford A, Serhal E, Kurdyak P, Sockalingam S. The impact of Project ECHO on participant and patient outcomes: a systematic review. *Acad Med*. 2016;91(10):1439–1461

20. Hodgkinson S, Godoy L, Beers LS, Lewin A. Improving mental health access for low-income children and families in the primary care setting. *Pediatrics*. 2017;139(1):e20151175

21. Ader J, Stille CJ, Keller D, Miller BF, Barr MS, Perrin JM. The medical home and integrated behavioral health: advancing the policy agenda. *Pediatrics*. 2015;135(5):909–917

22. Briggs RD, ed. *Integrated Early Childhood Behavioral Health in Primary Care: A Guide to Implementation and Evaluation*. New York, NY: Springer Publications; 2017

23. Tyler ET, Hulkower RL, Kaminski JW. *Behavioral Health Integration in Pediatric Primary Care: Considerations and Opportunities for Policymakers, Planners, and Providers*. New York, NY: Milbank Memorial Fund; 2017. https://www.milbank.org/publications/behavioral-health-integration-in-pediatric-primary-care-onsiderations-and-opportunities-for-policymakers-planners-and-providers. Accessed

January 4, 2018

24. Burns BJ, Costello EJ, Angold A, et al. Children's mental health service use across service sections. *Health Aff (Millwood)*. 1995;14(3):147–159

25. Foy JF, Earls MF. A process for developing community consensus on the diagnosis and management of attention-deficit/hyperactivity disorder. *Pediatrics*. 2005;115(1):e97–e104

26. Child abuse and neglect fatalities 2015: statistics and interventions. Child Welfare Information Gateway Web site. https://www.childwelfare.gov/pubs/factsheets/fatality. Published 2017. Accessed January 4, 2018

27. Ten leading causes of death and injury. Centers for Disease Control and Prevention Web site. https://www.cdc.gov/injury/wisqars/LeadingCauses.html. Updated May 2, 2017. Accessed January 4, 2018

28. American Academy of Pediatrics Disaster Preparedness Advisory Council. Medical countermeasures for children in public health emergencies, disasters, or terrorism. *Pediatrics*. 2016;137(2):e20154273

29. American Academy of Pediatrics Committee on Pediatric Emergency Medicine, American College of Emergency Physicians Pediatric Emergency Medicine Committee. Pediatric mental health emergencies in the emergency medical services system. *Pediatrics*. 2006;118(4):1764–1767

30. Institute of Medicine. *Emergency Care for Children: Growing Pains*. Washington, DC: National Academies Press; 2007

31. Allen MH, Carpenter D, Sheets JL, Miccio S, Ross R. What do consumers say they want and need during a psychiatric emergency? *J Psychiatr Pract*. 2003;9(1):39–58

32. American Psychiatric Association. *Diagnostic and Statistical Manual of Mental Disorders*. 5th ed. Washington, DC: American Psychiatric Association; 2013

33. Zeanah CH, Lieberman A. Defining relational pathology in early childhood: the *Diagnostic Classification of Mental Health and Developmental Disorders of Infancy and Early Childhood DC:0–5* approach. *Infant Ment Health J*. 2016;37(5):509–520

34. Implementation of the Mental Health Parity and Addiction Equity Act (MHPAEA). Substance Abuse and Mental Health Services Administration Web site. https://www.samhsa.gov/health-financing/implementation-mental-health-parity-addiction-equity-act. Updated January 24, 2017. Accessed April 17, 2018

35. American Academy of Pediatrics Task Force on Mental Health, American Academy of Child and Adolescent Psychiatry Committee on Health Care Access and Economics. Improving mental health services in primary care: reducing administrative and financial barriers to access and collaboration [published correction appears in Pediatrics. 2009;123(6):1611]. *Pediatrics*. 2009;123(4): 1248–1251

効果的なコミュニケーション方法
——共通する技術的要素

ローレンス・S・ウィッソウ（医学士、公衆衛生学修士）

従前の指示的スタイルに代わるこのようなアプローチは、医療者が、患者が内に
抱えている懸念を安心して表出することの出来る環境を提供することとなり、
また、診療目標を立て、それを達成するための戦略を主体的に考えるのは
患者自身であり、医療者が情報提供を行うタイミングは、患者側の
"変化のための準備性"に基づいて判断されるべきものであることを前提としている。

　米国では、学童期以降の子どもの約15％が情緒的問題や行動上の問題を抱えていると考えられている[1,2]。しかしこのような問題を抱えている子どものおよそ3人に2人までもが、正式な形でのメンタルヘルスケア・サービスを受けておらず、学校でのカウンセリングなど何らかの形の支援を受けられている子どもも、2人に1人に過ぎない[3]。このような子どもたちに適切なケアを提供することが出来るようになるためには、メンタルヘルスに対する偏見やケアサービスを受けるうえでの経済的障壁を減らす必要があり、子どもとその家族にケアを受けることのメリットにつき心理教育を行ったり、容易に受診することが可能な環境の中で有用なサービスを受けることが出来る体制を整備していくことも求められる[4]。

　メンタルヘルスケア・サービスへのアクセスをより容易にし、経済的障壁と心理的障壁の両者を軽減する方法の一つとして、小児科医・家庭医・内科開業医・ナースプラクティショナーや医療助手などの小児医療の最前線にいるプライマリーケア医療者が、子どものメンタルヘルスの問題に気付く感度を高め、事例によってはその治療の一翼を担うようになることが挙げられる。プライマリーケア医療者というのは、メンタルヘルスの問題を抱える子どもとその家族を支援するうえで、潜在的に多くの利点を有している。子どもの健康増進・健全な発達のためのフォローアップを行うことを職責とするプライマリーケア医療者の理念や立場というのは、子どものメンタルヘルスの問題の発生を予防し、早期発見し、フォローアップを行うというタスクの遂行に非常に適している。子どもや家族と継続的な関係性を維持出来る立場にあることも、信頼関係を築きデリケートな情報を共有していくうえで、利点となるであろう。このような医師－患者関係というのは、患者が身構えることなく、メンタルヘルスの問題に対しての偏見を低減して医学的な問題として認識してもらううえでも有利に働き、必要な際にケアを受け

られる可能性を高めることにも繋がる。

　ただし、実際には子どもたち（やその家族）の多くは、プライマリーケア医療者に情緒的問題に関して打ち明けることはない[5]。小児思春期の子どものメンタルヘルスに関する親と医療者の評価が一致しないことは稀ではなく[6]、プライマリーケア医療者が子どものメンタルヘルスの問題に関して専門家に紹介状を書いたとしても、その後に家族が受診させる割合はおよそ40％程度に過ぎないとも推察されている[7]。ただこのような状態にあることは、一人ひとりの患者にかけられる時間が短く、対処すべき問題がメンタルヘルスの問題以外にも膨大である小児のプライマリーケアの現場の実態を考えれば、特段驚くべきことではない。さらには、メンタルヘルスの問題が浮かび上がった際に紹介出来る専門医の数は限られており、その一方で、プライマリーケア医療者の多くがメンタルヘルスの問題を自身で管理する自信はないと感じていると報告されている[8]。

　本章では、小児のプライマリーケア医療者が効率的に子どものメンタルヘルスのニーズに気付き、それを明確化し、不全感や怒りを抱えている子どもへ治療的介入を行い、メンタルヘルスの専門家へ紹介することを含め、子どもや家族に助言を受け入れてもらい、サポート関係を継続していくうえで必要となる洗練された技術につき概説している。これらの技術は、身体疾患に対する診療の際の従来型のスタイルとは異なり、子どもや家族との相互疎通性を何よりも重視するものである。従前の小児医療は、医療者側が能動的・指示的に関わることがほとんどであろう。通例、子どもやその家族は主訴を持った状態で受診し、満たすべきニーズも明確であるため、明快な診断を下すことや、適切な診療計画を立てることが医療者の仕事となる。このようなアプローチは、特に感情的な側面が入り込むことがないような状況においては、たいてい何の問題もなく進んでいくであろう。しかし、子どもや家族がアンビバレント（両価的）な感情や、恥の感覚や不安感を抱いていたり、医療者の関わりによって自身の自由が脅かされると感じてしまうような状況にある場合、真に懸念していることを伝えようとしなかったり、治療計画に予想外の抵抗を示したり、医療者の助言に従わないなど、従来型のアプローチがうまく機能しない可能性が高くなってしまうのである。このような両価的感情・恥の感覚・不安感というのは、トラウマ体験に基づくメンタルヘルスの問題を抱えている患者では極めて一般的なものである。トラウマを抱えた子どもや家族というのは、自身が支援されていないと感じることに敏感であり、さらに傷つけられてしまいうることへの警戒心が強いことが多い。トラウマが暴力に基づくものではなく、貧困・人種差別に関連した困難性や侮蔑的な体験をしたことに由来する場合であっても、同様の感覚は生じうる。

　本章で概説しているアプローチ法は、従前の指示的スタイルに比べて、患者が内に抱えている懸念を医療者により表出しやすい環境を提供することとなる。このようなアプローチ法は、治療目標を立て、それを達成するための戦略を主体的に考えるのは患者自身であり、医療者が情報提供を行うタイミングは、患者側の“変化のための準備性”に基づいて判断されるべきものであることを前提としており、「患者中心型アプローチ」や「動機・自主性支援型（quiet and curious）アプローチ」と呼称されている[9, 10]。また、このようなアプローチ法は、患者自身が自分の人生に変化を起こすことを支援するうえでより効果的であり、いまだ患者に変化が生じ

ていない段階にあっても、医療者と患者が協働することを可能とするアプローチ法でもある。

　本章で概説しているコミュニケーション技術は、主に情緒の問題や行動上の問題を抱えた子どもとその家族に対応するために醸成されたものであるが、このような技術はメンタルヘルス上の問題への対応に限定されるものではなく、患者やその家族と医療者とが互いの意見に対しての理解を深め、互いに納得のいく行動計画を立てていこうとする際に、幅広く応用が可能な技術である。これらの技術のほとんどは、読者にとって直感的に理解可能なものであると思われ、また既に動機づけ面接法[11]のように、臨床現場で広く知られるようになりつつあるものであるが、中には新たな技術であると感じる読者もいるであろう。多くの研究が、このような臨床上の技術は比較的早く習得することが可能であることを示しているが、当然のことながら、習熟のための実践を積み重ね、フィードバックを受け、自己評価を行っていくことで、効果的なスキルとしての技術向上は促進されることとなる[12]。

　本章では「患者中心のケア」というスタイルを貫いているが、本章の記載に当たっては、メンタルヘルスにおける共通要素につき言及したCastonguayらの文献を基盤としている[13]。「共通要素」とは、様々なメンタルヘルスの問題に対し、薬物療法を含め、各種の治療を成功に導く良好な患者−臨床医の相互作用において通底して確認される要素を指している。これらの要素に関して、本章では多くの言及を行っているが、要約するならば、個人として提供する場合であれ、チームとして提供する場合であれ、「患者と医療者とが共に治療に熱心に取り組み、良い相互作用を及ぼし合っていること」「治療によって相互に望ましい結果がもたらされるであろうという楽観的な視点を、患者と医療者とが共有していること」「望ましい結果にどのように到達するのかについて、患者と医療者とが双方合意した状態にあること」ということになる。これらの「共通要素」を促進させる医療者の働きかけは、治療結果に二つの良い影響を与えることとなる。すなわち、そのこと自身が治療的といえるだけではなく、実際に特定の治療に対する治療効果を増強するのである[14]。米国小児科学会（AAP: the American Academy of Pediatrics）のメンタルヘルスに関するタスクフォース（TFMH: Task Force on Mental Health）は、小児のプライマリーケア医療者があらゆる子どもを診察する様々な場面で、子どものメンタルヘルス上の問題に対処する能力を向上させていくうえで、この「共通要素」のスキルとしての有用性を認識し、そのうえで、それをメンタルヘルスの問題に対処するうえで必要なコンピテンシー（職業上の能力）として概念化し、臨床アルゴリズムの中に組み込むこととした[1, 15]。Box 5‐1には、AAP-TFMHが「HELP」という頭文字でまとめた、これらの共通要素を提示している。

　以下のセクションでは、具体的なフレーズを用いた説明を行っているが、医療者によっては、そのフレーズをそのまま使ってコミュニケーションを取ることを想像し、「毎回の診察でこのようなアプローチを取ることなどおよそ出来ない！」と考える方もいるかもしれない。もちろん臨床現場における子どもや家族へのアプローチ法というのは、各医療者のスタイルに合わせてよいものであり、同一の施設内で同じ子どもに関わる他の医療者がその役割を担うなどの役割分担をすることも可能であり、特定の子どもや家族のニーズや希望によって柔軟に適用させていけばよいものである。いずれにせよ、このようなアプローチを効果的に実践すること

Box 5-1　患者と治療同盟を構築するための共通要素：HELP

H ＝ Hope（希望を持てるように）

E ＝ Empathy（共感的に）

L^2 ＝ Language（患者に分かる言葉で）、Loyalty（誠実に）

P^3 ＝ Permission（常に同意を得ながら）、Partnership（パートナーシップを重視し）、Plan（計画を立案し、それを
　　　伝える）

引用元：American Academy of Pediatrics. *Addressing Mental Health Concerns in Primary Care: A Clinician's Toolkit.* Elk Grove Village, IL: American Academy of Pediatrics; 2010.
詳細については、本書巻末の補足資料5を参照。

で、医療スタッフの能力や関心というのは向上し、施設内におけるケア・アプローチ法はより洗練された形に改善されていくはずである[16]。感情制御や行動制御に難しい問題を抱えた子どもの支援というのは、一人の医療者だけで何とか出来るものではなく、受付スタッフ・診療助手・看護スタッフ・メンタルヘルスの専門家などがチームとして活動する必要がある。本章で紹介する技法というのは、子どもや家族と接する立場にある人であれば誰もが効果的に使用することが出来るものであり、医療スタッフにとっても、臨床現場をより安心な、互いに協力的な場所にしていくためにも有用となるものである[17, 18]。

子どもや家族が受診した真の目的や解決すべき課題を効果的に引き出す

　ほとんどとまでは言わないまでも、多くの患者というのは、自身の悩みのすべてを医師に打ち明けるわけではない[5, 19]。臨床医は、特に時間に追われている場合、患者との議論を早々に打ち切ったり、意識的かどうかはさておき、本来は注目すべきであるが本題から外れているようにみえる患者の訴えを無視したりしてしまうために、患者が悩みを打ち明ける時間というのは短くなってしまう[20]。なぜ患者は、医療者に悩みを話すことをためらってしまうのであろうか？　人というのは、苦痛を伴う状況を打ち明けようとする際に、相反する感情を抱くことが稀ではない。特に、悩みを打ち明けてしまうことで状況がコントロール出来なくなることへの恐れというのは、しばしば生じてしまう感情である。例えば、自身に問題があることを打ち明けた際に、その気持ちをしっかりと受け止めてもらう代わりに「こうしなさい」と説論されてしまうことや、自身の気持ちを置いてけぼりにして様々に動かれてしまうことを恐れてしまうのである。実際、うつ病患者を対象としたある研究では、抑うつ症状について一部の患者が医師に話したがらないのは、自分や自分の子どもに対して医師が薬を内服するように圧力をかけてくることを恐れているためであったと報告されている[21]。とりわけ、トラウマを経験してきた家族というのは、子どもの問題を開示することで望まない結果が生じ、さらにひどい目にあうのではないかという恐れを抱きやすい状況にある。

　患者の悩みを引き出す方法には、様々なものがある。例えば、どんなに診療が忙しかったと

しても、しっかりと診察室のドアを閉める、話しかけるのは患者が椅子に座ってからにする、アイコンタクトをしっかり取る、などは医師が患者に関心と注意を向けていることを示し、安心させる方法となる。また、このような対応を行うことは、患者に対してリスペクトを表すことにもなる。診察中に診療録の内容を確認したり、電子カルテに記入を行う必要がある場合、医師は子どもや家族から話を聞きながら同時並行的にそれらを行うのではなく、子どもと家族に許可を取って、話を聞くのとは別に、そのための時間を確保する努力をすることで、たとえ時間が限られていたとしても、医師がしっかりと話を聞きたい意向があることを示すことが出来るであろう。毎回の受診の際に最初にかける挨拶の言葉は、自由な表現で構わないが、「前回の受診から、いかがでしたか？」「何かお困りのことはありますか？」などと声をかけるのが一般的であろう。たとえ予防接種や定期的な注射のために受診したような場合であっても、「今日は注射しに来たのですね」と話しかけるよりも、「何か私にお話ししておきたい大切なことはありますか？」などと声掛けをすることが望まれる。必要であれば、医師側から改めて自己紹介をし、もし患者が医師のことをしっかりと覚えているであろう状況であれば、医師が子どものことを覚えていて、再度会えたことに対して喜びを感じていることを口に出して伝えることで、ラポールの形成を促進することが出来るであろう。子どもたちは、たとえ短い時間であったとしても、堅苦しくない雰囲気で話をすることが出来た場合、診察という状況に対しての恐怖心がまだ完全にぬぐえなかったとしても、リラックスすることが出来るのである。

　患者が話し始めたら、臨床医はうなずいたり、「それから？」などと短く話を促進させるフレーズを挟んだり、話した内容を要約しつつさらに詳しく尋ねるなどの対応をすることで、患者に興味を示しているということを伝えることが出来るであろう。話を聞くうえで最も重要な技術は、拙速に話をまとめあげて焦点を絞った質問をしないようにし、より大きな問題が潜在していることを示唆するヒントを見逃さないことである。患者は、あまりに早い段階で医師から焦点を絞った質問をされると、「この医師は無駄な話をしたがらない」というサインとして解釈してしまいがちであり、そのことは本当に重要な問題や情報を自発的に開示する機会を患者から奪うことになってしまうのである。またプライマリーケア医療者に対して、受診のきっかけとなった主訴への対応以上のことを患者が望んでいることは稀ではない。メンタルヘルスの問題や発達の問題や身体的な問題について、来院前にスクリーニングの問診票への記載を行ってもらっている場合、初診時の面談は、チェックされた問題について詳細を探索するための良い機会となるであろう。子どもや親が問題として問診票に何らかの記載をしていた場合、その点に留意し、受診の際にそのことを話し合う必要を感じているか否かを確認する必要がある。もし「問題は何もない」と問診票に記載されている場合には、受診の際にも改めてその点につき確認を行ったうえで、今後何らかの問題が生じた場合にいつでも相談することが可能である旨を明確に伝える必要がある。

　プライマリーケア医療者が、子どもや家族が抱えている問題を引き出したり、ほのめかされた問題を明確化していくうえで、常にオープンエンドの質問だけを行うわけではないのは、もちろん時間のコントロールが出来なくなると困るからである。家族は、時間の限られた受診の場面で話しきれないほど多くの心配事を打ち明けてくることもあれば、医師にとってはあまり

関係がないように思える事柄をだらだらと話すようにみえることもある。ときには、家族が複数の問題を語っているが、根本的な問題は一つであることが明らかな場合もあるであろう。臨床医はそのような可能性を考えつつも、患者の意向も確認しながら、どの問題が最も深刻であるのかを尋ねたり、どの問題から患者が取り組んでいきたいのかを尋ねることが重要となる。

　　お母さんとしては、○○君が授業中にじっとしていられない、宿題をやることが出来ないなど、主に学校に関する問題に懸念を抱いているということですね。現時点では、中でもどの問題が一番重要だとお考えでしょうか？　ではそのことについて考えることから始めてみましょう。

　いくつかの問題が引き出されたが、それらの問題同士の関係性が明確とはなっていない場合、臨床医は再度、それらの問題の中で親が最も重要だと感じているのはどれかという質問を繰り返してもよいだろう。

　　お母さんは今、いくつかの懸念している問題を追加で教えてくれました。この中でいうと、どうやら○○君が遅くまで外出して帰ってこないことを一番心配しているように見受けられました。私のこの見解は合っていますか？　もしかしたら今日はこの問題にこそ焦点を当てるべきかもしれません（もし優先順位が明確とはいえない場合、「いくつかの心配事を教えていただきましたが、今日はどれについてお話をしましょうか？」などと質問することになるであろう）。

　親が自分の考えをまとめるのに苦労しているような場合や、臨床医が診察をより早く進めなければならない状況にある場合、そっと話を中断したうえで、これまでに聞いた話を一旦まとめ、追加で話しておくべき問題点がないかどうかを尋ねることも出来る。

　　お話を中断してしまい申し訳ありませんが、時間切れにならないように、お母さんの心配事を私がしっかりと理解出来ているかどうか確認させてください（臨床医は、話の中で挙げられた問題のリストを復唱し、確認を取る）。大丈夫ですね。よかった。他に何か気になっている問題はございますか？

　受診の際には、親と子ども（以降、本章では特に断りのない限り、思春期児を含めた18歳未満児のすべてを「子ども」と呼称する）の両者が診察室に入っていることが多いであろう。ただ、子どもが受診に消極的であることは稀ではなく、自身の感情や行動の話題が出そうな場面で、自分から進んで発言をすることはほとんどないであろう[22]。そうであっても、子どもと繋がりをしっかりと持っておくことは、その後の治療への協力関係を確立するうえで極めて重要となる。子どもというのは、診察で何が行われるのかについてほとんど見通しを持つことが出来ないということを、常に留意しておく必要がある。主に身体的な問題でしか医療機関に受診した

ことがない子どもは、「チックンされる」（痛い医学的処置をされる）のではないかという懸念に捉われていて、自身の感情や行動に話が及ぶと戸惑いを感じ、不安になることさえある[23]。臨床医と繋がりを持つ機会がなく、診察の目的やその後に生じうる流れにつき何の説明もなかった場合、その後の受診にはついていかないという選択をするかもしれない。臨床医が親だけでなく、子どもに対してもしっかりと必要な情報を提供することで、親の満足度は高まり、子どもも多くのことを学び、結果は異なるものとなる（その後の受診にも一緒についてくる）かもしれない[24]。子どもと親との間で、話題となった問題につき全く異なった情報を伝えてくることも稀ではない。親は子どもに比べて、問題行動をより強調して話をしてくるが、子どもの抱いている感情に関しては鈍感であり、子どもが家庭外でどの程度ストレスに晒されてきたのかについては、過小評価している傾向にある[25, 26]。

　文化圏によっては、子どもの受診に際し、親だけでなく、祖父母や名づけ親、はては「○○おばさん」のような人物までもが訪れ、問題の本質が何であるのか、それに対して何をすべきであるのかについて、強い意見を言ってくることがあるであろう。プライマリーケア医療者はそのような場合、その場のすべての人と個別にコミュニケーションを図る努力を行う必要がある。それぞれにしっかりと挨拶をし、適切であれば握手をしたうえで、話をする際には視線や体の向きを変え、全員に声をかけることが望まれる。相手の名前が分からなければ名前を聞き、その名前を用いて話しかける必要がある。また次回の受診日時を決める際には、親だけでなく、すべての関係者の予定を聞いたうえで決定する。受診の終了時には、子ども自身を含めたすべての人に、まだ話していないことや、何を優先したいのかを確認する。初診の場合や、かなり時間が経ってからの再診の場合には、守秘義務や意思決定のあり方に関する基準について改めて説明することも、有用となるであろう。子どもの年齢、子どもと親の希望、地域の慣習などに応じて、子どもと親のどちらと先に話をするのかや、それぞれ別々に医師と話をする時間を設ける必要があるのかを決定する。

助言をするタイミングと話し方

　心配事をはっきりと述べ、直接助言を求めているようにみえる場合でも、それに対する医療者からの提案が必ずしも受け入れられるとは限らない。患者も臨床医も、この段階ですれ違いが生じてしまうことは稀ではない[27]。患者は、かなり心配していることがあっても、行動を起こす準備が出来ていないことがある。患者は、それを自分が直面している最も重要な問題とは考えていないかもしれないし、行動しない理由も同様に強く抱いているかもしれないし、自分が変化を起こせるという自信もあまりないのかもしれない。変わろうとしている患者であっても、臨床医の助言を定型的なものと感じたり、受け入れる準備が出来ていないと決めつけられたと感じてしまい、追い詰められたと感じたり、疑心暗鬼になったり、恥をかかされた・力を削がれたなどという感情を抱いてしまうこともありうる。一般的に、人というのは押しつけられたり説得されたりしたときよりも、自分自身でその気になったときにこそ行動しやすいので

ある[11]。

　助言というのは、変わろうとしている人の心構えや自信、そして特定の目標や価値観に合わせて調整を行わなくてはならない。このような形で助言を行うことはそれほど複雑なわけではなく、また必ずしも単純な助言に比べて時間がかかるわけでもないが、いくつかのステップを踏む必要がある。

　まず第一に、家族にとってなぜそれが問題であるのか、何がその問題の原因だと考えているのか、今問題に取り組むことの重要性はどの程度であるのか、そして自分たちが変われるという自信がどの程度あるのかを理解するために、時間をかける必要がある。

　　　あなたが行動したいと認識していることを理解いたしました。まずは、なぜ今すぐ行動したいと思うようになったのか、その理由をお聞かせいただいてよろしいでしょうか？「自分には何かが出来る」という自信を感じている状態にありますか？　「今は行動する時期ではない」（あるいは「この問題に対して何もすべきではない」）と懸念を抱かせるような状況はありますか？

　第二に、臨床医は、患者が考え続けている問題を見つける必要がある。多くの人は、既にいろいろなことを試したり、家族や友人に相談したりするプロセスを経て、プライマリーケア医療者に相談するに至っている。理想的には、プライマリーケア医療者は、患者が行おうと決断していることを確認し、その決断を賞賛し、その決意を強固にする機会を持つべきである。患者の意見を十分に聞くことは、患者が既にうまくいかないだろうと考えている助言をしてしまうことを回避し、患者が強く感じていることを認識したうえで、より機転の利いた助言を行うことに繋がるであろう。

　　　何か良い助言を行うことが出来るとよいなと考えているのですが、その前にまずあなたがどんなことを考えてきたのかや、それに対してどのような助言を受けてきたのか、お聞かせいただけますか？　既に試してきたことで、これは効果があった、これはうまくいかなかったなど、具体的に教えてください。

　受診した機会は、家族が既に試してきたもののうまくいかなかったことをについて、共有する良い機会となりうる。そのうえで、臨床医がそのことについて修正点を具体的に挙げて助言することで、家族はそれをもう一度試してみようとする可能性があるのか、それとも別の方法を試してみたいと考えるであろうかを検討する必要がある。

　第三に、臨床医は様々なアイデアを選択肢として提示するように心がけるべきである。たとえ選択肢が重複していたり、同じことを言い換えただけのようなものであっても、選択出来る余地があると患者が認識することが出来れば、よりコントロール感を感じてもらいやすくなる。たとえ患者が「先生は、その中でどれが最も良い選択であると思いますか？」などと聞いてきて、結局その回答に従うことしか出来なかったとしても、患者は他にも多くの選択肢があ

ることを知ることとなり、また、臨床医が患者の選択を重要視していると認識することが出来るようになる。

第四に、臨床医は助言を行う前に、潜在的に障壁となりうる要因について患者に尋ねる必要がある。人は、たとえ自分には難しかったり、不可能と思えることにも同意してしまうことはよくある。臨床医は、家族に連絡の取れる電話番号を伝えたり、紹介を要するケースであれば、紹介先を受診するための支援を行うことも出来るであろう。医師が介入を行う必要性があると判断した場合に、その介入根拠を改めて確認し、一緒に受診した家族が、家族にとっての大切な人物にそれを的確に説明することが出来るようにサポートすることも重要である[28]。

第五に、臨床医は治療計画を立案したり、トラブルシューティングを行う際に、可能な限り子どもにも参加を求める必要がある。子どもが理解出来る言葉を使い、必要に応じて親にも詳細な補足説明を行うことが求められる。治療計画を立案する際に、臨床医は子どもとその計画について話し合うことを通じて、子ども自身がどのような役割を果たしたいと思っているのかを明確にし、それを計画に組み込むことが出来るであろう。具体的に組み込んだ役割に対しての子どもの見解をしっかりと聞いたうえで、その内容をメモしておき、外来に再診してきた際に、以下に示したように、それを改めて再確認することが望まれる[24]。

　では、あなたとお母さんは、薬をしっかり服薬することで、学校の成績が良くなるかどうか試してみることに賛成しているのですね。そうすると、頑張って毎朝、薬を飲むことが必要になります。薬を飲むのは得意ですか？　それをしっかり忘れずにいられることが出来そうですか？　忘れないためにはどうしたらいいか、何か良いアイデアはありますか？　次に病院に来たときに、薬を飲み忘れないためにあなたが立てた計画がうまくいったかどうか教えてくださいね。

子どもや家族が、問題へ対処することに両価的な感情を抱いているように思われる場合

ときには子どもや家族が両価的な感情を抱いていることもある。自分がどう感じているのかはっきりしない、どうしたいのか決心がつかない、などと臨床医に言葉で伝えてくることもあれば、表情から相反する感情を抱いていることを臨床医がキャッチすることもあるであろう。このような状況において解決すべき課題は主に3つある。第一に、相反する感情を「抵抗」に変えないこと、第二に、その感情の解消に役立つ情報を提供することを承諾してもらうこと、そして第三に、その感情を行動力に変えることである。このプロセスを通じ、臨床医は、決断と行動の難しさに共感していることや、情報を提供しサポートしていきたいという姿勢を伝えることが出来る。そうすることで、子どもや家族は、意思決定を行うまで辛抱強く受診を重ねることが出来るようになるであろう。

この時点で、「分かりました。ではここで改めて問題点を整理し、明確にしましょう」など

と話し、親や子どもが最初に抱いていた懸念を改めて話してもらうのも一つの方法である。そうすることで、関与している人全員が優先順位を考え直す機会となり、性急に決断を下すことを避けることにもなるであろう。

「Elicit（引き出す）− Provide（提供する）− Elicit（引き出す）モデル（EPEモデル）[27]」は、患者の決断の助けとなる情報を医療者が提供する許可を得るためのもう一つの方法であり、このような方法を用いることで、両価的な感情を深めてしまうことを避け、反発を生じさせないように説明を行うことが可能となる。EPEモデルでは、臨床医は、まずは情報を提供する前に患者にその許可を必ず求め、患者の情報を受け止める準備性を構築していく。

> お母さんは、この子の心理状態について心配をしているけれども、カウンセリングを受けたり薬を使ったりすることはあまり望んでいないということですね。そのことに対しての、私の考えを少しお話しさせていただいてもよろしいでしょうか？

次に、臨床医は中立的な立場でゆっくりとしたペースでシンプルに情報を提供する。そして最後に、臨床医は「私の話を聞いて、どのように思われましたか？　何かあなたに有用となる部分はありましたか？」と質問し、子どもや家族からの反応を引き出す。臨床医は、その反応を受け止め、有用であると感じてもらえた場合には、さらなる情報を提供出来るように準備を行う。

また子どもや家族の「行動を起こすことが重要である」という感覚や「自分は行動することが出来る」という感覚の両方を定量化することも有効となる。具体的には、子どもや家族に問題の重要性の程度や、問題に対処するうえでの自信の程度について、10点満点でどの程度であるのかについて自己評価をしてもらう。このような自己評価を行ってもらうことで、問題を解決したいのだという決意や問題解決への自信に対しての自己肯定的な発言を引き出すことが出来、行動を起こすモチベーションとなりうる要因に自身で気付くことが出来る可能性は高まる。また、さらに議論が進んでいった際に、当初の決意や自信がどの程度であったのかの基準を定めることともなる。自己評価したスコアが低い（重要性を低く捉えていたり、対応に自信が持てない状態にある）ものの0点ではない場合、臨床医は、「スコアが低いものの、0でないのですね。このことについて、ご説明していただけますか？」とか「重要性の認識を変化させるには（もしくは、自信をもっと高めていくためには）、何が必要だと考えられますか？」などと尋ねるとよい。自己評価のスコアが比較的高い（重要性を高く捉えていたり、対応に自信をしっかりと持っている状態）の場合、臨床医は「スコアが高い理由を教えていただけますか？」「どうしたらさらに高くしていくことが出来るでしょうか？」「スコアをもっと高くすることを阻む問題が何かありますか？」などと尋ねるとよい。

次に、子どもや家族が問題や対応に対して、メリットとデメリットをどのように認識しているのかについて、探索を行う必要がある[27]。このような検討を通じて、自己評価スコアと同様に、ケアプランの立案に必要な情報を引き出すことが出来るであろう。具体的には、問題をこのままにしておくことのメリットとデメリットと、変えるための努力をすることのメリットと

デメリットについて、子どもや家族の認識について話を聞きながら、2×2のグリット表の中に、その内容を書き留めていく。この過程は、単に患者がメリット・デメリットのどちらを強く感じているのかを確認するためや、患者の治療を行う決断を促すために行うものではないと認識しておくことが重要である。例えば喫煙の問題を抱える子どもとこのような話し合いをした際に「喫煙は社会的な交流を促進させる側面もあり、全体としてみればメリットがある。だから禁煙しようとは思わない」という旨の発言を子どもから引き出したとして、目的を達成したことにはならないであろう。むしろ、この過程を通じて、子どもや家族が抱えているジレンマに気付いてもらい、子どもにとって本当に必要だと思える決断に向き合うことが出来るように促していくことが目的となるのである。

　　あなたにとって、なぜこの決断が難しいのか、よく分かりました。喫煙は人付き合いをスムーズにするメリットがあり、また、タバコをやめると太ってしまうというデメリットがあると感じているのですね。一方で、同時に健康によくないとも認識しているのですね。どうしていくべきかを決めることは、とても難しいですよね。いろいろ考えてみて、何か新しい考えや疑問点が浮かんできたりした場合、そのことについて、どうぞ忌憚なくお話ししてください。

子どもや家族が、問題に気付いていないように思われる場合

　臨床医が、「この人は問題を抱えている」と思っていても、患者側がそうは思っていないことも稀ではない。例えば、およそ有効性に乏しいと思われる体罰を親が行使しているような場合は、その典型例である。そのような場合、なぜそのことが問題であるのかを、親自身が認識出来るようになることが目的となるであろう。しかし、臨床医が正攻法で説得しようとアプローチした場合、医師の行う助言は聞き流されるか、真っ向から拒否されてしまう可能性が高いであろう。

　親との話し合いを始める際には、先に述べたEPEモデル（「Elicit［引き出す］‐ Provide［提供する］‐ Elicit［引き出す］モデル」）を使うことは、良い方法の一つである。

　　行儀よく振る舞うことが出来るように、お尻を叩くこともあるとお話ししてくださいました。そのような対応について、多くの人が様々な考えを持っています。その様々な考え方について、具体的に話を聞いてみたいという意向はありますか？

　その問題が子ども・親・家族にとってどのような問題を引き起こしていると認識しているのかを尋ねるのも、もう一つの良い方法である[10]。この質問は、問題が存在することを暗黙の前提として、あえて"*If*"という仮定の話ではなくではなく、"*How*"という現実の文脈で行う必要がある。患者が質問に答えてくれたら、臨床医は「他に気付いたことはありますか？」などと

フォローアップの質問を重ねつつ、詳細に話を引き出す必要がある。

　　　ではそのお尻を叩くという行為は、あなたにとって良い面ばかりではない複雑なものだ
　　ということですね。お尻を叩くことは、この子の悪い行動をその場では抑えることが出来
　　ても、その後に皆が嫌な気持ちになるのですね。

　このような質問は、親にとって、自身の行動によってもたらされるジレンマや矛盾に焦点を
当てる契機となり、現在選択している行動が、その人の持つ価値観や将来的な目標とどの程度
かけ離れているものとなっているのかについて、相手への敬意を保ちながら自然と気付きを与
えるものとなる。すなわち、このような方法は、警告を与えたり、否定的な未来予測を伝える
方法とは一線を画くものであり、臨床医が相手への共感を伝える方法となるのと同時に、相手
自身が推察を働かせ、気付きをもたらす方法となるのである。

　　　あなたは、大人になったら弁護士になりたいと言っていたよね。学校の成績と、あなた
　　の夢との関係性について、あなたの考えを教えてもらえる？　また、あなたは皆からリス
　　ペクトされたいと話していたけれど、あなたがお酒を飲んだときの行動を聞く限り、友達
　　はあなたのことを尊敬してくれていないように、先生には聞こえるよ。友人から尊敬され
　　るとは、どのような状態を指すのか、あなたの考えをもう少し詳しく教えてもらえるかな？

このようなコミュニケーション方法は、以下のような方法とは対照的といえよう。

　　　あなたがお酒を飲んで問題を起こしてしまうことは、弁護士の夢から遠ざかることになっ
　　ているんですよ。友人にどう見られているのかを、あなた自身だって気付いているでしょ
　　う？

医療者の助言に対し、子どもや家族が明らかに拒絶的で あったり、拒絶的な反応をしているように思われる場合

　臨床医の目標はいうまでもなく、まず患者の心配事や考えを引き出し、治療への抵抗を回避
し、準備が整ったところで助言を行い、改善のために行動を起こすうえでの障壁を取り払っ
ていくことにある。しかし、常にこのようなステップがうまく作用するとは限らない。臨床医
は、自身の行う助言が受け入れられていないことを、どのようにして知ることが出来るであろ
うか？　患者があからさまに反論する場合もあるが、防御的になったり、問題を否定したり矮
小化したりする場合もあり、あるいは単に臨床医の言うことを無視する場合もある[10]。どうし
てこのようなことが起こるのであろうか？　一般に、抵抗というのは、治療意欲の欠如、性格
的問題、洞察力の欠如や心理教育の欠如を反映して生じると考えられている。ただ、このよう

な要因が影響を及ぼしていたとしても、たいていの場合、以下に挙げたような臨床医にも共感可能な何らかの理由が背景に存在している。

- ▶ 現在または過去の自身の行動についての羞恥心が潜在しているため
- ▶ 強要された、急かされた、プレッシャーを与えられた、などと感じているため
- ▶ 受けた助言を履行した場合に、思いもよらないことになってしまうかもしれないという恐れを感じているため
- ▶ その場にいる他の家族成員の前で面子をつぶされたくないという思いが背景にあったり、他の家族成員の手前、反対意見を言わなければならないと感じていたため

抵抗を治療に利用する方法は、様々に存在している[10]。例えば、「ではあなたは、この薬の持つ悪い側面について、聞いたことがあるのですね」などと患者の考えをそのまま繰り返すのも一つの方法である。多くの場合、そのように問われた患者は、臨床医に向かって何かしら自分の正直な気持ちを話し始めるであろう。患者が自身の懸念について詳細に説明し始めることで、臨床医は、患者の立場を尊重していることを伝える機会や、情報提供を行う機会を得ることとなるかもしれない。医療者にとって、どのような状況となれば患者が行動を変容しうるのかについての理解を深める機会ともなりうるし、患者が医療者に対してよりオープンになり、実際には抱えている問題に対して何とかしなければとも思っていた、と打ち明けてくれる機会となるかもしれない。このような流れが出来れば、実現可能な解決策に向けた協働の道が開かれる。

　二つ目の方法として、臨床医が拙速であったとの謝意を示し、仕切り直しをすることも出来るであろう。

　　あなたが考えていることを、私が先取りして話してしまったとするならば、申し訳ありませんでした。あなたが必要な情報がすべて得られたと思うまで、この問題は脇に置いておいても全く問題はありません。では、どこから始めたらよいとお考えなのか、お話ししていただけますか？

　三つ目の方法として、患者の話に同意しつつも、少し質問事項を加えて伝え返すという方法が挙げられる。

　　あなたは、薬を飲んだことでかえって困ったことになったというお子さんのお話をしてくれましたが、その子が使っていた薬の名前や量、ご家族が副作用をどのようにチェックしていたのかなど、何かご存じのことがあれば教えていただけますか？

子どもや家族が、無理やり医療機関に連れてこられたと感じているように思われる場合

　ある問題を主訴に医療機関を受診した子どもが、「自分自身は医者にかかるつもりなどなかった」旨の話をすることは稀ではない。親は、児童相談所や警察、学校や裁判所など様々な機関から、医療機関を受診してカウンセリングを受けたり薬物療法を受けたりしなくてはならないと言われ続けてきたかもしれない。子どもや家族の置かれているこのような状況に対し、臨床医は共感を示すことから始める必要があるが、以下のような紹介元を貶めるような言い方は避けなければならない。

　　学校というのは、どんな子に対しても薬で何とかしてくれって言ってくるんですよねー。
　　福祉の人たちは、必要性を吟味せずに、とにかく医療機関にかかれって言うものですよ。

　臨床医の立場からすれば、このような発言には一理あるのかもしれないが、子どもや家族からしてみると、発言をした臨床医も含めてケアシステム全体の正当性を損なうこととなりうる。さらに悪いことに、このような発言は、子どもや家族の被害者意識を強めることにもなりかねず、結局のところ何ら益することはないのである。たとえ望まずに医療機関を訪れたのだとしても、子どもや家族が「自分たちで生じた問題をコントロール出来るのだ」という感覚を取り戻すためのプロセスを開始出来るようになることが重要なのである。そのためには、「怒りの感情を認める」「強制的に紹介されたという事実から、上手に距離が取れるようにする」「選択肢を提示する」という3つの段階が必要であるとされている[27]。

　　私も、誰かにああしろこうしろと指示されたという感覚を抱いたら、怒りを感じると思います。本人がやりたくないと感じていることをやらせることなど出来ないということも、重々承知しています。学校の先生というのは、子どもの教室での行動についてよく知っています。ですから、いろいろと心配をしている学校側の気持ちも尊重すべきだとは思っています。ただ、私はお子さんの主治医になるわけですから、最も大事なのは、あなた方にとって何をしていくことが最適であるのかを見極めることなのです。まずは幅広い視点から状況をよく把握させてもらって、どうすることが最善であるのかをぜひ一緒に考えさせていただきたいと思います。そのうえで、私たちが決めたことについて学校側に理解してもらうために、学校側に説明したり話し合いを行ったりする手間を惜しまないようにしたいと思っています。

　子どもに対して話をする際には、以下のような言い方をするとよいであろう。

　　君が来たいから病院に来たわけではないことを、先生は理解しました。ただ先生は、こ

の問題について、君がどんなふうに考えているのか、どう感じているのかについて、とっても興味があります。そのことについてお話をしたいと思っているんだけど、先生と二人だけのほうがいい？　それともお母さんも一緒にいたほうがいい？　そもそも、誰かと話をしてこいと言われることは、良い気分のするものではないし、その相手を自分で選ぶことが出来ないなんて、二重の意味で嫌な気持ちになるものだよね。だから、「こんな人と話が出来るなら、ちょっとは気持ちが落ち着く」って思える人はいるかな？　もし何か考えがあるなら、お話をしてくれたら、そういう人と君が話をすることが出来るように、先生は調整をしたいとも考えています。

子どもや家族が「絶望している」「すべてに疲れてしまった」などと話しているような場合

怒り・気分の落ち込み・不安というのは、問題を解決する糸口を見出すことを困難にする心理的視野狭窄の原因となってしまい、また絶望感や意欲低下は、問題を悪循環に陥らせることに繋がってしまう[29]。まずは将来的にどうなりたいのかに注目し、そこに至る方法に焦点を当てることは、問題がどうして生じたのかを詳細に分析することよりもはるかに生産的である。このような解決志向アプローチ（ソリューション・フォーカスト・アプローチ）は、短期療法の取り組みを研究する中で発展した、心理療法的技法である[30,31]。

患者がどの程度嫌な気分を抱いているのかや、他者から傷つけられたり、自身を傷つけたり、誰かを傷つけてしまったりするリスクをどの程度感じているのかについて具体的に尋ねることは、ソリューション・フォーカスト・アプローチにおいては常に重要視すべきものとされている。実際、このような問題は、すぐに対処する必要があるものである。気分・気力・自尊心・日常生活への興味などが著しく低下した状態が確認された場合、うつ病の可能性があり、さらなる治療が必要となることもある。ただし、多くの患者にとって、気分の落ち込みや落胆というのは一過性のものであり、その子どもの持つストレングス（強み）や過去の成功体験を再確認することや、出来事についてやその際に抱いた感情についてリフレーミング（捉え直し）をすることで、ネガティブな捉え方をポジティブとまではいかなくともニュートラルな捉え方に戻すことは可能である。また、こんがらがって複雑化してしまっている状況を紐解き、より容易に達成可能な具体的なスモールステップに分けていくことで、問題を解決しうる可能性は高まる。

ソリューション・フォーカスト・アプローチには、少なくとも二つの重要なポイントが存在する。まず第一に、ソリューション・フォーカスト・アプローチでは「患者こそが望ましい目標とそこに到達するための方法を知る“自分自身の専門家”であり、臨床医というのはファシリテーターやコーチに過ぎない」と考える必要がある。つまりは、患者自身が問題に関するストーリーを語りながら、解決策の概要を見出していくのである。第二に、ソリューション・フォーカスト・アプローチでは患者と臨床家の間の相互作用において、目標に繋がる望ましい

"観察可能な行動"について着目する必要がある。このような対応は、患者の望ましくない行動を制止したり、患者の態度などの客観視しにくい点に焦点を当てたりしてしまいがちな旧来の関わりとは、性質を異にするものである。例えば、子どもに声掛けをする場合に「宿題をするときには、気を散らさないようにしなくてはダメですよ」と言うよりも「15分間集中して宿題をしたら、15分休憩しましょう」と言うほうが、はるかに効果的なのである。

　ソリューション・フォーカスト・アプローチにおける対話は、通例は、クライアントの問題について、クライアント自身に話をしてもらうことから始まる。臨床の場において、このことは、患者が特定の状況に置かれるに至った経緯を深く理解するようになることに繋がる。多くの子どもは、当初は「分からない」としか言わないかもしれないが、臨床医は、問題がいつ始まり、それがどのように発展してきたかを子どもや親が端的に説明することが出来るように、「もしかしたらこの問題について話をするとするならば、何時間もかかってしまうとお考えかもしれません。ただこの場では、数分でいいですので、最初にどんなことがあったのかお話ししてください。また、それが起こったきっかけについても教えてください」などと語りかけ、話を引き出す必要がある。

　まず初めに、そしてたいていの場合、ただ一つ臨床家として行うべき反応は、患者の話すストーリーを無条件に受容し、共感を示すことにある。人が変わろうとするためには、理解され、支えられていると実感する必要がある。臨床医は、患者のしてきたことすべてを是認する必要はない。あくまで、これまで置かれ続けてきた状況の困難さに共感し、患者の物語の中に示され発揮されていたストレングス（強み）を賞賛し、そのような状況下において今抱えている問題がどのような意味を持つのかについて指摘をすることが重要なのである。

　　　では、お母さんは今、二つの仕事を掛け持ちしながら、たった一人で、とても育てにくいとおっしゃったお子さんの育児をしている状況なのですね。それだけではなく、自身のお母様まで病気になってしまい、あなたを必要としているのですね。そんな状況に置かれれば、誰だって参ってしまうでしょう。

　臨床的に非常に重要ではあるものの、子どもや家族が説明を省いた話題について探索することも、重要なコミュニケーション技術である。例えば、子どもの行動が次第におかしくなっていったと母親が話をしている際に、途中で母親自身の親がその時期に亡くなったことをサラッと話したとする。臨床医は、母親自身の親の死が子どもの問題の発生にも影響を及ぼした可能性が高いと考えた場合、母親にリフレクション（伝え返し）を行う際に、「学校との関係がうまくいっていない真っただ中に、実の親を亡くされたということですね。それは本当に大変だったことでしょう」などと返答することも出来るであろう。もちろん、子どもや親が、臨床医の解釈を訂正をしたり、さらなる情報を付け加えたりすることもあるであろう。そのことは問題ではなく、そのような訂正や追加というのも必要な会話の一部である。このようなやりとりで重要なのは、患者自身が自分の中のストーリーを明確化する機会を持つことにある。

　患者から話を聞く際のもう一つの重要な技術は、患者の用いた「should（○○すべき）」とい

う文脈に注目し、それについて言及することである。「should」というのは、「この子が○○するたびに、私は△△しなければならない」という形で使われることもあれば、「私は○○すべきでした」のように後悔の念を述べる際に使われる場合もあるが、語りの中で幾度となく行動パターンを示唆するかのように繰り返されているはずである[32]。

　　　つまり、お母さんは○○君がトラブルに巻き込まれるたびに、彼を助けてあげることが自
　　　分の使命だとずっと思ってきたということですね。このことはお母さんが絶対に守るべき
　　　ルールであったかのように聞こえます。どうしてそのようにお考えになったのでしょうか？

　臨床医がこのようなコメントを行う際には、そのルールが悪いことであるとか、別の視点もあるということを示すことが重要なわけではない。そのルールが本当に一貫して守られてきたものであるのかを子どもや親に尋ね、そのルールが出来るきっかけとなったことについて話をしてもらうことで、そのルールに修正を加える機会を与えることこそが重要なのである。
　話を引き出すことで、通常は「では、これからどうすればよいとお考えですか？」とか「では、次に何が起こるとよいとお考えですか？」という話題に発展させることが出来るであろう。そうすることで、臨床医は、家族が具体的で観察可能な目標を設定することを助けることとなるのである。一般的に、有用な目標というのは、以下のような特徴を有する。

- ▶ 人が自分自身のために立てたものである。
- ▶ 観察可能な、肯定的な行動から構成されている。
- ▶ 多くの場合、非常に小さなステップから構成されている（「そのような方向で努力するとして、まずは何を変えたいとお考えですか？」）。
- ▶ 文章にして表現することが出来、客観的に数えることが出来るものであり、そうすることで進捗を評価することが可能なものである。

　目標が見つからないと言う人に対しては、臨床医は「物事が改善し始める最初の小さな兆候や、達成出来ると確信出来る小さな兆候は何だと思いますか？」などと尋ねるとよい[31]。例えば、父親が子どもの寝かしつけに参加しないことが、父母間の対立の火種になっている場合、最初の達成可能なステップとして、「母親が寝る前に子どもに絵本を読み聞かせているときに、父親は子どもに水を飲むかどうかを確認する」などと取り決めることが出来るであろう。臨床医は、問題のさらなる詳細について子どもや親に説明をしてもらうことで、そこに至る一連の出来事を理解し、行動や反応を変えうる部分について特定することにも繋がるであろう。また、望ましい結果や状態がもたらされた「例外」が生じたときのことを、ほんのわずかであっても思い出してもらうことも有用となる。そうすることで、「そのとき、何が起こっていましたか？」とか「そのときの状況を、再現することが出来ますか？」など、さらなる議論に移行することが出来るであろう。

受診中に親子が言い争うような場合

　診察中に親子が喧嘩をし始めることで、その場の雰囲気は気まずいものとなり、診断や治療を進めていくことが難しくなって、関係者全員が無力感を感じてしまうことは稀ではない。状況によっては、診察の初めに全員が話をする機会を設けることで、このような言い争いを避けることが出来ることもある。臨床医は、親から子ども、子どもから親に、適宜視線や体を向き直すことで、すべての人から話をしてもらいたいと思っていることを言外に示すことが出来、会話の機会を作り促すことが出来るであろう。親が子どもの話を遮ったり、逆に子どもが親の話を遮ったりした場合、相手が話し終えるまで少し待つように提案するとよい。

　このような親子間の言い争いを終わらせるためには、一旦、議論を中断して互いに同意出来るであろう部分を指摘するのも、良い方法の一つである。

　　　お二人とも、家族関係が大切だということについては、意見が同じようですね。ただ、〇〇君（子ども）は、親から尊重されているかどうかを重視していて、お母さんは〇〇君が家にほとんどいないという時間の長さを気になさっているみたいですね。
　　　まずは、お二人の意見が共通する事項について、話をするようにしませんか？

　また、一旦感情をさておいた議論が出来るように仕向けることで、冷静に話し合いを行うことが出来るようになるであろう。

　　　門限や居場所を連絡するというルールについて、親と子の意見が食い違うことはよくあることです。それは、自立と責任を学ぶ思春期においては当たり前に生じるプロセスの一つです。ご家族は、この問題について、これまでどのように対処してきたのですか？

　子どもや親、もしくは双方が怒りを露わにし、相手を傷つけるようなことを言っているような場合、いくつかの方法を用いて冷静になるように働きかける必要がある。一つの方法としては、その言い争いが互いを思いやる関係性の中で起こっていることを示唆するという方法である。

　　　だいぶ言い争いが熱を帯びてきましたね。互いに相手のことを強く気にかけながらも意見が合わないという状況は、とても難しい状況ですよね。相手に自分の気持ちを伝えると同時に、あなた方がどれだけ相手のことを気にかけているのかを知ってもらうために、何かいい方法はありませんか？

　もう一つの方法としては、極論や白黒つけるような言葉や考え方が使われていることを指摘することが挙げられる。このような状況は、相手への侮辱をエスカレートさせてしまいやす

く、治療を行ううえで焦点化すべき問題を分かりにくくしてしまう。例えば、「この子はいつも遅刻ばかりで、家の片づけだってした試しがない」とか「この子は怠け者で、家族の誰にだって気遣いをすることが出来ない」などの発言を親が行った際に、医療者はこのように投げかけることが出来るであろう。

　「いつも○○だ」とか「決して○○しない」という言葉は、人を守りに入らせてしまう言葉と言われています。これらの言葉を使わずに、あなたが感じている懸念を相手に伝えるようにしてみましょう[32]。
　もしくは
　人は、相手からレッテルを貼られていると感じると、しばしば動揺してしまいます。たとえ、言った側の人が気にしていなかったとしても、言われた側の人はその言葉が心に深く突き刺さってしまうことがあるようです。とりわけ子どもの場合にはそのような傾向が強いとされています。○○君に、なぜそのようなことをしてしまうのかを説明してもらうために、どんなことであなたがお困りになっているのか、レッテルを貼るという方法を使わずに伝えることは出来ますか？

結　語

　臨床医にとってコミュニケーション技術を磨くことは、生涯にわたり努力し続ける必要のあるものである。臨床状況や子どもや家族の性格というのは、バリエーションが無限にあるものであり、それゆえに彼／彼女らとコミュニケーションを取ることは、常に新しいスキルを身につける機会となるもので、また、積み上がった経験を分析する新たな機会を与えてくれることにもなる。プライマリーケア医療者は、知識と経験が積み上がっていくにつれ、より深い洞察力と対人関係スキルを身につけていき、子どもや家族との関わり方がより成熟していく。医療者自身は年を重ねていくものの、自身の患者である子どもや親というのは、相対的に若いままの状態が続いていく。医療者は年齢を重ねるにつれコミュニケーション技術は向上していくが、一方で医療者と子どもや家族との年齢差は大きくなり、乗り越えなくてはならないジェネレーション・ギャップは大きくなっていく。コミュニケーション技術を向上させるための努力というのは、医療者がいくつになっても積み重ねていくべき重要な要素であることに変わりはない。
　本章で紹介したコミュニケーション技術の多くは、『子どもだけではなく、家族を診る：小児医療における家族面接の活用（*The Family Is the Patient: Using Family Interviews in Children's Medical Care*）』[32]ならびに『健康に向けた行動変容：医療者向けガイド（*Health Behavior Change: A Guide for Practitioners*）』[33]という書籍の中で詳述されている。これらの書籍を参照することで、プライマリーケアにおけるメンタルヘルスの問題に対しての一般的なアプローチ方法についてや、小児期に頻度の高い行動上・発達上の問題に対しての評価方法や治療法について、豊富な示唆が得られるであろう。子どもや家族との効果的なコミュニケーション法や動機づ

け面接の技術に関する集会や研修に関する情報は、米国医療コミュニケーション学会（ACH: Academy of Communication in Healthcare）のウェブサイト（www.aachonline.org）や、米国小児科学会（AAP）のホームページのメンタルヘルスに関するサイト（www.aap.org/mentalhealth）から入手することが出来る。本章で述べたコミュニケーション技術を応用する場面は、本書の複数の章でも言及されており、総論である「第1章：予防的メンタルヘルスケアを小児の一次診療の現場に組み込む」や「第2章：メンタルヘルスの問題を抱える小児思春期の子どもの小児科的ケア」の中でも紹介されている。

謝辞：本章の執筆は、米国精神衛生研究所（NIMH: National Institute of Mental Health）の助成金（MH 062469）を受け作成されたものである。

■**参考文献**

1. Lahey BB, Flagg EW, Bird HR, et al. The NIMH Methods for the Epidemiology of Child and Adolescent Mental Disorders (MECA) Study: background and methodology. *J Am Acad Child Adolesc Psychiatry.* 1996;35(7):855–864

2. Costello EJ, Edelbrock C, Costello AJ, Dulcan MK, Burns BJ, Brent D. Psychopathology in pediatric primary care: the new hidden morbidity. *Pediatrics.* 1988;82(3, pt 2):415–424

3. Wu P, Hoven CW, Bird HR, et al. Depressive and disruptive disorders and mental health service utilization in children and adolescents. *J Am Acad Child Adolesc Psychiatry*. 1999;38(9):1081–1090

4. National Advisory Mental Health Council Workgroup on Child and Adolescent Mental Health Intervention Development and Deployment. *Blueprint for Change: Research on Child and Adolescent Mental Health*. Rockville, MD: National Institute of Mental Health; 2001

5. Horwitz SM, Leaf PJ, Leventhal JM. Identification of psychosocial problems in pediatric primary care: do family attitudes make a difference? *Arch Pediatr Adolesc Med*. 1998;152(4):367–371

6. Murphy JM, Kelleher K, Pagano ME, et al. The family APGAR and psychosocial problems in children: a report from ASPN and PROS. *J Fam Pract*. 1998;46(1): 54–64

7. Rushton J, Bruckman D, Kelleher K. Primary care referral of children with psychosocial problems. *Arch Pediatr Adolesc Med*. 2002;156(6):592–598

8. Olson AL, Kelleher KJ, Kemper KJ, Zuckerman BS, Hammond CS, Dietrich AJ. Primary care pediatricians' roles and perceived responsibilities in the identification and management of depression in children and adolescents. *Ambul Pediatr*. 2001;1:91–98

9. Stewart M. Patient-physician relationships over time. In: Stewart M, Brown JB, Weston WW, MacWhinney YR, McWilliam CL, Freeman TR, eds. *Patient-Centered Medicine: Transforming the Clinical Method*. Thousand Oaks, CA: Sage Publications; 1995

10. Miller WR, Rollnick S. *Motivational Interviewing: Preparing People to Change Addictive Behavior*. New York, NY: Guilford Press; 1991〔第3版の翻訳書：原田宏明・岡嶋美代・山田英治・黒澤麻美訳『動機づけ面接〈第3版〉』上・下、星和書店、2019年〕

11. Rollnick S, Mason P, Butler C. *Health Behavior Change: A Guide for Practitioners*. Edinburgh, Scotland: Churchill Livingstone; 1999

12. Gysels M, Richardson A, Higginson IJ. Communication training for health professionals who care for patients with cancer: a systematic review of training methods. *Support Care Cancer*. 2005;13(6):356–366

13. Castonguay LG, Beutler LE. Principles of therapeutic change: a task force on participants, relationships, and techniques factors. *J Clin Psychol*. 2006;62(6): 631–638

14. Krupnick JL, Sotsky SM, Simmens S, et al. The role of the therapeutic alliance in psychotherapy and pharmacotherapy outcome: findings in the National Institute of Mental Health Treatment of Depression Collaborative Research Program. *J Consult Clin Psychol*. 1996;64(3):532–539

15. American Academy of Pediatrics Committee on Psychosocial Aspects of Child and Family Health and

Task Force on Mental Health. The future of pediatrics: mental health competencies for pediatric primary care. *Pediatrics*. 2009;124(1):410–421

16. Crabtree BF, Miller WL, Tallia AF, et al. Delivery of clinical preventive services in family medicine offices. *Ann Fam Med*. 2005;3(5):430–435

17. Brown JD, King MA, Wissow LS. The central role of relationships to trauma-informed integrated care for children and youth. *Acad Pediatr*. 2017;17(7S): S94–S101

18. Brown JD, Wissow LS, Cook BL, Longway S, Caffery E, Pefaure C. Mental health communications skills training for medical assistants in pediatric primary care. *J Behav Health Serv Res*. 2013;40(1):20–35

19. Barsky AJ III. Hidden reasons some patients visit doctors. *Ann Intern Med*. 1981;94(4, pt 1):492–498

20. Levinson W, Gorawara-Bhat R, Lamb J. A study of patient clues and physician responses in primary care and surgical settings. *JAMA*. 2000;284(8):1021–1027

21. Rost K, Zhang M, Fortney J, Smith J, Coyne J, Smith GR Jr. Persistently poor outcomes of undetected major depression in primary care. *Gen Hosp Psychiatry*. 1998;20(1):12–20

22. van Dulmen AM. Children's contributions to pediatric outpatient encounters. *Pediatrics*. 1998;102(3, pt 1):563–568

23. Polk S, Horwitz R, Longway S, et al. Surveillance or engagement: children's conflicts during health maintenance visits. *Acad Pediatr*. 2017;17(7):739–746

24. Lewis CC, Pantell RH, Sharp L. Increasing patient knowledge, satisfaction, and involvement: randomized trial of a communication intervention. *Pediatrics*. 1991;88(2):351–358

25. MacLeod RJ, McNamee JE, Boyle MH, Offord DR, Friedrich M. Identification of childhood psychiatric disorder by informant: comparisons of clinic and community samples. *Can J Psychiatry*. 1999;44(2):144–150

26. Richters JE, Martinez P. The NIMH community violence project: I. Children as victims of and witnesses to violence. *Psychiatry*. 1993;56(1):7–21

27. Pill R, Rees ME, Stott NC, Rollnick SR. Can nurses learn to let go? Issues arising from an intervention designed to improve patients' involvement in their own care. *J Adv Nurs*. 1999;29(6):1492–1499

28. McKay MM, McCadam K, Gonzalez JJ. Addressing the barriers to mental health services for inner city children and their caretakers. *Community Ment Health J*. 1996;32(4):353–361

29. Elliott R, Rubinsztein JS, Sahakian BJ, Dolan RJ. The neural basis of mood-congruent processing biases in depression. *Arch Gen Psychiatry*. 2002;59(7): 597–604

30. Walter JL, Peller JE. *Becoming Solution-Focused in Brief Therapy*. New York, NY: Brunner/Mazel; 1992

31. Klar H, Coleman WL. Brief solution-focused strategies for behavioral pediatrics. *Pediatr Clin North Am*. 1995;42(1):131–141

32. Allmond BW Jr, Tanner JL, Gofman HF. *The Family Is the Patient: Using Family Interviews in Children's Medical Care*. 2nd ed. Baltimore, MD: Williams & Wilkins; 1999

33. Rollnick S, Mason P, Butler C. *Health Behavior Change: A Guide for Practitioners*. Edinburgh, Scotland: Churchill Livingstone; 1999

ケアの構成要素

メンタルヘルスのアセスメントを繰り返す

ペネロペ・ナップ（医学士）、ダニエル・ララク・アレナ（医学士）、
ローレンス・S・ウィッソウ（医学士、公衆衛生学修士）

小児のプライマリーケアにおける心理社会的評価というのは、
複数の要素で構成され、繰り返し行うべき性質のものである。
……（中略）……これらの要素は、
ダッシュボード上の"計器"にたとえることが出来る。

はじめに：プライマリーケアの現場における メンタルヘルス評価の位置づけ

　メンタルヘルスの現場では、通常、初回の診断評価に1～2時間を要する。メンタルヘルスの専門家は、患者とその家族に面接を行い、患者の抱えている主たる問題や心理社会的背景について評価を行うが、面接に加え、精神状態を評価するための各種検査を行うとともに、必要に応じて関係者（学校の教師など）から情報を得ることもある。初回評価の目的としては、患者の診断がつく状態であれば確定診断を行い、家族と協力して患者の支援計画を検討することにある。

　一方、小児の臨床の最前線にいる小児科医・家庭医・内科開業医・ナースプラクティショナーや医療助手などのプライマリーケア医療者は、子ども（以降、本章では特に断りのない限り、乳児期から思春期までのあらゆる年齢の子どもを「子ども」と総称する）やその家族と、長きにわたり継続的な関係性を築く立場にある。子どものメンタルヘルスの状態の評価は、臨床的観察、発達歴、子どもと家族の心理社会的背景、スクリーニング検査の結果、学校や保育者からの情報、プライマリーケアの現場での対応に対する反応、などに基づいて繰り返し行うべきものである。ここで言うメンタルヘルスの状態評価とは、診断を行うための評価に限定する用語ではなく、(1)可能な限りの一次予防――子どもの持つストレングス（強み）を伸ばし、発達に影響を及ぼしうるリスクを認識し、改善を図る、(2)二次予防――心理社会的問題が障害となる前や精神疾患の診断基準を満たしてしまう状況になる前に問題を認識する、という目的のために行うものである[1,2]。プライマリーケアの現場においてメンタルヘルスの問題につき評価を繰

り返すことは、例えば自動車を運転する際にドライバーが車のダッシュボード上の情報を注意深く観察するのと同じように、子どもの置かれた状況や子どもの示す徴候に関する複数の要因を、系統的に注意深く考察することに繋がる。メンタルヘルスの「ダッシュボード上にある計器」としては、初診時の問診票、スクリーニング尺度、面接、診察、定期的な機能評価、周囲からの情報、プライマリーケアにおける介入に対する親子の反応、などが挙げられる。これらの情報を統合することで、プライマリーケア医療者は、家庭・学校・地域社会において子どもが健全な状態で過ごすことが出来ているのかを、経時的に評価することが可能となる。

プライマリーケアの現場における メンタルヘルス評価の各要素

　子どものメンタルヘルスに関するリスクを評価し、その子どもが介入を必要としているかどうかを判断するために、プライマリーケア医療者は、家族・親・地域社会における子どもの置かれている状況につき考慮するとともに、子どもの感情や行動に表れる徴候についても考慮する必要がある。メンタルヘルスの問題のモニタリングを車のダッシュボードの計器にたとえるという概念は、子どもの置かれている状況や臨床上の徴候に影響を及ぼす要因は幅広く複雑であり相互に関連している、という観点から考案されたものである。子どものヒストリーと臨床的観察から得られた情報を体系的に整理することは、それぞれの領域における子どものストレングス（強み）と問題点を組み込んだ全体像を理解することを、より容易にしてくれることとなるであろう。

子どもの置かれている環境：家族・養育者・地域社会の状況

　表6-1に、子どもに影響を与えうる環境要因につきまとめ、提示している。この表では、要因ごとにメンタルヘルスの問題発生の防御因子となるストレングス（強み）や、一般的な子どもに多く認められる状況、そして警告的で問題であると捉えるべき状況（レッドフラッグ状況）について提示している。レッドフラッグ状況が確認された場合、適切なフォローアップに確実に繋げるため、診療録に必ずそのことを記載し、子どもの問題リストにもリストアップをしなくてはならない。リスク因子（虐待、ネグレクト、家族間暴力の目撃、両親の別居や離婚、親の健康状態の悪化、学校や地域が安全でない状況）というのは、たいていの場合は防御因子（養育者との安定した関係、信仰心やスピリチュアルな信念、地域社会との繋がり、学校への帰属感、利用可能な娯楽機会の多さ）と相反するものである。子どもは常に適応していく存在であり、しっかりとした根っこがあれば、年齢が長じるとともに適応の幅は広がっていく。プライマリーケア医療者には、家族の苦難を防ぐ力はないかもしれないが、潜在的なリスク要因の存在について立場的に指摘することが出来るはずであり、子どもと家族がどのように対処していくことが出来るであろうかと考察を行うことは、非常に重要である。

確認すべき環境要因 （「ダッシュボード上の計器」）	ストレングス（強み）となる 状況	一般的な子どもで認めうる 状態	警告的で問題と捉えるべきリスク 状況（レッドフラッグ状況）
表6-1　継続的に確認すべき環境要因（「ダッシュボード上の計器」）：子どもの状況			
心理社会的な状態／支援状況／関係性	親子の愛着状態が良好：愛護的な育児、適切な刺激が加わる環境、学校／地域が支援的。	家庭・学校・地域が安定的で安心感の得られる環境。	機能不全家庭、社会的養護のもとにある、学校から支援が得られにくい、友人関係が脆弱、いじめ、人種差別、ホモフォビア（同性愛嫌悪）。
小児期逆境体験（ACE）やトラウマ体験（例：虐待、ネグレクト、DV、および他の恐怖を感じる状況への暴露）の有無	ACEやトラウマ体験がない。またはあったとしても、レジリエンス（逆境をはねのけ回復する力）に優れ症状がない。	通常生じうる範囲のストレス要因が存在し、平均的なレジリエンスを有し、症状が出現したとしても軽度。	レジリエンスが低く、過去のトラウマに関連した著しい行動的・情緒的症状が出現している。
一次的サポートの状況（両親による子どもの養育状況［例：親の育児スタイル、しつけ、家庭の日課、親の心身の健康状態、親の向精神性物質使用（物質使用障害）の有無、親から得られる支援体制の状態]）	健全な両親のもとで効果的な子育てを受けている。確固とした支援体制があり、特殊な状況に適応出来る柔軟性も備えている。日常生活は子どもにとって予測可能な状況にある。	平均的であり、育つうえでは十分な状況にある。	1人以上の親がストレスを感じている。親が過労状態にある、もしくは雇用がない状況にある。虐待やネグレクトの状態にある。特別なヘルスケアニーズや精神疾患を有する同胞が存在している。非効果的で一貫性のない育児状況、母親のうつ病・知的障害・物質使用障害・精神疾患。親が子どもの情緒的ニーズを満たすことが出来ない。家族を支援するリソースがなく、あっても脆弱である。
両親以外の人物による保育状況（ベビーシッター、保育園／幼稚園、放課後等デイサービスなど）	愛情深く、一貫性があり、信頼出来る状況にある。	平均的であり、育つうえでは十分な状況にある。	劣悪で不安定な保育環境にあり、子ども自身がセルフケア・きょうだいのケアをする状況にある。
子どもの生活環境の変化（例：きょうだいの誕生、疾病罹患、両親の別居や離婚、その他の重要な関係性の喪失、住居を失った、里親委託された）の有無	健全に適応し、新たな人間関係・支援体制が順調に構築されつつある。	一過性の孤立感や懸念が生じてはいるが、一つ以上の新たな人間関係が構築され、新たな支援体制の構築も期待出来る状況にある。	子どもや親（もしくはその両方）がストレスを感じており、注意が散漫となり、不安や抑うつの徴候が出現している。
物理的・法的・経済的・文化的環境（家庭外の要因―住宅供給状況、環境上の有害物質への暴露、食料入手状況、収入、移民への対応、親権やその他の法的問題への対応状況など）や実際上の生育環境の状況	ストレス要因はなく、重大なストレスに暴露されうるリスクが低い。	いくつかのストレス要因が存在するも、家族が十分に対処出来ている。	居住状況が不安定・ホームレス状態、地域の治安が悪い、食料や資源が逼迫した欠乏状況にある、環境やメディアから暴力の影響を強く受けた状況にある、複数のストレス要因が存在しているが支援が限定的。
子どもにとっての重大な出来事（例：被災、暴力被害、移住、新たな地域社会への転居、派兵や投獄による親との分離）の有無	子どもにとっての重大な出来事が生じたが、両親共にうまくとりなすことが出来、子どもは症状を呈することなく適応が出来ている。	子どもにとっての重大な出来事が生じ、両親の少なくともどちらか一方が、子どもをうまくとりなすことが出来ず、子どもに何らかの不適応状況が生じてしまっている。	子どもにとっての重大な出来事が生じたことで、少なくともどちらかの親が苦痛を感じた状況で、子どもに顕性の症状が認められている。
子どもの健康状態	健康上の問題を認めない。	深刻な健康問題を認めない。	慢性疾患や急性疾患を抱えている。

【略語】ACE: adverse childhood experience

心理社会的環境・支援状況・関係性

　子どものメンタルヘルスの状況を把握するうえで重要となる「ダッシュボード上の計器」としてのこれらの項目は、家族、学校、近隣、地域社会と子どもがどのような関係性を持つことが出来、どのような社会的支援を得ることが出来るのかに関わる問題である。プライマリーケア医療者はこれらの要因を考えることで、子どもを取り巻く様々な人々との関わりが情緒的な安定に繋がっているか否かを評価することが出来るであろう。

家 族

　愛着理論というのは、発達過程にある子どもと、その子どもを取り巻く重要な大人との関係性の基盤を理解するうえで欠かすことが出来ない視点を提供してくれるものである。愛着の乏しさとそれが子どもに及ぼす影響については、本章後半の「トラウマ暴露の後遺症」のセクションを参照していただきたい。

学 校

　学齢期の子どもたちは、安全で、支持的で、適度な刺激の加わる教育環境の中で一日の大半を過ごすが、学校環境が子どもたちを脅かし、混乱や不安をもたらし、子どもたちの意欲を削いでしまっていることもある。親とプライマリーケア医療者は、子どもの通う学校の質や環境について把握する必要があり、また、学校が子どもの学びを充実させる学術的・社会的資源を有しているのかについても把握する必要がある。医療者が子どもの学校環境の質だけではなく、子どもが学校でどのような体験をしているかを把握することは、極めて重要である。子どもは、先生や他の子どもたちから好かれていると感じることが出来ているであろうか？　子どもは、学校で劣等感を感じていないであろうか？　いじめをしたりされたりした経験はあるであろうか？

　校内でいじめが存在している場合、85％のケースで子どもたちがそれを目撃しているとの研究結果を、学校の教職員に認識してもらう必要がある。いじめは全くランダムに生じるものではなく、多くの場合、子どもの特性や家庭環境が関連して発生しているのが実態である[3]。いじめられた体験をした子どもというのは、様々な心理的苦痛に伴う症状を呈し、適応上の問題を抱えている可能性がある。いじめられたことがその原因となっている場合もあれば、そのような症状・問題を抱えていることでいじめのターゲットとなっている場合もある。いじめは年余にわたり長期化する可能性もあり、また、子ども時代のいじめによるメンタルヘルスの問題の影響は、思春期後期まで遷延してしまうことが多い。いじめの被害体験は、自尊心低下、自傷行為、攻撃的行動、トラウマ関連障害などの様々なメンタルヘルス上の問題の発生と強い相関がある[4]。またメンタルヘルスの問題は、いじめられた子ども側だけでなく、いじめる側の子どもにも確認されることが多い。プライマリーケア医療者は、子どもに対し、通っている学校の質やいじめの加害・被害体験の有無につき確認する必要があり、とりわけ子どもが思春期児の場合には、インターネット上やSNS上のネットいじめの存在について確認を行わなくてはならない。学校環境が不良であったり、学校での傷つき体験を有していたり、いじめ問題に巻き込まれた状況が確認された場合、改善を図るべき警告的状況（レッドフラッグ状況）であると判断しなくてはならない。一方で、学校環境が良好で、子どもが学校でポジティブな経験を積むことが出来ている場合、それは子どものメンタルヘルス上の問題発生の防御壁となるストレングス（強み）と評価出来るであろう。

近隣と地域社会

　子どもというのは、居住する地域の中で他の大人や子どもと交流し、遊び、学び、コミュニ

ティにおける共有体験を積み重ねていく。しかし貧困に溢れ安全とはいえない地域においては、子どもがそのような体験を積む機会は制限されてしまう。そのような地域は無秩序で、問題を抱えた若者（小児思春期の子どもと若年成人）が多く、実際に子どもが危険な目にあう可能性も高い。このような危険な地域で育つ子どもたちは、親が子どもを危険から守ろうとしてしまうために、子どもの探究心が育ちにくくなってしまいうる。子どもが安心して学校に行けず、学校で成功体験を積むことが困難な状況において、その地域にはびこるギャングの活動に関わるリスクも高まってしまうのである。親との関係性が不良で学校への帰属意識も持てずにいる子どもたちが多い地域に住み、暴力や薬物の問題が身近に溢れ、同世代のギャング構成員と容易に接触出来る状況にある子どもというのは、そのようなグループに吸収されてしまいやすい存在といえる。

　プライマリーケア医療者は、子どもの暮らしている地域の環境につき情報収集を行い、起こりうる危険に対し親がどのように対処しているのかについて、確認を行う必要がある。安全で支援リソースの多い地域に暮らしている場合には、それはストレングス（強み）と評価されるが、ギャングが幅を利かせていて、暴力事件が頻繁に発生し、薬物取引が広く行われているような地域に暮らしている場合、警告的状況（レッドフラッグ状況）と評価する必要がある。次のセクションである「小児期逆境体験（ACE）」で言及している通り、環境要因上のリスクというのは、実際にトラウマを子どもに与えうるものである点に、プライマリーケア医療者は十分に留意する必要がある。

　米国小児科学会（AAP: the American Academy of Pediatrics）が発行している『子どもの明るい未来のために：乳幼児期・小児期・思春期の子どもの健康を見守るためのガイドライン（*Bright Futures* ガイドライン）』[5]には、子どもが地域社会との良好な関係性を構築するための情報やリソースが記載されている。プライマリーケア医療者は、このガイドラインから、移住して間もない家庭や、公用語が話せない家庭など、社会的に脆弱な立場にある家庭を支えていくための有用な情報を入手することが出来るであろう。

　地域社会が心理社会的に良好な環境にある場合、問題を抱えた子どもと家族に対し地域社会が有する強力な支援システムを提供することで、育ちを支えることが出来るであろう。自宅の住環境が子育てに適した状態にある家族では、少なくとも学校や地域社会は安全で、支援リソースもある程度見込める環境にある可能性が高いであろう。一方、地域が暴力に溢れ、薬物汚染が進んだ状況にあり、人種差別やホモフォビア（同性愛嫌悪）がはびこっていて、それが家族に影響を及ぼし、親が子どもの安全を守り切れないという不安を抱えている場合には、警告的で問題あるリスク環境であると判断する必要がある。

小児期逆境体験（ACE: adverse childhood experiences and traumatic experiences）

　子どもが経験しうるトラウマ性のストレスというのは様々である。小児期のトラウマ性ストレスの各種類型については、米国子どものトラウマ性ストレスネットワーク（NCTSN: National Child Traumatic Stress Network）のまとめが参照になるであろう[6]。

　典型的なトラウマ体験としては、身体的虐待・性虐待・ネグレクトなどが挙げられる。これ

らを小児期に体験した場合、体験した人の愛着システムに重大なダメージを及ぼしうる。

　精神疾患や薬物依存の問題を抱えている親や、自身がACEによるトラウマを抱えている親に育てられた場合にも、子どもにトラウマとしての影響が生じうる。そのような環境で育つ子どもの多くは、親が子どもにとって“自分のニーズを第一に考え愛情をもって接してくれる特別な存在”とはなりえず、「安心感を抱きながら親と強固な関係性を構築する」という機会が奪われた状況にある。親がいたとしても、必要なときに、もしくは常に、情緒的に頼れる状況にない場合、親子が安定的な愛着関係にあることで促進される「神経細胞のネットワーク形成」に影響が生じうる。人生早期のこのような有害体験は、児童相談所に保護された子どもたちに普遍的に認められるものといえる。通常の言語発達や認知的発達は、幼少期の人間関係を介して獲得されるものであり、環境による影響が大きい。実際、里親養育となる子どものほとんどに言語発達の遅れが認められており、約半数の子どもでは認知面での発達にも遅れが生じている。ただ、このようなリスクは里親養育となった子どもだけに当てはまるものではない。親側の問題について可能な限り早期に認識することが、極めて重要な予防策となるのである。

　子どものトラウマ体験というのは、家庭内暴力・DV目撃のような家庭内で体験するものだけでなく、他者からの暴力・レイプや銃撃などの重大犯罪など、地域社会・学校環境の中で体験するものもあれば、自然災害への暴露・戦争体験・難民経験のようなものもあり、さらには医療の現場で深刻なトラウマ体験が生じる場合もある。

　またトラウマ体験を有する子どもが、長期に及んで複数回被害を受けている場合も稀ではない。そのような慢性的な被害を経験した結果、感情調節障害などの問題を抱え、その後の発達に長期的な負の影響が生じてしまっている複雑性PTSDと呼ばれる状態にある子どもは、プライマリーケアの現場にも頻繁に訪れている。新生児や乳児や6歳以下の幼児に対するトラウマ体験は「早期小児期トラウマ（*early childhood trauma*）」と呼称される。

　父母間のIPV（親密パートナー間暴力──いわゆるDV）やその他の成人の家族成員間暴力を目撃している子どもの数を推定することは困難であるが、そのような目撃体験が子どものメンタルヘルスに深刻な影響を及ぼすことは明確となっている。父母間での身体的なIPVが存在している家庭では、子どもへの不適切養育を伴っている可能性が高いが、父母間での心理的なIPVが存在している家庭では、その可能性はより高いと報告されている[7]。父母間の暴力が、どちらか一方側からのみの暴力の場合でも、IPVのない家庭と比較して、子どものネグレクトが生じる割合は5.29倍にのぼることが判明している。プライマリーケア医療者が家庭内の暴力の存在を把握した場合、子どもがそれを目撃しているか否かや、子どもの安全が脅かされていないかにつき確認し、母親が安全であるか否かや、安全でない場合に母親がどのようにしていきたいのかにつき話し合う必要がある。

　幼少期に子どもがIPVに晒された場合、子どもの社会的・情緒的健康に悪影響が生じ、外在性行動障害（攻撃性・反抗的行動・非行・多動など）、内在性行動障害（引きこもり・抑うつ／不安に基づく行動など）、および総合的な行動の問題が著しく増加する要因となってしまう[8]。子どもが初めて家庭内の暴力に晒された年齢、ならびに子どもが目撃した暴力の総量というのは、どちらも子どもの行動上の問題の発生と有意な関係性があることが示されている。度重な

る暴力への暴露というのは最も強い影響を子どもに及ぼすが[9]、人生早期の暴力への暴露も頻回の暴力への暴露に繋がりやすく、その後の外在性の問題行動の発生に結びついてしまっている。なお、重なる暴力への暴露には、メディアを通じた暴露も含まれる。

　父母間の身体的・精神的なIPVに晒される影響は、幼少期から形作られ、その後も小児期を通じてずっと蓄積されていく環境ストレスの典型である。IPVを受けている母親がいる家庭を把握し、可能な限り早期に介入することで、子どもに問題が発生することを防ぎ、子どもと母親の安全・安心を担保することが出来るはずである。

　プライマリーケア医療者が子どものトラウマ暴露体験の有無について確認し、体験を有している場合、子どものレジリエンス（逆境をはねのけ回復する力）を評価することは極めて重要である。例えば「家の中での大人同士の意見の相違や争いによって、子どもが動揺したようなことはありましたか？」などと親に尋ね、親からオープンエンドな形で回答を得ることで、情報を聞き出すことが出来るであろう。そのような暴露体験がない場合や、あったとしても家族が十分なレジリエンスを有していると判断される場合には、臨床医はこれを家族のストレングス（強み）として強調することも出来るであろう。ストレスを抱えた家族というのは決して少なくはない。子どもがレジリエンスに優れた性質を有しているにもかかわらず、何らかの徴候を認めている場合には、臨床医はそれをリスクとして認識する必要がある。子どもに深刻なトラウマへの暴露があり、それに関連して重大な行動面・情緒面での症状が認められる場合には、警告的状況（レッドフラッグ状況）として対応を行わなくてはならない。また、子どもの年齢が低ければ低いほど、よりトラウマの影響が生じやすいことも念頭に置く必要がある。

プライマリーケアの現場での一次支援に必要な情報
（全般的健康、メンタルヘルス、親の能力）

親の育児スタイル

　親子の関係性や子どもの学習環境というのは、その家庭ごとの文化の中で形成されていく。健康やしつけに関する信念・習慣・ルールというのは、家庭ごとにそれぞれ異なっている。ひとり親家庭であろうが、同性婚家庭であろうが[10]、祖父母が主たる養育を行っている家庭であろうが、家族構成に関係なくこのことは当てはまる。Baumrindの提唱した古典的な4つの養育スタイル分類は、今でも広く用いられている[11]。威厳的養育スタイルの親は、子どもの行動を制御して学びをサポートするために一貫した制限や指導を行い、発達段階に応じた適切な行動をとることを子どもに要求するが、子どものニーズには温かく応じる。対照的に、権威主義的養育スタイルの親は、理不尽で子どもに不公平感を与えたり混乱を生じさせるような不適切で懲戒的な要求を行いつつ、子どものニーズには応じない。一方、許容的養育スタイルの親は、子どものニーズには応じるものの、子どもに要求をすることがない。子どもに対するルールやしつけが一貫していないため、子どもは自らの衝動性を制御することが困難となる。そして拒絶的－放任的養育スタイルとも表現される無関心的養育スタイルの親は、子どものニーズに応じることも子どもに要求することもない。子どもは自身の感情について理解することが困難となり、情緒的な根っこが育まれなくなってしまう。

　子どもの情緒的発達というのは、親が家庭内の情緒的環境をどのようにコントロールしているのかや、親が子どもにどこまで情緒的に関わり適切な刺激を与えるのかに依存している。子どもの発達を促そうとする親の行動が乏しい場合、子どもの言語発達に遅れが生じるなど、親の育児行動というのは、子どもの学習にも大きな影響を及ぼす[12]。親の養育スタイルを評価する方法には様々なものがあり、さらに詳細を知りたい読者は、本章の参考文献に挙げたJohnsonらの総説[13]やKemperとKelleherによる家族の心理社会的スクリーニング方法に関する論文[14]などを参照していただきたい。

　本章のその他の章でも言及しているが、食生活や睡眠習慣などの基本的生活習慣というのは子どもの発達にとって極めて重要であり、親は子どもがゲームやスマートフォンやテレビなどのスクリーン・タイムの問題に対処するための戦略を持つ必要がある。親というのは、それぞれの育児スタイルで、このような日々の出来事に対処している。プライマリーケア医療者は、診察室で養育スタイルを観察し、育児におけるストレスや苦労について親に質問を行い、その中で観察された「温かな関係性が構築されている」「子どものニーズによく気がつく」「感受性豊かに対応を行っている」などのストレングス（強み）を積極的に見出し、それを親に伝え返していくことで、医療者と子どもとのコミュニケーションも促進されることとなるであろう。親がストレスを抱えていたり、身体的・精神的な疾患を抱えていたり、過労状態であったり、ときには物質依存状態となっていたり、実際の育児に費やしている時間が極めて限られていたりしている場合、それは警告的状況（レッドフラッグ状況）とみなし支援を行う必要がある。いうまでもなく、子どもの情緒的なニーズを満たすことが出来なかったり、しつけに一貫性がなかったり、虐待やネグレクトというべき状況が確認された場合も、警告的状況である。このような状況が続いた場合の子どものメンタルヘルスへの悪影響については、次の「しつけ」のセクションや「親のメンタルヘルス：母親のうつ病や物質使用障害」のセクションで概説している。養育に深刻な問題がある場合には、より詳細な評価を受けるために、メンタルヘルスの専門家への紹介を検討する必要がある。

しつけ

　子どもを育てるということは、決して簡単ではない。プライマリーケア医療者は、親に対し、しつけの方針についてコミュニケーションを図り、必要時にはポジティブなしつけ法を実践することが出来るようにサポートを行う必要がある。親というのは、子どもが安全である状況を確立し、向社会的な行動を身につけられるように、ときには子どもに対し制限を設けることが必要となる。親が子どもに対しどのような方法・頻度で制限を伴うしつけを行うのかは、親の特性・子どもの特性や行動傾向・社会的背景などにより様々に異なる。とりわけ温厚であるのか、擁護的であるのか、権威主義的であるのかなどの親の特性は、どのようなしつけが家庭で行われるのかを決定する要因として、最も強い影響がある[15, 16]。

　子育てをするうえで、子どもに制限を設けたりしつけを行うことは、ほとんどの家庭で不可欠であろう。その手段に関しても、「無視をする」「叱責する」「手やお尻を叩く」など、それぞれの家庭が様々な方法を用いている。米国小児科学会（AAP）は、体罰禁止の提言を行って

いるが、米国ではいまだ多くの親が体罰を行うことを是認し、何かしらの形で実際に行使している。体罰が頻繁に行われている家庭では、妊娠期に母親が中絶を考慮していた既往があったり、身体的虐待・ネグレクト・心理的虐待・父母間のIPVが存在していたり、母親が高ストレス下にあったりうつ病や物質使用障害を抱えたりしているなど、養育上のリスクを有している可能性がより高い。

　子どもをどのようにしつけるのかに関しては、文化による影響も存在する。低所得層の白人・黒人・メキシコ系米国人家庭の幼児を対象としたある調査では、体罰や暴言を用いたしつけを行っている母親の割合は、母親の人種や民族により異なることが明らかになっている[17]。プライマリーケア医療者は、親のしつけに対する考え方、とりわけどのような行動に対し、どのような方法で、どのくらいの頻度でしつけを行っているかにつき、具体的に質問をして明らかにすることが望まれる。親の行っているしつけ法が年齢相応のもので、子どもの行った問題行動との関連が理にかなっている場合、子どもの発達を促進する強化因子となる。一方で、しつけが子どもの行動に見合わぬほど厳しかったり、一貫性がなかったり、子どもの発達段階に沿わないものである場合、それは子どもの健全な発達を脅かす警告的状況（レッドフラッグ状況）である。

親のメンタルヘルス：母親のうつ病や物質使用障害

　乳幼児を取り巻く周辺環境というのは親、とりわけ母親によって形作られる。親に精神疾患がある場合、子どもを取り巻く家庭内の情緒的、そしておそらくは身体的な環境に、大きな影響が及んでしまいうる。米国における成人の精神疾患の有病率は32.4％と推定されているが[18]、Nicholsonらが2004年に実施した調査研究によれば、うち3分の2が子どもを持つ親であったと報告されている[19]。精神疾患を抱えている親を持つ子どもは、発達の遅れ、感情制御の困難性、対人関係における問題を認めやすいとされている[19]。一般集団において、精神疾患と診断されている子どもの割合は、5人に1人程度とされているが[20]、一方で精神疾患を抱えている親を持つ子どもにおいては、その割合は30～50％と報告されている。そのため、子どものメンタルヘルスの問題の発生の予防や発生時の症状軽減のためには、親の精神疾患の有無や状況を把握する必要がある。

　幼小児は、生きていくために養育する大人に完全に頼らざるをえないため、虐待・ネグレクトを受けてしまうリスクや、適切な医療を受けられないリスクに晒される可能性が最も高い。人生早期の愛着対象者との双方向性の関わりというのは、脳の発達を促進するうえで極めて重要な役割を果たしている。うつ病を抱えている母親の多くは、子どものニーズを満たすため必死に働いている。しかしそのような母親たちの子どもの中には、発達の遅れ・社会的相互交流の機能障害、愛着障害や行動上の問題を抱え、後の認知面の発達や心理社会的な発達に影響が及ぶ子どもも稀ではない。

　母親がうつ病を抱えている場合、乳幼児期以降にも、子どもへの深刻な影響が生じうる[21]。Rileyらは、社会的状況や家族構成を合致させた統制群を置いたうえで、母親・父親・教師からの評価を総合的に検証し、母親がうつ病である子どもは、そうでない子どもに比し、適応能

力が有意に低かったとの報告を行っている[22]。この研究では、「子どもには情緒的な問題や行動上の問題が多い」との評価を両親や教員が行っていた割合も、母親がうつ病である子どもたちにおいて明らかに高かったとも報告されている。また、客観的に評価された家族のストレス度の高さと母親の養育の質との間には有意な関連性が確認されたが、家族のストレス度の高さと子どもの心理社会的問題との間には有意な相関はなかったとも報告されている。

　母親がうつ病である場合、複数のリスクプロセスが発動してしまうため、リスクは相加的ではなく相乗的に高まってしまう傾向にある。このような傾向は、「契機 – 促進（launch-and-grow）カスケードモデル」により説明が可能である。このモデルでは、"子どもが12歳未満で母親がうつ病に罹患する"という早期のリスク要因に晒された場合、子どもに高度のストレス負荷がかかる→家族関係が変化する→自己肯定感が低下する、などの一連の有害事象が引き起こされることとなり、時を重ねていくことで、子どもに抑うつ症状を発生させると説明づけられる[22, 23]。

　子育て中の親の物質使用障害の有病率がどの程度であるのかを推察することは困難であるが、親がこのような状況にある家庭では、子どもが保護を要するレベルの虐待被害を受ける可能性が高くなると報告されている[24]。親が物質使用障害を抱えていて依存状態に陥り、離脱症状を伴っている場合には、子どもは必然的に不安定な親子関係性の中に置かれてしまうこととなる。物質使用障害を抱えている母親の子どもは、神経発達における非特異的なリスクだけではなく、例えばアルコール依存症の場合には、胎児アルコール症候群などの特異的なリスクにも晒されることとなる。また、親が物質使用障害を抱えているということは、家庭環境が無秩序で過酷なストレスの多い状況になっていたり、DVに晒されていたり、必要最低限の適切なケアや安定的なケアが提供されていない可能性も高い。物質使用障害がこのような一連のリスク要因を形成する要因の一つになってしまっていることは稀ではない[25]。また、親の物質使用障害は、親のうつ病やトラウマ関連性障害とも相関しており、たとえ親が積極的な虐待行為を行っている状況には至ってなかったとしても、そういった家庭環境自体が子どもの成長を脅かすものとなってしまっている。予防医学的観点からは、親の抱えている問題を早期に認識することが何よりも重要である。プライマリーケア医療者は、妥当性のある尺度を用いて、新生児期および乳児期に母親のうつ病のスクリーニングを行い（「第23章：産後うつ」を参照）、リスクがある場合にはその後の診察で親の抑うつ状態や、家庭内の暴力の有無や、物質使用障害の有無について確認を行う必要がある。追加で別のスクリーニング尺度を用いることも有用である。

　臨床医は、家庭内の状況や、親の育児状況、親のメンタルヘルス上の問題や物質使用障害の有無について、積極的に確認を行う必要がある。親が育児を首尾よく行うことが出来ており、メンタルヘルスの問題や物質使用障害の問題も認められない場合、それはストレングス（強み）となるが、逆に、親がストレスや過労を抱えており、限られた時間しか子どもに接することが出来なかったり、子育てに一貫性がなく適切とはいえない状況であることが確認された場合には、警告的状況（レッドフラッグ状況）として対処が求められる。不適切養育やネグレクトの存在が確認されたり、特別な医療的ケアを要するきょうだいやメンタルヘルスの問題を抱えたきょうだいがいる場合や、親に産後うつ・知的障害・物質使用障害・メンタルヘルスの問題があり、子どもの情緒的なニーズを満たすことが出来ていない可能性がある場合も、警告的状況

（レッドフラッグ状況）と捉える必要がある。

親以外の人物による養育や保育

親の就労：ワーキングマザー

　米国労働省によると、母親が主たる働き手である世帯は、全世帯の40％にものぼるとされている。18歳未満の子どもを持つ母親の70％が仕事をしているが、そのうち75％以上がフルタイムで働いている[26]。

　一般的に、母親が仕事をしているということだけで、家族関係や子どもとの愛着関係に悪影響を及ぼすわけではなく、子どもの発達が阻害されるということはない。しかし、労働に伴う疲労や緊張が高く養育の質が低下してしまっている場合には、子どもの発達に負の影響が生じうる。プライマリーケア医療者は、働く親をサポートするために、親が仕事と家庭をどのように両立させているのかを評価し、適切な養育を行うことが出来ているかどうかを確認したうえで、より良い育児のためのアドバイスを行う必要がある。親とこのような話し合いをすることは、親の仕事によって育児に必要なエネルギーや情緒的なリソースが奪われることを軽減することとなるであろう。

　プライマリーケア医療者は、親の労働時間や仕事による負担、ならびに親がそれらにどのように対処しているかを確認する必要がある。親が子どもの学習のニーズや愛情のニーズを満たすことが出来ているならば、それはストレングス（強み）と評価される。一方で、もし親が食事の準備や家事をしている時間に、子どもにスマートフォンやゲームやテレビなどを見せるという方法に頼りきっている場合は、警告的状況（レッドフラッグ状況）と捉える必要がある。

保育園や幼稚園におけるケア

　子どもたちの多くは、幼稚園／保育園、ベビーシッター、放課後デイサービスなどで、家族以外の大人からの養育を受けている。そのような養育が愛情に溢れた安定的で信頼出来るものであるならば、プライマリーケア医療者はそれをストレングス（強み）として評価し、その強化に協力することも出来るであろう。一方、幼い子どもが一人で放置されていたり、責任を負うには幼すぎる上のきょうだいから世話を受けていたり、劣悪な保育環境で養育を受けていたり、ベビーシッターが日によって異なったりするような状況にある場合は、警告的状況（レッドフラッグ状況）と捉える必要がある。

　就学前の子どもにとって、保育の質というのは極めて重要である。受ける保育が質の高いものであるならば、経済的に恵まれない環境であるがゆえに生じる幼児期早期の教育上のハンディキャップは軽減されることが、研究で示されている[27]。また、母親が低学歴の場合に、適切な保育を受けることで、親だけに育てられた場合よりも、語彙力や読解力、算数の理解力は向上し、就学準備も進みやすいことも研究で明らかとなっている。質の高い保育を受けた子どもは、質の低い保育を受けた子どもよりも、言語発達や認知発達に優れ[28]、協調性においても優れていたとも報告されている。ただし、たとえ質の高い保育であっても、長時間保育というのは子どもにとって負担となりうる。実際、母親と離れている時間が長い子どもは、その時間

が短い子どもに比べ、保育園や幼稚園の教室で、より多くの問題行動を認めたとの研究報告もある。この研究では、認知能や言語能の発達は、保育園に通園している子どもでやや優れているという結果であったが、教室内での問題行動については、その他の形態の保育を受けている子どもに比べ、より多く認められたと報告されている。

　母親のいない状況で養育を受ける体験というのは、社会的・情緒的問題を抱えた子どもにとっては、ポジティブな体験を増やすこととなるのか、さらなるリスクを増大させることとなるのか、人生初期における重大な分岐点となりうる[29]。保育園に通っていた子どもは、幼稚園に通っていた子どもに比べ、その後に退園してしまう割合がおよそ3倍にのぼるとの報告も存在している。この研究では、4歳で退園する割合は3歳で退園する割合の1.5倍であり、男児は女児より4倍も退園する割合が高いとも報告されている[30]。

　プライマリーケア医療者は、子どもが養育を受ける環境は公的な許認可を受けているものであるのかや、親が担当の保育士をどの程度信頼しているのかや、子どもが週に何時間その場所で過ごしているのかや、子どもが保育を受けている日にはどうやって過ごしているのか（例：多くの時間をテレビの前で過ごしていたりしていないか）などにつき、確認を行う必要がある。

子どもの生活環境の変化

　メンタルヘルスの「ダッシュボード上にある計器」の中で、子どもの生活環境というのは、安定していて子どもの成長を促進する状況であったり、一時的に調整が必要な変化があったとしても子どもと家族が柔軟に対処出来ている場合には、ストレングス（強み）となる。しかし、環境の変化によって子どもの機能が損なわれていたり、親のストレスの増加や養育意欲の低下に繋がってしまい育児に支障をきたしたりしているような場合、それは警告的状況（レッドフラッグ状況）であり、サポートを要する。本セクションでは、このような環境変化につき概説を行う。

親の離婚などによる家庭崩壊、親の同棲／再婚による家庭変化

　家族が崩壊しバラバラになった状況というのは、子どもにとって恐怖感を抱かせる状況であり、子どもはその状況に必死に適応することを迫られる。家庭が崩壊するに至る前には、家族の中で言い争いや緊張状態が生じていることが多く、そのような状況というのは、どんなに子どもが幼かったとしても影響は及んでしまう。

　急激な家族状況の変化というのは子どものメンタルヘルスに悪影響を及ぼし、子どもが適応障害をきたしたり、子どもにとって重要な人間関係を失ったりすることに繋がりうる。プライマリーケア医療者は、家庭の状況が変化してしまった経過や、その変化による経済的な影響について確認し、子どもの発達段階を考慮しつつ、子どもに対する影響について親が理解出来るように丁寧に説明し、子どもの不安を軽減出来るように支援を行う必要がある。家族構成の急激な変化があったとしても、親が子どものストレスに適切に対処出来る場合にはストレングス（強み）として評価することが可能であるが、親が子どもの反応に気付かず、子どもに情緒的・行動的な問題が生じてしまっている場合、それは警告的状況（レッドフラッグ状況）として対

応を行う必要がある。

里親／親族による養育を受けている子ども

　子どもが家庭から引き離される状況というのは、一般的に、家庭が子どもにとって有害な状況に陥っている場合であり、子どもに愛着の問題が生じていることが多い。ただ、Szilagyiが言及しているように[31]、親から分離される体験というのは、既に多くのストレスに晒されてきた子どもに対し、さらなる喪失感を与えるものに他ならない。プライマリーケア医療者は、社会的養育のもとにある子どものケアを行うにあたり、そこには複雑な問題が存在するということを事前に想定しておかなくてはならない。このような子どもの身体的・情緒的・精神的・発達的な健康を促進していくためには、より注意深いスクリーニング評価を繰り返し行い、それを適切に記録していく必要がある。詳しくは米国小児科学会出版社から出版されている「社会的養育を支える：社会的養護のもとにある小児思春期の子どもの健康管理（*Fostering Health: Health Care for Children and Adolescents in Foster Care*）」の第2版を参照されたい。

　メンタルヘルスの問題が子どもに与える影響は、甚大である。とりわけ社会的養護のもとにある新生児・乳児・幼児は最も脆弱な存在である。米国において、マルトリートメントの有病率と死亡率は乳幼児において最も高い状況にある[32]。虐待を受けて育った子どもたちは、人間関係の基礎を築くにあたって大きなリスクを抱えた状況にある。子どもの問題行動を早期に認識することでより早期に介入することが可能となるが、プライマリーケア医療者に繋がった段階では、問題行動が既に顕在化していて「トラブルを減らすために薬を出して欲しい」などと依頼されることが多い。しかし、里親を支援するためのエビデンスに基づく介入プログラムを当初より実施することが出来れば、「愛着に問題を抱えた子どもが何度も里親委託先が変更されている」という社会的に望ましくない状態を回避出来るようになる可能性がある[33,34]。

　虐待というのは、間違いなく警告的状況（レッドフラッグ状況）である。プライマリーケア医療者は虐待の通告義務を負っており、通告を要するラインをしっかりと認識しておかなくてはならないが、それだけではなく、かかりつけ医としてその子どものことをよく知る立場で、子どものこれまでの経過を総合的に勘案し、子どもに加わっていたストレスを発達段階ごとに整理し、その影響を理解するように努める必要がある。家庭外で養育されている子どもが新たな環境で順調に適応し、里親などの現在の養育者との愛着を形成することが出来、情緒面や行動面での問題が認められない状況であるならば、子どもにとってその社会的養護のもとに置かれた経験はストレングス（強み）となるであろう。

少年司法制度が関与する子ども

　少年司法制度が関わることとなった子どもは、家族から引き離され、仲間や学校との関係性も遮断され、愛護的でなく年齢に応じた経験を積むこともほとんど出来ないような環境に適応することを余儀なくされる。少年司法制度が関与している子どもは、常にメンタルヘルスの問題を抱えているハイリスクグループであり、その状況自体をレッドフラッグ状況と捉える必要がある。少年司法制度の関与している若者における精神障害の有病率は高く、50％から75％

の子どもが精神障害の基準を満たしているとも報告されている[35]。

物理的・法的・経済的・文化的環境やバーチャル環境：家庭外の環境要因

　愛情深く、親としての能力も高い成熟した親であっても、家庭外の環境要因に悩まされることはある。プライマリーケア医療者は、子どもや家族にとってのストレスとなる物理的・法的・経済的・文化的な環境要因について、質問を行う必要がある。これらのストレスに晒されていないこと、もしくはストレスに晒されていたとしても家族のレジリエンシー（逆境をはねのけ回復する力）が高かった場合、それはストレングス（強み）と評価可能である。もし、晒されているストレスが多かったり、深刻であったりする場合、もしくは家族がストレスに対処するうえでの支援リソースを十分に有しておらず、育児上の機能が損なわれている状況が危惧される場合、それは警告的状況（レッドフラッグ状況）である。親がこれらの問題に対処することが出来るように支援を行うことは、子どもに直接的な利益をもたらすことになるだけでなく、親が子どものレジリエンシーを高めることになり、子どもが環境ストレスから受ける負の影響を減弱することに繋がる。

身体的な環境と法的環境

　発育途上にある子どもに対する環境上の脅威というのは、胎内にいるときから存在している可能性もある。鉛・アレルゲン・大気汚染・農薬などの有害な環境物質への暴露は米国中のどこであっても受けてしまいうるものであるが、少数民族・社会的弱者・情報弱者というのは、よりこのような負の環境に晒され、影響を受けやすい状況にある。ほとんどの親は子どものために最善を尽くそうと努力しているものの、様々なストレスに晒され、困難な状況に直面している親というのは高い頻度で存在しているのである。

失業・非正規雇用・貧困などの経済的環境

　前述したように、家庭の経済状況が育児に影響を及ぼしている状態か否かを評価するためには、親の労働時間・仕事の負担状況・近隣の環境などを尋ねてリスク要因を把握することが有用となる。母子家庭は、貧困状況に陥っている割合が高いハイリスク集団である。貧困状態にある子どもたちは、劣悪な住環境、環境由来の鉛中毒、親の心理的問題、不適切な育児状況、虐待やネグレクトにも晒されやすく、それに加えて直接的な食糧不足による栄養過誤の状態が続くことで、発育不全などの問題が生じてしまうのである[36]。

　実際、社会的支援の届いていない低所得の親が、幼い子どもや特別なヘルスケアニーズを抱えた子どもの基本的ニーズを満たすことは、より困難である。また、どのような経済状態の親であれ、自身が小児期逆境体験（ACE）を有する親というのは、育児がうまくいかないリスクや不適応に陥るリスクを抱えた状況にあり、ストレスに対して健全な方法で対応する能力が低下しており、身体的／精神的な問題を抱えるリスクが高く、また物質使用の問題を抱えるリスクも高くなってしまう。さらに、親が複数の仕事を掛け持ちしていたり、抑うつ状態にあったり、過労状態にあって育児に時間と手間をかけることが困難となり子どもとの関わりが希薄化

している場合、子どもがスマートフォンやゲームなどに長時間触れている状態を許容するなど、親子の触れ合いの時間をメディアに代用させてしまっている状態にあることが稀ではない。

　失業やそれに伴う経済的な負担などの困難性は家族に大きな影響を与えるが、そのような困難を抱えている家庭は、一般的に不況の際には増加する[37]。失業に伴うストレスというのは、親のうつ病罹患や、両親の関係性の質の低下の要因となる。両親がそろった家族においては、失業というのは、求職中の親だけではなくそのパートナーの親のうつ病発症のリスクとなり、関係性の満足度が低下するとも報告されている[38]。たとえ両親が親としての能力に優れ、愛情深い人物であったとしても、経済的に困窮している環境というのは、子どもに負の影響を与えうる。

　親のメンタルヘルスの問題、とりわけ母親の困難性や抑うつというのは、低所得家庭でより一般的に認められる。親のメンタルヘルスの問題は、子どもの社会的・情緒的・認知的な発達の基盤としての親子関係の質を大きく損ねてしまいうる。住環境が不良で、失業率が高く、犯罪率も高い低所得者層の多い地域の子どもたちが、学校への入学に際して様々な問題を抱え、学業成績を損ねるような行動上の問題を起こす割合が高いことは、特段驚くに値しない。

　子どもに顕性の症状が認められる場合だけではなく、子どもに症状が確認され、それが子どもが晒されているであろうストレス要因に見合わないと判断される場合にも警告的状況（レッドフラッグ状況）と評価されうる。一方で、強いストレス要因や数多くのストレス要因に晒されながらも、子どもに何らの症状も認められない場合には、ストレングス（強み）と評価することが出来るであろう。いずれにしろ、子どもに発達的な問題やメンタルヘルス上の問題が認められた際には、それらの徴候を単に「精神医学的所見」と捉えるだけではなく、環境への適応として身についてしまった「致し方のない徴候」である可能性を考慮し、背景にある文脈を理解したうえで対処すべき問題と認識することが、治療者には求められる。

バーチャル環境への暴露

　家庭や学校や近隣の環境がどうあれ、現代の子どもたちは、テレビ・ゲーム・インターネットなどの「メディアというバーチャル環境」に晒されている。このバーチャル環境への暴露も、そのタイミング・質・量によって、子どもへの影響は良いものにも悪いものにもなってしまう。

　言語発達が最も急速に進む乳児期や幼児早期の子どもにとって、「赤ちゃん向けDVD」などの視聴を行うことは、現実世界で大人や他の子どもと相互的な言語交流を持つことの代わりにはおよそならない[39]。また、より年齢の長じた子どもの場合、スクリーンメディア（テレビとゲーム）への接触は、学校の教員の観察に基づく子どもの集中力の評価において、性別と注意欠如の問題を統計的に調整した後にも、明らかに集中力の低下を引き起こす要因であることが複数の研究で示されている[40,41]。

　一方、学童期以降の適応能力の高い子どもであれば、オンライン環境を自身の能力を高めるツールとして活用しうる。発達理論では、新生児期から思春期、そして青年期以降に至るまで、子どもの社会的行動というのは、連続性が保たれながら階段状に発達していくとみなされ

ている。インターネットを取り巻く様々な子どもの行動（ネット行動）に関しても、同じことがいえる。不特定多数の人物と容易に繋がることが出来るオンラインの世界では、未熟な子どもたちは小児性愛者のターゲットになってしまう可能性もあり、とりわけ家族からのサポートを欠き、適応性が損なわれてしまっている思春期の子どもたちは、そのようなリスクがより高い[42]。オンラインの世界で、「ネットいじめ」という形のいじめ被害を受ける可能性もある。都市部の中高生を対象とした大規模サンプリング研究調査では、回答者のおよそ半数（49.5%）がネットいじめを受けたことがあり、33.7%がオンラインでいじめを行ったことがあると回答していたと報告されている[43]。ネットいじめの加害・被害の多くは、友人間で生じており、ネットいじめに関与していた子どもたちのほとんどは、そのことについて誰にも相談をしてはいなかったが、被害者は、ネットいじめを受けた後に、悲しみ・怒り・落ち込みを抱えたと回答していた。ネットいじめを行った子どもの動機は、注目されたい、力があると感じたい、面白いと思った、というものであったが、多くの子どもはその後に罪悪感を抱いていたとも報告されている。

　プライマリーケア医療者は、子どもがどのようなメディアを利用しているのかを確認し、それが子どもにどのような影響を与えているかについて、子どもや家族と話し合う必要がある。メディアの使用状況に関しての具体的な質問を行いながら、メディアの利用を減らしたほうが望ましいか否かを話し合った結果、その後にメディアの利用状況が健全化した場合、それは子どもや家族のストレングス（強み）として評価しうる。一方で、子どものメディア利用の背景に、孤独感・家族同士の会話の欠如・現実世界での友人付き合いの困難感があり、その代償行為としてのメディア依存の状況にあると判断された場合、それは警告的状況（レッドフラッグ状況）として対応する必要がある。

各種のライフイベント

　家族に大きな影響を与えうる出来事というのは、子どもにも強い影響を及ぼしうる。災害・暴力被害・家庭崩壊・疾病への罹患などは、とりわけそのリスクが高い。また文化の大きく異なる土地への転居（移住）・軍属の親の派兵という出来事も、子どもにとって強いインパクトを与えるものとなる。

移　住

　他国から米国に来たばかりの移民家族は、文化的に適応することを迫られ、移民という不安定な立場の中で、経済的にも生活を成り立たせる必要があり、大きな心理的ストレスがかかっている可能性がある。新生児や乳児のいる家庭でも、支援ネットワークとの繋がりが何もない状況にあることは稀ではなく、プライマリーケア医療者は、家族が支えとなるネットワークを有しているか否かを質問する必要がある。また、幼小児への食事・しつけ・遊びに関し、家族の習慣や信条について把握をすることも望まれる。家族がうまく地域社会に適応し、社会的なネットワークとの繋がりを有している場合には、ストレングス（強み）と評価することが出来るであろう。一方で、家族にのしかかっているストレスの数や程度が強く、それが直接的に子

どもに影響を及ぼしうる場合や、親が育児をするうえでの困難性を感じている状況にある場合には、警告的状況（レッドフラッグ状況）として対応が必要となる。

軍属の親の派兵

　現役・退役・予備役にかかわらず、軍属家庭の医学的問題に対処する立場のプライマリーケア医療者や、退役軍人や予備役兵の家族支援プログラムと診療契約を結んでいる医療者は、軍隊という特殊な環境にある子どもや家族のストレスを認識して対応を行う必要があり、とりわけ親の派兵に伴って生じる子どもや家族のストレスに対し、積極的な対応を行うことが求められる。

　軍属家庭にとって、頻繁な引っ越し、複数回の派兵、親の負傷や死亡というのはいつでも起こりうるものであり、これらは子どもと家族に心理的に強いストレスを及ぼしてしまう[44]。派兵に関連するストレスは、夫婦間の問題の発生率の増加（現役軍人で44％、予備役軍人で39％）と関連しており、軍属家庭の精神疾患の発生率やトラウマ性の各種病態の発生率は、米国人の一般的な家族の平均発生率に比べて、高い状況にある。陸軍下士官の家族を対象としたある研究では、そのような家庭における子ども虐待の発生は、非派兵時に比べて、派兵時には42％も高いと報告されている。

　とりわけ、親が戦闘目的で派兵された場合、子どもにとっては大きなストレスとなる。親が派兵された経験を持つ子どものおよそ4人に1人が抑うつを経験し、5人に1人が学業上の問題を抱えるようになる。残された親が強いストレスを感じていることは、たとえ幼い子どもでも認識している。派兵に伴う子どもの困難感というのは、親のメンタルヘルス上の困難性の大きさや問題対処における困難性の大きさに比例する。子どものメンタルヘルス上の問題は、内在化障害（うつ病・不安障害など、精神的な葛藤などが自身に向けて表現された状態）の形を取ることもあれば、外在化障害（行動障害・暴力・家出など、精神的な葛藤などが他者に向けて表現された状態）の形を取ることもある。心的外傷後ストレス障害（PTSD: post-traumatic stress disorder）を負って帰還した退役軍人のパートナーは介護負担が高い状態にあり、またDVの被害を受ける割合が高い。

　軍属家庭が、頻繁な転居や緊張の高まる状況にスムーズに適応し、子どもたちもうまく適応出来ているならば、それは家族のストレングス（強み）が大きいことを意味している。ただし、予備役軍人の家族だけではなく、派兵された軍人の家族に対しても、利用可能なメンタルヘルスのリソースは、家族のニーズを満たすにはおよそ不十分であることが多い。両親がストレスを抱えていながら、メンタルヘルスのリソースに恵まれず、そのために子どもの情緒や行動に問題が生じている場合、それは警告的状況（レッドフラッグ状況）として対応しなくてはならない。

子どもの健康状態

　子どもの健康問題というのは、小児医療者が主たる役割を発揮すべき領域である。慢性疾患や特別な医療を要する子どもたちの健康不安やストレスが、心理面に様々影響を及ぼすことは

よく研究されている [45, 46]。小児のかかりつけ医としてのプライマリーケア医療者というのは、特別な医療を要する子どもが専門外来に繋がるうえで、専門医と家族との間をとりなす役割を担っている。この仲介的な職責には、子どもの精神的な症状や両親の看護に伴う負担を認識し、サポート体制を構築していくことも含まれる [47]。

子どもの呈している徴候：精神状態の診察評価

　精神状態の評価は、臨床的観察により行われる [48]。その構成要素は、発達レベル・認知能／言語能のレベル・注意力や遂行能力・衝動の制御能力・不安症状やトラウマ暴露の後遺症状の有無・気分状態・対人交流スキル・自己統制能力、ならびに思春期以降の子どもであれば物質への依存やインターネットへの依存の有無などから成り立っている（表6-2）。

　子どもの行動や感情の表現能力というのは、発達とともに進化する。例えば、8か月児が愛着対象者と離れた際に分離不安症状を表出することは健全な愛着が形成されている証である。また2歳児では自律性の発達に伴って、かんしゃくを起こすことも特段珍しくはない。一方で、これら二つの行動が学齢期以降の子どもに認めることは稀であり、メンタルヘルス上の問題を懸念する契機となる。プライマリーケア医療者は、表6-2のそれぞれのカテゴリーについて、子どもの能力的に期待出来ると判断する範囲を発達レベルに合わせて調整しているであろう。

　小児科診療において、メンタルヘルスの問題につき標準化されたスクリーニングツールを使用することは広く提唱されており [9]、現実的にも十分可能なはずである [24] が、実際には小児医療者はこれらのツールをほとんど利用していない [49]。これらのスクリーニングツールを用いることは、子どものストレングス（強み）とリスク要因の客観的把握に繋がり、子どもに問題が発生している可能性のあるその他の領域のさらなる評価にも繋がるであろう。有用性が評価されているスクリーニングツールには様々なものがあり、小児科的症状チェックリスト（PSC: Pediatric Symptom Checklist）、子どもの強さと困難さアンケート（SDQ: Strengths and Difficulties Questionnaires）などの全般的な状態のスクリーニングツールもあれば、米国小児医療の質研究センター（NICHQ: National Institute for Children's Health Quality）ヴァンダービルド ADHD 評価尺度や、患者健康質問票（PHQ: Patient Health Questionnaire）ティーンエイジャー向け9項目修正版（PHQ-9）など、うつ・不安などの特定の症状に焦点を当てたスクリーニングツールもある。小児の診療場面で有用となるスクリーニングツールを、巻末の「補足資料2：小児医療者向けメンタルヘルス診療補助ツール」にまとめているので、参照されたい。「第1章：予防的メンタルヘルスケアを小児の一次診療の現場に組み込む」の Box 1-8 および Box 1-9 では、スクリーニングツールの使用に関するガイダンスを提示している。どのようなスクリーニングツールを使用するにせよ、スクリーニング結果を受けて、二次評価として子どもの機能的状況についてのさらなる評価を行っていくことが重要である。そのような二次的スクリーニングに用いるツールについても、巻末の補足資料2に列記している。

　精神状態の評価の一環として、プライマリーケア医療者は、現在、子どもに問題が生じていないかどうかを見定めるために、適応状況に関しての端的な質問をしたり、記憶能力を確認す

るための質問をしたり、スクリーニングで陽性が出た特定の領域に対してフォローアップの質問（不安障害が疑われる子どもに「君にとって怖いことって何かな？」と聞いたり、気分障害が疑われる子どもに「悲しいと感じたこと、絶望的だと感じたこと、自分を傷つけたいと思ったことがありますか？」など）をすることも出来るであろう。

　必要に応じて関連する情報を収集するために、日常診療上、ルーチンで行うべき対応事項について「第3章：小児のメンタルヘルスケア・サービスを充実するための、各診療所にお

表6-2　継続的に確認すべき環境要因（「ダッシュボード上の計器」）：子どもの徴候			
確認すべき環境要因（「ダッシュボード上の計器」）	ストレングス（強み）となる状況	一般的な子どもで認めうる状態	警告的で問題と捉えるべきリスク状況（レッドフラッグ状況）
発達レベル	年齢に比べて、高い能力を有する。	平均的であるが、十分に発達している。	ある領域において発達遅滞が明らかであり、発達にディスクレパンシー（不調和）があり、年齢に比べて未熟性が高い状況にある。
認知能力や言語能力	認知能力や言語能力が高い。	平均的な能力を有し、年齢相応なレベルで能力を発揮することが出来る。	ある領域において、能力の遅れや障害が目立つ。思考プロセスにおける病的な状況が確認される。
注意力や遂行能力	年齢に比べて、高い集中力・学習能力を備えている。	年齢相応の学習課題に対し、学習意欲を有する。	注意散漫で、腰を据えて取り組むことが出来ず、すぐに忘れてしまい、一貫性がない。
衝動の制御能力	年齢に比べ成熟しており、強い衝動や感情をコントロールすることが出来る。	気持ちを切り替えることが出来、待つことが出来、自身の感情を捉えることが出来、良いことと悪いことの区別が可能である。	衝動的で、無謀で、攻撃的で、不注意による怪我が多い。
トラウマ暴露の結果としての不安症状	レジリエンス（逆境をはねのけ回復する力）に優れ、ストレス下でも冷静さを保つことが出来る。	不安やトラウマによるトラブルがない、もしくはストレスを受けてもすぐに回復することが出来る。	恐怖や心配に晒された際に安心することが困難で、トラウマに関連した徴候を抱えている（その他の困難感にトラウマの影響が加わることもあれば、トラウマの影響がその他の困難感として表出されることもある）。
気分状態	気分の波は穏やかで、感情表現は彩りに富む。感情をコントロールし、表現し、理解する能力が高い。	ポジティブな出来事に対しても、ネガティブな出来事に対しても、その感情的反応は予測の範囲内にある。気分の波は安定している。	気分が落ち込みやすく、過敏で、悲しみが持続しやすい。些細な出来事に過剰に反応し、自傷行為などに発展してしまう。
対人関係スキル	多様な人間関係を有している。強固で深い関係を構築している他者がおり、うまく調整された対人交流を持つことが出来る。	年齢相応の人間関係を有する。生き生きと自分らしく過ごすことが出来るとともに、相手のことを考え、共感能力を発揮することが出来る。	孤立的・回避的・対立的で共感性に欠けた温かみに乏しい対人関係にある。友人関係において、慢性的で重大な問題を抱えている。
自己統制能力	ストレス下でも十分な睡眠と食欲を維持することが出来る。	年齢相応の自制心を持ち、ストレスによる混乱から回復することが出来る。規則正しい睡眠・食習慣を維持することが出来る。	感情状態や出来事によって、睡眠や食欲が容易かつ持続的に妨げられてしまう。
思春期児の依存：向精神性物質使用の問題、インターネット利用の問題	問題を認めない。	何度か物質使用を試みたことがある。	薬物を頻繁に使用していたり、一人でも使用していたりする。
ジェンダーや性的発達上の問題	性自認が明白で、自身の性に誇りを持っている。性的関心は年齢相応である。	年齢相応の性的羞恥心を有している。	性別違和を抱いており、性に対して不安・混乱を持ち、両親との確執の原因となっている。

ける対応体制の整備とネットワーク体制の整備」で言及している。プライマリーケア医療者は、発達障害児早期対応部局（EI: Early Intervention agency）〔訳注：障害児個別教育法［IDEA］に基づき設置されている、発達遅滞のある0〜3歳の乳幼児に対し早期対応を行う部局〕が関わっている子どもや、児童相談所が特別な支援を行っている子ども（とりわけ社会的養護のもとにある子どもや、虐待ネグレクト歴のある子ども）や、学校が特別な支援を行っている子ども（とりわけ個別教育プログラム［IEP: Individualized Education Program］に基づく特別支援教育を受けている子どもや、504プランに基づく支援を受けている子ども〔訳注：IEPの対象範囲外であるが、支援ニーズのある子ども〕。それ以外の子どもに対し、教師がNICHQヴァンダービルドADHD評価尺度やSDQを用いた評価を行っていることもある）などに適切なケアを提供するためには、これらの諸機関との情報共有を行うことが出来るように、親から書面での承諾を得ることが望まれる。これらの諸機関が作成している報告書は、いずれも子どもの機能的評価に関して言及されていることも多く、子どものメンタルヘルスの状態を評価するうえで非常に重要な情報をもたらしてくれる可能性がある。以下のセクションでは、子どもの呈する各領域別の症状ごとに、評価を行う際のポイントについて概説しているが、本書の第4部「一般的なメンタルヘルス上の主訴・徴候・症状に対する小児医学的対応」では第13章から第32章にわたり、より詳細に言及している。米国児童青年精神医学会（AACAP: American Academy of Child and Adolescent Psychiatry）は、プライマリーケア医療者と家族のために、特定領域ごとにメンタルヘルスの問題への対応の要点をまとめた「Facts for Families」というガイドブック・シリーズを作成している[50]。子どもにメンタルヘルスの問題を抱えていることが示唆される症状や所見が認められた場合、問題点をリストアップして診療記録に記載するとともに、レッドフラッグ状況として対応を開始し、適切にフォローアップを行う体制を組む必要がある。とりわけ精神医学的・社会的な緊急事態であるか否かについては、速やかにトリアージがなされる必要がある。

発達レベル

　社会的発達は、生まれる前に決定されている生物学的な基盤と、生まれた後のエピジェネティックな神経生物学的影響が合わさりながら進んでいくものである。子どもの発達に関する標準的な理論では、親に完全に依存した新生児期から、知識・スキル・ストレングス（強み）を獲得しながら、家庭外の人たちとの関係性を結んでいき、独立した存在に至る小児期・思春期の過程までの発達課題が説明されている。身体的成熟と神経学的成熟によって促進されていく子どもの発達の過程というのは、小児医療者にとってはよく知られたものであり、親がこのことを理解し、自身の子どもの発達を促進することが出来るように支援することは小児医療者の重要な役割であるという認識は、十分にコンセンサスとなっている[24]。心理的・社会的な発達というのは、人との関わりが不可欠なものであり、経験を通じて促進されていくものである。それゆえに、子どもの生物学的に最適な発達を促進するためには、子どもとの関わり合いの質や社会的環境の質というものが決定的な影響を及ぼしている。このことを親やその他の養育者に十分に理解してもらうことは、子どもの発達を促進するうえで欠かすことが出来ない[51]。プライマリーケア医療者は、子どもの発達能力に関して親やその他の養育者がどのように理解し

ているのかについて、日常臨床において体系的に評価を行うことが強く望まれる。

『精神疾患の診断・統計マニュアル 第5版（*DSM-5*）』[52] では、神経発達障害（神経発達症）は、知的障害（以前は精神遅滞と呼称されていた）、コミュニケーション障害、自閉症スペクトラム障害（ASD）、学習障害（限局性学習症）、ADHD、発達性協調運動障害、常同運動障害、チック障害に細分されている。子どもの健全な発達の軌跡に様々な影響を及ぼしうる神経発達症を可能な限り早期に発見し、早期に療育を開始することは極めて重要である。知的障害とは、知的機能に制約があるだけではなく、適応行動に制約を伴う状態である。知的機能には、推論機能・問題解決能力・計画立案能力・抽象的思考能力・判断能力・学校における学習能力・経験からの学習能力などがあり、知的障害の子どもではこれらの能力に制約があり困難が生じている。子どもに知的障害が疑われる場合には、その子どもの年齢やその他の状況に応じて標準化されている知能検査が受けられるように調整を行う必要がある。適応機能の障害とは、自立と社会的責任を果たすための発達的・社会文化的な基準を満たすことが出来ない状態を指す。

子どもの発達に関しスクリーニングや評価を行うことは、プライマリーケア医療者にとって比較的馴染みのある状況であろう。米国小児科学会（AAP）はプライマリーケアの現場で有用となる各種の支援ツールを提供しており、参照されたい[53]。子どもの発達が年齢相応で適応にも問題がない場合、それはストレングス（強み）と評価されるが、発達に遅れが生じており適応に問題が生じている場合、それは警告的状況（レッドフラッグ状況）として対応を行う必要がある。

認知能や言語能力

認知能や言語能力に優れた子どもは、年齢相応に物事を考え、コミュニケーションを取ることが出来るであろう。しかし本セクションに挙げたような困難が認められる場合、それは警告的状況（レッドフラッグ状況）として対応が求められる。

知識と言語スキルというのは、幼稚園や学校で日常的に評価されるものである。その発達的なマイルストーンは、プライマリーケア医療者や幼児教育者にとって馴染みのあるものであり、その遅れは一般的に注意を引くものであるゆえ、実際、プライマリーケア医療者は、言語発達の遅れ・コミュニケーション障害・読字障害・全般的な学習の遅れ・易怒性・日常の些末な変化に対する過敏性などの問題を抱える子どもの診察を行う機会は稀ではないであろう。

プライマリーケア医療者は、子どもとのやりとりを通じて、もしくは両親からの話を通じて、子どもの言語発達能力・学習能力・問題解決能力・認知の柔軟性などをある程度把握することが出来るはずである。子どものメンタルヘルス状態の評価の一環として、プライマリーケア医療者は、子どもの語彙力や知識が子どもの年齢から想定される発達段階に合致した状態にあるか否かを評価し、子どもの発話の自発性・明瞭性や、思考過程の内容や文脈上の妥当性についても評価する必要がある。一般的に、この領域に関する問題を抱えている場合、就学前に気付かれるが、遅くとも学校教育の現場では認識されているであろう。それでも、プライマリーケア医療者が、学校で検査をしてもらうように、両親へ働きかけることが必要な場面は出てくるであろう。

　コミュニケーション障害には、言語障害、構音障害、流暢性障害（例：吃音）などがある。社会的なコミュニケーション障害、あるいは語用論的なコミュニケーション障害がある場合、社会的な状況に合わせてコミュニケーションを取ることが困難になったり、会話している際に暗黙のルールに従う（明示的に述べられていないことを理解する）ことも困難となるため、幼稚園／保育園や学校などでの同世代の仲間とのコミュニケーションは機能的な制限を受けることとなってしまう。

　DSM-5では自閉症をスペクトラムとして捉えるようになり、アスペルガー症候群や広汎性発達障害という形で区別することはなくなり、また、「軽度」「中等度」「重度」という分類を用いるのではなく、呈している症状の程度や知的障害や言語障害の合併などを具体的に表記し、子どもの有するストレングス（強み）やウィークネス（弱み）や併存する状態を認識する重要性が強調されるようになった。「第21章：学習の困難性」や「第29章：言語障害、構音障害」に、これらの問題を抱えている子どもの評価やケアに関するより詳細なガイダンスを示しているので、参照されたい。

　精神病は、思春期以降から成人期初期まで（15～30歳）に出現するのが典型的である。前駆症状としては、異常思考（例：偏執症や妄想）・知覚障害（例：他者に見えず聞こえないものが、見えたり聞こえたりする）・陰性症状（例：引きこもり、意欲喪失）・解体症状（例：意味不明の会話、せかせかした会話、話すペースが遅い、話がポンポンと飛ぶ、衛生観念の喪失）・気分障害・不安障害、およびその他の機能的な能力の低下、などが挙げられる。これらの症状は、波がありつつも短期間で複数出現することもあり、ときに緊急の介入が必要となる。

注意機能および実行機能

　「母親の注意持続時間は、末っ子のそれと同程度である（a mother's attention span is as long as that of her youngest child）」という諺は、ユーモラスではあるが、子育ての難しさを表しているだけではなく、秀でた親というのは子どものニーズに合わせて柔軟な対応を行うことが出来る、という事実を反映している。子どもの注意力について問われた親は、たいていの場合、すぐにその様子について報告することが可能であろう。子どもの注意力というのは疲労状態・疾病罹患・ストレス状態などによって変動しうるものであり、その変動は発達上、十分に予測の範囲内にある。同様に、実行機能と呼ばれる認知能力（例：記憶力、持続力、問題解決力、新しい課題への柔軟な適応力）も、日々の子どもの行動に現れるものである。

　応答性の高い親であれば、子どもの能力に制限があった場合であっても適応的に対応することが出来、子どものささやかな成長を捉え、それを嬉しそうに報告してくるであろう。プライマリーケア医療者は、子どもの評価を適切に行ううえで、親から子どもの状態を聞き出す必要があり、そのためには親と子どもが共に過ごしている何気ない日常生活の様子を尋ねる必要がある。このような質問をすることで、本来メンタルヘルスの問題への発展を防ぐ基盤となりうる「親の子ども対応の適応性」について明らかにすることが出来るであろう。例えば、学齢期のADHDの子どもの母親は、「息子が乱暴になったり衝動的になったりすることが分かっているので、他の子どもの誕生日パーティーの場で、その子を一人きりにすることはない」などと

状況の説明をしてくれるであろう。

　ADHDの診断の基本的な特徴は、症状が二つ以上の場面で起こることであり、診察室であからさまな多動性、衝動性、不注意があろうが、それだけで判断が出来るわけではない。ADHDの診断を行うためには、その特徴的な行動が家や学校などの複数の場面で起こっているかどうかの確認を行う必要があり、必然的に複数の場面の状況を確認するための病歴聴取が不可欠である。プライマリーケアの現場では、ADHDの疑いのある子どもの状況を確認するために、親や教師に質問票への記入をしてもらう形で、その情報を集めているところが多いであろう。DSM-5の分類では、ADHDは神経発達症に位置づけられることとなり、かつて使用していた「多動優勢型」などのサブタイプ分類はなくなり、診断を満たすために必要な特定の症状として明記される形に変更されている。

　注意機能や実行機能というのは、PTSDの症状である過覚醒・回避・感覚鈍麻によっても制限を受けてしまう。プライマリーケア医療者は、子どもが注意機能や実行機能に問題を抱えることとなった何かしらの原因があるか否かについて知らされていなかったとしても、年齢におよそ不相応なトラウマ体験などの根本的原因が存在する可能性を認識しておくことは、鑑別診断を進めていくうえでの重要な第一歩となる。子どもが年齢相応の柔軟で持続的な注意機能を発揮することが出来る状況にある場合、それはストレングス（強み）と評価することが出来る。一方、子どもが年齢不相応に不注意で、衝動性を有し、集中力を欠き、多動を示す場合には、警告的状況（レッドフラッグ状況）として対応することが求められる。

　「第20章：不注意と衝動性」では、不注意と衝動性を示す子どもの評価とケアについて、より詳細に言及している。

衝動のコントロール

　衝動をコントロール出来る能力は、一般に、大人になるうえで必須の能力とみなされている。子どもが自身の衝動をコントロールすることが出来、協力的で他者に思いやりを持つことが出来る場合、それはストレングス（強み）として評価することが出来る。一方で、本セクションで記載しているような諸症状が子どもに認められた場合、それは警告的状況（レッドフラッグ状況）として対応することが求められる。

　園児が自分のおもちゃを取られそうになった際に、イライラして他の子どもを叩いてしまうことは、通常の子どもにもよくみられる行動であるが、学童期になると「ずるい！」と言葉で不平を表すようになり、さらに思春期になると自身の目的を達成するためにより戦略的な対応を行うようになることが、年齢相応の行動として期待出来るようになる。就学前の子どもがフラストレーションに対処するために言葉を使うことが全く出来ない場合や、学齢期の子どもが物を盗んだり、大人に反抗的になり暴力を伴う喧嘩を繰り返す場合や、思春期の子どもが、同調圧力に巻き込まれたわけでもないのに、他人の財物を破壊し、暴力を振るい、盗みを働き、重要なルールを守ることが出来ない場合、家族や近隣がどのような働きかけをしているのかはさておき、その子どもは重大な衝動制御の問題を抱えている可能性が強く疑われる。プライマリーケア医療者が子どもの衝動・怒り・焦燥の制御に関する情報を入手する際、たいていは、

子どもや親から話を聞くだけで容易にその状況を確認することが出来るであろう。

　反抗挑戦性障害（ODD: oppositional defiant disorder）とは、親やその他の権威者に対して非協力的・敵対的・反抗的な行動をとり、日常生活に深刻な支障をきたす状況にある場合に診断される。ODDの子どもは、そのような行動によって得るものが何もない場合でも、頻繁に争いをけしかけ、反抗し、困らせ、他人を恨んだり責めたりすることが多い。また、ODDの子どもは幼少期から柔軟性に乏しく、要求が多い子どもであったと親が認識していることが多く、年齢が長ずるにつれ、家庭内での行動は悪化していくが、家庭外でも、幼稚園から退園を迫られたり、学校から懲戒処分を下されることもある。子どもが起こす問題行動は一過性のものではなく、ペアレント・マネジメント・個人カウンセリング・家族療法・認知的問題解決スキルトレーニングなどを実施可能な専門機関に紹介をすることが必要となる場合もある。いずれにしろ、このような困難な行動をとる子どもを育てる親に対しては、継続的な支援やガイダンスが必要となる。

　間欠性爆発性障害（IED: intermittent explosive disorder）は、小児期後半から思春期にかけて発症し、文脈からはおよそ不釣り合いで制御不能な、突然の怒りや攻撃性を特徴とする病態で、明らかな挑発行為を示すことはほとんどない。IEDの問題を抱える小児思春期の子どもは欲求不満に対する耐性が低く、「怒りに打ちのめされ制御不能に陥ったように感じた」というニュアンスの説明を行うことが多い。トラウマ体験への暴露は、IED発症のリスク要因である。

　行為障害（素行障害）の問題を抱えている子どもへの対応は、とりわけ困難なことが多い。他者に対しての冷淡な無視や攻撃性は、幼児期に他児に咬みついたり、他児を押したり殴ったりする形で片鱗をみせ始め、思春期に入ると陰湿ないじめや激しい暴力など、残虐性が増す形で行為がエスカレートしてしまうことも稀ではない。小児期に虐待やネグレクトを受けること、一貫性のない命令を強いられる形の育児環境、地域社会の暴力的な環境、非行の問題を抱えている友人の存在、同世代の子どもからの拒絶などが、行為障害を発症するリスク要因として挙げられる。とりわけ親がADHDや、物質使用障害や、その他の深刻な精神疾患を有する家庭の子どもは、行為障害（素行障害）の問題を抱える高リスクであるとされている。衝動性の問題を抱える子どもの評価やケアに関するガイダンスについては「第20章：不注意と衝動性」を、破壊的行動障害や攻撃性を認める子どもの評価とケアに関するガイダンスについては「第15章：破壊的行動障害、攻撃性」を参照されたい。

不安症状およびトラウマ暴露の後遺症状

不安症状

　不安はストレスに対する予期される神経生物学的反応であり、ほぼすべての人が経験している、ある意味では適応的となりうる普遍的な経験である。子どもが、不安が引き起こされうる経験をどのように抑え込み、意味づけを行い、説明を与え、跳ねのける力を身につけていくのかは、子どもの養育を行っている成人がどのように子どもを支援し、その不安を緩衝するのかに大きく依存する。ネグレクト、とりわけ心理的ネグレクト下にある子どもは、この恐ろしい状態である"不安"と一人で格闘せざるをえない。反復性のトラウマというのは、不安を感じ

る閾値を低下させるが、そのような閾値の変化は永続的なものとなりうる。子どもの中には、あまりに簡単に不安が惹起され、それを和らげることも難しい子どももいるが、さらに親も不安を感じる閾値が低く、子どもの不安という感情を和らげる手助けが出来ない場合、この傾向は子どもにとってより大きなジレンマとなってしまう。

　不安症状を認める子どもの精神状態の評価をする際、子どもは「心配事がある」「恐怖感がある」「緊張している」「集中出来ない」「疲れやすい」「筋肉がこわばる」などと訴えることがある。不安症状というのは様々な形で表出され、腹痛、睡眠障害、焦燥感、授業に集中出来ない、という症状として確認されることもある。不安障害を呈するようになった元々の契機が何であれ、プライマリーケア医療者は、子どもや家族に、子どもが恐怖心を抱いていないかや、子どもが心配している事柄につき尋ね、それが適切な反応であるのか、不釣り合いに深刻であったり持続的であったりしないかどうかを判断する必要がある。

　生後6か月から18か月までの乳幼児のほとんどは、主たる愛着対象者から離れた際に、苦痛を感じていることを表出するが、これは愛着が形成されている証でもある。しかし、極端に分離を嫌がり、分離の際の不安の程度が極めて強く、自身や親に危害が加わることを恐れ、悪夢や震え・発汗・頭痛・腹痛などの身体症状を伴う幼小児は、分離不安障害である可能性がある。

　小児期の不安障害として、他にも全般性不安障害（GAD: generalized anxiety disorder）、パニック障害、場面緘黙症、社会恐怖症、強迫性障害などがある。GADの子どもは、様々な問題について過剰に心配し、それを制御することが出来ない。このような症状が、ほとんど毎日認められ、少なくとも6か月間続くことが診断基準となっている。

　パニック障害は、心拍数増加、胸痛、発汗、震え、呼吸困難などの身体症状を伴う激しい恐怖や不安のエピソードが認められる場合に診断される。パニック発作は突発的かつ反復的に発生し、発作の引き金になりうる状況を回避するようになる。治療としては、認知行動療法が効果的である。

　特定の恐怖症は、特定の物事や状況に対する強い不合理な恐怖を抱くことを特徴としており、泣く、しがみつく、固まる、かんしゃくなどで不安が表出される。

　場面緘黙症は、家庭の中では話すことが出来るにもかかわらず、学校や同世代の仲間との会話場面など、特定の社会的な場面で話すことが出来ない状態が続くことを特徴とする。

　社会恐怖症は、通常の人見知りの範疇を超え、社会的な状況で恥をかいたり、恥をかかされたりすることに対し、強い恐怖を感じる病態である。通常、小児期または思春期早期に発症し、年齢相応の学校生活や社会的な対人関係を構築・維持することに支障をきたしてしまう。

　強迫性障害は、繰り返し起こる侵入的思考（強迫観念）と、時間を浪費し、苦痛を伴い日常機能を損なう行動（強迫行為）を繰り返すことを特徴とする。強迫観念としては、不潔恐怖が最も一般的であり、自信喪失や攻撃性を伴い、特定の順序で物事を行わないと気が済まないなどの症状を伴うことが多い。繰り返す手洗い、確認作業、カウント作業、祈り、物を何度も並べるなどの反復行動は、不安を軽減または防止することを目的として行われるが、それを行うことで満足感が得られるわけではない。

　子どもにこれらの各種の不安症状を認めない場合、それはストレングス（強み）と評価す

ることが出来る。一方、これらの不安症状が子どもに認められた場合、警告的状況（レッドフラッグ状況）として対応することが求められる。不安症状を呈する子どもの評価とケアに関するガイダンスについては、「第14章：不安障害およびトラウマ関連障害」を参照されたい。

トラウマ暴露の後遺症

　反応性愛着障害は、ネグレクトや愛情剥奪に該当する極度のケア・愛情の不足、通常とはおよそ異なる環境での養育、養育者の度重なる交代などによって生じうる。反応性愛着障害は、情緒的な引きこもり状態といえる抑制行動（例：反応性の低下、情動の制限、過敏性、恐怖心、悲しみ）として表出されることもあれば、社会的な制御が働いていない脱抑制行動（例：見知らぬ大人に対しても、躊躇なく近づく）として表出されることもある。後者のタイプは、DSM-5では「脱抑制性対人交流障害」と呼称され、前者の抑制性愛着障害とは区別されている。破壊的で暴力的な養育環境で育った幼小児のケアを行う立場のプライマリーケア医療者は、これらの障害に留意する必要がある。

　子どもというのは何歳であっても、置かれた環境の中の対人関係に積極的に適応し、その関係性の中で、自分を制御する能力や他者への期待を制御する能力を発達させる。愛着に関して研究した様々な原著論文からは、乳幼児のほとんどは主たる養育者との間に安全な愛着関係を築く能力があることが示されている。一方、安定性を欠く愛着スタイルは、不安定な「回避型」、抵抗的な「両価型」、無秩序な「未解決型」と呼ばれる3タイプに分類される。愛着のタイプは、乳児と特定の養育者との間に形成される特有のもので、養育者の乳児への養育行動からどのようなタイプとなっていくのかが予期されるものであり、少なくとも6歳頃までは同じタイプのスタイルを示し続けることが多い。子どもの要求に敏感で即応的な養育がなされている場合、安定型の愛着スタイルに繋がっていく。一方、親が拒否的な養育をしている場合、不安定で回避的な愛着スタイルに繋がってしまう。また、親の養育に一貫性がない場合には、抵抗的な両価型の愛着スタイルが形成されてしまいうる。

　親子間の相互作用に問題があり、愛着障害とみなされるほどの状況となってしまっている場合、その子どもは同世代の仲間や他の成人との相互作用においても、問題を抱えてしまいやすくなる。子どもの発達というのは愛着対象者との相互関係の中で促進されるものであるが[54]、愛着が障害されてしまっている場合、早期の介入がなされなければ、その後の人生における他者との親密な関係性を構築・維持する能力に歪みが生じるリスクとなってしまいうるため、プライマリーケア医療者は、親子間の愛着の状態を認識することが出来なくてはならない。DSM-5では反応性愛着障害を、抑制性愛着障害と脱抑制性対人交流障害という二つのタイプに分けている[52]。これらは従前、愛着の未形成、無秩序的愛着形成などと呼称されていた[55]。脱抑制性対人交流障害の子どもは、友好的で積極的でありながらも、浅い対人関係しか構築出来ないという行動パターンを呈する。その背景には、家庭で主たる養育者が不在で複数の成人がとっかえひっかえその子どもを養育している状況であったり、親子分離後に里親養育となるも何度も里親が変わるなどの特定の愛着対象者を持ちえない環境に置かれ続けていたという生育歴がある可能性を考慮する必要がある。抑制性の愛着障害は、養育する成人との愛着形成が

欠如しており、喜びや幸福を表現する力が減衰するなど、内在化障害に類する各種の症状を呈する。脱抑制性対人交流障害は、ADHDに非常によく似た症状を呈するが、安定型の愛着スタイルが形成された子どもにも生じうる病態である。愛着障害のある子どもは、他者との交流を求めない引きこもり行動から、他者への積極的な攻撃行動まで、症状には極めて幅がある。

　どちらのパターンの愛着障害であれ、結果として、親が愛情を向けたとしても、親が望むようには愛情や信頼を子どもがうまく伝え返せない状態となり、さらには破壊的・妨害的行動が多くなかなかなだめることも困難となるため、親が親としての無力感に苛まれてしまいやすく、育児上の困難性が極めて高くなってしまう。

　愛着スタイルの評価というのは、子どもだけではなく大人もその対象となりうる[56, 57]。プライマリーケア医療者が親子間の愛着の質について懸念した場合には、より詳細な病歴聴取を行い、愛着に関する問題のスクリーニング尺度を使用することが推奨され、その結果に応じて、必要時には、さらなる評価のためにメンタルヘルスの専門家に紹介を行う必要がある。理想的には、プライマリーケア医療者は、子どもの愛着障害の可能性につき出来るだけ早期に発見することが望まれる。情緒障害や行動障害を示す幼小児の評価に関するガイダンスについては、「第17章：5歳未満児の情緒障害・行動障害」を参照されたい。

　心的外傷後ストレス障害（PTSD）は、甚大な恐怖を感じる状況下で心身にダメージを受けた個人が、その破滅的なトラウマ事象に対する反応として、圧倒的で日常生活に支障をきたすような症状が生じてしまう病態である。主たる症状としては、再体験（強烈な記憶・悪夢・フラッシュバック）、回避（再体験が生じる状況の忌避・心理的鈍麻）、過覚醒（驚愕反応の増加・睡眠障害・易興奮性・怒り）の3つが挙げられる。トラウマ体験を繰り返し負っている子どもは、感情麻痺や解離を伴っていることも稀ではない。離人症、現実感の喪失もPTSDに特徴的な症状である。侵入症状などの内在化された症状というのは外部からの観察だけで特定することが困難であるがゆえに、DSM-5では、就学前の子どものPTSDの診断基準に対しては、成人よりも診断に必要な症状数を減らした基準が別途設けられている。

　急性ストレス障害は、PTSDと同様の症状が、トラウマ暴露後3日以上続くが、1か月以内に消失するものと定義される。適応障害は、過去3か月以内にトラウマ的とまではいえない程度の同定可能なストレスに晒された体験を有する個人に、臨床的に有意な行動的問題や情緒的問題が発生し、それにより機能障害が引き起こされている場合に診断がなされる。DSM-5では、適応障害の際に呈する症状として、抑うつ・不安・行動障害などが挙げられている。トラウマに関連した苦痛を経験している子どもの評価とケアに関するガイダンスについては、「第14章：不安障害およびトラウマ関連障害」を参照されたい。

気分障害

　プライマリーケア医療者は、臨床現場で気持ちの沈んだ子どもを診る経験を数多くしているであろうが、中には気分障害と診断されるレベルの子どももいるはずである。13歳から18歳の思春期児における気分障害の有病率は14％と報告されており、4.7％は重度の気分障害の状態にあるとされている。女児（18.1％）は男子（10.1％）に比べてより有病率が高いが、人種

による有病率の統計的有意差はないとされている[58]。米国小児科学会（AAP）の小児期メンタルヘルスの予防的ガイドラインである『子どもの明るい未来のために：乳幼児期・小児期・思春期の子どもの健康を見守るためのガイドライン（*Bright Futures* ガイドライン)』では、小児科に診察に訪れたすべての思春期児に対し、ルーチンでうつ病のスクリーニングを行うことが推奨されている。うつ病と自殺との間には明確な関連性があることが判明しており、このようなスクリーニングを行うことは極めて重要である。実際、思春期の子どもの自殺は増加傾向にあり、2007年の調査では、米国では中学3年生から高校3年生の生徒の14.5%が自殺したいと考えたことがあると報告されており、6.9%が前年度に少なくとも1回自殺を具体的に試みたことがあると報告されている[58]。

　大うつ病性障害（MDD: Major depressive disorder）は、悲しい気分、空虚な気分、イライラ感が少なくとも2週間以上続くことを特徴とする。すぐに泣いてしまう、自尊感情が低下している、元気が出ない、以前は楽しかったことが楽しめなくなるなどの症状を認め、機能的に著しい支障が生じている場合、その子どもはMDDの状態にある可能性がある。集中力の欠如、罪悪感、無価値感など、認知機能の変化を伴うこともあり、身体的な変化として、睡眠習慣や食習慣の変化などを認めることも稀ではない。これらの症状が軽度ではあるが慢性的に続き、少なくとも2年以上にわたってほぼ毎日気分低下を認める場合、以前は気分変調症（ディスサイミア）と呼称されていた持続性うつ病性障害の可能性がある。抑うつ気分を伴う適応障害の際にも同様の症状が認められるが、適応障害の場合には、定義上、特定可能な出来事（ストレス要因）の後に発症する。抑うつ状態と、少なくとも1週間以上の期間に及ぶ躁状態（多幸感・異常な幸福感・興奮・エネルギー過剰・易興奮性・衝動的な決断・睡眠の必要性の低下・焦燥的な思考・マシンガントーク・高リスク行動を伴う性欲亢進など）とが交代して出現する場合は、双極性障害の可能性がある。軽躁とは、躁状態がより軽度の場合を指し、躁状態と判断しうる症状の持続期間は4日以上と定義されている。

　気分障害の評価を行う際には、子どもの優勢を占めている気分のタイプ（悲しみ・高揚・苛立ち）や気分の範囲や変動について明確化する必要がある。例えば、悲しい気分が優勢を占める子どもでも、明るい気分のときもあるなど、他の気分状態に移行する力が残されていることもある。気分状態の調節がうまく出来なくなっている場合、医師との面接を含め、非日常的な出来事に適応し整理をすることが困難となる。抑うつ状態が確認された場合、常に自殺念慮について質問を行わなくてはならない。うつ状態から躁状態に変動する際のエネルギー水準の変化が大きく、イライラの表出が強い場合には、メンタルヘルスの専門家による評価が必要となる可能性が高いであろう。

　プライマリーケアの現場における気分の落ち込みを示す子どもの評価と治療に関するガイダンスについては、「第22章：抑うつ」を参照されたい。

　抑うつは、3歳くらいの子どもであっても起こりうる。幼少の子どもであっても、悲しみや不機嫌の程度が強く、遊ぶことを楽しめず、元気がなく、睡眠や食欲が変化し、死や自殺をテーマにした会話や遊びをする場合には、抑うつ状態についての評価を行わなくてはならない[59]。情緒障害や行動障害の症状を呈する幼小児の評価とケアに関しては、「第17章：5歳未満児の情緒

障害・行動障害」を参照されたい。

　易興奮性に伴うイライラは、厄介でトラブルの引き金となりやすい症状である。イライラの程度がひどく（例：かんしゃく）、頻繁（例：週に3回以上）で、持続的（例：一日のほとんどの時間）で、慢性的（例：数週間続く）で、実際の状況におよそそぐわない場合、重篤気分調節症（DMDD: disruptive mood dysregulation disorder）の可能性も示唆される[52]。DMDDは、子どもが少なくとも6歳以上であり、症状が10歳以前に現れ、少なくとも1年以上持続することが診断基準となっている。DMDDという診断名は、学齢期の子どもで双極性障害と診断されるものの、通常の双極性障害の治療が奏功せず、双極性障害とは異なる経過をたどる子どもが多いことから、新たに加えられた病名である。子どもがDMDDである可能性が示唆される場合、メンタルヘルスの専門家へのコンサルトは必須である。

対人関係構築スキル

　人間関係を構築・維持する能力の基礎は、人生最初期の主たる養育者との愛着関係から始まる。遺伝的要因と環境的要因とが相まって表現型（遺伝子型と環境との相互作用により、遺伝子型の一部が目に見える形で現れる生物組織の特質）が形成されていくという考え方を、トランスアクションモデルと呼称するが、乳幼児が構築する対人関係を考えるうえで、このような"氏と育ち"を包括的に捉える見方は不可欠である[60, 61]。

　子どもの行動を遺伝的要因、環境要因、表現型という3つの観点で考えるこのトランスアクションモデルは、親が問題と感じる子どもの対人関係上の問題行動を評価するうえで、実際の子どもに問題行動が認められるのか、それとも親側の解釈にこそ問題があるのかという観点で評価することの重要性や、親の子どもへの関わりのありようを変容するために早期から親に心理教育を行うことの重要性を強調するものでもある。

　プライマリーケア医療者は、診察時に直接子どもの人との関わり方を観察することが出来るであろうが、それに加えて両親からも聞き取りを行い、子どもの人間関係が深く多様であるか否かや、子どもが他者に共感を示すことが出来るか否かや、子どもが孤立しているか否かや、他者に対し回避的・対立的であるか否かや無慈悲であるか否かを確認することも重要である。

　メンタルヘルスの問題を抱えている子どもは、人間関係を形成し維持する能力にも問題を抱えていることが多い。とりわけASDや行動障害を有している子どもは、人間関係を形成する能力が著しく制限されていることが稀ではない。前述した反応性愛着障害の子どもや、衝動制御に問題を抱えている子どもや、気分障害の問題を抱えている子どもも同様に、人間関係の構築と維持に大きな困難を感じていることが多い。

自己制御能力

　睡眠習慣、食事パターン、トイレットトレーニングなど、しつけに関する様々な問題についてあらかじめ親に指導を行うことは、プライマリーケア医療者にとってよくあることであろう。新生児期や乳児早期のうちは、これらのすべては親が管理することとなるであろうが、子どもが成長するにつれ、そのすべてを子ども自身で管理出来るようになることが期待される。

それだけではなく、子どもは注意力・衝動・恐怖・怒り・興奮・攻撃性を制御することも身につけていかなくてはならない。このようなプロセスは、日々の親との無数のやりとりの中で、忍耐・根気強さ・自己沈静・自己抑制を学ぶことを軸に進んでいく。そしてそのプロセスは、子どもの神経系の発達が健常に機能している場合、おおむね定型的に進行するが、愛護的な親の養育とが相互に作用し合うことも不可欠である。睡眠が不足し、空腹を放置され、おむつが濡れたままで、いくら泣いても放置され続けてきた乳児は、およそ自分で自分を慰める術を学ぶことは出来ないであろう。同様に、年齢相応の行動をしているに過ぎないにもかかわらず、ときに放置され、ときに体罰を受けるなど、予測がつかない状況下で育っている幼児も、自己制御の方法につき学ぶことは出来ないであろう。慰められた経験もなく、教え諭された経験もなく、ただ必死に取り乱し、苦痛を感じて育った幼小児は、自身の感情を調整する術を学ぶ機会を与えられてこなかったのである。プライマリーケア医療者は、子育てに伴うありがちな様々な問題について、家庭ではどのように対応しているのかを尋ねることで、子どもの自己制御能力の発達の程度や、親がそれを促進する関わりを取ることが出来ているのか、それともそれを阻害する状況になっているのかにつき、情報収集をすることが出来るであろう。

　摂食障害は、自己統制機能の重大な障害と捉えることも出来る。13～18歳の子どもの摂食障害の有病率は2.7％であり、女児が男児に比し2.5倍多いと報告されている[62]。摂食障害には、神経性やせ症（AN: anorexia nervosa）、神経性過食症（BN: bulimia nervosa）、過食性障害（BED: binge-eating disorder）などのサブタイプが存在する。摂食障害の子どもの診察を行う際に、プライマリーケア医療者はまず「自分の体重についてどう感じていますか？」という質問から始め、その際の子どもの反応を、言語化された言葉だけではなく、ジェスチャーや表情などの非言語的な表現についても着目したうえで、その両者を記録する必要がある。診察の場面で直接問診を行う前に、SCOFF（sick, control, one, fat, food）質問票[63]のような簡単なスクリーニング質問票を用いることも可能である。

　神経性やせ症は、体重が肥満度-15％以下であるにもかかわらず、体重増加に関しての強い恐怖心を抱いている、体重・体形に関する認知の歪みが存在する、るい痩の深刻さを認識出来ない、思春期女児においては少なくとも3回連続で月経が来ない、などの特徴がある。神経性過食症は、少なくとも週に2回、3か月にわたって繰り返される過食と嘔吐を特徴とする。

　摂食に問題を抱える子どもの評価とケアに関するガイダンスについては、「第16章：摂食障害」を参照されたい。徐脈（起床時の安静時脈拍＜50回／分、夜間睡眠中の脈拍＜45回／分）、低血圧（血圧＜90/45mmHg）、低体温、起立性調節障害、心電図異常（例：補正QT時間＞460msec）、電解質異常、失神、消化管出血、脱水などの所見が確認された場合、入院治療を考慮する必要がある。

　子どもの睡眠の問題というのは、子どものメンタルヘルスだけでなく、親のメンタルヘルスにとっても重要である。睡眠障害は、その他のメンタルヘルス上の問題が生じていることの表れである可能性もある。それゆえに、子どもの睡眠についての状況を確認することは、メンタルヘルスの評価において不可欠な要素である。睡眠障害とメンタルヘルスの問題との関連性については、「第28章：睡眠障害」を参照されたい。

思春期児における中毒・依存症：物質使用障害とインターネット依存

　思春期の子どもでは、依存症が重大な機能障害を引き起こすことがある。思春期の子どもが受診した際には、全例にルーチンで物質使用障害のスクリーニングを行うことが推奨されるが、とりわけ心理社会的な問題を抱え、機能が損なわれた状態の子どもに対しては、確実に評価を行う必要がある（巻末の補足資料2参照）。さらなる詳細については、物質使用障害について記した「第30章：物質使用障害　その1――喫煙とニコチン中毒」「第31章：物質使用障害　その2――その他の物質」「第32章：物質使用障害　その3――専門外来への紹介や併診」の3つの章を参照されたい。

　インターネットの利用については、本章の「バーチャル環境への暴露」のセクションで既に言及しているが、病的なインターネット利用に関しての懸念は近年高まり続けており、マスコミで報道される機会が増えている。懸念される徴候としては、子どもが睡眠・家族関係・宿題・外での活動に支障をきたすほど過度にインターネットを使用している（目安として、週に40時間以上）、インターネットにアクセス出来なくなるとイライラする、インターネットの使用時間について嘘をつく、などが挙げられる。

性的発達・ジェンダーの発達

　本セクションでは、性的発達・ジェンダーの発達に伴うメンタルヘルスの側面について、簡単に言及する。発達上、子どもは2歳くらいまでに男の子と女の子の身体的な違いを認識し、3歳くらいになると自分の性別を認識し、男の子は男児が好むおもちゃ、女の子は女児が好むおもちゃを選ぶようになる。子どもによっては、一過性に他の性別になりたいという願望を口にすることもあるが、この現象は、ほとんどが9歳か10歳頃までに消失する。もし、子どもが社会的なジェンダーに違和感を抱き、もう一方の性別になりたいという願望を執拗に一貫して言い続けている場合、その後にトランスジェンダー成人になる可能性がより高い。思春期の子どもが医学的に他の性別に移行することを望んでいる場合、プライマリーケア医療者は、トランスジェンダーの若者の支援を行った経験のあるカウンセラーやセラピスト、そして可能であれば、思春期に入る直前から小児内分泌科医に紹介するなどして、子どもの支援を行うことが望まれる[64]。「第19章：性的自己表現と性自認」では、これらに関しての問題を抱える子どものケアに関するガイダンスを提供しているので、参照されたい。

　「性的指向」とは、同性愛・異性愛・両性愛など、恋愛対象・性的魅力を感じる対象のパターンを指す用語である。生物学的な性別と性自認が一致しておらず性的思考が同性愛パターンの子どもは、いじめや差別にあいやすく、不安障害やうつ病を引き起こす原因となりうる。

　親が子どもの選択を受け入れ、子どもの希望が叶うように支持的に関わることが出来る場合、それはストレングス（強み）として評価することが出来る。一方、子どもが性自認の問題に思い悩み、家族と対立的な状況が生じている場合、警告的状況（レッドフラグ状況）として対応する必要がある。

判断基準

　メンタルヘルスの問題が存在していると判断する際には、受診時の臨床的な観察だけではなく、収集可能なあらゆる情報を含めて行うことが望ましい。「第1章：予防的メンタルヘルスケアを小児の一次診療の現場に組み込む」では、プライマリーケアの診察の流れに、それらの情報をどのように組み入れることが出来るかにつき、概説を行っている。以下のセクションでは、プライマリーケア医療者が評価を行う際に使用可能な様々な情報収集手段につき、いくつかの例を挙げながら言及をしている。

来院前の質問票調査

　来院前に質問票調査を実施することは、親が子どもについて知っていること、そしてプライマリーケア医療者が知りたいと思っていることを整理するうえで、非常に重要な補助的情報を与えてくれるであろう。このような質問票に記入する作業を通じて、親は子どもの発達と健康について改めて考えたうえで、問題点を整理することが出来るであろう。このように、あらかじめ来院前に質問票調査を用いて情報を収集しておくことは、初診時のプライマリーケア医療者と子どもやその家族とのコミュニケーションを促進することとなる。質問票を効果的に活用するためには、プライマリーケア医療者は子どもと家族と共に回答された内容を確認し合い、子どもや家族が自身の言葉で、改めて抱いている懸念を語ってもらい、対応方針に反映させる必要がある。巻末の補足資料2に、小児医療の臨床現場でしばしば活用されている各種の質問票の一覧が掲示されている。本章の最後に「臨床現場向けツール」としてまとめて掲示した表6-4、表6-5では、継続的に確認すべき環境要因を「ダッシュボード上の計器」に見立て、それぞれの計器に関する情報を引き出すための具体的な質問例を示している。

スクリーニング尺度

　子どもに新規に発生したメンタルヘルスの問題について、プライマリーケア医療者が早期にその可能性を認識し、スクリーニング評価を行う取り組みを促進するため、米国小児科学会（AAP）のメンタルヘルスに関するタスクフォース（TFMH: Task Force on Mental Health）は、プライマリーケア医療者向けにメンタルヘルスの問題のスクリーニングやアセスメントをするためのツールをまとめた資料（巻末の補足資料2参照）を作成するなど、様々な取り組みを行ってきている。スクリーニングの結果は、子どものストレングス（強み）やリスク要因に関するプライマリーケア医療者の観察結果を改めて確認するものとなるが、いまだ認識していなかったストレングス・リスク要因・症状について確認し、新たな対応を検討する機会ともなるであろう。

面　接

　スクリーニングの結果というのは、さらなる評価への足がかりとすべきものであり、プライマリーケア医療者は、スクリーニングで陽性徴候が確認された場合、さらなる明確化と対応を行わなくてはならない。メンタルヘルス上の問題が特定された場合、それがスクリーニングを

契機とした場合であれ、子どもや家族が主訴として訴えたことが契機となった場合であれ、それが子どもに及ぼしている影響、さらにはその背景にあるリスク要因を理解するために、より詳細な情報を求めていくことが重要である。子どもが何らかの症状を訴えていた場合には、その頻度・期間・強さ・背景・症状の推移・これまでに治療を受けたことがあるかどうかなどを尋ねることが必要となる。プライマリーケア医療者は、その症状が家族にどのような影響を及ぼしているのかや、学業成績や友人との交友関係にどのような影響を及ぼしているのかについて、確認する必要がある。

　家族から情報を得ることで、プライマリーケア医療者は、その子どものメンタルヘルスの問題の発生・増悪・持続のリスク要因をより理解出来るようになるであろう。例えば、不安の症状を呈するリスク要因としては、女児であること・引っ込み思案の性格・不安定型の愛着パターンなどが挙げられ、増悪要因としては、トラウマとなりうる出来事への暴露、友人からのいじめ、暴力事件の多い地域環境、親の不安障害、学習の妨げとなる回避対応のパターン化などが挙げられる。

　子どもや家族のストレングス（強み）を把握することも重要である。例えば、言語能力の高い子どもであれば、より安心させることが容易で、自分の症状を理解することもより容易であろう。またプライマリーケア医療者は、子どもの呈する症状ごとに、親がどのようにそれを捉えているのかについて確認することが推奨される。例えば、子どもの不安症状の原因について、父親は「母親が甘やかしすぎることが原因」と認識しており、母親は「父親がこの子が臆病だと感じるとすぐに怒鳴ることが原因」と認識しているかもしれない。このような確認のための対話を通じて、医療者は家族と共通の理解を築き、さらなる評価と治療計画の基礎を作ることが出来るのである。

行動観察

　注意深くきめ細やかなプライマリーケア医療者であれば、診察室内での親子間のやりとりや、子どもの行動や、医療者や他のスタッフに対する子どもと家族の反応を観察しながら、多くの情報を収集することが出来る。米国小児科学会（AAP）の小児期メンタルヘルスの予防的ガイドラインである『子どもの明るい未来のために：乳幼児期・小児期・思春期の子どもの健康を見守るためのガイドライン（*Bright Futures* ガイドライン）』では、子どもの年齢ごとに「受診時行動観察用紙」が用意されている。

　プライマリーケア医療者は、診察時の様子から子どもの発達レベルを観察し、会話を通して子どもの認知能や言語能の発達を推定することが出来るであろう。子どもの注意能力や実行機能も観察し、子どもが学校でどのように過ごしているのかについての一端に触れることも出来るであろうし、子どもが衝動をどのようにコントロールしているかを直接観察することも出来るであろう。ただ、診察室での子どもの行動というのは、日常の場面に比べると控えめである可能性があり、行動観察だけでなく、これまでのヒストリーをしっかりと聴取することが最も重要であることに変わりはない。プライマリーケア医療者は、子どもの不安レベルや全般的な気分状態の観察も行う必要がある。また子どもとコミュニケーションを図ることで、子ども

の対人関係能力を推察することが出来、親との関係性についても推察することが出来るであろう。子どもの自己調節能力は、主に睡眠状態や、食欲や、キレるときやキレた後にどのようにして落ち着きを取り戻すかを尋ねることで推察することが出来るであろう。もちろん、子どもが全般的に安定していて自己調節能力が高いのか、それとも子どもの「平常心」を保つために親がかなりのエネルギーを費やさなければならないのかを客観的に評価するうえでは、親からのヒストリーの聴取も不可欠である。

プライマリーケアの介入に対する反応

　経験豊富な医療者であれば、「第5章：効果的なコミュニケーション方法――共通する技術的要素」で言及している、HELPの頭文字で表される効果的なコミュニケーション技術（巻末の補足資料5参照）を身につけているであろう。そのような医療者は、親の困難感を軽減し、まだ明確に精神疾患の診断基準を満たすわけではない状態の子どものメンタルヘルスの問題に効果的に対応し、子どもの機能を改善する手助けをすることが出来るであろう[65]。このようなコミュニケーション技術を身につけることは、精神科受診に抵抗を示す家族の支援を行ううえで有用であり、精神科受診までに長い待機期間がある場合に、受診までの間に支援を提供するうえでも有用となるはずである。あらゆる状況に共通するコミュニケーション技術を用いて対応を行うことは、不安障害、破壊的行動、興奮、不注意や衝動性、抑うつなどのメンタルヘルスの問題を抱えている、あらゆる子どもに対して有効となるであろう（第4部「一般的なメンタルヘルス上の主訴・徴候・症状に対する小児医学的対応」のとりわけ第14・15・20・22章内の該当セクションを参照）。これらの症状を認める子どもについては、メンタルヘルスの「ダッシュボード上にある計器」としての各種の指標を継続的に評価する必要があるが、もしプライマリーケアの現場で様々な介入を行ったとしても何の反応もみられない場合、それは子どもの問題がより複雑で重大なものであることを示すもう一つの指標となる。

機能的評価を繰り返す

　子どもに表れている症状というのはもちろん重要ではあるが、プライマリーケア医療者は、子どもの機能的状態や、子どもが年齢に応じた各種の課題に取り組むことが出来ているのかどうかについても、注意を払う必要がある。これらに関する情報の多くは面接を通じて明らかになるであろうが、子どもの機能的側面を評価するための各種のスクリーニング尺度を使用し、その陽性者に対してより詳細な機能評価尺度を用いることは、子どもの年齢に応じた機能的適応状況をスコアとして客観的に捉えることに繋がる（巻末の補足資料2参照）。

関連情報の収集

　子どものメンタルヘルスの評価を行ううえで有用となる関連情報を必要に応じて集めるプロセスに関しては「第3章：小児のメンタルヘルスケア・サービスを充実するための、各診療所における対応体制の整備とネットワーク体制の整備」で言及している。プライマリーケア医療者は、発達障害児早期対応部局（EI）や福祉機関などから情報を共有することが出来るように、

親から情報共有に関して書面による同意を得ることが望まれる。とりわけ里親養育のもとにある子どもや、虐待・ネグレクトの通告歴のある子どもにおいては、そのような同意書の取得は欠かすことが出来ない。また学校との情報共有についても、書面による同意を得ておくことが望ましく、それにより成績表やその他の学校で実施した各種の心理尺度（NICHQ ヴァンダービルドADHD評価尺度、PSC、SDQ など。これらの心理尺度には、すべて教師版の尺度が用意されている）の結果についても共有することがより確実に出来るようになるであろう。とりわけ個別教育プログラム（IEP）に基づく特別支援教育を受けている子どもや、504 プランに基づく支援を受けている子どもにおいては、そのような対応が不可欠である。

アセスメントを統合する

単一の領域に警告的状況（レッドフラッグ状況）を認めた場合

　本書の「第2章：メンタルヘルスの問題を抱える小児思春期の子どもの小児科的ケア」では、メンタルヘルスの問題を抱える小児思春期の子どもにケアを提供するための一般原則やプロセスを概説しており、その後の各章では、よくある徴候・症状を呈する子どもの診察に当たった際に行うべきケアの内容につき、ガイダンスを示している。このガイダンスには、メンタルヘルスの問題が確認された子どもの精神医学的・社会的な緊急度のトリアージに関しても記載されている。プライマリーケア医療者は、表面化した懸念に対処するだけでなく、それを端緒に包括的な評価を行い、診療録に問題点を列記したうえで、フォローアップや支援を要する患者としての登録を行い、その後に子どもが受診した際に適切な対応を行いうる体制を整える必要がある。

複数の領域に警告的状況（レッドフラッグ状況）を認めた場合
複数のメンタルヘルスの問題の併存

　『精神疾患の診断・統計マニュアル 第4改訂版（*DSM-IV-TR*）』や『プライマリ・ケアのための精神疾患の診断・統計マニュアル 第4版（*DSM-PC*）』で採用されていた多軸診断システムはDSM-5 では廃止され、多元的診断（ディメンション診断）が導入された。この多元的診断法は小児、とりわけ未就学児においては、呈している問題行動と情緒的問題との境界線を明確に引くことが困難である点を踏まえ、子どものメンタルヘルスの問題に対し、より幅広く診断を行うことが出来るように発案されたものである。多元的診断法は「表現型を各要素にバラして評価する手法」とも表現され、発達の問題・適応状態・社会的状況・新たな科学的知見を、より柔軟に考慮することが求められる[66]。また、多元的診断法は、症状や状態の重症度レベルをパーセントでみようとするものでもあり、顕性の状態にはない問題点についても認識することが可能となり、防御因子の評価を行い選択的予防戦略や早期介入戦略を立案し実行する必要性

の判断にも有用となる。ただDSM-5にも、多軸診断の要素やカテゴリー診断の要素はある程度は残されている。複数の領域に問題を抱えている状態は、一般に併存症（「二つ以上の診断名のつく精神障害が併存した状態」と定義される[67]）として整理されてきたが、最近では「同型障害の併存」と「異型障害の併存」という概念で整理するようになりつつある。同型障害の併存とは、例えばADHDとODD（反抗挑戦性障害）の併発のような"外在化障害スペクトラム"の病態の併存や、不安障害とうつ病の併発のような"内在化障害スペクトラム"の病態が併存する状態を指し、異型障害の併存とは、行為障害（素行障害）と大うつ病性障害の合併のように外在化障害スペクトラムの病態と、内在化障害スペクトラムの病態が併存している状態を指す。神経発達メカニズムに関する新たな知見が積み上がることで、同型障害の併存であれ、異型障害の併存であれ、共通する神経学的・遺伝的な影響が存在しており、このような併存が生じやすいことが理論的にも説明出来るようになっている（詳細については、KnappとMastergeorgeによる総説を参照[68]）。

　メンタルヘルスに関連する様々な要素を、車のダッシュボードの計器にたとえてモニタリングしていくという方法は、単に呈している症状をチェックし、診断基準を満たしているかを確認するという対応にとどまらずに、子どもがどのような問題を抱えているのかを包括的に把握するうえで非常に適した方法であり、潜在クラス分析や潜在プロファイル分析〔訳注：数値データ［量的データ］や数値でないデータ［質的データ］を含む様々な種類が混在するデータを統計的にグループ分けする手法〕に該当する方法である[69]。

　ただ、一人の子どもに複数の領域にわたって警告的状況（レッドフラッグ状況）が確認された場合、優先順位をつけることが必要となるであろう。プライマリーケア医療者は、まずは「子どもの安全」に影響を及ぼしている「緊急に対応するべき問題」が潜在していないかどうかを検討し、次に、家族の安定性を損なっている問題や、子どもが家に居場所を感じることが出来なくなっている問題の有無について検討する必要がある。そのうえで、プライマリーケア医療者は、メンタルヘルスの専門家に紹介する必要がある問題があれば、優先的に対応を検討していくことが求められる。プライマリーケア医療者は、子どもと家族が持つ困難解決に資するストレングス（強み）の評価も行う必要がある。例えば、養育者と強固な愛着が形成されており、言語能力にも優れた子どもは、心理療法が奏功する可能性が高いと評価出来るであろう[69]。

どの領域における問題であるのか、複雑で判断し難い場合

　トラウマを抱えた子どもが呈するメンタルヘルス上の問題が、どの診断カテゴリーにも当てはまらないようにみえることも稀ではない。虐待やネグレクトなどの慢性の複雑なトラウマを受けた後に生じる症状というのは、極めて多様性に富んでいる。可塑性に富む発達中の脳に、このような慢性的なトラウマ経験が加わった場合、人生の長きにわたって影響を及ぼすような神経結合が形成されてしまうため、発達神経病理学的な後遺症を残し、社会的・情緒的な機能に制限が加わってしまい、レジリエンシー（逆境をはねのけ回復する力）を発揮することも困難となってしまいうる[70, 71]。里親養育などの社会的養護のもとにある子どもや、機能不全家庭で育った子どもなどにメンタルヘルスの問題を抱えた子どもが多いのは、慢性的なトラウマ体験に晒されてきた既

往を有する割合が高いことや、トラウマ的体験を受けた後に親が緩衝的な機能を果たすことが出来ない状況が続いていた割合が高いことを反映していると考えられている。メンタルヘルスに関するダッシュボードの計器の指標として、子どもの生育歴、幼小児期の主たる養育者との関係性を把握することで、どの領域における問題であるのか複雑で判断し難いケースであっても、おそらくは「愛着障害に関連して各種の徴候が出現している子ども」として捉えることが出来るであろう。

包括的診断評価の適応

　プライマリーケア医療者は、子どもの主訴だけではなく子どもに関連する問題全体をみたうえで、予防的な指導を行いつつ、どの時点で厳密な診断基準を満たした診断病名をつけ、どの時点で治療介入を行うべきなのかを判断する必要がある。プライマリーケア医療者のみでこのような職責を果たすことは非常に困難ではあるものの、メンタルヘルスの関係機関が縦割り的で、不十分でなかなかすぐにはそれらの機関に繋げることが困難な状況の中で、プライマリーケア医療者は様々なスクリーニング尺度や診断ツールを補助的に使用しつつ、経験がなくときには専門性を大きく凌駕する領域と思われるケースであっても対応する必要性に迫られるのが実情である。表6-3のようなフォーマットを用いて所見を診療録に記載して管理を行うことで、プライマリーケア医療者は、子どもの全体的な機能（エンジン）・進捗状況（燃料タンクの容量・走行距離計・速度メータ）、介入の方向（GPS）を迅速に把握することが可能となる。実際の車のダッシュボードの各種計器の表示が、エンジンの働きや他の運転に必要なあらゆる情報を提示するわけではないのと同様に、「メンタルヘルスに関するダッシュボードの計器」の動静を確認することが、包括的な診断評価やエビデンスに基づく治療の代わりになるわけではない。しかし、「メンタルヘルスに関するダッシュボードの計器」の各種指標は、子どもや親と情報を共有するうえで非常に有用となるはずである。

　子どもに警告的状況（レッドフラッグ状況）を認めた場合、それはメンタルヘルスの専門家による包括的診断評価を要する適応があることを示唆する。とりわけ、虐待やネグレクトの可能性がある場合や、自傷他害のリスクがある場合など、緊急に対応する必要性のある際には、包括的な評価だけではなく、児童相談所への通告や警察への通報など、法律で定められた対応も迅速に行う必要がある。

結　語

　日々多くの患者対応を行っている多忙な医療者は、診断の迅速化と効率化を図る必要性がある。包括的な診断評価を行ううえで、多領域にわたる様々な情報を医療者自らが収集することは、実質的には不可能である。小児のプライマリーケアの現場における心理社会的評価というのは、来院前の質問票調査、スクリーニングとしての心理尺度、面接、行動観察、プライマ

表6-3　プライマリーケア医療者向け、継続的に確認すべき環境要因（「ダッシュボード上の計器」）サマリーシート				
心理社会的評価	継続的に確認すべき環境要因（「ダッシュボード上の計器」）	ストレングス（強み）	一般的状況	レッドフラッグ状況
子どもの状況	心理社会的な状態／支援状況／関係性			
	ACEの有無や、トラウマ体験の有無			
	一次サポートの状況			
	親以外の保育者の保育状況			
	子どもの生活環境の変化			
	物理的・法的環境			
	子どもにとっての重大な出来事			
	子どもの健康状態			
子どもの徴候	発達レベル			
	認知能力や言語能力			
	注意力や遂行能力			
	衝動の制御能力			
	トラウマ暴露の結果としての不安症状			
	気分状態			
	対人関係スキル			
	自己統制能力			
	思春期児の依存：向精神性物質使用の問題や、インターネット使用の問題			
	ジェンダーや性的発達上の問題			

【略語】ACE: adverse childhood experience（小児期逆境体験）

リーケアの介入に対する反応、関連情報の収集など多くの構成要素から成り立っているものであり、受診のたびに機能的な評価を繰り返し行う必要がある。これらの構成要素は、車のダッシュボード上の計器にたとえられるものであり、プライマリーケア医療者は、機能評価を繰り返し行う中で、時間とともに子どもの置かれた状況や子どものメンタルヘルスの状態をより明確に把握することが出来るようになるであろう。この「メンタルヘルスに関するダッシュボードの計器」のそれぞれの指標を評価していくことは、医療者が子どもと家族の有するストレングス（強み）を認め強化していくことに繋がり、そして何より慎重なモニタリングや緊急対応を行うべきレッドフラッグ状況をより早期に認識することを可能とするのである。

臨床現場向けツール

表6-4　親向けの自記式質問票

		最も当てはまる項目に、それぞれ丸をつけてください。			コメントがあれば記入してください
お子さんのヒストリー	あなたのお子さんには以下の状況がありますか？ 心的外傷（トラウマ）	ない	あるか軽度	重症	
	親との分離経験	ない	あるが1か月以内	施設／里親養育あり	
	あなたやパートナーのストレス状況	ない	あるか軽度	重度	
	あなたやパートナーのうつ病の既往	ない	あるか軽度	重度	
	あなたやパートナーのその他のメンタルヘルスの問題や依存症	ない	あるか軽度	重度	
	離婚やその他で親子が別々に暮らした経験	ない	あり	現在係争中	
	第三者から怪我をさせられた経験	ない	あるか軽度	重度	
お子さんの健康問題	病気に罹患するなど、健康問題を抱えている	ない	軽度もしくは治癒している	重度で、現在も問題である	
	気管支喘息やその他の呼吸器系疾患	ない	軽度もしくは治癒している	重度で、現在も問題である	
	その他の医学的問題	ない	軽度もしくは治癒している	重度で、現在も問題である	
お子さんの発達状態	お子さんの発達状況が気になっている	いいえ	どちらともいえない	はい	
	私の子どもは自閉症スペクトラム障害ではないかと心配している	いいえ	どちらともいえない	はい	
	お子さんの発達に関してどこに相談をしたらよいか知っている	はい	どちらともいえない	はい	
お子さんの内面と行動	他の子どもと比較して、あなたのお子さんは…… 学習やコミュニケーションに問題を抱えている	いいえ	どちらともいえない	はい	
	多動である	いいえ	どちらともいえない	はい	
	集中力に問題がある	いいえ	どちらともいえない	はい	
	衝動的で危険な行動をしがちである	いいえ	どちらともいえない	はい	
	ネガティブな行動やアグレッシブな行動が多い	いいえ	どちらともいえない	はい	
	不安感や恐怖感が強い	いいえ	どちらともいえない	はい	
	悲しみや喜びの程度が激しい	いいえ	どちらともいえない	はい	

表6-4　親向けの自記式質問票（続き）

	あなたのお子さんには以下の状況がありますか？	最も当てはまる項目に、それぞれ丸をつけてください。			コメントがあれば記入してください
お子さんの内面と行動（続き）	他者とよくトラブルになる	いいえ	どちらともいえない	はい	
	人見知りまたは引きこもりがち	いいえ	どちらともいえない	はい	
	トラウマ的な経験を多くしている	いいえ	どちらともいえない	はい	
	睡眠・食事・セルフケアに問題を抱えている	いいえ	どちらともいえない	はい	
あなたのご家族や親族、ご近所の方	緊急時に頼れる人がいる	はい	おそらくは	いいえ	

表6-5　医療者が記載する質問票

子ども／親	既往歴／観察評価	0	1	2	スコアリング／コメント
子どもの人生体験	トラウマ体験	なし	可能性あり	明白な既往あり	個々の項目のスコア（0か1か2）を総計してスコアリングする（最大14点）
	親との分離体験	長期分離なし	1か月以上の分離あり	社会的養護歴あり	
	親のストレス（具体的に：　　　　）	なし	軽度あり	重度あり	
	親の抑うつ（母・父・その他）（丸をつける）	なし	疑いあり	明白な病歴あり	
	親の精神疾患	なし	疑いあり	明白な病歴あり	
	父母共にそろっている場合、子育てに両方が関与しているか	はい	多少は	いいえ	
	虐待やネグレクト	なし	疑いあり	明白な係属歴がある	
子どもの健康度	子どもの全般的健康状態	問題なし	特記すべき既往歴あり	現在、健康問題を抱えている	個々の項目のスコア（0か1か2）を総計してスコアリングする（最大8点）
	子どもの健診や受診の状況	問題なし	症状があるときのみ利用	緊急時のみ利用（救急外来）	
	喘息などの基礎疾患の有無	なし	軽度、間欠的	重度、持続的	
	医療的ケア児であるか	いいえ	はい、かかりつけ医あり	はい、かかりつけ医なし	
子どもの発達	発達状況	定型的	若干の遅れを認める領域あり	全般的に遅滞	個々の項目のスコア（0か1か2）を総計してスコアリングする（最大8点）
	発達評価	異常を認めない	スクリーニングのチェックリストで異常が確認された	標準的な心理検査で異常が確認された	
	自閉症スペクトラム障害（ASD）、PDD（広汎性発達障害）	いいえ	可能性あり	はい	
	発達支援のサポート体制、リソース	サポート不要	サポートを受けている（例：EI, MH, ECEの各機関）	サポートを要するが、受けていない状態にある	

心理社会的・行動的問題	全般的な状況	高いストレングス/問題なし	子どもに症状を認める。もしくは、行動に時間がかかったり、追加の支援を要する状況	治療を要する、現在進行形の問題を有している	個々の項目のスコア（0か1か2）を総計してスコアリングする（最大28点）
	コミュニケーションや学習に問題あり	いいえ	追加の支援を要する	学習障害（限局性学習症）の診断あり	
	多動	いいえ	多少は	ADHDの診断あり	
	不注意	いいえ	多少は	ADHDの診断あり	
	衝動的で危険な行動を伴う	いいえ	年齢的な正常範囲を逸脱した状況である	現在進行形の問題が存在する	
	ネガティブな行動・攻撃的な行動	なし	多少は	ODD・CD・DBDの診断あり	
	不安	なし	軽度に認めるが年齢/経験に相応	顕著な問題を認め、機能的制限が生じている	
	悲しみを感じやすく、抑うつ的である。気分が不安定で、ときに躁状態になることもある。	いいえ	軽度に認めるが年齢/経験に相応	顕著な問題を認め、機能的制限が生じている	
	人見知りまたは引きこもりがち	いいえ	ときに困難な状況あり	年齢相応の経験をするうえでの妨げとなっている	
	対人関係の困難性	なし	ときに困難な状況あり	困難な状態で、年齢相応の経験を積む妨げとなっている	
	トラウマへの暴露体験	なし	あり、ただしトラウマとしての症状はない	はい、トラウマ症状が出現している	
	睡眠・食事・セルフケア上の問題	なし	軽度に認めるが、年齢/経験に相応	顕著な問題を認め、機能的制限が生じている	
	メンタルヘルスの専門家への紹介	必要なし	紹介し、処方を受けている	紹介の必要があるが受診せず、内服もしていない	
	向精神薬の使用	必要なし	治療を受け、内服が効果を上げている	治療の必要があるが受診せず、もしくは治療が奏効せず	
家族内リソース、支援状況	適切な社会的ネットワーク	あり	多少あり	なし	スコアリングを記入

【略語】ADHD: attention-deficit/hyperactivity disorder（注意欠如・多動性障害）、ASD: autism spectrum disorder（自閉スペクトラム症）、CD: conduct disorder（行為障害／素行障害）、DBD: disruptive behavior disorder（破壊的行為障害）、ECE: early childhood education（小児期早期教育）、EI: early intervention（発達障害児早期対応部局）、MH: mental health（メンタルヘルス）、ODD: oppositional defiant disorder（反抗挑戦性障害）、PDD: pervasive developmental disorder

▌米国小児科学会（AAP）の提言／指針

- American Academy of Pediatrics Council on Children With Disabilities, Section on Developmental Behavioral Pediatrics, Bright Futures Steering Committee, and Medical Home Initiatives for Children With Special Needs Project Advisory Committee. Identifying infants and young children with developmental disorders in the medical home: an algorithm for developmental surveillance and screening. *Pediatrics.* 2006;118(1):405–420. Reaffirmed August 2014 (pediatrics.aappublications.org/content/118/1/405)
- Chun TH, Mace SE, Katz ER; American Academy of Pediatrics Committee on Pediatrics Emergency Medicine, American College of Emergency Physicians Pediatric Emergency Medicine Committee. Evaluation and management of children and adolescents with acute mental health or behavioral problems. Part I: common clinical challenges of patients with mental health and/or behavioral emergencies. *Pediatrics.* 2016;138(3):e20161570 (pediatrics.aappublications.org/content/138/3/e20161570)
- Chun TH, Mace SE, Katz ER; American Academy of Pediatrics Committee on Pediatrics Emergency Medicine, American College of Emergency Physicians Pediatric Emergency Medicine Committee. Evaluation and management of children with acute mental health or behavioral problems. Part II: recognition of clinically challenging mental health related conditions presenting with medical or uncertain symptoms. *Pediatrics.* 2016;138(3):e20161573 (pediatrics.aappublications.org/content/138/3/e20161573)
- Garner AS, Shonkoff JP; American Academy of Pediatrics Committee on Psychosocial Aspects of Child and Family Health; Committee on Early Childhood, Adoption, and Dependent Care; and Section on Developmental Behavioral Pediatrics. Early childhood adversity, toxic stress, and the role of the pediatrician: translating developmental science into lifelong health. *Pediatrics.* 2012;129(1):e224–e231 (pediatrics.aappublications.org/content/129/1/e224)
- Shonkoff JP, Garner AS; American Academy of Pediatrics Committee on Psychosocial Aspects of Child and Family Health; Committee on Early Childhood, Adoption, and Dependent Care; and Section on Developmental Behavioral Pediatrics. The lifelong effects of early childhood adversity and toxic stress. *Pediatrics.* 2012;129(1): e232–e246. Reaffirmed July 2016 (pediatrics.aappublications.org/content/129/1/e232)
- Weitzman C, Wegner L; American Academy of Pediatrics Section on Developmental Behavioral Pediatrics, Committee on Psychosocial Aspects of Child and Family Health, and Council on Early Childhood; Society for Developmental Behavioral Pediatrics. Promoting optimal development: screening for behavioral and emotional problems. *Pediatrics.* 2015;135(2):384–395 (pediatrics.aappublications.org/content/135/2/384)

▌参考文献

1. Tolan PH, Dodge KA. Children's mental health as a primary care and concern: a system for comprehensive support and service. *Am Psychol.* 2005;60(6):1–14
2. Williams J, Klinepeter K, Palmes G, Pulley A, Foy JM. Diagnosis and treatment of behavioral health disorders in pediatric practice. *Pediatrics.* 2004;114(3):601–606
3. Arseneault L, Bowes L, Shakoor S. Bullying victimization in youths and mental health problems: "much ado about nothing"? *Psychol Med.* 2010;40(5):717–729
4. Arseneault L, Milne BJ, Taylor A, et al. Being bullied as an environmentally mediated contributing factor to children's internalizing problems: a study of twins discordant for victimization. *Arch Pediatr Adolesc Med.* 2008;162(2):145–150
5. Hagan JF Jr, Shaw JS, Duncan PM, eds. *Bright Futures: Guidelines for Health Supervision of Infants, Children, and Adolescents.* 4th ed. Elk Grove Village, IL: American Academy of Pediatrics; 2017
6. Types of traumatic stress. National Child Traumatic Stress Network Web site. http://www.nctsn.org/trauma-types. Accessed January 16, 2018
7. Chang JJ, Theodore AD, Martin SL, Runyan DK. Psychological abuse between parents: associations with child maltreatment from a population-based sample. *Child Abuse Negl.* 2008;32(8):819–829
8. Bair-Merritt MH, Jennings JM, Chen R, et al. Reducing maternal intimate partner violence after the birth of a child: a randomized controlled trial of the Hawaii Healthy Start Home Visitation Program. *Arch Pediatr Adolesc Med.* 2010;164(1):16–23

9. Lannon CM, Flower K, Duncan P, Moore KS, Stuart J, Bassewitz J. The Bright Futures Training Intervention Project: implementing systems to support preventive and developmental services in practice. *Pediatrics*. 2008;122(1): e163–e171

10. American Academy of Pediatrics Committee on Psychosocial Aspects of Child and Family Health. Promoting the well-being of children whose parents are gay or lesbian. *Pediatrics*. 2013;131(4):827–830

11. Baumrind D. Rearing competent children. In: Damon W, ed. *Child Development Today and Tomorrow*. San Francisco, CA: Jossey-Bass Publishers; 1989:349–378

12. Camp BW, Cunningham M, Berman S. Relationship between the cognitive environment and vocabulary development during the second year of life. *Arch Pediatr Adolesc Med*. 2010;164(10):950–956

13. Johnson M, Stone S, Lou C, et al. Family assessment in child welfare services: instrument comparisons. *J Evid Based Soc Work*. 2008;5(1–2):57–90

14. Kemper KJ, Kelleher KJ. Family psychosocial screening: instruments and techniques. *Ambul Child Health*. 1996;1(4):325–339

15. Wade TD, Kendler KS. Parent, child, and social correlates of parental discipline style: a retrospective, multi-informant investigation with female twins. *Soc Psychiatry Psychiatr Epidemiol*. 2001;36(4):177–185

16. Kendler KS, Sham PC, MacLean CJ. The determinants of parenting: an epidemiological, multi-informant, retrospective study. *Psychol Med*. 1997;27(3):549–563

17. Berlin LJ, Ispa JM, Fine MA, et al. Correlates and consequences of spanking and verbal punishment for low-income white, African American, and Mexican American toddlers. *Child Dev*. 2009;80(5):1403–1420

18. NCS-R twelve-month prevalence estimates. National Comorbidity Survey Web site. https://www.hcp.med.harvard.edu/ncs/index.php. Accessed January 16, 2018

19. Nicholson J, Biebel K, Katz-Levy J, Williams VF. The prevalence of parenthood in adults with mental illness: implications for state and federal policymakers, programs and providers. In: Manderscheid R, Henderson M, eds. *Mental Health, United States, 2002*. Rockville, MD: Substance Abuse and Mental Health Services Administration; 2004

20. Hammen C. Risk and protective factors for children of depressed parents. In: Luthar SS, ed. *Resilience and Vulnerability: Adaptation in the Context of Childhood Adversities*. New York, NY: Cambridge University Press; 2003

21. Kaplan LA, Evans L, Monk C. Effects of mothers' prenatal psychiatric status and postnatal caregiving on infant biobehavioral regulation: can prenatal programming be modified? *Early Hum Dev*. 2008;84(4):249–256

22. Riley AW, Coiro MJ, Broitman M, et al. Mental health of children of low-income depressed mothers: influences of parenting, family environment, and raters. *Psychiatr Serv*. 2009;60(3):329–336

23. Garber J, Cole DA. Intergenerational transmission of depression: a launch and grow model of change across adolescence. *Dev Psychopathol*. 2010;22(4):819–830

24. Schonwald A, Huntington N, Chan E, Risko W, Bridgemohan C. Routine developmental screening implemented in urban primary care settings: more evidence of feasibility and effectiveness. *Pediatrics*. 2009;123(2):660–668

25. Smith DK, Johnson AB, Pears KC, Fisher PA, Degarmo DS. Child maltreatment and foster care: unpacking the effects of prenatal and postnatal parental substance use. *Child Maltreat*. 2007;12(12):150–160

26. DeWolf M. 12 stats about working women. US Department of Labor Blog Web site. Published March 1, 2017. https://blog.dol.gov/2017/03/01/12-stats-about-working-women. Accessed January 16, 2018

27. Magnuson KA, Waldfogel J. Early childhood care and education: effects on ethnic and racial gaps in school readiness. *Future Child*. 2005;15(1):169–196

28. NICHD Study of Early Child Care and Youth Development (SECCYD) sunsetted/ for reference only. Eunice Kennedy Shriver National Institute of Child Health and Human Development Web site. https://www.nichd.nih.gov/research/supported/Pages/seccyd.aspx. Accessed January 16, 2018

29. National Institute of Child and Health and Human Development. *The NICHD Study of Early Child Care and Youth Development. Findings for Children Up to Age 4½ Years*. Rockville, MD: National Institute of Child Health and Human Development; 2006. NIH publication 05-4318. https://www.nichd.nih.gov/publications/pubs/documents/seccyd_06.pdf. Accessed January 16, 2018

30. Gilliam WS. *Prekindergarteners Left Behind: Expulsion Rates in State Prekindergarten Systems*. New York, NY: Foundation for Child Development; 2005. https://www.fcd-us.org/prekindergartners-left-behind-expulsion-rates-in-state-prekindergarten-programs. Accessed January 16, 2018

31. Szilagyi M. The pediatrician and the child in foster care. *Pediatr Rev*. 1998;19(2):39–50

32. Statistics on child abuse and neglect fatalities. Child Welfare Information Gateway Web site. https://www.childwelfare.gov/topics/systemwide/statistics/can/stat-fatalities. Accessed January 16, 2018

33. Dozier M, Lindheim O, Akerman JP. Attachment and biobehavioral catch-up: an intervention targeting empirically identified needs of foster infants. In: Berlin LJ, Ziv Y, Amaya-Jackson L, Greenberg MT, eds. *Enhancing Early Attachments: Theory, Research, Intervention, and Policy*. New York, NY: Guilford Press; 2005:178–194

34. Fisher PA, Chamberlain P. Multidimensional treatment foster care: a program for intensive parenting, family support, and skill building. *J Emot Behav Disord*. 2000;8(3):155–164

35. Underwood LA, Washington A. Mental illness and juvenile offenders. *Int J Environ Res Public Health*. 2016;13(2):228

36. *Poverty and Hunger Fact Sheet*. Chicago, IL: Feeding America; 2017. http://www.feedingamerica.org/hunger-in-america/hunger-facts/hunger-and-poverty-statistics.aspx. Accessed January 16, 2018

37. Sell K, Zlotnik S, Noonan K, Rubin D. *The Recession and Child Health*. Philadelphia, PA: Foundation for Child Development; 2010

38. Howe GW, Levy ML, Caplan RD. Job loss and depressive symptoms in couples: common stressors, stress transmission, or relationship disruption? *J Fam Psychol*. 2004;18(4):639–650

39. Zimmerman FJ, Christakis DA, Meltzoff AN. Associations between media viewing and language development in children under age 2 years. *J Pediatr*. 2007;151(4):364–368

40. Swing EL, Gentile DA, Anderson CA, Walsh DA. Television and video game exposure and the development of attention problems. *Pediatrics*. 2010;126(2): 214–221

41. Pagani LS, Fitzpatrick C, Barnett TA, Dubow E. Prospective associations between early childhood television exposure and academic, psychosocial, and physical well-being by middle childhood. *Arch Pediatr Adolesc Med*. 2010;164(5):425–431

42. Finkelhor D, Mitchell KJ, Wolak J. *Online Victimization: A Report on the Nation's Youth*. Durham, NH: Crimes Against Children Research Center; 2000

43. Mishna F, Cook C, Gadalla T, Daciuk J, Solomon S. Cyber bullying behaviors among middle and high school students. *Am J Orthopsychiatry*. 2010;80(3): 362–374

44. Sogomonyan F, Cooper JL. *Trauma Faced by Children of Military Families: What Every Policymaker Should Know*. New York, NY: National Center for Children in Poverty; 2010

45. Chandra A, Lurie N. Falling short: continued challenges in meeting the mental health needs of children with special health care needs. *Health Serv Res*. 2008;43(3):803–809

46. Ghandour RM, Perry DF, Kogan MD, Strickland BB. The medical home as a mediator of the relation between mental health symptoms and family burden among children with special health care needs. *Acad Pediatr*. 2011;11(2):161–169

47. Ring A, Dowrick CF, Humphris GM, Davies J, Salmon P. The somatising effect of clinical consultation: what patients and doctors say and do not say when patients present medically unexplained physical symptoms. *Soc Sci Med*. 2005;61(7): 1505–1515

48. Lempp T, de Lange D, Radeloff D, Bachmann C. The clinical examination of children, adolescents and their families. In: Rey JM, ed. *IACAPAP Textbook of Child and Adolescent Mental Health*. Geneva, Switzerland: International Association for Child and Adolescent Psychiatry and Allied Professions; 2015. http://iacapap.org/iacapap-textbook-of-child-and-adolescent-mental-health.Accessed January 16, 2018

49. Habis A, Tall L, Smith J, Guenther E. Pediatric emergency medicine physicians' current practice and beliefs regarding mental health screening. *Pediatr Emerg Care*. 2007;23(6):387–393

50. Facts for Families Guide. American Academy of Child and Adolescent Psychiatry Web site. http://www.aacap.org/aacap/families_and_youth/facts_for_families/FFF-Guide/FFF-Guide-Home.aspx. Accessed January 16, 2018

51. Weitzman C, Wegner L. American Academy of Pediatrics Section on Developmental and Behavioral

Pediatrics, Committee on Psychosocial Aspects of Child and Family Health, and Council on Early Childhood; Society for Developmental and Behavioral Pediatrics. Promoting optimal development: screening for behavioral and emotional problems. *Pediatrics*. 2015;135(2)384–395

52. American Psychiatric Association. *Diagnostic and Statistical Manual of Mental Disorders*. 5th ed. Arlington, VA: American Psychiatric Association; 2013:31–87

53. American Academy of Pediatrics Council on Children With Disabilities, Section on Developmental Behavioral Pediatrics, Bright Futures Steering Committee, and Medical Home Initiatives for Children With Special Needs Project Advisory Committee. Identifying infants and young children with developmental disorders in the medical home: an algorithm for developmental surveillance and screening. *Pediatrics*. 2006;118(1):405–420

54. Denham SA. Emotional competence in preschoolers: implications for social functioning. In: Luby JL, ed. *Handbook of Preschool Mental Health: Development, Disorders, and Treatment*. New York, NY: Guilford Press; 2006:23–44

55. American Psychiatric Association. *Diagnostic and Statistical Manual of Mental Disorders*. 4th rev ed. Arlington, VA: American Psychiatric Association; 2000

56. Adult Attachment Scale (AAS). Statistic Solutions Web site. http://www.statisticssolutions.com/adult-attachment-scale-aas. Accessed January 16, 2018

57. O'Connor TG, Zeanah CH. Attachment disorders: assessment strategies and treatment approaches. *Attach Hum Dev*. 2003;5(3):223–244

58. Any mood disorder in children. National Institute of Mental Health Web site. https://www.nimh.nih.gov/health/statistics/prevalence/any-mood-disorder-in-children.shtml. Accessed January 16, 2018

59. Luby JL, Belden AC. Mood disorders: phenomenology and a developmental emotion reactivity model. In: Luby JL, ed. *Handbook of Preschool Mental Health: Development, Disorders, and Treatment*. New York, NY: Guilford Press; 2006: 209–230

60. Sameroff AJ. Developmental systems: contexts and evolution. In: Kessen W, ed. *Handbook of Child Psychology*. 4th ed. New York, NY: John Wiley & Sons; 1983:238–294. History, Theories, and Methods; vol 1

61. Sameroff AJ, Fiese BH. Models of development and developmental risk. In: Zeanah CH Jr, ed. *Handbook of Infant Mental Health*. 2nd ed. New York, NY: Guilford Press; 2000:3–20

62. Eating disorders. National Institute of Mental Health Web site. https://www.nimh.nih.gov/health/topics/eating-disorders/index.shtml. Accessed January 16, 2018

63. Morgan JF, Reid F, Lacey JH. The SCOFF questionnaire: a new screening tool for eating disorders. *West J Med*. 2000;172(3):164–165

64. Gender non-conforming and transgender children. HealthyChildren.org Web site. https://www.healthychildren.org/English/ages-stages/gradeschool/Pages/Gender-Non-Conforming-Transgender-Children.aspx. Updated June 4, 2015. Accessed January 16, 2018

65. Wissow L, Anthony B, Brown J, et al. A common factors approach to improving the mental health capacity of pediatric primary care. *Adm Policy Ment Health*. 2008;35(4):305–318

66. Knapp P, Jensen PJ. Recommendations for DSM-V. In: Jensen PJ, Knapp P, Mrazek DA, eds. *Toward a New Diagnostic System for Child Psychopathology: Moving Beyond the DSM*. New York, NY: Guilford Press; 2006:162–182

67. Angold A, Costello J, Erkanli A. Comorbidity. *J Child Psychol Psychiatry*. 1999; 40(1):57–87

68. Knapp PK, Mastergeorge AM. Clinical implications of current findings in neurodevelopment. *Psychiatr Clin North Am*. 2009;32(1):177–197

69. Acosta MT, Castellanos FX, Bolton KL, et al. Latent class subtyping of attention-deficit/hyperactivity disorder and comorbid conditions. *J Am Acad Child Adolesc Psychiatry*. 2008;47(7):797–780

70. Heim C, Nemeroff CB. The role of childhood trauma in the neurobiology of mood and anxiety disorders: preclinical and clinical studies. *Biol Psychiatry*. 2001;49(12):1023–1039

71. Perry DB, Pollard RA, Blakley TL, Maker WL, Vigilante D. Childhood trauma: the neurobiology of adaptation and "use-dependent" development of the brain: how "states" become "traits." *Infant Ment Health J*. 1995;16(4):271–291

第7章

心理社会的療法

W・ダグラス・タイナン（医学博士）、メーガン・マコーリフ・ラインス（医学博士）

効果的な心理社会的療法が適切に行われた場合、
治療終了後にも何年にもわたり優れた長期的な効果が得られ、
子どもの全般的な発達過程にプラスの影響を与えることが可能となる。

　本章では、小児期に認めることの多い精神障害に対する、エビデンスに基づく非薬物療法についての概説を行っている。メンタルヘルスの専門家の間では、このような治療法は「心理治療」とか「セラピー」と呼称されることが多いが、本章では「心理社会的療法」との用語を用いている。これらの治療法を用いて患者の治療に当たるのは、その治療に関する特別な技法についてトレーニングを受けた、公認心理師・臨床心理士・精神保健福祉士・専門カウンセラー・カップル療法／家族療法の専門家・児童精神科医などの様々なメンタルヘルス分野の専門家であることがほとんどであろう。近年、オンライン上の双方向性の心理社会的療法プログラムの開発研究が盛んとなっており、追加的・代替的な心理社会的療法となることが期待されている。

　また本章では、まだ明確な診断名がつくわけではない新たな徴候を抱える小児思春期の子ども（以降、本章では特に断りのない限り「子ども」と総称する）に対しても適用可能な「エビデンスに基づく心理社会的療法に通底する共通要素」について、言及を行っている（実際このような、診断名をつけ難い子どもへの対応が求められる場面は、プライマリーケアの現場では稀ではない）。メンタルヘルスの専門家に紹介をしたものの初診が何か月も先である場合や、地域に紹介可能なメンタルヘルスの専門家が存在しない場合などを含め、小児医療者がメンタルヘルスの問題を抱えている子どもの対応を行う必要性に迫られることは少なくない。本章では、そのような際に小児医療者が、その「共通要素」を活用し子どものケアを行うための実践的なリソースを提供している。

　なお本書では、本章以外にも「第8章：自己調整療法およびバイオフィードバック療法」や「第9章：補完的療法／統合的治療」において、非薬物療法的なメンタルヘルス問題への介入方法につき言及を行っている。

心理社会的療法の歴史

　小児思春期の子どもに対する現代の心理社会的療法の起源は、一般的に20世紀初頭のジークムント・フロイトの先駆的な研究にさかのぼるとされる。フロイトは幼児期の体験の重要性を説き、彼の大人と子どもの両方を対象とした事例研究が、この分野の基本的な枠組みを形成することとなった。現在でも、彼の精神分析・力動的心理療法という概念は、この分野に強い影響を及ぼしている。行動療法の概念は、20世紀初頭、メアリー・カバー・ジョーンズとJ・B・ワトソンの実施した、パブロフの条件づけをモデルにした、学習された恐怖と不適応的な感情反応に関する研究が出発点である。心理力動的理論に基づくアプローチや学習理論に基づくアプローチは、いずれも問題行動の発生原因として人生早期のトラウマ体験に焦点を当てている。20世紀半ばには、学習された情動反応に関する初期のパブロフの理論と、B・F・スキナーの正のオペラント条件づけと行動改善のための自発的反応に関する研究に基づいて、行動的介入に関する研究が行われるようになった。その結果、初期の報酬を用いた行動療法から、親や教師が積極的に子どもの問題行動を修正するためのより複雑な行動療法まで、様々な行動療法が展開されるようになっていった[1]。また同時期に、子どもの情緒的な問題や行動上の問題を改善するための戦略として、様々な遊戯療法、演劇療法、対人関係療法が生まれた。

　現在、子どもの呈する問題行動の病因論はより複雑になっているが、一般に、様々な問題行動は、気質の違い、人生初期の愛着パターンの違い、親子の相互作用の困難性、社会的要因、そして人生初期のトラウマ体験が複雑に関与して生じると考えられている[2]。小児期のメンタルヘルスの問題の病因が様々に明らかになるにつれ、それらの病因に対応した複数の治療法が開発されていった。Alan Kazdin医師の報告によれば、21世紀の始まりまでに、子どもを対象とした551の異なる名称の心理社会的療法が存在していたとのことである[3]。この551という数は、臨床家がしばしば現場で実施している複数の治療法の要素を組み合わせた折衷的治療法を除いたものであり、膨大な数ということが出来よう。

　心理社会的療法の実践というのは、その有効性に関する研究が実施されるよりも、明らかに早く発展した。ただここ10年間に関しては、治療法の重要な要素をマニュアルとして記載し、それを標準的な患者に対し実施した効果について検証することに重きが置かれ、そのような研究が盛んに行われるようになっている。このようなマニュアル化／構造化された治療法の研究が進んだことで、効果的な治療法に共通している要素（共通要素）が明らかとなった。そのような共通要素が明確化したことで、真の治癒をもたらすためにはどのような行動変化が必要となるのかについても明確化したことは極めて重要なポイントである。米国小児科学会（AAP: the American Academy of Pediatrics）のメンタルヘルスに関するタスクフォース（TFMH）は、プライマリーケア医療者（小児科医・家庭医・内科開業医・ナースプラクティショナーや医療助手など、臨床の最前線で子どもと長きにわたり関わりうる立場の医療者）がメンタルヘルスの問題を抱えた子どもの当面の管理を行うための指針として、効果的な治療法に共通する要素を活用することを推奨している[4]。この指針の要点については、本書のいくつかの章（第14・15・17・20・22・31

章）でも取り入れられている。メンタルヘルスの専門家の間では、特定の病態の治療に有効であることが証明されているエビデンスベースの治療法の構成要素を組み合わせて、個々の患者のニーズに対応するという概念がモジュール方式で実施されてきた。すなわち不安障害を抱え反抗的な問題行動を表している子どもに対しては、不安症状に対してのエビデンスのある治療としての認知行動療法（CBT）の要素と、反抗的行動に対してのペアレントトレーニングの要素を組み合わせた治療が実践されてきた。ChorpitaとDaleidenは、このモジュール方式のアプローチを用いたトレーニングや治療モニタリングのモデルを発展させている[5]。

小児期の内在化障害と外在化障害

　心理社会的な障害というのは多様性があり、効果的な治療戦略を体系的に研究するためには、子どもたちが何を主たる症状として受診し、治療をすることとなったのかを特定することが極めて重要である。小児期に最も多く診断される情緒障害に基づく行動障害は、外在化障害（外在性行動障害）と内在化障害（内在性行動障害）の二つに大きく分類される[6]。外在化障害とは、攻撃性、反抗的行動、反抗心、非行、多動性などの非適応的な行動が外に向かって表出されている状態を示す用語である。外在化障害の子どもは、しばしば非服従的で規則に従うことが難しく、落ち着きがなく過活動の状態を示す。心理社会的療法の適応として最も多くメンタルヘルスの専門家に紹介となるのは、子どもが破壊的な行動を示す場合であり、紹介される子どもの50〜75％を占めている[7]。このような外在化障害を認める典型的な診断病名としては、注意欠如・多動性障害（ADHD）、反抗挑戦性障害（ODD）、素行障害（CD）、双極性障害、およびその他の特定の秩序破壊的・衝動制御・素行病群などが挙げられる。

　一方、内在化障害とは、主に子どもの内面的な心理環境に影響を及ぼす情緒障害を表す用語である。内在化障害の子どもは、暴れるよりもむしろ、不安や抑うつに基づいた行動や、引きこもり的、抑制的な行動をとる。不安障害は、小児思春期の子どもにおける最も一般的な精神病理学的な徴候の一つである[1,8]。小児期に内在化障害を認める典型的な診断病名としては、不安障害（例：分離不安障害、全般性不安障害、特定恐怖症、強迫性障害、場面緘黙症、およびその他の特定の不安障害）および抑うつ障害（例：大うつ病性障害、重篤気分調整症、持続性うつ病障害、およびその他の特定のうつ病性障害）などが挙げられる。

　内在化障害と外在化障害を区分分けすることは、事例を概念化し、治療方針を決定するうえでも研究を進めていくうえでも重要であるが、これらの障害は必ずしも相反するものではなく、実際、子どもの外在化障害と内在化障害は、しばしば明らかに併存している[9]。小児期の心理精神的な障害に対するエビデンスに基づく治療に関する各種の研究では、問題のタイプによって最も効果的な治療法は異なることが明確に示されている。ハワイ州保健局が作成した「エビデンスに基づく小児思春期患者の実践的心理社会的療法」の一覧表は、心理社会的療法に関するエビデンスの要約として有用である。この表は、本書の補足資料6として掲載しており、PracticeWise社によって年に2回更新されていて、米国小児科学会（AAP）のウェブサイ

ト（www.aap.org/en-us/Documents/CRPsychosocialInterventions.pdf）で最新版を確認することが可能である。この表では、当該分野の研究の要約に沿い、子どもの情緒や行動に関する様々な問題をカテゴリー分けし、それぞれに最も有用とされる心理社会的療法と、現時点ではエビデンスが明確ではない心理社会的療法が提示されている。内在化障害と外在化障害の両面の症状を呈している子どもにおいては、まずは主たる症状（すなわち、最も重大な障害を引き起こしている症状）に対して優先的に治療することが推奨される。

外在化障害を呈する子どもへの心理社会的療法

ペアレント・マネジメント・トレーニング

ADHDと反抗挑戦性障害（ODD）の両方があると診断された学齢期の子どもに対するエビデンスに基づく治療として、衝動性と集中力欠如に対処するための両親への行動管理指導と薬物療法が挙げられる。

なかでも、ペアレント・マネジメント・トレーニング（PMT: parent management training）は、エビデンスに基づく行動療法戦略を使用し、子どもの行動を修正するように親に教えることを中心とした治療法であり、様々な方法が実践されており、あらゆる場面において、子どもの破壊的行動に対しての有効性が証明されている。「ペアレント・マネジメント・トレーニング」は、数多くのエビデンスに基づく行動療法プログラムを包含する用語として用いられているが[7]、効果的であることが証明されているすべてのPMTプログラムは、以下の6つの構成要素をすべからく含んでいる。

▶ **「特別な遊び」を設定する戦略を用いて、親と子の間のポジティブな相互作用を高める**：このアプローチは、Greenspanの発達段階と個別性を重視した相互関係性に基づく「フロアタイムモデル[10]」や、Brazeltonの「タッチポイント[11]」をはじめとして、エビデンスに基づいたPMTプログラムのすべてで使用されている戦略であり、その他の前向きな親子関係を促進するためにデザインされた数多くのセラピーにも共通して用いられている。子どもとの口論や争いが絶えない親にとって、良好な関係を築くことは治療に不可欠な第一歩である。

▶ **親に子どもの行動を正確に記録し、モニタリングする方法を教える**：親に子どもの向社会的な行動を強化する方法や、適切な強化因子としての報酬を適切に使用するスキルを教えることは、学習の成果を高め治療効果を加速させることとなるが、それでも実際に子どもの不適応的な行動パターンを変えるには、ある程度の時間が必要となる。親というのは、その時々で子どもに対して感情的になってしまうものである。わずかながらもゆっくりと変化していく様子を記録し、それを追跡していくことで、自らの努力が成果を上げていることが確出来、その努力を維持することが出来るようになる。

▶ **望ましい行動の割合を増やすために、正の強化（ご褒美）を用いる**：親は、子どもの示す問題行動を数多くあげつらうことがしばしばあるが、一方で、子どもにその代わりにどのような行動をして欲しいのかを見失っていることが多い。望ましい行動を明確にするとともに、そのような行動が認められた場合に「褒める」「抱きしめる」「親と過ごす時間を増やす」などの社会的報酬を用いることで、望ましい行動を素早く強化することが可能となり、親子関係全体の空気感を変えることが出来る。

▶ **効果的な指示や命令の出し方を親に教える**：親と子の間で諍いが絶えない家庭の観察研究からは、親の中には、子どもがどうすれば理解することが出来るのかを認識することが苦手で、明快で直接的で理解しやすいシンプルな命令を出すことが苦手な親もいることが示されている。このポイントについては、ほとんどのプログラムであまり多くの時間を割いてはいないが、外在化障害を抱える子どもの治療において不可欠の構成要素である。

▶ **望ましくない行動を減らすために、タイムアウトのようなマイルドな体罰によらないしつけ法を指導する**：親が体罰を用いる際には、しばしば一貫性がないことが研究で示されている。一方で、タイムアウト、特権の剥奪、臨時の家のお手伝いなどの非暴力的なしつけ法を用いるほうが効果的で、親子関係への情緒的なダメージも少ないことが研究で明らかにされている。この構成要素は、子どものしつけに関する現在の米国小児科学会（AAP）の方針[12] とも合致している。

▶ **すべてのしつけは、子どもの発達年齢に応じた方法で行う必要がある**：親というのは、しばしば子どもの能力・スキル・モチベーションの発達に過度の期待をしてしまう。そのため、典型的な小児期の発達に関する心理教育が必要となる。それゆえに、効果的な PMT プログラムというのは、子どもの発達に応じたしつけ技術に関する具体的な情報を含めていたり、特定の年齢層向けにデザインされていたりする。個人を対象に集中的なコーチングを行うプログラムもあれば（例：親子相互交流療法［PCIT: Parent-Child Interaction Therapy］、聞き分けのない子どもへの支援プログラム［HNC: Helping the Noncompliant Child］）、ビデオを活用したグループ療法形式のプログラムもあれば（例：インクレディブル・イヤーズ）、グループ療法と家族療法・個人療法を組み合わせたプログラムもあれば（例：PMT オレゴンモデル、トリプル P －前向き子育てプログラム）、これらの戦略と他の治療介入法を組み合わせたプログラムもある（例：問題解決スキル＋PMT）[7, 13-17]。プログラムによってどのスキルに重点を置いているのかは若干異なるものの、効果が実証されているプログラムというのは、ディスカッション、ロールプレイング、ビデオコーチングやライブコーチングを使用しながら、親に新しい行動パターンを教えるためにこれらの 6 つの構成要素のすべてをプログラムに含めている。

内在化障害を呈する子どもへの心理社会的療法

認知行動療法

　不安障害とうつ病を含む子どもの内在化障害は、メンタルヘルスの専門家の治療を受ける
きっかけとなる心理社会的困難性のうち、2番目に多い一群である。診断カテゴリーを問わず、
認知行動療法（CBT: cognitive behavioral therapy）は、子どもの内在化障害の症状低減に最も効
果的であることが一貫して示されている[18]。子どもの外在化した行動障害の症状に対する主た
るアプローチは、環境を変えていくことで子どもの行動を制御するスキルを親に身につけても
らうことにあるが、内在化障害としての症状に対しては、子どもの思考・感情・行動に直接的
に対処することが重要であることが、研究によって明示されている。

　具体的な治療戦略は個々の治療プログラムによって異なるが、各種のCBTプログラムには
多くの共通した構成要素が存在する。Kendallによるならば、すべてのCBTプログラムの主要
な構成要素は、思考・感情・行動に変化をもたらすためにデザインされたものであり、これら
のどれかが欠いた状態ではCBTとはいえないのである[19, 20]。内在化障害を認める子どものた
めの認知行動療法プログラムでは、一般的に以下の点に取り組む。

- ▶ **認知の問題**：不安や抑うつを抱えている子どもたちは、自分自身や周りの世界について
  の歪んだ考えや、恐怖や苦痛を感じる原因となる否定的で自動的な思考など、誤った
  認知を有していることが稀ではない。CBTは、子どもがこれらの認知の歪みを確認し、
  対処し、変えていくことを支えることとなる。
- ▶ **感情の問題**：CBTのもう一つの重要な側面は、子どもが不快な感情を認識し、対処す
  る方法を学ぶ手助けをすることにある。
- ▶ **行動の問題**：CBTで用いられる典型的な行動の問題への対処戦略には、子どもが苦痛
  を感じる情緒的体験をコントロールする手助けをすることが含まれる。それゆえに、リ
  ラクゼーション法を身につける、楽しい活動を計画する、問題解決戦略を話し合う、な
  どもCBTでは行っていく。
- ▶ **実践**：新たな対処戦略を実践し、そのことに評価を加えていくことは、CBTを行ううう
  えで鍵となる重要な構成要素である。内在化障害は、定義上も、子どもの内面にある症
  状が現れたものであるが、その背景にある社会的状況を考慮することが重要であり、新
  しい戦略を社会の中で実践する機会を設けていくことは不可欠である。

　これらの構成要素からなるCBTは、個人療法でもグループ療法でも十分な効果を発揮する
ことが様々な研究により証明されている[18, 19]。例えば、子どもの不安に対し、きめ細やかな支
援を提供しているCBTプログラムの一例として、「コーピング・キャット・プログラム[19]」が
挙げられる。このプログラムでは、子どもたちは不安に伴う生理的症状や認知的徴候を認識出

来るように学び、不安に対処するための認知的・行動的戦略を練習し、そのスキルを実践出来るようにトレーニングしていく。

　小児思春期の子どものうつ病の治療においても、様々なCBTプログラムが開発されている[21]。例えば、「テーク・アクション・プログラム[22]」は、子どもたちが感情を識別し、不快な感情への対処法を学び、問題解決戦略を学び、否定的な認知を再構築することを支援するプログラムであるが、この治療プログラムはグループ療法として実施されているため、実践練習をする機会が豊富に設けられている。

　CBTは、感情をラベリングし、言語を使って行動計画を立て、言語を使って成功を評価出来る必要があり、治療効果を発揮するためには、参加する子どもがある程度の認知能力を有している必要があるが、各種の研究では、発達年齢が7歳以上で十分な言語能力を有していれば、効果的となることが示されている。

PTSD に対する心理社会的療法

　心的外傷後の感情反応は、内在化障害と外在化障害の両方の多様な症状の根底にある病態として、近年より強く認識されるようになってきている。幸いなことに、米国子どものトラウマ性ストレスネットワーク（NCTSN: National Child Traumatic Stress Network）が心的外傷後ストレス障害（PTSD: post-traumatic stress disorder）の適切なスクリーニング法や評価法のツールを作成するなど、心理社会的介入を進めるうえで必要な対応をマニュアル化している（http://nctsnet.org）。NCTSNのウェブサイトに掲載されている多くの効果的な治療法の中で、トラウマ焦点化認知行動療法（TF-CBT: trauma-focused CBT）は、エビデンスのある治療法として最も古くから臨床研究がなされてきた治療法の一つである[23]。

エビデンスのある心理社会的療法に共通する要素

　エビデンスに基づく治療アプローチへの批判として、「そのような治療プログラムのエビデンスは、あくまで単一の病態に対しての無作為化対照試験（RCT: randomized controlled trial）を根拠にしており、また、多くのプログラムが治療をいくつかの段階に分け、それぞれの段階で治療者と患者向けに、長く細かなマニュアルを用意したうえで、セッションの回数を厳格に規定してしまっている」というものがある。確かに臨床の現場では、複数の診断が併存しているケースのほうがむしろ多く、治療は家族のニーズに合わせて、ある程度柔軟に実施することが求められる。実際にはエビデンスに基づく治療実践においても、セッション回数にはこだわらずに、家族が一つの治療段階を成功裏に完遂してから次の治療段階に移るというアプローチがなされていることが多く、また実施する治療段階は、子どもと家族の差し迫ったニーズにより決定されていることがほとんどである。それゆえに、エビデンスを重視するという観点からも、

治療というのは、治療構成要素を患者が必要とする順番で提示可能な「モジュール形式」として利用出来るようにする必要がある [24, 25]。このような治療構成要素をモジュールに分けた際の様々な病態に共通する要素を活用した包括的プログラムとして、「プラクティス・ワイズ [26]」というプログラムがあり、このプログラムでは、不安、うつ、トラウマ、問題行動に対するエビデンスに基づく治療アプローチを、モジュールの集合体として1セットとして提供している。このプログラムでは、治療対象となった子どもに共通して認められやすい症状を概説する簡便な冊子と詳細な治療者向けガイドラインが用意されており、子どもと親向けに、感情の識別法、抑うつや不安を制御するための問題解決戦略や認知的戦略、そしてペアレント・マネジメント・トレーニング（PMT）に共通する要素について記載された配布資料が用意されている。このプログラムは、効果的であることが証明されているモジュールを使用する包括的なアプローチ法であり、治療者は、それぞれの子どもの特定の症状に合わせ、個々のモジュールを組み合わせた治療法を構築することが可能である [27]。

　「第10章：一次診療の現場で心理社会的介入を行う」では、本章で述べたエビデンスのあるPMTの共通構成要素に基づくアプローチをプライマリーケアの現場に適用させる方法について概説し、内在化障害や外在化障害に基づく症状を認める子どもや、トラウマの影響により明らかなメンタルヘルス上の問題を抱えている子どもや、臨床上まだ顕在化していないがそれらの影響を受けてしまっている子どもに対しての対応方法について言及している。

現時点でエビデンスのない治療法

　エビデンスに基づく治療法の特徴の一つとして、治療がマニュアル化されているという点が挙げられる。このような体系的な治療アプローチは、あらゆる患者に治療を提供するうえでの標準化を行うために適した方法であり、遊戯療法、様々な創造的芸術療法、個別的心理社会的療法などの個別性の高い治療法に比べ、RCTでの研究を行いやすい。個別的治療を評価するためには、個別的分析、単一被験者試験、または逸話ベース分析を行わざるをえず、RCTが必ずしも最適な研究方法とはならない。マニュアルに従った治療ではない高度に個別化されたテーラーメイドの治療というのは、その典型である。多くの治療法が、「ある患者に対して有効であった」と報告されてはいるものの、高いエビデンスレベルでその治療の有効性が具体的に示されている治療法はわずかであり、場合によっては、治療を行うことで患者に有害な状況がもたらされる可能性もありうる [28]。他のあらゆる治療法と同じように、心理療法にも医学的な副作用というのは存在するのである。

　最近の治療効果に関する研究報告の増加は、最も効果的な治療法に関する知見を蓄積するという利点だけではなく、どの治療法がうまく機能しないのかや、むしろ有害ともなりうる治療法についての知見を明らかにするという副次的利点ももたらすこととなった。現時点では、遊戯療法や力動的精神療法を子どもに実施することがあらゆる病態に効果的であることを支持する研究結果はほとんど存在しておらず、眼球運動による脱感作および再処理法（EMDR: Eye

Movement Desensitization and Reprocessing）が病態を問わずに普遍的に有効であることも示され
てはいない。

　治療をどのように実施するのかも、治療成績に影響を及ぼしうる。不安障害やうつ病に対す
るCBTやその他のいくつかの治療法は、グループ療法として行うことでより有効となるとの研
究報告が複数存在している。一方で、反抗挑戦性障害（ODD）を含む破壊的行動障害の子ども
に対し、構造化されていない形でのグループセラピーを行う場合、有害ともなりうることが研
究で示されており、逸脱行動と反抗的行動を増加させる傾向にあると報告されている[29]。破壊
的な行動の問題を抱える子どもの治療においては、自己制御能を高めるための目標を明確にし、
より構造化した形でグループセラピーを行うことがより良い治療効果をもたらすのである[30]。

　プライマリーケア医療者は、メンタルヘルスの専門家に紹介を行う場合、親に対しエビデン
スに基づく治療のガイダンスを行い、その治療が可能な専門家のリストをあらかじめ作成して
おくことで、子どもの心理社会的問題に対してより最適な治療を行う可能性を高めることが出
来、それにより子どもの健康やウェルビーイングを促進することが出来るであろう[4]。

　一般に、子どもに対してマンツーマンで行う非構造的な心理社会的療法やカウンセリング
は、多くのメンタルヘルスの専門家が好む治療法であるものの、エビデンスとしてはこのよう
な治療法に効果があることは証明されておらず、統計学的にはこれらの治療法を行った患者と
無治療の患者との間に、症状改善における有意差は確認されていない[31]。明確な目標と手順を
持ち、親やその他の大人と協力する能動的な構造化治療というものが、子どもの問題行動の改
善に最も効果的であることは証明されている[7]。発達的に7歳レベル以上の認知能・言語能を
持つ子どもには、目標を定め、具体的な対処スキル・戦略を教えることも効果的である[19]。実
際、このようなアプローチは、薬物療法を含む他の治療法に比べて、効果に優れることを裏づ
ける研究結果が数多く存在している。効果的な心理社会的療法が適切に実施されることで、治
療終了後も年余にわたる優れた効果が長期的に続くことも証明されている[14, 17]。このような治
療法が広がることで、多くの子どもの全般的な発達経過にプラスの影響を与えることが出来る
ようになるであろう。

■ 参考文献

1.　Lazarus AA. *Behavior Therapy and Beyond*. New York, NY: McGraw-Hill; 1971

2.　Mash EJ, Barkley RA, eds. *Child Psychopathology*. 3rd ed. New York, NY: Guilford Press; 2014

3.　Kazdin AE. The state of child and adolescent psychotherapy research. *Child Adolesc Ment Health*. 2002;7(2):53–59

4.　American Academy of Pediatrics Task Force on Mental Health. *Addressing Mental Health Concerns in Primary Care: A Clinician's Toolkit*. Elk Grove Village, IL: American Academy of Pediatrics; 2010

5.　Chorpita BF, Daleiden EL. Building evidence-based systems in children's mental health. In: Weisz JR, Kazdin AE, eds. *Evidence-Based Psychotherapies for Children and Adolescents*. 2nd ed. New York, NY: Guilford Press; 2010:482–499

6.　Rescorla L, Achenbach T, Ivanova MY, et al. Behavioral and emotional problems reported by parents of children ages 6 to 16 in 31 societies. *J Emot Behav Disord*. 2007;15(3):130–142

7.　Kazdin AE. *Parent Management Training: Treatment for Oppositional, Aggressive and Antisocial Behavior in Children and Adolescents*. New York, NY: Oxford University Press Inc; 2005

8.　Kendall PC, Aschenbrand SG, Hudson JL. Child-focused treatment of anxiety. In: Kazdin AE, Weisz

JR, eds. *Evidence-Based Psychotherapies for Children and Adolescents*. New York, NY: Guilford Press; 2003:81–100

9. Lilienfeld SO. Comorbidity between and within childhood externalizing and internalizing disorders: reflections and directions. *J Abnorm Child Psychol*. 2003;31(3):285–291

10. Greenspan SI. *Great Kids: Helping Your Baby and Child Develop the Ten Essential Qualities for a Healthy, Happy Life*. Philadelphia, PA: Da Capo Press, Perseus Books Group; 2007

11. Brazelton TB. *Touchpoints: Birth to Three*. 2nd ed. Philadelphia, PA: Da Capo Press, Perseus Books Group; 2006

12. American Academy of Pediatrics. Committee on Psychosocial Aspects of Child and Family Health. Guidance for effective discipline. *Pediatrics*. 1998;101(4, pt 1):723–728

13. Pelham WE Jr, Fabiano GA. Evidence-based psychosocial treatments for attention-deficit/hyperactivity disorder. *J Clin Child Adolesc Psychol*. 2008;37(1):184–214

14. Eyberg SM, Nelson MM, Boggs SR. Evidence-based psychosocial treatments for children and adolescents with disruptive behavior. *J Clin Child Adolesc Psychol*. 2008;37(1):215–237

15. Thomas R, Zimmer-Gembeck MJ. Behavioral outcomes of Parent-Child Interaction Therapy and Triple P—Positive Parenting Program: a review and meta-analysis. *J Abnorm Child Psychol*. 2007;35(3):475–495

16. Menting AT, Orobio de Castro B, Matthys W. Effectiveness of the Incredible Years parent training to modify disruptive and prosocial child behavior: a meta-analytic review. *Clin Psychol Rev*. 2013;33(8):901–913

17. Higa-McMillan CK, Francis SE, Rith-Najarian L, Chorpita BF. Evidence base update: 50 years of research on treatment for child and adolescent anxiety. *J Clin Child Adolesc Psychol*. 2016;45(2):91–113

18. Silverman WK, Pina AA, Viswesvaran C. Evidence-based psychosocial treatments for phobic and anxiety disorders in children and adolescents. *J Clin Child Adolesc Psychol*. 2008;37(1):105–130

19. Kendall PC. *Cognitive-Behavioral Therapy for Anxious Children: Therapist Manual*. 2nd ed. Ardmore, PA: Workbook Publishing; 2000

20. Kendall PC. Guiding theory for therapy with children and adolescents. In: Kendall PC, ed. *Child and Adolescent Therapy: Cognitive Behavioral Procedures*. 3rd ed. New York, NY: Guilford Press; 2006:3–32

21. David-Ferdon C, Kaslow NJ. Evidence-based psychosocial treatments for child and adolescent depression. *J Clin Child Adolesc Psychol*. 2008;37(1):62–104

22. Stark KD, Schnoebelen S, Simpson J, Hargrave J, Molnar J, Glenn R. *Treating Depressed Children: Therapist Manual for ACTION*. Ardmore, PA: Workbook Publishing Inc; 2005

23. Cohen JA, Mannarino AP, Deblinger E. *Treating Trauma and Traumatic Grief in Children and Adolescents*. New York, NY: Guilford Press; 2006

24. Barth RP, Lee BR, Lindsey MA, et al. Evidence-based practice at a crossroads: the timely emergence of common elements and common factors. *Res Soc Work Pract*. 2012;22(1):108–119

25. Weisz JR, Gray JS. Evidence-based psychotherapy for children and adolescents: data from the present and a model for the future. *Child Adolesc Ment Health*. 2008;13(2):54–56

26. Chorpita BJ, Weisz JR. Modular approach to therapy for children with anxiety, depression, trauma, or conduct problems. PracticeWise Web site. http://www.practicewise.com/portals/0/MATCH_public/index.html. Accessed February 7, 2018

27. Chorpita BF, Weisz JR, Daleiden EL, et al; Research Network on Youth Mental Health. Long-term outcomes for the Child STEPs randomized effectiveness trial: a comparison of modular and standard treatment designs with usual care. *J Consult Clin Psychol*. 2013;81(6):999–1009

28. Lilienfeld SO. Psychological treatments that cause harm. *Perspect Psychol Sci*. 2007;2(1):53–70

29. Dishion TJ, McCord J, Poulin F. When interventions harm. Peer groups and problem behaviors. *Am Psychol*. 1999;54(9):755–764

30. Nelson WM, Finch AJ, Ghee AC. Anger management in child and adolescent cognitive behavior therapy. In: Kendall PC, ed. *Child and Adolescent Therapy: Cognitive Behavioral Procedures*. 3rd ed. New York, NY: Guilford Press; 2006

31. Weisz JR, Weiss B, Donenberg GR. The lab vs the clinic: effects of child and adolescent psychotherapy. *Am Psychol*. 1992;47(12):1578–1585

自己調整療法および
バイオフィードバック療法

デニス・ボーテ（医学士）、カレン・N・オルネス（医学士）

　　　自己催眠によって心と体の繋がりを認識するスキルを学習することで、
　子どもは自身の立ち振る舞い・感情・行動・習慣・自律神経反応・生物学的機能を
　　　　変化させる能力を向上させることが可能となる。

　小児思春期の子どもは、比較的素直に自己調整技法を学ぶことが出来る。これらを学ぶこと
は、日常生活上のストレス要因を管理したり、急性／慢性の疼痛・望ましくない習慣・血友病
や癌などの慢性疾患に伴う不安・学業成績に関する心配・夜尿などの問題を改善していくう
えで有用となる。自己調節技法の多くは、自己催眠技法を併用する形で行われている（Box 8
-1）。自己催眠技法のトレーニングは、昔からスポーツ選手やその他の高パフォーマンスが求
められる立場の人たちに対し行われてきたが、1976年以降、小児科医によっても活用される
ようになっている。小児思春期の子どもへの自己催眠療法は幅広い臨床場面で適応可能であり
（Box 8-2）、本章内でも「臨床応用」のセクションで、より詳細に説明している。自己催眠療
法を教え日常生活に適応させていく際、思考の変化が身体反応の変化に繋がるという心身相関
について患者の理解を促進する手法であるバイオフィードバック技法を併用することで、その

Box 8-1　　催眠を含めた自己調整技法に対し使用される用語

- 自己催眠療法
- マインド・ボディーセラピー
- 自己調整技法
- バイオフィードバック技法
- リラクゼーション法
- 段階的リラクゼーション
- 瞑想法
- 視覚心象
- 誘導イメージ療法
- サイバー生理学
- マインドフルネス

Box 8-2　自己催眠療法の子どもへの臨床応用

■疼痛
　ー急性疼痛（例：外傷、急性疾患、医療的処置）
　ー慢性疼痛・反復性疼痛（例：慢性疾患、慢性障害、外傷、反復的医学処置）
■悪習慣・習慣病（例：指しゃぶり、爪嚙み、抜毛［トリコチロマニア］、習慣性咳嗽、チック）
■行動障害（例：注意欠如・多動性障害、易怒症）
■心身症（例：気管支喘息、片頭痛、トゥレット症候群、炎症性腸疾患、疣贅、搔痒症）
■不安（例：パフォーマンス限局型社交不安症［例：テスト不安・舞台不安・スポーツ］、不安障害、PTSD、恐怖症）
■心理生理学的問題（例：夜尿症、遺糞症、条件性嘔気／嘔吐、過敏性腸症候群、睡眠障害）
■慢性疾患、多系統疾患、末期病態（例：癌、血友病、AIDS、囊胞性線維症、糖尿病、慢性腎疾患）

引用元：Kohen DP, Olness KN. Self-regulation therapy: helping children help themselves. Ambul Child Health. 1996;2(1):43–58. および Sugarman LI, Wester WC II, eds. *Therapeutic Hypnosis With Children and Adolescents*. 2nd ed. Carmarthen, UK: Crown House Publishing Ltd; 2013.

効果を高めることが出来る。小児思春期の子どもやその家族は、バイオフィードバック技法を併用するか否かはさておき、自己催眠療法を学ぶことによって効果的な対処戦略を得ることとなり、自己コントロール感を高めることが出来るとともに、自身の治療への参加意識を高めることが可能となる。

催眠療法の歴史

　催眠療法の技法は18世紀後半から使用されている。フランツ・メスメル医師〔訳注：動物磁気説［いわゆるメスメリズム］の提唱者。彼の概念と実践の発展が、催眠療法の開発に繋がった〕の主張する動物磁気説の調査を行ったフランクリン委員会は、1784年に小児思春期の子ども（以降、本章では特に断りのない限り、単に「子ども」と総称する）を対象とした実験を行っている。1840年代には、英国の2人の外科医、John Elliotson と James Braid が、麻酔法として催眠療法のみを用いて小児の外科手術を実施したとの症例報告を行っている[1,2]。19世紀後半には、ヨーロッパの医師が、子どもの悪習慣や痛みの治療に催眠療法が有用であったとの症例報告を行っている[3]。子どもに対する催眠療法に関しての調査研究は、1960年代頃より行われ始めたが、当初は主に子どもの催眠のかかりやすさに関する評価が研究の主題であった[4]。その結果、一般的に子どもは大人に比べて、より早く、より容易に催眠療法を習得することが可能であると臨床家たちは認識するようになった。1970年代には、バイオフィードバック技法を子どもに適応させた症例報告がなされ始めたが、それ以降、バイオフィードバック技法を併用するか否かはさておき、子どもに対して睡眠療法を臨床的に応用して多くの症状に対応しうるとの報告が積み上がっている[5]。

　1976年には、米国小児催眠療法研修所（NPHTI: National Pediatric Hypnosis Training Institute）（www.nphti.org）によって、小児医療者が子どもに催眠療法を教えることが出来るようになるための3日間にわたるワークショップが初めて開催され、以降そのワークショップは現在に至

るまで毎年実施されている。このワークショップでは、子どもの発達レベルに応じたアプローチを行うことの重要性が強調されている。小グループに分かれたロールプレイの場では、深くゆっくりとした腹式呼吸のやり方、特定の場所を具体的にイメージする方法、憧れのスーパーヒーローになりきる方法などを子どもに教えることが出来るように、具体的なトレーニングが実施されている。このワークショップを受講した後には、参加した小児医療者は、患者を支援するために開設されているメーリングリストに登録することが出来、必要に応じてサポートを受けることが可能となっている。2016年には、小児を対象とした催眠療法の歴史と、その治療者の養成法に関する進歩に関しての総説論文が公表されている[6]。

定　義

「催眠」とは、「リラクゼーションを伴った集中的な意識状態」と定義されており、そのような意識状態にある場合、特定の生理的反応が生じる割合や特定の行動が引き出される割合が高くなると考えられている。「催眠療法」というのは、そのような集中した意識状態を治療に組み込むことによって、治療を行う手法と定義されている。

催眠状態に持ち込む技法を含めた治療の呼称としては、様々な用語が用いられてきた（Box 8-1参照）。「メスメリズム」という用語は、フランツ・メスメルの臨床活動を説明するために使用された最初期の用語である。実際に「催眠療法（*hypnosis*）」という用語を初めて用いたのは、英国の外科医であるジェイムズ・ブレイドである。*Hypnos* という用語は、ラテン語で「睡眠」を意味する言葉が語源となっており、この言葉だけみると、催眠状態にある人はあたかも眠りに就いているかのような印象を与えてしまうかもしれない。しかし、たとえ催眠状態に置かれたとしても、被術者は完全に目覚めており、意識も保たれているため、実際にはそのような意味合いはない。しかし、催眠療法に対して、今でも多くの誤解がなされたままとなってしまっている。ジェイムズ・ブレイドの提唱以降も、催眠状態を誘導して行う心理療法に関して、「自己調整技法」「マインド・ボディーセラピー」などの多くの用語が使用されている（Box 8-1参照）。1980年代に提唱された「サイバー生理学（*Cyberphysiology*）」という用語も、同様の技法につき言及した用語である。「サイバー」という接頭語は、「操縦する、舵を取る」という意味のギリシャ語である *kybernan* に由来しており、サイバー生理学は「生理的または行動的反応を操作・調整する能力」と定義されている[7]。

催眠療法に関するよくある誤解としては、以下のようなものが挙げられる。

▶ 催眠療法の術者は、受動的な状態となっている被術者に対してマインドコントロールを行っている。
▶ 催眠療法は、魔術的技法である。
▶ 催眠状態にある被術者は、眠りに就いている。
▶ 催眠療法で催眠状態に陥る人は、ごくわずかである。

これらの記述は、どれも真実ではない。催眠状態においても被術者は完全に目覚めており、周囲の環境を認識している。自身の心身の状態を催眠状態に持っていくことで、自身の精神状態や心的イメージに生理的変化を引き起こしやすい状況となる。催眠状態に自分を持っていくことに長けた人もいれば苦手な人もいるが、このような状態に自己を持っていく「自己催眠」のスキルは、誰もが学んで身につけることが可能である。

また「バイオフィードバック」という用語は、1969年に提唱された造語で、「身体からのシグナル（生理的反応）を鋭敏に捉えるスキルを磨き、自身にそのフィードバックを与える」というプロセスを指す用語である。このようなフィードバックを行う技法を身につけることで、自身の身体機能についてより深く感知する能力を高めることが出来る。バイオフィードバック技法は、心身の相関についての意識を高め、自己調整能力を身につけるためのトレーニングとして有用なテクニックである。ただ、バイオフィードバック技法というのはあくまで補助的技法であり、自身に望ましい生理的変化をもたらす基本スキルとしての自己催眠療法などの技法を合わせて習得する必要がある。

生理的反応を把握するための指標としては、皮膚温・電気皮膚反応（GSR: galvanic skin response）・脳波・呼吸状態・心拍・心拍変動（HRV: heart-rate variability）などが用いられる。皮膚温のモニタリングは、最も安価で効果的なバイオフィードバック技法における指標として頻用されている。夜尿症のアラーム療法は、本質的にはバイオフィードバック技法の一つということが出来る。心拍変動（HRV）とは、心拍の時間間隔を測定する方法であるが、この指標もバイオフィードバック技法の生理的指標として頻用されている。

バイオフィードバック技法は、オンライン上でも広く活用されるようになってきている（emWaveプログラム。以前はFreeze Framerプログラムの名称で展開されていた）。当初は成人向けに作成されたものであったが、小児が使用しても有用であることが判明している（www.heartmath.com）。このプログラムは、指センサーをコンピュータやスマートフォンに接続し、心拍変動（HRV）を測定する形で使用する。リラックスが得られると、コンピュータの画面上の映像が、虹がかかりポットにコインが満たされる・熱気球が現れ畑を横切るなどのポジティブな画像に変化し、フィードバックを与えてくれる。またこのプログラムでは、HRVの時間経過をグラフで表示してくれる。使用者がどのレベルのリラックス状態にあったのかを低・中・高の3段階で表し、それぞれの時間割合をグラフ上で確認することが可能である。また、以前のセッションと比較してデータ表示することも可能で、技法の習熟状況について評価することが可能である。なお、携帯型のemWaveパーソナル・ストレスリリーフ・バイオフィードバック・デバイスが、HeartMath社から製造販売されている。

見解の一致している事項

小児医療者（以降、本章では「小児医療者」という用語を、小児科のサブスペシャリストだけでなく、一般小児科医・家庭医・内科開業医・ナースプラクティショナーや医療助手など、小児思春

期の子どもに医療を提供する人々を総称した用語として使用している）は、催眠を導入するプロセスを用いる治療に対し、「イマジナリー療法」「リラクゼーション法」「段階的リラクゼーション」「瞑想法」「マインドフルネス」など様々な用語を使用している。催眠を導入する方法としては、深呼吸をさせたり筋肉を弛緩させたりしながら、子どもに何かをイメージしてもらうといった方法が頻用されている。ただそれぞれの用語は、それぞれに異なる定義が用いられており、混乱した状況にある。ただ、これらの用語の間には共通点を見出すことも出来る。例えば、催眠療法ではリラクゼーションやイマジナリーの技法がしばしば使用されており、催眠下における身体生理的意識を高めるためにバイオフィードバック技法が併用されることもよくある。リラクゼーションやイマジナリーの技法は、催眠療法においてはその導入に用いられるが、バイオフィードバック技法においては意識の集中や覚醒のために使用されている。Culbertらは、バイオフィードバック技法と催眠療法を融合する方法論につき言及しており、そのうえで小児思春期の子どもに対し、これらの自己調整技法や統合生理学的技法（cyberphysiologic technique）を折衷した治療を行う利点について、理論的な説明を展開している[8]。これらの技法は自己効力感を高め、自己の身体感覚を鋭敏にし、自己コントロール能を向上させることとなるため、多くのアスリートがパフォーマンス向上のために使用しているが、医療の現場においても患者の健康増進や身体機能向上のために応用されている。

自己催眠療法を学ぶ／教えるためのガイドライン

　子どもに対して自己調整スキルを教える前に、小児医療者は子どもと家族に対して十分なプレパレーションを行う必要がある（Box 8-3参照）。子どもに自己催眠法を教えるという戦略を選択するかどうかは、子どもの年齢や発達段階・心的イメージを行う際にどの感覚（視覚・聴覚・運動感覚・嗅覚など）を好むのか・学習スタイル・好きな活動や嫌いな活動・性格などに

Box 8-3　子どもに自己調整技法を教える際の留意点

①生じている問題が子どもに及ぼす影響や、そのことが家族にどのような意味を持つのかを理解するためにも、診断評価を尽くす必要がある。
②子どもの性格・興味・好き嫌い・発達段階と、子どもが抱えているあらゆる学習の困難性について知り、子どもを十分に理解する。
③自己催眠が使えるようになるには、スポーツや音楽と同様に、練習を積み重ねる必要があることを説明する。
④親ではなく、子どもがクライアントであることを強調する。親はサポートをするにとどめ、子どもに練習を強要してはならない。
⑤子どもが自分で自分の感情をコントロール出来るようになることが、メンタルヘルスの問題を低減させる最重要の秘訣であり、トレーニング過程を通じ、子ども自身が自己コントロールすることが重要であることを一貫して伝え続ける。

引用元：Kohen DP, Olness KN. Self-regulation therapy: helping children help themselves. *Ambul Child Health*. 1996;2(1):43–58.

より様々である。子どもに対し催眠療法のコーチング／指導を行う臨床医は、子どもが自分自身をコントロール出来なくなるわけでは全くないことを説明し、いつ・どこで自己催眠療法を使うかは子どもが自由に選択出来ることを強調する必要がある。また臨床医は、催眠療法を用いた介入を子どもに行おうとする前に、子どもの基本的な問題について十分に情報を入手し理解しておく必要がある。例えば、腹痛・頭痛・夜尿症の子どもに対し自己催眠療法を実施する際には、診断のための臨床的検査がすべて終了していることを確認することが先決となる。なおプライマリーケア医療者（小児科医・家庭医・内科開業医・ナースプラクティショナーや医療助手など、臨床の最前線で診療を行う医療者）は、心的外傷後ストレス障害（PTSD: post-traumatic stress disorder）の評価と治療の経験が豊富な児童精神科医や心理士と緊密な連携が取れない場合には、PTSD の子どもに自己催眠療法を教えるべきではない。

　自己催眠療法のトレーニングを受けることは、これらのスキルを使って子どもを支えてあげたいと考えている小児医療者にとって、有用となるであろう。そのようなトレーニングを通じて、子どもが心身のコントロール感覚を獲得し、自己効力感を感じることが出来るように働きかける際の、具体的で受容的な言葉がけの方法を数多く学ぶことが可能である。催眠療法やその他の心身相関に関する技法の多くは、特に技法習得のための正式なトレーニングを受けていなくとも、プライマリーケアの現場で使用することが可能である。プライマリーケア医療者が子どものニーズを理解し、心身のコントロール感覚を子どもが身につけていくことを助け、子どもが心地よいと感じる状態を増やしていくことで、子どもの自己調整感や自身の身体や行動を調整する能力を高めることが出来る。子どもの集中やリラックスを支える各種の技法を Box 8-4 に一覧で掲示したが、これらは広義の催眠療法に含まれる。「腹式呼吸」とも呼称されるゆっくりとした深い呼吸法は、子どもの注意を集中させ、リラクゼーションを得るためにまず初めに実施することが可能な、非常に有用な技法の一つである。漸進的筋弛緩法も、指示を理解することの出来る、ある程度年齢の長じた子どもには有効となる。幼小児に対しては、「体をダラーンとさせてごらん」というような簡便な指示としたほうが効果的であろう。小児診療の現場における未就学児への対応スキルについては、Kuttner が言及している[9]。

　心的イメージ法は、臨床家が対象の子どもの発達段階・好き嫌い・恐怖心を理解している場合に、最も効果を発揮する。臨床家は、それぞれの子どもが自分に合ったリラクゼーション法や心的イメージ法を選択することが出来るようにサポートを行う必要がある。最初の 1 か月間は 10 ～ 20 分の練習を一日 2 回、それ以降は一日 1 回練習を行うことが推奨されている。バイ

Box 8-4　子どもの集中やリラックスを支える技法

- 深呼吸
- リラクゼーション（例：漸進的筋弛緩法）
- 心的イメージ
- 誘導イメージ療法
- 治療的暗示
- 補助的バイオフィードバック技法

オフィードバック技法や催眠療法は自己制御能力を促進することを目的に実施するものであるため、親が子どもに練習を強いるような状況で行うべきではない。それゆえに、子どもが自然と思い出せるような状況を構築する（例：お気に入りのぬいぐるみの首にリボンをかけ、それを見ると思い出す、など）ようにサポートを行うことが重要となる。バイオフィードバック技法の生理的反応のモニタリング（例：脈拍数、心拍変動［HRV］、皮膚温・電気皮膚反応［GSR］など）を追加することが、子どもによっては有用となりうる。音声記録を行うことが、効果的な補助的手段となる子どももいる。

臨床応用

　体と心の両方に働きかける技法は、一般の人々の間でも広く活用されている補完統合医療の中でも大きな割合を占めている技法である。全米を対象に行われた2004年の研究報告によるならば、広く活用されている5つのリラクゼーション法と心的イメージ法とバイオフィードバック技法と催眠療法を合わせると、米国の成人の30％以上がこのような補完統合医療を実践していたことが判明している[10]。

　催眠療法やバイオフィードバック技法というのは、一般的に心身症に対する補完統合医療の中に分類されている。最近では多くの医療機関が、催眠療法やバイオフィードバック技法を主流の医療の一部として、臨床実践に組み込むようになりつつある。小児医療者は、不安障害・抑うつ・慢性の頭痛や腹痛・不登校などの、高度のストレスが背景にあると思われる症状を呈する子どもたちを数多く診察している。子どもや親が、余裕のない生活の中で、自分ではどうにも出来そうにないと思えるような心配事や慢性的な健康問題を抱えてしまっていることは稀ではない。小児思春期の子どもは、そのような際に、アルコール・喫煙・薬物などを用いるといった自己破壊的な方法で対処しようとすることもある。

　バイオフィードバック療法を併用するか否かにかかわらず、催眠療法を実施する前には包括的な医学的評価を実施すべきである。補完的療法／統合的治療の実施を目的として紹介となった子どもが、これまでに十分な診断的評価を受けてこなかったという事態は、決して稀ではない。催眠療法・バイオフィードバック技法、もしくはその両方の治療の目的で紹介受診となった200名の子どもの検討を行ったある研究では、夜尿症・慢性頭痛・不安障害・反復性頭痛と評価されていた子どもの25％には、その診断の裏づけとなる医学的評価がほとんど行われていなかったと報告されている[11]。頭痛の低減を目的に催眠療法の実施を依頼された子どもの中には、副鼻腔炎・食物アレルギー・脳腫瘍・一酸化炭素中毒がその原因であることが判明したケースもあったとも報告されている。

　小児期の自己催眠療法の適応としては、Box 8-2に提示したような状況や病態が挙げられる。催眠療法のような心と体の両面に働きかける技法は、子ども自身の立ち振る舞い・感情・行動・習慣・自律神経反応・生体機能を変化させる力を与えうる。このような自己調節能が高まることにより、以下のような能力の獲得が促進されることとなる。

- ▶ 自分の行動に責任が取れるようになる。
- ▶ 生理的な変化を望ましい方向に調節することが出来るようになる。
- ▶ 症状をコントロールするために、考え方を調節出来るようになる。
- ▶ 健康を維持・増進することが出来るようになる。
- ▶ 機能の改善を認め、パフォーマンスの向上を認めるようになる。

疼痛管理

　痛みは主観的な体験であり、子どもによってその耐性は様々である。催眠療法の技法は、救急外来の場の疼痛コントロールに用いることも出来るし[12]、血液腫瘍性疾患で治療を受けている子どもの処置時の疼痛コントロールにも用いることが出来る[13]。

　急性の疼痛を感じている際には、子どもはより覚醒した意識状態にあり、痛みを取り去って欲しいという願いに強く動機づけされた状態にある。このような動機づけがあるがゆえに、子どもは自身のコントロール感覚を高めるような提案に反応しやすくなり、その結果、痛みの感覚を減らすことが出来るようになる可能性は高まる。心の中で、お気に入りの安心出来る場所にいることをイメージし、体から心を“切り離すこと”で、痛みを感じにくく安心出来る状況を作り出しやすくなる。ただし、片頭痛が出現してほどなくの、急性期の耐え難い痛みを感じている状態の子どもに対しては、催眠療法は効果を発揮しにくいであろう。常に子どもがそのような対応が出来るようになるわけではないであろうが、急性の疼痛発作が出現した際に備えて、子どもに何らの症状も認めていないときに対処技法を教育し実践出来るようになっておくことが望ましい。効果的な自己調整技法に関して紹介している書籍も出版されており、参考になるであろう。例えば、Kuttnerにより著された『子どもの疼痛：医療職には何が出来るか (Child in Pain: What Health Professionals Can Do to Help)』では、小児医療の専門家が自己調整技法を用いて痛みを抱える子どもを支援するためのガイダンスが、具体的に示されている[14]。

　慢性疼痛や再発性疼痛は、急性疼痛よりも一般的に管理が困難である。長期にわたり痛みを経験したり、痛みが何度も再発することを学習した子どもは、ますます不安感が高まり、絶望的な感情を抱くようになるかもしれない。このような状況では、慢性疼痛に伴い生じる困難性の強さと期待感の消失の両面に対応していく必要があり、自己調節技法の指導はより複雑化してしまう。慢性疼痛や再発性疼痛を認める子どもに対して自己調整技法が有効でないように思われる場合、臨床家はその状況について再度評価を行う必要がある。痛みというのは、心理的な防衛目的で生じている可能性もある。また慢性疼痛というのは、PTSD・うつ病・虐待などの重大なメンタルヘルス上の問題が潜在していることを示唆する所見でもあり、心理療法的な観点からの評価や介入の必要性について検討を行う必要があるであろう（Box 8-5）。

　ニューロフィードバック法〔訳注：脳波計とコンピュータと電極を用いるなどで、脳波の周波数〔要するに脳の活動〕の調整を行うバイオフィードバックの一種〕・瞑想・催眠という3つの有望な心理学的神経調節療法を、慢性疼痛のある若者に実施したいくつかの研究では、催眠療法は小児期の慢

Box 8-5　事例提示：腹痛

　6歳女児。2か月前から続く激しい腹痛を主訴に、母親によってクリニックに連れてこられた。痛みは朝食後から突然始まり、登校するまで続くとのことであった。このような腹痛が週何度か出現し、一旦出現すると1～2時間続くとのことであった。痛みが強いときには、腹部を押さえて前かがみになるほどであったが、発熱や嘔気や下痢などの症状は認めなかった。ただし、一旦登校すると、学校では何の問題もないとのことであった。便秘の既往はなく、諸検査で原因となる医学的異常は確認されなかった。

　問診によって、本児は学校に行きたくないと思っていることが判明した。スクールバスの中で同級生が怖がらせるようなことを本児に言ったため、また怖いことを言われるのではないかとの不安を抱いている様子であった。腹痛は、学校に行かなくて済む状況を作り、恐怖心から彼女を守る役割を果たしていたのである。

　クリニックの医師は、このことを学校側に伝えるべきであることを母親に話し、その後に本児に対して「おなかが痛くならないようにしたり、おなかが痛くなってもすごく痛くはなくなる方法を試してみたい？」と語りかけたところ、本児は興味を示した。話を進める中で、本児は人形やぬいぐるみが好きなことが分かり、医師は「とっても柔らかくてふにゃふにゃしているぬいぐるみは持っている？」と尋ねたところ、彼女は「持ってる」と答えた。医師は彼女に、おなかに息を入れ込むイメージでゆっくりと呼吸するように指導し、「ぬいぐるみみたいに、おなかをふにゃふにゃにしてごらん」と助言した。このエクササイズは、本児の腹部の働きを調整し、痛みが発生することを防ぐことを期待して実施したものである。本児はクリニックの中で、何度かこの呼吸法を実際に試し、上手に行うことが出来た。家でも、この呼吸法と「おなかを柔らかくするエクササイズ」を実践するように指導し、その後、帰宅とした（実際に、この自己調整技法の指導を行った時間は、およそ5分程度であった）。

　初診から1か月後、経過観察のために再診してきたが、エクササイズを始めてから腹痛があったのは1回だけだったとのことであった。その後のフォローアップ外来でも腹痛は認められないと報告された。母親は、校長と担任教諭とバスの運転手とで話し合いの機会を持ち、本児を怖がらせた子どもに関する問題も解決した。現在、彼女は楽しく登校しており、学業成績も友人関係も良好である。

性疼痛の軽減に有効であったと結論づけられているが、ニューロフィードバック技法や瞑想法の効果に対しては結論が出ておらず、さらなる臨床研究の実施が求められる[15]。慢性疾患や致死的となりうる疾患と診断された直後のなるべく早い段階（理想的には2～3日以内）に心理学的神経調整療法を実施した場合、子どもの場合にはより少ないトレーニング時間で、より多くの恩恵が生じることが示されている[16]。カナダ癌協会は1986年に「No Fears, No Tears」という動画を作成し、その13年後の1999年に改定版である「No Fears, No Tears: 13 Years Later」を公表しているが、その動画の中で、小児患者に対する自己調整技法の活用に関しての概説を行っている。癌に罹患した子どもは、苦痛を伴う侵襲的な医療処置を繰り返し受ける必要があり、強い苦痛を感じていることが多い。このような患者に、ディストラクション法（注意を外に向ける方法）・認知行動療法的技法・催眠療法的技法などを導入することは、疼痛を軽減し、対処能力を高めるうえで有効であることが研究で示されている[17]。

悪習慣の問題

　指しゃぶり、爪嚙み、抜毛（トリコチロマニア）、習慣性咳嗽などの悪習慣の問題は、子ども

にしばしば確認される。このような問題に対しても、催眠療法は良い適応であり、症状を低減する可能性がある。習慣性咳嗽の子どもを対象としたある後方視的研究では、かなりの子どもが催眠療法に反応し、咳の症状が解消されたと報告されている[18]。

　チックや抜毛など、いくつかのタイプの悪習慣は、しばしばストレスの多い状況の中で出現し、発症当初は心理的な要因が重要な意味を持っているが、ほとんどのケースでは、心理的な意味合いが消失した後にも、その習慣のみが残存してしまっている。習慣性咳嗽は、典型的には上気道炎などの感染を契機に出現し、感染が治癒した後にも、心因性の乾性咳嗽のみが長く遷延する。親指しゃぶりのような悪習慣は、幼少期に安心感を得るための行為として始まり、それが習慣化して持続したものもある。悪習慣の背後に、例えばその習慣があることで学校に行かなくて済むなどの何らかの動機が存在するわけではなく、かつ親だけではなく子どももその習慣がなくなって欲しいと考えている場合、催眠療法的な技法はその習慣を消失させるうえで有効となるであろう。問題の解決を図るうえで、子どもがその症状を自分でコントロール出来ることを強調することが、治療を効果的にするための鍵となる。

夜尿症

　夜尿症に対して催眠療法の実施を検討する場合、その前に、夜尿症が一次性か二次性か、中間遺尿を伴っているのか夜尿のみであるのかを評価し、尿路感染症、糖尿病、便秘などの器質的な病態が原因となっている可能性を除外する必要がある。一次性の夜尿は発達上の問題であると考えられるが、一旦夜尿がみられなくなった期間があった後に再度夜尿が出現するようになった二次性夜尿の場合には、子どもの生活において重大なストレス要因が加わった可能性を考慮する必要がある。器質的な原因のない夜尿症は、時間の経過とともに自然に治ると考えられている。子どもの年齢にもよるが、夜尿症は親子にとってのフラストレーションになりうるもので、宿泊を伴う行事など、子どもの活動の妨げになることもあり、また子どもが羞恥心や罪悪感を抱いてしまっていることも稀ではない。子どもや親が夜尿症を治したいと考えている場合、動機づけ行動管理法（リワード［ご褒美］の活用・濡れたベッドの片づけを手伝わせる、アラーム療法など）や、デスモプレシンの舌下療法などの薬物療法など、様々な方法が治療に用いられている[19]。夜尿症の子どもにも、催眠療法は良い適応である。催眠療法群とイミプラミン投与群の二つの治療群を比較したある研究では、両群の治療効果は同程度であったと報告されている。ただし、長期的なフォローアップの結果では、催眠療法群のほうがより有意に治療効果が大きかったとも報告されている[20]。イミプラミンなどの薬物療法には、稀ではあるが重大な副作用が生じる可能性があり、ときにそれが致死的ともなりうる。デスモプレシンは副作用はほとんど知られてはいない薬剤ではあるが、そもそも子どもに内服をさせること自体に抵抗を示す親も少なくない。アラーム療法は条件づけ行動療法の一種であり、有効性は高いもののアラームが鳴ることを嫌がる子どもも一定頻度存在している。夜尿症治療としての催眠療法は、少なくとも他の治療選択肢と同等の治療効果があり、効果の持続期間も長く、生命を脅か

すような副作用が生じる可能性は0である。自己調整療法や催眠療法は、夜尿症の治療として最も侵襲性が低く、多くの子どもにおいて良好な治療効果が得られるものである。

行動障害、注意欠如・多動性障害

　自己調整療法は、行動上の問題を抱える子どもの管理上、補助的療法としての優れた価値を有する。カウンセリングや行動療法などの治療に加えて、自己調整技法のトレーニングを行うことは、子どもの自尊心を高め、不適応行動をより効果的にコントロールする建設的な方法となりうる。注意欠如・多動性障害（ADHD）は、小児期に行動上の問題を呈する病態として、非常に頻度が高いものの一つである。ADHDの治療としては行動療法と、中枢神経刺激薬による薬物療法が一般的に推奨されている。ただし、ADHDに対してニューロフィードバック療法を用いることで、症状を短期的にも長期的にも改善する可能性が、システマティックレビュー研究で示されている[21]。バイオフィードバック療法と催眠療法を用いたある研究では、知能検査・ADHDの中核症状の頻度を評価する行動評価尺度・コンピュータによる注意力テスト（TOVA: Test of Variables of Attention）・大脳皮質覚醒の定量的脳波測定によって有用性が確認されたと報告されている[22]。このように、ニューロフィードバック療法はADHDの代替治療法として有望視されているが、ニューロフィードバック療法の有効性を確認するためには、より多くの研究を積み重ねていく必要がある[23]。

ストレスマネジメントと不安

　自己調整技法は、ストレスマネジメントにおいても優れた技法である。リラクゼーション法や催眠療法は、不安症状を抱える小児思春期の子どもの補助的治療としての有用性が証明されている。プライマリーケアの現場には、高いストレスレベルに晒されている子どもがときに受診してくるが、ストレスや不安というのは、身体的愁訴・行動障害・睡眠障害などの様々な形で現れる。子どもが自己催眠技法を学ぶことで、いつでもどこでも使える対処法を身につけることが可能となる。小児期に身につけたストレス対処法というのは、日常的なストレスや特別なストレスに対処するうえで、生涯にわたって活用することが可能である。

　CulbertとKajanderは2007年に、子どもがストレス・睡眠・痛みを管理するうえで有用となるキットを3種類の作成している（「痛みを従えよう：子ども向けセルフケアツール（*Be the Boss of Your Pain: Self-care for Kids*）」「ストレスを従えよう：子ども向けセルフケアツール（*Be the Boss of Your Stress: Self-care for Kids*）」「睡眠を従えよう：子ども向けセルフケアツール（*Be Boss of Your Sleep: Self-care for Kids*）」）。このキットには、指人形・小型指圧器具・スクイーズボール・画用紙・クレヨン・小型人形・吹き込みおもちゃなど、ストレス解消に役立つ道具がセットになっている。現在、このキットは様々な国で発売されているが、その内容や使用目的は国によって

若干異なっている。

　小学生を対象にしたストレスマネジメント法の介入効果を調べた研究では、心拍変動（HRV）が有意に改善され、不安に関する心理尺度のスコアも優位に低下したことが示されている。この研究では、小学3年生のクラスを対象に、子どもたちは教諭と一緒にストレスマネジメント法を学び、その後に約4か月間にわたって毎日10分間のグループ練習が行われた。HRVと心理尺度の測定は、介入前・4か月後（介入終了直後）・介入開始1年後に測定が行われたが、その介入効果は1年後にも続いており、むしろさらに良好な結果を示していた。この結果から、子どもたちがストレス要因に対処するためのスキルを習得し、日常生活の中でも活用していることが示唆された。研究に参加した子どもからは、学校の休み時間・テスト時間・家庭でこの技法を実際に活用しており有用性を感じている、とのコメントがなされている。ちなみに対照群においては、HRVも改善されず、心理尺度のスコアにも変わりはなく、また1年後の測定において、HRVや心理尺度の結果は増悪していたことが確認されている[24]（Box 8-6参照）。全般性不安障害・分離不安障害・場面緘黙症などの不安障害を抱える子どもにおいて、催眠技法は、治療的カウンセリングと併用することで、有用な補助的治療となりうる。

自己調整技法と ADHD

　注意欠如・多動性障害（ADHD）は、小児思春期の子どもにしばしば認められる病態であり、子どもの注意や集中力を改善する方法を見出すことは、臨床上も大きな関心事項である。いくつかの研究では、ニューロフィードバック技法がADHDの子どもに対する注意や集中力を改善するうえで有用であることが示されている。最近の研究では、スマートタブレットを用いたニューロフィードバック技法のトレーニングプログラムを使用することで、複数の神経心理学的テストや親の行動評価尺度のスコアが、対象群に比べて長期的に改善することが確認され、このような手法が注意や集中の問題を抱える子どもの認知機能を改善する可能性が示唆されている[25]。

　ADHDの子どもを対象に、ニューロフィードバック技法実施群と認知的トレーニング実施群と対照群とに分けて、コンピュータ使用時の注意と集中力の改善に対する短期的・長期的効果を比較したある無作為化対照試験（RCT）では、ニューロフィードバック群では、対照群に比べて有意な改善が認められたが、認知的トレーニング群では、対照群との有意差は確認されなかったと報告されている[26]。また、この研究を追跡した追加研究報告では、ADHDの症状が改善したケースのうちニューロフィードバック群では、認知的トレーニング群や対照群に比べて、その効果がより速やかに出現し、改善度合いもより大きく、また6か月後の追跡調査でもその効果が持続している割合がより高かったと報告されている[27]。これらの二つの研究では、中枢神経刺激剤の使用状況も確認されていたが、ニューロフィードバック群では内服量がほとんど増量していなかったのに対し、認知的トレーニング群や対照群の子どもでは内服量が大幅に増量されていたことも判明している。これらの研究結果からは、ADHDへの介入として

Box 8-6　事例提示：試験不安		

　16歳男児。試験になると極度の不安に襲われることが繰り返されており、自己調整技法を学ぶために紹介となった。そのような不安症状を認め成績が下がり始めたのは1年程前からであり、それまではずっと優秀な成績を収めていたとのことであった。勉強習慣には特に変化はなかった様子で、宿題もしっかりとこなしていた。家族に大きな変化は確認されておらず、共に大学生である2人の兄姉との仲も良好であった。本児には、同級生のガールフレンドがいたが、彼女も成績がよく、一緒に大学に行くのを楽しみにしている様子であった。

　母親は、本児のことを「常に完璧主義である」と語った。母親によると、兄が模試を受けるようになった頃から、試験の心配をするようになったとのことであった。本児は、「普段、勉強しているときには理解していると思っていたことが、いざ試験になると固まってしまい、考えがまとまらなくなってしまう」と語り、試験前日には眠れなくなることが多いとも語った。

　本児は、読書・絵を描くこと・コンピュータゲーム・水泳・サッカーが趣味で、夢は建築家になることと語った。幼い頃に犬を怖がっていたが、今はもう怖くないとも語った。睡眠状況について確認したところ、平日は6時間、休日は10〜12時間程度とのことであった。

　クリニックの医師は、試験の不安を低減しうる方法として自己催眠療法というものがあるが、それは毎日練習する必要があるとの説明を本児に行った。また、オリンピックに出場するアスリートの多くが自己催眠療法を実施していることを説明し、どのように行うのかを具体的に説明した。本児は習得することを希望し、毎日練習を行うつもりであると話した。母親には、「あくまで彼が自主的に行うことが重要であり、促したりしてはいけない」ということを強調して説明した。

　クリニックの医師は、漸進的筋弛緩法と、サッカーの試合に勝つことを集中してイメージするなどの自己催眠療法を本児に教え、毎日朝と夜の2回練習し、1週間後に再診するように指示をした。再診の際、彼は「毎日しっかりと2回練習をしている」と話した。実際、指先に体温センサーをつけて漸進的筋弛緩法を実施してみたところ、しっかりとリラックスが得られていることを示す末梢温の上昇が確認された。

　医師は、試験前に行う技法として深く眠るための技法を追加で教え、また試験で良い成績を取りその後に楽しいことが続くというイメージを構築する方法について練習を行った。

　その後は2週間ごとに2か月の間、電話再診を行ったが、本児は毎日の練習を継続して実施することが出来ており、2か月を経た時点で試験に対する不安は消失し、成績も向上していった。

ニューロフィードバック技法が有用である可能性を示唆されるが、さらなる明確化のためには今後より多くの研究を積み上げていく必要がある。

マインドフルネス

　マインドフルネスは、Kabat-Zinnによって初めて医療分野に導入されたもので、「今ここ（この瞬間）」に集中する技法であり、長年にわたって成人では広く活用されてきた。この技法を小児思春期の子どもに適用することに対しての関心が集まり始めているが、現時点ではサンプルサイズの小さい、対照群が置かれていない研究しか存在しておらず、その効果に関するエビデンスは限定的な状況にある。マインドフルネス・プログラムは学校現場でも活用され始めており、ADHDの子どもがより良い自己コントロール感を得るためのマインドフルネスのスキルにも関心が集まっている[28-30]。

医学的問題と自己調整技法

　いくつかの疾病は、自己調整技法に対する反応性が良い。心身症に位置づけられている疾患群である気管支喘息・片頭痛・過敏性腸症候群（IBS）などは、病態生理学的に明らかに心理精神的な要因が影響を及ぼすことが判明しており、生物行動学的疾病としても分類可能である。リラクゼーション法や自己催眠療法は、生物行動学的疾病を有する子どもの自己制御感を高め、症状の低減に有用となりうる。

　喘息の子どもが急性期の喘鳴を低減するために、自己催眠を学ぶことも出来る。喘息の子どもに催眠療法を用いた研究では、バイオフィードバック技法を併用した場合でもしなかった場合でも、救急外来の受診回数が減り、学校を休む日が減り、コントロール感覚が向上し、呼吸苦を伴う発作回数が減少したことが確認されている[31]。別の研究でも、催眠療法は、小児呼吸器内科分野において、一次的な治療としても補助的な療法としても有用であったと報告されている[32]。

　機能性腹痛や過敏性腸症候群（IBS）は、小児期にかなりの頻度で認められる病態である。いくつかの研究で、機能性腹痛や過敏性腸症候群の症状の低減に催眠療法が有用であることが示されている[33, 34]。ある長期的研究によると、これらの腹部症状を対象に催眠療法を実施された子どもでは、標準的な医学的治療では寛解率がわずか20％にとどまったのに対し、5年後にも68％のケースで症状が軽快した状態が続いていたと報告されている[35]。

　内服治療やその他の治療が奏功しなかった慢性頭痛の思春期児を対象としたある研究では、催眠療法に対しては良好な反応を示したと報告されている[36]。また、片頭痛の子どもを対象としたある研究では、プロプラノロール群やプラセボ群に比して、自己調節技法のトレーニングを受けた子どもでは、頭痛の頻度が著しく減少したと報告されている[37]（Box 8-7参照）。

　疣贅（イボ）は、小児のプライマリーケアの現場でしばしば対応する必要のある所見である。疣贅に対しては様々な治療が行われるが、しばしば自然治癒することも知られている。ただ疣贅は、治療しても再発するケースも多く、多くの子どもは何度も局所治療を受けることとなってしまう。自己催眠療法と局所的な外科的治療を比較した研究では、急性期にはいずれも疣贅は消失するが、治療後6か月の時点で、局所的な外科的治療群は、自己催眠療法群に比べてはるかに再発率が高かったと報告されている[38]（Box 8-8参照）。

糖尿病

　糖尿病の子どもは、頻繁な血糖測定、煩雑な食事療法、毎日の注射に対処しなければならない。糖尿病の子どもは、コントロールがうまくいかないと感じた際に、食事療法や薬物療法を十分に行えなくなることもある。催眠療法は、子どもが糖尿病との付き合い方を学び達成感を得る方法を提供することが出来、それにより不安感が低減されアドヒアランスの改善に繋がりうる。

Box 8-7　事例提示：片頭痛

　11歳女児。3年前から片頭痛の既往があった。前医である小児神経科医により診断を受け、プロプラノロール、シプロヘプタジン（ペリアクチン）、アミトリプチリンの処方を受けていた。また、規則正しい睡眠を取ることと特定の食品を避けることを指導されていた。

　学校での成績は良好で、友人関係にも問題はなく多くの友達がいるとのことであった。音楽が好きで、ピアノを習っているとも語り、8歳の弟と6歳の妹がおり、怖いものは「かみなり」と教えてくれた。

　初診の際、本児は少なくとも週に一度は片頭痛発作を認めていたが、たいていの場合には前兆があり、一旦始まると12時間程度は持続し、吐き気を伴い、ときには実際に嘔吐を認めていたとのことであった。片頭痛が始まると出来るだけ早く眠るようにし、たいていは起きると痛みは消えているが、その後数時間はフワフワした感じが続くとのことであった。

　片頭痛をコントロールするための方法として、自己催眠療法の話をしたところ、本児は興味を示した。催眠誘導の方法としては、本児の好きな音楽を用いることとした。好きな音楽を頭の中で流してもらいながら、徐々に全身の筋肉を弛緩させる方法を練習したところ、初回からすぐに上手に行うことが出来た。

　2回目の診察の際には、指先に体温センサーをつけたうえでエクササイズを実施してもらったところ、末梢温度は2度以上上昇し、適切なリラクゼーションが得られていることが確認された。その日は、痛みのシグナルについて同定するための技法を学び、もし片頭痛が起こった場合に、そのシグナルをオフにする方法を練習した。

　3週間後、3回目の診察が行われたが、この間、片頭痛発作は1回あっただけで、その頻度や程度はかなり低減していた。その後は電話診療によるフォローアップを半年間行ったが、片頭痛発作はわずか2回で、そのいずれもが睡眠不足という明らかな誘因があったときに発生したものであった。

Box 8-8　事例提示：疣贅

　7歳男児。2年前から四肢に疣贅を認め、皮膚科で局所治療として凍結凝固療法を何度か実施されたが、再発を繰り返していた。初診時には、左足に3個・右足に3個・左手に2個・右手に5個の計13個の疣贅が確認された。本児は小学2年生であったが、学校は楽しく行けており、学校にも近所にも多くの友人がいた。自転車に乗ったり、サッカーをしたり、アイススケートをしたりするのが好きで、姉と弟がいると語った。本児は「イボがあるのは嫌だけど、前の治療は痛かったから嫌だ」と話した。

　クリニックの医師が本児に「イボに栄養を与えないように頭の中でイメージして、リラックスするエクササイズを毎日することで、イボが消えちゃう子どももいる」と説明したところ、彼は興味を示した。医師は、毎日続けることが大事だからアラームをかけるとか、何かしっかりと忘れないような方法も考える必要がある旨を本児に伝えたうえで、母親には、自分で取り組むことが重要であるため「そろそろ時間だよ」「今日はやらないの」など母親から促すようなことはしないように強調した。医師は、催眠誘導として「自分がサッカーをしているところを頭に思い浮かべ、試合に勝つまでプレーしていることをイメージする」方法を指導し、その後に「13個のイボ一つひとつに、栄養が届かなくなるように自分自身に言い聞かせる」ことが指示された。

　2週間後に再診した時点で、本児の疣贅は7個に減っており、本児はとても喜んでいた。本児はさらに1か月間継続的にエクササイズに取り組み、3度目の受診の際には12個の疣贅が消失していて、新たな疣贅の形成も認められなかった。さらに3か月後に再診した時点で、すべての疣贅の消失が確認された。

医療処置

　予防接種・静脈採血・点滴・導尿・浣腸など、医療処置の多くは痛みを伴うものであり、子どもにとって大きな不安の種となりうる。睡眠療法の技術を子どもに活用することで、医療処 [39-40] えば、排尿時膀胱尿道造影
作為化対照試験では、催眠 [41]。ディストラクション法
注射に関連する痛みや苦痛

不安を軽減し、入院期間を
の研究報告も存在する [43]。

○外来治療

者は自身のケアを受ける子
あろう [44]。自覚していない
ける原則を長年の小児科臨
きたのである。催眠療法の
重に選び、新しい言葉を導
づくであろう。その一方で、
ことは、当初考えていたよ
ことに気付くであろう [45]。
十分に組み入れることが可
際、あるいは単に見知らぬ
ごすことが出来るようにす

吹きかけることは、採血や
点滴などの処置の際に子どもの痛みを低減させる効果的な方法である。

▶ シャボン玉は診察室に入ってくるなり叫び出す乳幼児の注意を引きつけ、子どもがその場をより快適に感じることが出来るようにするために、使用することが出来る。

▶ 子どもの診察を行う前に、ぬいぐるみや人形を相手にそれをやって見せることも出来る。診察を受けたとしても、ぬいぐるみや人形で見た通り、取り立てて痛い思いをするわけではないということを具体的に見て理解してもらうことで、子どもが不安を感じずに診察を受けられるようになる可能性は高まる。

▶ 咽頭培養が必要となった子どもに、口を開けたままじっとする際に、楽しいことを考えながらゆっくりと深呼吸をするように指導することも出来るであろう。

▶ 処置中に子どもが好きな音楽を選んで聴けるようにすれば、子どもがそれに意識を集中しリラックス出来るかもしれない。

プライマリーケア医療者が催眠療法を学ぶ方法を、以下に掲示する。

1．3日間の催眠療法の基礎講習を受講する（Box 8-9参照）。

2．基礎講習を受講した後に、メンターを探し連絡を取り合う。基礎講習の終了時には、新たに講習を受けた医療者を支えモチベーションを維持するために、臨床現場において生じた疑問について助言を与えてくれるメンターの情報が提供される。小児医療の専門家が、小児医療の現場で催眠療法をどのように活用すべきかについての知識を共有するためのメーリングリストが用意されており、活発な議論が行われている。

3．フォローアップのワークショップを受講し、催眠療法に関する教科書や雑誌を読み、毎年開催される催眠療法に関する学術集会に出席する。

4．学会認定の催眠療法の認定医試験を受験する。認定医試験は、米国医療催眠療法学会（ABMH: American Board of Medical Hypnosis）、米国心理催眠療法学会（ABPH: American Board of Psychological Hypnosis）、米国歯科催眠療法学会（American Board of Dental Hypnosis）、米国臨床社会福祉催眠療法学会（AHBCS: American Hypnosis Board for Clinical Social Work）の学会が共通して運営している。試験に関する情報は、米国臨床催眠療法学会（ASCH: American Society of Clinical Hypnosis）や実践臨床催眠療法学会（SCEH: Society for Clinical and Experimental Hypnosis）から入手可能である。

小児の催眠療法に関する研究の状況

　小児に対する催眠療法の研究は、過去40年以上にわたって継続されてきた。初期の頃の研究は、スタンフォード小児催眠感受性尺度開発研究など、子どもの催眠療法への感受性の評価に主眼が置かれていた。その後の研究のほとんどは、疼痛管理、悪習慣問題、疣贅（イボ）の低減、学業成績不安などの各論的分野で、子どもに対する催眠療法の有効性を証明せんとする臨床研究であった。子どもの好み・学習スタイル・発達段階は様々であるために、子どもへの

Box 8-9　催眠療法のトレーニングを提供している団体

■ 米国小児催眠療法研修所（NPHTI: National Pediatric Hypnosis Training Institute）（www.nphti.org）
■ 実践臨床催眠療法学会（SCEH: Society for Clinical and Experimental Hypnosis）（www.sceh.us）
■ 米国臨床催眠療法学会（ASCH: American Society of Clinical Hypnosis）
　（隔月でトレーニング・ワークショップを開催している）（www.asch.net）

催眠療法の研究プロトコルを立案することは、非常に複雑で困難なものとなりうる。それゆえに研究プロトコルの多くは、催眠療法への誘導時に同一の手段が用いられており、誘導に費やした時間も既定の時間に定められていることがほとんどである。実際には誘導として音楽を聴くことを好む子どももいれば、心的イメージを選んでそのイメージに集中することを好む子どももいるわけであるが、研究のプロトコルには、子どもが誘導の時間を好んでいたのか否かに関して、研究の重要な変動要素として記載されることはおよそない。他にも、例えば学習障害（LD: learning disability）（限局性学習症［SLD: specific learning disorder]）というのは簡単に診断が出来るわけではないが、睡眠療法の調査研究の際、調査前にLDを診断するための詳細な評価を行うことは、通常はない。LDの一種である聴覚処理障害（APD: auditory processing disorder）などが存在している場合、子どもが自己催眠療法の技法を学び、実践するうえでの妨げとなりうる。これらの変動要素はそれぞれ、催眠療法やその他の方法による介入効果を評価するためのメタアナリシスを行うことを困難にしてしまっている。「リラクゼーション・イメージ法」「イメージ法」「視覚イメージ法」「漸進的筋弛緩法」などの様々な介入手法は、それぞれ催眠状態の導入に使用される手法である。小児における催眠療法の有効性に関する研究の分析を適切に行ううえで、催眠療法の誘導に用いた手法を含めて精緻なプロトコルを立て、それについても研究報告内に明記する必要がある。

　研究の中には、対照群として設定したグループに対しても、治療的介入を行っているものもある。例えば、Scharffらが報告した「A controlled study of minimal-contact thermal biofeedback treatment in children with migraine（片頭痛の小児における、最小限度の接触性温感バイオフィードバック技法に関する対象研究）[46]」という研究報告では、子どもたちは、「温熱バイオフィードバック技法実施群」「冷感バイオフィードバック技法を実施した対照群」「待機リスト対照群」に無作為に割りつけられている。「温熱バイオフィードバック技法実施群」「冷感バイオフィードバック技法を実施した対照群」の二つのグループに対しては、認知−行動ストレス管理トレーニング、温感バイオフィードバック療法、漸進的筋弛緩法、暖かな場所をイメージしてもらうイメージ法、深呼吸を組み合わせた治療が4セッション実施された。このように、この研究では対照群に設定された子どもに対しても、自己催眠療法が実施されていたのである。

　自己催眠療法と免疫に関して検討を行ったいくつかの実験室的な対照研究によって、自己催眠療法を学ぶことで、子どもの液性免疫や細胞性免疫に変化が生じうることが判明している。例えば、Olnessらによる自己催眠療法を受けた子どもの唾液中のIgA濃度を検討した研究では、自己免疫療法により子どもの免疫調節能が一定程度促進されることが示されている[47]。この研究は、Hewson-Bowerによる「上気道感染を頻繁に繰り返す子どもに対し自己催眠療法を実施することで、感染症に罹患する頻度が減少し、罹患した際の治癒までの期間が短縮する」という臨床研究[48]の基盤となった。

　LandryとRazは、催眠療法の神経生物学的基盤に関する見解を統合するために、睡眠療法を実施した子どもの脳神経画像（PETやfMRIなど）について検討した38編の論文のメタアナリシスを行い、「催眠療法は、大脳の前頭前野と前帯状皮質（ACC）の活動に直接的に影響を及ぼしている」と結論づけている[49]。またこの研究では、具体的な課題を提示しない催眠誘導

の段階では、催眠療法は主に前頭葉と視床下部に影響を及ぼしており、具体的課題が与えられることで、関連する特定の脳領域が活性化するとも結論づけられている。例えば、痛みの知覚を変化させるための指示は、痛みの知覚に関与する体性感覚野と前帯状皮質（ACC）に影響を及ぼすこととなる。なおLandryとRazは、ほとんどの研究において、被験者が小児催眠感受性尺度で高スコアであったのか低スコアであったのかが区別されていなかったとの指摘も行っている。今後は、催眠療法に関する個人の感受性の差異を含め、より厳密にコントロールされた研究デザインの研究を積み上げていく必要がある。

▌参考文献

1. Elliotson J. *Numerous Cases of Surgical Operations Without Pain in the Mesmeric State*. Philadelphia, PA: Lea and Blanchard; 1843

2. Braid J. *Neurypnology, or the Rationale of Nervous Sleep*. New York, NY: Julian Press; 1960 (original publication 1843)

3. Bramwell JM. *Hypnotism: Its History, Practice, and Theory*. New York, NY: Julian Press; 1903 (reissued with new introduction 1956)

4. London P. *Children's Hypnotic Susceptibility Scale*. Palo Alto, CA: Consulting Psychologists Press; 1963

5. Dikel W, Olness K. Self-hypnosis, biofeedback, and voluntary peripheral temperature control in children. *Pediatrics*. 1980;66(3):335–340

6. Kohen DP, Kaiser P, Olness K. State-of-the-art pediatric hypnosis training: remodeling curriculum and refining faculty development. *Am J Clin Hypn*. 2017;59(3):292–310

7. Culbert T, Olness K, eds. *Integrative Pediatrics*. Oxford University Press: New York, NY; 2010

8. Culbert TP, Reaney JB, Kohen DP. "Cyberphysiologic" strategies for children: the clinical hypnosis/ biofeedback interface. *Int J Clin Exp Hypn*. 1994;42(4):97–117

9. Kuttner L. Helpful strategies in working with preschool children in pediatric practice. *Pediatr Ann*. 1991;20(3):120–122, 124–127

10. Wolsko PM, Eisenberg DM, Davis RB, Phillips RS. Use of mind-body medical therapies. *J Gen Intern Med*. 2004;19(1):43–50

11. Olness K, Libbey P. Unrecognized biologic bases of behavioral symptoms in patients referred for hypnotherapy. *Am J Clin Hypn*. 1987;30(1):1–8

12. Kohen DP. Applications of relaxation/mental imagery (self-hypnosis) in pediatric emergencies. *Int J Clin Exp Hypn*. 1986;34(4):283–294

13. LeBaron S, Hilgard JR. *Hypnotherapy of Pain in Children With Cancer*. Los Altos, CA: William Kaufman; 1984

14. Kuttner L. *A Child in Pain: How to Help, What to Do*. Point Roberts, WA: Hartley and Marks; 1996

15. Miró J, Castarlenas E, de la Vega R, et al. Psychological neuromodulatory treatments for young people with chronic pain. *Children (Basel)*. 2016;3(4):E41

16. Olness K, Singer L. Five-year follow-up of 61 children taught cyberphysiologic strategies as adjunct management in cancer. *Top Pediatr*. 1989;7:2–6

17. Flowers SR, Birnie KA. Procedural preparation and support as a standard of care in pediatric oncology. *Pediatr Blood Cancer*. 2015;62(suppl 5):S694–S723

18. Anbar RD, Hall HR. Childhood habit cough treated with self-hypnosis. *J Pediatr*. 2004;144(2):213–217

19. Wootton J, Norfolk S. Nocturnal enuresis: assessing and treating children and young people. *Community Pract*. 2010;83(12):37–39

20. Banjeree S, Srivastav A, Palan BM. Hypnosis and self-hypnosis in the management of nocturnal enuresis: a comparative study with imipramine therapy. *Am J Clin Hypn*. 1993;36(2):113–119

21. Fox DJ, Tharp DF, Fox LC. Neurofeedback: an alternative and efficacious treatment for attention deficit hyperactivity disorder. *Appl Psychophysiol Biofeedback*. 2005;30(4):365–373

22. Monastra VJ, Lynn S, Linden M, Lubar JF, Gruzelier J, LaVaque TJ. Electro-encephalographic

biofeedback in the treatment of attention-deficit/hyperactivity disorder. *Appl Psychophysiol Biofeedback*. 2005;30(2):95–114

23. Nash J. Commentary on neurofeedback. *Biofeedback Self Regul*. 2008;36:15

24. Bothe DA, Grignon JB, Olness KN. The effects of a stress management intervention in elementary school children. *J Dev Behav Pediatr*. 2014;35(1):62–67

25. Shin MS, Jeon H, Kim M, et al. Effects of smart-tablet-based neurofeedback training on cognitive function in children with attention problems. *J Child Neurol*. 2016;31(6):750–760

26. Steiner NJ, Frenette EC, Rene KM, Brennan RT, Perrin EC. Neurofeedback and cognitive attention training for children with attention-deficit hyperactivity disorder in schools. *J Dev Behav Pediatr*. 2014;35(1):18–27

27. Steiner NJ, Frenette EC, Rene KM, Brennan RT, Perrin EC. In-school neurofeedback training for ADHD: sustained improvements from a randomized control trial. *Pediatrics*. 2014;133(3):483–492

28. Perry-Parrish C, Copeland-Linder N, Webb L, Sibinga EM. Mindfulness-based approaches for children and youth. *Curr Probl Pediatr Adolesc Health Care*. 2016;46(6):172–178

29. Burke CA. Mindfulness based approaches with children and adolescents: a preliminary review of current research in an emergent field. *J Child Fam Stud*. 2010;19(2):133–144

30. Perry-Parrish C, Copeland-Linder N, Webb L, Shields AH, Sibinga EM. Improving self-regulation in adolescents: current evidence for the role of mindfulness-based cognitive therapy. *Adolesc Health Med Ther*. 2016;7:101–108

31. Kohen DP. Relaxation/mental imagery (self-hypnosis) for childhood asthma: behavioral outcomes in a prospective controlled study. HYPNOS. *Swed J Hypn Psychother Psychosom Med*. 1995;22:133–144

32. McBride JJ, Vlieger AM, Anbar RD. Hypnosis in paediatric respiratory medicine. *Paediatr Respir Rev*. 2014;15(1):82–85

33. Rutten JM, Reitsma JB, Vlieger AM, Benninga MA. Gut-directed hypnotherapy for functional abdominal pain or irritable bowel syndrome in children: a systematic review. *Arch Dis Child*. 2013;98(4):252–257

34. Gulewitsch MD, Müller J, Hautzinger M, Schlarb AA. Brief hypnotherapeutic-behavioral intervention for functional abdominal pain and irritable bowel syndrome in childhood: a randomized controlled trial. *Eur J Pediatr*. 2013;172(8):1043–1051

35. Vlieger AM, Rutten JM, Govers AM, Frankenhuis C, Benninga MA. Long-term follow-up of gut-directed hypnotherapy vs. standard care in children with functional abdominal pain or irritable bowel syndrome. *Am J Gastroenterol*. 2012;107(4):627–631

36. Kohen DP. Chronic daily headache: helping adolescents help themselves with self-hypnosis. *Am J Clin Hypn*. 2011;54(1):32–46

37. Olness KN, MacDonald JT, Uden DL. Comparison of self-hypnosis and propranolol in the treatment of juvenile classic migraine. *Pediatrics*. 1987; 79(4):593–597

38. Felt B, Hall H, Schmidt W, Olness K, et al. Warts in children. Self-hypnosis compared to other approaches. *Am J Clin Hypn*. 1998;40:88–96

39. Schechter NL, Bernstein BA, Zempsky WT, Bright NS, Willard AK. Educational outreach to reduce immunization pain in office settings. *Pediatrics*. 2010;126(6):e1514–e1521

40. Kohen D, Olness K. *Hypnosis and Hypnotherapy With Children*. 4th ed. New York, NY: Routledge; 2011

41. Butler LD, Symons BK, Henderson SL, et al. Hypnosis reduces distress and duration of an invasive medical procedure for children. *Pediatrics*. 2005;115(1): e77–e85

42. Birnie KA, Noel M, Parker JA, et al. Systematic review and meta-analysis of distraction and hypnosis for needle-related pain and distress in children and adolescents. *J Pediatr Psychol*. 2014;39(8):783–808

43. Kuttner L. Pediatric hypnosis: pre-, peri-, and post-anesthesia. *Paediatr Anaesth*. 2012;22(6):573–577

44. Sugarman LI. Hypnosis in a primary care practice: developing skills for the "new morbidities." *J Dev Behav Pediatr*. 1996;17(5):300–305

45. Kohen DP, Olness KN. Self-regulation therapy: helping children help themselves. *Ambul Child Health*. 1996;2(1):43–58

46. Scharff L, Marcus DA, Masek BJ. A controlled study of minimal-contact thermal biofeedback treatment in children with migraine. *J Pediatr Psychol*. 2002;27(2):109–119

47. Olness KN, Culbert T, Uden D. Self-regulation of salivary immunoglobulin A by children. *Pediatrics*. 1989;83(1):66–71

48. Hewson-Bower B. *Psychological Treatment Decreases Colds and Flu in Children by Increasing Salivary IgA* [thesis]. Perth, Western Australia: Murdoch University; 1995

49. Landry M, Raz A. Hypnosis and imaging of the living human brain. *Am J Clin Hypn*. 2015;57(3):285–313

第9章

補完的療法／統合的治療

ジェーン・R・ハル（医学士）

統合医療は、科学的根拠に基づく最善の医学的治療法に加え、
患者の精神的・情緒的なニーズに共感し配慮を示すものであり、
従来の医療の効果を補完しうると考えられる場合には、
適切な形で実施がなされる必要がある。

　科学界の一部の懐疑論者から批判されることは稀ではないものの、近年、補完統合医療
（CIM: complementary and integrative medicine）に対する関心は、とりわけメンタルヘルス上の問
題を抱えた患者や、その治療に当たっている臨床家の間で高まりをみせている。かつては邪
道とも考えられていた鍼灸や指圧、バイオフィードバック療法、誘導イメージ療法、催眠療
法などは、最近ではクリニックや病院で働く小児医療者の多くが診療に組み込んでいる（「第8
章：自己調整療法およびバイオフィードバック療法」を参照）。ハーブ（生薬）・エッセンシャルオ
イル・栄養補助食品・整体・カイロプラクティスなど、他にも多くの補完的な治療法が一般の
人々の間で広く利用されており、一般的な病院でも活用される機会は徐々に増えている。ヘル
スケアの品質評価の各種研究により、日常診療において患者の宗教的／霊的信念（スピリチュ
アル）や文化に根ざした伝統的なヒーリング法を尊重することの重要性が認識されるように
なっている。小児医療であれ統合医療であれ、かかりつけ医の臨床実践において、ケアの中心
は子どもと家族であることは何よりも重視されるものであり、小児医療の場で補完統合医療が
用いられる機会は、年々広がっている。実際、小児医療の現場では、他の多くの専門分野に比
べて、予防と健康増進を重視する補完統合医療はより積極的に取り入れられている。
　2004年7月に実施された調査では、小児科医の96％が、自身の患者で補完統合医療を利用
している子どもがいると回答していたが、日常診療の中で患者に対し「補完統合医療を利用し
ているか」とルーチンに尋ねている小児科医の割合はわずか37％であった、と報告されてい
る。またこの調査では、小児科医のほとんど（84％）が、補完統合医療に関心を持っている家
族に対して適切なカウンセリングを行うために、補完統合医療に関するより深い知識を得たい
と回答していた[1]。補完統合医療を利用している割合は、複数の慢性疾患を持ち専門医の治療
を受けている子どもにおいてとりわけ高い傾向にあり、一般小児科医だけでなく専門医もこの

ような治療法について、より深く知る必要があるといえる[2]。ほとんどの親は、自分の子どもの主治医である小児医療者（本章では一般小児科医だけではなく小児科専門医、ならびに小児思春期の子どものヘルスケアを担う立場の家庭医・内科開業医・ナースプラクティショナーや医療助手などをすべて包含した用語として用いている）と、補完統合医療について議論をしたいと望んでおり、またそのような議論を望む親の80％以上が、実際に自分の子どもに補完統合医療を用いているとされている。一方、実際に小児医療者と補完統合医療について議論を行った経験のある親は半数に満たなかったとも報告されている[3]。このようなコミュニケーションの欠如は、子どものケアの質を低下させる可能性がある。

　小児への統合医療（PIM: Pediatric integrative medicine）は、小児思春期の子ども（以降、本章では特に断りのない限り「子ども」と総称する）のケアにおける最も新しいサブスペシャリティとなりうる分野の一つである。実際、北米だけでも、補完統合医療の臨床治療・研修医教育・研究に関するプログラムが、少なくとも16か所の小児科部門で展開されている[4]。しかし、小児科医があらゆる補完統合的な治療法やその製品について専門的に知っている必要はなく、すべての小児科医が専門的なトレーニングを受ける必要があるわけでもない。一方で、生物心理社会的医療を否定したり、批判的思考法についてのトレーニングを受けることについて拒否的な姿勢をあえて示す必要がないように、補完統合医療についてもあえて拒否的な姿勢を示す必要もないであろう。インターネットの登場により補完統合医療に対しての需要は飛躍的に高まっており、マスメディアによる健康情報をいかに取り扱っていくのかは、小児医療における新たなコンピテンシー（職業的能力）として求められているといえよう。21世紀の小児科医は、以下に列記した能力を備えている必要がある。

> ▶ 単に診断を行うだけでなく、患者や家族の健康目標に焦点を当てる必要がある。
> ▶ 患者や家族が、補完統合医療を併用しているか否かについて、ルーチンに問診を行う。
> ▶ 健康的なライフスタイルを促進するために、実証されている行動科学的技術を用いて、エビデンスに基づき、補完統合医療に関してのカウンセリングを実施する。
> ▶ 補完統合医療を実践している医療者と連携し、患者や家族がそれを求めた際に、適切と判断した場合には、その連携先へと紹介を行う。
> ▶ 補完統合医療を実践している場合、潜在的な副作用についてモニタリングを行う。

　本章では、補完統合医療の定義を明確にし、補完統合医療に関する問診方法や、カウンセリングを実施する方法、補完統合医療を実践している医療者との連携方法や紹介の方法について概説を行っている。補完統合医療に関して、さらなるスキルアップを目指している小児科医に向け、本章の最後にあるBox 9-4では、補完統合医療の研修の機会について紹介を行っている。

補完医療と統合医療

　補完医療や統合医療というのは、米国で行われている従来の医療には含まれない、あらゆる医療システム・治療法・製品を包含する用語である。これらの治療法というのは、従来の医療を補完するために用いられることがあるゆえに、「補完」という用語が使われている。一方、臨床医が包括的な治療計画の一部としてこれらの治療法を使用した場合には、「統合医療」という用語で説明が行われる。従前、「代替医療」という用語がしばしば用いられてきたが、この用語には「従来の医療にとって代わるもの」という意味合いが強く含まれてしまうため、今ではほとんどの医療者はこのような用語を用いることはなくなっており、米国立衛生研究所（NIH）はもはやこの用語を使用しなくなっている。「統合医療」という言葉は、米国小児科学会（AAP: the American Academy of Pediatrics）で採用され、学会内の「統合医療検討委員会」が代表して各種の検討を行っている。

　統合医療とは、従来の医療に単に補完療法を加えることを指すわけではなく、より高レベルの医療ケア体制となることを目指すものである[5]。北米の71の大学医療センターと関連施設からなる「統合医療のための学術的コンソーシアム（Academic Consortium for Integrative Medicine & Health）」は、統合医療を以下のように定義づけている。

　　　統合医療は、医師－患者関係の重要性を再確認し、患者に全人的に関わり、治療法に関してエビデンスに基づく情報提供を行い、健康の増進と疾病の治癒の達成に向け、適切と思われるあらゆるライフスタイルの改善法と治療法を実践し、あらゆる分野のあらゆる専門的医療者を活用するものである[6]。

　統合医療は、治療関係を中心に据え、予防の重要性と自然治癒力を強調するものである。統合医療は、科学的根拠に基づく最善の医学的治療に加え、患者のスピリチュアル的なニーズや情緒的なニーズへの共感と配慮を行い、適切な場合には従来の医学を補完するアプローチを積極的に用いることを推奨している[7]。統合医療というのは、端的に言って優れた小児医療上の実践である、とまとめている医療者もいる[8]。

　米国立衛生研究所（NIH）は、2001年に成人31,044名を対象に調査を行い、補完統合医療を心身医療・生物学に基づく実践・マニピュレーションや身体をベースにした実践・全人医療系・エネルギー療法の5つに分類して評価し、ランクづけを行っている。しかし、この1996年の5つのカテゴリー分け以降に、小児科の臨床実践では、「ライフスタイル戦略（健康的な生活習慣の確立）」「生物化学的治療（内服薬とサプリメント）」「生体力学的治療（手術・マッサージ・マニピュレーションを用いた実践）」「バイオフィールド療法（鍼治療、祈り、ホメオパシー）」の4つに分類し、より相乗的に従来の医療に取り入れる形で発展していった[9]。

ライフスタイル戦略

　健康的な生活習慣は、生涯を通じて健康を維持するための鍵となる。健康的な生活習慣には、以下のようなものが含まれる。

- ▶ 健康的な栄養摂取
- ▶ 健康的な身体活動
- ▶ 健康的な睡眠
- ▶ 健康的な情緒／精神の自己調整
- ▶ 健康的な社会的関係性
- ▶ 健康的な環境（含、有害物質の回避）

　健康的な生育環境には、物理的・心理的・社会的・教育的・政治的な環境が含まれる。例えば、音楽を聴いたり、自然の中で過ごしたりすることは、あらゆる年齢の子どもにとって治療的な効果をもたらす。

　本章では、中でも"健康的な情緒／精神の自己調節"に焦点を当てて概説する。従来、ケアというのは、一般的に精神科治療・行動療法・心理療法・グループ療法を指していたが、統合的ケアは、バイオフィードバック療法・瞑想法・催眠療法・誘導イメージ療法・ヨガを含めた心身両面に働きかける戦略を含めたものである。これらの戦略を用いる目的は、子どもが適切な精神的／情緒的な健康状態にあることを満たし、子どものレジリエンス（逆境をはねのけ回復する力）を高めることにある。

　心身両面に働きかける医学というのは、患者の感情的・精神的・霊的（スピリチュアル）・行動的なあらゆる要素を活性化し、免疫や内分泌機能を含む生理的メカニズムを安定的にするあらゆる治療法を含めるものである[10]。35年以上も前に、Greenらは既に心身相関について以下のように言及している。

>　　生理的状態の変化というのは、意識的であれ無意識であれ、すべて精神的／感情的な状態の変化を伴うものであり、また精神的／感情的な状態の変化というのは、すべて生理的状態の変化を伴うものである[11]。

　心と身体が双方向性に及ぼす影響というのは、ポジティブなものであれネガティブなものであれ、子どもの健康状態に大きな媒介効果をもたらしうる。ここ20年間に、心身療法は、頭痛、喘息、夜尿症、睡眠障害、痛み、ストレス関連症状など、多くの小児疾患に安全で有効な治療法であると認識されるようになってきた[12-18]。心身療法は自律神経の過敏状態を軽減し、注意欠如・多動性障害（ADHD）の子どもにおいても有益となりうる[19]。

　米国立衛生研究所（NIH）によるならば、祈りなどのスピリチュアル・宗教的実践は、米国で最も普及している補完療法である。米国の成人の80％近くが、宗教は患者やその家族が疾

病に対処するうえで有用となると考えていて、75％の人が他者に祈りを捧げることは、その人の疾病の治癒にいくばくかの影響を与えると考えており、56％の人は実際に信仰が疾病や怪我からの回復に有用であったと考えていた[20]。「スピリチュアリティ」という用語は、正式な宗教を含む場合もあれば、含まない場合もある。患者が自己・他者・自然・高次の存在との繋がりが断たれたと感じたり、希薄な状態と感じる状態になった際に、スピリチュアル的な危機として臨床の現場で認識されうる。スピリチュアルな信念というのは、医学的な判断を行う際、しばしば重要な問題として持ち上がる[21]。スピリチュアル的なウェルビーイングが保たれた状態というのは、良好な対処能力[22]・回復の早さ[23]・生活の質の向上[24]と密接に関係している。多くの患者は、病気になったことに意味づけを与え、希望を見出し、恐怖を克服するうえでのサポートを受けることを望んでおり[25]、スピリチュアルなニーズが満たされない場合、絶望感を抱いてしまうリスクとなり[26]、死亡率の上昇とも関連していると報告されている[27]。子どもが致死的となりうる疾病に罹患したり、死亡した際に、両親に重大なスピリチュアル・ニーズが発生することはしばしばである[28]。

　心を鍛え感情調整能力を高めるうえで、各種の瞑想法が有効となることは様々な研究で示されており、このような治療を導入することで、子どもであっても大人であっても痛みが低減し、症状も軽快することが示されている[29]。例えば、マインドフルネスに基づくストレス軽減技法や、マインドフルネスに基づく認知行動療法は、精神疾患を持つ思春期児の心理的苦痛を軽減し、都市部に住む思春期児や若年成人の敵意やストレスを軽減することが示されており[30, 31]、太極拳やヨガなどの動的な瞑想法も、行動の問題を低減し、メンタルヘルスを改善し、身体症状を低減させ、体力を改善させると報告されている[32]。

　患者にとって意味のある言葉・フレーズ・音・祈り・動きなどを繰り返すことは、リラックスした状態を引き出すことに繋がる。患者は、それらの事項を繰り返すことで集中を高め、頭に浮かんだ押しつけがましい考えを受け流すことを技術として学ぶことになる。リラックスした状態に入ることで、代謝状態の低水準化・呼吸数減少・血圧低下・筋肉の弛緩・心拍数低下・徐波脳波の増加などの生理的反応が現れる[33]。

　音楽・アート・ダンス・演劇・詩などを用いた創造的芸術療法や表現的療法というのは、70年以上にわたりカウンセリングの現場で心理療法として活用されてきた。カウンセリングやリハビリテーションの現場で、視覚的な芸術作品に触れる形で提供される補完療法として、アートセラピーと呼ばれる心理療法も活用されている。演劇療法は、ドラマや演劇を治療の過程で用いて、症状の緩和、自己成長、感情的・身体的統合を達成することを目的として行われる心理療法である。詩やその他の文学的作品の創作は、癒しや個人的な成長のために心理療法に取り入れることが可能である。ダンス療法は、感情・認知・身体機能・行動に変化をもたらすことが研究で示されている。ニアは感覚に重点を置いた運動であり、当初は飛んだり跳ねたりすることのないエアロビクスを指す用語であったが、神経学的統合運動としての実践と指導を取り入れ発展していった。現在ではニアはマーシャルアーツ・モダンダンス・ヨガを組み合わせた運動として取り組みが進み[34]、チャイルド・ライフ・スペシャリストやチャイルド・プレイ・セラピストによって、子どもが疾病や心理社会的困難に対処する一助として活用されて

いる。

　音楽療法、すなわち音楽のメロディー・リズム・ハーモニー・音色・形式・スタイルを癒しのために意図的に使用することも、子どものウェルビーイングの向上に非常に有用となる。早産児に音楽療法を実施した研究では、音楽療法は心拍数や呼吸数を下げ、酸素飽和度を上げ、睡眠パターンを改善し、吸啜行動を改善し、カロリー摂取量と体重増加を改善し、唾液中のコルチゾール濃度を下げ、苦痛に基づくと思われる行動を減少させることが示されており、また早産児の療育を行う立場になった親のストレスを低減することも判明している[35-39]。手術を行うこととなった患者の術中・術後に音楽療法を実施することで、痛みが減弱し、鎮静剤・鎮痛剤の使用を含む薬品の必要量を減らすことが可能であったとの研究報告も存在している[40,41]。音楽療法は、痛みを伴う医学的処置の際にも有用であることが示されている[42]。例えば、小児癌患者において、音楽療法は痛みや苦しみを軽減し、気分や態度を改善することが示されている[43-47]。集中治療室を対象とした研究でも、音楽療法は患者の不安や抑うつを軽減することが示されており[48-51]、終末期の患者を対象とした研究では、音楽療法はQOLを改善することが示されている[52-54]。

　多くの政府機関・国家機関が、国民の身体活動レベルを向上させることの重要性に注目し始めている。米国スポーツ医学会（ACSM: American College of Sports Medicine）は、「運動は医学的治療（Exercise is Medicine）」というスローガンを掲げ、世界的な健康啓発活動を展開している。この啓発活動に関しては、このキャンペーンのウェブサイト（www.exerciseismedicine.org）で確認が可能である。この活動の焦点は、すべての医療者が患者の治療計画に身体活動を積極的に取り入れるようになることにある。6歳から17歳の小児思春期の子どもの身体活動ガイドラインでは、一日60分、中等度から強度の身体活動を行うことが推奨されている。また筋肉を強化するために、週に3回程度、この60分の中に筋力トレーニングを含めることが推奨されている。また、米国小児科学会（AAP）は、2歳未満の子どもにはスマートフォンやテレビなどのスクリーンを見つめる時間を作らないようにすること、2歳以上の子どもではそのような時間を一日2時間以内とすることを推奨している。子どもの身体活動に関する『子どもの明るい未来のために：乳幼児期・小児期・思春期の子どもの健康を見守るためのガイドライン（*Bright Futures* ガイドライン）』の記載内容を、表9-1に提示している。

　また、すべての患者は、以下の身体活動表を用いた運動習慣の評価を行う必要がある。

1．平均して、中程度から強度の身体活動を週に何日程度行っていますか？
　　週_____日程度
2．平均して、中程度から強度の身体活動を、一日何分程度行っていますか？
　　一日あたり約_____分程度
3．総活動時間（1週あたりの運動日数×一日のあたりの運動分数は？
　　1週間あたり約_____分程度

　身体運動は、うつ症状を低減させることが判明しているが、未治療のADHDの子どもを対

表9-1　年齢別の適切な身体活動		
年　齢	運動機能の発達状態	適切な身体活動
5〜6歳	基本：歩く、走る、ジャンプする、ケンケンする、ボールをキャッチする、スキップする、打つ、蹴るなどの基本動作を身につける	競争的ではない、楽しく感じられ、運動能力を伸ばすことに焦点を当てた身体活動 ほとんど指示を要さない簡単な身体活動 複雑な運動能力や認知能力を必要としない反復的な身体活動
7〜9歳	基本的運動から応用的な運動の過渡期：物を遠くまで正確に投げる、など	競争的ではない、楽しく感じられ、運動能力を伸ばすことに焦点を当てた身体活動 柔軟なルールを持つ身体活動 簡単な指示を要する身体活動 複雑な運動能力や認知能力を必要としない身体活動
10〜11歳	複雑な運動を身につける過渡期：バスケットボール・サッカーなど	楽しみ、運動能力を伸ばすことに焦点を当て続ける身体活動は引き続き重要である 複雑な運動および認知スキルを必要とする、エントリーレベルの身体活動 運動能力の発達が重視されるべきであるが、戦略やチームワーク的な指導を取り入れる形の身体活動

引用元：Promoting physical activity. In: Hagan JF Jr, Shaw JS, Duncan PM, eds. *Bright Futures: Guidelines for Health Supervision of Infants, Children, and Adolescents*, 4th ed. Elk Grove Village, IL: American Academy of Pediatrics; 2017: 201.

象とした研究では、ADHD群では対照群に比べて運動に対するカテコラミンの反応が鈍いことが示されている[55, 56]。

　医師、心理学者、瞑想インストラクター、看護師、ソーシャルワーカー、牧師、音楽療法士、登録ヨガ講師など、様々な職種が心身療法士の資格を取り、治療を実践している。これらの分野の修士レベル以上の教育コースでは、1コマ以上、心身療法に関するトレーニングが行われていることが稀ではない。ちなみに牧師や音楽療法士の資格認定においては、大学院卒業レベルのトレーニングが必要となっている。

生物化学的治療

　生物化学的治療とは、薬物療法に加えて、ハーブ・ビタミン・その他のサプリメントなどの自然食品の摂取を含めた概念である。新生児出血性疾患を予防するために、すべての新生児にビタミンKを投与することが推奨されており、とりわけ母乳のみで育てられている新生児と乳児においてはビタミンDの補給をすることも推奨されている[57]。思春期の子ども1,280名を対象にインタビュー調査を行った最新の研究では、46.2％の子どもが生活の中でサプリメントを使用した経験を有し、29.1％はインタビューを実施した時点からさかのぼって1か月以内に使用した経験を有していた（10％近くの子どもは処方薬と一緒にサプリメントを使用していた）、と報告されている[58]。10代の子どもたちは、体重減少・消費エネルギー増加・スポーツパフォーマンスの向上などを謳うサプリメントを使用する傾向にある。乳幼児の約10％がお茶や植物性のサプリメントを与えられており、2歳から8歳の子どもの約40％が栄養補助食品を与えられているとの研究報告もある[59]。メンタルヘルス上の問題を抱える子どもや、慢性・再発性の疾患を持つ子どもは、ハーブやその他の栄養補助食品を利用している頻度が高いとも報告されている[60-68]。

　小児に最も頻用されているサプリメントは、ビタミンD・Kを除くと、マルチビタミン剤、

単一ビタミン剤（ビタミンCなど）、ミネラル製剤（鉄剤、カルシウム剤など）であり、小児に最も頻用されているハーブ製品は、カモミール（主に *Matricaria chamomilla*［ジャーマンカモミール］や *Chamaemelum nobile*［ローマン・カモミール］）、ペパーミント（*Mentha x piperita*）、エキナセア（*Echinacea purpurea*、*Echinacea angustifolia*、*Echinacea pallida*）、ラベンダー（*Lavendula officinalis*）などであり、主に芳香治療に用いられている。一般的に使用されている栄養補助食品を表9-2にまとめ、掲示している。ミネソタ小児病院の統合医療部の前部長である Timothy Culbert 医学博士は、2005年から2006年にかけて子どものサプリメント使用に関するデータ収集を行い、思春期の子どもにおける減量サプリメントやクレアチンの常用は、子どもたちの体型を変えようとする意向と強く関連しているとの報告を行っている。ビタミンとミネラルの欠乏は重大な症状を引き起こしうるが、統合医療の専門家の中には、血中濃度が正常範囲内にあってもこれらを大量に摂取することを勧奨している者もいる。ビタミンDはカルシウムの代謝の調節を行っているが、その欠乏は自己免疫疾患などの慢性炎症性疾患との関連が指摘されている[69]。ビタミンDの欠乏は、疲労やうつ病との関連が指摘されている[70, 71]。ビタミンB_{12}の欠乏は巨赤芽球性貧血の原因になりうるが、それだけではなく、神経系に深刻な影響を与えうる[72]。例えば、ビタミンB_{12}、ビタミンB_6、鉄、亜鉛、葉酸の欠乏もうつ病と関連していることが判明している[73, 74]。またビタミンB_{12}、ビタミンD、葉酸の欠乏により、記憶力の低下や認知機能の障害が生じうることも知られている[74]。また、血清総コレステロールが低値であることは、うつ病、自殺傾向、衝動性、攻撃性などの出現の高リスクとなることも報告されている[75, 76]。

　1994年に栄養補助食品健康教育法（DSHEA: Dietary Supplement Health and Education Act）が施行されて以降、サプリメントは、医薬品よりも食品に近い要件で、米国食品医薬品局（FDA）により規制されており、実際、サプリメントの適正製造基準に関する規制は、食品に関する規制とほぼ同一のものである。ただし食品や医薬品とは異なり、サプリメントは市販前承認なしで販売することが可能であり、特定の市販後調査も義務づけられていない。サプリメントを製造販売する企業には、主張する効果が発揮されていることを証明する義務はなく、またそのサプリメントに含まれるはずのものがしっかりと含まれていることを証明する義務も課せられていない。サプリメントは、メーカーが安全性の証拠を提出しさえすれば販売することが可能であり、「通常の使用条件下では安全でない」とFDAが証明した場合にのみ、市場から撤去されることとなる。2004年4月、体重減少を目的として広く販売されていた交感神経を刺激するハーブであるエフェドラ（*Ephedra sinica* および関連植物）がFDAによって禁止された際には、実際に撤去が行われた。2005年4月にユタ州の裁判所が販売禁止を違法と判断したが、2006年8月に行われた控訴審では販売禁止を適法と判断している。またFDAは2010年10月にホメオパシーにおける歯牙萌出促進を謳う錠剤やジェル製剤の販売停止勧告を出し、2016年9月には消費者向けに警告を発している。この勧告や警告の根拠としては、これらの製品にベラドンナ（*Atropa belladonna*）が使用されていること、ならびに製品によって成分量にばらつきがある可能性があることが挙げられている。結局、Hyland社は、米国内での歯牙萌出促進剤の販売を中止している。米国のコンビニエンス業界も、店舗およびオンラインにおけるすべてのブランドの歯牙萌出促進剤の販売を中止し、自主回収を行っている。

表9-2　一般的なサプリメント（栄養補助食品）一覧		
サプリメント	推奨される適応	コメント
5-HTP	有効な可能性：抑うつ 効果検証するエビデンスが不十分：不安、頭痛、不眠、ADHD、PMS	好酸球増加筋痛症候群のリスク
DHEA	有効な可能性：双極性障害のうつ症状、身体疾患に伴ううつ症状、肌の老化予防 無効な可能性：身体的パフォーマンスの向上 おそらく無効：精神的機能の向上	ホルモンの一種である。 気分障害の患者に躁転を引き起こす可能性あり。 HDL を低下させる可能性あり。 女性において PCOS の症状を増悪させる可能性あり。
オキアミ油より抽出した EPA	有効な可能性：単極性および双極性うつ病、境界性パーソナリティ障害、治癒時間の短縮 無効な可能性：子癇、喘息、高血圧	冷水魚に含まれる脂肪酸である。
魚油（Ω-3脂肪酸）	有効性が確認されている：中性脂肪の減少、HDLの上昇 おそらく有効：心疾患、自己免疫疾患 有効な可能性：ADHD、単極性および双極性うつ病、発達性協調運動障害、月経困難症、運動障害、高血圧、精神病 効果検証するエビデンスが不十分：喘息、アレルギー	いくつかの製品は処方薬となっている[a-c]。 高用量での使用は免疫機能を低下させる可能性あり。
イノシトール	有効な可能性：パニック障害、強迫性障害、リチウム療法により生じた乾癬、高コレステロール血症、PCOS 無効な可能性：糖尿病性神経症 効果検証するエビデンスが不十分：ADHD	脳内の化学物質のバランスを取ると考えられているビタミン様物質である。高用量での使用は双極性障害を悪化させる可能性あり。
オロチン酸リチウム（低用量）	有効な可能性：衝動的／攻撃的な行動の減少	—
葉酸メチル／葉酸	おそらく有効：ホモシステインレベルの減少 有効な可能性：黄斑変性症、うつ病、高血圧、歯周病、うつ病および統合失調症に関連する症状の改善補助	高用量での使用は、心筋梗塞、けいれん、および癌のリスクを高める可能性あり[d]。
メラトニン（N-アセチル-5-メトキシトリプタミン）	おそらく有効：失明患者の睡眠障害；睡眠相後退；概日リズム睡眠障害 有効な可能性：子宮内膜症、高血圧、時差ぼけ、不安 無効な可能性：うつ病	フルボキサミン、セルトラリン、経口避妊薬の併用で眠気が増強する可能性あり。その場合、メラトニンは避けるか、用量を減らす必要がある。
N-アセチルシステイン	有効：アセトアミノフェン中毒、無気肺 有効な可能性：うつ病、ホモシステインレベルの低下、インフルエンザの諸症状の低減、抜毛症状	血液凝固機能を抑制する可能性あり。喘息患者に気管支痙攣を引き起こす可能性あり。
SAMe	うつ病、その他の気分障害、関節炎	体内で自然に産成される物質でもあり、ノルアドレナリン作動性抗うつ薬と同様の効果がある[d]。双極性障害の患者で躁病を誘発する可能性あり。
スピルリナ／フィコシアニン	炎症の低減	LDH の LPS 誘導放出および TNF-α および IL-6 の発現の減少が報告されている[e]。
亜鉛	おそらく有効：下痢、ウィルソン病 有効な可能性：不眠症、にきび、ADHD、うつ病、上気道炎（症状の持続期間の短縮）、黄斑変性症	高用量での使用は発熱、咳、胃痛、疲労を引き起こす可能性あり。前立腺癌のリスクを高める可能性あり。

【略語】5-HTP：5-ヒドロキシトリプトファン、ADHD：注意欠如・多動性障害、DHEA：デヒドロエピアンドロステロン、EPA：エイコサペンタエン酸、HDL：高密度リポプロテイン、PCOS：多嚢胞性卵巣症候群、PMS：月経前症候群、LDH：乳酸脱水素酵素、LPS：リポ多糖、SAMe：S-アデノシルメチオニン、TNF-α：腫瘍壊死因子-α、IL-6：インターロイキン-6

【参考文献】
a. Manor I, Magen A, Keidar D, et al. The effect of phosphatidylserine containing Omega3 fatty-acids on attention-deficit hyper-activity disorder symptoms in children: a double-blind placebo- controlled trial, followed by an open-label extension. *Eur Psychiatry*. 2012;27(5):335–342.
b. Koski RR. Omega-3-acid ethyl esters (Lovaza) for severe hypertriglyceridemia. *P T.* 2008;33(5):271–303.
c. Hirayama S, Terasawa K, Rabeler R, et al. The effect of phosphatidylserine administration on memory and symptoms of attention-deficit hyperactivity disorder: a randomised, double-blind, placebo-controlled clinical trial. *J Hum Nutr Diet*. 2014;27(suppl 2):284–291.
d. Qureshi NA, Al-Bedah AM. Mood disorders and complementary and alternative medicine: a literature review. *Neuropsychiatr Dis Treat*. 2013;9:639–658.
e. Chen JC, Liu KS, Yang TJ, Hwang JH, Chan YC, Lee IT. Spirulina and C-phycocyanin reduce cytotoxicity and inflammation-related genes expression of microglial cells. *Nutr Neurosci*. 2012;15(6):252–256.

引用元：WebMD. Vitamins and supplements center. https://www.webmd.com/vitamins-supplements/default.aspx. Accessed February 7, 2018.

　栄養補助食品健康教育法（DSHEA）のもとでは、ハーブ療法に用いる製剤は、疾病の治療としてではなく、健康を促進・維持・補助・調整するものとしてのみ販売することが可能である。薬ではなくあくまで栄養補助食品として、「正常な機能を回復させる」「異常な機能を改善する」などと主張することは出来ず、診断・治療・予防・治癒促進・症状低減の効用を主張することも出来ない。例えば、ハーブ製剤を販売する会社は、その製品が心臓血管の健康をサポートすると主張することは出来ても、コレステロール値を下げると主張することは出来ない。そのような主張（高コレステロール血症の治療薬である）を行った場合、FDAの医薬品規制の対象となるのである。しかし、実際にはほとんどのハーブ製剤は、疾病や疾病に伴う症状に対して、一般に広く使用されている（表9-3参照）。一方、機能性食品（例えば、オートブラン、大豆、クランベリー、特定の加工バター様スプレッド）として認可された場合、特定の健康効果を主張することが可能である。その承認を受けるためには、明確な臨床データによる裏づけとFDAの承認が必要となる。

　ハーブ製剤の使用を推進する医療者の背景となる資格としては、自然療法士やカイロプラクティス士などの資格があり、その資格を取得するためには、高度の継続的な教育プログラムを受けている必要がある。ただし、このような治療を行う医療者がすべて自然療法士の資格を取得するためのスクーリングを受けているわけではない。ハーブ療法やサプリメントの使用に関する信頼出来るリソースについてBox 9-1にまとめているので、参照されたい。

生体力学的療法

　生体力学的療法とは、身体の一部または全身を動かすことに焦点を当てたあらゆる治療法を総称する用語であり、最もよく知られているものとして、カイロプラクティス、オステオパシー、マッサージなどが挙げられる。いずれの治療法も、癒やしの側面や社交／文化的な側面を有した人間の本質的な欲求である「触覚」を取り入れたものである。マッサージは最も古い医療行為の一つであり、インド、中国、アラビア、エジプト、ギリシャなどで古来より行われていたものである。中西部の小児病院における最大規模の補完統合医療の経験則からも、マッサージやその他の形態のボディーワークというのは、入院であれ外来であれ、子どもから選択される最も人気のあるオプションの一つであることが示されている[77-81]。同様の指摘は、小児癌患者を対象とした報告[82]や、思春期の子どもを対象とした報告[83]でも行われている。マッサージは、親やその他の家族成員によって最も頻繁に子どもに提供されている治療的ケアであるということも可能である。どの程度の量のマッサージが最適であるのかは、実際に研究報告が存在しているわけではないが、家族は子どもに快適さを与え、子どものウェルビーイングに貢献出来る方法として、マッサージの技術を習得する機会を得ることに喜びを見出すことが多い。

　マッサージには、構造的身体統合法（ロルフィング）、動作統合法（例：フェルデンクライス法、アレクサンダー法）、ツボ刺激法（指圧）、頭蓋仙骨療法（クラニオセイクラル・セラピー）、リフレクソロジー、筋膜リリース法（MFR: myofascial release）など、一定のトレーニングを要

表 9-3　ハーブ（生薬）療法で有効とされている効用一覧

一般名（ラテン名）	一般的に使用されている場面	コメント
アロエ（アロエベラ種）	熱傷、軽度損傷、皮膚過敏症、口内炎、便秘、胃潰瘍、十二指腸潰瘍	—
レンゲ（レンゲ種）	免疫活性化	—
ベルガモットオイル（シトラス・ベルガミア）	抗不安作用・気分高揚作用	ジアゼパムとの比較研究報告[a]やラベンダーオイルとの併用で効果増強との研究報告あり[b]。
キンセンカ（カレンデュラ・オフィシナリス）	肌荒れ	—
カスカラ（ラムヌス・プルシアナ）	便秘	けいれん、下痢の副作用。長期間使用により、脱水や電解質障害を引き起こす可能性あり。
カイアン（トウガラシ）	頭痛の点鼻薬、および帯状疱疹後神経痛やその他の疼痛の局所治療	嘔吐や下痢の副作用。局所性の腫脹を引き起こす可能性あり。
カモミール（マトリカリア・レキューティタ）	鎮静剤、抗炎症剤、鎮痙剤、口内炎、臍疝痛	眠気、大量摂取で嘔気
クローブオイル（シジギウム・アロマティカム）	歯の萌芽時疼痛	—
コーヒー（コーヒーノキ種）	眠気覚まし、ADHD、気管支拡張剤	—
クルクミン（ショウガ科）	抗炎症、抗酸化	ウコンから抽出
タンポポ（タラクサカム・オフィシナレ）	軽度の利尿薬、肝強壮薬	—
ディル（アネスタム・グラベオレンス）	鎮痙薬、臍疝痛の緩和、鼓腸の低減	—
エキナセア（エキナセア種）	免疫強化、抗炎症	—
エフェドラ（マオウ）（エフェドラ種）	血管収縮、アレルギー、上気道炎、喘息、食欲抑制	FDA・NCAA・NFL・IOCより使用禁止薬物に指定
ユーカリ（ユーカリ種）	オイルを希釈し、頭シラミに使用	ユーカリ・スミスは最も毒性が低い。高濃度オイルは、嘔吐、嗜眠、けいれんをきたしうる[c]。
月見草オイル（オエノテラビエンニス）	湿疹、月経前症候群	—
フェンネル（尋常性フェニキュラム）	臍疝痛、鼓腸の低減	—
フェヌグリーク（トリゴネラ・フェヌム・グレカム）	母乳分泌の促進	—
ナツシロギク（タナセタムパルテニウム）	片頭痛、関節リウマチ	—
ニンニク（アリウムサティバム）	抗菌、コレステロール値低下	—
ゼラニウムオイル（ペラルゴニウムグラベオレンス）	ホルモンバランスを整える。気分を高める。スキンケア促進	—
ジンジャー（ジンギバー・オフィシナレ）	制吐剤	—
イチョウ（イチョウ葉）	血栓傾向のある動脈の血流促進。記憶低下の防止、ADHD、うつ病	—
高麗人参（オタネ種）	眠気覚まし、適応促進、持久力とパフォーマンスの向上	—

表9-3　ハーブ（生薬）療法で有効とされている効用一覧（続き）

一般名（ラテン名）	一般的に使用されている場面	コメント
サンザシ（クラタエガス・オキシアカンサ）	心筋収縮性を高める心刺激剤	—
ホップ（フムルス・ルプルス）	鎮静剤	—
ジャスミンオイル（ジャスミニウム種）	リラクゼーション、気分安定、腹痛	—
カバカバ（パイパー・メチスティカム）	抗不安作用	—
ラベンダー（ラベンデュラ種）	鎮静剤、抗菌剤、不安を低減し、腸内細菌叢のバランスを取り、頭痛を和らげる。	ベルガモットオイルとブレンドすることで効果増強。片頭痛患者を対象に吸入油とプラセボを比較した研究報告あり[d]。
レモンバーム（メリッサ・オフィシナリス）	鎮静剤、腹痛、月経痛、吐き気、不安	—
甘草（グリチルリザ種）	抗炎症、抗ウイルス、鎮痛	—
ミルクシスル（シリバム・マリアナム）	肝硬変および肝炎に対する肝保護	—
ネロリオイル（シトラス・アウランチウム）	気分改善、不安、ストレス性の頭痛、睡眠、スキンケアの促進	—
オーツ麦（アベナサティバ）	鎮痒薬、湿疹、水疱	—
ペパーミント（ハッカ×ピペリタ）	頭痛、過敏性腸症候群の症状改善	5-HTPを阻害し、血流増加効果と冷却効果があるとの研究報告あり[c]。緊張性頭痛に対するペパーミントオイルとアセトアミノフェンの使用との比較で、非劣性であったとの研究報告は数多い[e]。過敏性腸症候群患者に対する使用についての研究報告は数多い[f]。
松樹皮エキス（マツ種）	抗酸化、集中力向上	—
ハーブの根（リウム・オフィシナレ）	便秘、慢性腎不全	—
シベリア・イブベンケイ（ロディオラロゼア）	更年期症状、気分高揚、眠気覚まし	気分障害の治療に用いた研究報告あり[g]。
サフラン（クロッカス・サティバス）	抑うつ、月経前症候群、咳嗽	—
セイヨウオトギリソウ（セイヨウオトギリソウ）	うつ病、抗ウイルス薬、不安、疲労、不眠症、身体症状、創傷治癒	経口避妊薬の効果を減弱。気分障害患者に使用した研究報告あり[g]。
タンナミツ（オウゴン種）	鎮静剤	—
アカハルニレ（アルマス・フルヴァ）	鎮痛薬、咽頭炎	—
イラクサ（ウルティカ・ディオイカ、ウルティカ・ウレンス）	花粉症	—
スイートバジル（オシマム・バシリカム、リナロール・ケモタイプ）	抗菌、抗炎症、抗酸化	エストラゴールケモタイプ（エキゾチックバジル）には発癌作用あり。

ティーツリーオイル（メラルーカ・アルテルニフォリア）	局所の抗菌、にきび、軽度の皮膚感染症（含、真菌感染症、イースト菌感染症）、シラミ治療	—
タイム（タチジャコウソウ）	抗菌薬、去痰薬、風邪、咽頭痛、咳	—
バレリアン（セイヨウカノコソウ）	鎮静剤、睡眠障害、不眠症	—
マンサク（アメリカマンサク）	局所の殺菌、抗炎症	—
イランイランオイル（カナンガオドラタ）	怒り・恐怖・不安・不眠・ストレスの低減	—

【略語】5-HTP: 5-ヒドロキシトリプトファン、ADHD：注意欠如・多動性障害、FDA：米国食品医薬品局、IOC：国際オリンピック委員会、NCAA：全米大学体育協会、NFL：ナショナルフットボールリーグ

【参考文献】

a. Saiyudthong S, Marsden CA. Acute effects of bergamot oil on anxiety-related behaviour and corticosterone level in rats. *Phytother Res*.2011;25(6):858–862.

b. Hongratanaworakit T. Aroma-therapeutic effects of massage blended essential oils on humans. *Nat Prod Commun*.2011;6(8):1199–1204.

c. Göbel H, Schmidt G, Dworschak M, Stolze H, Heuss D. Essential plant oils and headache mechanisms. *Phytomedicine*.1995;2(2):93–102.

d. Sasannejad P, Saeedi M, Shoeibi A, Gorji A, Abbasi M, Foroughipour M. Lavender essential oil in the treatment of migraine headache: a placebo-controlled clinical trial. *Eur Neurol*.2012;67(5):288–291.

e. Göbel H, Fresenius J, Heinze A, Dworschak M, Soyka D. [Effectiveness of oleum menthae piperitae and paracetamol in therapy of headache of the tension type]. *Nervenarzt*. 1996;67(8):672–681.

f. National Center for Complementary and Integrative Health. Peppermint oil. National Center for Complementary and Integrative Health Web site. https://nccih.nih.gov/health/peppermintoil. Updated December 1, 2016. Accessed February 7, 2018.

g. Qureshi NA, Al-Bedah AM. Mood disorders and complementary and alternative medicine: a literature review. *Neuropsychiatr Dis Treat*.2013;9:639–658.

引用元：WebMD. Vitamins and supplements center. https://www.webmd.com/vitamins-supplements/default.aspx. Accessed February 7, 2018.

Box 9-1　ハーブ（生薬）療法やサプリメントに関するWeb上のリソース

- 米国植物協議会（ABC: American Botanical Council）（www.herbalgram.org）
- コンシューマーラボ（Consumer Lab）（www.consumerlab.com）
- メモリアル・スローンケタリング癌センター漢方部門（MSKCC: Memorial Sloan Kettering Cancer Center "About Herbs"）（www.mskcc.org/cancer-care/integrative-medicine/about-herbs）
- ナチュラルメディシン・データベース（Natural Medicines Comprehensive Database）（www.naturaldatabase. com）〔訳注：日本語版あり https://jahfic.or.jp/nmdb/nmdbook〕
- ナチュラルメディシン（Natural Medicines）（https://naturalmedicines.therapeuticresearch.com）
- 米国国立医学図書館医学分館メッドライン・プラス（National Library of Medicine MedlinePlus）（www.nlm. nih.gov/medlineplus）
- NIHサプリメント事務局（Office of Dietary Supplements）（www.ods.od.nih.gov）
- 米国薬局方（US Pharmacopeia）（www.usp.org）
- コクラン補完医療（Cochrane Complementary Medicine）（http://cam.cochrane.org）
- ヴィンテージ・レメディー学習センター（Vintage Remedies Learning Center）（https://vintageremedies.com）
- フランクリン健康機関（Franklin Institute of Wellness）（https://franklininstituteofwellness.com）
- 生涯にわたるハーブ／サプリメント・プログラム（Herbs and Dietary Supplements Across the Lifespan）（https://herbs-supplements.osu.edu）
- ビタミン・サプリメントセンター（Vitamins and Supplements Center）（http://www.webmd.com/vitamins-supplements/default.aspx）
- ハーブ2000（Herbs2000）（www.herbs2000.com）

【略語】NIH: National Institutes of Health（米国立衛生研究所）

する様々な技術・形態の治療法が存在している。

　これらの治療法は、皮膚・筋肉・関節を操作・圧迫・伸展させることで、以下に列記したような、健康を維持・促進するための様々なメカニズムを活性化させるとされている。

- ▶ 機械的メカニズム：筋肉や軟部組織への血流を促進し、リンパの流れを良くする[84]。
- ▶ 免疫学的メカニズム：ナチュラルキラー細胞の活性化など、特定の免疫細胞の機能を活性化する[85]。
- ▶ 神経学的メカニズム：リラクゼーション反応を引き起こし、交感神経系の活性を低下させ、血清コルチゾールレベルを下げ、内因性のセロトニンとドーパミンのレベルを高め[86]、疼痛を低減する[87]。
- ▶ エネルギー的メカニズム：伝統的な考え方に基づくならば、ある種のマッサージは、生命エネルギーである「気」のバランスを取り、その流れを改善する効果を有する。

　マッサージは、生物化学的療法であるアロマセラピー（植物から蒸留したエッセンシャルオイルを治療に応用する方法）との併用により、その効果を増強することが可能である。例えば、ラベンダーやカモミールはリラックス効果、ジンジャーやスペアミントは吐き気を抑える効果、ペパーミントやレモンは疲労回復効果を有するとされ、特定の香りを特定の症状に合わせて使用することが可能である。

　カイロプラクティスは50州すべてで免許制度が整備されており、そのサービスを受けることに対しては、メディケイドを含めた健康保険によって広くカバーされている。ほとんどのカイロプラクティスを習得するための専門学校では、小児を対象とした治療コースが設置されており、子どもにカイロプラクティスを実施するための特別なトレーニングの場と認定制度が用意されている。小児のカイロプラクティスは、小児用の特別な施術台と技術が用いられるが、親の膝の上に乗せた状態で施術を行う方法も存在する。

　生体力学的治療の施術資格は50州すべてで免許制度が整備されているが、そのトレーニング体制と免許取得要件はそれぞれの州でかなり多様性がある。米国マッサージセラピー協会は、全米規模の最大の生体力学的治療の施術士の職業団体である。この協会の会員になるためには、認定された専門学校において500時間のトレーニングを修了する必要がある。

バイオフィールド療法

　バイオフィールド療法とは、「目に見えないエネルギーやスピリッツを惹起・刺激・変容させることで、健康上の目標を達成するための実践」を指す用語である。従来の医学でも、癌治療に放射線療法を用いたり、レントゲン写真や超音波などを疾病の診断に用いるなど、不可視光線が用いられている。アジアの文化圏では、目に見えないエネルギーや生命力は「気」と呼称され広く知られており、鍼治療やその他の治療実践にも影響を及ぼしていると考えられている。宗教的実践や民間療法的な実践でも、祈禱、祝念、按手、タッチ療法、癒しのタッチ、レイキ（手当療法）など、様々な形でヒーリング・エネルギーが用いられている。ホメオパシーでは、ある症状を引き起こす元の化合物を極めて低濃度に希釈したレメディーが、その症状に対抗するためのエネルギーや情報を持つとみなされている。

　小児の疼痛対応を行っている主要な研修指定病院のうち、33％が疼痛治療として鍼治療を提供していると報告されている[88]。その他にも、便秘症[89]や外傷性脳損傷[90]も鍼治療の適応症として挙げられている。鍼治療は非常に安全な治療法であり[91]、癌関連性血小板減少症にも有効であり[92]、小児思春期の子どもであっても受け入れが良好な治療法である。「鍼治療」という用語ではなく「先端刺激療法」などの用語に置き換えることで、子どもの針への恐怖心が引き起こされるのを防ぎうる。ツボ刺激療法は、マッサージ、電気刺激、ビーズつきのシール貼付、30ゲージ以上の非常に細い非中空鍼を用いる形で実施される。多くの場合、鍼灸師がまず最初に非侵襲的な方法を用いて快適であることを実感してもらい、信頼を徐々に確立していくことで、子どもであっても鍼治療に対して同意をするようになる。鍼治療は、正しく行われればほとんど痛みを伴わず、子どもであっても耐容性に優れた治療である[93]。

　鍼灸師は、40以上の州で免許制度が整備されている。ほとんどの州では、医師などの医療者のみが鍼灸治療行為を行うことが出来ると定められている。慢性疼痛や化学療法による嘔気や嘔吐に対して鍼治療を行うことに対し、保険診療範囲内とする保険制度は増加傾向にある。

タッチ療法

　タッチ療法には、セラピューティック・タッチ、ヒーリング・タッチ、レイキなど、様々な方法が存在するが、そのほとんどがいずれも民間療法から発展した、治療者が直接的に患者に手を当てて行う治療である。ただし、人間のエネルギーフィールドは電磁場のように皮膚を超えて体の周りの空間にまで広がっているため、実際に患者に触れるとは限らない。タッチ療法は、1970年代にニューヨーク大学の看護学教授であるドロレス・クリーガーと、市井のヒーラーであるドラ・クンツによって体系づけられた。彼らは多くの宗教的ヒーラーを観察し、そのプロセスを以下の5つのステップに集約した。

1. 患者に有益なことをしたい、患者を癒したいという明確な意思を持つ。
2. 心の平穏を中心に据えている状態となる。
3. 治療者の手を用いて、患者のエネルギーを評価する（通常、体から3〜8cm程度離して手をかざし、頭からつま先までゆっくりと下向きに動かしていく）。
4. 治療者の手を用いて、患者のエネルギーをバランスの取れた調和の取れた平和な状態に回復させる。
5. 患者を解放して癒しのプロセスを完了させ、治療者自身も心の平穏を中心に据えた状態に戻り、治療セッションを終了する。

　現在までに、世界80か国以上の看護師や医療従事者が、創始者からタッチ療法のトレーニングを受けている。現在、タッチ療法は全米の多くの看護学校の講義の中で言及されており、小児病院を含む多くの病院の看護現場で、タッチ療法を行うための指針や手順が定められ、実践されている。

　タッチ療法は、ヒーリングタッチと呼ばれる治療法にも発展し、主にホリスティックナースと呼ばれる看護師によって、医療現場で実践が進んでいる。小規模研究ではあるが、ヒーリングタッチが小児癌患者のストレスを軽減し、自律神経のバランスを改善することが示されている[94]。

　レイキ（霊気）は、日本の霊術／民間療法に由来する手当療法の一種である。施術者は、経験豊富な師匠に弟子入りし、スピリチュアル／エネルギー的なイニシエーションを通じて、研鑽を積む。タッチ療法もレイキも国家資格化されてはおらず、免許制度を敷いている州も現時点では存在していない。タッチ療法やそこから発展したヒーリングタッチは、一般的に入院や外来の場で看護師によって提供されている。一方、レイキは一般的に医療現場ではなく、民間の場で非医療者である一般人の施術者によって提供されている。これらの治療による副作用は報告されていない。タッチ療法の主な臨床効果として、リラクゼーションの増加、不安の軽減、痛みの軽減、幸福感の向上などが挙げられている[95-98]。

　その他にも、痛みの軽減や治癒促進を目的として、電磁場や静磁場も治療として活用されている。例えば、パルス電磁場は長幹骨骨折の癒合促進のために、医療機関で使用されている[99]。小

児医療の現場における骨折や創傷治癒のためのパルス電磁場の使用に関する研究報告は、年々積み上げられている状況にある[100, 101]。同様に、痛みや炎症を抑えるために静磁場を使用したとの研究報告も、年々積み上げられている[102-104]。

ホメオパシー

　ホメオパシーは、1800年代初頭にドイツ人医師のサミュエル・ハーネマンにより提唱された医療体系である。ホメオパシーは、1910年のフレクスナー報告〔訳注：全米の医学部教育の質を評価した初の報告〕で批判されるまで、米国の医学部で広く教えられ、実践されていた。現在、ホメオパシーは、ヨーロッパ・ロシア・インド・南米などで人気を博している。

　ホメオパシーは、「類友の法則」と「希釈の法則」という二つの原則に基づいている。類友の法則とは、健康な人に症状を引き起こすようなレメディーを、同様の症状を有する病者の治療に用いるというものであり、例えば、ウルシ科の植物（ハゼノキ［Rhus Toxicodendron］）から作られたレメディを湿疹の子どもの治療に使う、などの形で用いられる。小児科の臨床医は、"ベラドンナ"のような危険な響きを持つホメオパシーに用いられる治療薬について懸念を抱くかもしれないが、ホメオパシー治療により深刻な副作用が発生することは非常に稀であり、標準的な市販薬や処方薬による副作用の頻度よりもはるかに少ないのが実情である。

　このホメオパシーの安全性というのは、ホメオパシーの第二の原則である「希釈の法則」に起因している。レメディーは希釈されればされるほど、より強力な作用を有するとホメオパシーではみなされている。10倍単位の希釈は、ローマ数字のXで示され、1Xは10倍希釈を表し、3Xは10^3 = 1,000倍希釈、6Xは10^6 = 1,000,000倍希釈である。同様に100倍単位の希釈はローマ数字のCで示され、1Cは100倍希釈を表し、3Cは100^3 = 1,000,000倍希釈を示す。現在のレメディーの多くは6Xから30Xまでの範疇であるが、中には200Cまで希釈されたレメディーも存在する。12Xや24Cを超える希釈液には、元の物質の分子はおよそ含まれてはいない。市販薬として購入可能な一般的なレメディには、歯牙萌出痛用、臍疝痛用、アレルギー用、夜尿用などが組み合わされた子ども用の製品も存在している。

　ホメオパス（ホメオパシーの信奉者）たちは、これらの高度に希釈された溶液には、「患者が症状を治すために使うエネルギーや情報」が含まれていると考えている。多くの医師は、レメディーが効果を発揮したとしても、それはプラシーボ効果で患者の精神・神経・免疫の治癒システムが惹起されたためであると考えている。レメディーの効果を検証した無作為化対照試験（RCT: Randomized controlled trial）では、下痢[105]や中耳炎[106]に対して、ホメオパシー療法はいくばくかの効果を発揮した可能性が示されているが、ADHDの症状については全く有意差は示されていない[107]。

　民間の非営利団体である「ホメオパシー認定評議会」がホメオパシーのプログラムの審査を行っており、評議会による試験を受け、合格した場合にはホメオパシー提供者としての認定資格が与えられる。医師の場合、米国ホメオパシー研究所と米国ホメオセラピューティック委員会が、認定医としての資格を付与している。医師以外の治療者は、北米ホメオパス協会に登録

が行われている。

補完統合医療について、患者と話をする

　多くの小児医療者は、補完統合医療を利用する家族というのは主流の医療に不満を持っており、効果が証明されている治療法を捨て、証明されていない代替療法を選んでしまうとの危惧を抱いているが、種々のデータからはこのような懸念は裏づけられてはいない。実際、ある研究では調査対象となった成人の55％が、補完統合医療というのは従来の医療と併用することで健康をサポートするものであると考えていたと報告されている[108]。家族というのは概して、家族の価値観・世界観・文化に合った治療法を求めており、個人として尊重し時間を割いてくれ希望を与えてくれる治療者からケアを受けたいと考えている[109, 110]。家族は、とりわけ総合的に子どもを診てくれるプライマリーケア医療者（小児科医・家庭医・内科開業医・ナースプラクティショナーや医療助手など、臨床の最前線で子どものケアを行っている医療者）の治療を高く評価していて、健康なライフスタイルや、栄養補助食品や、自身でコントロール出来る環境改善についての助言や追加情報を得たいと考えている[111]。補完統合医療を求める家族のほうからプライマリーケア医療者に見切りをつけることはほとんどないが、プライマリーケア医療者側が自分たちに敵対的または批判的であると受け止めてしまう場合、これらの治療法につき患者や家族と話し合うことに抵抗を感じてしまいうる。

　最良の治療を提供するためには、小児医療者はすべての患者に対し、健康増進のために使用しているあらゆる治療法について、具体的に質問を行う必要がある。このような質問は、問診の際に切れ目なく、構造化された偏見のない方法で行うのが最も効果的である。建設的な雰囲気を作るために、初診の問診では、家族で共にする食事回数、家族で行う楽しい事柄、子どもに対する希望や夢、子どもの最も自慢出来る点などについても質問を行うとよい。その後も再診のたびに、「前回の診察以降、お子さんは他にどこか医療機関を受診しましたか？」という質問を行うことも有用となる。あらゆる面接と同様に、同意や不同意の確認にとどまるのではなく、互いの理解を深めようという姿勢で質問を行うことで、治療同盟のあり方は深まるのである。

社会的背景についての既往聴取

社会的背景を聞き取るうえで、以下のような質問を行うことが必要である。

- ▶ 食習慣・運動習慣・環境要因（含、ストレス対処のための音楽視聴など）について（リスクを把握し、健康増進のための戦略を考えていくため）
- ▶ 家庭内の病者の有無（および必要なケアの状態）について
- ▶ 患者や家族が有用性を感じている特別な食品・お茶、マッサージ、祈り、儀式などにつ

いて

▶ 深呼吸、ヨガ、瞑想、祈りなど、ストレス管理・慢性症状の軽減・健康増進のために取り組んでいる心身医学的療法の有無について

　例えば、「ストレスを感じたとき、あなたにとって最も役に立つことは何ですか？」とか「どのような活動が一番健康に良いと考えていますか？」などと質問することも有用である。心理的健康度、ストレスの程度、時間管理技術、自尊心、自己概念の評価を行うためには、子どもの学力、学習スタイル、友人関係、趣味、課外活動に関する質問を含めた包括的評価を行う必要がある。

　スピリチュアルな問題に関する質問も、必要に応じてこの時点で行うことも出来るであろう。患者や家族が人生を豊かにするために意味を見出しているものは何なのか、目指そうとしている方向はどのようなものか、そしてそのような認識の根源は何なのかを理解するうえで有用な、HOPEの頭文字で表される各種の質問項目を Box 9-2 に提示している。このような社会的背景についての聞き取りの際に、患者や家族から意識して語られた内容というのは、患者や家族の健康目標を達成するためにストレングス（強み）として活用することが出来るであろう。信仰やスピリチュアルの問題に関しては、医療者が無配慮に踏み越えてはならない境界線が存在することは言うまでもない。臨床医の役割は、答えを提供することではなく、患者や家族が答えを探求することを支援することにある。

　社会的背景について聞き取りを行うこの段階は、子どもの健康を損ないうる潜在的な環境要因の包括的評価を行うべき段階でもある[112]。環境要因についての聞き取りを行う際には、以下に提示したACHHOOの頭文字で表される要因を探索することが必要となる。このような要因について網羅的な探索を行うことで、鉛・水銀・タバコ・農薬・その他の汚染物質などの既知の毒物に晒されている可能性について包括的な評価を行うことも出来るであろう。

▶ Activities（子どもと家族の活動状況）
▶ Community（地域社会の環境的状況）

Box 9-2　スピリチュアルの問題に関するアセスメント・ツール

HOPE

H：Hope（希望）——あなたにとっての希望・人生の意味・強さ・平和・愛・繋がりの源は何か教えてください。困難なとき、あなたが拠り所にするものは何ですか？

O：Organization（組織）——あなたは何らかの組織づけられた宗教団体に属していらっしゃいますか？　その組織は、あなたにとってどれほど重要な存在となっていますか？

P：Personal spirituality and practices（個人的なスピリチュアリティーと実践）——あなたにとってスピリチュアルな問題やそれに伴う実践に関し、どのような側面が最も有用となっているとお考えでしょうか？

E：Effects（影響）——あなたの信念は、私に提供して欲しい医療ケアにどのような影響を与えていますか？

引用元：Anandarajah G, Hight E. Spirituality and medical practice: using the HOPE questions as a practical tool for spiritual assessment. *Am Fam Physician.* 2001;63(1):81-89.

▶ Household（家庭内の環境的状況）

▶ Hobbies（子どもと家族の取り組んでいる趣味）

▶ Occupation（家族の職業）

▶ Oral behaviors（口腔を用いた嗜癖行動の有無）

アレルギー歴や現在／過去の内服歴の聴取

現在服用している、もしくは過去に服用していた既往がある内服物質を確認するために、臨床医は日常診療の際に、以下のような質問事項を含めた問診を実施することが望まれる。

1．Poly-Vi-Sol 社 ® や Flintstones™ 社などのマルチビタミン製剤を服用していますか？
2．風邪薬、痛み止め、便秘薬など、何らかの市販薬を内服していますか？
3．エキナセアやカモミールなどのハーブ製剤を使用していますか？
4．ビタミンC／D／E製剤など特定のビタミン製剤を摂取していますか？　カルシウム、鉄、マグネシウム、セレンなどのミネラル製剤をサプリメントとして摂取していますか？
5．魚油、メラトニン、プロバイオティクスなどの栄養補助食品やサプリメントを摂取していますか？

上記の質問で、何らかの服用歴が確認された場合、続けて以下の質問を行う必要がある。

▶ どこの会社の何という製品ですか？

▶ 服用している量はどのくらいですか？

▶ どのくらいの頻度で服用していますか？

▶ 服用する際の推奨量はどのように提示されていますか？

▶ それを服用することで、どのような効果を期待していますか？

▶ 現在、レメディーを含め、その他に何らかのサプリメントを使用していますか？

　患者や家族が使用しているサプリメントを把握し、患者や家族がどのような経緯や認識でその使用を決めたのかを理解することは、家族が何を重要視しているのかを理解するうえで非常に有用となる。

　サプリメントの使用に関して聞き取りを行うことは、処方薬との相互作用を考慮したり、手術時の過剰出血のリスクがあるかどうかを特定するうえで極めて重要である。医師の指示以外の治療に関して、「医師はあえて聞かない、患者はあえて話さない」という暗黙の方針は、広く蔓延した状況にある。しかし、補完統合医療について患者に質問をし、例示を行い、さらに質問を重ねることは、安全で効果的な患者ケアを実践するうえで本来欠かすことが出来ないはずであり、患者が受診するたびに服用しているサプリメント類を持参するように求め、それを

すべて診療録に残し、使用状況を確認出来るようにする必要がある。抗凝固剤、血糖降下剤、抗うつ剤、鎮静催眠剤、抗高血圧剤、ジゴキシンやテオフィリンのような有効域と中毒域が近接している薬物を内服している患者は、とりわけ薬物相互作用のリスクが高く、その把握は必須である。

医学病歴聴取

　予防接種歴・手術歴・入院歴だけではなく、頻回の通院が必要とされるカイロプラクティス・マッサージ療法・鍼灸療法などの治療歴についても、病歴聴取の際に尋ねる必要がある。患者にとって何が有効で、何が有効ではなかったかを認識することで、患者や家族が重要と認識していることへの理解は深まるであろう。さらにこのような質問を行うことは、ホリスティック〔訳注：人間の肉体・精神・心・霊魂の総体を相対的に捉え、自然治癒力を癒しの原点に置く考え方〕な観点から取り組む必要のある患者の健康問題の特定にも繋がるであろう。

補完統合医療に関しての、家族へのカウンセリング

　臨床的に責任感のある、倫理的に適切で法的に正当といえる誠実な対話を通じ、臨床家と患者の関係を強化することは、カウンセリングを行う際の目指すべきあり方である。親が子どものために補完統合医療を取り入れること自体は、子どもへのネグレクト行為とはいえない[113]。同様に、臨床医が補完統合医療を提供することは、それ自体が職業倫理にもとる行為というわけではない。

　小児科医がマッサージセラピストやカイロプラクターや鍼灸師などのもとにも通っている患者を診察する機会は、ますます増えている状況にある。小児医療者は子どもの権利擁護者として、子どもの受けている治療の安全性と有効性を評価するとともに、親子関係の自律性を尊重することも求められている。子どもや家族が他の医療者に診てもらったことや、現在補完統合医療を併用していることを報告してきた場合、臨床医はそれについての返答を行ううえで、以下の3つのステップを踏む必要がある。

ステップ1：行われている治療法が、標準治療により治癒が見込める重篤／致死的疾患の治療機会を奪うことになってしまう可能性や、標準治療の導入の遅れに繋がりうるかどうかを判断する。そのような可能性がある場合、まずは両親の目指すところを理解するように努めつつも、子どもを保護することが最優先であり、場合によっては医療ネグレクトとして通告義務を果たす必要があるであろう。

ステップ2：行われている治療法が、安全でなかったり効果がないものとして批判されているものであるかどうかを判断する。「補完療法について知りたい場合に（Are You Considering a Complementary Health Approach?）」（https://nccih.nih.gov/health/decisions/consideringcam.htm）や、「統

合療法について（Integrative Health Approach）」（http://ccw.columbia.edu）など、補完統合医療に関する情報を収集するうえで、優れたオンライン上の情報源がいくつか存在している。

　子どもが有害であることが知られている薬や、効果がないことが判明している薬を使用していることが判明した場合、そのことについて、客観的な根拠を示しつつその薬を中止するように助言を行うことは、臨床医の責務である。このような助言を行ってもなお、親が服用させることに固執した場合、重過失や虐待行為として、親が刑事訴追の対象となる可能性もありうる。

　子どもが服用している物質の毒性や有効性に関するデータが存在しない場合、臨床医は職責として適切な臨床上のモニタリングを行う必要がある。そのためには、電話によるフォローアップや対面の再診予約を行うことも必要となるであろう。いずれの場合であれ、以下の情報について診療録に確実に残しておかなくてはならない。

- ▶ 子どもが行っている補完統合医療の内容とその目的
- ▶ その治療法を行うことに対し、子どもや家族は何を期待し、どうなることを望んでいるのか
- ▶ その治療法を行っている治療者の氏名や連絡先（および専門分野）、治療場所、家族が把握している診療計画
- ▶ 医学文献で公表されている、その治療の安全性と有効性
- ▶ カウンセリングの結果、ならびに治療効果をモニタリングするための臨床評価計画
- ▶ さらなる詳細情報を得るためのリソース

ステップ3：子どもや家族の治療法に関する意思決定が十分に情報が提示されたうえで行われたものであるのかや、口頭同意や書面による同意がなされたものであるのかを確認する。同意がなされていた場合でも、どのような話し合いが行われたのか、他にどのような治療選択肢が提示されたのか、他に試した治療法があるのか、拒否をした治療法はあったのかについても確認を行うことが望まれる（補完統合医療について患者と話をする際の一般的ガイドラインにつき、Box 9-3に提示している）。スピリチュアルな問題について子どもや家族と話をする際には、臨床的・倫理的に特別な配慮が必要となる。患者とスピリチュアルな問題について話をするトレーニングを医療者はこれまでおよそ受けてこなかったのが実情ではあるが、米国の一般成人の多くは、医療者とこの問題について話し合いを行うことを妥当性のあるものとして受け止めていることが、各種の研究で一貫して報告されている[114, 115]。オハイオ州で実施された、プライマリーケアの現場で治療を受けた患者921名を対象としたある研究では、83％の患者が、重病や愛する人を失ったときなど、特定の状況下において医師からスピリチュアルな信念について尋ねられることを望んでいたと報告されている[116]。

　スピリチュアルという概念は、"より高次の存在との繋がり"を指すと一般的に考えられており、メジャーな宗教をすべて含める場合もあれば、含めない場合もある。スピリチュアルな問題というのは、そのような繋がりの感覚が失われたり、損なわれたりしたという恐怖感により生じる。また、スピリチュアルの問題というのは、両親や他の家族成員との関係性や、友人

Box 9-3　補完統合医療について患者と話す方法

①子どものために、家族がこれまで試してきた様々な治療法について尋ね、話し合いをする。

②家族が自発的に話すのを待つのではなく、こちら側から積極的に尋ねるようにする。

③偏見を持たずにオープンマインドの姿勢で質問をする。「証明されていない」「従来の医学とは異なる」「代替的な」など、侮蔑的と捉えられかねない言葉は使用しないようにする。

④「エキナセアやイチョウ葉などを用いた生薬療法を試したことがありますか？」「小麦や牛乳を除去するなどの食事療法を試したことがありますか？」「鍼灸やカイロプラクティスなど、西洋医学以外の医療専門家の治療を受けたことはありますか？」など、具体的な治療法を挙げながら質問をすることで、さらなる情報を引き出す。

⑤「それはどなたか家族から勧められたのですか？」「その治療はあなたの宗教的・文化的・スピリチュアル的な価値観や信念と合致したものだったのですか」「あなたは、自然医学的なアプローチに対してどれほどの価値を置いていますか？　西洋医学的な治療の副作用に関して何か心配な点はございますか？」などと質問し、養育者がそれらの治療を子どもに受けさせるに至った価値観・信念・影響などを聞き出す。

⑥出来うる限り、子どもを助けたいとして様々な手立てを講じようとする両親の決断に対し、支援的な立場を取り、批判的は立場を取らない。

⑦自身の見解を表明する前に、その治療法がどの程度効果があったのか（あるいは効果がなかったのか）、家族の意見を聞くように努める。

⑧子どものケアに関わる他のセラピストと話し合いを行い、連携して継続的に包括的ケアを提供出来るようにする。

⑨家族の懸念に対応するために、家族から教えてもらうという姿勢を維持する。

⑩補完統合医療について、家族の疑問を解決するための情報・資料を提供する。

関係などの重要な他者との繋がりにも影響を及ぼしうるものであり、子どもが神の存在をどのように捉えるのかの認識にも影響を及ぼしうる。患者にスピリチュアルな問題が存在している可能性が示唆された場合、効率的かつ効果的な臨床的ケアを行ううえで、以下の点について留意しておく必要があるであろう。

1. すべての疾患はスピリチュアルな問題を引き起こしうると認識し、またスピリチュアルな問題というのは、患者自身、ならびに患者と家族・ケアチームのメンバー・そして読者であるあなた自身との関係性にも影響を及ぼしうることを自覚しておく。

2. 患者や家族の信仰やスピリチュアルな信念というものが、疾病を抱えた患者に対してどのような影響を及ぼしうるのかについて、理解に努める。

3. 患者や家族の文化的背景やスピリチュアルな世界観というものが、疾病への理解・適切な治療法の選択・疾病からの回復過程にどのような影響を及ぼしうるのかについて、理解に努める。

4. 患者または家族のスピリチュアルな指向性や解釈が、肯定的であれ否定的であれ、患者のニーズにどのような影響を及ぼすかについて、判断を行う。

5. スピリチュアルな問題が顕在化した際に、その解決のために、病棟牧師やその他の患者や家族が希望するスピリチュアル・ケアの提供者と連携し、紹介するなどの対応を行う。

　子どもや家族のスピリチュアルな問題についての配慮を行う際には、オープンエンドな質問を行い、そこから得られた回答を活用することが非常に有効となるであろう。臨床医は、子どもや家族が自由に感じていることを話すことが出来るような、安全・安心な空間を確保するなど、環境の整備に努める必要がある。子どもや家族がスピリチュアルな問題を抱えている際に、臨床医が問題を解決しようとしたり、解答を与えようとしたりすることは、ほとんど役には立たない。最良の答えというのは、与えられるものではなく、自らが見出すべきものなのである。臨床家の役割は、患者自身が答えを模索するプロセスを支えることにある。

その他の医療者との連携方法

　補完統合医療の安全性や有効性に関するエビデンスが蓄積してきたことで、小児医療者が補完統合医療を提供している医療者と連携する機会は増加し、そのような医療者に患者を紹介したいという機会も増加していると思われる。日常的に患者を紹介している先の医療機関の小児総合診療科の医師などが補完統合医療に関しての資格を有している場合、そのハードルは極めて低いであろう。地域によっては、よりホリスティックなケア／統合的なケアに関心のある医療者がネットワークを形成している場合もあるであろう。小児科医が補完統合的な治療法を実施する場合（や地域で補完統合医療を実践している治療者を紹介する場合）、各州の医療委員会が提示しているガイドラインに準拠して対応する（対応していることを確認する）とよいであろう[113]。端的に言うならば、以下の情報を診療録に記載しておくことが重要なポイントとなる。

1. 評価の同等性について。すなわち、従来の治療を行う場合と同様に、病歴聴取を行い身体診察を行っている旨を記載する。
2. インフォームド・コンセントについて。すなわち、診断の概要を患者に伝え、その診断に対するあらゆる医学的な選択肢を提示し、推奨しようとしている治療法のリスクとベネフィットについて、従来の治療法を継続する妨げになりうる可能性や、経済的な負担が増加する可能性なども含めて、家族と話し合った旨を記載する。
3. 治療を行う目的や、治療を行うことで期待される予後や、治療期間中のフォローアップについて診療計画として提示する。小児医療者は、補完統合的な治療法の実施を目的とした患者紹介を行う際には、必要なトレーニングを受け免許を取得し、十分な技能を有した治療者に限定して紹介を行う必要がある。補完統合的な治療法を実施する場合、臨床医は関連する製品の販売・レンタル・個人的なブランディングには関わりを持たないようにしなくてはならない。また臨床医は、推奨しようとしている治療法に関連する医学的／科学的知見に関して、基礎的な理解があることも求められる。

　臨床医が他の医療者に患者を紹介したことで、従来の必要な治療を受ける機会が遅れてしまった場合や、紹介先の医療機関が治療を提供する能力がないことを事前に知っていた場合

や、臨床医が紹介先の医療機関と雇用関係があるような場合や、紹介先の医療者と合同で治療を行っていたような場合を除き、臨床医は紹介先の医療機関の過失に対しての責任が追及されることはない[113]。

　小児医療者が複雑な慢性疾患を抱える子どもや、慢性疼痛やメンタルヘルスの問題を抱える子どもを、補完統合的な治療法の実施を目的として他の治療者に紹介する場合、必要不可欠な従来型の治療の優先順位を明確にし、必要な治療スケジュールの確保を慎重に進めておく必要があり、補完統合医療を提供しているすべての治療者と話し合いを密に行いうる連携体制の構築は欠かすことが出来ない。小児医療者にとって、医療に関する情報弱者である家族が、自分の子どものために可能な限りの治療法の模索を行っている際に、家族が答えを見出すためにどの程度の時間的猶予があるかや、どの程度の費用がかかってしまうのかについて気を配ることも重要な職務である。臨床医は、どの程度のことまでが期待しうるのかの現実的な上限を家族に伝えて、過剰な期待を家族が抱かずに現実的な期待をするようにサポートし、過度の治療スケジュールを組んでしまったり、補完統合医療に傾倒しすぎたりしないように配慮を行う必要がある。

医療者のセルフケア

　患者のケアを行ううえで、治療者自身がセルフケアを行うことは極めて重要である。臨床医は、そのキャリアのほとんどの場面で自己犠牲的な姿勢が重要であると言われ続けてきたかもしれないが、自分を大切にすることは利己的であることを意味するわけではない。自分自身を大切にすることが出来なければ、他者にケアを与えることは困難である。Lisa Chu医師によるならば、セルフケアには以下の5つの原則がある。

1．境界線を明確にする。実際に行いうる現実的な範囲の中で、自分の職業的役割の範囲内で責任を果たす。
2．受身的態度ではなく、自らが創造的に動くようにする。他者からの反応を重視するのではなく、自身の内面の感覚を大切にする。
3．自分の身体・直感・経験に耳を傾ける。単なる知識だけでなく、自分のすべてを重要視し、それを大事にする。
4．何が自分を回復させてくれるのかを知る。回復のための活動は、身体と心に作用し、自由と喜びをもたらすことが出来る。自分の内なる声に耳を傾けることで、新しい体験へと自然に導かれるであろう。
5．良いと感じること、欲しいものを手に入れることに罪悪感を抱く必要はない。医療者は長い間、自分よりも他人のことを優先するようにトレーニングされてきたために、そのような境地に達するには、時間と実践を必要とするかもしれない[117]。

　Pamela Wible医師は、医師のセルフケアについて多くの著作を記し、数多くの講演を行っている。彼女は、医師が自殺してしまうという悲劇について語り、そのような事態をどのように防ぐことが出来るかについても言及しており、彼女のウェブサイト（www.idealmedicalcare. org）には、多くの資料が掲示されている。

結　語

　小児医療者が科学的なエビデンスと家族の価値観や目的を総合的に勘案して、利用可能なあらゆる治療法につき助言を与えてくれること、ならびに必要時には、適切な紹介先に紹介を行ってくれることを期待する声は、ますます大きくなってきている。また、小児医療者が臨床現場で補完統合的な治療法を実践していくためのトレーニングを受ける機会も様々に広がっている（Box 9‐4参照）。米国小児科学会（AAP）、米国立衛生研究所（NIH）やその他多くの組織が、小児医療のサービス向上のために補完統合医療に関する様々な情報の提供を行っている。

Box 9‐4　補完統合医療についてより深く知るための情報源

睡眠療法およびバイオフィードバック療法

- 米国臨床催眠学会（American Society of Clinical Hypnosis）（www.asch.net）
- 応用心理生理学・バイオフィードバック学会（Association for Applied Psychophysiology and Biofeedback）（www.aapb.org）
- バイオフィードバック認証国際同盟（旧米国バイオフィードバック認証協会）（Biofeedback Certification International Alliance）（www.bcia.org）
- 米国立小児催眠研修所（National Pediatric Hypnosis Training Institute）（www.nphti.net）
- 米国発達行動小児科学会（Society for Developmental and Behavioral Pediatrics）（www.sdbp.org）

瞑想法

- 米国心身医学センター（The Center for Mind-Body Medicine）（www.cmbm.org）
- 医学−ヘルスケア−社会におけるマインドフルネスセンター（Center for Mindfulness in Medicine, Health Care, and Society）（www.umassmededu/cfm）．
- 米国心身医学研究所（Mind-Body Medical Institute）（www.mbmi.org）
- 「超越歯科瞑想法によるストレス関連疾患の予防と治療」（Prevention and Treatment of Stress-Related Disorders Through the Transcen-dental Meditation Technique）（http://scientiacme.org/cmecoursecontent.php?ID=164）
- 米国瞑想法研究所（American Meditation Institute）（http://americanmeditation.org）

スピリチュアルの問題

- スピリチュアリティと健康のためのジョージワシントン研究所（The George Washington Institute for Spirituality and Health）（www.gwish.org）

鍼 灸

■米国医学鍼灸学会（American Academy of Medical Acupuncture）（www.medicalacupuncture.org）

■ヘルムズ医学研究所（Helms Medical Institute）（www.hmieducation.com）

統合的機能的医療

■統合医療と健康のための学術コンソーシアム（Academic Consortium for Integrative Medicine & Health）（http://imconsortium.org）

■米国立統合プライマリヘルスケアセンター（National Center for Integrative Primary Healthcare）（http://nciph.org）

■癌補完代替医療局（Office of Cancer Complementary and Alternative Medicine）（https://camcancer.gov）

■米国立補完統合衛生センター（National Center for Complementary and Integrative Health）（https://nccihnih.gov）

■米国機能医学研究所（The Institute for Functional Medicine）（www.functionalmedicine.org）

■メンタルヘルスのための統合医療研究所（Integrative Medicine for Mental Health）（www.immh.org）

■ウォールズ・プロトコル（The Wahls Protocol）（http://terrywahls.com）

■米国統合医療シンポジウム（Integrative Healthcare Symposium）
(www.ihsymposium.com/annual-conference)

■米国統合医療委員会（American Board of Integrative Medicine）（www.abpsus.org/integrative-medicine）

▌米国小児科学会（AAP）の提言／指針

• American Academy of Pediatrics Committee on Children With Disabilities. Counseling families who choose complementary and alternative medicine for their child with chronic illness or disability. *Pediatrics*. 2001;107(3):598–601. Reaffirmed May 2010 (pediatrics.aappublications.org/content/107/3/598)
• American Academy of Pediatrics Committee on Pediatric Workforce. Scope of practice issues in the delivery of pediatric health care. *Pediatrics*. 2013;131(6):1211–1216. Reaffirmed October 2015 (pediatrics.aappublications.org/content/131/6/1211)
• American Academy of Pediatrics Section on Complementary and Integrative Medicine and Council on Children With Disabilities. Sensory integration therapies for children with developmental and behavioral disorders. *Pediatrics*. 2012;129(6): 1186–1189 (pediatrics.aappublications.org/content/129/6/1186)
• American Academy of Pediatrics Section on Integrative Medicine. Mind body therapies in children and youth. *Pediatrics*. 2016;138(3):e20161896 (pediatrics.aappublications.org/content/138/3/e20161896)
• Kemper KJ, Vohra S, Walls R; American Academy of Pediatrics Task Force on Complementary and Alternative Medicine and Provisional Section on Complementary, Holistic, and Integrative Medicine. The use of complementary and alternative medicine in pediatrics. *Pediatrics*. 2008;122(6):1374–1386. Reaffirmed January 2013 (pediatrics.aappublications.org/content/122/6/1374)

▌参考文献

1. Sawni A, Thomas R. Pediatricians' attitudes, experience and referral patterns regarding complementary/alternative medicine: a national survey. *BMC Complement Altern Med*. 2007;7:18
2. Adams D, Dagenais S, Clifford T, et al. Complementary and alternative medicine use by pediatric specialty outpatients. *Pediatrics*. 2013;131(2):225–232
3. Sibinga EM, Ottolini MC, Duggan AK, Wilson MH. Parent-pediatrician communication about complementary and alternative medicine use for children. *Clin Pediatr (Phila)*. 2004;43(4):367–373
4. Vohra S, Surette S, Mittra D, Rosen LD, Gardiner P, Kemper KJ. Pediatric integrative medicine: pediatrics' newest subspecialty? *BMC Pediatr*. 2012;12:123

5. Bell IR, Caspi O, Schwartz GE, et al. Integrative medicine and systemic outcomes research: issues in the emergence of a new model for primary health care. *Arch Intern Med*. 2002;162(2):133–140

6. Academic Consortium for Integrative Medicine and Health Web site. https://www.imconsortium.org. Accessed February 7, 2018

7. Snyderman R, Weil AT. Integrative medicine: bringing medicine back to its roots. *Arch Intern Med*. 2002;162(4):395–397

8. Kemper KJ. Holistic pediatrics = good medicine. *Pediatrics*. 2000;105(1, pt 3): 214–218

9. Kemper KJ. Separation or synthesis: a holistic approach to therapeutics. *Pediatr Rev*. 1996;17(8):279–283

10. Astin JA, Forys K. Psychosocial determinants of health and illness: integrating mind, body, and spirit. *Adv Mind Body Med*. 2004;20(4):14–21

11. Green E, Green A, Walters E. Voluntary control of internal states: psychological and physiologic. *J Transpersonal Psych*. 1970;2:1–26

12. Sussman D, Culbert T. Pediatric self-regulation. In: Levine MD, Carey WB, Crocker AC, eds. *Developmental-Behavioral Pediatrics*. 3rd ed. Philadelphia, PA: WB Saunders; 1999

13. Astin JA, Shapiro SL, Eisenberg DM, Forys KL. Mind-body medicine: state of the science, implications for practice. *J Am Board Fam Pract*. 2003;16(2):131–147

14. Morgenthaler T, Kramer M, Alessi C, et al; American Academy of Sleep Medicine. Practice parameters for the psychological and behavioral treatment of insomnia: an update. An American Academy of Sleep Medicine report. *Sleep*. 2006;29(11):1415–1419

15. Andrasik F, Schwartz MS. Behavioral assessment and treatment of pediatric headache. *Behav Modif*. 2006;30(1):93–113

16. Tsao JC, Zeltzer LK. Complementary and alternative medicine approaches for pediatric pain: a review of the state-of-the-science. *Evid Based Complement Alternat Med*. 2005;2(2):149–159

17. Mellon M, McGrath M. Empirically supported treatments in pediatric psychology: nocturnal enuresis. *J Pediatr Psychol*. 2000;25(4):219–224

18. Lehrer PM, Vaschillo E, Vaschillo B, et al. Biofeedback treatment for asthma. *Chest*. 2004;126(2):352–361

19. Sawni A. Attention-deficit/hyperactivity disorder and complementary/alternative medicine. *Adolesc Med State Art Rev*. 2008;19(2):313–326

20. Rakel D. *Integrative Medicine*. 4th ed. Philadelphia, PA: Elsevier; 2017

21. Silvestri GA, Knittig S, Zoller JS, Nietert PJ. Importance of faith on medical decisions regarding cancer care. *J Clin Oncol*. 2003;21(7):1379–1382

22. Koenig HG, Cohen HJ, Blazer DG, et al. Religious coping and depression among elderly, hospitalized medically ill men. *Am J Psychiatry*. 1992;149(12):1693–1700

23. Koenig HG, George LK, Peterson BL. Religiosity and remission of depression in medically ill older patients. *Am J Psychiatry*. 1998;155(4):536–542

24. Fisch MJ, Titzer ML, Kristeller JL, et al. Assessment of quality of life in outpatients with advanced cancer: the accuracy of clinician estimations and the relevance of spiritual well-being—a Hoosier Oncology Group Study. *J Clin Oncol*. 2003;21(14):2754–2759

25. Moadel A, Morgan C, Fatone A, et al. Seeking meaning and hope: self-reported spiritual and existential needs among an ethnically-diverse cancer patient population. *Psychooncology*. 1999;8(5):378–385

26. McClain CS, Rosenfeld B, Breitbart W. Effect of spiritual well-being on end-of-life despair in terminally-ill cancer patients. *Lancet*. 2003;361(9369):1603–1607

27. Pargament KI, Koenig HG, Tarakeshwar N, Hahn J. Religious struggle as a predictor of mortality among medically ill elderly patients: a 2-year longitudinal study. *Arch Intern Med*. 2001;161(15):1881–1885

28. Meert KL, Thurston CS, Briller SH. The spiritual needs of parents at the time of their child's death in the pediatric intensive care unit and during bereavement: a qualitative study. *Pediatr Crit Care Med*. 2005;6(4):420–427

29. Sibinga EM, Kemper KJ. Complementary, holistic, and integrative medicine: meditation practices for pediatric health. *Pediatr Rev*. 2010;31(12):e91–e103

30. Tan L, Martin G. Taming the adolescent mind: preliminary report of a mindfulness-based psychological intervention for adolescents with clinical heterogeneous mental health diagnoses. *Clin Child Psychol Psychiatry*. 2013; 18(2):300–312

31. Sibinga EM, Kerrigan D, Stewart M, Johnson K, Magyari T, Ellen JM. Mindfulness-based stress reduction for urban youth. *J Altern Complement Med*. 2011;17(3):213–218

32. Birdee GS, Yeh GY, Wayne PM, Phillips RS, Davis RB, Gardiner P. Clinical applications of yoga for the pediatric population: a systematic review. *Acad Pediatr*. 2009;9(4):212–220.e1–9

33. Anandarajah G, Hight E. Spirituality and medical practice: using the HOPE questions as a practical tool for spiritual assessment. *Am Fam Physician*. 2001;63(1):81–89

34. The Center for Nia and Yoga. The Center for Nia and Yoga Web site. http://nia-yoga.com. Accessed February 7, 2018

35. Standley JM. A meta-analysis of the efficacy of music therapy for premature infants. *J Pediatr Nurs*. 2002;17(2):107–113

36. Standley JM, Moore RS. Therapeutic effects of music and mother's voice on premature infants. *Pediatr Nurs*. 1995;21(6):509–512, 574

37. Block S, Jennings D, David L. Live harp music decreases salivary cortisol levels in convalescent preterm infants. *Pediatr Res*. 2003;53(4, pt 2):469a

38. Kemper KJ, Hamilton C. Live harp music reduces activity and increases weight gain in stable premature infants. *J Altern Complement Med*. 2008;14(10):1185–1186

39. Loewy J, Stewart K, Dassler AM, Telsey A, Homel P. The effects of music therapy on vital signs, feeding, and sleep in premature infants. *Pediatrics*. 2013;131(5): 902–918

40. Koch ME, Kain ZN, Ayoub C, Rosenbaum SH. The sedative and analgesic sparing effect of music. *Anesthesiology*. 1998;89(2):300–306

41. Nilsson U, Rawal N, Unosson M. A comparison of intraoperative or postoperative exposure to music—a controlled trial of the effects on postoperative pain. *Anesthesia*. 2003;58(7):699–703

42. Nguyen TN, Nilsson S, Hellström AL, Bengtson A. Music therapy to reduce pain and anxiety in children with cancer undergoing lumbar puncture: a randomized clinical trial. *J Pediatr Oncol Nurs*. 2010;27(3):146–155

43. Barrerra ME, Rykov MH, Doyle SL. The effects of interactive music therapy on hospitalized children with cancer: a pilot study. *Psychooncology*. 2002;11(5): 379–388

44. Magill L. The use of music therapy to address the suffering in advanced cancer pain. *J Palliat Care*. 2002;17(3):167–172

45. Beck SL. The therapeutic use of music for cancer-related pain. *Oncol Nurs Forum*. 1991;18(8):1327–1337

46. Standley JM, Hanser SB. Music therapy research and applications in pediatric oncology treatment. *J Pediatr Oncol Nurs*. 1995;12(1):3–8

47. Kemper KJ, Hamilton CA, McLean TW, Lovato J. Impact of music on pediatric oncology outpatients. *Pediatr Res*. 2008;64(1):105–109

48. Guzzetta CE. Effects of relaxation and music therapy on patients in a coronary care unit with presumptive acute myocardial infarction. *Heart Lung*. 1989;18(6): 609–616

49. Evans D. The effectiveness of music as an intervention for hospital patients: a systematic review. *J Adv Nurs*. 2002;37(1):8–18

50. Vickers AJ, Cassileth BR. Unconventional therapies for cancer and cancer-related symptoms. *Lancet Oncol*. 2001;2(4):226–232

51. Chlan L. Effectiveness of a music therapy intervention on relaxation and anxiety for patients receiving ventilatory assistance. *Heart Lung*. 1998;27(3):169–176

52. Halstead MT, Roscoe ST. Restoring the spirit at the end of life: music as an intervention for oncology nurses. *Clin J Oncol Nurs*. 2002;6(6):332–336

53. Hilliard RE. The effects of music therapy on the quality and length of life of people diagnosed with terminal cancer. *J Music Ther*. 2003;40(2):113–137

54. Lindenfelser KJ, Hense C, McFerran K. Music therapy in pediatric palliative care: family-centered care

to enhance quality of life. *Am J Hosp Palliat Care*. 2012;29(3):219–226

55. Korczak DJ, Madigan S, Colasanto M. Children's physical activity and depression: a meta-analysis. *Pediatrics*. 2017;139(4):e20162266

56. Wigal SB, Nemet D, Swanson JM, et al. Catecholamine response to exercise in children with attention deficit hyperactivity disorder. *Pediatr Res*. 2003;53(5): 756–761

57. Wagner CL, Greer FR; American Academy of Pediatrics Section on Breastfeeding and Committee on Nutrition. Prevention of rickets and vitamin D deficiency in infants, children, and adolescents. *Pediatrics*. 2008;122(5):1142–1152

58. Wilson KM, Klein JD, Sesselberg TS, et al. Use of complementary medicine and dietary supplements among U.S. adolescents. *J Adolesc Health*. 2006;38(4):385–394

59. National Center for Complementary and Integrative Health. Children and the use of complementary health approaches. National Center for Complementary and Integrative Health Web site. https://nccih.nih.gov/health/children. Updated March 2017. Accessed February 7, 2018

60. Pitetti R, Singh S, Hornyak D, Garcia SE, Herr S. Complementary and alternative medicine use in children. *Pediatr Emerg Care*. 2001;17(3):165–169

61. Breuner CC, Barry PJ, Kemper KJ. Alternative medicine use by homeless youth. *Arch Pediatr Adolesc Med*. 1998;152(11):1071–1075

62. Lanski SL, Greenwald M, Perkins A, Simon HK. Herbal therapy use in a pediatric emergency department population: expect the unexpected. *Pediatrics*. 2003; 111(5, pt 1):981–985

63. Sawni-Sikand A, Schubiner H, Thomas RL. Use of complementary/alternative therapies among children in primary care pediatrics. *Ambul Pediatr*. 2002;2(2): 99–103

64. Sanders H, Davis MF, Duncan B, et al. Use of complementary and alternative medical therapies among children with special health care needs in southern Arizona. *Pediatrics*. 2003;111(3):584–587

65. Hagen LE, Schneider R, Stephens D, Modrusan D, Feldman BM. Use of complementary and alternative medicine by pediatric rheumatology patients. *Arthritis Rheum*. 2003;49(1):3–6

66. Heuschkel R, Afzal N, Wuerth A, et al. Complementary medicine use in children and young adults with inflammatory bowel disease. *Am J Gastroenterol*. 2002;97(2):382–388

67. Kelly KM, Jacobson JS, Kennedy DD, Braudt SM, Mallick M, Weiner MA. Use of unconventional therapies by children with cancer at an urban medical center. *J Pediatr Hematol Oncol*. 2000;22(5):412–416

68. Reznik M, Ozuah PO, Franco K, Cohen R, Motlow F. Use of complementary therapy by adolescents with asthma. *Arch Pediatr Adolesc Med*. 2002;156(10): 1042–1044

69. Agmon-Levin N, Theodor E, Segal RM, Shoenfeld Y. Vitamin D in systemic and organ-specific autoimmune diseases. *Clin Rev Allergy Immunol*. 2013;45(2): 256–266

70. Sawni A, Breuner CC. Complementary, holistic, and integrative medicine: depression, sleep disorders, and substance abuse. *Pediatr Rev*. 2012;33(9):422–425

71. Nowak A, Boesch L, Andres E, et al. Effect of vitamin D_3 on self-perceived fatigue: a double-blind randomized placebo-controlled trial. *Medicine (Baltimore)*. 2016;95(52):e5353

72. Green R. Vitamin B_{12} deficiency from the perspective of a practicing hematologist. *Blood*. 2017;129(19):2603–2611

73. Hall-Flavin DK. What's the relationship between vitamin B-12 and depression? Mayo Clinic Web site. http://www.mayoclinic.org/diseases-conditions/depression/ expert-answers/vitamin-b12-and-depression/FAQ-20058077. Published November 23, 2016. Accessed February 7, 2018

74. Qureshi NA, Al-Bedah AM. Mood disorders and complementary and alternative medicine: a literature review. *Neuropsychiatr Dis Treat*. 2013;9:639–658

75. Partonen T, Haukka J, Virtamo J, Taylor PR, Lönnqvist J. Association of low serum total cholesterol with major depression and suicide. *Br J Psychiatry*. 1999;175: 259–262

76. Troisi A. Low cholesterol is a risk factor for attentional impulsivity in patients with mood symptoms. *Psychiatry Res*. 2011;188(1):83–87

77. Field T. Massage therapy for skin conditions in young children. *Dermatol Clin*. 2005;23(4):717–721

78. Khilnani S, Field T, Hernandez-Reif M, Schanberg S. Massage therapy improves mood and behavior of

students with attention-deficit/hyperactivity disorder. *Adolescence*. 2003;38(152):623–638

79. Diego MA, Field T, Hernandez-Reif M, et al. Aggressive adolescents benefit from massage therapy. *Adolescence*. 2002;37(147):597–607

80. Field T. Preterm infant massage therapy studies: an American approach. *Semin Neonatol*. 2002;7(6):487–494

81. Field T. Massage therapy. *Med Clin North Am*. 2002;86(1):163–171

82. McCurdy EA, Spangler JG, Wofford MM, Chauvenet AR, McLean TW. Religiosity is associated with the use of complementary medical therapies by pediatric oncology patients. *J Pediatr Hematol Oncol*. 2003;25(2):125–129

83. Wilson KM, Klein JD. Adolescents' use of complementary and alternative medicine. *Ambul Pediatr*. 2002;2(22):104–110

84. Hansen TI, Kristensen JH. Effect of massage, shortwave diathermy and ultrasound upon 133Xe disappearance rate from muscle and subcutaneous tissue in the human calf. *Scand J Rehabil Med*. 1973;5(4):179–182

85. Ironson G, Field T, Scafidi F, et al. Massage therapy is associated with enhancement of the immune system's cytotoxic capacity. *Int J Neurosci*. 1996;84(1–4):205–217

86. Field T, Hernandez-Reif M, Diego M, Schanberg S, Kuhn C. Cortisol decreases and serotonin and dopamine increase following massage therapy. *Int J Neurosci*. 2005;115(10):1397–1413

87. Jain S, Kumar P, McMillan DD. Prior leg massage decreases pain responses to heel stick in preterm babies. *J Paediatr Child Health*. 2006;42(9):505–508

88. Lin YC, Lee AC, Kemper KJ, Berde CB. Use of complementary and alternative medicine in pediatric pain management service: a survey. *Pain Med*. 2005;6(6): 452–458

89. Anders EF, Findeisen A, Nowak A, Rüdiger M, Usichenko TI. Acupuncture for treatment of hospital-induced constipation in children: a retrospective case series study. *Acupunct Med*. 2012;30(4):258–260

90. Wong V, Cheuk DK, Lee S, Chu V. Acupuncture for acute management and rehabilitation of traumatic brain injury. *Cochrane Database Syst Rev*. 2013;(3):CD007700

91. Adams D, Cheng F, Jou H, Aung S, Yasui Y, Vohra S. The safety of pediatric acupuncture: a systematic review. *Pediatrics*. 2011;128(6):e1575–e1587

92. Ladas EJ, Rooney D, Taromina K, Ndao DH, Kelly KM. The safety of acupuncture in children and adolescents with cancer therapy-related thrombocytopenia. *Support Care Cancer*. 2010;18(11):1487–1490

93. Kemper KJ, Sarah R, Silver-Highfield E, Xiarhos E, Barnes L, Berde C. On pins and needles? Pediatric pain patients' experience with acupuncture. *Pediatrics*. 2000;105(4, pt 2):941–947

94. Kemper KJ, Fletcher NB, Hamilton CA, McLean TW. Impact of healing touch on pediatric oncology outpatients: pilot study. *J Soc Integr Oncol*. 2009;7(1):12–18

95. Kemper KJ, Kelly EA. Treating children with therapeutic and healing touch. *Pediatr Ann*. 2004;33(4):248–252

96. Giasson M, Bouchard L. Effect of therapeutic touch on the well-being of persons with terminal cancer. *J Holist Nurs*. 1998;16(3):383–398

97. Wilkinson DS, Knox PL, Chatman JE, et al. The clinical effectiveness of healing touch. *J Altern Complement Med*. 2002;8(1):33–47

98. Lafreniere KD, Mutus B, Cameron S, et al. Effects of therapeutic touch on biochemical and mood indicators in women. *J Altern Complement Med*. 1999;5(4):367–370

99. Assiotis A, Sachinis NP, Chalidis BE. Pulsed electromagnetic fields for the treatment of tibial delayed unions and nonunions. A prospective clinical study and review of the literature. *J Orthop Surg Res*. 2012;7:24

100. Boyette MY, Herrera-Soto JA. Treatment of delayed and nonunited fractures and osteotomies with pulsed electromagnetic field in children and adolescents. *Orthopedics*. 2012;35(7):e1051–e1055

101. Vásquez CE, Tomita T, Bedin A, Castro RA. [Subdural anesthesia after epidural puncture: two case reports.] *Rev Bras Anestesiol*. 2003;53(2):209–213

102. László JF, Farkas P, Reiczigel J, Vágó P. Effect of local exposure to inhomogeneous static magnetic field on stomatological pain sensation—a double-blind, randomized, placebo-controlled study. *Int J Radiat*

Biol. 2012;88(5):430–438

103. Kovács-Bálint Z, Csathó A, László JF, Juhász P, Hernádi I. Exposure to an inhomogeneous static magnetic field increases thermal pain threshold in healthy human volunteers. *Bioelectromagnetics.* 2011;32(2):131–139

104. Ross CL, Harrison BS. The use of magnetic field for the reduction of inflammation: a review of the history and therapeutic results. *Altern Ther Health Med.* 2013;19(2):47–54

105. Jacobs J, Jonas WB, Jiménez-Pérez M, Crothers D. Homeopathy for childhood diarrhea: combined results and metaanalysis from three randomized, controlled clinical trials. *Pediatr Infect Dis J.* 2003;22(3):229–234

106. Jacobs J, Springer DA, Crothers D. Homeopathic treatment of acute otitis media in children: a preliminary randomized placebo-controlled trial. *Pediatr Infect Dis J.* 2001;20(2):177–183

107. Jacobs J, Williams AL, Girard C, Njike VY, Katz D. Homeopathy for attention-deficit/hyperactivity disorder: a pilot randomized-controlled trial. *J Altern Complement Med.* 2005;11(5):799–806

108. Barnes PM, Powell-Griner E, McFann K, Nahin RL. Complementary and alternative medicine use among adults: United States, 2002. *Adv Data.* 2004;(343):1–19

109. Astin JA. Why patients use alternative medicine: results of a national study. *JAMA.* 1998;279(19):1548–1553

110. Neuberger J. Primary care: core values. Patients' priorities. *BMJ.* 1998;317(7153):260–262

111. Kaptchuk TJ, Eisenberg DM. The persuasive appeal of alternative medicine. *Ann Intern Med.* 1998;129(12):1061–1065

112. American Academy of Pediatrics Council on Environmental Health. *Pediatric Environmental Health.* 3rd ed. Etzel RA, ed. Elk Grove Village, IL: American Academy of Pediatrics; 2012

113. Cohen MH, Kemper KJ. Complementary therapies in pediatrics: a legal perspective. *Pediatrics.* 2005;115(3):774–780

114. King DE, Bushwick B. Beliefs and attitudes of hospital inpatients about faith healing and prayer. *J Fam Pract.* 1994;39(4):349–352

115. Ehman JW, Ott BB, Short TH, Ciampa RC, Hansen-Flaschen J. Do patients want physicians to inquire about their spiritual or religious beliefs if they become gravely ill? *Arch Intern Med.* 1999;159(15):1803–1806

116. McCord G, Gilchrist VJ, Grossman SD, et al. Discussing spirituality with patients: a rational and ethical approach. *Ann Fam Med.* 2004;2(4):356–361

117. Chu L. 5 principles of self-care for health professionals. KevinMD.com Web site. http://www.kevinmd.com/blog/2010/07/5-principles-selfcare-health-professionals.html. Published July 20, 2010. Accessed February 7, 2018

第 10 章

一次診療の現場で心理社会的介入を行う

W・ダグラス・タイナン（医学博士）、レベッカ・バウム（医学士）

成人の精神疾患患者や関連するメンタルヘルスの徴候を呈する成人患者に
有効性が証明されている実践的治療法に関する知見をもとに、
小児のプライマリーケアの現場で心理社会的介入を行うことは
決して難しいことではなく、
その有効性を証明する研究報告は年々積み上がっている。

　小児期に機能障害をもたらす健康問題の上位6つのうち、3つはメンタルヘルスの問題（注意欠如・多動性障害［ADHD］、行為障害［素行障害］、気分障害）であると報告されている[1]。これらの子どものうち毎年13〜20％までもに精神医学的な診断名が付されており[2]、ほぼ同程度かそれ以上の子どもが、診断名はつかないまでもメンタルヘルス上の機能低下をきたして本人や家族が苦痛を抱える状態となってしまっている。メンタルヘルスの問題を抱えた子どもを専門家に紹介すべきであることは至極当然のことであるにもかかわらず、ほとんどの地域がリソース不足のために常に利用出来る状態にはなっていない。

　明らかに診断基準を満たす状況であるか否かにかかわらず、専門家不足の状態によって、小児思春期の子ども（以降、本章では特に断りのない限り「子ども」と総称する）が専門的なメンタルヘルスケア・サービスをいつでも受けることが出来るとは限らないのである。精神疾患に対する偏見というのも根強く残っており、そのことも多くの子どもが治療を受けるに至らない理由となっている。たとえ統合的なメンタルヘルスケア・サービスが提供出来なかったとしても、クリニックで第一線の小児のプライマリーケア医療者（小児科医・家庭医・内科開業医・ナースプラクティショナー・医療助手など）が、メンタルヘルスの問題に対してまずは可能な限りの対応を行うことは、子どもや家族の精神科医療への受診ハードルの問題を解決していくうえで極めて有用となる。

　多くのプライマリーケア医療者にとって、メンタルヘルスの問題に対するケアの提供は、トレーニングの機会も限られ、併存する病態も多い複雑な問題であり、自分たちで対処することは困難であると認識されている。しかし成人の精神疾患患者や関連するメンタルヘルスの徴候を呈する成人患者に有効性が証明されているエビデンスに基づく心理社会的療法（EBP:

Evidence-Based Practice）に関する知見をもとに、小児のプライマリーケアの現場で心理社会的
介入を行うことは決して難しいことではなく[3]、その有効性を証明する研究報告は年々積み上
がっている[4-8]。EBPから得られた治療戦略的に重視すべき共通要素というのは、不安、抑う
つ、破壊行動、不注意、向精神性物質の使用（物質使用障害）、幼児期の情緒障害や行動障害な
ど、小児医療の現場で頻繁に出会う多くのメンタルヘルスの問題に対しても適用が可能であ
る。これらの共通要素を意識したアプローチは、医療者がメンタルヘルスの問題に対応するう
えでの苦手意識を改善させ、小児科臨床の現場において時宜を得た効果的な介入を行う一助と
なるはずである。またこのようなアプローチは、複数の症状に対して同時に対処しうる方法で
もあり、併存する症状に対する治療を進めるうえでも有用となるであろう。

ケアプランを立案する

初期段階の対応戦略

　初期の段階で立案すべきいくつかの戦略というのは、社会的・情緒的な問題やメンタルヘル
スの問題を抱えた子どもに対応するうえで一般的かつ普遍的なアプローチであるべきであり、
それゆえに子どもの呈する症状や障害がどのようなものであれ有用となるべきものである。以
下に、いくつかの戦略について言及する。

子どもと家族の治療へのモチベーションを引き出す

　アドヒアランスを促進し、治療成果を向上させるためには、子どもと家族の治療へのモチ
ベーションが不可欠であることが研究により示されている。とりわけメンタルヘルスの問題に
関しては、家族がそのことについて話すことを恥じていたり、気後れを感じていたり、親が
「自分のせいだ」と感じていたり、年齢の長じた子どもであれば、「自分は他の子とは違う」と
いう感覚を抱いてしまっていることが多く、モチベーションを引き出すことは治療上、不可欠
である。Box 10-1に、患者と治療同盟を構築するための共通要素をHELP（Hope・Empathy・
Language/Loyalty・Permission/Partnership/Plan）の頭文字としてまとめ、提示している。これら

Box 10-1　患者と治療同盟を構築するための共通要素：HELP

H＝Hope（希望を持てるように）

E＝Empathy（共感的に）

L[2]＝Language（患者に分かる言葉で）、Loyalty（誠実に）

P[3]＝Permission（常に同意を得ながら）、Partnership（パートナーシップを重視し）、Plan（計画を立案し、それを
　　伝える）

引用元：American Academy of Pediatrics. *Addressing Mental Health Concerns in Primary Care: A Clinician's Toolkit*. Elk Grove Village, IL:
American Academy of Pediatrics; 2010.
詳細については、本書巻末の補足資料5を参照。

は、家族療法、認知療法、動機づけ面接法、ファミリー・エンゲージメント法、家族療法的小児科学、ソリューション・フォーカスド・アプローチなどのエビデンスに基づく心理社会的療法（EBP）から導き出されたものである。

　メンタルヘルスの問題を評価する過程において、子どもの症状や、子どもや家族の至らない点について過度に焦点を当ててしまいがちとなってしまうことには、十分注意する必要がある。子どもや家族のストレングス（強み）を意図的かつ繰り返して強調することで、子どもや家族が希望を持ち、自信を持って行動出来るようにしていくことが肝要である。子どもと家族から治療協力が得られる状態となれば、プライマリーケア医療者は、子どもや家族と共に達成可能で明確な治療目標を設定し、その進捗を確認し合うことが出来るようになるであろう。長期的目標だけではなく、短期的な目標も重層的に設定することが出来れば、子どもと家族に「困難な問題であっても克服出来るであろう」と思わせることが出来るであろう。

心理教育を提供する

　メンタルヘルス上の問題に対する誤解というのは、根強いものである。子どもや家族は、メンタルヘルス上の問題というのは頻度の高いもので、治療が可能であり、性格に問題があったからでも子育てが悪かったからでもないという知識を得るだけでも、安心することが出来るようになる。医療者は、家族に対し「精神疾患の中には遺伝的要因を有するものもあるが、家族歴というのは運命づけられた条件ではなく、リスク要因の一つに過ぎない」ということを伝えて安心させるとともに、家族の有する防御因子も面接を通してしっかりと引き出す必要がある。メンタルヘルスの問題について、家族がどのように認識しどのような懸念を抱いているのかを理解することで、当初は語られず共有することが出来なかった心配事を明確化しうる可能性は高まる。多くの家族は、メンタルヘルス上の懸念に対し、プライマリーケアの現場で対応が可能であるとは認識していないことが多い。必要時にメンタルヘルスの専門家に紹介をしてもらえるという安心感を家族が得られれば、プライマリーケアの現場で提供される継続支援についても評価してくれ、しっかりとした治療関係を結ぶことが可能となるであろう。

健康的な生活習慣の奨励

　健康的な生活習慣を奨励することは、全般的な健康を促進するうえで重要である。睡眠や栄養やその他の健康習慣というのはメンタルヘルス上の問題に影響を及ぼし、また影響を受けうるものである。毎日のルーチンを守ることは、不安を抱える子どもや、指示に従うことが苦手な子どもにとって、何をすべきかを予測立てて理解しやすくなるため、とりわけ有用となる。同様に、メディアの使用時間を制限する、家族や友人との社会的交流を維持する、身体を動かすなどの習慣は、すべての子どもに対し奨励されるものであり、メンタルヘルス上の懸念を有する子どものケアプランにも包含させるべきものである。

全般的なストレスの低減を図る

　育児にはストレスがつきものであり、子どもが成長していくうえでもストレスというのはつ

きものである。このことを治療者がしっかりと認識しておくことで、治療者は家族の体験してきた問題をノーマライズ（誰にも起こり得る出来事として受け止めること）し、共感的に関わることが出来るようになるであろう。ストレスというのは、既に発生している症状を増大させてしまいうるものであり、ストレスに対処することは治療の重要な第一歩となりうる。何が負担を減らすことになるのかを家族と話し合うことで、家族にとって重要なストレス要因に関する認識を引き出すことが出来、それによって治療に対する家族のコミットメントを高め、継続的な治療関係を結びうる可能性は高まる。

初期介入を行う

メンタルヘルスの専門家への紹介を予定しているか否かにかかわらず、プライマリーケア医療者は、親が対処困難となっている子どもの行動や葛藤状況（例：きょうだい間の争い、就寝時間が遅い、ゲームやネットをやりすぎる、宿題をしない、思春期の反抗）に対し、家族と問題解決に向けた話し合いを行ったり、子どもや家族がストレスを緩和する方法を教えたり、特定の症状に対してエビデンスに基づく心理社会的療法（EBP）を実施したり、EBPから導き出された共通要素を用いてコミュニケーションを行うなどの当面のケアを開始することが可能である。これらはすべて、ケアプランの一部として小児科診療の一環として実施することが出来るであろう。

情報提供を行う

プライマリーケア医療者は、子どもや家族が自己管理をするうえで参考となる教育資材を提供することが可能である。また、必要なケースに対しては緊急時の連絡先や緊急時に活用出来る情報源を提供することも出来るであろう。

治療の進捗をモニタリングする

プライマリーケア医療者は、治療開始時に設定した目標に向かって子どもや家族が歩むことが出来ているのか、その進捗を確認する必要がある。症状によっては、子ども本人、家族、教員に自記式のスクリーニング尺度・機能評価尺度を記載してもらうことで、症状の状態を時系列で観察することも可能である（「補足資料2：小児医療者向けメンタルヘルス診療補助ツール」を参照）。そうすることで、日々の生活の中では良くなったり悪くなったりを繰り返しているように思えても、着実に前進をしていることを家族が認識する一助となり、安心させることが出来るであろう。

必要時にメンタルヘルスの専門家に関与してもらう

「補足資料4：米国内のメンタルヘルスサービスの主たるリソース」では、子どもと家族にとって有用と思われるメンタルヘルスサービスやソーシャルサービスの提供源についての概説を行っている。メンタルヘルスの専門家によるケアを受ける必要性があるかどうかは、症状の重症度、慢性度、合併症の程度、プライマリーケア医療者がメンタルヘルス対応のトレーニン

グを受け対応に自信を持っているか否か、家族の希望、などいくつかの要因に左右される。家族のストレスが大きい場合や、家族より得られるサポートが限定的な場合、より高度なケアが必要になる可能性が高い。メンタルヘルスの専門機関に紹介を行う際には、プライマリーケア医療者が紹介理由とこれまでの経過について明確に伝えることで、うまく繋げられる可能性は高まる。また、子どもと家族の同意を得たうえで、診療録などの適切な記録をあらかじめ送ることが出来れば、プライマリーケア医療者とメンタルヘルスの専門家との情報交換を促進することが出来るであろう。

エビデンスに基づく心理社会的療法（EBP）から得られた方略を活用した実践的ガイダンス

「第7章：心理社会的療法」では、メンタルヘルスの問題を抱える小児思春期の子どもにおけるエビデンスに基づく心理社会的療法（EBP）の概要を提示し、「補足資料6：『PracticeWise』──エビデンスに基づく小児思春期患者の実践的心理社会的療法」では、各EBPのエビデンスをレベル別に提示している。また、小児科診療に適したこれらのEBPに共通する要素について、「補足資料7：プライマリーケアの現場で活用すべき各種のエビデンスに基づく心理社会的療法に共通する要素」において一覧表として提示した。本書では、様々な章で、それぞれの要素をより詳しく説明し、ケアプランに組み込むためのガイダンスを提供しているが、この一覧表には該当する章番号も明示されている。

以下のセクションでは、小児医療の現場で子どもに最適な形でこれらの共通要素を適用させるうえでの留意点を概説するとともに、それらを親に心理教育する際の留意点についての提案を行っている。

不安・抑うつ・トラウマに関連する困難性

不安障害を抱えている子どもは、自尊感情が低く、日常の出来事に対しての認知の歪みを示し、人生が非常にストレスフルであると認識していて、社会的に引きこもった状況にあることが稀ではない。また、うつ病の子どもは、低い自尊感情、否定的で不合理な思考、日常の中でストレスを多く抱えやすい、社会的引きこもり状態、社会的能力低下、活動レベルの低下など、成人のうつ病と同様の心理社会的障害を数多く抱えてしまっている。子どものうつ病と不安障害はともに過度に傷つきやすい状況を引き起こしていて、親がそのことに対して明らかに困惑している状態にあることが多い。また、子どもの問題にトラウマが関与している場合、継続的に子どもの安全や安心が脅かされた状況にあることが稀ではなく、実際にトラウマとなる脅威が受診時点で存在している場合もあれば、トラウマの脅威はなくなっているものの安心感が損なわれていて日常生活に支障をきたしている場合もある。

不安、うつ、トラウマに関連した苦痛を治療していくうえで有用となる共通要素は、認知行動療法（CBT）や、マインド・ボディーセラピーから導き出されたものであり、親が対処法のモデルとなり、子どもがリラクゼーション法や自己鎮静法を学んでいくことを目指すものであ

る。親が、どのような状況で子どもは恐怖を感じるのかや、そのような際にどのような対処スキルを用いるのかを学んでいき問題解決戦略を身につけることは、治療効果を長きにわたり維持するうえで極めて重要となる。そのためには、子どもにとって困難な状況というものを親が把握し、子どもがそれを乗り越えようとしている努力を称賛し、その努力に具体的な返報を行う（ご褒美を与える）ことが出来るように支援を行うことも重要となる。親が正確に子どもの感情を識別し的確にラベリングすることが出来るようになることを含め、親のコミュニケーションスキルを向上させるサポートをすることも有用となる。不安に対し安易に「回避」という方法を用いることは問題を悪化させることとなるため、不安障害の対処法を学んでもらううえで重要なポイントの一つは、恐怖に簡単に屈しないことを学習することにある。親は、子どもがこれらの恐怖に直面した際に立ち向かうことが出来るようにしていくために、対処しやすい不安から取り扱い、段階的にレベルを上げていくようにする必要がある。Box 10-2 に、うつ病や不安障害のある子どもの両親に、このようなアプローチを行う際に有用となるガイダンスをまとめ、提示している。

　トラウマに暴露された子どもの治療を行う際に、プライマリーケア医療者は、家族と共に、可能な限り子どもが安全感と平静心を維持・回復することが出来るような計画を立案することが必要である。子どもがトラウマ体験に暴露された場合、他の家族成員が直接的にトラウマ体験に暴露されていなかったとしても、その影響を受けてしまっている可能性があることを認識しておくことは極めて重要である。とりわけきょうだいにその影響が及んでしまっている可能性を探索するため、その子たちのケアも支援計画の中に組み入れる必要がある。

Box 10-2　エビデンスに基づく心理社会的療法（EBP）から得られた、抑うつや不安を認める子どもの両親に、共通して有用となる助言

- 常に一貫性のある、ルーチン化された予測しやすい育児を実践する。
- 親自らが規範となる行動を実践し、他の大人やきょうだいにも同様の行動をとるように働きかける。
- 子どもにコーピング・リラクゼーション・問題解決・自己対話のスキルを教え、子どもと一緒に定期的にスキルの練習を行う。
- 子どもとのコミュニケーションを改善し、子どもが感情をラベリング（自分自身が感じていることを言語化して表現すること）することを助ける。
- 子どもの毎日の生活スケジュールの中に、楽しい活動・出来事を増やすようにする。
- 子どもが困難な状況に対処しようと努力している際には、常に具体的な言葉で褒め、ご褒美をあげるようにする。
- 子どもが恐怖心に対処することをサポートする際には、対処しやすいものから始め、段階的にレベルを上げていくようにする。
- 恐怖心を引き起こす状況への対処に際し、子どもが「回避」に頼りきりにならないように励ます。
- 子どもに共感的に関わり、常に肯定的に受容する。感情のラベリングを助け、「回避」や「逃走」と言った対処行動を可能な限り取らないように働きかける。
- 恐怖心を抱きうる状況やストレスのかかる状況に対し、あらかじめ計画的に子どもが準備出来るようにサポートを行う。

破壊的行動、不注意

　ADHD、反抗挑戦性障害、行為障害（素行障害）などの破壊的な行動を認める子どもを支援するための最も効果的な治療法は、より効果的で一貫した子どもの行動管理スキルを親に教えることであることは、各種の研究で一貫して示されている。このような問題に対しては、40年以上にわたり様々な研究と介入が行われており、有効性がエビデンスとして示されている育児法として、家族の強み強化プログラム（Strengthening Families Program）、インクレディブル・イヤーズ（The Incredible Years）、ペアレント・コープス（Parent Corps）、トリプルP（Triple P- Positive Parenting Program）、親子相互交流療法（PCIT: Parent-Child Interaction Therapy）など、様々なプログラムが存在している[9]。あらゆる育児支援プログラムには、「親子間のポジティブな相互作用を増やす」「親に感情を適切に取り扱うコミュニケーションスキルを教える」「トレーニングセッションで新しいスキルを子どもと一緒に練習することを、親に義務づけている」などの共通する要素が存在している。とりわけ、破壊的な行動を認める子どもの親支援プログラムでは、「親にタイムアウトの正しい使い方を教える」「親に一貫した子育ての重要性を教える」の2点が共通して重視されており、これらのスキルを実践を通じて学んでもらうことが不可欠な要素となっている。これらのスキルを説明し、デモンストレーションする様子を映したビデオライブラリーが一般向けに公開されているので、参照していただきたい（www.cdc.gov/parents/essentials/videos/video_timeout_vig.html）。これらのアプローチは、米国小児科学会（AAP: American Academy of Pediatrics）の育児に関する指針と、米国児童青年精神医学会（AACAP: American Academy of Child and Adolescent Psychiatry）の治療ガイドラインとも合致している。

幼小児の情緒障害・行動障害

　幼児期は医療機関を受診する頻度が高く、それゆえにプライマリーケア医療者は幼児の情緒の問題や行動の問題の発生を予防し、特定し、対処するうえで重要な役割を担っている。このような問題としては、自己制御困難、極度のかんしゃくや攻撃性、発達年齢に比して過剰な活動性や衝動性、易興奮性や抑うつ、ならびに分離不安・過度の内向性・恐れを含めた年齢に不釣り合いな不安などが挙げられる。プライマリーケア医療者は、一般的な育児実践に関しての啓発教育を行うことが出来る必要があり、また軽度の臨床症状を呈している子どもに対しての治療を提供出来る必要があり、さらにはより重度の症状を呈している子どもとその家族を支援することが出来る必要もある。情緒障害・行動障害を認める幼小児とその家族に対しても、数多くのエビデンスに基づく心理社会的療法（EBP）が開発されており、その中には、先述した育児支援プログラムだけでなく、親子並行心理療法（CPP: Child-Parent Psychotherapy）やトラウマに焦点化した心理療法も存在している。これらのプログラムに共通する要素は以下の通りである。

　▶ ポジティブな子育ての原則を適用する：この原則には、好ましい行動にはポジティブな注目を行い、軽微な問題行動に対しては選択的無視を行い、許容出来ない行動や危険な行動に対しては安全で一貫性のある冷静な対応を行うことが含まれる。

▶ 子どもの行動をリフレーミングする（捉え直しを行う）：親は、子どもの挑戦的な行動が意図的であり、自分に向けられたものであると感じやすい。とりわけ親がうつ病に罹患していたり大きなストレスを感じている場合には、そのような子どもの難しい行動に対し敏感となり、その意味を誤解釈しやすい傾向にある。子どもの行動の背後にある理由を親が理解出来るようにサポートすることで、親はそのような認知を修正し、ポジティブな育児の原則を取り入れようとする余地が生まれるようになる。

▶ リラクゼーション法やその他の不安解消の技法を活用する：静かな音楽をかけたり、癒されるおもちゃを使ったり、シャボン玉を吹いて深呼吸をしたりすることで、不安に陥っていたり興奮状態にある子どもを落ち着かせやすくなる。

このような育児介入法についての詳細は、「第17章：5歳未満児の情緒障害・行動障害」を参照されたい。

まとめ

　小児期に頻度の高いメンタルヘルスの問題に対するエビデンスに基づく介入は、小児科診療の場面において容易に取り入れうるものであり、トレーニングを受けたプライマリーケア医療者であれば効果的に実施することが可能である[4]。このような介入を行う際に、親が家庭でスキルを練習しやすくするための冊子やビデオ資料を用いることで、その効果を補強することが可能となる。プライマリーケアの現場で迅速かつ効率的に提供しうるこれらの簡単な介入は、多くの親が改善して欲しいと願う目標に到達するうえで、十分な効果を発揮するであろう。一方で、より専門的な支援を必要とする子どもと家族に対しは、治療の次のステップとして、小児を専門とする経験豊富なメンタルヘルスの専門家に紹介する必要があるであろう。

▌米国小児科学会（AAP）の提言／指針

- American Academy of Pediatrics Committee on Substance Use and Prevention. Substance use screening, brief intervention, and referral to treatment. *Pediatrics*. 2016;138(1):e20161210 (pediatrics.aappublications.org/content/138/1/e20161210)
- American Academy of Pediatrics Section on Integrative Medicine. Mind-body therapies in children and youth. *Pediatrics*. 2016;138(3):e20161896 (pediatrics.aappublications.org/content/138/3/e20161896)
- Gleason MM, Goldson E, Yogman MW; American Academy of Pediatrics Council on Early Childhood, Committee on Psychosocial Aspects of Child and Family Health, and Section on Developmental Behavioral Pediatrics. Addressing early childhood emotional and behavioral problems. *Pediatrics*. 2016;138(6):e20163023 (pediatrics.aappublications.org/content/138/6/e20163025)
- Harstad E, Levy S; American Academy of Pediatrics Committee on Substance Abuse. Attention-deficit/hyperactivity disorder and substance abuse. *Pediatrics*. 2014;134(1): e293–e301 (pediatrics.aappublications.org/content/134/1/e293)
- Levy SJ, Williams JF; American Academy of Pediatrics Committee on Substance Use and Prevention. Substance use screening, brief intervention, and referral to treatment. *Pediatrics*. 2016;138(1):e20161211

(pediatrics.aappublications.org/content/138/1/e20161211)

■ 参考文献
1. Halfon N, Houtrow A, Larson K, Newacheck PW. The changing landscape of disability in childhood. *Future Child*. 2012;22(1):13–42
2. Merikangas KR, He JP, Brody D, Fisher PW, Bourdon K, Koretz DS. Prevalence and treatment of mental disorders among US children in the 2001-2004 NHANES. *Pediatrics*. 2009;125(1):75–81
3. Kazdin AE. Evidence-based psychosocial treatment: advances, surprises, and needed shifts in foci. *Cogn Behav Pract. 2016;23*(4):426–430
4. Leslie LK, Mehus CJ, Hawkins JD, et al. Primary health care: potential home for family focused preventive interventions. *Am J Prev Med.* 2016;51(4)(suppl 2): S106–S118
5. Turner KM, Sanders MR. Help when it's needed first: a controlled evaluation of brief, preventive behavioral family intervention in a primary care setting. *Behav Ther*. 2006;37(2):131–142
6. Tully LA, Hunt C. Brief parenting interventions for children at risk of externalizing behavior problems: a systematic review. *J Child Fam Stud*. 2015;25(3):705–719
7. Perrin EC, Sheldrick RC, Mcmenamy JM, Henson BS, Carter AS. Improving parenting skills for families of young children in pediatric settings. *JAMA Pediatr*. 2014;168(1):16
8. Lavigne JV, Lebailly SA, Gouze KR, et al. Treating oppositional defiant disorder in primary care: a comparison of three models. *J Pediatr Psychol*. 2007;33(5):449–461
9. Haslam D, Mejia A, Sanders MR, de Vries PJ. Parenting programs. In: Rey JM, ed. *IACAPAP e-Textbook of Child and Adolescent Mental Health*. Geneva, Switzerland: International Association for Child and Adolescent Psychiatry and Allied Professions; 2016:1–29

第11章

一次診療の現場で用いる向精神薬

マーク・A・リドル（医学士）、スーザン・ドスライス（医学博士）、
グロリア・リーブス（医学士）、ローレンス・S・ウィッソウ（医学士、公衆衛生学修士）、
デビッド・プルイト（医学士）、ジェーン・メシャン・フォイ（医学士）

小児のプライマリーケア医療者は、診断における4つの要素、
すなわち「症状」「発症期間」「障害の程度」「正常からの逸脱性」のそれぞれが、
薬物療法の適応となる閾値を超えているかどうかの判断を
行わなくてはならない。

はじめに

　米国小児科学会（AAP: the American Academy of Pediatrics）は、2009年7月に「小児科プライマリーケア医は、注意欠如・多動性障害（ADHD: attention-deficit/hyperactivity disorder）の患者に対してだけではなく、不安障害・抑うつ・向精神性物質の使用の問題（物質使用障害）を抱える子どもに対しても、適切な治療やケアを行うコンピテンシー（職業的能力）を習得することが望まれる」との提言／指針を公表している[1]。それに加え、この提言／指針では「小児科医は、小児期のメンタルヘルスのあらゆる領域のあらゆる状態に関し、広範囲のプライマリーケアを提供しうるコンピテンシーを身につけることが望まれる」とも記載されている。この提言／指針の内容には、小児のプライマリーケア医療者（小児科医・家庭医・内科開業医・ナースプラクティショナーや医療助手など、臨床の最前線で子どものケアに当たる医療者）が、一般的な小児精神薬理学の知識を習得し、特定の臨床状況において安全かつ効果的に向精神薬を使用することが出来るようになることも、包含されている。

　本章の目的は、精神科的診断を受けた小児思春期の子ども（以降、本章では特に断りのない限り「子ども」と総称する）に向精神薬を使用するうえでの、合理的で明快な、エビデンスに基づく基礎的な枠組みを提供することにある。小児のプライマリーケア医療者の多くが、既にこれらの薬物を使用しているであろうが、薬物の投与開始のタイミングや漸増させるタイミング、薬物の血中濃度・副作用のモニタリング方法には大きなばらつきがあり、処方を行ううえでの知識や自信というのは、医療者により極めて幅がある状態である。本章は、いわゆるハ

ウツーマニュアルではないが、最新の研究に基づいた統一的なアプローチ法を提示し、精神薬理学的管理における「誰が」「何を」「なぜ」の側面についての認識を深めるものとなるであろう。本章の意図は、特定の診療内容について明示することではなく、むしろ小児のプライマリーケア医療者が包括的な診断評価を終了し、下した診断名が薬物療法が有効となりうる疾病であった場合に、子どもとその家族に薬物療法という選択肢を提示するうえで幅広く有用となりうる方法論を提示することにある。

議論を始めるにあたって：向精神薬を処方するうえでの前提条件

プライマリーケアの現場で向精神薬を安全かつ効果的に使用するうえで必要となるいくつかの前提条件につき、Box 11 - 1 に提示している。

Box 11-1　小児のプライマリーケア医療者が安全で効果的に向精神薬を処方するための前提条件

精神疾患の子どもに向精神薬を処方するうえでの必要条件
- 患者がプライマリーケア医療者のもとに定期通院することが、十分可能な状況にある。
- プライマリーケア医療者に、正確で効果的な診断病名をつける力量がある。

処方する向精神薬は、以下の条件を満たしている必要がある
- 有効性が実証されている。
- 複数のパラメーターによる市販後調査が行われており、一定の基準のもと安全性が確認されている。
- 副作用（有害事象）が合理的に予期可能な範囲のもので、容易に検出し管理することが可能である。

薬剤の用量調節とモニタリングに必要な要件
- 作成経緯に合理性のある、容易に活用可能なガイドラインに準拠した対応をしている。
- バイタルサインの確認、身長・体重の測定という身体評価もモニタリングに含めている。

処方を行うプライマリーケア医療者に求められる要件
- 関連する疾患の診断に関する専門的知識を有している。
- 利用可能な心理社会的療法（例：親行動管理トレーニング、認知行動療法［CBT］）に関する知識を有している。
- 処方する薬剤に関しての知識を有している。
- 薬の臨床反応、副作用、薬物相互作用、アドヒアランスをモニタリングするための手順を把握している。

治療を提供するうえで必要な要件
- 自身の専門性を超えた問題に対し、小児精神薬理学の専門家に相談することが出来る。
- 心理社会的療法の適切性について、エビデンスに基づいた評価を行うことが出来る。
- 提供した医療サービスに対し、適切な手続きのもとで報酬を受け取ることが出来る。
- 向精神薬を処方するうえでの管理上の障壁が少ない状況にある。

【略語】CBT: cognitive behavioral therapy

薬物を処方するかどうかを判断する：診断上の閾値

　小児精神薬理学においては、薬物反応性疾病（程度はさておき、薬物療法によって症状の重症度が臨床的に有意に軽減するという十分なエビデンスのある疾病）であることを正確に診断することが、まず何より重要である。この診断の正確性がもととなり、薬物療法が有効であると思われる子どもに投薬を試みることが出来、薬物療法が有効でないと思われる子どもに不必要な薬物療法が行われることを防ぐこととなる。正確な診断とエビデンスに基づいた治療を行っても、どの子どもが薬物療法やエビデンスに基づくその他の治療に反応するかどうかをあらかじめ完全に判断する方法はなく、また誰が有害事象を経験するか、どのような有害事象が現れるかを予測する方法も存在していない。

　これらの問題の根底にある不確実性は、処方するプライマリーケア医療者に、いくつかの臨床的な問題を投げかけることとなっている。薬物療法を推奨すべきかどうかを評価する際の、比較的簡便なアプローチ法をBox 11-2に提示している。ここで提示したアプローチは、基本的な構成要素／基準を提示し治療法の実践的なガイドラインとなる点で、米国精神医学会（APA）の『精神疾患の診断・統計マニュアル 第5版（DSM-5）』[2]と同様の位置づけのものということが出来よう。

　Box 11-2の最初の4つの構成要素には、「十分な」とか「十分に」というニュアンスの用語が使用されている。すなわちプライマリーケア医療者は、この診断における「症状」「期間」「障害の程度」「非正常性」という4つの構成要素のそれぞれが、薬物治療を勧めるに値する閾値を超えているかどうかを判断する必要がある。

　すべてのプライマリーケア医療者は、確定診断を下し、特定の治療を開始すべきかどうかを決定する際に、この「閾値」という問題と格闘している。小児科医にとって身近なケースとしてADHDが挙げられるが、DSM-5の診断基準に挙げられているADHDの18の症状すべてに、「しばしば」という言葉が使われているが、「しばしば」についての具体的な定義は記載されていない。医療現場において、閾値という問題が持ち上がるその他の例としては、疼痛や不眠の診断・治療が挙げられる。

　親からの報告や子どもの自己申告は、子どもの症状やその重症度について有用な情報をもた

Box 11-2　向精神薬の処方の適切性についての評価

①子どもには、症候群・疾病と診断するに足る症状が認められているか？
②その症状は、十分な期間継続して存在しているか？
③その症状によって、子どもの学業発達・家庭生活・友人との交流・活動への参加・情緒的幸福感に悪影響が及んでおり、介入を要するほどの機能低下・苦痛が生じているか？
④子どもに認められている症状、例えば過活動／衝動性の問題であればADHD、不安／懸念の問題であれば不安障害、気力低下／悲嘆の問題であればうつ病として、正常の範囲を凌駕した状況にあるのか？
⑤薬物療法以外のエビデンスに基づく治療（ADHDであれば行動療法・ペアレントトレーニング、不安やうつ病であれば認知行動療法［CBT］など）を試したか？

【略語】ADHD: attention-deficit/hyperactivity disorder（注意欠如・多動性障害）、CBT: cognitive behavioral therapy

　らし、閾値を超えているか否かの判断を行ううえで有用となることが多い。自記式の診断サポートツールは様々に存在しているが、ADHDの評価として親向け・教師向けの「米国小児医療の質研究センター（NICHQ: National Institute for Children's Health Quality）ヴァンダービルドADHD評価尺度」、不安障害の評価として親向け・子ども向けの「小児期情緒障害に関連する不安スクリーニング票（SCARED: Screen for Childhood Anxiety Related Emotional Disorders）」、うつ病評価として「患者健康質問票（PHQ: Patient Health Questionnaire）ティーンエイジャー向け9項目修正版（PHQ-9）」などがオンラインから無料で入手出来、DSMの診断基準にも準拠しているため広く利用されている。これらのツールの詳細については、巻末の「補足資料2：小児医療者向けメンタルヘルス診療補助ツール」を参照されたい。

　また、子どもの機能性についての評価、すなわち子どもに現れている症状が学校の成績・友人や家族との関係性に影響を及ぼし、発達課題の到達の障壁になってしまっているかどうかを判断する際にも、閾値を超えているか否かという観点が重要となる。このような際に有用なツールとしては、「子どもの強さと困難さアンケート（SDQ: Strengths and Difficulties Questionnaires）」の2ページ目のインパクト尺度、「コロンビア機能障害尺度（CIS: Columbia Impairment Scale）」などが挙げられる（巻末の補足資料2参照）。このようなツールを使用することで、より包括的な機能評価を行う必要があるか否かの判断を行うことが出来る。これらのツールは子どもの機能を長期的にモニタリングするうえでのベースラインの指標として活用することも可能である[3]。

頻度の高いメンタルヘルス疾患の評価

　精神疾患を正確に診断する際の困難さは、病態により異なっていることを認識しておくことは極めて重要である。本章で取り上げる病態のうち、例えばADHDは、複数の環境（例：学校、家庭）の複数の人物（例：両親、教師）によって観察した情報をすぐに得ることが出来、その診断は容易でほとんど迷うことはないであろう。しかしADHDに知的・言語・学習の障害が併存していて診断に混乱が生じたり、不安障害や発達性トラウマ障害との鑑別が困難なことは稀ではない。

　不安障害の診断は、ADHDの診断を下すよりも困難であろう。不安や抑うつというのは、内在化した困難性を示すものではあるが、不安症状の多くは観察することが可能であり、また容易に誘発することも可能である。腹痛や筋肉のこわばりなどの身体症状は、不安障害の子どもによく認められる症状であり[4]、プライマリーケア医療者もしばしば経験する患者の主訴である。その他にも、不安や恐怖心を惹起する状況・刺激を避けたり、分離不安のために夜中に親の寝室やベッドに入ったりするなどの症状がみられることもあるが、これらの症状も子どもが親に訴えたり、親が観察することが出来るものであろう。子どもに「不安を抱いたりする？」と尋ねるよりも、「何か心配していることがある？」という問いかけをすることで、子どもに不安症状が存在することをより明確にすることが出来るであろう。

　一方、うつ病の診断は、一般的により困難である。小児思春期の子どもが落ち込んだり、悲

しみを抱えたり、適応上の問題を抱えることは稀ではないが、それらがうつ病の所見であることもよくある。うつ病とそれらの状態を区別するためには、時間をかけ慎重に観察を行う必要があり、判断が困難な場合には、児童精神科医にコンサルテーションを行うことも必要となるであろう。

　診断評価に関する詳細については、「第6章：メンタルヘルスのアセスメントを繰り返す」や、第4部の症状別の各章（第13～32章）を参照されたい。

小児期逆境体験（ACE）と物質使用障害のスクリーニング

　不注意や衝動性などのADHDに類する症状や不安・抑うつ症状は、トラウマ体験を含む小児期逆境体験（ACE: adverse childhood experience）から生じたり、ACEの存在により増悪する可能性があるため、それらの症状を認めた子どもに対しては、ルーチンでACEが潜在する可能性についてスクリーニングを実施することが重要である。ACEとなりうる体験としては、交通外傷などの単回性の事故もあれば、繰り返されるDVへの暴露などの継続性のトラウマ体験などもあり、複数のストレスフルな体験を有している子どももいる。ACEのスクリーニングを行うことで、子どもの気分障害や問題行動の原因となっている環境要因を特定することに繋がり、さらには児童相談所への通告などの子どもの安全を担保するための対応を行う緊急性があるか否かを判断することにも繋がる。ACEのスクリーニング評価のリソースとしては、米国小児科学会（AAP）のレジリエンス・プロジェクトの「臨床評価ツール」（www.aap.org/en-us/advocacy-and-policy/aap-health-initiatives/resilience/Pages/Clinical-Assessment-Tools.aspx）を参照されたい。

　通常の診察に組み込むことが出来る簡単なスクリーニングのための質問として、「前回私と会ってから、あなたや家族に本当に怖いことや動揺するようなことはあった？」などと子どもに尋ねるとよい。子どもが8歳未満の場合、スクリーニングのためには親からの報告に頼ることが必要となり、親に対して「前回の受診以降に、お子さんやご家族に何か本当に怖いことや動揺するようなことはありましたか？」などと、同様の確認を行う必要がある。子どもや親から得たACEの情報と、現在子どもに認めている臨床症状との関連性については、最終的にはプライマリーケア医療者が判断する必要がある[5]。

　向精神性物質使用の問題は、思春期の子どもたちにとって頻度の高い身近な問題である。米国疾病管理予防センター（CDC）の報告によれば、高校生の約25％が、過去6か月以内に学校の敷地内で薬物を買ったり、売ったり、もらったりしたことがあったと報告されている（www.cdc.gov/features/YRBS）。10代の子どもたちには、ルーチンで物質使用に関するスクリーニング評価を行うことが推奨される。物質使用に関するスクリーニング尺度や簡便な評価ツールについては、巻末の補足資料2を参照されたい。

　向精神性物質の使用に関する障害や心的外傷後ストレス障害（PTSD）は、気分障害や行動障害を併発する頻度が高い（例：ADHDと大麻使用の合併、うつ病とPTSDの合併など）。精神病理が複雑化している場合、診断的評価を行ったり、特定の心理社会的療法を組み入れたりす

るうえで、メンタルヘルスの専門家にコンサルテーションすることを考慮する必要があるであろう。物質使用障害に対してもPTSDに対しても、現時点で小児に対して米国食品医薬品局（FDA）の承認が得られた薬物治療は存在していないが、質の高い研究で有効性が確認されている心理社会的療法は存在している。このことを小児のプライマリーケア医療者が認識しておくことは、極めて重要である。

専門医療機関への早期紹介の必要性の決定要因

　未診断の学習障害（限局性学習症）の問題を抱えている子どもは、深刻な気分障害や行動の問題を併発していることが稀ではない。これらの問題は、学校での不適応に関連している可能性がある（例：症状は家庭ではみられず主に学校で発生している、など）。学習障害（限局性学習症）やその他の障害に対する評価を受けることの出来る家族支援サービスの情報や、学校の中で受けることの出来る支援プログラムの情報を提供することが出来れば、親にとっても非常に有益となるであろう。

　また、親がメンタルヘルスの問題や物質使用障害の問題を抱えていたり、認知の問題を抱えていたり、小児期に虐待などの重大な逆境的体験を経験しているなど、育児スキルを著しく低下させうる問題を抱えている状況にある家庭の子どもは、メンタルヘルスの専門家によるより包括的な評価を要するであろう。メンタルヘルスの問題を抱えつつ、どこにも繋がることが出来ていなかった親は、プライマリーケア医療者による支援的な面接を受けることで、子どもだけでなく親自身にも良い影響を及ぼすことが出来るはずである。親の精神疾患が子どものメンタルヘルスに影響を与えている場合、親自身のケアのため、子どもではなく親を精神科に紹介する必要がある。監督不全などの子どもの安全上の懸念がある場合、その背景に存在する問題のスクリーニング評価を行うことが重要なのである。

心理社会的療法

　小児期の精神疾患の多くは、エビデンスに基づく効果的な心理社会的療法が利用可能である。これらの心理療法とそれを支持するエビデンスの要約については、Ginsburgによる総説[6]やWeiszらによる総説[7]、および「第7章：心理社会的療法」を参照されたい。心理社会的療法は、薬物療法を検討する前に試されることが多く、また薬物療法と組み合わせて実施されることもある。米国児童青年精神医学会（AACAP: American Academy of Child and Adolescent Psychiatry）のガイドラインでは、子どもが非常に幼い場合、薬物療法を開始する前に少なくとも2回は心理社会的療法を試みることが推奨されている[8]。米国立精神衛生研究所（NIMH: National Institute of Mental Health）が資金援助を行っている大規模研究からは、ADHD（対象：7〜9歳児）[9]、不安障害（対象：分離不安障害、社会恐怖症、全般性不安障害［GAD］と診断された7〜17歳児）[10]、抑うつ（対象：12〜17歳児）[11]において、薬物療法や心理社会的療法の単独治療よりも、両者を併用させた場合に、より治療成績が良いことが実証されている。

　プライマリーケア医療者が、薬物療法よりも心理社会的療法のほうがより望ましい状況を把握しておくことは、極めて重要である。抑うつや不安を呈する小児思春期の子どもの多くは、うつ病や不安障害の診断基準を満たすものの軽症であるか、診断基準を満たさない程度の症状を主訴としてプライマリーケア医療者のもとに受診してくる。このような子どもたちは一般に、心理社会的療法が効果を示すことが多く、薬物療法を必要としない場合もある。

　心理社会的療法の有効性は明らかであり、その適応のある子どもたちに広く提供しうる体制の整備は急務であるが、そのような治療を提供しうるだけのトレーニングと経験を積んだ精神科医や心理士は現時点ではあまりに少なく、また家族はそのような治療を受けるにあたって経済的な制約や行政制度上の制約がのしかかった状況にある。これらの背景が相まって、プライマリーケア医療者の多くは、精神薬理的治療が唯一選択可能な治療選択肢となってしまっている。プライマリーケア医療者は、家族や地域のメンタルヘルスの専門家と協力し、公的な制度であれ民間のケアシステムであれ、エビデンスに基づく心理社会的な治療サービスを子どもたちが受けられるように、ロビー活動を行うことも出来るであろう。理想的には、心理社会的療法というのは、薬理学的治療と同程度に利用可能な選択肢であるべきである[12]。

適応外処方

　1990年代半ば以前は、FDAから小児にも適応がある、すなわち18歳未満の小児思春期児への使用が承認された精神科治療薬は、ADHDに対する中枢神経刺激薬、夜尿症に対する三環系抗うつ薬、精神病に対する少数の抗精神病薬、双極I型障害に伴う躁病に対するリチウム製剤など、ごくわずかにしか存在していなかった。それゆえに、小児思春期の子どもの精神疾患の治療に際し、しばしば適応外処方が行われる状況にあった。現時点でもFDAが小児適応を承認している薬物は十分とはいえないものの、小児用医薬品等適正使用推進法や小児研究公正法などの連邦法の成立を受け、ここ20年の間に小児適応が承認された薬物の数は著しく増加している。その背景には、米国立精神衛生研究所（NIMH）が1990年代半ばから大規模な多施設共同治療研究への助成を開始したことも寄与している。

　現在では、ADHD・うつ病・強迫性障害（OCD）・双極I型障害に伴う躁状態・統合失調症に伴う精神病・自閉症スペクトラム障害（ASD）の子どもの易興奮性など、子どもの精神障害に適応のある薬剤が数多く販売されている。そのため適応外処方、とりわけ小児思春期の子どもの精神疾患に適応のない薬剤の処方を行う際には、その使用の合理性について慎重に吟味し、その旨を診療録に記録する必要がある。

向精神薬の処方に関する概念的枠組み

概　論

　欧州神経精神薬理学会（ECNP: European College of Neuropsychopharmacology）を中心とした、国際的組織と地域主要組織（米国・アジア・欧州）の代表者からなる専門家タスクフォースによれば、現在処方可能な向精神薬は108種類にのぼっているが、これらのほとんどは米国の成人向けにFDAが承認しているものである。これだけの種類の薬剤が存在しているため、経験豊富な精神科医であっても、そのすべてに豊富な処方経験があるというわけではない。

　小児のプライマリーケア医療者向けに、向精神薬処方のための概念的枠組みを提供する目的は、米国小児科学会（AAP）のメンタルヘルスに関するコンピテンシーに関する施策提言に従い、これらの薬剤を可能な限り適応となる病態ごとに単純化して分類することで、小児医療者が容易に管理可能となることにある。

　プライマリーケア医療者にとって最も重要な第一種向精神薬には、ADHD、大うつ病性障害（MDD）、不安障害など、一般的な精神疾患に対する薬剤が含まれる。最も信頼出来る疫学データによれば、小児に処方される向精神薬の80％以上は、ADHD・不安障害・うつ病性障害への処方が占めている[13]。

　第一種向精神薬には、ADHDの小児に対しFDAの承認が得られている2種類の中枢神経刺激薬（メチルフェニデート、アンフェタミン）、2種類のα_2-アドレナリン作動薬（グアンファシン、クロニジン）、1種類の選択的ノルエピネフリン再取り込み阻害薬（NRI）（アトモキセチン）、ならびに最近になり小児の全般性不安障害（GAD）に対してFDAから承認されたセロトニン・ノルエピネフリン再取り込み阻害薬（SNRI）（デュロキセチン）や、小児のうつ病に対してFDAから承認された2種類の選択的セロトニン再取り込み阻害薬（SSRI）（フルオキセチン、エスシタロプラム）が挙げられる。また、小児の不安障害に対しては、フルオキセチン、フルボキサミン、セルトラリンの3つのSSRIがFDAから承認されているが、これらの薬剤はいずれも小児期によくみられる不安障害に対し、少なくとも1編の質の高い研究によって有効性が確認されており、不安障害の1種である強迫性障害（OCD）に対してのFDA承認も得られている。

　第一種向精神薬（グループ1）に分類された薬剤は、上記の10種類しか存在しない（表11-1）。ただし、小児のプライマリーケア医療者はこの10種類の薬剤からしか処方することが出来ないわけではないことは、ここで改めて強調しておく。しかしながら後述する通り、この10種類の薬剤のみが、その有効性を裏づける質の高い科学的根拠を有している状況にある。さらにいえば、この10種類の薬剤は、安全性が高いということも研究で示されている。

　第二種向精神薬（グループ2）に分類された薬剤は、ADHD・不安障害・うつ病以外の精神病態を有する小児へのFDAの承認が得られた、7種類の抗精神病薬（アリピプラゾール、オランザピン、クエチアピン、リスペリドン、パリペリドン、アセナピン、ルラシドン）ならびに気分

薬剤名（作用機序）	適応[b]	FDAの承認の有無と、承認年齢
表11-1　第一種向精神薬[a]		
ADHD（注意欠如・多動性障害）		
メチルフェニデート（中枢神経刺激薬）	ADHD	あり：6歳以上[c]
アンフェタミン（中枢神経刺激薬）	ADHD	あり：6歳以上[c]
グアンファシン（α_2-アドレナリン作動性アゴニスト）	ADHD	あり：6歳以上
クロニジン（α_2-アドレナリン作動性アゴニスト）	ADHD	あり：6歳以上
アトモキセチン（選択的NRI）	ADHD	あり：6歳以上
不安障害		
デュロキセチン（SNRI）	全般性不安障害（GAD）	あり：7歳以上
フルオロキセチン（SSRI）	不安障害[d]	なし
	強迫性障害（OCD）	あり：7歳以上
セルトラリン（SSRI）	不安障害[d]	なし
	強迫性障害	あり：6歳以上
フルボキサミン（SSRI）	不安障害[d]	なし
	強迫性障害	あり：10歳以上
大うつ病性障害（MDD）		
フルオロキセチン	MDD	あり：8歳以上
エルシタロプラム	MDD	あり：12歳以上

【略語】 ADHD: attention-deficit/hyperactivity disorder、GAD: generalized anxiety disorder、MDD: major depressive disorder、NRI: norepinephrine reuptake inhibitor（ノルエピネフリン再取り込み阻害薬）、OCD: obsessive-compulsive disorder、SNRI: serotonin-norepinephrine reuptake inhibitor（セロトニン・ノルエピネフリン再取り込み阻害薬）、SSRI: selective serotonin reuptake inhibitor（選択的セロトニン再取り込み阻害薬）

a. 有効性に関するエビデンスが存在し、副作用（有害事象）も許容範囲のものであることが明らかとなっており、プライマリーケアの現場でメンタルヘルスを専門としない医師にも処方管理を行うことが期待される薬物につき記した。小児のプライマリーケア医療者のメンタルヘルスのコンピテンシー（職業的能力）についての詳細は、*Pediatrics*（2009;124[1]:410-421）を参照されたい。
b. これらの病態のそれぞれにつき、薬物療法以外のエビデンスに基づいた心理社会的療法も存在している。
c. 一部の製品については、3歳以上で承認されている。
d. GAD、社会恐怖症、分離不安障害を含む。

安定剤である炭酸リチウムが挙げられる。これら7種の薬剤は、統合失調症の小児に認められた急性精神病、ならびに双極性障害に伴う躁状態に対しFDAからの承認を受けているが、アリピプラゾールとリスペリドンに関してはASDに伴う易興奮性に対しての治療薬としての承認も得られている。ただ実際の臨床現場では、これらの薬剤は子どもの行動上の問題、とりわけ攻撃性に対しての治療として最もよく使用されている。第二種向精神薬は、第一種向精神薬に比べ、急性であれ慢性であれ、副反応が出現するリスクがより高い。プライマリーケア医療者は、第二種向精神薬に分類される薬剤を自ら処方することもあれば、他院で処方を受けている子どもを診ることもあるであろうが、第二種向精神薬が処方されている子どもの有害事象についてのモニタリングを行ううえで最も力を発揮しうる立場にあるといえる。

　第三種向精神薬（グループ3）の薬剤は、第一種・第二種に分類した薬剤と異なり、小児の適応がFDAから承認されていない薬剤である。第三種向精神薬としては、プライマリーケ

ア医療者が日常診療でしばしば目にする可能性が高い薬剤が10種類ほどリストアップされている。これら10種類の薬剤については、今後、有効性に関するデータが集められ、有害事象プロファイルについても収集されたうえで、さらなる検討が行われていくこととなるであろう。その他にも実際にはあまり小児のプライマリーケア医療者の立場ではほとんど処方する機会はないであろう薬剤も第三種向精神薬にはリストアップされているが、本章では詳しくは言及しない。それら薬剤の有害事象プロファイルについては、各種のサイト（Drugs@FDA、Epocrates、Micromedexなど）からオンラインで確認可能であるので参照されたい。

有効性を支持するエビデンス

　ADHDや一般的な不安障害（大うつ病性障害、社会恐怖症、分離不安障害）やうつ病の薬物治療に関するエビデンスのほとんどは、1990年代半ば以降に多施設共同研究として実施されたいくつかの無作為化対照試験（RCT）が基となっている（例：MTA［Multimodal Treatment Study of ADHD］研究グループ[9]、Walkupら[10]、Marchら[11]）。

　薬物の有効性（や無効性）を証明するために用いられる研究手法としては、無作為に割りつけられ（盲検化）、対照としてのプラセボ群を置いて適切に実施されたRCTが、最もエビデンスレベルが高いものである。その他にも、RCT研究の質を向上させるためには、研究デザインを組む際に「あらかじめ適切な主要アウトカム変数を設定する」「有効であるという仮説を検証するために十分な数の参加者（通常は検出力分析によって算出する）をリクルートする」「統一したプロトコルで研究を実施してくれる複数の施設からの協力を得る」「バイアスを最小限に抑えるために、米国立衛生研究所（NIH）やその他の政府機関からの研究助成を獲得する」「薬剤の副作用情報について、全くアクセスすることが出来ない独立した立場の評価者（IE: independent evaluator）を用意する」など、様々な工夫を凝らす必要がある。

　「ある薬剤が有効である」と判断するためのゴールドスタンダードとなっている単一の基準というものは存在していないものの、成人の場合には、「研究デザインに優れた二つ以上のRCTにおいて、プラセボに比して明らかに有効性に優れることが証明されている」というものが、一般的に広く認められている基準であり、FDAもこの基準を医薬品承認の前提条件として採用している。ただし、小児思春期の子どもの薬剤承認においては、資金獲得の困難性や大規模研究を行うことの困難性を考慮し、FDAは基準を緩和し、「大規模で質の高い多施設共同で行われたRCTが一つあり、その他に有効性を裏づける研究データが存在している」ことをもって、小児適応の承認を行うこともある。このような緩和基準は、GRADE（Grading of Recommendations Assessment, Development and Evaluation）ワーキンググループ〔訳注：医療における評定システムの欠点に取り組むことを目的に集まった研究者たちが、2000年から治療に関する推奨グレードを公表している〕が、小児思春期の子どもの治療法を評価する際にも使用している（www.gradeworkinggroup.org）。

　RCTの限界として、ほとんどの向精神薬はしばしば長期間の治療を要するものの、倫理的・実務的な理由からRCTでは短期間の治療効果を判定するに過ぎないという点が挙げられる。

表 11 - 2　小児思春期患者における第一種向精神薬の短期的な安全性と有効性に関するエビデンス

薬剤	適応	支持する文献	年齢（歳）	治療反応率	第三者評価[a]
メチルフェニデート：標準製剤	ADHD	Spencer et al (1996): review[b]	6-12	A: ≒70%, P: ≒25%	不明
		MTA Cooperative Group (1999)[c]	7-9	記載なし	なし
		Greenhill et al; PATS Team (2006)[d]	3-5	A: 21%, P: 13%	なし
メチルフェニデート：徐放性製剤	ADHD	Greenhill et al; ADHD Study Group (2002)[e]	6-16	A: 64%, P: 27%	なし
		McGough et al (2006); patch[f]	6-12	A: 71%, P: 16%	なし
		Findling et al (2010); patch[g]	13-17	A: 66%, P: 21%	なし
アンフェタミン：標準製剤	ADHD	Spencer et al (1996): review[b]	不明	不明	不明
アンフェタミン：徐放性製剤	ADHD	McGough et al (2005)[h]	6-12	記載なし	なし
		Domnitei, Madaan (2010)[i]	6-12	A: 70%, P: 18%	なし
グアンファシン：標準製剤	ADHD	Scahill et al (2001)[j]	7-15	A: 53%, P: 0%	なし
		Arnsten et al (2007): review[k]	NA	不明	不明
グアンファシン：徐放性製剤	ADHD	Biederman et al; SPD503 Study Group (2008)[l]	6-17	A: 50%, P: 26%	なし
		Sallee et al; SPD503 Study Group (2009)[m]	6-17	A: 56%, P: 30%	なし
クロニジン：徐放性製剤	ADHD	Jain et al (2011)[n]	6-17	不明	なし
		Kollins et al (2011)[o]	6-17	不明	なし
アトモキセチン	ADHD	Michaelson et al; Atomoxetine ADHD Study Group (2001)[p]	8-18	記載なし	なし
フルオキセチン	不安障害	Birmaher et al (2003)[q]	7-17	A: 61%, P: 35%	なし
	大うつ病性障害 (MDD)	Emslie et al (1997)[r]	7-17	A: 56%, P: 33%	なし
		Emslie et al (2002)[s]	8-18	A: 65%, P: 53%	なし
		March et al; TADS Team (2004)[t]	12-17	A: 61%, P: 35%	あり
	強迫性障害 (OCD)	Riddle et al (1992)[u]	8-15	A: 33%, P: 12%	なし
		Geller et al; Fluoxetine Pediatric OCD Study Team (2001)[v]	7-17	A: 49%, P: 25%	なし

セルトラリン	不安障害	Walkup et al (2008)[x]	7-17	A: 55%, P: 24%	あり
	大うつ病性障害 (MDD)	Wagner et al; Sertraline Pediatric Depression Study Group (2003)[y]	6-17	A: 36%, P: 24%	なし
	強迫性障害 (OCD)	March et al (1998)[z]	13-17	A: 42%, P: 26%	なし
		POTS Team (2004)[aa]	7-17	A: 21%, P: 4%	あり
エスシタロプラム	大うつ病性障害 (MDD)	Wagner et al (2006)[bb]	6-17	A: 63%, P: 52%	なし
		Emslie et al (2009)[cc]	12-17	A: 62%, P: 52%	なし
フルボキサミン	不安障害	RUPP Anxiety Study Group (2001)[dd]	6-17	A: 76%, P: 29%	なし
	強迫性障害 (OCD)	Riddle et al (2001)[ee]	8-17	A: 42%, P: 26%	なし
デュロキセチン	全般性不安障害 (GAD)	Strawn et al (2015)[ff]	7-17	A: 59%, P: 42%	なし

【略語】A: active drug recipients（実薬投与群）、P: placebo recipients（プラセボ投与群）、ADHD: attention-deficit/hyperactivity disorder（注意欠如・多動性障害）、GAD: generalized anxiety disorder、MDD: major depressive disorder、OCD: obsessive-compulsive disorder、MTA: Multimodal Treatment Study of ADHD（ADHD多剤併用治療研究）、PATS: Preschool ADHD Treatment Study（未就学児ADHD治療研究）、POTS: Pediatric OCD Treatment Study（小児強迫性障害治療研究）、RUPP: Research Unit on Pediatric Psychopharmacology（小児精神薬理学研究室）、TADS: Treatment for Adolescents With Depression Study（思春期うつ病治療研究）

a. 発生した症状の重症度を評価するために、治療群に割り当てられているかプラセボ群に割り当てられているかを知り得ない第三者機関を活用することは、バイアスを減らすうえで有用であると考えられている。

b. Spencer T, Biederman J, Wilens T, Harding M, O'Donnell D, Griffin S. Pharmacotherapy of attention-deficit hyperactivity disorder across the life cycle. *J Am Acad Child Adolesc Psychiatry*. 1996;35(4):409-432.

c. A 14-month randomized clinical trial of treatment strategies for attention-deficit/hyperactivity disorder. The MTA Cooperative Group. Multimodal Treatment Study of Children with ADHD. *Arch Gen Psychiatry*. 1999;56(12):1073-1086.

d. Greenhill L, Kollins S, Abikoff H, et al; PATS Team. Efficacy and safety of immediate-release methylphenidate treatment for preschoolers with ADHD. *J Am Acad Child Adolesc Psychiatry*. 2006;45(11):1284-1293.

e. Greenhill LL, Finding RL, Swanson JM; ADHD Study Group. A double-blind, placebo-controlled study of modified-release methylphenidate in children with attention- deficit/hyperactivity disorder. *Pediatrics*. 2002;109(3):E39.

f. McGough JJ, Wigal SB, Abikoff H, Turnbow JM, Posner K, Moon E. A randomized, double-blind, placebo-controlled, laboratory classroom assessment of methylphenidate transdermal system in children with ADHD. *J Atten Disord*. 2006;9(3):476-485.

g. Findling RL, Turnbow J, Burnside J, Melmed R, Civil R, Li Y. A randomized, double-blind, multicenter, parallel-group, placebo-controlled, dose-optimization study of the methylphenidate transdermal system for the treatment of ADHD in adolescents. *CNS Spectr*. 2010;15(7):419-430.

h. McGough JJ, Biederman J, Wigal SB, et al. Long-term tolerability and effectiveness of once-daily mixed amphetamine salts (Adderall XR) in children with ADHD. *J Am Acad Child Adolesc Psychiatry*. 2005;44(6):530-538.

i. Donnitei D, Madaan V. New and extended-action treatments in the management of ADHD: a critical appraisal of lisdexamfetamine in adults and children. *Neuropsychiatr Dis Treat*. 2010;6:273-279.

j. Scahill L, Chappell PB, Kim YS, et al. A placebo-controlled study of guanfacine in the treatment of children with tic disorders and attention deficit hyperactivity disorder. *Am J Psychiatry*. 2001;158(7):1067-1074.

k. Arnsten AF, Scahill L, Findling RL. alpha2-Adrenergic receptor agonists for the treatment of attention-deficit/hyperactivity disorder: emerging concepts from new data. *J Child Adolesc Psychopharmacol*. 2007;17(4):393–406.

l. Biederman J, Melmed RD, Patel A, et al; SPD503 Study Group. A randomized, double-blind, placebo-controlled study of guanfacine extended release in children and adolescents with attention-deficit/hyperactivity disorder. *Pediatrics*. 2008;121(1):e73–e84.

m. Sallee FR, McGough J, Wigal T, Donahue J, Lyne A, Biederman J; SPD503 Study Group. Guanfacine extended release in children and adolescents with attention-deficit/ hyperactivity disorder: a placebo-controlled trial. *J Am Acad Child Adolesc Psychiatry*. 2009;48(2):155–165.

n. Jain R, Segal S, Kollins SH, Khayrallah M. Clonidine extended-release tablets for pediatric patients with attention-deficit/hyperactivity disorder. *J Am Acad Child Adolesc Psychiatry*. 2011;50(2):171–179.

o. Kollins SH, Jain R, Brams M, et al. Clonidine extended-release tablets as add-on therapy to psychostimulants in children and adolescents with ADHD. *Pediatrics*. 2011;127(6):e1406–e1413.

p. Michelson D, Faries D, Wernicke J, et al; Atomoxetine ADHD Study Group. Atomoxetine in the treatment of children and adolescents with attention-deficit/hyperactivity disorder: a randomized, placebo-controlled, dose-response study. *Pediatrics*. 2001;108(5):E83.

q. Birmaher B, Axelson DA, Monk K, et al. Fluoxetine for the treatment of childhood anxiety disorders. *J Am Acad Child Adolesc Psychiatry*. 2003;42(4):415–423.

r. Emslie GJ, Rush AJ, Weinberg WA, et al. A double-blind, randomized, placebo-controlled trial of fluoxetine in children and adolescents with depression. *Arch Gen Psychiatry*. 1997;54(11):1031–1037.

s. Emslie GJ, Heiligenstein JH, Wagner KD, et al. Fluoxetine for acute treatment of depression in children and adolescents: a placebo-controlled, randomized clinical trial. *J Am Acad Child Adolesc Psychiatry*. 2002;41(10):1205–1215.

t. March J, Silva S, Petrycki S, et al; Treatment for Adolescents With Depression Study (TADS) Team. Fluoxetine, cognitive-behavioral therapy, and their combination for adolescents with depression: Treatment for Adolescents With Depression Study (TADS) randomized controlled trial. *JAMA*. 2004;292(7):807–820.

u. Riddle MA, Scahill L, King RA, et al. Double-blind, crossover trial of fluoxetine and placebo in children and adolescents with obsessive-compulsive disorder. *J Am Acad Child Adolesc Psychiatry*. 1992;31(6):1062–1069.

v. Geller DA, Hoog SL, Heiligenstein JH, et al; Fluoxetine Pediatric OCD Study Team. Fluoxetine treatment for obsessive-compulsive disorder in children and adolescents: a placebo-controlled clinical trial. *J Am Acad Child Adolesc Psychiatry*. 2001;40(7):773–779.

w. Liebowitz MR, Turner SM, Piacentini J, et al. Fluoxetine in children and adolescents with OCD: a placebo-controlled trial. *J Am Acad Child Adolesc Psychiatry*. 2002;41(12):1431–1438.

x. Walkup JT, Albano AM, Piacentini J, et al. Cognitive behavioral therapy, sertraline, or a combination in childhood anxiety. *N Engl J Med*. 2008;359(26):2753–2766.

y. Wagner KD, Ambrosini P, Rynn M, et al; Sertraline Pediatric Depression Study Group. Efficacy of sertraline in the treatment of children and adolescents with major depressive disorder: two randomized controlled trials. *JAMA*. 2003;290(8):1033–1041.

z. March JS, Biederman J, Wolkow R, et al. Sertraline in children and adolescents with obsessive-compulsive disorder: a multicenter randomized controlled trial. *JAMA*. 1998;280(20):1752–1756.

aa. Pediatric OCD Treatment Study (POTS) Team. Cognitive-behavior therapy, sertraline, and their combination for children and adolescents with obsessive-compulsive disorder: the Pediatric OCD Treatment Study (POTS) randomized controlled trial. *JAMA*. 2004;292(16):1969–1976.

bb. Wagner KD, Jonas J, Findling RL, Ventura D, Saikali K. A double-blind, randomized, placebo-controlled trial of escitalopram in the treatment of pediatric depression. *J Am Acad Child Adolesc Psychiatry*. 2006;45(3):280–288.

cc. Emslie GJ, Ventura D, Korotzer A, Tourkodimitris S. Escitalopram in the treatment of adolescent depression: a randomized placebo-controlled multisite trial. *J Am Acad Child Adolesc Psychiatry*. 2009;48(7):721–729.

dd. Fluvoxamine for the treatment of anxiety disorders in children and adolescents. The Research Unit on Pediatric Psychopharmacology Anxiety Study Group. *N Engl J Med*. 2001;344(17):1279–1285.

ee. Riddle MA, Reeve EA, Yaryura-Tobias JA, et al. Fluvoxamine for children and adolescents with obsessive-compulsive disorder: a randomized, controlled, multicenter trial. *J Am Acad Child Adolesc Psychiatry*. 2001;40(2):222–229.

ff. Strawn JR, Prakash A, Zhang Q, et al. A randomized, placebo-controlled study of duloxetine for the treatment of children and adolescents with generalized anxiety disorder. *J Am Acad Child Adolesc Psychiatry*. 2015;54(4):283–293.

このような制約はあるものの、優れた研究デザインのもとで実施されたRCTは、治療の有効性を証明するために最も優れた研究方法である。

　表11-2に、第一種向精神薬に関する有効性を示した研究データをまとめ、提示している。効果の大きさを示す指標としては、実薬とプラセボにおける治療反応率で記載されている。なお治療反応率は、responder（治療効果のあった患者）の割合を示したものであり、remitter（治癒に至った患者）の割合を示しているわけではない点に注意されたい。後者は、もはや診断基準を満たさない状態となり、症状も消失しているか、非常に軽度な状態となっている患者を指すが、前者は一般的に治療が奏功したが、依然として軽度から中程度の症状を有している患者も含まれている。表の最右列には、治療効果判定が独立した立場の評価者（IE）によって行われた研究であったか否か（すなわち第三者評価の有無）が示されている。独立した立場の評価者（IE）とは、RCTの研究計画に沿った特定のタイミングで、患者の重症度を評価するものの、患者が実薬投与群であるのかプラセボ投与群であるのかは当然のこと、諸条件に関して何も知ることが出来ない立場で評価を行う人物を指している。たとえ盲検化されていたとしても、研究者は薬の副作用と思われる症状の有無で患者が実薬投与群であるのかプラセボ投与群であるのかを類推することが出来てしまうため、完全に独立した立場の評価者（IE）を用意することで、バイアスを最小限度に減らすことが出来ると考えられている。なお表11-2には、米国立衛生研究所（NIH）が公的資金を助成したすべての研究が含まれてはいるものの、公的資金以外の助成を受けて実施された未発表の研究データがリストから漏れてしまっている可能性もある点を指摘しておく。

安全性を支持するエビデンス

　小児思春期の子どもにおける医薬品の安全性を評価するためのゴールドスタンダードとなっている単一の基準というものは存在していない。本章では、薬剤の安全性を評価するうえで、以下の5つのパラメーターを使用することとした。

1．FDA が小児の適応承認を行っている（RCT を実施した短期間において、特定の疾病に対する薬物療法の安全性や有効性がデータで証明されている）。
2．市場に流通してから 10 年以上経過している（短期間の治療にとどまる RCT では確認しえない長期間の治療による稀な有害事象や合併症を確認するために、十分な期間が経過している）。
3．入手可能な研究論文から、過量内服により副作用が生じうる最小限度の投与量を把握することが可能である。
4．臨床的に重要な意味を持つ「FDA による枠つき警告文」の記載がない薬物である（稀であったとしても、重大な有害事象が生じた薬物では、FDA が枠つきで警告を掲載している）。
5．その他の既知の有害事象の症例報告がなく、潜在的に有害となりうる長期的副作用が生じる可能性が低いと思われる（公表されている文献の渉猟、FDA の添付文書における

安全基準	中枢神経刺激薬	アドレナリン作動薬	SSRI	選択的NRI	SNRI
FDA承認	6歳以上	6歳以上	8歳以上	6歳以上	7歳以上
市場流通年数[a]	50年以上	30年以上	25年以上	10年以上	10年以上
過量投与の有害性	低い	低い	非常に低い	非常に低い	非常に低い
枠つき警告（重大な有害事象）[b]	乱用の可能性	なし	自殺企図	自殺企図	自殺企図
長期投与における健康リスク[c,d]	潜在的な成長障害	不明	不明	不明	不明

表11-3 小児思春期患者における第一種向精神薬の安全性プロファイル

【略語】FDA: US Food and Drug Administration（米国食品医薬品局）、SSRI: selective serotonin reuptake inhibitor（選択的セロトニン再取り込み阻害薬）、NRI: norepinephrine reuptake inhibitor（ノルエピネフリン再取り込み阻害薬）、SNRI: serotonin-norepinephrine reuptake inhibitor（セロトニン・ノルエピネフリン再取り込み阻害薬）

a. 市場に出回り、多くの患者に広く処方され、有害事象の発生が広く観察されている状況の年数を指す。

b. FDAが採用したメタアナリシス研究で、自殺企図の有害事象の発生はプラセボ群で2％、投薬群で4％と報告されている（*Arch Gen Psychiatry*, 2006;63[3]:332–339）。一方、より最近の研究報告では、有害事象の発生率の差異は0.67％であったと報告されている（*JAMA*. 2007;297[15]:1683–1696）。

c. 中枢神経刺激薬以外では、健康に対する長期的なリスクを評価する研究は、結論を出せるほどに存在していない。

d. 中枢神経刺激薬と成長障害に関しても、データに十分な信頼性があるわけではない。

警告・注意事項の記載を基に決定）。

　プライマリーケアの現場で使用する第一種向精神薬は、さらに4つのサブグループに分類される。表11-3に、第一種向精神薬の4つのサブグループごとに、これらの安全性のパラメーターに関して、一覧にしてまとめているので参照されたい。

第一種向精神薬：処方における具体的な論拠

　以下のセクションでは、これらの薬剤を使用する論拠につき提示する。

中枢神経刺激薬

　市場には剤型の異なる数多くの中枢神経刺激薬が流通しているが、FDAに承認されている中枢神経刺激薬は、実質的にはメチルフェニデートとアンフェタミンの2種類だけである。メチルフェニデートとアンフェタミンの効果の差異については、明らかとはなっていない。複数の製薬メーカーから様々な商品名の中枢神経刺激薬が販売されているものの、用量と作用時間を除き、薬理学的には同じものであると考えられる。メチルフェニデートとアンフェタミンには、様々な徐放製剤が製造されており、その作用時間は3時間から12時間と幅広い製剤が入手可能である。一般的には、市販されてから長時間が経ち、薬価が低い製品を使用することが望ましいといえるが、特にこの製薬会社のこの製品が良いという推奨事項はない。

α_2-アドレナリン作動薬

　グアンファシン（商品名：インチュニブ）は、小児思春期の子どものADHD治療薬として FDAに承認されている。本薬剤は、注意やその他の遂行機能を媒介する α_{2A} 受容体を活性化することで効果を発揮するが、α_{2A} 受容体に比較的特異的に作用する薬剤である。クロニジンも小児思春期の子どものADHD治療薬としてFDAに承認されているが、本薬剤は α_{2A} 受容体だけではなく、α_{2B} 受容体や α_{2C} 受容体にも非特異的に作用する。α_{2B} 受容体や α_{2C} 受容体は鎮静作用を有するが、低血圧や徐脈などの副作用も引き起こされるため、クロニジンはグアンファシンに比べて有害事象の頻度がより高い薬剤とされるが、直接的に有害事象の頻度を比較した研究は存在していない。ただし、徐放製剤ではない通常のクロニジン製剤は、治療量を超える量を摂取した場合に、急激な血圧低下が引き起こされ、失神したり、場合によっては死亡することもありうる。

選択的ノルエピネフリン再取り込み阻害薬（NRI）

　選択的NRIであるアトモキセチン（ストラテラ）は、小児思春期の子どものADHD治療薬としてFDAに承認されているが、第一種向精神薬に属するその他のADHD治療薬に比べ、警告や注意事項の記載が多い薬剤である。

選択的セロトニン再取り込み阻害薬（SSRI）

　米国では現在、フルオキセチン、セルトラリン、エスシタロプラム、フルボキサミン、パロキセチン、シタロプラムの6種類のSSRIが販売されている。第一種向精神薬に含まれる前4つのSSRIにつき、以下に端的に記載する。

▶ フルオキセチン（商品名：プロザック〔訳注：日本未承認〕）　小児思春期の子どものうつ病と強迫性障害の治療薬として FDA に承認されている。米国立衛生研究所（NIH）が助成を行った質の高い RCT 研究で、小児によくみられる 3 つの不安障害（大うつ病性障害、社会恐怖症、分離不安障害）に対しての有効性が示されている[14]。米国で最初に販売された SSRI であり、SSRI の中で半減期が最も長く、突然休薬中止しても血漿中・脳内の薬物濃度の低下が緩やかで、安全性が高いとされている。

▶ セルトラリン（商品名：ジェイゾロフト）　米国で 2 番目に発売となった SSRI で、小児思春期の子どもの強迫性障害に対してのみ FDA から承認を受けている。小児によくみられる 3 つの不安障害（大うつ病性障害、社会恐怖症、分離不安障害）に対しての有効性が確認されており[10]、半減期が短いことが望ましい場合（例：複数の薬剤を併用していて、薬物の調整を要すると思われる場合）や、代謝アイソザイムの相互作用（例：チトクローム P450 2D6 アイソザイム［CYP2D6］の阻害）によりフルオキセチンを使用出来ない場合に

限り、FDA の適応承認が得られている。

- ▶ エスシタロプラム（商品名：レクサプロ）　思春期児のうつ病の治療薬として、FDA に承認されている。肝チトクローム P450 アイソザイムの阻害作用は、臨床的にはないとされる。
- ▶ フルボキサミン（商品名：ルボックス、デプロメール）　小児の強迫性障害に対し、FDA より承認されており、米国立衛生研究所（NIH）が助成を行った質の高い RCT 研究で、小児によくみられる 3 つの不安障害（大うつ病性障害、社会恐怖症、分離不安障害）に対しての有効性が示されている[15]。

セロトニン・ノルエピネフリン再取り込み阻害薬（SNRI）

SNRI であるデュロキセチン（商品名：サインバルタ）は、小児の大うつ病性障害の治療薬として FDA に承認されている。デュロキセチンと SSRI の主な臨床上の違いは、有害事象のプロファイルにある。

小児のプライマリーケアの現場における第一種向精神薬の処方

向精神薬、とりわけ第一種向精神薬の有効性と安全性に関する一般的な根拠は、前のセクションで述べた通りである。本セクションでは、小児プライマリーケアの現場における第一種向精神薬の処方とモニタリングに関する臨床的な問題につき、簡単に言及する。

インフォームド・コンセント

向精神薬の服薬に際しての、親などの養育者からのインフォームド・コンセント、ならびに子どもからのインフォームド・アセントの取得は、他の薬物よりも複雑で困難となることも稀ではない。この困難性は、主に発達中の子どもの脳に薬剤が何らかの影響を及ぼす可能性はないかという親側の懸念と、メディアが提起する精神科治療薬に関する懸念に起因している。インフォームド・コンセント／アセントの取得に関わる基本的な手順は、どの向精神薬を推奨する場合であれ同様である。Box 11-3 に、同意を取得する際に説明すべき項目や説明することが望ましい項目について提示している。インフォームド・コンセントというのは、初回に同意を得たとしても、子どもや親が薬物療法に関して新たな疑問や懸念を抱いた都度、適宜行うべき継続的なプロセスである。最初のインフォームド・コンセント／アセントの機会に、薬剤の効果や副作用の評価をいつ行うのかを明示する必要があり、実際にその評価のために再診した機会に薬剤の継続の是非について検討したうえで、再び子どもと親から薬剤の継続に対してのインフォームド・コンセント／アセントを取得する必要がある。このように、インフォームド・コンセント／アセントの機会を設けることは、子どもの診療において折に触れて実施すべ

Box 11-3　向精神薬に関するインフォームド・コンセント取得の際に、臨床上整理しておくべき事項

<u>必要不可欠</u>

■基礎的状況の評価

　－徴候や症状は、その診断病名で説明可能であることを確認する

　－内服治療を行わない場合のリスク

　－家庭・学校・友人との関係性

　－発達段階（情緒・行動・社会・認知）の考察

■薬物療法の短期的効果／効能を裏づけるエビデンスの確認

　－Ａレベル：二つ以上のRCTが存在する（もしくは一つであっても、小児思春期の子どもを対象としてデザインされたRCTが存在する[a]

　－Ｂレベル：RCTが一つ存在する

　－Ｃレベル：非盲検の研究・症例報告・その他の観察研究報告が存在する

■向精神薬以外の治療の有無

　－エビデンスに基づく心理社会的療法

　－地域や学校にあるサポート、家族のサポート状況

　－向精神薬以外の内服薬の服用の有無とその内容

■有害事象ついて

重症度	内服薬変更の必要性	例
軽度	不要	口渇・一過性の嘔気
中等度	減量を考慮	鎮静状態
重度	投薬中止	自殺念慮・自殺企図

■長期使用による潜在的有害事象について

　－成長抑制（中枢神経刺激薬）、糖尿病、遅発性ジスキネジア（抗精神病薬）など

　－詳細が現時点で不明であるか否か

■薬物動態学的問題について

　－服薬利便性：一日1回投与、薬物血中濃度モニタリングが不要など

　－薬物相互作用：肝チトクロームP450酵素が関与する薬剤か否か

■服薬アドヒアランスについて

　－内服をしやすい時間帯を確認し、内服習慣を確立する

■その子どもに投薬するメリットとデメリットに関する処方医の見解

　－以上のことを考慮したうえで、どのような選択肢が推奨されるのか？

　－それはなぜなのか？

　－もし自分の子どもであったら、どのように対応するのか？

<u>任意</u>

■費用に関して

　－後発品にすべきか先発品にすべきか

　－本剤と同クラスの他剤と比べて費用負担はどの程度か？

■長期的な効能／効果を支持するエビデンスについて

　－倫理的、実用的な理由から、治療しなかった群と治療群とをランダム化して長期的な効果を検討した臨床研究データは存在しない点も考慮する必要がある

【略語】RCT: placebo-controlled, random-assignment, properly implemented treatment study（プラセボを投与する対照群を置いた、ランダム割りつけ適正化研究）

a. このレベル分けは、ADHD・不安障害・うつ病を対象としたすべての第一種向精神薬に適用される。

き重要な構成要素なのである。

用法・用量

　第一種向精神薬に属するすべての薬剤の処方時の一般的留意点はすべて同様であり、比較的低用量から開始し、約1週間ごとに少量ずつ増量し、得られる効果と生じる副作用のリスクの観点から最適と思われる投与量まで増量するというものである。本章で概説している第一種向精神薬の投与量に関するガイダンスは、基本的にはFDAの添付文書に依拠しているが、それに加えて、どの程度の頻度でどの程度増量するかについてなど、FDAが言及していない点について、追加で言及している。FDAが推奨する服薬方法は、薬剤の添付文書に記載されているが、FDAの承認薬剤の情報提供ウェブサイトであるDrugs@FDA（www.accessdata.fda.gov）からも確認することが出来る。

▶ **メチルフェニデート製剤**（表11‑4）　標準剤型の製剤の場合、推奨される開始用量は就学前幼児(4〜5歳)では1回2.5mg、学齢児では1回5mg、思春期児は1回10mgである。フォカリン〔訳注：リタリンを含む標準剤型の製剤のほとんどは、薬理活性を有するデキストロメチルフェニデートと活性のないレボメチルフェニデートが50：50の比率よりなるラセミ体であるが、一部の国ではフォカリンという名称の純粋なデキストロメチルフェニデート製剤が流通している〕の推奨用量は、標準製剤のメチルフェニデート製剤の半量である。増量の際の1回増量幅は、一般に開始用量と同等である。中枢神経刺激薬剤に対する反応は子どもにより様々であるため、複数の独立した観察者による報告をもとに、個別に服薬量の増量を検討する必要がある。副作用のリスクを加味した適量は、一般的に0.5〜1.5mg/kg/日とされているが、より少量で効果が得られる子どももおり、また思春期の子どもでは、より高用量が必要となる子どもも稀ではない。食欲減退や不眠などの一部の有害事象は用量依存的に出現するため、一日の総投与量を増やす際には、慎重に観察を行う必要がある。ただし、ほとんどの子どもや家族は、通常一日1回投与が可能な長時間作用型の製剤を好む。最も人気のあるポンプ型（浸透圧型）の徐放製剤であるコンサータの最小投与量は18mg/日であり、他の製剤に比べ、より低い用量での調整は困難である。

▶ **アンフェタミン製剤**（表11‑4）　アンフェタミン1mgはメチルフェニデート2mgとほぼ同等の効果を発揮する。したがって、先にメチルフェニデートで示した用量の半分の量がアンフェタミン製剤の用法となる。アンフェタミンの長時間作用型製剤は様々な剤型で販売されており、コンサータに比べ、用量の調整をより細かく行うことが可能である。

▶ **グアンファシン**（商品名：インチュニブ）　子どもや家族に好まれる一日1回投与の製剤であり、通常、1mg/日から投与を開始する。数日ごとに1mgずつ増量し、推奨される一日の最大用量は、学齢児で4mg、思春期児で7mgとされている。

▶ **クロニジン**（商品名：カタプレス）　クロニジン0.1mgはグアンファシン1mgとほぼほぼ同等の効果を発揮する。したがって、先にグアンファシンで示した用量の1/10量が、

剤　形	持続時間（時間）	メチルフェニデート	アンフェタミン
表11-4　中枢神経刺激薬の剤形（訳注：日本未承認薬はアルファベット表記とした）			
錠剤			
標準剤型（即効性）	3-4（MPD） 4-6（AMP）	リタリン（日本ではナルコレプシーにのみ適応） Focalin d	Adderall Evekeo [a] Zenzedi d [a]
律動型（ビーズ型）徐放剤	7-8	Metadate ER Aptensio XR [a]	Dexedrine　Spansule d
パール型（マトリックス型）徐放剤	8-12	Metadate CD Ritalin LA Focalin XR d	Adderall XR
ポンプ型（浸透圧型）徐放剤	≤12	コンサータ	該当製品なし
修正標準型	≤12	該当製品なし	ビバンセ d [a,b]
液剤、チュアブル剤、崩壊剤、貼付剤			
液体即効製剤	3-5	Methylin	Procentra [a]
チュアブル即効製剤	3-5	Methylphenidate Chewable	該当製品なし
液体徐放製剤	8-12	Quillivant XR [a]	Dynavel XR [a]
チュアブル徐放製剤	8-12	Quillichew ER [a]	該当製品なし
口腔内崩壊型徐放製剤	8-12	該当製品なし	Adzens XR-ODT [a]
貼付剤	≤12	Daytrana [a]	該当製品なし

【略語】d: dextro-（デキストロ体）、MPD: Methylphenidate、AMP: amphetamine
a. 現時点で先発品のみ（ジェネリック医薬品は存在していない）。
b. ビバンセは、プロドラッグが代謝されずに腸管を通過した後、標準放出型デキストロアンフェタミンに変換される。したがって、これは「修正」標準型製剤というべき薬剤である。
引用元：*FDA Listing of Authorized Generics*. Silver Spring, MD: US Food and Drug Administration; 2017. https://www.fda.gov/downloads/AboutFDA/CentersOffices/OfficeofMedicalProductsandTobacco/ CDER/UCM183605.pdf. Accessed February 7, 2018.

クロニジン製剤の用法となる。長時間作用型クロニジン製剤は、1回0.1mgもしくは0.2mgの製剤を一日2回使用することが推奨されており、一日の最高用量は0.4mgとされている。

▶ アトモキセチン（商品名：ストラテラ）　アトモキセチンは一日1回投与の製剤である。体重70kgまでの小児および青年には、FDAが推奨する一日の初期投与量は0.5mg/kgであり、一日の目標投与量は1.2mg/kgで、一日の最大投与量も1.2mg/kgである。70kg以上の子どもでは、一日の初期投与量は40mg、目標投与量は80mg、最大投与量は100mgとされている。患者のCYP2D6代謝活性が低いことが判明している場合には、用量の減量調整が必要である。

▶ フルオキセチン（商品名：プロザック〔訳注：日本未承認〕）　フルオキセチンは一日1回投与の製剤である。初回投与量は、年齢と体重により幅があり、2.5～10mgとされている。副作用なく効果が得られるまで、開始用量と同量ずつ1週間程度ごとに増量することが推奨されている。最も効果的な用量は一般に5～20mgとされているが、これ以上の高用量が必要となることも稀ではない。

▶ セルトラリン（商品名：ジェイゾロフト）　セルトラリンは一日1回投与の製剤である。開始用量は12.5～25mgとされている。増量をする際にも、1回の増量幅は12.5～

50mg の範囲とされている。典型例における一日の総投与量は、一般に 25 ～ 200mg とされている。

▶ **エスシタロプラム（商品名：レクサプロ）**　エスシタロプラムは一日 1 回投与の製剤である。開始用量は 2.5 ～ 5mg とされている。増量をする際の 1 回の増量幅は 2.5 ～ 10mg の範囲とされている。典型例における一日の総投与量は、一般に 5 ～ 20mg とされている。

▶ **フルボキサミン（商品名：ルボックス、デプロメール）**　開始用量は 25mg 眠前投与とし、副作用なく効果が得られるまで 4 ～ 7 日ごとに 25mg ずつ増量するが、最大投与量は 8 ～ 11 歳で 200mg/ 日、12 ～ 17 歳で 300mg/ 日までとする。一日の総投与量が 50mg を超える場合、分割投与する必要がある。徐放製剤も製造されているが、FDA の添付文書には「これまでフルボキサミンマレイン酸塩の内服をしていない小児患者においては最低量であっても、ルボックス CR カプセルは適切とならない可能性がある」と記載されている。

▶ **デュロキセチン（商品名：サインバルタ）**　デュロキセチンは一日 1 回投与の製剤である。推奨される開始用量は 30mg である。7 ～ 17 歳の小児患者における効果的な投与量は 60mg であり、一日最大投与量も同じく 60mg である。カプセル製剤を脱カプセル化して服用してはならず、必ずカプセルをそのまま服用する必要がある。

副作用と有害事象

　有害事象の評価は、重篤度や頻度に基づき行われる。FDA は、重篤な有害事象の発生しうる可能性については、薬剤の添付文書に枠つきの警告を行うことを義務づけている。つまり、この枠つき警告は、枠つきではない警告や注意に比べて、より重大な事象が潜在的に生じうることを強調するものとなっている。なお添付文書には、有害事象だけではなく、内服をしてはならない禁忌事項や、薬物相互作用についても枠つき警告として記載されている。

　FDA は、有害事象に関する最も包括的でバイアスの少ない処方薬情報を薬物のラベルや添付文書に記載することを、製薬会社に義務づけている。これらの処方薬情報は、薬の包装や診察室のデスクに敷いておく用のシートなど、様々な形式のものが発行されており、様々な場所で入手することが可能であるが、FDA の承認薬剤の情報提供ウェブサイトである Drugs@FDA（www.accessdata.fda.gov）からも入手することが出来る。数年前に FDA はラベルのフォーマットを変更しており、それ以降、各薬剤の薬剤情報のラベルや添付文書には、枠つき警告・警告と注意・有害事象・禁忌事項・薬物相互作用につき、1 ページを割いて包括的な情報を提示することが義務づけられている。このページがあることで、これらの情報について容易かつ迅速に確認することが可能となり、処方を行う際の情報源としての有用性は向上している。

　本書では、第一種向精神薬に属するすべての医薬品に関連するあらゆる有害事象につき、網羅的、かつ冗長に記載することはせず、その代わりに「枠つき警告」「警告と注意」「有害反応」の 3 つに分け、一般的なガイダンスを提示している。禁忌事項は、本質的に処方を禁じる

要素を示したものであり、要約することは出来ないが、どのような薬剤を処方する場合であれ、具体的かつ慎重に検討を行わなくてはならない。薬物相互作用に関する情報も、処方を禁じる禁忌事項ではないが、それぞれの薬剤に特有の情報が記載されており、やはり要約することは出来ないのが通例であり、この情報に関しても、薬剤を処方する前に慎重に検討を行う必要がある。

米国食品医薬品局（FDA）の枠つき警告

FDAは、薬剤の処方に際し最も懸念される有害事象につき、枠つき警告として表示することを義務づけている。第一種向精神薬に属する薬物においては、抗うつ薬（特にSSRIとデュロキセチン）に一つ、アトモキセチンに一つ、中枢神経刺激薬に一つ、α_2-アドレナリン作動薬に一つの枠つき警告文が提示されている。ただ、掲示されている枠つき警告に記載されている有害事象は、すべて発生頻度が低く、個々のプライマリーケア医療者にとっては、ほとんど経験することはないであろうものである。以下のセクションで示した情報は、2017年3月15日現在、FDAの承認薬剤に関する情報提供のウェブサイトであるDrugs@FDAから入手可能な最新のラベル情報から引用したものである。

抗うつ薬（選択的セロトニン再取り込み阻害薬［SSRI］、デュロキセチン）・アトモキセチンと自殺念慮・自殺企図

不安やうつ病に対してSSRIやデュロキセチンの処方を検討する多くのプライマリーケア医療者にとって、自殺念慮や自殺行動のリスクが増加するというFDAの枠つき警告は処方に際しての大きな障壁となっている。2004年10月に出された枠つき警告では、すべての抗うつ薬は小児思春期の子どもの自殺傾向を増加させる重大なリスクを有する（自殺完遂を高めるわけではないが、自殺念慮や自殺企図行動が増えるとされている）と記載されており、監視のための特別な体制を敷くことを推奨している。2007年に改訂されたFDAの薬物処方ガイドラインでは、モニタリングに関する推奨事項が記載されているものの、具体的とはいえない記載となっている。この改定されたガイドラインでは、フォローアップの頻度を増やさなければならないという形ではなく、抗うつ薬と自殺念慮／自殺企図行動に関して親に情報提供を行うべきである点が強調されている。

実際、抗うつ薬によって自殺が惹起されることは稀である。FDAが重きを置くこととなった23編の研究の総計4,300名以上の研究参加者のデータに基づくメタアナリシス研究においては、プラセボを投与された小児思春期の子どもにおける自殺念慮／自殺企図行動の割合は2%であり、一方で抗うつ薬を投与された群におけるその割合は4%であったと報告されており、その差は2%程度である[16]。その後に行われた、27編の研究の総計5,300名以上の研究参加者のデータに基づくメタアナリシス研究においては、そのリスク差異はわずか0.7%（95%信頼区間［CI］：0.1–1.3%）であったと報告されている[17]。また、35編の研究の総計6,000名以上の研究参加者のデータに基づく最新のメタアナリシス研究においては、そのリスク差異はぎ

りぎり統計学的に有意差があるとされる0.9%（95% CI：20.000–0.018）程度であった[18]。

　自殺念慮や自殺企図行動というのは、抗うつ薬の治療を行うべきと判断する病態の主たる症状でもあり、また薬物療法に伴う潜在的な副作用でもある。そのため、子どもと親とを教育し、治療の初期段階（うつ病の病勢と薬物の有害事象の両方の観点から、自殺念慮や自殺企図行動のリスクが一般的に最も高い時期）だけではなく、治療中は継続して慎重にモニタリングを行う必要がある。

中枢神経刺激薬と乱用・依存の懸念

　FDAの枠つき警告には、「アンフェタミン製剤とメチルフェニデート製剤は、薬物乱用に陥る可能性が高い薬剤であり、長期間服用することにより依存症が引き起こされる可能性がある」と記載されている。幸い、治療量の中枢神経刺激薬で治療された子どもたちがその薬剤の依存症になったという症例報告は、現時点では存在していない。入手可能なデータに基づくならば、中枢神経刺激薬による治療を受けたADHDの子どもは、その治療を受けなかった子どもに比べ、後年になって物質使用障害の問題を抱える可能性が取り立てて高いわけではない[19-21]。また、関連する問題として「横流し」の問題、すなわち処方を受けた患者が乱用薬としてそれを売りさばくという問題も存在している[22]。

米国食品医薬品局（FDA）の警告と注意事項

中枢神経刺激薬

　中枢神経刺激薬の添付文書にある警告や注意のほとんどは、実際に中枢神経刺激薬の治療を行った小児思春期の子どもに起こることは稀な事象である。実際、メチルフェニデート製剤またはアンフェタミン製剤の治療を行っている子どもでしばしば生じうる有害事象としては、以下のものが挙げられる。

- ▶ 重篤な心血管系イベント（一般に、先天性心疾患、心筋症、不整脈、冠動脈疾患、およびその他の重篤な心疾患の既往のある患者にのみ生じる）
- ▶ 血圧上昇（他の有害事象に比して、発生頻度が高い）
- ▶ 精神医学的有害事象（精神病、躁病、攻撃的症状の出現など）
- ▶ チック症状の増悪
- ▶ けいれん
- ▶ 性交時疼痛症（メチルフェニデート製剤のみ）
- ▶ 成長抑制（長期投与時）

　また、中枢神経刺激剤を服用している子どもに体重減少を認めたり、成長速度の低下を認めることは昔から指摘されており、本治療を受けている子どもについては、受診のたびに身長と体重の評価を行う必要がある。

　7〜10歳の子どもを対象に、メチルフェニデート投与群と非投与群に無作為に割りつけ14か月間にわたり身長・体重を追跡した研究や、10〜13歳の子どもを対象とし36か月間追跡した同様の研究では、毎日内服を継続している子どもでは、一時的な成長率の低下（対照群に比して、3年後に身長は約2cm、体重は約2.7kg減少）が確認され、またその後の成長に伴うキャッチアップは認められなかったと報告されている。

　アンフェタミンの継続的な使用により、メチルフェニデートと同様の成長抑制が引き起こされるか否かに関しては、現時点では研究データが不十分な状況にあるが、その可能性は十分に考えられる。中枢神経刺激薬による治療を行っている子どもでは、成長について慎重なモニタリングが必要であり、期待される身長の伸びが阻害されていたり、体重増加が得られないなどの状況が経過中に確認された場合、治療の中断を検討する必要がある[23]。

$α_2$-アドレナリン作動性アゴニスト

　グアンファシン製剤もクロニジン製剤も共に、以下の警告および注意が添付文書に記載されている。

- ▶ 低血圧、徐脈、および失神
- ▶ 鎮静および傾眠
- ▶ 心疾患の既往がある患者の場合、心機能の増悪

　また、クロニジン製剤を処方している場合、突然の内服中断は避けなくてはならない。

アトモキセチン

　アトモキセチンの添付文書には、以下の警告および注意が記載されている。

- ▶ 重篤な肝障害
- ▶ 重篤な心血管系イベント
- ▶ 血圧および心拍数の変化
- ▶ 急激な精神病症状や躁症状
- ▶ 双極性障害
- ▶ 攻撃的行動や敵愾的行動
- ▶ アレルギー反応（禁忌事項にある「本剤の成分に対し過敏症の既往歴のある患者」以外の各種のアレルギー反応を指している）
- ▶ 排尿障害
- ▶ 持続勃起症
- ▶ 成長障害
- ▶ CYP2D6代謝を阻害しうる他剤との併用や、CYP2D6代謝活性が低いことが判明している患者の際には慎重投与を要する

選択的セロトニン再取り込み阻害薬（SSRI）

　SSRIであるフルオキセチン、セルトラリン、エスシタロプラム、フルボキサミンの添付文書にはいずれも、以下の警告および注意が記載されている。

- ► セロトニン症候群
- ► 躁症状の出現、増悪
- ► けいれん
- ► 出血障害
- ► 低ナトリウム血症
- ► 認知機能障害、運動障害
- ► 閉塞隅角緑内障

　フルオキセチンには、さらに追加で、食欲と体重の変化、不安と不眠、QT延長、半減期が長いこと（それゆえに投与量を変更しても、それが血漿中に反映されるのに数週間かかってしまうこと）などが、警告と注意として記載されている。

　またセルトラリン、エスシタロプラム、フルボキサミンは、突然の服薬中断により様々な離脱症状が出現しうることについて、警告と注意が追記されている。

　またフルボキサミンは、1A2、2C9、3A4、2C19を含むいくつかのチトクロームP450アイソザイムに対し阻害作用を有するため、添付文書上の薬物相互作用について、より詳細に警告と注意が記載されている。

有害事象

　FDAの添付文書では、有害事象のうち一般的であるが重篤でないものに関しては、重症度ではなく頻度で示すように定められている。具体的な表示内容は薬剤によっても異なるが、通常は無作為化対照試験（RCT）で頻度が5％以上かつプラセボ群の2倍以上の有害事象について、添付文書には記載されている。この有害事象の頻度に関する研究報告は、成人を対象としたものもあれば、小児を対象としたものもあれば、思春期児を対象としたものもあれば、対象としたケースの年齢範囲がより幅広いものもあり、研究によって様々である。

　表11-5では、第一種向精神薬の5つのグループ別に、頻度の高い有害事象と稀な有害事象についてまとめ、提示している。この表は、基本的にはFDAの承認を受けた際の添付文書に記載されている有害事象に基づき作成しているが、完全に同じではない。またこの表では、合わせて離脱症状についても記載している。低用量の中枢神経刺激薬とフルオキセチンを除き、離脱症状を最小限にするために、薬剤を中止する際には時間をかけて漸減する必要がある。

表11-5　第一種向精神薬に関連する有害事象（訳注：日本未承認／未発売の薬はアルファベット表記とした）

薬剤分類	有害反応[a]	離脱症状[b]
中枢神経刺激薬 メチルフェニデート（リタリン、他） デキスメチルフェニデート（Focalin） デキストロアンフェタミン（Dexedrine、他） アンフェタミン塩（Adderall、他）	頻度高い：*不眠、食欲低下、頭痛、腹痛* 頻度低い：認知力低下、易興奮性、チックの悪化 モニタリング項目：血圧、脈拍、身長、体重、BMI	ADHDの症状は、一日の終わりに薬が切れると「悪化」するが、これらは離脱症状とはみなされない。
$α_2$作動薬 グアンファシン（Tenex、インチュニブ） クロニジン（カタプレス、Kapvay）	頻度高い：*傾眠* 頻度低い：口渇、頭痛、悪心、血圧低下 モニタニング項目：血圧、脈拍	血圧上昇、緊張、頭痛、混乱
選択的NRI アトモキセチン（ストラテラ）	頻度高い：*口渇、不眠、悪心、食欲低下* 頻度低い：脈拍・血圧の上昇、動悸、めまい、発汗、排尿困難、体重変化 モニタリング項目：BMI、血圧、心拍数	離脱に伴う有害事象の報告はない。そのためアトモキセチンは減量せず中止することが可能。
SSRI フルオロキセチン（Prozac） セルトラリン（ジェイゾロフト） エスシタロプラム（レクサプロ） フルボキサミン（ルボックス）	頻度高い：*賦活性候群（焦燥、不眠、衝動性、多弁）〔通常、治療初期に発生する〕）、胃腸症状、吐き気、下痢* 頻度低い：自律神経失調（発汗、散瞳など）、心血管症状（潮紅、洞性頻脈、高血圧など）、性的症状（性欲減退、射精遅延）、アカシジア モニタリング項目：BMI、うつ病の悪化、自殺願望の出現（特に投与開始または増量時）、不眠、激越、通常の社会状況からの離脱などの異常な行動変化	特に半減期の短いセルトラリンなどのSSRIでは、感冒様症状、めまい（最多）、悪心、嘔吐、易疲労感、頭痛、歩行不安定、不眠、気分の変化、筋肉痛が出やすい。 フルオロキセチンについては漸減不要。
SNRI デュロキセチン（サインバルタ）	頻度高い：*悪心、口渇、傾眠、便秘、食欲低下、多汗*	めまい、頭痛、悪心、下痢、知覚異常、易興奮性、嘔吐、不眠、不安、多汗、易疲労感

【略語】ADHD: attention-deficit/hyperactivity disorder（注意欠如・多動性障害）、BP: blood pressure（血圧）、BMI: body mass index（体格指数）、NRI: norepinephrine reuptake inhibitor（ノルエピネフリン再取り込み阻害薬）、SNRI: serotonin- norepinephrine reuptake inhibitor（選択的ノルエピネフリン再取り込み阻害薬）、SSRI: selective serotonin reuptake inhibitor（選択的セロトニン再取り込み阻害薬）
a. 頻度の高い有害事象は斜体で記載した。
b. フルオロキセチン以外のすべての薬で、休薬時には漸減することが推奨される。実際の利用に際しては、米国立図書館（NLM: National Library of Medicine）と米国衛生研究所（NIH: National Institutes of Health）の運営するMedlinePlusの「薬物療法・漢方／ハーブ療法、およびその他の補完的療法（Drugs, Herbs and Supplements）のウェブサイト（www.nlm.nih.gov/medlineplus/druginformation.html）や、米国食品医薬品局（FDA: US Food and Drug Administration）のウェブサイト（www.fda.gov）や、米国児童青年精神医学会（AACAP: American Academy of Child and Adolescent Psychiatry）のウェブサイト（www.aacap.org）で提示されている「AACAP実践パラメーター：小児思春期患者における向精神薬の使用に関する実践情報」（一般的に受け入れられている臨床実践に関して記述されている）など、信頼出来る情報源から、精神薬理学に関する最新情報を確認されたい。なお、これらの情報源は、利用可能な最善の科学的証拠と臨床的コンセンサスに基づき、医師が小児思春期患者に質の高い評価と治療を提供出来るようにデザインされている（http://download.journals.elsevierhealth.com/pdfs/journals/0890-8567/PIIS0890856709601568.pdf）。

第一種向精神薬を処方している患者のモニタリング

　薬物治療を行う際にどの程度の頻度でモニタリングを行うべきであるのかは、個々の患者の健康状態によっても異なりうるが、一般的には第一種向精神薬に属するすべての薬剤を投与する際には、治療開始の初期段階にはより頻繁にモニタリングを行う必要がある。治療初期には、効果よりも先に副作用が生じることが多く、有効な用量にまで安全に漸増するために、投与量を頻繁に変更する必要がある。アドヒアランス不良の問題は非常に多いため、アドヒアランスに関して適切なモニタリングを行うことは、指示通りに服用した場合には子どもの健康を損ないうる増量をしてしまうことを防ぐために極めて重要である。

　また、患者の呈する症状によっては、より頻繁なモニタリングが必要となる場合もある。

　中枢神経刺激薬を処方している小児患者の診察時は、毎回、血圧・心拍数・身長・体重のモニタリングを行う必要がある。さらに、中枢神経刺激薬を内服している子どものモニタリングとして、チック症状が出現していないことを、受診のたびに親に確認する必要がある。必ず行わなければならないという特定の臨床検査項目はない。グアンファシン、クロニジン、アトモキセチンを服用している子どものモニタリングに関しても、同様の対応が推奨される。

　SSRIを服用している子どもに対しては、治療開始後数週間は自殺念慮や自殺行動の出現の有無、抑うつ状態の増悪の有無、胃腸症状（例：腹痛、吐き気、下痢）の有無、賦活症候群を示唆する症状（例：興奮、不眠、エネルギーや活動の増加）の有無などのいくつかのパラメーターは確実にモニタリングしなくてはならず、長期投与を行っている子どもでは、身長・体重、性機能障害、躁病の有無につきモニタリングを行う必要がある。新規発症のうつ病や、治療に反応しないうつ病の子どもに対しては、包括的な身体的評価の一部として甲状腺機能検査を行うことが推奨されるが、必ず行わなければならないという特定の臨床検査項目はない。

段階に応じた薬物療法

　ADHDや不安障害やうつ病の薬物治療というのは、しばしば急性期の危機的状況下、すなわち子どもの症状が最悪のときに開始されることとなる。したがって、このような治療開始の初期段階では、その後の継続治療で要する用量よりも、より高用量での治療を要する場合が稀ではない。ただし、治療効果が証明されている心理社会的療法を並行して実施し、対処スキルの改善、認知と行動の連関の改善、家族の緊張の緩和、行動療法による良好な行動の増加などの効果が得られた場合、薬物療法の投与量を減らしたり、ケースによっては完全に中止しうることもある。長期間薬物療法を継続する場合、子どもの成長や成熟に伴って投与量を増やしていく必要があるであろう。

服薬アドヒアランスと継続性

　言うまでもなく、薬剤というのは摂取されない限り有効性を発揮することはない[24]。小児精神薬理学分野における怠薬率の研究に関しては、中枢神経刺激薬においては十分なデータが蓄積されているが、その他の薬剤については現時点では十分な研究データが存在している状況にはない[25]。養育者の報告に基づく、徐放性の中枢神経刺激薬の服薬アドヒアランスの研究によれば、約10％から25％の患者がアドヒアランス不良の状態にあるとされている。ただし、ADHD多剤併用治療研究（MTA: Multimodal Treatment Study of ADHD）グループの実施した後方視的研究においては、中枢神経刺激薬の内服状況についての親の聞き取りに基づくならば怠薬していた患者の割合はわずか3％であった一方で、子どもの唾液中の薬物濃度測定では25％の子どもが怠薬していたことが示されている[26]。この研究結果からは、中枢神経刺激薬治療の怠薬率は高く、親の報告は必ずしも正確ではないということが出来よう。

　「継続性」とは、治療を継続的に実施している状況を指す用語である。ADHDは慢性的な状

態（慢性疾患）であるため、「休日は服薬を休止する」という方針である場合や、治療継続が困難な副作用が生じた場合や、十分な効果が得られないために中止する場合を除き、長期の治療を行うこととなるであろうし、それによる効果も期待される。ただし、実際の臨床現場から得られたデータを分析した研究では、ADHDに対する治療の継続性は必ずしも高くないことが示唆されている。この研究では、6～12歳の9,500件以上のレセプトデータを対象として後方視的調査が行われ、中枢神経刺激薬の平均治療期間は、即効性製剤で平均145日、徐放製剤で平均150～160日に過ぎなかったと報告されている[27]。また、5～20歳の4万人以上のメディケイドへの請求書を用いた別の研究では、治療が12か月間以上継続していたケースは、1～3か月間の長期休薬をしていたケースを包含しても、27～50％に過ぎなかったと報告されている[28]。その他にもいくつかの研究報告が存在するが、いずれも中枢神経刺激薬を処方されている子どものうち、治療を1年以上継続しているケースは決して多くはないという結果が示されている。

　服薬アドヒアランスを向上させたり、治療の継続性を高めることは容易ではないのが実情である[25]。薬剤を処方する前に、子どものこれまでの薬に対するアドヒアランスの状況について、批評的にならないように留意して、親と話し合うことが重要である。医療者と子ども・親とが、「アドヒアランスの評価というのは治療プロセスの一部であり、投薬量の変更や服薬の継続が必要か否かを臨床的に判断するうえで重要な情報である」ということを共通認識にしていき、指示通り服薬していないことを批判されてしまうと感じることがない関係性を子どもと確立することが重要である。

　ADHDの子どもの服薬アドヒアランスや治療持続性を向上させるための工夫に関してまとめた論文も存在している[29]。この論文では、「アドヒアランスの障壁の特定」「動機づけ面接の手法の適用」「リマインダーの活用、モニタリング体制の確立」「一包化」などの工夫が記載されている。

向精神薬の優先順位づけ

　第一種向精神薬の中にもいくつかのグループがあり、本セクションではその違いにつき言及している。ただ、本章は特定の薬剤の処方を推奨したり、忌避すべきであると主張するものではない。個々の患者に対し、どの薬物を処方するのかの判断は、あくまでも処方を行う医師が最終的な責任を負うべきものである。

注意欠如・多動性障害（ADHD）

　米国小児科学会（AAP）の臨床ガイダンスと米国児童青年精神医学会（AACAP）の診療ガイドライン[30]では、ADHDの薬物療法として、メチルフェニデート製剤またはアンフェタミン製剤のどちらかから始めることが推奨されている。これらの中枢神経刺激薬は、プラセボやADHD治療薬として承認されている他の薬剤よりも、症状改善の程度を表す効果量に優れることが明確化している。中枢神経刺激薬を第一選択薬として使用することに懸念がある場合

（生じる頻度の高い有害事象を避けたい場合や、親の好みなど）、第二選択薬としては、グアンファシン、クロニジン、アトモキセチンが挙げられ、これらの第二選択薬はほぼ同等の効果量であるとされている。前述した通り、グアンファシンとクロニジンはアトモキセチンと比較して有害事象が発生しにくい。

不安障害

　不安障害に対するフルオキセチン、セルトラリン、フルボキサミン、デュロキセチンの有効性の差異に関して明示した研究データは、現時点で存在していない。フルオキセチンは半減期が長く効果が持続するため、服薬アドヒアランスに懸念があるケースに対しては有利となるが、副作用や薬物相互作用のために服薬を中止する必要がある場合には不利となる。フルボキサミンは、チトクローム P450 のアイソザイムを阻害するが、その機序はフルオキセチンやセルトラリンとは異なる。デュロキセチンは、子どもの大うつ病性障害に対して FDA の承認を得ており、子どもやその親にとって選択肢を増やす心強いものではあるが、SSRI よりも警告や注意がより多いものとなっている。

うつ病

　フルオキセチンは小児思春期の子どものうつ病の治療に対し FDA の適応承認が得られているが、エスシタロプラムは思春期以降の子どもに対してのみ適応承認が得られている。フルオキセチンとエスシタロプラムの子どものうつ病に対する治療効果の違いについては、十分な研究データが存在していない。うつ病に対するフルオキセチンの潜在的な利点と欠点については、不安障害のセクションで言及したものと同様である。エスシタロプラムの利点は、チトクローム P450 アイソザイムの阻害効果を持たないため、薬物相互作用を考慮しなくてはならない薬剤が少ない点にある。

向精神薬の切り替え

　最初に使用した中枢神経刺激薬が有効でない場合、他の中枢神経刺激剤へ切り替えることで有効となりうることを示した研究は、複数存在している[31]。同様に、最初に使用した SSRI が有効でない場合に、第一種向精神薬に属する他の SSRI に切り替えることは有効となりうる[32]。

複数の向精神薬の併用

　プライマリーケアの現場で ADHD や不安障害やうつ病の治療を受ける子どもの多くは、単剤の向精神薬しか要さないが、中には複数の病態が併存している子どもなど、2種類の向精神薬の処方を要する子どもも存在している。幸い、ADHD に対する薬剤（メチルフェニデート、アンフェタミン、グアンファシン、クロニジン、アトモキセチン）は、不安障害やうつ病に対する薬物（SSRI［フルオキセチン、セルトラリン、エスシタロプラム、フルボキサミン］、SNRI［デュロ

キセチン]）と安全に併用することが可能である[33]。

　2種類の向精神薬の処方を行っても症状がうまくコントロール出来ない子どもは、小児の精神薬理学に精通した医師や、児童精神科医にコンサルトや紹介を行うことが強く推奨される。他の専門家に紹介を行った場合であっても、プライマリーケア医療者は薬物療法を行う際に適切なモニタリンを行う役割を担うことも出来、その他の子どもの健康的なライフスタイルを促進するうえでも、引き続き重要な役割を果たすことが出来るはずである。

第二種向精神薬：処方における一般的論拠

　プライマリーケア医療者は、第一種向精神薬を処方しモニタリングを行うだけではなく、重度のメンタルヘルスの問題や稀なメンタルヘルスの問題を抱えている子どもに対しても、精神科医や心理士と協働のうえで対応しうる体制を構築することが理想的である。またプライマリーケア医療者は、第二種や第三種に該当する向精神薬の治療効果や副作用のモニタリングをする際にも、その役割の一端を担うことが出来るであろう。

　第二種向精神薬に属する薬剤は、プライマリーケアの現場で処方しモニタリングすることは可能ではあるが、一般的に第一種向精神薬に属する薬剤よりも、重大な有害事象の生じる可能性が高く、モニタリングの際に求められる要件も複雑であるため、一般的には児童精神科医、発達行動科学を専門とする小児科医、神経発達専門医、思春期医学専門医、小児神経科医、思春期精神科医、成人を対象とした精神科医など、第二種向精神薬を処方し慣れた専門医により処方されることが望ましい。個々のプライマリーケア医療者の技術や経験、紹介することが出来る専門家の有無（とりわけ、地方や医療体制整備が進んでいない地域では紹介出来る医療機関は不足していることが多い）にもよるが、小児精神薬理学のトレーニングを追加で積み、自身が第二種向精神薬を処方することとしているプライマリーケア医療者もいるであろう。

　第二種向精神薬（グループ2）に分類される薬剤は、ADHD・不安障害・うつ病以外の精神病態を有する小児へのFDAの承認が得られた7種類の第二世代抗精神病薬（アリピプラゾール、オランザピン、クエチアピン、リスペリドン、パリペリドン、アセナピン、ルラシドン）ならびに気分安定剤である炭酸リチウムが挙げられる。第二種向精神薬に分類されたこれら7種の第二世代抗精神病薬のうち、アセナピンを除く6種類がFDAから統合失調症に伴う精神病症状に対しての小児適応承認を得ており、またパリペリドンとルラシドンを除く5種類がFDAから双極性Ⅰ型障害に伴う躁状態に対しての小児適応承認を受けている。また、アリピプラゾールとリスペリドンに関しては、ASDに伴う易興奮性に対する治療薬としてFDAの小児適応承認が得られている。しかしこれらの薬剤は、実際には小児の行動障害、とりわけ攻撃的行動の問題を抱える子どもの治療薬として適応外の状態（すなわち、FDAの小児適応承認は得られていない状態）で使用されていることが最も多い[34, 35]。リチウムは双極性Ⅰ型障害に伴う急性躁状態に対する治療薬として、FDAから小児適応承認が得られているが、双極性ではない気分障害の子どもへの治療薬として適応外処方されていることも少なくない。

表11-6 第二種向精神薬（訳注：日本未承認／未発売の薬はアルファベット表記とした）

薬剤	警告、使用上の注意、有害事象	コメント
第2世代抗精神病薬		
リスペリドン（商品名：リスパダール） *FDAの承認*：統合失調症（13～17歳）、双極性障害における躁病エピソード（10～17歳）、ASDに関連した易興奮性（5～16歳） *適応*：統合失調症、双極性障害、ASDに関連した易興奮性、また急性発症の攻撃性、慢性過敏性、チック、およびその他急性期薬に反応しないその他の障害 *モニタリング項目*：身長、体重、空腹時血糖値、脂質プロファイル、異常な不随意運動	枠つき警告：小児に対する特記記事項なし 警告・注意事項：神経遮断性悪性症候群、遅発性ジスキネジア、代謝変化（高血糖・糖尿病、脂質異常、体重増加）、起立性低血圧、高プロラクチン血症、痙攣の可能性 有害事象（小児思春期患者を対象とした臨床試験において5%以上かつプラセボ群の2倍以上の頻度であったもの）：傾眠、錐体外路症候群、疲労、発熱、振戦、鎮静、唾液分泌過多、めまい、悪心、アカシジア、霧視、嘔吐、食欲増進、よだれ、食欲減退、無気力	リスペリドンは、小児にはほとんど使用されないリロサペリドンを除くと、1993年にFDAに承認された最初の第二世代抗精神病薬である。短期間の使用では一般的に有効かつ安全である。長期間の使用では肥満、糖尿病、メタボリック症候群、遅発性ジスキネジアなどの副作用の発生が懸念される。プロラクチン値を上昇させることがあり、女性化乳房や無月経との関連も指摘されている。
アリピプラゾール（商品名：エビリファイ） *FDAの承認*：統合失調症（13～17歳）、躁病または双極性躁病エピソード（10～17歳）、ASDに関連した易興奮性（6～17歳）、トゥレット症候群（6～17歳） *適応*：リスペリドンと同様 *モニタリング項目*：リスペリドンと同様	枠つき警告：抗うつ薬との併用による自殺傾向 警告・注意事項：高プロラクチン血症・病的諸博およびその他の強迫行為を除きリスペリドンと同様の有害事象に加えて、発熱、頭部痛、鼻咽頭炎	2002年から販売されているアリピプラゾールは、他の第二世代抗精神病薬とはやや異なる作用機序を持つ。また、Ziprasidoneと他の第二世代抗精神病薬と比較して、体重増加が少ないという特徴がある。
クエチアピン（商品名：セロクエル） *FDAの承認*：統合失調症（13～17歳）、双極1型障害（10～17歳） *適応*：リスペリドンと同様 *モニタリング項目*：リスペリドンと同様	枠つき警告：抗うつ薬との併用による自殺傾向 警告・注意事項：高プロラクチン血症・認知・運動機能障害・痙攣・血圧上昇を除き、リスペリドンと同様 有害事象：リスペリドンと同様	1997年から販売されているクエチアピンは、他の第二世代抗精神病薬と比較して、より眠気が出やすい。
オランザピン（商品名：ジプレキサ） *FDAの承認*：統合失調症（13～17歳）、双極1型障害における躁病または混合病エピソード（13～17歳） *適応*：リスペリドンと同様 *モニタリング項目*：リスペリドンと同様	枠つき警告：小児に対する特記記事項なし 警告・注意事項：自殺、神経遮断性悪性症候群、遅発性ジスキネジア、起立性低血圧、白血球減少、好中球減少、無顆粒球症、痙攣、代謝 有害事象（思春期患者を対象とした臨床試験において5%以上かつプラセボ群の2倍以上の頻度であったもの）：傾眠、疲労、めまい、口の渇き、頻脈、体重増加	1996年から販売されているオランザピンは、他の第二世代抗精神病薬と比較して、思春期における体重増加および関連する代謝性の副作用（有害事象）が多い[a,b]。
Asenapine *FDAの承認*：双極性障害における躁病エピソード（10～17歳） *適応*：リスペリドンと同様 *モニタリング項目*：リスペリドンと同様	枠つき警告：小児に対する特記記事項なし 警告・注意事項：高プロラクチン血症を除き、リスペリドンと同様だが、QT延長を伴うこともある 有害反応：傾眠、味覚異常、めまい、口腔知覚異常、吐き気、食欲増進、体重増加	2009年から販売され、2015年3月より小児適応が承認された。小児思春期患者を対象とした臨床経験は現時点では限定的である。舌下で薬剤を溶かして服用するが、その後は10分間ほどは飲食をしてはならない。

薬剤	枠つき警告・警告・注意事項・有害事象	備考
パリペリドン（商品名：インヴェガ） FDAの承認：統合失調症（12～17歳） 適応：リスペリドンと同様 モニタリング項目：リスペリドンと同様	枠つき警告：小児に対する特記事項なし 警告・注意事項：神経遮断性悪性症候群、QT延長、遅発性ジスキネジア、高血糖・糖尿病、高血糖、脂質異常症、体重増加、高プロラクチン血症、消化管狭窄、起立性低血圧・失神、白血球減少、好中球減少症、無顆粒球減少、認知・運動障害、けいれん発作、自殺企図 有害事象（思春期児を対象とした臨床試験において出現頻度5%以上で合わったもの）：傾眠、アカシジア、振戦、ジストニア、歯車様固縮、不安、体重増加、頻脈	パリペリドンはリスペリドンの主要な活性代謝物であるため、すべての点でリスペリドンと酷似している。
ルラシドン（商品名：ラツーダ） FDAの承認：統合失調症（13～17歳） 適応：リスペリドンと同様 モニタリング項目：リスペリドンと同様	枠つき警告：自殺念慮および自殺企図 警告・注意事項：認知機能障害、運動機能障害、痙攣を除き リスペリドンと同様 有害事象：傾眠、吐き気、アカシジア、錐体外路症状、鼻炎（80mg使用時）、嘔吐	2010年から販売され、2017年1月より小児適応が承認された。小児思春期の子どもを対象とした臨床経験の結果は、現在限られている。吸収を促進するため、食事と一緒に摂取する必要がある（添付文書では「少なくとも350キロカロリー」と記載）。

気分安定剤

薬剤	枠つき警告・警告・注意事項・有害事象	備考
リチウム（商品名：リーマス） 分類：アルカリ金属元素（塩） FDAの承認：双極性障害に伴う急性躁病エピソード（年齢12歳以上） 適応：双極性障害に伴う急性躁病およびその維持療法、気分の安定化 モニタリング項目：妊娠検査、心電図、血清リチウム値、血算、電解質値、甲状腺機能、腎機能	枠つき警告：毒性は血中濃度と密接に関連し、治療量と中毒量が近接している 警告・注意事項：利尿剤またはACE阻害剤の服用で中毒のリスクが高まる：重篤ない・腎疾患、重度の衰弱、脱水、低ナトリウム血症。慢性的な使用により、腎濃縮能の低下により、多尿・多渇を伴う腎性尿崩症を発症する可能性がある。神経遮断薬（多くはハロペリドール）の併用で、脱力感、嗜眠、発熱、振戦、錯乱を認め、検査上、白血球増加、血清尿素窒素、空腹時血糖値の上昇を伴う脳症様症候群を発症する可能性がある。 注意事項：利尿剤、ACE阻害剤、カルバマゼピン、フルオキセチンの併用で、甲状腺機能低下精神／身体能力の低下を発症する可能性がある。 有害事象：血中濃度が1.5 mEq/L未満のときに生じる有害事象は軽度のことが多いが、1.5～2.0mEq/Lのときは中等度、2.0 mEq/Lを超えると重度となることがある。 <2.0 mEq/L：初期の中毒症状：下痢、嘔吐、眠気、筋力低下、協調運動失調、血中濃度が高まるにつれ、 めまい、運動失調、目のかすみ、耳鳴り、多量の希釈尿を認めるようになる。 >3.0 mEq/L：複数の臓器・器官系にまたがる複雑な臨床状を認めうる。	1960年代前半に米国で発売された。初の気分安定薬である。成人の躁病および双極性障害の急性期治療である。慢性期治療に関しては、その有効性を示す明確なエビデンスが存在する。小児思春期の双極性障害の治療についても、プラセボ対照試験を実施することが倫理的にも実際的にも困難であり、エビデンスは小規模の研究を統合する形で示されている[c,d]。副作用評価・血中濃度モニタリングのために、繰り返し採血を行う必要があるため、そのことが小児患者の管理上、ネックになっている。

【略語】ACE: angiotensin-converting enzyme（アンギオテンシン変換酵素）、ASD: autism spectrum disorder（自閉症スペクトラム障害）、FDA: US Food and Drug Administration（米国食品医薬品局）

a. Correll CU, Manu P, Olshanskiy V, Napolitano B, Kane JM, Malhotra AK. Cardiometabolic risk of second-generation antipsychotic medications during first-time use in children and adolescents. *JAMA.* 2009;302(16):1765-1773.
b. American Diabetes Association, American Psychiatric Association, American Association of Clinical Endocrinologists, North American Association for the Study of Obesity. Consensus development conference on antipsychotic drugs and obesity and diabetes. *Diabetes Care.* 2004;27(2):596-601.
c. Geller B, Luby JL, Joshi P, et al. A randomized controlled trial of risperidone, lithium, or divalproex sodium for initial treatment of bipolar I disorder, manic or mixed phase, in children and adolescents. *Arch Gen Psychiatry.* 2012;69(5):515-528.
d. Findling RL, Robb A, McNamara NK, et al. Lithium in the acute treatment of bipolar I disorder: a double-blind, placebo-controlled study. *Pediatrics.* 2015;136(5):885-894.

第二種向精神薬：処方における具体的な論拠

抗精神病薬

抗精神病薬は、主要精神疾患の諸症状の重症度を軽減し、以下の様々な効果をもたらす。

- ▶ 幻覚、妄想、滅裂思考などの精神病症状の低減作用
- ▶ 躁・苛立ち・情緒不安定などの気分不安症状の安定化作用
- ▶ 興奮や攻撃的行動を沈静化する作用

しかし、小児思春期の子どもに使用されるすべての向精神薬の中で、第二世代抗精神病薬は、以下に掲示した副作用が生じる懸念が最も高い薬剤である。

- ▶ 鎮静作用
- ▶ 体重増加
- ▶ 血糖上昇、インスリン抵抗性増大
- ▶ トリグリセリド値の上昇、コレステロール値の上昇
- ▶ 神経学的異常運動
- ▶ その他（表 11 - 6 参照）

　第二世代抗精神病薬の副作用の多く（とりわけ体重増加、脂質・糖代謝異常、不随意運動）は、長期治療の経過中に心血管障害や遅発性ジスキネジアなどの重大な健康問題に発展し、不可逆的な障害を残してしまいうるものである。第二世代抗精神病薬に分類される薬物の投与を要する疾患の多くは慢性的経過をたどるため、一般に治療機関は長期間に及ぶ。それゆえに、第二世代抗精神病薬の処方を検討する際には、処方をすることによる便益と副作用のリスクを処方時点で正確に評価することは困難であり、家族の考えやメンタルヘルスの専門家からの助言の両者を十分に検討することが求められる。

　第二世代抗精神病薬による治療を継続している子どもの体重測定や採血評価をどの程度の頻度で実施することが適切であるのかに関しては、現時点で統一したコンセンサスは存在していない。米国小児科学会（AAP）も米国児童青年精神医学会（AACAP）も、第二種向精神薬に属する第二世代抗精神病薬のモニタリングに関してのガイドラインや勧告を、現時点では公的に発出はしていない[36]。現在、成人に関してのみ、モニタリングに関するガイドラインが公表されている（表11 - 7）。

　以下のセクションでは、第二種向精神薬に属する各種の薬剤の差異について言及しているが、これは各種の薬剤の有用性について認識してもらうことを目的としたもので、特定の薬剤の処方を推奨したり、忌避すべきであると主張することを意図してはいない。個々の患者に対

	開始時	4週ごと	8週ごと	12週ごと	3か月ごと	1年ごと	5年ごと
既往歴・家族歴	✓					✓	
体重（BMI）	✓	✓	✓	✓	✓		
腹囲	✓					✓	
血圧	✓			✓		✓	
空腹時血糖	✓			✓		✓	
空腹時脂質プロファイル	✓			✓			✓

表11-7　第二種向精神薬服薬中の成人患者に対する、推奨されるモニタリング・プロトコル

引用元：American Diabetes Association, American Psychiatric Association, American Association of Clinical Endocrinologists, North American Association for the Study of Obesity. Consensus Development Conference on Antipsychotic Drugs and Obesity and Diabetes. *Diabetes Care*, 2004;27(2):596–601.

し、どの薬物を処方するのかの判断は、あくまでも処方を行う医師が最終的な責任を負うべきものである。

　第二種向精神薬に分類される7種類の第二世代抗精神病薬（アリピプラゾール、オランザピン、クエチアピン、リスペリドン、パリペリドン、アセナピン、ルラシドン）の小児への有効性を比較した質の高い研究データというのは、現時点では存在していない。パリペリドンはリスペリドンの活性代謝物であり、有効性や有害事象のプロファイルはリスペリドンと同等であると思われる。大きな違いは、リスペリドンがパリペリドンよりも市場に流通した時期が早く（リスペリドンは1993年、パリペリドンは2006年）、そのためリスペリドンには後発医薬品が存在している点である。一般に、第二種向精神薬に分類される7種類の第二世代抗精神病薬の臨床的に意味のある違いは、有害事象のプロファイルの違いが中心である。ここでは、いくつかの相違点についてのみ言及する。オランザピンは、第二種向精神薬に分類される他の第二世代抗精神病薬と対照的に、体重増加や代謝性の有害事象の頻度がより高いとされている。アリピプラゾールは体重増加の有害事象の頻度が最も少なく、代謝性の有害事象の重症度も低いとされている。リスペリドンは、血中プロラクチン値の増加の有害事象の頻度が高く、女性化乳房や無月経が続発する頻度も高くなっている。クエチアピンは最も鎮静作用が強いとされている。アセナピンとルラシドンは、思春期児への適応承認がそれぞれ2015年と2017年に得られたばかりであり、他の抗精神病薬に比べ臨床使用経験に乏しい。表11-6に、第二種向精神薬に分類される7種類の第二世代抗精神病薬の概要について提示している。

炭酸リチウム

　気分安定薬（抗精神病薬を除く）は、躁病、うつ病、易興奮性、双極性障害やその他の気分障害に伴う気分の変動／不安定性の治療として用いられる。気分安定薬は、従前より使用されていた薬剤（炭酸リチウム、バルプロ酸［ジバルプロエクスナトリウム］、カルバマゼピン）と最近になり上市された抗けいれん薬（例：ラモトリギン）の二つのグループに分類される。小児における気分安定薬の処方は、近年減少傾向にある。その原因としては、有効性に関しての否定的な研究データが示されていること、血中濃度を定期的にモニタリングする必要があること、

有害事象が発生した場合の患者への負担が大きいことなど、複数の要因が関与していると考えられる。

炭酸リチウムは第二種向精神薬に分類される気分安定薬であり、12歳以上の双極性障害に伴う躁状態に対し、FDAの承認適応が得られており、データは限定的ではあるものの、双極I型障害に伴う急性躁状態に対しても有効性が示されている[37, 38]。炭酸リチウムに関するより詳細な情報は、表11-6を参照されたい。

第三種向精神薬

第三種向精神薬には、FDAが小児の適応承認をしていない薬剤が分類されている。第三種向精神薬に分類されている薬剤の中には、FDAが小児適応を承認していた薬剤もいくつか存在しているが、その適応承認は前近代的なデータに基づいたもので、FDAによって承認が外されている。FDAは前近代的なデータに基づき適応承認した薬剤のほとんどの承認を取り消しているが、いくつかの薬剤はそのまま承認された状態となっている。このような薬剤に関しては、安全性と有効性に関してのエビデンスに乏しい薬剤として、「小児のプライマリーケア医療者向けの、向精神薬処方のための概念的枠組み」の整理を行った際に、第一種・第二種にだけではなく、第三種向精神薬にも分類はしていない。

第三種向精神薬に分類した薬剤としては、一般的に使用されておりプライマリーケア医療者が患者に処方している可能性が高い10種の薬剤が選択されている。以下のセクションでは、そのうち9種の薬剤につき言及している（抗不安薬に分類される、5-HT1A受容体部分アゴニストであるブスピロン［商品名：ブスパール］に関しては、一般的に小児に処方される頻度は低いために本書では言及をしていない）。表11-8に、これら9種の薬剤の有効性および有害事象プロファイルのデータを提示している。詳細な有害事象のプロファイルに関してはFDAの承認薬剤の情報提供ウェブサイトであるDrugs@FDAや、薬剤に関する各種の情報提供サイト（Epocrates、Micromedexなど）で閲覧が可能である。

抗うつ薬

FDAの小児適応承認は得られていないものの、ブプロピオン、シタロプラム、ベンラファキシン、ミルタザピンの4種の抗うつ薬は、しばしば適応外処方が行われている。

ブプロピオンは、成人のうつ病治療薬としてFDAから適応承認が得られているが、中枢神経刺激作用を持つフェニルエチルアミンに類似した化学構造を有しており、抑うつ状態を併発した小児のADHD患者に対し適応外処方されることがある。

SSRIであるシタロプラムは、小児のうつ病や不安障害に適応外処方されることがあるが、シタロプラムの（S）-エナンチオマーであるエスシタロプラム（第一種向精神薬に分類されている）と比較して、取り立てて利点があるわけではない。シタロプラムには、QTc延長のリスク

表11-8　第三種向精神薬（訳註：日本未承認／未発売の薬はアルファベット表記とした）

薬　剤	警告、使用上の注意、有害事象	コメント
抗うつ薬		
Bupropion 分類：非定型抗うつ薬であるが、中枢神経刺激薬であるフェニルエチルアミンと同様の化学構造を持つ FDAの承認：成人のうつ病 小児思春期：未承認[a,b] 適応：うつ病 モニタリング項目：血圧、心拍数、身長、体重、自殺念慮	枠つき警告：自殺のおそれ 警告・注意事項：けいれん、肝毒性、易興奮性、不眠、精神症、混乱、体重増加/減少、アレルギー反応、血圧低下 頻度の高い有害事象：易興奮性、口渇、不眠、頭痛/片頭痛、悪心、嘔吐、便秘、振戦	Bupropionは中枢神経刺激薬と構造が似ているため、うつ病とADHDの両方の治療に使われることがある。
シタロプラム（商品名：セレクサ） 分類：SSRI FDAの承認：成人の大うつ病 小児思春期：未承認 適応：大うつ病 モニタリング項目：他のSSRIと同様（表11-5参照）	枠つき警告：自殺の恐れ 警告・注意事項：他のSSRIと同様 頻度の高い有害事象：他のSSRIと同様	シタロプラムの光学異性体（S体）であるエスシタロプラム（商品名：レクサプロ）が上市されて以降、本剤を処方する利点はない。シタロプラムはQTc延長のリスクがあるため、成人における最大投与量についてFDAの警告が出されているが、小児思春期患者の許容最大投与量は不明であり、処方に際して心電図にモニタリングするなどの管理が必要となる。
ベンラファキシン（商品名：イフェクサー） 分類：選択的NRI FDA承認：成人の大うつ病 小児思春期：未承認 適応：大うつ病 モニタリング項目：血圧、心拍数、身長、体重、自殺念慮	枠つき警告：自殺の恐れ 警告・注意事項：セロトニン症候群；持続性高血圧、散瞳、内服中断による不安・不眠などの各種症状；食欲・体重減少、身長増加率の低下、躁・軽躁・軽躁病の活性化、低ナトリウム血症、血清コレステロール値上昇、間質性肺疾患、好酸球性肺炎 有害事象：無気力、発汗、吐き気、便秘、傾眠、口渇、めまい、神経質、不安、振戦、目のかすみ	SSRIによる初期治療に反応しなかった小児思春期のうつ病患者を対象に、ベンラファキシンに切り替えた群と、別のSSRIに切り替えた群を比較した研究が存在する（TORDIA試験）。両群とも同等の効果があることが確認されたが、ベンラファキシン群では有害事象の発生率が高く、投薬中止になった割合も高かった。
ミルタザピン（商品名：リフレックス/レメロン） 分類：ピペラジノアゼピン四環系 FDAの承認：成人の大うつ病 小児思春期：未承認 適応：大うつ病 モニタリング項目：BMI、WBC、脂質プロフィール、トランスアミナーゼ	枠つき警告：自殺の恐れ 警告・注意事項：躁病・軽躁病の活性化、セロトニン症候群、無顆粒球症、閉塞隅角緑内障 注意事項：離脱症状、アカシジア、低ナトリウム血症、傾眠、めまい、体重増加、コレステロール/トリグリセリド上昇、トランスアミナーゼ上昇、けいれん発作 有害事象：傾眠、食欲増進、体重増加、めまい	ミルタザピンは、セロトニン作用とノルアドレナリン作用の両方を有し、その作用機序は他の第一種・第二種の抗うつ薬とは異なる。一般に、他の抗うつ薬と比較して鎮静作用が強く、体重が増加しやすい。

表11-8　第三種向精神薬（続き）

薬剤	警告、使用上の注意、有害事象	コメント
Ziprasidone 分類：第二世代抗精神病薬 FDAの承認：成人の統合失調症、双極I型障害に関連する躁病または混合エピソード、双極I型障害に対する併用維持療法、統合失調症患者の易興奮性（筋注） 小児思春期：未承認 用法：リスペリドンと同様 モニタリング項目：リスペリドンと同様であるが、それに加えてECGでQT延長を確認	枠つき警告：小児に対する特記事項なし 警告・注意事項：QT延長、神経遮断性悪性症候群、遅発性ジスキネジア、高血糖および糖尿病、脂質異常症、発疹、起立性低血圧、白血球減少、好中球減少、無顆粒球減少症、痙攣、認知・運動障害、自殺の可能性 有害事象（臨床試験における主な副作用：発現率5%以上、ブラセボの2倍）：傾眠、気道感染、錐体外路症状、めまい、アカシジア、視覚異常、無力症、嘔吐、頭痛、吐き気	2001年から販売されているZiprasidoneは、他の第2世代抗精神病薬と比較し、体重増加をしにくい。QT延長をきたす可能性があるため、心電図モニタリングを要する。
バルプロ酸（商品名：デパケン） 分類：抗けいれん薬／気分安定薬 FDAの承認：成人の複雑部分発作、単純・複雑欠神発作 小児思春期：精神障害に対しては未承認 適応：気分安定薬 モニタリング項目：妊娠反応、血中濃度、血算、肝機能	枠つき警告：致死的な肝毒性を認めることがあり（通常2歳未満の小児で使用開始後6か月で発症する）。催奇形性は神経管欠損（例：二分脊椎）、奇形。IQ低下しうる。膵炎は出血性となり致死的となりうる。 警告・注意事項：肝毒性、胎内暴露による先天異常および奇形、IQ低下、膵炎、自殺傾向、血小板減少、多臓器過敏反応（低体温、高アンモニア血症、高アンモニア血症性脳症） 有害反応（躁病の臨床試験で多く認められた副作用：発現率5%以上）：腹痛、脱毛症、弱視、霧視、健忘症、食欲不振、無力症、運動失調、気管支炎、便秘、下痢、複視、眩暈、消化不良、排尿感情不安定、発熱、神経質、眼振、感冒様症候群、頭痛、咽頭炎、不眠症、吐き気、眠気、末梢性浮腫、鼻炎、傾眠、思考異常、血小板減少、耳鳴り、振戦、嘔吐、体重増加、体重減少	成人の躁病の治療にバルプロ酸を使用することは、実証的データによって指示されているが、小児ではこれを支持するデータが不足している。小児の双極性障害に対するバルプロ酸、リチウム、リスペリドンの比較試験では、バルプロ酸の奏効率が最も低く、プラセボと同程度の奏効率であった（業界資金による試験）。
ロラゼパム（商品名：ワイパックス） 分類：ベンゾジアゼピン FDAの承認：成人の急性不安症状 小児思春期：なし 適応：急性不安症状 モニタリング項目：妊娠反応	枠つき警告：なし 警告・注意事項：うつ病の発症・悪化、希死念慮、呼吸抑制、認知・運動能力の障害、身体的・心理的依存、妊娠中の使用の危険性、離脱症状 注意事項：逆説的な反応（行動抑制など）、アルコールとの併用は避ける必要がある。 有害事象：不安神経症の治療を受けた成人患者約3,500名を対象とした研究で、最も頻度の高い副作用は鎮静（15.9%）、めまい（6.9%）、脱力（4.2%）、ふらつき（3.4%）の順であった。	ロラゼパムは短時間作用型のベンゾジアゼピン系薬剤で、効果時間は約4～8時間である。主に、ベンゾジアゼピンの長期使用による身体的・心理的依存の可能性から、ロラゼパムは一般に、外傷後または医療処置前の急性の不安や重度の不安の治療、あるいはSSRIや他の抗不安薬の効果が現れるまでの間の短期使用（数日から数週間）にのみ推奨されている。

	警告・有害事象	
クロナゼパム（商品名：ランドセン） 分類：ベンゾジアゼピン FDA の承認：成人のパニック障害 小児思春期：未承認 適応：急性不安症状 モニタリング項目：妊娠反応	枠つき警告：なし 警告：認知・運動能力への干渉、希死念慮、身体的・心理的依存、催奇形性、離脱症状 注意事項：けいれん発作の悪化、唾液過多、アルコールとの併用は避ける必要がある 有害事象：眠気、協調運動異常、運動失調、抑うつ状態	クロナゼパムは、半減期が長いことと一日1回の投与であることを除けば、ロラゼパムと類似している。
トラゾドン（商品名：レスリン、デジレル） 分類：セロトニン遮断再取り込み阻害剤（作用機序は明確でない） FDA の承認：成人のうつ病 小児思春期：未承認 適応：不眠 モニタリング項目：妊娠反応	枠つき警告：自殺の恐れ 警告・注意事項：セロトニン症候群、閉塞性緑内障、躁病・軽躁病の活性化、QT 延長、起立性低血圧・失神、異常出血、持続勃起症、モノアミン酸化酵素阻害剤との併用で血中濃度上昇、低ナトリウム血症、認知・運動障害、廃用症候群 有害事象：傾眠、鎮静、めまい、目のかすみ	トラゾドンは、通常 25mg もしくは 50mg の低用量で、睡眠補助薬として使用されることがある。持続勃起症の報告があるため、思春期男児への使用は避ける必要がある。

【略語】ADHD: attention-deficit/hyperactivity disorder（注意欠如・多動性障害）、BMI: body mass index（体格指数）、FDA: US Food and Drug Administration（米国食品医薬品局）、NRI: norepinephrine reuptake inhibitor（ノルエピネフリン再取り込み阻害薬）、SSRI: selective serotonin reuptake inhibitor（選択的セロトニン再取り込み阻害薬）、TORDIA: Treatment of SSRI-resistant Depression in Adolescents（SSRI 抵抗性の思春期うつ病者治療研究）

a. Rynn MA, Riddle MA, Yeung PP, Kunz NR. Efficacy and safety of extended-release venlafaxine in the treatment of generalized anxiety disorder in children and adolescents. *Am J Psychiatry.* 2007;164(2):290–300.

b. Emslie GJ, Findling RL, Yeung PP, Kunz NR, Li Y. Venlafaxine ER for the treatment of pediatric subjects with depression: results of two placebo-controlled trials. *J Am Acad Child Adolesc Psychiatry.* 2007;46(4):479–488.

c. Brent D, Emslie G, Clarke G, et al. Switching to another SSRI or to venlafaxine with or without cognitive behavioral therapy for adolescents with SSRI-resistant depression: the TORDIA randomized controlled trial. *JAMA.* 2008;299(8):901–913.

d. Wagner KD, Redden L, Kowatch RA, et al. A double-blind, randomized, placebo-controlled trial of divalproex extended-release in the treatment of bipolar disorder in children and adolescents. *J Am Acad Child Adolesc Psychiatry.* 2009;48(5):519–532.

e. Geller B, Luby JL, Joshi P, et al. A randomized controlled trial of risperidone, lithium, or divalproex sodium for initial treatment of bipolar I disorder, manic or mixed phase, in children and adolescents. *Arch Gen Psychiatry.* 2012;69(5):515–528.

があるため、成人における最大投与量に関して、FDAは警告表示を行っている。小児思春期の子どもにおける最大投与量は明示されておらず、また心電図による定期的なモニタリングを行う必要性から、小児に適応外処方を行ううえでは様々な困難がある。

　SNRIであるベンラファキシンは、低用量で使用した場合、SSRIのように作用する。本剤も、小児のうつ病や不安障害に適応外処方されることがあるが[39, 40]、SSRI製剤に比べてより多くの有害事象が発生しやすいことが報告されている[32]。製薬メーカーが資金援助した研究において、小児のうつ病と不安障害に対し有効性が示されてはいるものの、統計学的に明らかな有効性が証明されていると判断出来る状況にはない[39, 40]。

　ミルタザピンは、四環系抗うつ薬に属する薬剤であり、成人のうつ病に対しFDAの適応承認が得られている。本剤は他の抗うつ薬に比べて鎮静作用が強く、体重増加の有害事象が生じやすいことが判明している。

抗精神病薬

　ジプラシドン〔訳注：日本未発売〕は2001年に上市された第二世代抗精神病薬であり、成人の統合失調症に伴う精神病症状と、双極性障害に伴う躁状態の治療薬としてFDAの適応承認が得られている。本剤は、他の第二世代抗精神病薬と比較して、体重増加や脂質・糖代謝の有害事象が少ないという利点を有する。ただしジプラシドンはQTcの延長を伴うため、FDAは小児思春期の子どもに対しての適応を承認していない。

気分安定薬

　抗けいれん薬であるジバルプロエクスナトリウム（バルプロ酸）は、気分安定薬として小児患者にもしばしば処方されているが、残念ながら、有効性に関する研究の結果では、プラセボとの差異は確認されておらず[41]、他の気分安定剤との比較研究においても有効性がより低いとの結果が示されている[37]。バルプロ酸の内服中は、血中濃度の確認のために定期的に採血を行う必要がある。

抗不安薬

　ベンゾジアゼピン系抗不安薬であるロラゼパム（短時間作用型）とクロナゼパム（長時間作用型）は、小児思春期の子どもに対してもしばしば処方されている。ベンゾジアゼピン系の薬剤は、長期間の治療で依存性が生じうることが知られており、短期間の使用にとどめる必要がある。

　ベンゾジアゼピンは、痛みを伴う医療処置やストレスの多い医療処置の前にもしばしば使用されている。トラウマ的な体験をした直後の急性期の不安や苦痛に短期治療として使用することも出来、SSRIの効果が発揮されるまでの待機期間に対して使用するという使い方も出来る。ベンゾジアゼピンは統合失調症の補助的治療薬としても使用されている。

ベンゾジアゼピン系薬剤は、一般に耐性を形成しやすいとされている。最も一般的な有害事象としては鎮静が挙げられ、日中の眠気の出現は自動車運転や機械操作の際のリスクとなりうる。ただ、低用量で短期間使用する限りにおいては、ベンゾジアゼピン系薬剤を使用しても、懸念すべき副作用は生じにくい。

睡眠薬

睡眠障害は、ADHD・不安障害・うつ病やその他の精神障害を抱える小児に共通して認めうるメンタルヘルス上の問題である。一般に、それぞれの精神医学的病態に対する薬物療法に加え、カウンセリングや睡眠状況を改善するための行動療法的アプローチにより睡眠障害は治療可能であるが、それらの対応を行っても改善が認められない場合には、さらなる評価を要する。研究データは十分とはいえない状況にはあるが、小児思春期の子ども、とりわけADHDやASDを背景に持つ子どもの睡眠障害に対しては様々な薬剤が使用されている。本セクションでは、子どもに対して処方されている睡眠薬のうち、頻度が高い2種の薬剤について言及する。

トラゾドン（商品名：レスリン、デジレル）は、成人の大うつ病性障害の治療薬としてFDAの適応承認が得られている抗うつ薬であるが、思春期以降の子どもの不眠症に対する治療として、低用量で使用されることがある。睡眠障害の治療薬としての作用機序はよく分かってはいないが、主たる作用はセロトニン作動性システムを介したものであると考えられている。トラゾドンの有害事象プロファイルは他のSSRIとほぼ同様であるが、本剤では持続勃起症の有害事象の発生が知られており、それゆえに思春期の男児に対する使用は避けられる傾向にある。

メラトニン（商品名：メラトベル）は松果体内で生成されるホルモンで、睡眠誘導作用を有するが、市販薬であり処方薬ではないため〔訳注：日本では処方薬であり、市販はされていない〕、表11-8には含まれていない。本剤は、睡眠障害の初期に内服することで有効性を発揮するが、長期継続使用は推奨されない。主に成人を対象としたメラトニンの有効性に関する研究では、その有効期間は2～3週間程度であることが示されている。

ラメルテオン（商品名：ロゼレム）は、比較的最近になり上市されたFDA承認の睡眠導入剤である。小児に処方される機会はあまりないが、メラトニン受容体作動薬に分類される新たな睡眠薬である。

小児思春期の子どもへの処方実態を改善するために各州が実施しているプログラム

最近の連邦政府のガイドラインに対応して、米国のすべての州では、小児思春期の子どもに処方される向精神薬（主に抗精神病薬）をモニタリングするプログラムを運用しているか、その準備を行っている。とりわけ里親養育などの社会的養護のもとにある子どもでは、向精神薬が処方されている頻度が高く、児童福祉機関とメディケイド機関が協力してその実態把握に努

めることが義務づけられている。これらのモニタリング・プログラムは、医療者間の協力を促すコンサルテーションに過ぎないものから、薬剤処方に関しての一定の基準を設け、その基準を満たさない場合に処方制限を行うという医薬品使用審査を兼ねたものまで、州ごとにその方法は様々である。これらのプログラムはまだ稼働が始まったばかりであり、子どもや家族、プライマリーケア医療者に与える影響について包括的な評価を行う段階にはまだない。

破壊的行動障害と攻撃性

　本章では、米国小児科学会（AAP）のメンタルヘルスに関するタスクフォース（TFMH）が、プライマリーケア医療者の立場で単独で薬物療法を行いうると提言している3つの薬物反応性疾病（ADHD、抑うつ、不安）に主に焦点を当てて、言及を行っている。プライマリーケアの現場で、小児医療者が、破壊的行動障害や攻撃性の問題を抱え、反抗挑戦性障害、行為障害（素行障害）、破壊的気分変調性障害、およびその他の行動障害と診断されうる子どもたちに対応する機会も稀ではないであろう。ただし、これらの病態は、一般的にメンタルヘルスの専門家との協働管理が必要なものであり、攻撃性や破壊的行動のみに着目して薬物療法を行うべきではなく、あくまで薬物療法は包括的治療計画の一部として実施すべきであり、その適応についても慎重に評価する必要があるという意見も多く[34, 35]、本章ではこれらの病態に対する薬物療法については言及しないこととした。

まとめ

　小児の精神障害の有病率は高く、小児のプライマリーケア医療者は、メンタルヘルスの問題を抱えた子どもに対応し、向精神薬の適応を評価したり、実際に治療を行う必要性に迫られることが稀ではない。米国小児科学会（AAP）は、小児科医がADHDや不安障害やうつ病などの薬物反応性疾病（薬物療法が有効となりうる疾病）を有する子どもへの適切な治療やケアを行うコンピテンシー（職業的能力）を習得することが望ましい旨の提言／指針を公表している。小児のプライマリーケア医療者は、行動科学の専門家やその他の専門的医療者によって向精神薬が処方されている患者の対応を行う機会も稀ではない。治療効果や副作用などの基礎的な小児精神薬理学について理解し、どのようなモニタリングを行うべきであるのかに関する知識を備えておくことは、プライマリーケアの現場で子どもを診ていくうえで必要不可欠といえる。本章では、小児のプライマリーケア医療者が、適切に向精神薬を処方しモニタリングを行ううえで必要な概念的な枠組みと一般的なガイダンスにつき、概説した。

■ 米国小児科学会（AAP）の提言／指針

- American Academy of Pediatrics Committee on Psychosocial Aspects of Child and Family Health and Task Force on Mental Health. The future of pediatrics: mental health competencies for pediatric primary care. *Pediatrics*. 2009;124(1):410–421. Reaffirmed August 2013 (pediatrics.aappublications.org/content/124/1/410)
- American Academy of Pediatrics Subcommittee on Attention-deficit/Hyperactivity Disorder and Steering Committee on Quality Improvement and Management. ADHD: clinical practice guideline for the diagnosis, evaluation, and treatment of attention-deficit/hyperactivity disorder in children and adolescents. *Pediatrics*. 2011;128(5):1007–1022 (pediatrics.aappublications.org/content/128/5/1007)
- Cheung AH, Zuckerbrot RA, Jensen PS, Laraque D, Stein REK; GLAD-PC Steering Group. Guidelines for adolescent depression in primary care (GLAD-PC): II. Treatment and ongoing management. *Pediatrics*. 2018;141(3):e20174082 (pediatrics. aappublications.org/content/141/3/e20174082)
- Zuckerbrot RA, Cheung AH, Jensen PS, Stein REK, Laraque D; GLAD-PC Steering Group. Guidelines for adolescent depression in primary care (GLAD-PC): Part I. Practice preparation, identification, assessment, and initial management. *Pediatrics*. 2018;141(3):e20174081. AAP endorsed (pediatrics.aappublications. org/content/141/3/ e20174081)

■ 推薦図書

- American Academy of Pediatrics. *Addressing Mental Health Concerns in Primary Care: A Clinician's Toolkit*. Elk Grove Village, IL: American Academy of Pediatrics; 2010
- Riddle MA. *Pediatric Psychopharmacology for Primary Care*. Elk Grove Village, IL: American Academy of Pediatrics; 2016

■ 参考文献

1. Foy JM; American Academy of Pediatrics Task Force on Mental Health. Enhancing pediatric mental health care: report from the American Academy of Pediatrics Task Force on Mental Health. *Pediatrics*. 2010;125(suppl 3):S69–S159
2. American Psychiatric Association. *Diagnostic and Statistical Manual of Mental Disorders*. 5th ed. Arlington, VA: American Psychiatric Association; 2013
3. Foy JM; American Academy of Pediatrics Task Force on Mental Health. Enhancing pediatric mental health care: report from the American Academy of Pediatrics Task Force on Mental Health. Introduction. *Pediatrics*. 2010;125(suppl 3):S69–S74
4. Ginsburg GS, Riddle MA, Davies M. Somatic symptoms in children and adolescents with anxiety disorders. *J Am Acad Child Adolesc Psychiatry*. 2006; 45(10):1179–1187
5. Cohen JA, Kelleher KJ, Mannarino AP. Identifying, treating, and referring traumatized children: the role of pediatric providers. *Arch Pediatr Adolesc Med*. 2008;162(5):447–452
6. Ginsburg GS. Evidence-based treatments for children and adolescents. *J Clin Child Adolesc Psychol*. 2006;35(3):480–486
7. Weisz JR, Jensen-Doss A, Hawley KM. Evidence-based youth psychotherapies versus usual clinical care: a meta-analysis of direct comparisons. *Am Psychol*. 2006;61(7):671–689
8. Gleason MM, Egger HL, Emslie GJ, et al. Psychopharmacological treatment for very young children: contexts and guidelines. *J Am Acad Child Adolesc Psychiatry*. 2007;46(2):1532–1572
9. A 14-month randomized clinical trial of treatment strategies for attention-deficit/ hyperactivity disorder. The MTA Cooperative Group. Multimodal Treatment Study of Children with ADHD. *Arch Gen Psychiatry*. 1999;56(12):1073–1086
10. Walkup JT, Albano AM, Piacentini J, et al. Cognitive behavioral therapy, sertraline, or a combination in childhood anxiety. *N Engl J Med*. 2008;359(26):2753–2766
11. March J, Silva S, Petrycki S, et al; Treatment for Adolescents With Depression Study Team. Fluoxetine, cognitive-behavioral therapy, and their combination for adolescents with depression: Treatment for

Adolescents With Depression Study (TADS) randomized controlled trial. *JAMA*. 2004;292(7):807–820

12. American Academy of Pediatrics Committee on Psychosocial Aspects of Child and Family Health and Task Force on Mental Health. The future of pediatrics: mental health competencies for pediatric primary care. *Pediatrics*. 2009;124(1):410–421

13. Olfson M, Blanco C, Wang S, Laje G, Correll CU. National trends in the mental health care of children, adolescents, and adults by office-based physicians. *JAMA Psychiatry*. 2014;71(1):81–90

14. Birmaher B, Axelson DA, Monk K, et al. Fluoxetine for the treatment of childhood anxiety disorders. *J Am Acad Child Adolesc Psychiatry*. 2003;42(4):415–423

15. Fluvoxamine for the treatment of anxiety disorders in children and adolescents. The Research Unit on Pediatric Psychopharmacology Anxiety Study Group. *N Engl J Med*. 2001;344(17):1279–1285

16. Hammad TA, Laughren T, Racoosin J. Suicidality in pediatric patients treated with antidepressant drugs. *Arch Gen Psychiatry*. 2006;63(3):332–339

17. Bridge JA, Iyengar S, Salary CB, et al. Clinical response and risk for reported suicidal ideation and suicide attempts in pediatric antidepressant treatment: a meta-analysis of randomized controlled trials. *JAMA*. 2007;297(15):1683–1696

18. Julious SA. Efficacy and suicidal risk for antidepressants in paediatric and adolescent patients. *Stat Methods Med Res*. 2013;22(2):190–218

19. Mannuzza S, Klein RG, Truong NL, et al. Age of methylphenidate treatment initiation in children with ADHD and later substance abuse: prospective follow-up into adulthood. *Am J Psychiatry*. 2008;165(5):604–609

20. Wilson JJ. ADHD and substance use disorders: developmental aspects and the impact of stimulant treatment. *Am J Addict*. 2007;16(suppl 1):5–11

21. Biederman J, Monuteaux MC, Spencer T, Wilens TE, Macpherson HA, Faraone SV. Stimulant therapy and risk for subsequent substance use disorders in male adults with ADHD: a naturalistic controlled 10-year follow-up study. *Am J Psychiatry*. 2008;165(5):597–603

22. Wilens TE, Adler LA, Adams J, et al. Misuse and diversion of stimulants prescribed for ADHD: a systematic review of the literature. *J Am Acad Child Adolesc Psychiatry*. 2008;47(1):21–31

23. Aptensio XR [package insert]. Coventry, RI: Rhodes Pharmaceuticals LP; 2017

24. World Health Organization. *Adherence to Long-term Therapies: Evidence to Action*. Geneva, Switzerland: World Health Organization; 2003

25. Case BG. Nonadherence: the silent majority. *J Am Acad Child Adolesc Psychiatry*. 2011;50(5):435–437

26. Pappadopulos E, Jensen PS, Chait AR, et al. Medication adherence in the MTA: saliva methylphenidate samples versus parent report and mediating effect of concomitant behavioral treatment. *J Am Acad Child Adolesc Psychiatry*. 2009;48(5):501–510

27. Olfson M, Marcus S, Wan G. Stimulant dosing for children with ADHD: a medical claims analysis. *J Am Acad Child Adolesc Psychiatry*. 2009;48(1):51–59

28. Winterstein AG, Gerhard T, Shuster J, et al. Utilization of pharmacologic treatment in youths with attention deficit/hyperactivity disorder in Medicaid database. *Ann Pharmacother*. 2008;42(1):24–31

29. Charach A, Fernandez R. Enhancing ADHD medication adherence: challenges and opportunities. *Curr Psychiatry Rep*. 2013;15(7):371

30. Pliszka S; American Academy of Child and Adolescent Psychiatry Work Group on Quality Issues. Practice parameter for the assessment and treatment of children and adolescents with attention-deficit/hyperactivity disorder. *J Am Acad Child Adolesc Psychiatry*. 2007;46(7):894–921

31. Elia J, Borcherding BG, Rapoport JL, Keysor CS. Methylphenidate and dextroamphetamine treatments of hyperactivity: are there true nonresponders? *Psychiatry Res*. 1991;36(2):141–155

32. Brent D, Emslie G, Clarke G, et al. Switching to another SSRI or to venlafaxine with or without cognitive behavioral therapy for adolescents with SSRI-resistant depression: the TORDIA randomized controlled trial. *JAMA*. 2008;299(8):901–913

33. Abikoff H, McGough J, Vitiello B, et al; RUPP ADHD/Anxiety Study Group. Sequential pharmacotherapy for children with comorbid attention-deficit/ hyperactivity and anxiety disorders. *J Am Acad Child Adolesc Psychiatry*. 2005;44(5):418–427

34. Knapp P, Chait A, Pappadopulos E, Crystal S, Jensen PS; T-MAY Steering Group. Treatment of maladaptive aggression in youth: CERT guidelines I. Engagement, assessment, and management. *Pediatrics*. 2012;129(6):e1562–e1576

35. Rosato NS, Correll CU, Pappadopulos E, Chait A, Crystal S, Jensen PS. Treatment of maladaptive aggression in youth: CERT guidelines II. Treatments and ongoing management. *Pediatrics*. 2012;129(6):e1577–e1586

36. Correll CU, Manu P, Olshanskiy V, Napolitano B, Kane JM, Malhotra AK. Cardiometabolic risk of second-generation antipsychotic medications during first-time use in children and adolescents. *JAMA*. 2009;302(16):1765–1773

37. Geller B, Luby JL, Joshi P, et al. A randomized controlled trial of risperidone, lithium, or divalproex sodium for initial treatment of bipolar I disorder, manic or mixed phase, in children and adolescents. *Arch Gen Psychiatry*. 2012;69(5): 515–528

38. Findling RL, Robb A, McNamara NK, et al. Lithium in the acute treatment of bipolar I disorder: a double-blind, placebo-controlled study. *Pediatrics*. 2015; 136(5):885–894

39. Rynn MA, Riddle MA, Yeung PP, Kunz NR. Efficacy and safety of extended-release venlafaxine in the treatment of generalized anxiety disorder in children and adolescents: two placebo-controlled trials. *Am J Psychiatry*. 2007;164(2):290–300

40. Emslie GJ, Findling RL, Yeung PP, Kunz NR, Li Y. Venlafaxine ER for the treatment of pediatric subjects with depression: results of two placebo-controlled trials. *J Am Acad Child Adolesc Psychiatry*. 2007;46(4):479–488

41. Wagner KD, Redden L, Kowatch RA, et al. A double-blind, randomized, placebo-controlled trial of divalproex extended-release in the treatment of bipolar disorder in children and adolescents. *J Am Acad Child Adolesc Psychiatry*. 2009;48(5): 519–532

メンタルヘルスの問題を抱えた
思春期児の成人期医療への移行

ゲイリー・マズロー（医学士、公衆衛生学修士）、ローラ・ハート（医学士、公衆衛生学修士）、
ニコール・ハイルブロン（医学博士）

> メンタルヘルスの問題を抱える若者には、
> その時々に適切なケアを受けられるようにする急性のニーズと、
> 継続的なケアに繋がるようにする慢性のニーズの、
> 二つのニーズがある。

はじめに

　米国では、特別なヘルスケアを要する状態で18歳を迎える若者が年間約50万人ほど存在すると推察されている[1]。法律上は成人となるこのような若者の多くは、完全に自立した大人になるうえで様々な困難を抱えている[2]。身体や精神に慢性の病態を抱えている若者が成人対象の医療ケアに移行し、ヘルスケアニーズが満たされないようになることは稀ではない。成人のケアシステムは縦割り的で統合性がなく、このような新たに成人を迎えた若年層をサポートする準備性が整っていないことが多い[3,4]。

　小児期医療から成人期医療への移行に伴うギャップを改善することは、小児科を卒業するすべての若者の健康にとって重要な課題であるが、メンタルヘルスの問題を抱える若者にとってはとりわけ急務である。グレートスモーキーマウンテン研究（GSMS: Great Smoky Mountains Study）のデータ分析によると、DSM-IVの診断基準を満たすレベルのメンタルヘルスの問題を抱えている思春期児（13〜17歳）の50％以上は何らかの医療サービスを受けていたのに対し、若年成人（18〜21歳）におけるその割合はわずか20％であったと報告されている[5]。メンタルヘルスの問題の多くが思春期以降に増悪しやすいことを考えると、このようなサービス利用が大きく落ち込んでいく現状は、非常に問題である。また、統合失調症などの最も機能障害の強い精神疾患の患者の多くが、この時期に初発することを考えても、この問題は極めて憂慮される状況にある。小児から成人のメンタルヘルスケア・システムへの移行の問題につき検討を行ったある英国の前方視的研究によると、紹介が必要であった154名の患者のうち、成人の医療サービスに初診に訪れたのはわずか61名であり、継続的な受診に繋がったのはさらに

減り41名であったと報告されている[6]。すなわち、小児のメンタルヘルスケア・システムで治療を受けていた13～24歳の若者のうち、成人のメンタルヘルスケア・システムにうまく移行出来たのは3分の1以下であったのである。小児のプライマリーケア医療者（小児思春期の子どもに対し最前線で継続的に医療を提供する立場の小児科医・家庭医・内科開業医・ナースプラクティショナーや医療助手）は、患者が18歳を超えても定期受診や急性の医療ニーズに対応していることが少なくはなく、継続的な繋がりを有した状態にあるため、そのような患者を成人のメンタルヘルスケア・システムにうまく移行出来るように支援を行う役割を果たすことも出来るであろう。

　本章の目的は、メンタルヘルス上の困難性を抱える若年成人患者とその主治医であるプライマリーケア医療者が、小児の医療システムから成人の医療システムへ移行する際に直面しうる課題につき、概説することにある。小児と成人のメンタルヘルスケア・システムは別物であり、小児のメンタルヘルスケア・システムについて理解の深いプライマリーケア医療者であっても、患者にとって適切な成人の医療機関を探し出すのに苦労することは稀ではない。医療移行を進めていくうえで患者をグループ分けするならば、一つは小児のプライマリーケアの現場だけでメンタルヘルスの問題をマネジメントされてきた患者（ADHD、うつ病、不安障害など）、そしてもう一つは児童精神科医への受診など、小児のメンタルヘルスケア・システムでのケアを受けてきた患者の2群に大別することが出来る。またその他にも、糖尿病などの身体疾患に発達障害の問題を併発している患者のメンタルヘルスの問題に関する医療移行の問題についても、特別な配慮が必要となる。

特別な身体的ケアやメンタルヘルスケアを要する患者の 成人期医療への移行に関する一般的注意事項

　小児期発症の慢性疾患や精神疾患を抱える若者にとって、成人を対象とする医療への移行は大きなリスクを伴う。これらの患者にとって、成人期初期というのはとりわけ健康面において脆弱な時期であり、この時期に健康状態の悪化をきたす患者は少なくない[7-13]。スムーズな成人期医療への移行を促進することの重要性は、医療界では十分に認識されているにもかかわらず、成人期医療への移行に際し、最低限の教育すら受けていない患者がほとんどであるのが実情である。2005～2006年に実施された「特別な医療を要する小児の全米調査（National Survey of Children with Special Health Care Needs）」によると、12歳から17歳の小児患者のうち、医療移行に関する4つの基本的側面（「成人を対象とする医療者へのかかり方」「成人を対象とする医療にかかる必要性」「健康保険の変更に関して」「自分の状態にこれまで以上に責任を持つ必要性」）につき説明を受けたことのある患者の割合はたったの42％であったと報告されている[2]。成人期医療への移行に際し、何らのカウンセリングも行われないケースが多い理由としては、移行を成功させるために行うべき事項についてほとんど研究が進んでいないことも一因になっていると推察される[14]。

　米国小児科学会（AAP: the American Academy of Pediatrics）、米国思春期保健医療学会（SAHM:

Society of Adolescent Health and Medicine)、ならびに母子保健局は、小児期医療から成人期医療への移行を計画的に、目的を明確にしながら円滑に行うことで、将来の健康問題や心理社会的問題の発生を予防しうるという認識を医療者が持つことの重要性を指摘している[15-17]。米国思春期保健医療学会（SAHM）は、あるべき医療移行のあり方を「慢性的な身体的・精神的な医学的愁訴のある思春期児や若年成人が、子ども中心の医療システムから大人向けの医療システムに目的を持って計画的に移行すること」と定義している[18]。ヘルシーピープル2010には、特別な医療を必要とする若者（YSHCN: youths with special health care needs）の医療移行についてのより幅広い記述がなされており、医療移行は「若者が成人を迎える際に経験する様々なシステム移行」の一つであるとの認識が示されている[19]。医療移行の問題は、ヘルシーピープル2020でも引き続き強調されており、具体的な目標として適切な医療移行に向けたサービスを受けることの出来るYSHCNの人々の数を10％増加させることが掲げられている[20]。

　医療移行を成功させるうえでの主たる障壁については、医療者間での共通認識が得られており、それは身体的問題であろうが心理的問題であろうがほぼ同様と考えられている[12, 21-25]。この障壁には、患者側の要因、小児科クリニック側の要因、成人期医療の提供者側の要因、そしてより幅広い医療システムに関する要因が含まれる。個人／クリニックレベルの要因としては、思春期の子どもやその家族が慣れ親しんだ小児科の環境から離れたがらず、成人期医療に対して不信感を抱きがちであることが挙げられている[1, 3, 26, 27]。また、思春期の子どもや親たちだけでなく、小児科医側も成人医療システムに対し不信感を抱いていることが指摘されている[1, 26, 28, 29]。嚢胞性線維症、先天性心疾患、自閉症スペクトラム障害（ASD）などの病態は、かつては小児期の疾患／障害と考えられていたため、成人期医療者が扱った経験がないことも稀ではなく、このような若年成人を受け入れることに消極的なクリニックも稀ではない[30]。また、成人期医療のクリニックでは、治療の焦点はあくまで個々の患者に向けられるのが通常であり、小児期医療のような家族全体を考えた診療を行うというモデルにはなっていない。

　ヘルスケアにおける経済的な問題も、小児期医療から成人期医療への移行に影響を及ぼしている。慢性疾患を抱える思春期児の多くは、19歳の誕生日まではメディケイドの受給資格を有しているが、それ以降は受給資格を失う[31]。里親に育てられメディケイドを受給していた子どもたちは、メンタルヘルスの問題を抱えていることが多いものの、成人期医療への移行に際し家族からのサポートはおよそ受けられる状況になく、受給資格を失うことの問題がとりわけ大きくなる。2010年にアフォーダブルケア法（ACA: Affordable Care Act、いわゆるオバマケア）が成立する以前は、疾病を抱える18歳以上の若年成人の20％以上が無保険状態にあり、同じく疾病を抱える11〜18歳未満の子どもでも、およそ10％が無保険状態にあった[31]。ACAの成立により、とりわけ若年成人の保険加入の状況は改善されたものの、それでもこれらの患者における健康保険への未加入率は依然として高い状況にある[32]。若年成人が健康保険に加入していない場合、診察予約を守れず再診予約をしない、金銭的に薬物療法が出来ないなど、身体的・精神的な医療ケアを実施するうえでの大きな枷となってしまう。

小児のプライマリーケア医療者のための、医療移行に有用なツール

　小児のプライマリーケア医療者が患者の医療移行を最適に行うことが出来るように、米国医療移行改善センター（the Center for Health Care Transition Improvement）によって、医療移行のための各種ツールが作成されており、GotTransition というウェブサイト上で公表されている（www.gottransition.org）。GotTransition では、医療移行に際しての標準的アプローチを6つの中核的な要素に分けて整理を行っている（Box 12 - 1）。

1．医療移行に関する方針の明確化

　　　患者の医療移行を成功させるための準備段階における最初のステップは、小児科クリニックにおける方針を策定することにある。この方針は、医師とその他の医療スタッフの合意のもと、対象患者が受診した際に患者と家族に丁寧に説明するだけではなく、待合室やその他のクリニック内の共有スペースに掲示するなど、その周知に努める必要がある。このような情報提供は、医療移行を進めていくための時間的フレームについて、医療サイドと患者サイドとの共通理解を形成していくために不可欠である。

2．移行のフォローとモニタリング

　　GotTransistion では、小児のプライマリーケア医療者に登録システムを活用して、医療移行が必要となる患者を管理することを推奨している。このような登録システムを活用することで、対象患者のフォローが可能となり、移行のステップが遅れている患者を特定することも出来、成人期医療への移行に必要なステップが完了している患者においては、時宜を得た移行を行いうる可能性が高まるであろう。このようなフォロー／モニタリング体制は、医療移行の対象となるすべての患者のニーズに対応出来るようにするために極めて重要である（実際に、特別な医療を必要とする若者［YSHCN］をモニタリングするためにどのような準備を進めておくべきであるのかについては、「第3章：小児のメンタルヘルスケア・サービスを充実するための、各診療所における対応体制の整備とネットワーク体制の整備」を参照していただきたい）。

3．医療移行の準備性評価

　　　小児のプライマリーケア医療者は、将来的に医療移行を要すると思われる子どもに

Box 12 - 1　思春期から成人期への医療移行を進めるうえでの6つの核となる要素

①医療移行に関する方針の明確化
②移行のフォローとモニタリング
③医療移行の準備性評価
④医療移行の計画立案
⑤成人医療機関への転科の実施
⑥転科の完了

引用元：Six Core Elements of Health Care Transition 2.0. GotTransition.org.http://www.gottransition.org/providers/index.cfm. Accessed February 7, 2018.

対し、その子どもが思春期に入った時点から、医療移行に際しての障壁がないかどうかの評価を開始するなどの準備を進めていくことが望まれる。具体的には、患者が自身の病態に関して十分な知識を有しているか、自己管理能力がどの程度あるのか、健康的な行動を実践することがどの程度出来るのか、などの評価を開始することが重要である。このような評価は、標準化された尺度を用いて年 1 回程度の頻度で実施することも出来るし、毎回の受診の際に簡便な評価を繰り返す形で行うことも出来るであろう。

4．医療移行の計画立案

　　医療移行の計画を立てるこのステップにおいて適切な準備を進めていくことは、医療移行を成功させるうえで最も重要といえる。思春期患者に対し、自身の病態／状態に対して改めて教育を行うとともに、成人期医療と小児期医療の違いを理解してもらい、適切に成人期医療を利用することが出来るように教育を行うことが必要となる。両親に対しても、成人期医療に繋げていくうえで、自身の子どもにどのようにサポートを行うべきなのかや、完全に自己管理責任を負う立場になっていく自身の子どもをどのようにサポートしたらよいのかを、しっかりと伝えていく必要がある。またこのステップでは、小児のプライマリーケア医療者は、それぞれの患者に対し、書面によるケアプランの作成を行うことが必要である。この書面には、移行先の医療機関のために、これまでの経過の簡潔なサマリーや、緊急時のケアプランを明記することが求められる。

5．成人医療機関への転科の実施

　　小児のプライマリーケア医療者が、患者を成人医療機関に転科させた後も、医療移行が完了したと判断されるまでのしばらくの間、患者がしっかりと受診したのか、継続的に受診出来ているのかを追跡することは、患者が医療からドロップアウトしないようにするために極めて重要である。このプロセスには、ただ紹介状を書くだけではなく、転科を受け入れてくれそうな医療機関へ事前にコンタクトを取ることや、転科させることとなった医療機関に患者が初診する前に小児科で診てきた経過に関する要旨を確実に伝える、などの対応も含まれる。

6．転科の完了

　　医療移行を完了させるステップとして、小児のプライマリーケア医療者は移行後に患者と家族に連絡を取り、転科に対してや転科に向けたプロセスに対してどのように受け止めているのかのフィードバックを得て、今後の改善に生かしていくことが望まれる。また転科先の医療機関に継続的に受診するようになり、完全に責任が移譲したと判断されるまでの間、転科先医師が患者を診察する過程で生じた疑義や懸念に対して、必要時に適切な回答を行うことが出来るように連携を取り続ける必要がある。

メンタルヘルスの問題を抱える患者の成人期医療への移行

　小児思春期の子どもの多くは、メンタルヘルス上の問題を抱えていたとしても、その治療はプライマリーケアの現場のみにとどまっている状況にある。一方、専門的なメンタルヘルスケア・サービスに紹介され、精神科で治療を受けているケースももちろん存在している。以下のセクションでは、この両方のグループにおける医療移行に関する考慮事項につき、概説を行っている。

小児のプライマリーケアシステム内のみで診療を受けていた患者の、成人期医療への移行

症例提示とディスカッション

症例1

ジョン：22 歳男性

　　同じかかりつけ小児科医に赤ん坊の頃からずっと診てもらっている。7歳のときにADHD と診断されたが、メチルフェニデート徐放剤の内服で経過は良好であった。高校時代や大学時代に何度か薬物療法の中止を試みたが、内服を中止すると ADHD の徴候が出現し、内服を続けることの利益は明白であった。成人を首尾よく迎え、現在は大学を卒業する準備に追われている。小児科クリニックのかかりつけ医は、彼が成人して以降も、学校の休みを利用して受診した際に ADHD の薬を処方し続けていた。ある日、彼が小児科クリニックを受診した際、「遠方への就職が決まり、卒業後すぐにそこに引っ越すことになった」と興奮しながらかかりつけ医に伝えてきた。どうやらこの受診が彼の小児科への最後の受診になりそうである。彼は、遠方に引っ越すことになったとしても、今後もこれまでのように処方をし続けてもらうことが出来るかどうかを、かかりつけ医に尋ねている。

　この症例は、多くの小児のプライマリーケア医療者が経験する、典型的な医療移行の問題に直面した際の状況をよく表している。小児のプライマリーケア医療者の中には、日常診療の中でメンタルヘルスの問題にも対応し、若年成人に対し中枢神経刺激薬やSSRI（選択的セロトニン再取り込み阻害薬）などの処方を行っている者も少なくないであろう[33]。実際、向精神薬を使用している小児患者の最大80％は、小児科医もしくは家庭医から処方を受けていると報告されている[34, 35]。そのため、何らかの精神疾患病名が付されている若年成人の医療移行で最も多いのは、小児のプライマリーケア医療者から成人の精神科医への移行ではなく、内服薬の継続処方を依頼する小児のプライマリーケア医療者から、別のプライマリーケア医療者への移行であるのが実情である。それゆえに、ADHD に不安障害やうつ病などを併発し、小児科のプライマリーケアの現場で向精神薬を処方されていた若年成人をどのように成人期医療のシステムに移行させていくのか具体的に計画立案を行うことは、とりわけ重要な課題となるであろう。

　ADHDを抱えるジョンの場合、薬物療法で症状が緩和されており、長年お世話になっている小児科医に支えられていることを実感している状況にあった。ADHDはこれまで、年齢が長じるにつれ症状は軽減していき、成人期には治療を必要としないと考えられてきた。しかし最近の研究では、ADHD患者の15～65％が成人期以降にも治療を要する状況にあることが判明している[36]。医療者の間でADHDを含めた小児期のメンタルヘルスの問題の多くは、成人期以降にも長期的な治療が必要であることが認識されるようになってきたにもかかわらず、実際に小児のプライマリーケア医療者が成人になったこれらの患者を成人期医療に繋げようとしても、引き受けてくれる医療機関探しに難渋する状況にあることは、しばしば報告されている[37]。また各種の研究で、成人のADHD患者は、うつ病、不安障害、物質使用障害などの精神疾患の併存率が比較的高いことが示されているが[38]、このような病態を併存するADHD患者では、その治療はより複雑になってしまう。たとえ地域の精神科医が、他の精神疾患を併存する成人ADHD患者の治療に慣れていたとしても、患者のほうに精神科医に受診することに対しての偏見や金銭面への懸念があり、精神科医による治療を嫌がることもある。そもそも地域によっては、精神科医が不足していることが医療移行を進めていくうえでの障壁となっている場合もある[39]。

　医療移行の促進に関する研究やデータベースの多くは、小児のプライマリーケアから成人のプライマリーケアへの移行ではなく、小児のメンタルヘルスケアから成人のメンタルヘルスケアへの移行を対象としたものである[12, 39, 40]。そのため前者の移行を進めていくうえでの最善の方法に関してのエビデンスは明確になっているとはいえない状況にあるが、小児のプライマリーケア医療者には、現在利用可能な移行期ケアに関する一般指針に従い、医療移行を進めていくことが求められる。

成人期医療へのヘルスケア移行の際の留意点

移行に関する方針の明確化

　患者と家族ための成人期医療への移行計画について記したガイドラインを策定しておくことは、医療移行を円滑に進めていくうえで極めて重要である。このガイドラインには、患者が成人期医療に移行するタイミングについて臨床医がどのように想定をしているのかや、成人年齢に達した場合の守秘義務の取り扱いや診察上の自立尊重の原則などの成人期医療の診察原則や、思春期を通じて医療移行プロセスをどのように進めていくのかや、処方を継続するためにどの程度の頻度で受診が必要となるのかといった疾患特異的な詳細についても、言及しておく必要がある。また、医療移行に際して患者の意思決定をどのようにサポートしていくかや、成人年齢に達した以降に親が診療に関する情報にアクセスすることを許可するのかなど、患者の秘密保持やプライバシーに関する方針についても、十分に検討を行う必要がある。そして何より、成人期医療に移行するためのプロセスの概要につき患者側にしっかりと明示することが、医療移行を円滑に進めていく鍵となる。また、院内で作成した成人期医療への移行の方針は、患者や家族が容易にみることが出来るようにする必要がある。本章で症例１として紹介したジョンのケースでは、このような方針があらかじめ明示されていれば、彼の抱いた疑問の多く

はあらかじめ解決されていたはずである。

　以下に、ADHD を有する患者を成人期医療へ移行していくうえで考慮すべき特有の問題を掲示する。これらの問題に関しても、医療移行の指針を策定するうえで検討を行うべきであろう。

- ▶ 小児医療者側が中枢神経刺激薬の適用指針や、中枢神経刺激薬の誤用／乱用のスクリーニングの指針を明確化する。
- ▶ 成人を対象としている医療者は、中枢神経刺激薬の乱用患者を診る機会が多く、小児医療者に比べて薬物乱用スクリーニングを行う機会が多い。中枢神経刺激薬を継続処方するうえで、書面による契約締結を行う必要性があることを患者に明確に伝える必要がある。
- ▶ 大学進学などで遠方に転居する予定の患者に対しては、内服継続の必要性を明確に伝え、転居予定地の近くの医療機関で処方を受けることが出来るように調整を行う必要がある。

移行のフォローとモニタリング

　理想的には、ジョンのような患者は、中学生になった時点で医療移行対象患者としてレジストリー登録を行うことが望ましい。クリニックの中には、中学卒業時や高校卒業時にそのような登録を開始しているところもあるが、いずれにしろ若年患者を成人期医療への移行対象として登録することで、移行準備は促進され、患者とそれに伴うニーズについての話し合いを進めることに繋がるであろう。また、そのようなレジストリー登録の対応整備を行っておくことで、患者が遠方に引っ越すことが決まった最後の受診時に慌てて移行を進めるという事態を避けることが出来るであろう。

医療移行の準備性評価

　このステップでは、患者の医療移行にかかる準備性を評価し、成人医療システムの特徴や、そこで成人患者として求められるあり方について、患者と家族を教育する必要がある。

　患者の準備性を評価するうえで様々な尺度を使用することが出来るであろうが、GotTransition（医療移行の促進を目的としたウェブサイト）では、具体的に医療者向けの医療移行の準備性評価のためのツールを提供している。米国医師会が 2016 年にこのアセスメントツールを移行ツールキットに組み込んでいるため、成人期医療の医師の中には馴染みのある人もいるかもしれない。ただこのツールは、時間の経過とともにスキルが改善していくのをモニタリングするためのツールではなく、全体的な自信とスキルの完成度の評価を行うツールであり、年齢的にスキルの習得がまだ期待出来ない患者では、スキル習得が完了しているか否かを評価することを目的としたこのようなツールから得られた知見を解釈するのは難しいかもしれず、むしろ「医療移行準備状況評価アンケート（TRAQ: The Transition Readiness Assessment Questionnaire）[41]」や「慢性疾患を持つ子どもと養育者向け自己管理および成人期医療移行準備評価ツール（STARx: Self-Management and Transition to Adulthood with Rx）[42]」のような、時間をかけてゆっくりと変化する状況（スキルなし→ある程度のスキル獲得→スキルの習得）を評価

しやすいツールを用いるほうが、スキルの進捗をモニタリングするうえで有用となるであろう。ただ後者のようなツールは、前者のツールよりも、記入にいささか時間がかかるという欠点もある。これらのツールのより詳細な情報については「補足資料2：小児医療者向けメンタルヘルス診療補助ツール」を参照していただきたい。

　成人の医療システムについて患者や両親に教育することも、医療移行を円滑に行うためには欠かすことが出来ない。成人の医療システムは、小児の医療システムに比べて、病院やクリニックのプライバシーポリシーを遵守するようにより厳しい対応を行う傾向があり、患者の主体性や自己責任というものの基準をより高く設定しているのが通例である。それゆえに、成人の医療システムを利用する多くの若者は、小児の医療システムを利用していたときに比べ、「自身で予約を取る」「自身で処方を希望し、自身が処方薬を受け取りに行く」「自らが医療スタッフに声をかける」など、自己管理についてより多くの責任を担うことが求められるようになる。また成人の医療システムは、小児の医療システムに比べて、専門分化されている傾向が顕著で、1か所で包括的なケアを受けられることはあまりない。慢性的な身体疾患と精神的問題の両方を抱える若者は、成人の医療システムにおいては身体疾患に関する診療科と精神科の両方にかからなければならなくなる可能性が高く、このような変化はとりわけ大きな課題となりうる。特に学習障害（限局性学習症）や知的障害を抱える若者の場合には、成人して以降も医療の受診に関して親が積極的にサポートする役割を果たし続ける必要があるかもしれない。成人年齢に達した場合、若者自身は自立したい気持ちが高まるであろうし、ときには親が「自立しなさい」というプレッシャーをかけてくることもあるであろう。しかし若者に自立を期待するうえで重要であるのは、暦年齢ではなく獲得している自己管理能力に基づく評価であり、小児のプライマリーケア医療者は、若年成人の自立性と安全性のバランスをうまくとりつつ患者や家族を支援していかなくてはならない。

　また、たいていの場合、大学でも教育的支援が受けられるものの、その利用を申請したり、支援を継続的に得るためには、本人が積極的に行動する必要があることを、患者と両親に知らせておく必要がある。患者と両親は、入学後早期からサービスが受けられるように、早めに計画を立て、大学側と話し合う必要がある。

　このような成人を対象とした支援サービスの利用を見据えたうえで、医療移行の準備性評価の段階で留意すべき点につき、以下に列記する。

> ▶ 患者や両親に、出来るだけ早い段階で大学の障害者サービスに関する部署に相談を行うように推奨する。

> ▶ 仕事に就くことに不安を覚える場合には、職業リハビリテーションに関する部署に紹介するなどの対応を行う。

> ▶ 双極性障害・物質使用障害・摂食障害など、抱えている問題によって特有の治療や支援が必要な状態にある場合、適切な対応が確立するまで継続的な支援を行う。

> ▶ 患者や家族が治療を受けるうえで障壁となりうる偏見を持っていないか、直接的に話題にして話し合う。

医療移行の計画立案

　メンタルヘルスの問題を抱え、成人期医療に移行する予定の患者に対し、小児のプライマリーケア医療者は、患者が自身の医療機関を卒業する前に、確実に精神医療者に繋がるように対応する必要がある。医療移行の計画立案の一環として、この移行期間にどのような体制で患者の健康管理を行っていくべきなのかについて、複数の診療科チームで綿密な検討を行い、それぞれの医療者にどのタイミングで紹介を行うのかを見極めていくことが肝要である。移行計画においては、健康保険の変更や、患者が大学に進学するなどの今後起こりうる生活環境の変化についても考慮する必要がある。移行計画を文書化し、患者や家族と共有することも移行を円滑に進めていく方法の一つである。移行計画立案をサポートするツールとして、「移行パスポート」が様々なところで作成されているので参照されたい[43]。

　移行計画には、新たに患者を診ていく予定の医療者に対し診療情報提供書を作成することも含まれる。診療情報提供書には、患者の病歴に関する簡潔なサマリー、現在の医学的・精神的状態、処方薬リスト、アレルギー歴、予防接種記録、現在の緊急ケアプランをもれなく記載する必要がある。また、紹介元の小児医療者の氏名や連絡先も記載し、何かしらの疑義や懸念が生じた際にすぐに疑義照会に回答出来るようにしておくことが望まれる。そのために、しばらくの間は患者のサマリーをすぐに参照可能な状態としておき、緊急の対応が求められた際に対応可能な体制を維持しておく必要がある。

成人医療機関への転科の実施

　小児期医療から成人期医療への医療移行を促進するため、小児のプライマリーケア医療者は、地域の成人プライマリーケア医療者の中でメンタルヘルスの問題への対応にも慣れている医師の情報をあらかじめ有しておくことが望まれる。小児医療者は、患者の転院がスムーズに進むように、医療移行の過程を通じて患者に積極的に関わり続けることが出来るはずである。実際、先に推奨したような医療移行対象者の登録システムを整備する理由の一つは、ケアの移行に伴い患者がドロップアウトしてしまうことを防ぐことにある。

転科の完了

　移行プロセスは、患者にとっても小児のプライマリーケア医療者にとっても、成人の診療科に初診した時点で終わるものではない。小児のプライマリーケア医療者が、成人の診療科の初診後に患者に連絡を取ることで、患者が医療移行に際して抱いた疑問に回答を行う機会とすることが出来、また医療移行のプロセスを今後改善していくための方法に関して患者やその家族から意見を聴取する機会にもなる。また、小児のプライマリーケア医療者は、受け入れ先となった成人期医療者に対しても、その後のフォローアップの連絡を行い、医療者の立場で抱いた疑問に対して共に解消を図ることが出来るであろう。

　本章で説明した医療移行のプロセスを、大変手間のかかるものと捉える医療者も少なくないかもしれないが、症例として提示したジョンのようなケースが少なくないことに鑑みると、その重要性は明らかである。彼は、大学卒業、就職、遠方への引っ越しなど、人生における重大

な変化をいくつも一度に経験しており、それに加えて、ほとんどお膳立てされていない状況の中で新たな医療機関に受診し、これまで小児医療で受けてきた治療を継続しなくてはならないのである。本章で述べたようなより体系的なアプローチを行うことが出来れば、小児のプライマリーケア医療者は医療移行の準備を的確に進めることが出来、小児期医療を「卒業」した患者がしっかりと成人期医療に繋がる可能性を高めることが出来るであろう。

小児のメンタルヘルスケア・システムで診療を受けていた患者の、成人期医療への移行

症例提示とディスカッション

症例2

ステイシー：20歳女性

　思春期初期から重度のうつ病と診断され、治療を受けている。地元の児童精神科医にかかり投薬を受け、クリニックの臨床ソーシャルワーカーから毎週心理療法を受けている。また、彼女には基礎疾患として1型糖尿病と肥満があり、小児内分泌科医への定期受診と合わせ、小児のプライマリーケア医療者による健康管理サポートが行われていた。彼女は最近になり失職し、メンタルヘルスの治療費用を補う健康保険に加入することが出来なくなってしまった。彼女のうつ病は増悪し絶望感を抱くようになり、小児のプライマリーケア医療者に援助を求めてきた。

　ステイシーのように、若年成人が、小児のメンタルヘルスケア・サービスから成人のメンタルヘルスケア・サービスへ移行する過程で、精神科的治療のコンプライアンスが急激に低下してしまうことが多いことは、広く認識されている。ステイシーのケースのように、メンタルヘルスケアを健康保険内で受けることが出来なくなることや、移行期の患者特有のニーズに対応するトレーニングを受けた成人期医療の医師がほとんどいないことや、そもそも医療移行の問題が重要視されていないことなど、多くの要因が小児期医療から成人期医療への移行過程でメンタルヘルスケア・サービスの利用が減少してしまうことに関与している[44-46]。このような医療移行の問題への認識が高まってきたことを受け、米国薬物乱用精神衛生管理庁（SAMHSA: Substance Abuse and Mental Health Services Administration）は、地域が医療移行サービスの体制を整備することを促進し地域医療者を支援するため、助成金を拠出している。いくつかの州や地域のメンタルヘルスケア・システムの中には、ケアマネージャーやピアナビゲーターと呼ばれる専任の職員を雇用したり、その他の対策を講じるなど、医療移行の体制を整備したところも出始めている。地域でこのような医療体制が整備されている場合、小児医療者らはその詳細について十分に理解したうえで、医療移行の対象となる患者を適切にそのシステムに登録することが望まれる。

　ステイシーのような患者の医療移行に際し、小児のプライマリーケア医療者は、セーフティネットとして機能する必要がある。小児のプライマリーケア医療者のもとには、成人のメン

タルヘルス医療機関に紹介をして以降も、患者が薬の処方を求めて受診したり、「帰省の際には診て欲しい」と訴えてきたり、「その後もやはり小児科で診て欲しい」と言ってきたりすることは稀ではない。これは理想的な状況とはいえず、小児医療者とメンタルヘルス医療者との間で、密な協力関係を構築する必要性があることを如実に表したものといえる。統合的な問題行動医療戦略（BHS: behavioral health strategies）〔訳注：心理精神領域の問題と身体的問題の治療を幅広く統合的に診ていこうとする概念〕に基づき、メンタルヘルスの医療スタッフが、小児のプライマリーケアの現場や小児科専門外来に訪れたり、互いに提携したりするシステムを構築することは、小児科の臨床医と患者にさらなるサポートを提供する一つの方法となりうる。

　双極性障害、統合失調症、物質使用障害などの精神疾患を有する思春期児が、児童精神科で診療を受けている場合には、例示したステイシーのケースとは異なり、プライマリーケア医療者にはほとんど受診していないことのほうが多いであろう。プライマリーケアの現場で診療を受ける場合でも、このような子どもや親は、スティグマ、秘密漏洩への懸念、あるいは精神疾患はプライマリーケア医療者に相談すべき問題ではないという認識から、自身の精神疾患の既往を開示しないことも稀ではない。それゆえに小児のプライマリーケアの現場では、小児思春期の子どもが他の医療機関で受けているメンタルヘルスサービスについて、ルーチンかつ積極的に情報収集を行うシステムを導入することが推奨される（「第3章：小児のメンタルヘルスケア・サービスを充実するための、各診療所における対応体制の整備とネットワーク体制の整備」を参照）。急性疾患に対する受診であれ、慢性疾患の管理のための受診であれ、就学・就職のための健康診断書作成目的の受診であれ、プライマリーケアの現場に受診した機会は、その子どもがメンタルヘルスの問題で他院に受診歴があるかどうかを確認する良い機会である。そのような既往がある子どもは、既往のない子どもに比べ、うつ病などの精神疾患に罹患する可能性がより高い。それだけではなく、メンタルヘルスの問題を合併する慢性身体疾患の罹患児は、医療移行がうまくいかなかった場合には、元々の疾病の予後も不良となりうる。例えば、腎臓移植を受けた若者の3人に1人が、小児期医療から成人期医療への移行後、早期に移植腎の機能を失っており[47]、鎌状赤血球症の若者は18歳以降に死亡率が増加する[48]。小児期医療から成人期医療への移行期における精神疾患と慢性身体疾患との関連性についてより詳細に知るためにはさらなる研究が必要であるが、症例提示したステイシーのケースと同じ糖尿病罹患児においては、いくつかの研究報告が存在している。例えば、1型糖尿病患者を対象としたある縦断研究によれば、思春期にうつ病に罹患した場合、若年成人期の合併症発症や入院加療を要する事態の発生が増加したと報告されている[49]。また、1型糖尿病患者を対象としたまた別の縦断研究（発症からの期間：中央値10年）では、発症時年齢を調整した後でも、思春期のうつ病への罹患と網膜症の発生・増患との間に依然として関連性が認められたと報告されている[50]。これらの研究結果からは、慢性身体疾患を持つ小児思春期の子どもの抑うつ状態をスクリーニングし積極的に加療することで、若年成人期以降の予後を改善しうる可能性が示唆される。

　小児のプライマリーケア医療者は、慢性身体疾患の主治医である小児科のサブスペシャリストと協働し、患者の医療移行を計画する必要がある。また、患者がメンタルヘルス上の問題を合併し、精神科にフォローされている場合には、患者の医療移行に関わるチームの中に精神科

の主治医も参加してもらうことが重要である。慢性身体疾患を抱える患者が直面する特有の神経心理学的課題を考慮したうえで、これらの課題が成人期医療への移行に際し、患者にとってどのような意味を持つのかを検討することが重要である。例えば、てんかんなどの神経疾患を有する患者や脳腫瘍のサバイバー患者は、ADHDや学習障害（限局性学習症）を併発するリスクが高い。このような患者の医療移行計画を立案する際には、単に中枢刺激剤を処方してくれる成人期医療機関を見つけるだけでなく、教育的支援や職業支援についても考慮してくれる医療機関を探す必要があるであろう。

発達障害を有する患者の成人期医療への移行

　自閉症スペクトラム障害（ASD）を含めた発達障害の若者やその家族は、成人中心のヘルスケアに医療移行する際に、いくつかの追加の課題に直面することとなる[51]。例えば、ASDの若者は、一般的な特別な医療を必要とする若者（YSHCN）に比べて、医療移行サービスを受ける割合が著しく低いという調査結果が存在している[25, 52]。このような患者やその家族は、後見人の問題や意思決定の問題、経済的な問題など、医療移行に関連して多くの問題に取り組む必要があり、また学校を主体とする支援サービスから障害者支援サービスに移行する際にも多くのサポートを必要とすると思われるものの、実際にはほとんど支援がなされていない状況にある。さらには、広く認識されていることではあるが、成人期医療者は一般的に、ASDやその他の発達障害に関する知識に乏しい状況にある[53-55]。

成人期医療へのヘルスケア移行の際の留意点

医療移行に関する方針の明確化

　プライマリーケアの診療所の方針の一部に、身体的健康や精神的健康を含めたあらゆるヘルスケアの側面に対処するための医療移行計画の方針を含めることが重要である。ステイシーのような慢性身体疾患患者や発達障害などの特別な健康管理が必要な患者に対しては、プライマリーケア医療者が小児科専門医や精神科医と協力し合うことが重要となる。この医療移行の方針には、小児医療者がクリニックで薬の処方を今後も継続出来るかどうかや、処方を継続する場合にはどのような方法で行うのかや、いつまで処方することが出来るのかなどの決め事を含める必要がある。このような決め事は、若者が就職や進学のために遠方に引っ越しをする際には、特に重要となる。

医療移行のフォローとモニタリング

　発達障害の患者にとって、早期から医療移行に向けたフォローとモニタリングを開始することは特に重要である。多くの学校システムでは、子どもの高校卒業後の目標について、中学生か高校生の早い時期から家族と話し合いを始める。医療においても、このような早い時期から医療移行のプロセスを開始することで、患者と家族は、心身の健康が中学や高校の学校生活に与える影響や、中学や高校の学校生活が心身の健康に及ぼす影響についてより認識できるようになるであろう。また、小児のプライマリーケア医療者は、医療移行のレジストリー登録シス

テムを用いることで、健康保険、（必要があれば）後見人選任、財産管理計画など、様々なニーズについて、患者が18歳に達し法的に成人になる前に計画的に考察を行うことが可能となるであろう。

医療移行の準備性評価

　医療移行の準備段階では、小児医療者は、患者の移行に際しての準備性を評価し、成人期の医療制度について患者と家族に対し教育する必要がある。

　医療移行の準備性評価を行うツールとしては、嚢胞性線維症の患者向けのツールや臓器移植をした患者向けのツールなど、特定の病気や問題に特化した専門医向けのツールもあれば、あらゆる患者に適応可能なプライマリーケア医療者向けのツールも存在している[56]。後者のような一般的ツールとしては「医療移行準備状況評価アンケート（TRAQ: The Transition Readiness Assessment Questionnaire）」や「慢性疾患を持つ子どもと養育者向け自己管理および成人期医療移行準備評価ツール（STARx : Self-Management and Transition to Adulthood with Rx）」などが挙げられる。これらのツールは、多くの慢性疾患／障害を有する若者集団で、その妥当性が証明されている[41,42,57,58]。

　なお、これらのツールは患者自身が行う自記式の質問票であるため、診察の待ち時間に実施することが可能である。その内容は、医学知識に関する質問や、服薬管理などの自己管理スキルに関する質問、医療上のニーズにつき医療者に相談するスキルに関する質問など、医療移行の準備性に関する様々な側面についての質問から構成されている。このような詳細な情報を得ることで、医療者は、一人ひとりの患者ニーズに合わせた医療移行のための教育や準備を行うことが可能となる。また具体的な数字としてスコアが出るため、移行準備性の状況について長期的に追跡していくことが可能となる。

　GotTransition（医療移行の促進を目的としたウェブサイト）では、具体的に医療者向けの医療移行の準備性評価のためのツールを提供している（www.gottransition.org）。この準備性評価は、2016年に米国内科学会（ACP: American College of Physicians）が移行に取り組もうとする内科医向けに開発した移行ツールキットに組み込まれているため、成人期の医療者の中には馴染みがある人もいるかもしれない。このツールは、時間の経過とともにスキルが向上する状況のモニタリングを目的としたものではなく、使用した時点における全体的な自信とスキルの完成度を評価するものであり、まだ年齢が低く多くのスキルを習得していないと予想される患者に対して使用するよりも、より年齢が長じたまさに移行年齢となった患者に対して使用することが、より有用となる[59]。

　知的障害や発達障害を有する若者では、医療移行計画の立案の際に意思決定能力の問題や、後見人選任の必要性に関する評価を含めることが重要である[27]。知的障害のある若年成人の医療移行に際し、ケースによっては後見人の選任を進めたり、両親に医療委任状を提出してもらうだけで済む場合もあれば、さらなる支援を必要とする場合もあるであろう。適切に行われた医療移行のための評価情報というのは、医療移行予定の若者の自己管理能力の向上をサポートすることを主軸とすればよいのか、それとも親などの養育者により深く協力してもらうことが

望ましいのかなど、医療移行計画を立案する際の意思決定に影響を及ぼすこととなるであろう。

　医療移行に際し、成人医療システムに関する教育を患者や親に行うことも、極めて重要である。とりわけ、予約の取り方を含めて、成人期医療システムの利用方法について具体的に説明を行うステップは欠かすことが出来ない。慢性身体疾患とメンタルヘルスの問題の両方を抱える若者においては、成人期の身体疾病の医療システムと成人期の精神医療システムの両方を利用する必要があるため、特に困難が生じうる。とりわけ学習障害（限局性学習症）や知的障害のある若者においては、親などの養育者が積極的な支援を行う必要がある。そもそも、メンタルヘルスケア・システムというのは、若者にとって利用することのハードルが極めて高いという実情がある。医療移行を実際に過去に経験し、さらに支援のためのトレーニングを受けた若年成人やその家族というのは、今、医療移行の課題を抱えた患者に対して、ボランティアとして具体的支援を行う立場として最適な存在といえる。各州には、Family Voices プログラム（www.familyvoices.org）という制度があり、患者や家族が同じような状況にある人を支えるピアサポーターを見つけ、支援を受けられるような取り組みを行っている。地域によっては、さらに公的なメンタルヘルスケア・システムが、成人期のメンタルヘルスサービスへ移行するための医療移行支援サービスを提供しているところもある。

医療移行の計画立案

　慢性身体疾患とメンタルヘルスの両方の問題を持つ患者が成人年齢に近づいた際に、たいていの小児のプライマリーケア医療者は、成人期の身体的医療システムに移行させる前に、小児期のメンタルヘルスサービスから成人期のメンタルヘルスサービスへの移行を円滑に行いたいと考えるであろう。患者の医療移行を進めていくに際し、現在患者に関わっている医療チームだけではなく、医療移行後に関わるであろう立場の医療者にもチームに加わってもらったうえで、それぞれどのタイミングでどのように医療移行を進めていくのか、その最適なタイミングを見極めていくことが重要である。医療移行計画においては、健康保険の変更や、患者が大学に進学した際に、その後に起こりうる生活環境の変化についても考慮する必要があり、例えば、患者が遠方に引っ越しをする可能性があれば、計画をより迅速に進めていかなければならないであろう。移行計画を文書化し、患者や家族と共有することも移行を円滑に進めていく方法の一つである。移行計画立案をサポートするツールとして、いくつかの団体が「移行パスポート」を作成しているので参照されたい[43]。

　医療移行計画には、新たに患者を診ていく予定の医療者に対し診療情報提供書を作成することも含まれる。診療情報提供書には、患者の病歴に関する簡潔なサマリー、現在の医学的・精神的状態、処方薬リスト、アレルギー歴、予防接種記録、現在の緊急ケアプランをもれなく記載する必要がある。また、紹介元の小児医療者の氏名や連絡先も記載し、何かしらの疑義や懸念が生じた際にすぐに疑義照会に回答することを可能としておくことが望まれる。そのためには、しばらくの間は患者のサマリーをすぐに参照可能な状態を保っておき、緊急の対応が求められた際に対応が出来るような体制を維持しておくことが必要である。このような体制があれば、移行先でさらなる転院紹介が必要となった際にも、その対応をより効率化することが出来

るであろう。

成人期の医療機関への転科の実施

　慢性身体疾患とメンタルヘルスの問題や発達障害を併せ持つ若者の成人期医療への移行過程は複雑なものとなる。このようなケースはまさに時間をかけて計画的に行うべき対象であり、そのプロセスはこれらの病態を併せ持つ思春期患者を特定することから始まる。そのような子どもたちが受けるべき様々な医療サービスやメンタルヘルスケア・サービスに円滑に移行することが出来るように、小児のプライマリーケア医療者は様々な取り組みを行う必要がある。小児のプライマリーケア医療者というのは、小児科専門医によるケアから成人科の専門医によるケアへの移行や、小児期のメンタルヘルスケア・サービスから成人期のメンタルヘルスケア・サービスへの移行やその他の行動的な問題に対する小児期の支援サービスから成人期の支援サービスへの移行に際しても一貫して関わり続けることの出来る立場にあり、各領域の移行がスムーズに進むように調整を行う役割を果たすことが出来るであろう。

　慢性身体疾患とメンタルヘルスの問題を併発している患者に対しては、医療移行対象者の登録システムの存在やその他の医療移行終了までの過程を管理するシステムの存在が、ケアの移行に伴うドロップアウトを防ぐうえで、とりわけ有用となるであろう。

転科の完了

　ヘルスケアの医療移行が完了した後にも、小児のプライマリーケア医療者は、患者や家族や受け入れ先の医療機関に対してフォローアップを行う必要がある。とりわけ、患者や家族に対してフォローアップを行うことで、最後にクリニックを受診した以降に生じた懸念や疑問に対処することが可能となる。また、小児のプライマリーケア医療者にとっても、医療移行の過程に関するフィードバックを得ることが出来、今後、同じように医療移行を必要とする患者のためにシステムを改善する一助となるであろう。また、受け入れ先の医療機関へフォローアップを行うことで、その医療機関で生じた疑義に対して回答を行うことが可能となる。発達障害の若者のニーズというのは成人期の医療者には馴染みが薄く、それゆえにこのような機会を設けることは、発達障害の若者に対し、とりわけ有用である。小児のプライマリーケア医療者は、メンタルヘルスの問題を抱える若年成人が成人期医療にしっかりと適応出来たことが確認出来るまでは、受け入れ先の医療機関の質問に答えられるような体制を取り続けることが望まれる。

まとめ

　小児のプライマリーケア医療者は、様々なメンタルヘルスの問題や発達障害の問題を有する患者が小児期医療から成人期医療へと移行するプロセスにおいて、重要な役割を果たすことが出来るはずである。本章で症例提示したジョンやステイシーのような若者にとっては、その場で適切な対応を受けられるようにする急性期のケアだけではなく、継続的な健康管理のための

ケアシステムに繋げることは欠かすことが出来ない。メンタルヘルスの問題を抱える若年成人患者がピットフォールに陥り、本来提供されるべきケアからドロップアウトしてしまうことがないように、小児のプライマリーケア医療者は、小児科専門医やその他の医療者と密に連携を取りながら、包括的に医療移行を支えていくことが求められるのである。

▌米国小児科学会（AAP）の提言／指針

- American Academy of Pediatrics, American Academy of Family Physicians, American College of Physicians, Transitions Clinical Report Authoring Group. Supporting the health care transition from adolescence to adulthood in the medical home. *Pediatrics*. 2011;128(1):182–200. Reaffirmed August 2015 (pediatrics.aappublications.org/content/128/1/182)
- American Academy of Pediatrics Council on Foster Care, Adoption, and Kinship Care and Committee on Early Childhood. Health care of youth aging out of foster care. *Pediatrics*. 2012;130(6):1170–1173. Reaffirmed July 2017 (pediatrics.aappublications.org/content/130/6/1170)

▌参考文献

1. Reiss J, Gibson R. Health care transition: destinations unknown. *Pediatrics*. 2002;110(6, pt 2):1307–1314
2. Lotstein DS, Ghandour R, Cash A, McGuire E, Strickland B, Newacheck P. Planning for health care transitions: results from the 2005–2006 National Survey of Children with Special Health Care Needs. *Pediatrics*. 2009;123(1):e145–e152
3. Gray WN, Resmini AR, Baker KD, et al. Concerns, barriers, and recommendations to improve transition from pediatric to adult IBD care: perspectives of patients, parents, and health professionals. *Inflamm Bowel Dis*. 2015;21(7):1641–1651
4. Okumura MJ, Saunders M, Rehm RS. The role of health advocacy in transitions from pediatric to adult care for children with special health care needs: bridging families, provider and community services. *J Pediatr Nurs*. 2015;30(5):714–723
5. Copeland WE, Shanahan L, Davis M, Burns BJ, Angold A, Costello EJ. Untreated psychiatric cases increase during the transition to adulthood. *Psychiatr Serv*. 2015;66(4):397–403
6. Singh SP, Paul M, Ford T, Kramer T, Weaver T. Transitions of care from child and adolescent mental health services to adult mental health services (TRACK study): a study of protocols in Greater London. *BMC Health Serv Res*. 2008;8(1):135
7. Scal P, Davern M, Ireland M, Park K. Transition to adulthood: delays and unmet needs among adolescents and young adults with asthma. *J Pediatr*. 2008;152(4): 471–475.e1
8. Hersh A, von Scheven E, Yelin E. Adult outcomes of childhood-onset rheumatic diseases. *Nat Rev Rheumatol*. 2011;7(5):290–295
9. Northam EA, Lin A, Finch S, Werther GA, Cameron FJ. Psychosocial well-being and functional outcomes in youth with type 1 diabetes 12 years after disease onset. *Diabetes Care*. 2010;33(7):1430–1437
10. British Cardiac Society Working Party. Grown-up congenital heart (GUCH) disease: current needs and provision of service for adolescents and adults with congenital heart disease in the UK. *Heart*. 2002;88(suppl 1):i1–i14
11. Webb GD, Williams RG. Care of the adult with congenital heart disease: introduction. *J Am Coll Cardiol*. 2001;37(5):1166
12. Swift KD, Hall CL, Marimuttu V, Redstone L, Sayal K, Hollis C. Transition to adult mental health services for young people with attention deficit/hyperactivity disorder (ADHD): a qualitative analysis of their experiences. *BMC Psychiatry*. 2013;13(1):74
13. McGorry PD, Purcell R, Hickie IB, Jorm AF. Investing in youth mental health is a best buy. *Med J Aust*. 2007;187(7)(suppl):S5
14. Freed GL, Hudson EJ. Transitioning children with chronic diseases to adult care: current knowledge, practices, and directions. *J Pediatr*. 2006;148(6):824–827

15. American Academy of Pediatrics, American Academy of Family Physicians, American College of Physicians, Transitions Clinical Report Authoring Group. Supporting the health care transition from adolescence to adulthood in the medical home. *Pediatrics*. 2011;128(1):182–200

16. Rosen DS, Blum RW, Britto M, Sawyer SM, Siegel DM. Transition to adult health care for adolescents and young adults with chronic conditions: position paper of the Society for Adolescent Medicine. *J Adolesc Health*. 2003;33(4):309–311

17. American Academy of Pediatrics, American Academy of Family Physicians, American College of Physicians-American Society of Internal Medicine. A consensus statement on health care transitions for young adults with special health care needs. *Pediatrics*. 2002;110(6, pt 2):1304–1306

18. Blum RW, Garell D, Hodgman CH, et al. Transition from child-centered to adult health-care systems for adolescents with chronic conditions. A position paper of the Society for Adolescent Medicine. *J Adolesc Health*. 1993;14(7):570–576

19. Maternal Child Health Bureau. *Achieving Success for All Children and Youth With Special Healthcare Needs: A 10-Year Action Plan to Accompany Healthy People 2010*. Washington, DC: Maternal Child Health Bureau; 2001

20. Office of Disease Prevention and Health Promotion. Barriers to health care. HealthyPeople.gov Web site. https://www.healthypeople.gov/2020/topics-objectives/objective/dh-5. Accessed February 7, 2018

21. Tuchman LK, Schwartz LA, Sawicki GS, Britto MT. Cystic fibrosis and transition to adult medical care. *Pediatrics*. 2010;125(3):566–573

22. Treadwell M, Telfair J, Gibson RW, Johnson S, Osunkwo I. Transition from pediatric to adult care in sickle cell disease: establishing evidence-based practice and directions for research. *Am J Hematol*. 2011;86(1):116–120

23. Nakhla M, Daneman D, Frank M, Guttmann A. Translating transition: a critical review of the diabetes literature. *J Pediatr Endocrinol Metab*. 2008;21(6):507–516

24. McDonagh JE. Young people first, juvenile idiopathic arthritis second: transitional care in rheumatology. *Arthritis Rheum*. 2008;59(8):1162–1170

25. Cheak-Zamora NC, Yang X, Farmer JE, Clark M. Disparities in transition planning for youth with autism spectrum disorder. *Pediatrics*. 2013;131(3):447–454

26. Reiss JG, Gibson RW, Walker LR. Health care transition: youth, family, and provider perspectives. *Pediatrics*. 2005;115(1):112–120

27. Cheak-Zamora NC, Teti M. "You think it's hard now ... It gets much harder for our children": Youth with autism and their caregiver's perspectives of health care transition services. *Autism*. 2015;19(8):992–1001

28. Sawyer SM, Blair S, Bowes G. Chronic illness in adolescents: transfer or transition to adult services? *J Paediatr Child Health*. 1997;33(2):88–90

29. Burke R, Spoerri M, Price A, Cardosi AM, Flanagan P. Survey of primary care pediatricians on the transition and transfer of adolescents to adult health care. *Clin Pediatr (Phila)*. 2008;47(4):347–354

30. Kennedy A, Sloman F, Douglass JA, Sawyer SM. Young people with chronic illness: the approach to transition. *Intern Med J*. 2007;37(8):555–560

31. Fishman E. Aging out of coverage: young adults with special health needs. *Health Aff (Millwood)*. 2001;20(6):254–266

32. Berger A. Did the Affordable Care Act affect insurance coverage for young adults? *Integr Health Interview Serv*. 2015;2:1–13

33. Goodwin R, Gould MS, Blanco C, Olfson M. Prescription of psychotropic medications to youths in office-based practice. *Psychiatr Serv*. 2001;52(8): 1081–1087

34. Rushton JL, Clark SJ, Freed GL. Pediatrician and family physician prescription of selective serotonin reuptake inhibitors. *Pediatrics*. 2000;105(6):e82

35. Harpaz-Rotem I, Rosenheck RA. Prescribing practices of psychiatrists and primary care physicians caring for children with mental illness. *Child Care Health Dev*. 2006;32(2):225–238

36. Faraone SV, Biederman J, Mick E. The age-dependent decline of attention deficit hyperactivity disorder: a meta-analysis of follow-up studies. *Psychol Med*. 2006;36(2):159–165

37. Okumura MJ, Kerr EA, Cabana MD, Davis MM, Demonner S, Heisler M. Physician views on barriers to primary care for young adults with childhood-onset chronic disease. *Pediatrics*. 2010;125(4):e748–e754

38. Kessler RC, Adler L, Barkley R, et al. The prevalence and correlates of adult ADHD in the United States: results from the National Comorbidity Survey Replication. *Am J Psychiatry*. 2006;163(4):716–723

39. Young S, Murphy CM, Coghill D. Avoiding the 'twilight zone': recommendations for the transition of services from adolescence to adulthood for young people with ADHD. *BMC Psychiatry*. 2011;11(1):174

40. Paul M, Street C, Wheeler N, Singh SP. Transition to adult services for young people with mental health needs: a systematic review. *Clin Child Psychol Psychiatry*. 2015;20(3):436–457

41. Sawicki GS, Lukens-Bull K, Yin X, et al. Measuring the transition readiness of youth with special healthcare needs: validation of the TRAQ—Transition Readiness Assessment Questionnaire. *J Pediatr Psychol*. 2011;36(2):160–171

42. Ferris M, Cohen S, Haberman C, et al. Self-management and transition readiness assessment: development, reliability, and factor structure of the STARx Questionnaire. *J Pediatr Nurs*. 2015;30(5):691–699

43. Amaria K, Stinson J, Cullen-Dean G, Sappleton K, Kaufman M. Tools for addressing systems issues in transition. *Healthc Q*. 2011;14(3):72–76

44. Pullmann MD, Heflinger CA, Satterwhite Mayberry L. Patterns of Medicaid disenrollment for youth with mental health problems. *Med Care Res Rev*. 2010;67(6):657–675

45. Pottick KJ, Bilder S, Vander Stoep A, Warner LA, Alvarez MF. US patterns of mental health service utilization for transition-age youth and young adults. *J Behav Health Serv Res*. 2008;35(4):373–389

46. Davis M, Vander Stoep A. The transition to adulthood for youth who have serious emotional disturbance: developmental transition and young adult outcomes. *J Ment Health Adm*. 1997;24(4):400–427

47. Watson AR. Non-compliance and transfer from paediatric to adult transplant unit. *Pediatr Nephrol*. 2000;14(6):469–472

48. Mathias MD, Zhang S, Rogers ZR, Buchanan GR, Nero AC, McCavit TL. Survival into adulthood in sickle cell disease from the Dallas Newborn Cohort. *Blood*. 2014;124(21):559

49. Stewart SM, Rao U, Emslie GJ, Klein D, White PC. Depressive symptoms predict hospitalization for adolescents with type 1 diabetes mellitus. *Pediatrics*. 2005;115(5):1315–1319

50. Kovacs M, Mukerji P, Drash A, Iyengar S. Biomedical and psychiatric risk factors for retinopathy among children with IDDM. *Diabetes Care*. 1995;18(12):1592–1599

51. Walsh C, Jones B, Schonwald A. Health care transition planning among adolescents with autism spectrum disorder. *J Autism Dev Disord*. 2017:1–12

52. Cheak-Zamora NC, Farmer JE, Mayfield WA, et al. Health care transition services for youth with autism spectrum disorders. *Rehabil Psychol*. 2014;59(3):340–348

53. Bruder MB, Kerins G, Mazzarella C, Sims J, Stein N. Brief report: the medical care of adults with autism spectrum disorders: identifying the needs. *J Autism Dev Disord*. 2012;42(11):2498–2504

54. Golnik A, Ireland M, Borowsky IW. Medical homes for children with autism: a physician survey. *Pediatrics*. 2009;123(3):966–971

55. Heidgerken AD, Geffken G, Modi A, Frakey L. A survey of autism knowledge in a health care setting. *J Autism Dev Disord*. 2005;35(3):323–330

56. Zhang LF, Ho JS, Kennedy SE. A systematic review of the psychometric properties of transition readiness assessment tools in adolescents with chronic disease. *BMC Pediatr*. 2014;14:4

57. Wood DL, Sawicki GS, Miller MD, et al. The Transition Readiness Assessment Questionnaire (TRAQ): its factor structure, reliability, and validity. *Acad Pediatr*. 2014;14(4):415–422

58. Cohen SE, Hooper SR, Javalkar K, et al. Self-management and transition readiness assessment: concurrent, predictive and discriminant validation of the STAR xQuestionnaire. *J Pediatr Nurs*. 2015;30(5):668–676

59. American College of Physicians. ACP Pediatric to Adult Care Transitions initiative: condition-specific tools. American College of Physicians Web site. https://www.acponline.org/clinical-information/high-value-care/resources-for-clinicians/pediatric-to-adult-care-transitions-initiative/condition-specific-tools. Accessed February 7, 2018

第 4 部

一般的なメンタルヘルス上の主訴・徴候・症状に対する小児医学的対応

第13章

興奮、自殺企図、およびその他の
精神医学的救急

ヘザー・J・ウォルター（医学士、公衆衛生学修士）、デビッド・R・デマッソ（医学士）

児童思春期の患者においても、本章で概説する精神科的緊急事態が
ますます頻発する中で、小児のプライマリーケア医療者が、
メンタルヘルスの専門家との連携体制を構築することは、極めて重要である。
そのような体制があることで、緊急で専門的な精神医学的評価を行うことが可能となり、
その結果に基づきプライマリーケアの立場の医療者の役割分担も含めた
ケアプランの構築が可能となるのである。

小児科医・家庭医・一般内科医・ナースプラクティショナー・医療診察補助職などの臨床現場の最前線で小児思春期の子どものケアを長期的観点で担う立場にある小児のプライマリーケア医療者が、日常臨床の中で子どもの精神医学的救急としての対応を迫られる機会は増加している。プライマリーケア医療者は、危機的状況におけるリスクレベルを評価し、即時の介入が必要であるかどうかを判断する必要があり、それゆえにそのような評価を確実に遂行していくためのシステムを持つことが求められる。本章では、小児の精神医学的緊急事態全般を理解するための基本的事項につき強調している。また、とりわけ4つの特定の緊急事態（自殺指向、興奮、急性精神病、災害暴露）に対してのエビデンスに基づくアプローチにつき、概説している。

精神医学的緊急事態とは

メンタルヘルス上の問題を主訴に小児の一次診療や、病院の救急部門（救急部）を受診する学童期以降の小児思春期の子ども（以降、本章では特に断りのない限り6〜18歳の小児思春期の子どもを「子ども」と総称する）の数は近年劇的に増加しており、現在ではプライマリーケアを受診する子どもの25〜50%、救急部を受診する子どもの5%に達していると報告されている[1]。トリアージで緊急対応が必要と評価された精神医学的緊急事態の子どもは、他の目的で救急外来を受診した子どもと比較して、診療により時間を要し、入院や他の専門医療機関への紹介を要する割合が高い[2]。

　精神医学的な救急対応を要する小児患者が増加している理由には、いくつかの要因が考えられている[3]。例えば、思春期にリスク行動を認める子どもは増加するが、この時期の子どもの問題行動は精神医学的緊急事態に、より発展しやすいことが挙げられる（Box 13-1参照）。もう一つの要因としては、プライマリーケアの現場でも、専門医治療の現場でも、メンタルヘルスケア・サービスの利用が極めて困難になっているという点が挙げられる。地域でメンタルヘルスケア・サービスを提供するクリニックも病院外来も、政府や民間の健康保険会社による医療費抑制施策によって確実に減少しつつあり、それと同時に精神科の入院病床も在院日数も、減少の一途をたどっている。児童精神科医も、児童を専門とする臨床心理士も、児童対応のトレーニングを受けた臨床ソーシャルワーカーやその他の児童のメンタルヘルスに関与しうる様々な関連職種の専門家も極度に不足しており、エビデンスに基づく精神療法のトレーニングを受ける機会も全く不十分の状況にある。その結果、全く治療を受けていなかったり、受けていたとしてもおよそ不十分な治療しか受けていない子どもたちは地域に溢れかえっており、専門性の高いメンタルヘルスの専門家のもとにたどり着かないままメンタルヘルスの危機に瀕した子どもに、小児科臨床医がしばしば直面する状況となってしまっている。

　精神医学的救急に該当するという判断は、養育者が行う場合もあれば、教師や警察官が行う場合もあり、プライマリーケア医療者が行うこともあれば、子ども自身がその判断を行うこともある。このような精神医学的緊急事態が何の前触れもなく発生することは稀であり、ほとんどのケースでは、それ以前から子どもたちは長期にわたって不安定な状態にあって、家族や地域社会との繋がりの質が損なわれているのが実情である。つまりは、このような子どもたちの危機的状況というのは、家族や地域社会が危機的状況にあることの裏返しなのである[3]。

　小児期に精神医学的救急の適応となる患者のほとんどは、思春期の子どもたちである。疫学的には常に女児のほうが精神医学的緊急事態に陥ることが多いとされているが、これは、女児の場合には危機的状況に発展した際に精神医学的な問題として認識されやすい一方で、男児の

Box 13-1　高校生における、精神医学的救急に関連するリスク要因とその発生頻度

- 殴り合いの喧嘩の経験がある（22.6%）
- 校内にナイフや銃などの武器を持ち込んだことがある（4.1%）
- 校内で武器を用いた恐喝や傷害の被害体験を有する（6.0%）
- 校内で、いじめを受けたことがある（20.2%）
- SNSやネット上で、いじめを受けたことがある（15.5%）
- 学校が安全な場と思えず、通学に不安を感じたことがある（5.6%）
- 性交を強要されたことがある（6.7%）
- 自殺を真剣に考えたことがある（17.7%）
- 自殺企図行動を実際に行ったことがある（8.6%）
- 5回以上、飲酒経験を有する（17.7%）
- 依存物質の使用経験を有する（2.1～32.8%）

引用元：Kann L, McManus T, Harris WA, et al. Youth Risk Behavioral Surveillance—United States, 2015. *MMWR Surveill Summ*. 2016; 65(6):1–174.
https://www.cdc.gov/healthyyouth/data/yrbs/pdf/2015/ss6506_updated.pdf.(Published June 10, 2016. Accessed February 8, 2018)

場合には非行の問題として認識されてしまいやすいことが背景にあると思われる。地域によって多少は異なるものの、精神医学的緊急事態の多くは自殺の恐れや自殺企図行動であり、身体的暴行や破壊的行動などの暴力的な行動異常が次に続いている。その他にしばしば臨床現場で遭遇する精神医学的救急の適応となりうる病態としては、不登校状態を伴っていたり身体的状態に懸念が生じている不安障害や、中毒・急性期精神病・せん妄などの急性精神障害などが挙げられる。

精神医学的救急の場面における一般的な評価と注意事項

　子どもの精神医学的救急の場面では、子どもに生じている症状が重度で機能障害を伴い、子どもが著しい苦痛を訴えているなどの危険性や緊急性が高いケースの対応を迫られることとなる。子どものメンタルヘルスというのは、生活の場である家族・学校・地域社会の機能に大きく依存しているため、これらのシステムに機能障害があると、危機的状況は促進されうる。それゆえに「誰がその子の心配をしているのか？」という質問や「なぜ今なのか？」という問いへの答えを探し求めていくことが重要である。

　診察時に得た情報であれ、親からの電話により得た情報であれ、小児のプライマリーケア医療者は、自分たちでその状況を管理出来るのか、それともメンタルヘルスの専門家による緊急評価が必要なほど深刻な問題なのかを判断する必要がある。自傷他害の恐れ、制御不能な重度の不適応行動、急性精神病やせん妄などの急性の精神状態の変化は、すべてメンタルヘルスの専門家による迅速な評価を要する。子どもの全般的な機能の急激な変化や著しい症状の悪化を認め、親に大きな負担がかかった状況となっている場合、即時対応までは要さないが、48〜72時間以内には評価を行うべき緊急事態と考える必要がある。小児のプライマリーケア医療者は、メンタルヘルスの専門家による緊急の評価が必要と判断される場合に、それを可能とする体制を整備しておく必要がある。図13-1に、このような対応を行う際のアルゴリズムを提示している。また、このような緊急対応を要した後に、精神科医療機関でどのような評価が行われ、どのような治療経過をたどったのかについてのフィードバックを得るために、親から情報共有に関する同意を可能な限り書面で得ておくことが望まれる。

精神医学的救急の場面における評価項目

　緊急の精神医学的評価を行う際に不可欠な要素をBox 13-2にまとめ、提示している[3]。緊急事態においては、評価と治療に対しての同意を取得する義務は一般的に免除されるとみなされてはいるが、患者の法定代理人（未成年であれば親権者）から可能な限り同意を得る努力をする必要があり[4]、またプライマリーケア医療者とメンタルヘルスの専門家が相互に情報交換を行うことに対して書面による同意を得る努力も併せて行う必要がある。未成年者がメンタル

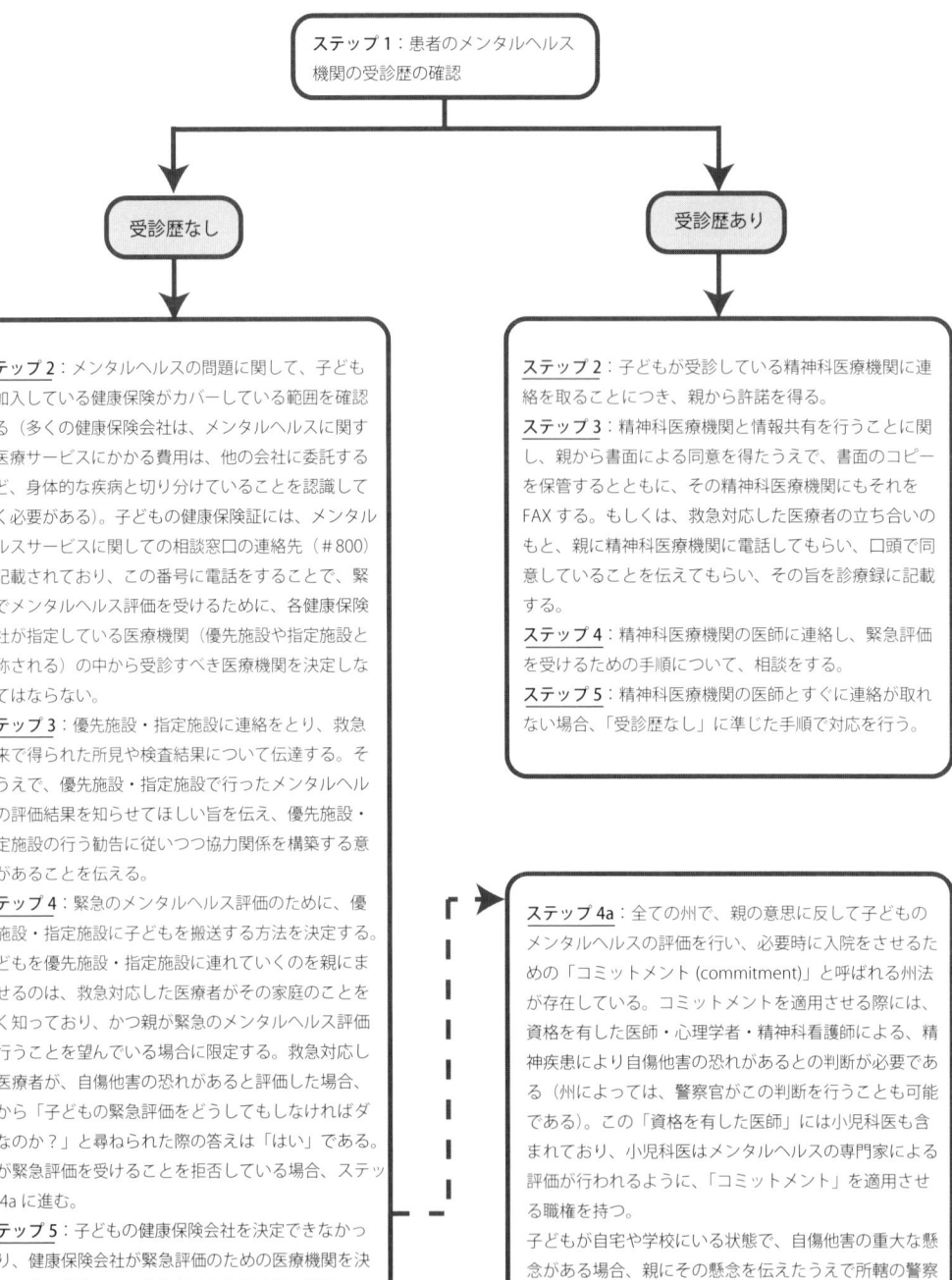

図13-1　緊急でメンタルヘルスの評価を行う必要がある場合の対応アルゴリズム
引用元：Children's Hospital Boston, Blue Cross Blue Shield of Massachusetts. *Rapid Mental Health Triage for Children and Adolescents: A Practical Guide for Clinicians*. Boston, MA: Blue Cross Blue Shield of Massachusetts; 2007.（許可を得て改変）

Box 13-2　精神医学的緊急事態における医学的評価項目

- 発生した危機的エピソードについて、関係するあらゆる人物からそれぞれの立場での情報を収集する。
- 評価・対応を行うために、子どもとその周囲の関係者との協力体制を構築する。
- 現病歴、抱えているストレス要因、精神科治療歴、既往歴についての問診を行い、学校生活・発達状態・社会的状況・家族要因などについて重きを置いて、聞き取りを行う。
- 自殺念慮や殺人願望や、その他の精神医学的な問題（例：幻覚、妄想、思考障害、見当識障害、混乱状態、制御困難な怒り・恥辱感・不安感・絶望感・焦燥感・衝動性、対人交流障害、認知障害、判断力・洞察力の障害など）の有無に細心の注意を払いながら、精神状態の評価を行う。
- 例えば銃を処分する意向があるかなどを確認し、その反応から、危機介入を行ううえでの家族の特徴を評価する。
- 病歴や身体的徴候・症状から、詳細な医学的評価を進める。
- 自殺念慮を生み出す素因となった要因、引き金となった要因、持続させている要因の明確化を含めた鑑別診断を行っていく。
- 自傷他害のリスクが高いか否かの判断を行う。
- 危機介入計画を策定し、それを実施する。
- 環境から危険なものを排除すべく、処分計画を立て、それを実施する。
- 評価結果は、プライマリーケア医療者をはじめ、すべての関係者と共有する。

引用元：King RA. Practice parameters for the psychiatric assessment of children and adolescents. *J Am Acad Child Adolesc Psychiatry.* 1995; 34(10):1386–1402.

ヘルスの評価と治療に対し自身で同意することが可能な年齢については、州法により異なっている。メンタルヘルスの専門家が評価を始める際には、守秘義務の免責事項について子どもと親の双方にあらかじめ確認を行う必要がある。子どもに自傷他害の恐れがある状況においては、子どもが開示した内容についての守秘義務よりも、安全の担保が優先される。連邦法により、すべての専門家には、虐待・ネグレクトの疑いのあるケースについての通告義務が課されている。連邦児童虐待防止および治療に関する法律（CAPTA: Child Abuse Prevention and Treatment Act）[5] は、子どもへの虐待とネグレクトの定義を幅広く定め、積極的に対応を行うようにガイダンスを示している。虐待を疑った時点で通告を行う義務をすべての人々に負わせているのか、虐待対応を行う立場のトレーニングを受けた専門職のみに負わせているのかは、州法によりそれぞれ異なっている。州法に関する検索を行うために有用なデータベースとして、Child Welfare Information Gateway（www.childwelfare.gov/topics/systemwide/laws-policies/state）というサイトが公開されており、誰でもオンラインで利用することが可能である。子どもに関する情報を交換するうえで、子どもの親権者からの同意は前提条件ではあるが、緊急事態においては、守秘義務に優先して情報交換することは可能である。

　生じている問題の深刻度に応じて、緊急時の評価の際に、身体的な問題にも対応出来る体制が求められる。自殺企図・暴力行為・コントロール不能な危険行動・精神状態の急性変化など、特定の症状を認める患者に対しては、一般的に、身体的にも包括的な評価が可能で患者の安定化を図ることが出来る救急部のある病院などでの対応が必須といえる。図13-1に示したように、患者に重大な自傷他害の恐れがある場合には、安全担保のために救急車による搬送を行い、必要な際には、医療保護入院や措置入院などの非自発的入院の手続きを進める必要があ

る。このような状況では、他の患者から隔離を行うとともに、危険な持ち物・衣類・家具・医療機器・薬などを排除して、安全を確保しなくてはならない。患者の行為がコントロール出来ない状況に陥った際にすぐに支援が得られる体制も整備しておく必要がある。

　一方で緊急性が低い場合には、より身近な診察環境で評価を行ったほうが適している場合もある。このようなケースでは、親が子どもを連れて受診することは、より容易であろう。州によっては、精神科救急当番医や往診型メンタルヘルス危機対応チームが、しかるべき場所（自宅・学校・クリニックなど）に出向いて評価を行うことが出来るところもある。プライマリーケア医療者は、各地域で精神科救急当番医や、往診型メンタルヘルス危機対応チームが利用可能かどうかを問い合わせ、このサービスを利用するための条件を確認することが有用となるであろう。

　診断を正確に行うためには、家族・他のプライマリーケア医療者・学校・現在の精神科主治医・児童相談所やその他の福祉関係者・少年司法機関・警察など、関連する多様な情報源から包括的に情報収集を行い全体像を把握することが必要である。評価を行ううえで最低限の情報を得るためには、子ども本人と付き添いの成人との面接は必須である。その場に親がいない場合には、評価のためにあらゆる努力を行って、親との接触を試みなくてはならない。

　子どもに関連する情報に対する見立てや関わり方は、それぞれの情報提供者によってしばしば異なっているであろう。例えば、親や学校は、子どもの破壊的・攻撃的な行動や易怒性について強調して報告を行うかもしれないが、子どもの抱いている悲しみ・心配・恐怖にはあまり気がついていないかもしれない。とりわけ親は、家庭内の不和やその他のトラウマ体験が、いかに子どものメンタルヘルス上の危機を引き起こしているのかについて、認識をしていない場合が多い。面接を行う際に、子どもや親が質問に対して曖昧で大ざっぱな回答しかしない場合や、問題を矮小化して回答する場合、それは身体的・性的な虐待やDVや違法行為や親の障害など、何らかの秘匿すべき問題が潜在しているシグナルであると認識する必要がある[3]。

　通常の臨床場面におけるメンタルヘルス上の評価では、子どもや親と良好なラポールを形成するまで数回のセッションを必要とすることはよくあることであるが、救急外来における緊急評価の際には、事前に何らの関係性の構築がなされていない状態で、重要な情報を迅速に収集する必要がある。それゆえに、面接を行う際には、子どもを安心させるためにあらゆる努力を払わなければならない。有効なコミュニケーション方法の一つは、「危機に至った出来事につき、あなた（子ども）の視点で理解したい」と強い関心を言葉に表しながら接することである。

　緊急の医学的評価を行う際には、注意深い身体診察を併せて行い、病歴や身体的な所見や徴候から身体疾患や何らかの依存性物質の使用が示唆される場合には、必要に応じて追加の臨床検査を行う。

　緊急評価を行う目的として重要であるのは、生じている問題の性質やその原因についてや、問題に対する現実的な解決策について、親・プライマリーケア医療者・その他の関係職種・子どもとの間に共通理解を形成することにある。このような共通理解を欠いた状態というのは、危機介入やその後の治療介入計画を危ういものとする。逆に、親・関係機関・子どもが、繰り返されてしまっているパターンを認識し、そのようなパターンに再度陥った場合に各々がど の

ようなことが出来るのかを認識しえた場合、救急現場での当座の介入だけではなく、その後の継続的な治療、ひいては健康回復に向けた取り組みにスムーズに移行しうる可能性は高まるであろう。緊急評価を行った以降に、再び自宅で子どもの養育を行う親が、医師の勧奨事項を遵守し、子どもが安全である状況を継続的に作り、子どもを監理する能力を高めていくことに繋げていくことこそが重要なのである。

　子どもの処遇を決定する際には、「患者には、自傷や他害に繋がる差し迫った実質的なリスクが存在しているか？」および「最も適切な治療レベルは、何であろうか？」という二つの要因に関する判断を行うことが必須となる。経験的に、入院治療を要する高リスクの患者としては、自殺企図を起こした子ども、高い攻撃性を認める子ども、経過が長い子ども、思春期前（学齢期）に症状を呈する子ども、家族成員に向精神性物質の使用の問題（物質使用障害）を抱えている人物がおり自身も同じ問題を抱えている子どもなどが挙げられる。ただし、患者の処遇の決定に際しては、その地域の精神医療提供体制の状況や、保険診療制度上の制約など、様々な要因が複雑に絡むこととなる。一般的に、精神科の入院ベッド数というのは減少傾向にあり、小児思春期の子どもの精神科への平均入院日数も毎年減少し続けている。より高いレベルのケアが必要な子どもが退院して地域社会に戻り、外来治療に切り替わる場合に、そもそも精神科の初診枠は少なく、退院してから初診までにかなりの日数がかかってしまうことがしばしばである状況は、必然的に同じようなエピソードが発生してしまう御膳立てがなされた状況であると言わざるをえない。子どもが精神科に入院した場合、少なくとも退院時には、投薬内容・プライマリーケアの現場で求められる役割・地域におけるフォローアップ計画の詳細・精神科外来に繋がるまでに精神科医にどのような形でコンサルテーションを行うことが出来るのか、などの情報がプライマリーケア医療者に伝達されることは極めて重要である。このような情報がルーチンでプライマリーケア医療者側に伝わる枠組みが存在していない地域では、再度同様の危機的状況が発生し再入院となる事態を防止するためにも、システムの改善が不可欠である。

精神医学的に緊急対応が必要となる個々の病態

自殺指向

臨床像

　自殺指向のある患者というのは、意図的に自身を傷つけ死を引き起こそうと考えている状態（自殺念慮）から、実際にそれらを引き起こしている状態（自殺企図）、さらには実際に死亡してしまう状態（自殺完遂）に至るまで、幅広いスペクトラムを形成している。意図性というのは自殺行動に至るうえでの特徴的な要素であるが、明確で強い場合もあれば、曖昧で漠然としている場合もある。また子どもの意図性というのは、小児期の早い段階から思春期後半まで、大きく変化する複雑なものである。10歳以前の子どもでは、自殺に至ることは極めて稀である。自殺完遂率が最も高いのは、10代から若年成人期のアメリカ先住民、アラスカ先住民、非ヒスパニック系白人男性であり、自殺未遂率が最も高いのは、10代のヒスパニック系女性であるとされている。自殺完遂事例で最もよく使われる手段は、男性では銃器、女性では薬物

摂取であり、薬物摂取は、自殺企図事例において最もよく使用される手段でもある。過去に自殺未遂歴があり、その手段が薬物摂取以外の方法であり、なおかつ継続して強い希死念慮を抱えている自殺企図既往者は、その後に自殺完遂してしまうリスクが最も高い。表13-1に、子どもの自殺に関するいくつかの重要なリスク要因について、概要を提示している。

評　価

　自殺念慮に関しての評価は、危機的状況にある子ども（とりわけ抑うつ状態にある子ども）、物質使用に関連する徴候を認める子ども、精神状態に変化を認める子どもを診察した際に、全例で実施する必要がある。具体的な自殺企図行動を認めた場合のみならず、子どもに自殺念慮が認められた場合、そのすべてを深刻に受け止める必要があり、子どもの現在の精神状態・元来の精神状態・この後に自身を傷つけてしまうリスクを含めた包括的な評価を行うことは不可欠である。自殺のリスク要因を評価するためには、文化的背景・発達状況に配慮したうえで、複数の情報源から情報を収集する必要がある。

　自殺念慮について評価を行う際に行うべき質問を、Box 13-3に掲げている。自殺念慮のスクリーニングとして、自記式の尺度がいくつか知られている。ただし、自記式の尺度は、一般的に感度は高いものの特異度が低い傾向にある。「自殺念慮質問票（SIQ: Suicidal Ideation Questionnaire）」や「児童思春期自殺傾向指数（CASPI：Child-Adolescent Suicidal Potential Index）」など、焦点の異なる二つの尺度を組み合わせて評価することで、主要な予測構成要素をよりよくカバーしうる（「補足資料2：小児医療者向けメンタルヘルス診療補助ツール」を参照）。複数のスクリーニング尺度ですべて陽性を示した場合には、さらなる包括的な評価を行うことは必須である。

表13-1　子どもの自殺のリスク要因	
リスク要因	コメント
自殺念慮	自殺念慮のある子どもの33%までもが、具体的に自殺の計画を立てたことがあると報告されている。
自殺企図の既往歴	実際に自殺企図の既往を有する人の自殺完遂リスクはおよそ90倍と報告されている。
精神疾患	自殺完遂した子どもの90%までもに精神疾患が合併していたと報告されている。最も多いのは、大うつ病性障害や双極性障害などの気分障害であり、物質使用障害、不安障害、行動障害と続く。
複数の精神疾患	自殺行動をとる子どもの70%以上が、複数の精神疾患を有していると報告されている。
精神科治療の欠如	自殺完遂した子どもの大多数が精神的病態に対して治療を受けていなかったと報告されている。
パーソナリティ特性	気分の不安定性・衝動性・完璧主義・攻撃性・奇異的思考・内向性などの特徴を認めることが多い。
神経伝達物質の調節障害	特にセロトニン作動系の調節障害を認めることが多い。
神経内分泌調節障害	特に視床下部-下垂体-副腎系（HPA[hypothalamic-pituitary-adrenal]-axis）の異常を認めることが多い。
睡眠障害	時間生物学研究から、睡眠障害は自殺のリスクを高めることが示唆されている。
累積的な高ストレス状況	家族の喪失・家庭不和・家族間暴力・親の能力不全・身体的虐待・性虐待・性指向の問題・移民問題・安定した住居の欠如・引きこもり・不登校／不就労・学業困難・いじめ・身体損傷（出生前・周産期・出生後のいずれの場合も含む）・慢性疾患の罹患などは自殺の高リスク要因である。
社会的不適応性	指導や支援をしてくれる共感的な成人が周囲におらず、家族・教師・カウンセラーとの間の対人交流の質が低下していることが多い。
認知の歪み	認知能力に制限がある、破滅的思考、絶望感などを認めることが多い。特に絶望感は、子どもの感情制御能力に強い制限を及ぼしてしまい、問題解決能力や逆境への対処能力を大きく損なわせてしまいうる。

Box 13-3　自殺念慮や自殺行動について聞き取りを行うための質問例

■「生きていたくない」「死んでしまいたい」と思うほど悲しかったり、混乱してしまったりしたことはありますか？
■自分が死んだほうが、自分や家族のためになると思ったことはありますか？
■それをすることで怪我をしたり、死んでしまう可能性があるほど危険だと分かっている行動をしてしまったことがありますか？
■自殺することを考えたことがありますか？
■具体的に自殺する計画を立てたことはありますか？　ある場合には、それはどのようなものでしたか？
■具体的に自殺しようして行動を起こしたことがありますか？　その方法はどのようなものでしたか？
■誰にも言わずに自殺しようとしたことがありますか？

　自殺未遂ケースの評価を行う際には、どのような手段・方法で自殺が試みられたのかや、どのような意図で行われたのかや、どの程度の確率で致死的となり得たのかに加え、その行為を起こす直前から数時間前の状況を確認し、引き金となった出来事についての詳細な情報を可能な限り収集する必要がある。Box 13-4に、自殺企図に関する状況を確認するための調査項目についてまとめている。どのような質問を行うのかは、子どもの発達状況を考慮したうえで判断する必要がある。子どもの年齢が低い場合、模倣行動や他者からの示唆によって、意図性に乏しい自殺行動が生じうる。思春期前の子どもの自殺企図事例では、意図性をどのように評価するのかは実際には困難である。また、思春期の子どもでは、自殺に用いた手段の致死性と自殺の意図の強さというのは必ずしも相関していないことも多く、強い意図を持っている子どもが、およそ致死的とはなりえない少量の市販鎮痛薬の内服という手段を用いることもありうる。
　中毒・興奮状態・急性精神病・見当識障害などによる精神状態の急激な変化は、自殺のリスクを高める要因となり、その変化を引き起こした医学的病態を鑑別していくため、身体診察は

Box 13-4　自殺企図に関する状況を確認するための調査項目

■なぜその方法が選択されたのか？
■自殺を図ろうとしたことで、子どもはどうなることを期待していたのか（その方法で、子どもは実際に死ぬことが出来ると考えていたのか）？
■子どもの自殺の意思は強固なものであったのか、揺れ動くような状態であったのか？
■子どもを取り巻く状況は、子どもが自殺を思いとどまる方向に作用し得たのか？
■子どもは生きたいという気持ちと死にたいという気持ちを抱えたアンビバレントな状態にあるか？
■子どもの死にたいという意思は、どの程度強かったのか？
■自殺の手段となる物を用意していたり、企図後に発見されないようにするような対策を練っていたりするなど、計画性があったことを示す証拠があったか？
■子どもは自殺するつもりであることを誰か（とりわけ主たる養育者）に話していたか？
■子どもは自殺未遂を起こした直後にどのような行動をとったか？
■子どもは助けを求めているか？　それとも自殺未遂行動のリスクを否認している状態にあるのか？
■子どもは自殺しようとしたことを認めているのか？　それとも自殺する意図を隠したり否認したりしているか？
■子どもは自殺が未遂に終わったことに安堵しているか？　それとも、失望しているか？

必須である。身体診察を行うことで、身体的虐待や性虐待の証拠所見が得られたり、過去の自殺企図や自傷行為の痕跡が確認されたり、精神状態の急性の変化を引き起こしうる身体的疾患を示唆する所見が確認されうる。身体的所見から何らかの病態（例：尿毒症、妊娠など）が示唆される場合、さらなる臨床検査による明確化が求められる。

医学的管理

　自殺指向のある子どもを評価する際に明確にすべき質問は、以下の二つの基本的質問に集約される。一つは「子どもが再度自殺を図り、完遂してしまうリスクがあるか？」という質問で、もう一つは「子どもと家族は、監督・保護に関しての指導に従うことが出来、外来受診などのフォローアップ計画を遵守することが出来るか？」という質問である。緊急対応後のフォローアップ計画において、かかりつけ医である小児のプライマリーケア医療者はキーマンの一人として関与し、その内容を十分に把握しておく必要がある。実際、小児医療者が子どものフォローアップ診察を並行して行うことは、精神科医療におけるフォローアップをサポートすることとなるはずである。

　子どもが自殺の意思を口にしている場合、精神科入院の適応となるであろう[6]。そのような意思の表出は、「死にたい」などのような明示的な表現の場合もあれば、「生きている意味が見出せない」などの暗示的な表現の場合もある。このような子どもは、頻繁に自殺について考えており、かつそれが長時間に及んでいるのが一般的であり、自身の置かれている環境において実現可能な具体的な計画を詳細に語ることも稀ではなく、自殺完遂に至るリスクも高い。子どもに自殺未遂の既往歴・未治療のうつ病・物質使用障害などの、自殺完遂に至りうる既知のリスク要因がある場合や、身近で自身と同一視してしまいうる友人や家族などに自殺完遂した人物がいる場合、とりわけ慎重に安全評価を行わなければならず、ときには医療機関で入院という形で安全担保を試みる場合もある。子どもが身体医学的には安定していても、精神的に潜在的に危険な状態にあると判断される場合、精神科病床のある施設への転院を考慮する必要がある。

　精神状態に変容がみられた場合や、精神疾患の診断を受けているが外来やデイケア治療で改善が認められなかった場合や、物質使用障害の程度が激しい場合や、親の監護能力が極めて低い場合などにも、入院治療の適応となりうる。外来で安全に子どもを診ていくためには、自殺指向のある子どもの親が、再度子どもに自殺念慮が生じた際には、そのことを自分に話してくれるであろうと思える程度には、親子の関係性が改善された状況になっていなくてはならない。また親が評価・治療を開始した時点から子どもをしっかりと監督出来る体制を整え、自殺の致死的な手段となりうるもの（例：銃器、処方薬、市販薬）に手が届かない状況を作り出すなどの、家庭内の安全性を高める取り組みを行うとともに、医師の勧告に従い、退院後の評価や治療プランを遵守することも求められる。

　入院の第一の目標は、子どもを自己破壊的な行動から安全に守ることにある。その他の目標としては、精神医学的診断を明確にし、個人・家族・環境（例：学校、地域）を巻き込んだ包括的な治療計画を策定することが挙げられる。中等度から重度の精神病理の存在が確認された場合には、薬物療法が開始されることもある。子どもの場合は通例、「積極的な自殺念慮が消失

し、親が遵守可能な退院後のセーフティプランが立案されるまで」が入院期間となるであろう。

　子どもに自殺念慮はあるものの意図性や計画性に乏しく、精神状態にも異常は確認されず、その他の自殺のリスク要因がほとんどなく、かつ子どもと親に外来治療に参加する意思と能力があり、精神的支援・監督・保護・フォローアップの遵守を親が約束出来る状況の場合には、精神科の外来へと紹介することが適切であろう。その際には、緊急で外来の予約が可能であること、専門資格を持つメンタルヘルスの医療者が在籍していること、エビデンスに基づく心理治療が可能であることなど、システムに関する状況を確認する必要がある。

　プライマリーケア医療者は、精神科外来に紹介した患者の受診率は非常に低いということを認識しておく必要がある。また一度受診したとしても、精神科に紹介された子どものおよそ3人に1人は二度目の受診でドロップアウトしており、5回以上通院している患者は受診した患者の4人に1人に過ぎないとされている。過去の精神科入院歴・精神疾患の症状の重篤度・自殺企図行動の深刻度など、様々な要因が、その後にフォローアップが継続されうるかどうかに影響を及ぼしているとされている[7]。プライマリーケア医療者は、自殺指向の原因や治療について、ならびに治療を怠ることのリスクについて、子どもや家族に教育を行うことも出来るであろう。また、緊急の精神医学的評価を行ったタイミングでプライマリーケア医療者の外来予約を確約しておくことで、精神医療へ紹介した際の受診率を高めることが出来るであろう。

　精神科外来の治療目標は、基礎にある精神医学的病態の治療を行うことでさらなる自殺企図行動を防止することにある。最適な治療として、薬物療法に加えてエビデンスに基づく心理療法を、個人療法・家族療法・集団療法など様々な形式で提供する必要がある。厳密な研究で効果が確認されている自殺予防に特化した治療法は現時点では存在していないが、弁証法的行動療法[8]、自殺予防のための認知行動療法（CBT）[9]、家族介入療法[10]、メンタライゼーションを基盤とする心理療法[11]など、いくつかの精神療法が自殺予防に有効である可能性が示唆されている（表13-2）。

　自殺指向の背景にうつ病がある場合、包括的な治療計画の一環として抗うつ薬の服用が検討されるであろう。うつ病を有する思春期の自殺企図者を対象としたあるパイロット研究では、抗うつ薬と認知行動療法（CBT）の併用により、自殺願望のない思春期のうつ病患者と同程度に抑うつ症状の改善が認められたと報告されている[12]。ただし、自殺念慮のある子どもに抗うつ薬を処方する際には、自殺と抗うつ薬の関係性についての様々な研究成果を把握したうえで、注意深く経過観察を行うことが不可欠である。

急性興奮

臨床像

　急性興奮というのは、心理的状態（内的な緊張・過覚醒）と運動状態（歩き回る、手を振りまわす、そわそわする、など）の両者が包含される状態である。興奮状態は、Box 13-5に提示した通り、多くの精神疾患・身体疾患や物質使用に併発して生じうる。最も初めに行うべき重要なステップは、急性興奮が身体医学的病態を背景に生じたものであるのか、物質や薬物の使用により生じたものであるのか、精神疾患によって生じた一次性の病態であるのかを判断するこ

表13-2　自殺企図者に対する各種心理療法	
心理療法のタイプ	**コメント**
弁証法的行動療法（DBT）	感情制御に問題を抱えている人のためにデザインされた心理療法であり、マインドフルネスや東洋哲学に根差したアクセプタンスの技法、ならびに認知行動療法（CBT）に由来するスキル・ビルディングの両者を重視している。感情制御・対人関係性向上・マインドフルネス・苦痛耐性の強化という4つのスキル向上を目的とするモジュールを活用するのが特徴である。
自殺予防のための認知行動療法（CBT）	自殺企図行動を起こした子どものためにデザインされた心理療法であり、自殺企図行動の直前と直後の行動に関して詳細な連鎖分析を行うことで、自殺企図に結びつきうる情緒的・認知的・行動的・家族的な近接リスク要因を明確にしていく。このようなリスク要因として、たいていの子どもで、感情調整能力・問題解決能力・苦痛耐性・無価値観や絶望感などの陰性思考に対処する能力などに乏しい状態にあることが判明する。本治療の最も重要なポイントは、治療対象とすべき問題領域を同定するとともに、情動的な苦痛が急激に高まった期間に用いることが出来そうな具体的な介入法について同定し、個別的にケースの概念化を図っていくことにある。
家族療法	親のストレス管理能力を向上し、思春期の子どもへの理解を深め、親子間のコミュニケーションを促進し愛着を強化することで、親と家族のストレングス（強み）を強化するためにデザインされた心理療法である。
メンタライゼーションを基盤とする心理療法	自己統制能力を高めるために、思考や情感がどのように行動に影響を及ぼすのかについての理解力を高めることを目的としてデザインされた心理療法である。

【略語】CBT: cognitive behavioral therapy、DBT: Dialectical behavioral therapy

とである。

　身体医学的病態や物質や薬物の使用により生じた急性興奮というのは、ごく短時間で意識状態の低下（環境への認識の鮮明度の低下）と認知能の低下が認められるのが特徴である。せん妄とも呼ばれるこのような興奮状態は、しばしば認知の変化（例：記憶障害、見当識障害、不注意、言語障害）や気分の変化（例：易刺激性の亢進）や知覚の変化（例：急性幻覚、幻視、妄想）を伴っている。一方、精神疾患による一次性の興奮の場合、一般的に急性の意識障害や認知障害を伴うことはない。また、自閉症スペクトラム障害の子どもの急性興奮は、他者に身体的疾病により生じた症状をうまく伝えられなかったり、日常生活のルーチンを崩されるような環境の変化が生じたりした際に生じることが多い。

評　価

　急性興奮状態を呈する子どもに対しては、身体診察・臨床検査・画像検査を行い、背景にある医学的・薬理学的な病態の原因精査を尽くす必要がある（Box 13-6）。このような評価は、子どもの呈する急性興奮の原因を精神医学的な原因に帰する前に、包括的に行わなくてはならない。せん妄が疑われる場合には、状態は短時間で変化しうるため、このような評価は経時的に複数回行う必要がある。せん妄の診断や重症度の評価には、様々なスクリーニング尺度が用いられている。子どものせん妄にしばしば用いられる尺度として、せん妄評価尺度（DRS: Delirium Rating Scale）[13] があり、小児用と思春期用の尺度が用意されている。表13-3には、"I WATCH DEATH"の頭文字で示される、小児期せん妄の鑑別診断の概要を提示している。

医学的管理

　興奮状態にあるあらゆる患者に対しての最も効果的な治療は、根本的な原因に対処すること

Box 13-5　強い興奮を伴うことが多い病態

一般的な医学的病態
- 身体的疾患に直接的に関連して生じるせん妄
- 急性薬物中毒

精神疾患
- 神経発達症
  - 知的障害
  - 自閉症スペクトラム障害（ASD: autism spectrum disorder）
  - 注意欠如・多動性障害（ADHD: attention-deficit/hyperactivity disorder）
- 破壊的行動障害および衝動制御障害
  - 反抗挑戦性障害（ODD: oppositional defiant disorder）
  - 間欠性爆発性障害（IED: intermittent explosive disorder）
  - 素行障害（CD: conduct disorder）
- 不安障害
  - 分離不安障害
  - パニック障害
  - 全般性不安障害
- うつ病および双極性障害
  - 大うつ病性障害
  - 双極Ⅰ型障害および双極Ⅱ型障害
  - 重篤気分調節症（DMDD: disruptive mood dysregulation disorder）
- 強迫性障害（OCD: obsessive-compulsive disorder）
- 心的外傷およびストレス因関連障害
  - 心的外傷後ストレス障害（PTSD: post-traumatic stress disorder）
  - 急性ストレス障害（ASD: acute stress disorder）
- 精神病
  - 統合失調症
  - その他の精神病
- 物質使用障害
  - 薬物中毒もしくは薬物離断症

親子の関係性障害
虐待およびネグレクト

である。根本的な対処を行うまでの間、子どもと家族の苦痛を和らげ、意図しない危害が生じないようにし、医学的転帰を改善するために、適応があると考える場合には、臨床医は急性興奮の対症療法を行う必要がある。Box 13-7 に、急性興奮状態にある小児に対する非薬物療法的アプローチの概要を提示している。これらの初期介入が有効でない場合、臨床医は自傷他害を防ぐために、必要であれば薬理学的介入や隔離・拘束の使用を検討する必要がある。制御不能な行動に対する緊急の薬理学的介入や隔離・拘束の使用に関する規制は、州により様々である。Box 13-8 に、緊急の薬物治療のためのアセスメントにおける考察事項を提示し、Box 13-9 には、小児思春期の子どもへの隔離・拘束の使用に関する米国におけるガイドラインを提

Box 13-6　強い興奮状態にある子どもの医学的評価において実施すべき検査項目

血液学的検査

全血球計算（CBC: Complete blood cell count）

生化学検査

電解質・血糖・BUN・Cr・総蛋白・肝機能検査・カルシウム・マグネシウム・リン・甲状腺機能検査・腎機能検査

その他の検査項目

妊娠検査、重金属・ビタミンB₁₂・葉酸・LE細胞検査・抗核抗体・尿中ポルフィリン・アンモニア・赤血球沈降速度・HIV検査・尿中薬物スクリーニング・血清薬物濃度・動脈血ガス分析

放射線医学検査

胸部Ｘ線撮影・コンピュータ断層撮影（CT）・磁気共鳴画像（MRI）・心エコー検査・内視鏡検査

その他

脳波検査・心電図検査・腰椎穿刺検査

表13-3　小児期せん妄の鑑別疾患（頭文字「I WATCH DEATH」で構成される）

Infection（感染症）	急性脳炎ª、髄膜炎、梅毒、HIV感染症、敗血症ª
Withdrawal（離脱症状）	アルコール、バルビツール系薬剤、鎮静／睡眠剤ª
Acute metabolic（急性代謝疾患）	アシドーシス、アルカローシス、電解質異常ª、肝不全、腎不全
Trauma（外傷）	頭蓋内損傷ª、熱中症、術後せん妄ª、重度熱傷
Central nervous system pathology（中枢神経疾患）	脳膿瘍、頭蓋内出血、水頭症、硬膜下血腫、脳炎／細菌性髄膜炎ª、痙攣性疾患ª、脳卒中、脳腫瘍、悪性疾患の脳転移、脳血管障害ª
Hypoxia（低酸素）	高度貧血、一酸化炭素中毒、低血圧、呼吸不全、心不全
Deficiencies（欠乏症）	ビタミンB₁₂欠乏、葉酸欠乏、ナイアシン欠乏（ビタミンB₃）、チアミン（ビタミンB₁）欠乏
Endocrinopathies（内分泌疾患）	副腎皮質機能亢進症／低下症、高／低血糖、甲状腺機能低下／亢進症、副甲状腺機能亢進症
Acute vascular（急性血管障害）	高血圧性脳症、脳卒中、不整脈、ショックª
Toxins or drugs（中毒）	処方薬中毒ª、違法薬物中毒、農薬中毒、シンナー中毒
Heavy metals（重金属中毒）	鉛中毒、マンガン中毒、水銀中毒ª

a. 小児期せん妄として頻度が高いもの。

引用元：Wise MG, Brandt G. Delirium. In: Hales RE, Yudofsky SC, eds. *American Psychiatry Press Textbook of Neuropsychiatry*. 2nd ed. Washington, DC: American Psychiatric Press; 1992:302. Copyright 1992 American Psychiatric Press, Inc. Used with permission.

示している[14]。

　せん妄状態にある子どもに対しては、治療上、特別な配慮が必要である。子どもの場合、その子を取り巻く環境への介入は、とりわけ重要となる。子どもが慣れ親しんでいる人物が安心を保証し、落ち着くように繰り返して声掛けをすることで、恐怖心や混乱を低減することとなるであろう。スタッフの交代を最小限度にする、室内の環境を安心出来る整然としたものと

Box 13-7　興奮状態の子どもへの非薬物的対応

心理教育
- 子どもと親に対し、興奮の原因についての考察を伝え、興奮自体はしばらくすれば収まっていくものであることを丁寧に説明する。
- 興奮状態の場合には、認知能力に制限が生じているため、子どもへの説明や声掛けは短く簡潔で焦点を明確にする必要がある（例：「落ち着かないとね。安全のために薬を使おうね。口から飲む薬でも、注射の薬でもどちらでも大丈夫だよ」）。
- 必要な介入について、端的に説明を行う。必要な介入の中には、身体的拘束や薬物の使用も含まれるが、このような対応は緊急事態に限って行うものであり、子ども自身だけでなく他の人を守るために必要な介入であることを説明する。
- 可能な限り、行おうとしている介入について親からの同意を得る。

心を落ち着かせるための介入法
- もしあなたが警戒感を抱いているとするならば、そのこと自体が、「子どもが制御不能になっていることを表しているのだ」と客観的に考える。
- 子どもの示す怒りに対して、感情的にならずに客観的に対応し、まずは自身の安全を担保する。
- 子どもにはっきりと自己紹介を行う。
- 簡潔な言葉で、柔らかい口調で、ゆっくりと立ち振る舞うことを心がける。
- 外来・救急部・処置室で何を行うつもりであるのかを、丁寧に説明する。
- あなた（子ども）の安全を守るために、自分（医師）はここにいるのだと明確に伝え、安心させる。
- 子どもの恐怖と混乱を和らげるため、子どもと関係性の深い人物に、繰り返し安心させる言葉がけをしてもらい、子どもの気持ちの立て直しを図ってもらう。
- 子どもを一人にはせず、常に家族や医療スタッフが寄り添うようにする。
- 子どもの要求を合理的な範囲で尊重する意向であることを、子どもに伝える。
- 子どもがどうなりたいのかの理解に努め、それを達成するために協力を行うことを言明する。
- 食べ物や飲み物を提供する。
- 環境上の刺激を可能な限り減らす（例：照明を抑え、関わる人数を減らす）。
- 壊れやすい物や器具を近くに置かないようにする。
- 子どもが落ち着きを取り戻すことの出来るものを探す。
- 適切な場合、気をそらすことが出来るおもちゃや、五感を活用するデバイスを貸し出す。
- 可能な限り同じスタッフが対応し、家族やこれまでに関わりのあるスタッフがケアに参加することで、薬物療法を用いずに落ち着くことが出来ることが多い。
- 子どもを安心させるために言葉がけを行っても、それに応じない場合、子ども自身や周囲の人たちを守るために、子どもの行動を有形力をもって抑えることもありうるという「力の誇示」を手段として用いることもあるということを伝えなくてはならない場合もある。病院の警備員や警察官に、子どもの目に見える形で行動をしてもらうことで、子どもの行動化は抑制されるであろう。

引用元：ボストン小児病院児童精神科マニュアル（2017）

し、家で使用している時計・カレンダー・家族や家の写真・ぬいぐるみなどの馴染みのものを置く、周囲の騒音を最小限にする、日中の照明を明るくし夜間には照明を弱めるなどの対応はすべて、見当識の回復に有用となる。安全性を確保するために投薬が必要と判断される場合には、知覚障害・睡眠覚醒周期異常・行動制御障害を伴う興奮状態の患者に対して向精神薬の使用は非常に効果的である。ハロペリドールは、代謝物による影響が少ない安全な薬物で、抗コ

Box 13-8　緊急の薬物治療のためのアセスメントにおける考察事項

①治療を行った場合のメリットと、治療を控えた場合のリスク。

②検討している薬物療法のメリットと潜在的なリスク。

③薬の投与経路：経口投与が可能か否か。もし不可能な場合には、胃瘻などの代替ルートがあるのか、静脈ラインを確保する必要があるのか？　経直腸投与や筋肉注射などを行うほうがよいのか？　その他の侵襲性の高い投与方法が必要であるか？

④薬物投与を行ううえで、身体拘束が必要であるのか？

⑤子どもの年齢：子どもは治療について理解し、同意することが出来る年齢であるのか？　どのような年齢であっても、投薬に際し、医師は患者とコミュニケーションを取る努力を行い、その内容を診療録に残しておく必要がある。年齢が低ければ低いほど、子どもは治療内容について理解することが困難であろう。

⑥不安の程度：過呼吸や手足の震えなどの軽度のパニック発作であれば、緊急で介入を行う必要性には乏しい。一方で、パニックの程度が強く興奮した状態で、経鼻胃管や静脈ルートを引き抜こうとしたり、酸素マスクを外そうとするなどの場合には、緊急で介入を行う可能性が考慮される。

⑦興奮の程度：落ち着きがない程度の軽度の状態であれば、直ちに介入する必要はないかもしれない。一方で、他者への重大な脅威となりうるほどに強く興奮している場合には、緊急で介入を行う可能性が考慮される。

引用元：Ibeziako P, Bourne R, Shaw RJ, DeMaso DR. Legal and forensic issues. In: Shaw RJ, DeMaso DR, eds. *Textbook of Pediatric Psychosomatic Medicine: Mental Health Consultation With Physically Ill Children.* Washington, DC: American Psychiatric Press Inc; 2010:47–62.（許可を得て改変）

Box 13-9　小児思春期の子どもへの隔離・拘束の実施に関するガイドライン

隔離や拘束の実施は、自傷他害を生じさせる切迫したリスクがあり、より侵襲度の低い介入を行ってもうまくいかなかったり、効果がないか不適切であると判断された場合に限定されなくてはならない。

①隔離や拘束の指示は、患者の継続的なケアに責任を持つ立場の主治医が、病院の方針と一致する方法で行う必要がある。

②主治医が不在で、他の医師が隔離や拘束の指示を行った場合、その後に可及的速やかに主治医の判断を仰ぐ必要がある。

③主治医は、隔離や拘束を行ってから1時間以内に、対面で患者の評価を行う必要がある。

④医師による対面評価には、患者の当面の状況、介入に対する患者の反応、患者の医学的・行動学的状態、隔離や拘束を継続する必要性や終了としうる可能性の評価が含まれる。

⑤隔離や拘束の指示は時間的に限定される必要があり、9～17歳の子どもでは2時間ごとに、9歳未満の子どもでは1時間ごとに再度の指示確認を行う必要があり、原則として24時間を超えてはならない。

⑥24時間を超える場合には、医師が直接的に対面で子どもの評価を行うことなしに、隔離や拘束の指示を継続してはならない。

⑦子どもに隔離や拘束を行う場合、持続的な監督を実施しなくてはならない。

⑧隔離や拘束を行った場合には、病院のルールに従い、診療録に適切な形で記録を残さなくてはならない。

引用元：Joint Commission Resources. *2017 Comprehensive Accreditation Manual for Hospitals.* Oakbrook Terrace, IL: Joint Commission Resources; 2016.

リン作用や血圧低下の副作用も少なく、他の薬剤に比べて鎮静作用も比較的少なく、非経口剤も存在していることから、臨床の現場で頻用されてきた。急性興奮を迅速に制御する必要がある場合、経静脈投与が最も望ましい投与法である。使用の際には、急性ジストニアなどの抗コリン作用の出現や、QT延長など循環器系への影響について、慎重にモニタリングする必要がある。

　せん妄以外の原因による急性興奮への薬物投与に関しては、表13-4、表13-5およびBox 13-10に示したガイドラインを参照されたい[15]。

急性精神病

臨床像

　急性精神病の症状としては、幻覚・妄想・思考障害（"まとまりのない発語"という形で確認される）、まとまりのない行動などの"陽性症状"、ならびに感情表現の低下や意欲の減退などの"陰性症状"が挙げられる。幻覚には、幻視・幻聴・幻嗅・幻味・幻触などがあり、実際に識別可能な外部刺激がないにもかかわらず、これらの五感を生々しく実感する状態を指す。

評　価

　思春期以前に精神病性の精神疾患を発症することは稀であり、これらの年齢層に精神病症状が確認された場合、基礎疾患が潜在している可能性や物質使用障害の二次的病態の可能性が、一般的には高い。急性精神病症状をきたしうる医学的な鑑別病態は多岐にわたる（Box 13-11）。急性の興奮症状を認めた際の評価法と同様、詳細な病歴聴取と包括的な身体診察は欠かすことが出来ない重要な評価の基本的要素であり、臨床検査や画像検査などを積み重ねていくことで、鑑別すべき病態を絞り込んでいくことが出来る（Box 13-6参照）。

　急性精神病症状を引き起こしうる身体医学的病態が除外された場合、精神医学的病態の可能性が検討されることとなる。幻覚症状を認めうる病態としては、心的外傷後ストレス障害

表13-4　中等度の興奮を認める小児思春期の子どもに対する、急性期の薬物管理		
中等度の興奮に対する薬物療法		
中等度の興奮とは、声を荒げる／叫ぶ／悲鳴を上げる、言葉による攻撃的行動、拳を握るなどの威嚇的態度、歩き回る、体を大きく揺する、人に向けるわけではないが小さな物を投げつける、創形成を伴わない自傷行為（例：掻きむしる、軽度の自己殴打、短時間のヘッドバンキング）を呈する状態を指す。		
	小児（25〜50 kg）	**思春期児（>50 kg）**
頻用される薬剤	ジフェンヒドラミン（レスタミンなど）もしくはロラゼパム（ワイパックスなど）	ジフェンヒドラミン（レスタミンなど）もしくはロラゼパム（ワイパックスなど）
推奨される投与経路	経口投与	経口投与
初回投与量	ジフェンヒドラミン25 mgもしくはロラゼパム0.25 mg	ジフェンヒドラミン50 mgもしくはロラゼパム0.5 mg
再投与量（効果がない場合、初回投与から60分後に投与可）	ジフェンヒドラミン25 mgもしくはロラゼパム0.25 mg	ジフェンヒドラミン25 mgもしくはロラゼパム0.5 mg
その後の投与間隔／量	4〜6時間ごとに反復投与可能であるが、一日投与量はジフェンヒドラミンの場合100mg、ロラゼパムの場合2mgを超えてはならない	4〜6時間ごとに反復投与可能であるが、一日投与量はジフェンヒドラミンの場合150mg、ロラゼパムの場合4mgを超えてはならない

表13-5　重度の興奮を認める小児思春期の子どもに対する、急性期の薬物管理

重度の興奮に対する薬物療法

重度の興奮とは、自身や他者に対し差し迫った危険を及ぼしうる、首つりをしようとする・治療を要する創形成を伴う自傷行為（自切・掻きむしり）・強く壁に頭を打ち据えたり長時間にわたるヘッドバンキング・他者を巻き込む闘争的行為・他者への暴力・人に向けて物を投げつける・器物破損、などを呈する状態を指す。

	小児（25〜50kg）	思春期児（>50kg）
頻用される薬剤	オランザピン[a]もしくはハロペリドール[b]＋ジフェンヒドラミン（レスタミンなど）[c]	オランザピン[a]もしくはハロペリドール[b]＋ジフェンヒドラミン（レスタミンなど）[c]
推奨される投与経路	経口投与（オランザピンには口腔内崩壊錠がある）、もしくは筋肉注射	経口投与（オランザピンには口腔内崩壊錠がある）、もしくは筋肉注射
初回投与量	オランザピン2.5mgもしくはハロペリドール2mg＋ジフェンヒドラミン25mg	オランザピン5mgもしくはハロペリドール5mg＋ジフェンヒドラミン50mg
再投与量（効果がない場合、初回投与から45分後に投与可）	オランザピン2.5mgもしくはハロペリドール2mg＋ジフェンヒドラミン25mg	オランザピン5mgもしくはハロペリドール2.5mg＋ジフェンヒドラミン25mg
その後の投与間隔／量	4時間ごとに反復投与可能であるが、一日投与量はオランザピンの場合10mg、ハロペリドールの場合5mg、ジフェンヒドラミンの場合100mgを超えてはならない	4時間ごとに反復投与可能であるが、一日投与量はオランザピンの場合15mg、ハロペリドールの場合10mg、ジフェンヒドラミンの場合150mgを超えてはならない

a. 心肺抑制のリスクがあるため、ロラゼパムの静注／筋注後、4時間以内にオランザピンを使用してはならない。
b. シタロプラム（セレクサ［日本未発売］）、エスシタロプラム（レクサプロなど）、フルオキセチン（プロザック［日本未発売］）を服用している場合、ハロペリドールの使用は禁忌である。
c. 急性ジストニー反応が生じるリスクを避けるため、ハロペリドール単独投与よりもジフェンヒドラミンとハロペリドールを併用することが望ましい。
ロラゼパム、ジフェンヒドラミン、ハロペリドールは経口液剤が存在する。オランザピンは口腔内崩壊錠が存在する。いずれの薬剤も、筋注用製剤が存在する。
　薬物療法が効果を発揮せず、自傷他害のリスクが継続する患者に対しては、身体拘束の実施が検討される。

Box 13-10　薬物療法に際してのモニタリング要件と投与上の留意点

モニタリングの要件
- 患者が落ち着いていて協力的であることが前提となるが、急性期の薬物療法モニタリングとして、バイタルサインのチェック、血圧測定に加え、アカシジアやジストニアなどの錐体外路系の副作用や、呼吸抑制の出現の観察を行う。
- 臨床的に必要な場合（例：抗精神病薬を初めて使用する前後など）、心電図のモニタリングを行い、QT間隔を評価する。

薬物投与に際しての留意点
- 第一世代（定型）抗精神病薬と第二世代（非定型）抗精神病薬は共に、急性期の興奮に対しての効果を支持するエビデンスが存在する。現時点では、どちらがより有効性に優れているのかは結論が出ていない。それぞれの薬物にはそれぞれ個別の副作用があり、どの薬物を投与するのかは個々の患者ごとに判断を行う必要がある。なお、このガイドラインは、あくまでも緊急の際の薬物投与につき記したものである。
- 自傷他害の恐れがある緊急事態の際には、親権者や法定代理人の同意なしに薬物療法を実施することが可能である。
- 投薬を行う際に患者が抵抗を示す場合、警備員やその他の職種の協力を得て「力の誇示」を行うことが有効となりうる。
- 薬物療法の実施の判断を行う際、内服でも筋肉注射でも、どちらもすぐに使用出来るように準備を行っておく必要がある。
- 内服薬を選択する際には、時間制限法を用いる必要がある（例：5分以内にこの薬をすべて服用してください）

引用元：ボストン小児病院児童精神科マニュアル（2017）

Box 13-11　急性精神疾患の原因の鑑別病態	
薬物中毒（処方薬、違法薬物） 外傷 臓器不全 ■心肺機能異常 ■高血圧性脳症 ■尿毒症性脳症 ■肝性脳症 電解質異常 神経疾患 ■脳卒中 ■神経精神ループス ■多発性硬化症 ■てんかん発作 ■ハンチントン病（舞踏病） 内分泌疾患 ■糖尿病性ケトアシドーシス ■アジソン病 ■クッシング病 ■甲状腺疾患 ■下垂体疾患 中毒 ■脱法ハーブ、大麻などの植物 ■一酸化炭素中毒 ■重金属中毒、工業毒	感染症 ■敗血症 ■HIV脳症 ■肺炎 ■髄膜炎、脳炎 ■ロッキー山発疹熱 ■レジオネラ症 ■ライム病 ■急性リウマチ熱 ビタミンD欠乏症 低酸素症 血液疾患 腫瘍随伴症 急性間欠性ポルフィリン症 脳の器質的異常 ■慢性硬膜下血腫 ■脳動脈瘤・頭蓋内血管腫 ■正常圧水頭症 ■脳腫瘍 ■脳膿瘍

（PTSD）・非精神病性気分障害・破壊的行動障害などの、随伴症状として幻覚を認めうる病態や、短期精神病性障害、統合失調症、精神病的症状を併発した大うつ病性障害や双極性障害など、精神病性症状として幻覚症状を認める病態や、現実検討能力の低下などの幻覚として評価されうる臨床的状況などが挙げられ、その背景は多彩である。

　非精神病性の幻覚症状を認める子どもでは、通例は妄想・まとまりのない思考や行動・陰性症状などの他の精神病性の徴候は認められない。非精神病性幻覚は、重度のトラウマ性ストレス、発達遅滞、発達障害、心理社会的剥奪（虐待やいじめなど）、子どもの現実感喪失を促進させるほどの親の精神疾患、神秘主義的な文化的／宗教的信念、未解決の死別悲嘆、魔術的思考などの影響下でも生じうる。

医学的管理

　幻覚に対し必要とされる治療は、基礎疾患によって異なる。非精神病性の幻覚は、疾患特異

的な心理療法（例：PTSDに対するトラウマ焦点化認知行動療法［TF-CBT］、行動障害に対するペアレントトレーニング）や補助的な位置づけとしての内服療法（例：うつ病・不安障害に対する抗うつ薬、短期間の抗精神病薬投与）が一般的には必要となるであろう。精神病性幻覚に対しては、抗精神病薬の適応となるであろう。中毒や身体的疾患に伴って生じた二次的な幻覚症状は、通常は基礎疾患の治療に伴って消失する。

災害への暴露（被災）

臨床像

　災害は、地域社会の対処能力を大幅に超える突然の深刻な生態学的・心理社会的混乱を引き起こす出来事である。発達段階によっても異なるが、災害に伴って、子どもには様々な時系列で多彩な心理的影響が引き起こされうる（Box 13-12）。一過性の中程度までの心理的苦痛は、災害のようなトラウマ事象に晒された際の正常反応ということも出来る。災害暴露後1か月以内に出現する重度の症状は「急性ストレス障害」と診断され、1か月を超えて症状が遷延して認められる場合には、心的外傷後ストレス障害（PTSD）と診断される。

リスク要因

　災害への暴露（被災）が子どもに及ぼす影響というのは、いくつかの要因により調整されうる[16]。そのような要因としては、暴露されたトラウマ事象の具体的性質（例：災害の種類・強度・期間、物理的な接近度、負傷の有無、愛する者の喪失の有無、大切な所有物の損失の有無、メディア報道への暴露の有無など）や個人的要因（年齢や発達段階、性別、出来事以前の学校での機能状況、出来事以前の身体的・精神的疾病の有無、出来事以降の経験、悲嘆の状態、適応的な対処スキ

Box 13-12　小児思春期の子どもの一般的なトラウマ反応	
低年齢の子ども ■しがみつきや依存的行動 ■恐怖反応 ■睡眠障害・食欲低下 ■悪夢 ■おねしょ・お漏らしの増加 ■かんしゃく ■多動 **学齢期の子ども** ■遊びを通じたトラウマの再演 ■睡眠障害・食欲低下 ■身体症状への懸念 ■集中力低下 ■易興奮性 ■多動 ■学業成績の低下	**思春期児** ■過換気 ■回避症状 ■感覚鈍麻 ■パニック発作を含む、不安症状 ■抑うつ ■不登校・引きこもり ■自殺念慮や自殺企図 ■疑似的独立への傾倒（大人を頼らない） ■好戦的態度 ■危険行動（例：性的逸脱行動、薬物使用、暴力） ■対人間葛藤の増加

ルの程度、レジリエンス（逆境をはねのけ回復する力）の強さ、情緒的なポジティブさ）や家族要因（親子関係の質、親の調和性、家庭環境のポジティブさ、親族からの支援状況、文化的な帰属感など）や地域的要因（二次的なストレス要因の程度、トラウマを想起させる刺激の程度、社会的支援状況、学校や宗教による支援的な関わりの程度など）が挙げられる。

　生命を脅かすような出来事に遭遇した場合、その出来事に関連する症状というのは、たいていはその直後から現れる。しかし、その出来事から1か月を超えて持続的に症状を示す割合は、一般に症状が出現した人のうち3分の1程度とされている。女性、被災以前のトラウマ暴露歴、加わったトラウマが複数に及ぶ、治療上の主たるテーマとなるトラウマ（インデックス・トラウマと呼称される）の他に性質の異なるトラウマが存在している、精神疾患の罹患歴（とりわけ不安障害）、親の精神医学的病態の存在、社会的支援を受けられない状況などの各種要因は、子どもがトラウマに晒された後にPTSDを発症するリスク因子である[17]。反対に、親が支援的で、親のPTSDレベルが軽度で、親のその他の原因に基づくトラウマ関連症状が解決されていることは、子どものPTSD症状を低減する予測因子であることが判明している。災害に関するニュース報道を目にする機会の増加・避難の遅れ・極度のパニック状態に陥った経験・自分自身や家族の命が危険に晒されていると感じた恐怖感は、それぞれ独立してPTSDの発症と有意に関連していることが判明している。PTSDに対し、適切な治療を行わない場合、様々な合併症をきたしうることもよく知られている。「PTSD症状は自然に回復する」との研究報告も何編か存在しているものの、とりわけ小児期のPTSD症状は何年にもわたって持続し、複数の領域の機能に影響を与えうるとの研究も数多く存在している。

評　価

　災害の被災者に対し心理学的スクリーニングを行うことは、最も治療必要性の高い人を特定し介入を促進することに繋がる。ただ被災した際に心理的な困難性を抱える人は極めて多く、実質的には大なり小なり、ほぼすべての人が何らかの苦痛を抱えることとなる。それゆえに、どのタイミングがスクリーニングを行ううえでの適切な時期であるのかについては、いまだ多くの議論がなされている。子どもに対するスクリーニングは、通例は学校という環境で集団で行われ、トラウマへの暴露体験や、トラウマ暴露により生じた内在化反応や外在化反応について、自記式尺度を用いて評価されることが多い。ただ、標準化されたスクリーニング尺度を用いる限界点として、子どもが表出するトラウマへの感情的・行動的反応というのは極めて多種多様であり、そのすべてを抽出することが出来るわけではない点が挙げられる。

　臨床的に重大な症状が確認された子どもに対しては、子どもと親に対して個別面接を行うとともに、その他のリソースから得られた情報も加味したうえで、正式な臨床的評価を行う必要がある。親との面接によって、子どもと家族の災害への暴露状況や被災体験の性質・重症度・期間を明らかにし、そのうえで現在の子どもを取り巻くストレス要因を一覧化し、子どもの示す症状を網羅的に評価するとともに、子どものこれまでの精神医学的な既往・発達歴・学校への適応状況・家庭での生育歴に関する情報を入手し、子どもの被災体験への心理的影響を修飾しうるその他の要因についても評価する必要がある。子どもとの面接に際しては、トラウマへ

の暴露経験やトラウマ反応について、直接的に質問することが必要となるであろう。ほとんどの子どもは、自身に起こったことについて、自分の言葉で語ったり、非言語的な手段（例：遊びや絵）を通して説明することが可能である。面接を行う際には、子どもが自身の経験を話すうえでどのような手段を用いてもよいことを伝えて語りの機会を設けるとともに、トラウマ的な経験をした際に一般的に生じうる感情反応・認知の歪み・不適応行動について心理教育を行うことで、子どもをサポートすることが重要である。

　急性ストレス障害とPTSDの診断には、いずれも、実際に重度の損傷を負ったり、死亡してしまうのではないかと恐怖するような経験や性的侵害の脅威に晒された経験をしたり、自身が経験したわけではなくても他者に起こった出来事を直接的に目撃したり、親しい家族や友人が（事故であれ意図的な暴力であれ）そのような体験をしたことを知ったり、第一対応者としてその場に居合わせるなど職務としてその光景を目の当たりにしたり、その出来事を想起させるような嫌悪的な詳細情報に何度も過度に晒されるといった経験をしていることが必須である。このようなトラウマへの暴露体験があるうえで、診断基準を満たすだけの各種の症状があり、その症状が出現してからの時間や、その症状により生じている苦痛の程度や、機能的な問題が生じている程度などが加味されたうえで、確定診断が行われる。

　急性ストレス障害と診断するためには、症状が少なくとも3日以上続いている必要があり、症状が1か月以上続く場合には、PTSDとの診断となる。PTSDの診断には、一つ以上の侵入症状（例：繰り返す苦痛な記憶の想起や悪夢、解離的反応の出現、出来事に関連する外的刺激や内的反応に伴って生じる強い生理的反応）、一つ以上の回避症状（例：苦痛な記憶または出来事を想起させるものを回避する）、二つ以上の否定的な認知や気分の変化（例：出来事の重要な側面を思い出せない、否定的な感情状態が続く、重要な活動への関心の低下）、二つ以上の過覚醒の症状（例：易興奮性、無謀で自己破壊的な行動、過度の警戒心、睡眠障害）が必要である。

　なお6歳以下の場合、異なる診断基準が適用される。ここではその詳細は提示しないが、主な相違点としては、回避症状や否定的な認知や気分の変化は一つ以上で診断可能であること、反応性の認知能力を必要とする症状が診断基準から除外されていること、言語ではなく遊びの中で侵入症状が表現されることが診断基準に含まれていること、などが挙げられる。

治　療

　災害への暴露（被災）からの回復は、いくつかの段階を経て進んでいく[16]。衝撃期（被災直後）には、子どもと家族の安全・安心感を回復すること（例：食料、水、シェルターなどの基本的ニーズを提供すること）に重点が置かれる。短期的適応期（被災後3か月まで）には、子どもがトラウマに継続的に晒されるのを防ぎ、トラウマに対する否定的な心理的反応を減少させることに重点が置かれる。このどちらの段階でも、様々な場所（例：緊急避難所、家族支援センター、小児医療現場、学校、その他の地域機関）で、様々な人材（例：訓練を受けたボランティア、プライマリーケア医療者、学校職員、地域機関の職員）が介入・支援を開始しているであろう。中長期的な回復期（被災後3か月以上）には、トラウマとなった出来事への再暴露の防止、安全な環境下での感情的・認知的な再処理、および対処スキルの開発の促進に重点が置かれる。こ

の段階での介入は、通常はメンタルヘルスの現場で提供が行われる。

　心理的応急処置（PFA: Psychological first aid）は、被災直後の衝撃期に行われる主要な介入である。米国子どものトラウマ性ストレスネットワーク（NCTSN: National Child Traumatic Stress Network）、米国心的外傷後ストレス障害センター（NCPTSD: National Center for Posttraumatic Stress Disorder）、米国赤十字社などのいくつかの組織は、多様な状況・環境下でメンタルヘルスの専門家が活用出来るように、心理的救急処置のモジュール的対応法を開発している。心理的応急処置（PFA）は、連絡を取り合うこと、生理的な過覚醒状態を低減すること、支援と心理社会的援助を提供するための体制を整備すること、災害に即応して利用可能なリソースに関しての正確でタイムリーな情報を提供すること、機能状態の継続的な評価を行い必要に応じてトリアージや専門家への紹介を行うこと、などに重点が置かれている。

　心理的応急処置（PFA）の他にも、災害後の臨床的アプローチとしては、家族への働きかけ、心理教育、不安の軽減などが重要視される。親というのは、災害が子どもに及ぼす悪影響について過小評価しがちである。それゆえに、早期に家族に対して働きかけを行うことは、子どもの回復プロセスにおいて重要な第一歩となりうる。一旦連絡体制が確立されたならば、災害に対する反応をノーマライズ（正常なものとして認識する）し、考え方の歪みや誤解を修正し、子どもの自制心を高め、家族の支援や社会的支援が円滑に活用されるように促し、適応的な対応が出来るように支援し、リスク要因と防御要因を評価するための心理教育の提供がなされることとなるであろう。親が子どもに行うことの出来る具体的な心理的助言に関するガイダンスを、子どもの年齢層別にBox 13‑13にまとめ、提示している。米国児童青年精神医学会（AACAP: American Academy of Child and Adolescent Psychiatry）（www.aacap.org）、米国赤十字社（www.redcross.org/services/disaster）、米国連邦政府緊急事態管理局（FEMA: Federal Emergency Management Agency）（www.fema.gov）、全米学校所属心理士連合（NASP: National Association of School Psychologists）（www.nasponline.org）、米国子どものトラウマ性ストレスネットワーク（NCTSN）（www.nctsn.org）などのいくつかの組織は、災害時の対処に関する心理教育的なファクトシートやその他の有用な情報を公表している。

　災害後の臨床症状の多くを占める不安症状の管理は、対応上とりわけ重要で不可欠な側面である。最近の研究では、トラウマ暴露直後のパニック症状の出現は、PTSD発症の強い予測因子であることが示唆されている。可能な限り安定した日常生活を維持することは、不安を低減するうえで有用となる。具体的な不安解消法としては、深呼吸や筋弛緩法などのリラクゼーション技法、ポジティブセルフトーク・問題解決アプローチなどの認知行動戦略、楽しい活動を定期的に実施する、などが挙げられる。

　トラウマ焦点化認知行動療法（TF-CBT: trauma-focused cognitive behavioral therapy）は、PTSDの臨床治療において最も経験的に支持されている治療法である[17]。TF-CBTは、患者がトラウマの想起を克服することを目的とした暴露療法を基盤とするが、その土台としてストレスマネジメント・スキルを教育するのが特徴である。Box 13‑14に、TF-CBTの構成要素を提示している。

　ある研究では、トラウマ的な出来事に暴露された早期から、親と子どものペアセラピーを実

Box 13-13　養育者向けの心理的助言に関するガイダンス

乳児および早期幼児
- 安心感を与える。
- 出来るだけ早く普段の活動に戻るようにする。
- 心穏やかに過ごせるような遊びを行う。
- 不要な親子分離を避ける。
- 親が冷静さを保つようにする。
- テレビなどのメディア視聴を控える。

就学前幼児
- 安心感を与える。
- 出来るだけ早く普段の活動に戻るようにする。
- 簡潔な言葉を用いて説明を行う。
- 退行的な行動の出現をあらかじめ予期しておき、それを容認する。
- トラウマを再演するような遊びを繰り返してしまうことをあらかじめ予期しておき、それを容認する。
- メディア視聴を控える。
- トラウマ・リマインダーとなるような話を大人がしていないか、見直しを行う。
- 子どもの質問に誠実に対応する（分からないときには正直に「分からない」というべきである）。

学童
- 日常のルーチンを崩さないようにする。
- トラウマ的な出来事について何度も話したり、トラウマを再演するような遊びを繰り返してしまうことをあらかじめ予期しておき、それを容認する。
- 子どもに選択肢や主導権を与える。
- 子どもからの質問に、明快に誠実に回答する。
- 子どもが望む場合には、子ども自身のペースでトラウマ的出来事について話し合うことを容認する。
- 子どもの機能的側面について、学校や他の養育者から確認を行う。
- メディア視聴を控える。

思春期児
- 日常のルーチンについて柔軟な対応を行う。
- 家族・仕事・学校の変化について、話し合いを行う。
- 強い感情的な反応が出現した際に、安心させ、いつもの状態になるまで付き合う。
- 大きな変化を伴う出来事は、延期することが望ましい
- 楽しい活動へは、積極的に参加を促す。
- 会話にいつでも入れるようにするが、決して話すことを押しつけない。
- メディア視聴を控える。

施することで、トラウマに関連する症状を有意に軽減しうることが示唆されている[18]。早期介入は、「トラウマを受けた後に出現する子どもの症状というのは当たり前の反応である」ということを心理教育し、不安に対処するためのリラクゼーション技術を指導し、侵入思考に対処するための対処戦略（例：誘導イメージ法、思考停止、ディストラクション法）の指導に焦点を当てている。詳細については、「第14章：不安障害およびトラウマ関連障害」も参照されたい。

Box 13-14　トラウマ焦点化認知行動療法（TF-CBT: trauma-focused cognitive behavioral therapy）の構成要素（頭文字「PRACTICE」で構成される）

- Psychoeducation（心理教育）
  - トラウマとなりうる出来事の性質や、トラウマ化した場合に予測される反応・症状について、子どもと親に心理教育を行う。
- Parenting skills（親の育児スキルの強化）
  - 効果的な育児介入が出来るように働きかける（随伴性マネジメントなどを用いる）
- Relaxation skills（リラクゼーションスキルの獲得）
  - 呼吸法、漸進的筋弛緩法、肯定的イメージ法などを教える。
- Affective modulation skills（感情調整スキルの強化）
  - 感情の同定法、肯定的セルフトーク、思考中断法、心理的安全感増幅法を教え、問題解決スキルと社会的スキルの向上を図る。否定的感情状態の認識力や自己感情制御スキルを高める。
- Cognitive coping and processing（認知的対処と処理）
  - 思考・感情・行動の関係性を認識出来るようにし、不正確で有用でない思考を変化させる取り組みを進める。
- Trauma narrative（トラウマ・ナラティブ［トラウマ体験の認知処理］）
  - トラウマ体験を物語化しながら、認知の歪みを修正し、その体験を子どもの人生の中に位置づけるようにする。
- In vivo mastery of trauma reminders（実生活内でのトラウマ・リマインダーへの制御力の強化）
  - トラウマに関連する恐怖刺激に対し、段階的暴露を行う。
- Conjoint child-caregiver sessions（親子合同セッション）
  - 親と物語化したトラウマ体験を共有するとともに、家庭内の他の問題についても取り扱っていく。
- Enhancing future safety and development（将来の安全と発達の強化）
  - 正常な発達の軌道に戻るように働きかけるとともに、将来的にトラウマ体験化をしないような予防的取り組みを進める。

結　語

　本章で概説したような精神医学的救急として対応すべきケースが年々増加している中で、プライマリーケア医療者は、緊急に必要となる精神医学的評価を行うことが可能なメンタルヘルスの専門家との協力関係を確立し、その後のフォローアップ計画の中で、支援の一翼を担う体制を整備することが極めて重要である。このようなパートナーシップの中で、小児医療者は、継続的な患者ケアにおいて重要となる相談・心理教育・ケースマネジメントなどの支援サービスを提供することが出来るはずである。このようなパートナーシップの構築は、子どもやその家族の身体的・精神的なニーズに十分に対応出来る応答性の高い小児医療施設となるうえで、欠かすことの出来ないものである。

■ 参考文献

1. Chun TH, Katz ER, Duffy SJ. Pediatric mental health emergencies and special health care needs. *Pediatr Clin North Am*. 2013;60(5):1185–1201

2. Case SD, Case BG, Olfson M, Linakis JG, Laska EM. Length of stay of pediatric mental health emergency department visits in the United States. *J Am Acad Child Adolesc Psychiatry*. 2011;50(11):1110–1119

3. Thomas LE, King RA. Child and adolescent psychiatric emergencies. In: Martin A, Volkmar FR, eds. *Lewis's Child and Adolescent Psychiatry—A Comprehensive Textbook*. 4th ed. Philadelphia, PA: Lippincott Williams & Wilkins; 2007:900–909

4. Fortunati FG, Zonana HV. Legal considerations in the child psychiatric emergency department. *Child Adolesc Psychiatr Clin N Am*. 2003;12(4):745–761

5. *The Child Abuse Prevention and Treatment Act*. Washington, DC: US Dept of Health and Human Services; 2003. https://www.acf.hhs.gov/programs/cb/laws_policies/cblaws/capta03/capta_manual.pdf. Accessed February 8, 2018

6. Giles LL, Martini DR. Psychiatric emergencies. In: Dulcan MK, ed. *Dulcan's Textbook of Child and Adolescent Psychiatry*. 2nd ed. Arlington, VA: American Psychiatric Association Publishing Inc; 2016:621–635

7. Spirito A, Lewander WJ, Levy S, Kurkjian J, Fritz G. Emergency department assessment of adolescent suicide attempters: factors related to short-term follow-up outcome. *Pediatr Emerg Care*. 1994;10(1):6–12

8. Rathus JH, Miller AL. Dialectical behavior therapy adapted for suicidal adolescents. *Suicide Life Threat Behav*. 2002;32(2):146–157

9. Stanley B, Brown G, Brent DA, et al. Cognitive-behavioral therapy for suicide prevention (CBT-SP): treatment model, feasibility, and acceptability. *J Am Acad Child Adolesc Psychiatry*. 2009;48(10):1005–1013

10. Pineda J, Dadds MR. Family intervention for adolescents with suicidal behavior: a randomized controlled trial and mediation analysis. *J Am Acad Child Adolesc Psychiatry*. 2013;52(8):851–862

11. Rossouw TI, Fonagy P. Mentalization-based treatment for self-harm in adolescents: a randomized controlled trial. *J Am Acad Child Adolesc Psychiatry*. 2012;51(12):1304–1313

12. Vitiello B, Brent DA, Greenhill LL, et al. Depressive symptoms and clinical status during the Treatment of Adolescent Suicide Attempters (TASA) study. *J Am Acad Child Adolesc Psychiatry*. 2009;48(10):997–1004

13. Turkel SB, Braslow K, Tavaré CJ, Trzepacz PT. The delirium rating scale in children and adolescents. *Psychosomatics*. 2003;44(2):126–129

14. Joint Commission Resources. *2017 Comprehensive Accreditation Manual for Hospitals*. Oakbrook Terrace, IL: Joint Commission; 2016

15. Hilt RJ, Woodward TA. Agitation treatment for pediatric emergency patients. *J Am Acad Child Adolesc Psychiatry*. 2008;47(2):132–138

16. American Academy of Child and Adolescent Psychiatry (AACAP) Official Action. Practice parameter on disaster preparedness. *J Am Acad Child Adolesc Psychiatry*. 2013;52(11):1224–1238

17. Cohen JA, Bukstein O, Walter H, et al. Practice parameter for the assessment and treatment of children and adolescents with posttraumatic stress disorder. *J Am Acad Child Adolesc Psychiatry*. 2010;49(4):414–430

18. Berkowitz SJ, Stover CS, Marans SR. The Child and Family Traumatic Stress Intervention: secondary prevention for youth at risk of developing PTSD. *J Child Psychol Psychiatry*. 2010;52(6):676-685

第 14 章

不安障害およびトラウマ関連障害

ローレンス・S・ウィッソウ（医学士、公衆衛生学修士）

不安障害およびストレス関連障害に該当する病態には様々なタイプがあるが、
中核症状や初期の治療的アプローチは共通している場合が多く、
また互いにしばしは併存している。

はじめに

　不安症状というのは、障害として診断可能なレベルに達していないケースを含めると、非常に多くの子どもたちが表出をしているありふれたものである。例えば乳児期後期の人見知りや、痛みを伴う医療処置への予期不安など、特定のライフステージや状況によっては、一定レベルの不安症状というのは発達上適切なものである。ただし、小児思春期の子どもの6〜20％は、成人する前のある時点で不安障害の診断基準を満たす状態となり[1]、さらにそのうち約半数は日常生活に支障をきたす状態となっていると報告されている[2]。不安障害は、全般性不安障害、パニック障害、分離不安障害、広場恐怖症、社交不安症、強迫性障害（OCD）、限局性恐怖症などに分類され（表14-1）、小児思春期の子どもにおいて最も多い精神障害の一つである[2]。不安症状というのは、身体的であれ心理的であれ、トラウマに対する反応として頻度の高いものであり、心的外傷後ストレス障害（PTSD: post-traumatic stress disorder）、急性ストレス障害、適応障害の主たる徴候となりうるものである。また、不安障害は慢性疾患を有している子どもに併発しやすく、頻回な救急外来受診や本来不要な入院が増加するなど、医療資源の利用にも影響を及ぼしている[3]。また不安障害に他の精神疾患、とりわけうつ病を併発していることは非常に多い[4]。痛みを伴う処置・死への恐怖を惹起させるような診断付与・整容性を損なうような医学的治療・愛する人との分離など、医療行為や医療現場が起点として生じるトラウマというのも、ストレス関連障害の発症や進展に関与していることもある。不安障害の問題を抱える子どもの養育者の多くも、不安障害や抑うつの問題を抱えており、子どものケアを行っていくうえで、養育者のケアというのも不可分かつ不可欠ということが出来る。

　本章で提示したガイダンスは、小児医療のあらゆる臨床現場において不安症状を呈する子どものケアに適用されうるものである。それゆえに本章は、小児科医・家庭医・内科開業医・

表14−1 不安障害および不安関連疾患の一般的概要	
病態の種類	コメント[a]
不安障害	
全般性不安障害	様々な出来事や活動に対し、過剰な不安や心配をしてしまう状態。小児では、学校やスポーツイベントにおける自身の能力やパフォーマンスの質について過剰に心配する傾向がみられる。
パニック障害	突然の強い恐怖や不安感が予期せずに繰り返し生じる。恐怖や不安感は数分以内にピークに達し、発汗、震え、動悸、めまいなどの症状を伴う。
分離不安障害	愛着対象者からの分離に対し、発達段階にそぐわない過度の恐怖や不安が生じる。
広場恐怖症	公共交通機関を利用する際や、開放的な空間（または閉鎖空間）にいる際や、列に並んだ際や、人ごみにいる際や、家の外に一人でいる際に著しい恐怖や不安を感じる。
社交不安障害	他者からの視線に晒される可能性のある一つ以上の社会的状況に対し、顕著な恐怖または不安を感じる。小児においては、成人との関わりだけでなく、子ども同士の関わりにおいても不安が生じることが診断の条件となっている。
限局性恐怖症	特定の物体や状況（例：昆虫、高所、嵐、針、飛行機、大きな音、キャラクター）に対し、顕著な恐怖または不安を感じる。小児の場合、恐怖や不安は、泣く・かんしゃくを起こす・固まる・しがみつくなどの形で表現されることがある。
強迫性障害	
強迫性障害	強迫観念や強迫行為が認められる。強迫観念とは、反復的で持続的な侵入性の思考・衝動・イメージが意図せずに生じるものである。強迫行為とは、強迫観念や厳密なルールの適用に基づいて、繰り返し行われる行動や精神的行為のことを指す。
トラウマおよびストレス関連障害	
PTSD	直接的・間接的にトラウマ性の体験をしたり目撃したりした後に、それに関連して気分の変化、過覚醒、現実感喪失、行動変化、再体験（侵入性思考・悪夢）が生じる状態。幼小児においては、症状がトラウマに直接関連していないようにみえたり、苦痛に感じていないようにみえることもある。発症は、必ずしも出来事が生じた直後であるとは限らない。
適応障害	3か月以内に発生した一つ以上の特定可能なストレス要因に対して、感情的な徴候や行動上の徴候が生じた状態（不安症状が主体の場合もあれば、不安と、抑うつ・行動変化が混在する場合もある）。
急性ストレス障害	直接的・間接的にトラウマ性の体験をしたり目撃したりした2日後から1か月の間に、それに関連して気分の変化、過覚醒、現実感喪失、行動変化、再体験（侵入性思考・悪夢）が生じる状態。

【略語】PTSD: post-traumatic stress disorder（心的外傷後ストレス障害）

a. いずれの障害の場合も、その症状によって、学校・職場・家庭・友人間などの一つ以上の重要な領域で支障をきたした状態にある。

引用元：American Psychiatric Association. *Diagnostic and Statistical Manual of Mental Disorders*.5th ed. Arlington, VA: American Psychiatric Association; 2013.

ナースプラクティショナーや医療助手など、臨床の最前線で不安症状を呈する子どものケアにおいて一定の役割を果たしうる医療者をプライマリーケア医療者と総称し、主たる読者対象としている。冒頭で言及した通り、不安障害およびストレス関連障害に該当する病態には様々なタイプがあるが、中核症状や初期の治療的アプローチは共通している場合が多く、また互いにしばしば併存している。したがって小児科臨床医は、様々なタイプの分類に精通しようとする前に、まずは不安障害およびストレス関連障害全般について学ぶことで、この領域に対してコンピテンシー（職業的能力）を発揮出来る知識体系を構築することが望まれる。なお本章で示したガイダンスは、世界保健機関（WHO）の研究成果に基づき記載したものである。推奨事項については毎年更新されうるものであり、最新の情報についてはWHOのウェブサイトを確認していただきたい（www.who.int/mental_health/publications/mhGAP_intervention_guide/en）。

「不安」を示唆する所見

　不安症状というのは、年齢やその程度によって様々となる。子どもが恐怖を表出したとても、それは発達上正常ともいえる状況の場合もあれば、年齢の正常範囲を大きく超えた恐怖や持続する恐怖を抱いている場合もある。また、恐怖に関連した行動や身体症状が出現することで、学校生活や家庭生活において機能上の問題が生じたり、同世代の仲間との関係性に問題が生じることもある。Box 14-1 に、不安を示唆する症状と臨床所見をまとめ、提示している。このような症状や臨床所見というのは、養育者によって引き起こされることもあれば、他の子ども（本章では「6〜18歳の小児思春期の子ども」を「子ども」と総称する）との関係から引き起こされていることもある。養育者や子ども自身は、しばしば不安を示唆する症状について否認・矮小化するため、症状の重症度や生じている機能的障害はさておき、まずは「症状があるかないか」という点についてのみフォーカスして議論するほうが、より受け入れられやすいであろう。症状があるという点についてまずは同意をしてもらうことで、子どもや養育者と今後何をどのように行っていくべきであるかを話し合うことが、より容易になるであろう。Box 14-2 に、トラウマ反応としての症状を示唆する臨床所見をまとめ、掲示している。

呈している所見を同定するための補助ツール

　たとえ不安症状を有していたとしても、多くの子どもは自発的にそれらの症状を開示することはないため、そのような症状を呈する子どもを同定するためには、標準化された心理社会的スクリーニング尺度を用いる必要がある。このような目的でしばしば使用されるツールについては、「補足資料2：小児医療者向けメンタルヘルス診療補助ツール」を参照していただきたい。このようなツールの中には、子どもから直接的に情報を収集するものもあれば、養

Box 14-1　不安障害を示唆する徴候・臨床所見

- 一般的な恐怖（例：見知らぬ人・暗闇・親との分離・新規場面・未知の動物や物体・人前で話す、など）であっても、その恐怖が過剰もしくは持続している。
- 恐怖のために、発達に適した経験をすることが出来ない状況にある（例：不登校・極度の人見知り［親へのしがみつき］・一人で眠ることが出来ない、など）。
- 恐怖を感じる活動をするように言われた際に、かんしゃく・流涙・アクティングアウト（心的葛藤や抵抗の行動化）などの苦痛の表出が生じる。
- 自分や愛する人に危害が及ぶことを危惧し、何か悪いことが起きるのではないかと恐れたりする。
- 不安に伴い身体的な症状（動悸・腹痛・頭痛・呼吸困難・入眠困難・嘔気・脱力・胸部不快）が惹起される。
- 恐怖を感じる対象や状況に反応し、パニック発作が生じる。もしくは明確な誘因なくパニック発作が生じる。パニック発作とは、激しい恐怖感や不快感とともに、動悸・息切れ・めまい・意識朦朧・窒息感・震え・非現実感・死の恐怖・理性喪失・気が狂いそうになるなどの症状が、予期せず何度も起こる状態を指し、一度生じると数分から数時間続く。

Box 14-2　トラウマ反応を示唆する徴候・臨床所見

虐待・暴力の目撃・愛する人の喪失・医療トラウマなど、トラウマとなりうる体験をした子どもに以下のような行動変化を認めた場合、トラウマ反応であることが示唆される。

- **乳児期および幼児期早期**：泣く、親にまとわりつく、睡眠や食習慣が変化する、退行（おねしょ、指しゃぶりなどが目立つようになる）、同じ遊びや話を執拗に繰り返すなど。
- **3～5歳**：分離不安、親にまとわりつく、かんしゃく、喧嘩、泣く、引きこもる、退行（おねしょ、指しゃぶりなどが目立つようになる）、睡眠障害など。この年齢の子どもでは、明らかに不安げな様子をみせる代わりに、トラウマを再現するような遊びやその他の形の状況再演を繰り返すことがしばしば見受けられる。トラウマが直接的に再現されるわけではないが、悪夢を見ることが増える、恐怖感を感じやすくなる、という形で徴候が表れることもある。
- **6～9歳**：怒り、喧嘩、いじめ、イライラ、気分の変動、分離や孤独への恐れ、トラウマとなった出来事が再発することへの恐れ、引きこもり、退行、身体的徴候（腹痛、頭痛など）、学校における不適応（不登校、学習困難、集中力低下など）。
- **10～12歳**：泣く、攻撃的になる、イライラ、いじめ、憤り、悲しみ、引きこもり、トラウマとなった出来事が再発することへの恐れ、感情抑制、トラウマとなった出来事を惹起させる状況や話題の回避、睡眠障害、自身や他者の身体的健康が損なわれるという恐れ、集中力を欠くことによる成績不振などの学業的問題
- **13～18歳**：感覚鈍麻、再体験、トラウマとなった出来事を惹起させる状況や話題の回避、激しい憤り、将来への楽観性の消失、他者への信頼性の喪失、抑うつ、引きこもり、気分変動、イライラ、不安、怒り、過度の多幸感、問題の行動化、物質使用障害、同様の出来事に際しての恐怖、食欲や睡眠の変化、身体的健康を損なうことへの恐怖、学業成績不振、不登校

育者や教師から情報を収集するものもある。表14-2は、不安が存在する可能性を示唆するスクリーニング結果の概要を示している。「スペンス児童用不安尺度（SCAS: Spence Children's Anxiety Scale）」や「小児期情緒障害に関連する不安スクリーニング票（SCARED: Screen for Child Anxiety Related Disorders）」などの尺度を用いてさらなる情報を収集することで、初回スクリーニングの際の所見を改めて明確化することが出来る。また、「子どもの強さと困難さアンケート（SDQ: Strengths and Difficulties Questionnaires）」や「コロンビア機能障害尺度（CIS: Columbia Impairment Scale）」などの機能評価ツールを用いることで、子どもがそのような不安症状によって、社会的な機能が著しく損なわれていないかどうかを判断する一助となる。また、子どもに生じている問題が家庭内の他の家族成員に与える影響を評価する際には、「養育者緊張度尺度（CGSQ: Caregiver Strain Questionnaire）」などの評価ツールを使用することが有用となるであろう。これらの各質問ツールに関する詳細は、「補足資料2：小児医療者向けメンタルヘルス診療補助ツール」を参照していただきたい。

　このような尺度を用いる場合には、定期診察の際のスクリーニングツールとして使用する場合と、既に不安症状の存在が疑われてその精査のために使用する場合とを区別することが重要である。スクリーニングツールとして使用する場合、一般的には特異度や陽性適中率が低くなる傾向にある。また各心理尺度を用いて、カットオフ以上のスコアとなったとしても、その意味するところに関しては十分に時間をかけて検討する必要があり、またスコアがカットオフ未

表14-2　一般的な心理社会的スクリーニング尺度：不安障害や心的外傷後ストレスが示唆されるスコア	
スクリーニング尺度	**不安障害が示唆されるスコアのカットオフ値**
PSC-35	・6歳未満　　　　　　　24点以上 ・6歳以上17歳未満　　28点以上 ・17歳以上　　　　　　30点以上 かつ ・不安に関する各種の追加質問で、具体的に不安症状が問題となっていることが確認される
PSC-17	・内在化問題のサブスケールが5点以上 かつ ・不安に関する各種の追加質問で、具体的に不安症状が問題となっていることが確認される
SDQ	・症状の総スコアが20点以上 ・情緒的症状のスコアが7～10点（解説については、www.sdqinfo.com 参照） ・インパクト・スケールのスコアが1点（中等度障害）または2点以上（重度障害） の場合に ・各種項目のうち不安に関する項目の選択状態を勘案したうえで総合評価を行う
スクリーニング尺度	**トラウマ反応を示唆するスコアのカットオフ値**
ASC-Kids	全19項目を、0、1、2で選択して採点を行う（2項目は逆点項目）。診断基準に当てはまる場合には、2（非常に当てはまる）が選択された項目は陽性項目と評価してよい。患者の重症度を継続的に評価する指標としても活用可能である。
SCARED：PTS症状簡易評価ツール	・3点以上の場合、臨床レベルの不安障害であることが示唆される。 ・6点以上の場合、PTSDであることが示唆される。

【略語】PSC: Pediatric Symptom Checklist（小児科的症状チェックリスト）、SDQ: Strengths and Difficulties Questionnaires（子どもの強さと困難さアンケート）、ASC: Acute Stress Checklist for Children、SCARED: Screen for Child Anxiety Related Disorders（小児期情緒障害に関連する不安スクリーニング票）、PTS: post-traumatic stress（心的外傷後ストレス）、PTSD: post-traumatic stress disorder（心的外傷後ストレス障害）

満だからといって、子どもや養育者の心配は杞憂であるとみなしてはならないのである。なお、既に懸念される問題の程度などをフォローアップする目的で各心理尺度を使用する場合、やはり結果の評価に関しては家族としっかりと話し合う必要があるが、一般的には子どもに生じている問題の性質や深刻さの推移をみる指標として妥当性が高いと考えてよい。

評　価

　子どもの不安症状の評価は、子どもの通常の行動と、子どもの症状というべき状況を区別することから始まる。子どもによっては、気質的に元々変化が苦手で、新しい状況や人に対し、非常に警戒心が強い子どももいる。また、他者の感情を読み取ったり、相手の行動を解釈したりするのが苦手な子どもは、不安に関連した問題をきたしやすく、とりわけ対人関係に基づく不安の問題をきたすリスクが高くなる。子どもの気質を踏まえ、長期的にみると不安症状が生じるリスクが高いということをあらかじめ認識しておくことが出来れば、子どもの不安に対して積極的な対処スキルを身につけておくように親に促すことが可能となり、子どもの不安に関連した行動を"反抗的"などと親が誤解することを避けることが出来、より具体的な対処法（例：ソーシャルスキル促進プログラム）を親に提案することにも繋がりうる。トラウマとなりうる体験が背景にある場合には、呈している症状の意味合いは異なりうる。子どもの背景にトラウマ要因がありうることを知ることは、トラウマ暴露に関連して呈しうるその他の症状（再

体験、回避、過覚醒、解離など）の潜在について評価する契機となるであろう。

　不安というのは極めてありふれた人生経験であり、人生の特定の段階や特定の状況においては、予測通りに発生しうるものでもある。ただそのような状況以外で子どもの不安が持続的に出現している場合や、その程度が深刻な問題を引き起こすほどに重度である場合、さらなる評価と治療を行うことが求められる。不安というのは、発達上は、以下の時期に普遍的に出現しうる。

> ► **8〜9か月の乳児期**：人見知りがピークに達する時期である。
> ► **幼児期および学齢期早期**：幼児期には分離不安が出現しやすく、新たに会う人・場所に不安を覚えたり、信頼出来る養育者から離れることに対し恐怖を感じたりする。ただし、通常、このような分離不安症状は、2〜3歳に消失する。子どもの気質にもよるが、幼児期から学齢期早期には、日課や予定に変更が生じることや、新しい衣服や食物を含めて新たな体験に対しての耐性が低かったり、逆に高かったりする。暗闇や目に見えないお化けに対して恐怖心を感じることは全く一般的であるが、このような恐怖心はそれを煽るメディアへの暴露やその他のストレスへの暴露により悪化しやすい。
> ► **5〜8歳の小児期**：この時期、子どもたちの多くが、両親やその他の愛着のある人物に危害が及ぶことに対しての不安感を経験する。そのような不安というのは、家族の病気や死、子ども自身の病気により惹起されることがあり、ときにニュース報道などによって惹起されることもある。
> ► **学齢期**：多くの子どもたちが、学校における重要なテストを受けなければならない時期に不安や苦痛を経験し、新しい状況で社会性を身につけなければならない局面において、当初は不安感を覚える。
> ► **思春期**：一旦落ち着いていた不安に関連した問題は、思春期初期に再び惹起されやすく、ときにそのような不安は、外見や新しい社会的状況や学業成績に関連して出現する。

　不安障害を有する子どもは、日常生活に支障をきたすほどの恐怖や苦痛を抱えてしまっている。年齢の長じた子どもや思春期児であれば、通常、自身が感じている恐怖（より分かりやすく言うならば「心配していること」）を自らが言葉にして説明することが出来る。しかし言葉を発する前の子どもが不安を抱いているのかどうかは、親からの説明に頼るしかないが、そのような情報を提示する立場の親が不安を抱えている状況にある場合、適正な評価を行うことが困難となるであろう。したがって、子どもの不安症状についての評価を行う際には、子どもがどの程度話を出来るかにもよるが、可能な限り子どもと直接的にコミュニケーションを取り子どもの呈している生理的症状（頻脈、息切れ、しびれ、疼き、など）についての話を聞くとともに、子どもを観察して情報を集めることが重要となる。子どもの場合、例えばおもちゃの車をぶつけ合う、人形を叩く、「人形が死んだ」などと話すなど、遊びを通じて暴力表現や悲劇的状況を表現する形で、不安を表すことがある。また描画を通して、子どもの不安が表現されることもある。子どもが表出する不適応的な行動が、子どもの潜在的な不安の表れであることもあ

る。子どもは年齢を問わず、差し迫った恐怖に直面する場面だけでなく、そのような恐怖が予期されるような状況に直面すると、過覚醒状態（過敏）になったり反抗的になったりすることが稀ではない。抑うつ状態や死別に伴う複雑性悲嘆は、不安障害に類似した症状を認めることが多く、またこれらは不安障害にしばしば併発するため、不安障害を疑わせる症状を認めた際には、他の情緒的症状の有無について丁寧に評価したり、現時点で子どもが晒されているストレス要因について詳細な探索を行うことは必須である。とりわけ、例えば親の不安障害やうつ病を含めた家族の深刻な疾病の有無・経済的問題・両親の不和などの、家庭環境におけるストレス要因については必ず確認をしなくてはならない。親は、親や家族がこのような問題を抱えていることを子どもは認識していないと考えていて、子どもの前でこのような話題につき口にすることを避けたいと考えることも多い。そのため、このような問題について確認をする際には、親と子を離して、親に個別で話を聞くことが必要となる場合も多いであろう。ただ子どもというのは親の行動や気分の変化に敏感であり、実際には、親の不安というのは非言語的にも容易に伝達されていることが多い。

　不安障害はうつ病と同様、複数の家族成員に発生していることが稀ではなく、子どもが不安障害を有している場合に、身近な家族成員の1人以上が同様に不安を抱えていることが判明することは珍しくない。親が自分自身の不安に対処することを支援することは、本章で後述している通り、親が子どものモデルになることを治療として活用するうえで、極めて重要である。表14-3に、不安障害としばしば併発する病態についての要約を掲示している。

　不安障害のある子どもはときにパニック発作を起こすが、これは突然起こる自律神経系の覚醒に伴うエピソードであり、常にとまではいえないが多くの場合、恐怖を感じる状況を契機に引き起こされることとなる。パニック発作をきたした人は通常、息切れや動悸、震え、発汗、そしてしばしばめまいや恐怖、差し迫った死の感覚が突然引き起こされたと訴える。発作は通常数分間で自然に治まるものの、とりわけ10代の子どもでは、症状が長引き緊急の医療的対応を要請することとなることが稀ではない。パニック発作と、低血糖症や喘息発作や心疾患との鑑別を行うことは、それ自体が治療上、有用となりうる。また、以下に言及しているように、発作が頻回に生じて日常生活上の困難が引き起こされている場合に、薬物療法によって発作の頻度を抑制出来ることもある。このような状況では、薬物療法は根本的な不安障害の問題の治癒を促進しうる。

　不安障害の治療は一般的に、不安が誘発される特定の状況（トリガー）を明確化し、不安や回避的感情が生じたときにそれを軽減する方法を学ぶ支援をすることが主体となる。不安が誘発されなくなるか、さもなければ、深呼吸や視覚化などの対処法を意識的に使用することで対処可能な状態になるまで、トリガーに対し徐々に耐性をつけていくことが治療の目標となる。治療は通常、トリガーとなる特定の状況に合わせてオーダーメイドで行われ、様々な認知的・身体的・社会的な対処戦略の練習を重ねるとともに、慎重なサポートを行いながら徐々にトリガーへの暴露を増やしていく形で実施されることが多い。強迫性障害（OCD）とPTSDの治療においても同様の要素が含まれるものの、他の不安障害の治療とは異なり、障害の発生要因について考察することが、より重要となる（不安障害の場合には、何が契機となり障害が生じたのか

<table>
<tr><td colspan="2" align="center">表14-3　不安障害に併発する可能性のある病態</td></tr>
</table>

状態	コメント
学業成績不良、学習困難	不安症状が不登校や学業成績の問題と関連している場合、学習障害（限局性学習症）を併発している可能性を考慮する必要がある（詳細については、「第21章：学習の困難性」を参照）。
注意欠如、集中力欠如力	学校現場における不安症状は、子どもが集中力に欠けているようにみなされてしまいうる。また、ADHDに伴う集中困難や、友人や教師からの否定的なフィードバックが子どもを不安にさせてしまうこともある（詳細については「第20章：不注意と衝動性」を参照）。
身体症状症	不安を抱えている子どもは、腹部症状・頭痛・胸痛などの様々な身体症状を訴えることがある。その原因として不安が背景にあることが考慮されなかった場合、不要な各種医学的検査が実施されうる。逆に、各種の急性・慢性の疼痛を伴う医学的状態が、不安を惹起することもある（「第24章：医学的に説明困難な病態」を参照）。
抑うつ	抑うつと不安障害との鑑別はときに非常に困難である。不安障害の子どもの半数以上に、抑うつの併存が確認される。明確な誘因がないにもかかわらず、睡眠障害・食思不振・気分低下・涙もろさなどが顕著に確認される場合には、その子どもが抑うつ状態にあることが示唆される（「第22章：抑うつ」を参照）。
複雑性悲嘆	子ども時代に家族や友人の死を経験する人は決して少なくはない。死別以外にも、両親の別居や離婚、転居、転校、親の兵役、恋人との別れ、親の再婚など、その他の喪失体験も悲嘆反応を引き起こし、トラウマ性の体験となりうる。そのような体験をした直後から、子どもが不安や恐怖を感じたり、既存の不安症状が悪化したりすることがあり、その後に何らかの喪失体験をしたときに容易に機能的低下が引き起こされるなどの脆弱な状態となりうる。
ASD／アスペルガー症候群などの広汎性発達障害	これらの特性を持つ子どもは、社会的な関係性の問題（例：アイコンタクトがうまく取れない、孤独な活動を好む）や、言語上の問題（しばしば、言葉がぎこちない）、関心を向ける対象の範囲の問題（特定の活動や対象にばかり持続的かつ強い興味を持つ）を抱えていることが多い。また、日常生活のルーチンにこだわったり、以前に親と交わした約束に対し頑なな期待を抱いたりし、それが満たされない場合に不安になったり怒ったりすることがよくある。
小児期逆境体験（ACE）への暴露（急性/慢性のストレス状況、トラウマなど）	暴力、自然災害、親との分離、親の離婚や別居、親の薬物乱用、ネグレクト、身体的・精神的・性的虐待などのトラウマとなりうる経験をしたり、トラウマとなりうる事象を目撃した子どもは、適応障害やPTSDなどの情動障害を発症するリスクが高くなる。トラウマとなりうる事象に晒された時期と不安症状の出現の時期との間に、時間的関係性があるか否かを考察することは、診断を行ううえで不可欠である。子どもが何の症状も訴えなかった場合であっても、その出来事でその子がトラウマを負わなかったと判断する根拠にはならない。ACEに関する質問は初診時にのみ行うのではなく、子どもとの間に信頼関係が構築されていく過程で、繰り返し行う必要がある。
精神病	PTSDの子どもに、幻覚や妄想などの精神病に関連する症状が認められることもある。このような症状は、思春期発症の双極性障害の子どもにも稀に認められるが、思春期発症の統合失調症の中核的症状でもある。思春期の子どもは、幻覚や妄想の形で自身の症状を説明することが出来ず、恐怖感が主訴となることもある。
身体疾患	不安症状によく似た症状を訴えたり、二次的に不安障害を呈する病態として、甲状腺疾患、低血糖、薬剤の副作用（例：気管支拡張剤）、内分泌腫瘍（例：褐色細胞腫）などが挙げられる。10代の子どもの場合、薬物やアルコールの離脱症状の可能性も考慮する必要がある（これらは、医学的緊急事態となりうる）。
場面緘黙	言語発達が正常であるにもかかわらず、子どもがある特定の状況で話をすることが出来ない場合（学校で話さないケースや、家族以外の大人と話をしない場合が多い）、場面緘黙の可能性が考慮される。ただし、例えばスペイン語を話して育った子どもが、突然英語を話すクラスに編入した場合など、言葉の壁の問題が選択制緘黙と混同されることもある。

【略語】ACE: adverse childhood experience、ADHD: attention-deficit/hyperactivity disorder（注意欠如・多動性障害）、ASD: autism spectrum disorder（自閉症スペクトラム障害）、PTSD: post-traumatic stress disorder（心的外傷後ストレス障害）

についてはほとんど焦点を当てる必要はなく、生じている不安症状をいかに低減させていくかに焦点が当てられる）。一方、強迫性障害（OCD）の治療においては、強迫観念や強迫行為というのは（特定のストレスによって増悪することはありうるものの）、特別な誘因なしに生じうるということを子どもと家族が理解することが、治療上有用な意味を持つ。また、PTSDの治療においては、非特異的とも思われる症状と過去のトラウマ事象との間の関連性を追求することが、治療において重要となりうる。とりわけ子どもがトラウマ体験を開示していなかったり、開示しても受け流されてしまっていたり、偏見に晒されてスティグマ化してしまっている場合、症状とトラ

ウマ体験についての関連について認識を深めることは、様々な面で治療への一助となる。

- ▶ **儀式的行為や強迫行為が顕著である場合、強迫性障害（OCD）の可能性が考慮される**：子どもというのは、発達的に儀式的な行動に囚われがちな時期もあるが、そのようなルーチンが中断された場合に生じる苦痛の程度によって、通常の発達で確認されうる状況とOCDとを区別することは可能である。OCD の患者は通常、生じている症状が自身が行おうとする活動や、他者との交流に強い影響を及ぼしており、また、沸き起こっている思考や行ってしまう行動を止めようと思っても止めることが出来ず、むしろ頭から離れなくなってしまうと訴えるか、自ら訴え出なくとも話し合いを通じて認めるようになる。学童期の子どもでも、一旦症状についてオープンに話が出来るようになると、自分が抱いている懸念や心配事というのは、客観的にみれば合理的ではないと認識しつつ、そのことを考えることを止めることが出来ないことを自覚していることが多い。OCD の子どもにおいて最も一般的な懸念事項は、不潔恐怖に基づくもので、汚れているかもしれない物に触れることへの恐怖を抱き、手洗い行動や入浴行為を繰り返さざるをえない、というものである。その他によくある症状としては、何かを行ったかどうか（例：ドアの鍵をかけたか、ストーブを消したかなどの、安全に関わる問題であることが多い）を確認せずにはいられなくなる確認強迫や、自分の持ち物を特定の順序で、特定の場所に置くことに捉われてしまう儀式的行為などが挙げられる。

- ▶ **不安症状の出現に先行して、暴力の目撃・愛する人の喪失・医療トラウマ・性虐待／身体的虐待被害などの強い情動的苦痛を伴う経験が認められていた場合、急性ストレス障害や適応障害や PTSD の可能性を考慮する**：子どもが学校や地域でいじめなどのトラウマ体験に暴露されていたとしても、親がそのことに気付いていないこともある。また、親が重い疾病に罹患していたり離婚の危機に晒されているような、家庭内が子どもの逆境体験の場になっている状況の場合、そのことが親から語られないこともある。それゆえに、小児医療者は可能な限りの病歴を得るために、出来るだけ親と子どもを別々にしたうえで話を聞く必要がある。ここで重要なのは、トラウマ症状を呈するきっかけとなる状況というのは、その子どもにとってトラウマとなりうるものであれば十分であるということである。ただトラウマとなったエピソードの多くは、子ども自身、もしくは子どもにとって大切な人が死んでしまうのではないかと実際に感じて当然といえるような状況であることがほとんどである。トラウマ後の不安に基づく特徴的症状として、"再体験"（幼小児ではトラウマを惹起させるような遊びの反復、侵入的思考や悪夢、トラウマを想起させるような出来事に対する過剰な反応として現れる）、トラウマを思い出させる状況の"回避"、安全であるかどうかを過度に気にする、予期せぬ物音や出来事に対して過剰に驚愕し不安を覚えるなどの"過覚醒"（イライラ、他者への攻撃性、無謀な行為、集中力欠損として現れることもある）が挙げられる。回避症状は、会話の中でトラウマに関連する話題が出た際に、話題を変えたり、不適切な行動をとったりするという形で表出されうる。またトラウマによる症状として、罪悪感の表出、他者からの孤立、感情鈍麻、

以前は楽しめていた活動への関心の欠如など、うつ病に似た症状が出現することもある。トラウマ体験や喪失体験の後に PTSD を発症するリスクが最も高い子どもとしては、既にメンタルヘルスの問題を抱えていた子ども、親が情緒的な困難を抱いている状況の子ども、親の離婚問題や失業などの家庭内のストレス要因が高い状態にある子ども、以前に別の喪失体験やトラウマ体験を有していた子ども、トラウマ的なメディアコンテンツに繰り返し晒されていた子ども、地域の支援リソースに乏しく容易に支援の得られない状況にある子ども、などが挙げられる[4]。臨床医は、トラウマを抱えた子どもと面接を行う際には、子どもが自分の感情を表現出来る安全で快適な環境を提供する必要があり、必要に応じて休憩を取ったり、一旦面接を中止したり出来ることを保証し、子どもに選択権があると感じてもらう必要がある。トラウマに暴露された後でも、PTSD 症状があまり認められない子どももいるが、そのような子どもに対しても治療を提供することで得られるメリットは大きい。トラウマに晒された子どものケアに関する詳しいガイダンスについては、「子どもの感情も気にかけよう：子どもの感情評価キット（*Feelings Need Check Ups Too toolkit*）」（www.aap.org/en-us/advocacy-and-policy/aap-health-initiatives/Children-and-Disasters/Pages/Feelings-Need-Checkups-Too-Toolkit.aspx）および米国子どものトラウマ性ストレスネットワーク（Child Traumatic Stress Network）のウェブサイト（www.nctsn.org）を参照していただきたい。

不安とトラウマに関連した問題を抱える子どものケアプラン

　不安に関連する問題を抱える子どもの治療というのは、たとえその症状が大きな支障を引き起こしている状況になくとも、また、たとえ最終的にメンタルヘルスの専門家に紹介することが必要となるにしても、プライマリーケア医療者や小児科医がそれを認識した時点から開始することが出来る。子どもであれ親であれ、気質的に社交的な場合もあればそうではない場合もあり、新しい経験や予期せぬ経験に対しオープンである場合もあればそうでない場合もあるであろう。親が快適に感じる事柄と不快に感じる事柄を認識する手助けをし、自身の認識と子どもの認識がどのように異なっているのかを理解出来るようにすることは、治療の第一歩となるであろう。親や子どもの気質がどうあれ、子どもが感情のコントロールが出来るように親が適切に関わる技術を身につけることが出来るように、プライマリーケア医療者は心理教育を行う必要がある。

子どもと家族の治療へのモチベーションを引き出す

　治療へのモチベーションのない状態で、家族が治療を求めたり継続的な受診をすることは不可能である。プライマリーケアの現場で、患者と家族のモチベーションを引き出すためには、初期に複数回の外来フォローアップが必要となることが稀ではない[5]。

　継続的に受診をしてもらうためには、子どもや家族の有するストレングス（例：子どもが少なくとも両親のどちらか一方もしくは親以外の重要な大人と良好な関係性にある、子どもや親に向社会的な友人がいる、子どもを心配し気遣いをしてくれる家族成員がいる、子どもや親が支援機関にSOSを出すことが出来る、家族が支援機関と良好な関係性にある、など）を強化しつつ、子どもや家族に存在している、問題に取り組むうえでの障壁（偏見、家族間葛藤、治療への抵抗など）を明らかにする必要がある。子どもや家族と信頼関係を築き、継続的に受診することに対し肯定的な認識を抱いてもらうためには、HELPの頭文字で表される「あらゆる患者に共通するコミュニケーション上の技術的要素[6]」（Box 14-3）を活用し、治療の各種段階について説明をしたうえで合意してもらい、具体的なケアプランを作成するとともに、プライマリーケア医療者の役割を明確にする必要がある。他の役割を有する支援者の存在の有無にかかわらず、小児医療者には、家族が治療を前向きに受け止められるように促すことが求められる。

　不安の問題を抱える人の多くは“回避”により不安に対処しており、「治療を開始することは不安な感情を惹起する状況について直面化しなくてはならなくなることを意味する」と考えるため、当初は治療を敬遠することは無理もないことであるという点を忘れてはならない。また、不安の問題を抱える人の多くは、そのことを恥ずかしいことであるとか、弱いことの表れであるなどと考えており、自身の不安を隠すために長年努力してきたのである。とりわけ背景にトラウマ経験を有する人は、自身の感情を口にすることに特に慎重になっている。未知というのは最も大きな恐怖感を抱かせるものであり、トラウマの影響を受けた人というのは、自身の抱えている問題を打ち明けた後に何が起こるのか、診察中に何が行われるのか、加害者から報復を受けることになるのではないのか、などと考えてしまうのである。トラウマを経験した人は、定義上、全員がサバイバーであり、サバイバーというのは安全が脅かされているという感情を持続的に抱いており、ときには実際に安全が脅かされた状況が継続している中で、必死に身につけた適応能力で均衡を維持することで生き抜いてきたのである。このことを臨床医はしっかりと認識しておかなくてはならない。トラウマを経験した人が治療に取り組むためには、自分が安全で快適だと感じる方法とペースで「その均衡を変えることが可能である」と感じてもらう必要があり、また「この先生は専門知識を有しており、実際に自分を支援しようとしてくれている」と感じてもらう必要がある。

Box 14-3　患者と治療同盟を構築するための共通要素：HELP

H ＝ Hope （希望を持てるように）

E ＝ Empathy （共感的に）

L^2 ＝ Language （患者に分かる言葉で）、Loyalty （誠実に）

P^3 ＝ Permission （常に同意を得ながら）、Partnership （パートナーシップを重視し）、Plan （計画を立案し、それを伝える）

引用元：American Academy of Pediatrics. *Addressing Mental Health Concerns in Primary Care: A Clinician's Toolkit*. Elk Grove Village, IL: American Academy of Pediatrics; 2010.
詳細については、本書巻末の補足資料5を参照。

心理教育の実施

　家族と不安やトラウマについての話を少しずつ始めていく際には、前ページで記載した内容を十分に踏まえたうえで行うことが有用となるであろう。不安という感情は人にとって正常な感情であること、そして不安感に困らされている人というのは非常に多いのだということを明確に伝え、それらは対処可能であることを強調する必要がある。子どもや家族によっては「気質や個人のあり方というのはそれぞれ異なっており、新しい状況に置かれた際に不安が強くなる人もいればそうでもない人もおり、また脅威を感じた際の反応も強い人もいればそうでもない人もいる」と伝えることが有用となるであろう。また、「そのような特性は生まれ持ったものであり、何ら恥じる必要性があるべきものではない」ということも併せて伝える必要がある。臨床医は、不安を感じやすいことと意気地がないこととは無関係であり、また不安を感じやすいことは、何かを成し遂げられないことを意味するわけではないことも強調する必要がある。実際、パフォーマーやスポーツ選手の中にも、気質的に不安を感じやすい人たちは稀ではなく、極度のあがり症でありながらも、周囲の支援や励まし、そして何より自分自身の懸命な努力によって、大きな成功を収めることが出来ていることを伝えるとよいであろう。また、何かを大いに楽しんで行うことが得意な人であっても、人前で行う必要があるなどの安心感の得られない状況で行う際には不安を感じることがあることも、伝えるとよいであろう。

　トラウマに関する心理教育を行う際には、思い込みや決めつけを排除し、共感的に接することが大前提となる。関わり始めた初期の頃は、臨床医もその子どもに起こったことの詳細はほとんど知らないであろうし、その子どもや家族がずっとどのような経験をしてきたかについては、なおのこと知らないであろう。しかし、その子どもに起こったことが何であれ、心理教育というのは様々な形で行うことが可能である。そのために臨床医は家族に寄り添う必要があり、そして求められたタイミングやその他の適切なタイミングで、臨床医は選択肢を提示し、家族が最適な判断をするための助けとなるべきである。臨床医は適切なタイミングを見計らいつつ、子どもと家族に対し、トラウマに対する反応とはどのようなものか（再体験、回避、過覚醒、認知・気分の陰性変化）について話をし、脳や身体がなぜそのように反応するのかについて知見は十分に積み上がってきていることを説明することも出来るであろう。

安全・安心感を取り戻すための取り組み

　トラウマを負った子ども、そしてしばしば不安障害を抱える子どもの背景には、安全・安心感を損なう脅威が継続して存在している。実際にトラウマを引き起こしうる脅威が継続して存在している場合（例：虐待者と同居中、学校で継続したいじめ被害にあっている）もあれば、トラウマ経験となった出来事によって安心感が損なわれた結果日常生活に支障が生じている場合（例：家族がバラバラになった、家族成員の誰かが家を出なければならなかった、転校しなければならなかった）もある。トラウマ体験を開示したことや治療を行ったことで、何か変わったことがあるか、また、何か変わるかもしれないと恐くなったことがあるかを尋ねつつ、可能な限り子どもの安全・安心感を取り戻し、それを維持することが出来るように支援計画を立案する必要

がある。また臨床医は、家族の特定の一人が深刻なトラウマを負っている場合、他の家族成員がたとえ直接的なトラウマに晒されたわけではなくても、その影響を受けうることを認識しておく必要がある。そのうえで、どのような影響が家族に及んでいるのかを評価し、必要に応じて影響を受けている家族成員に対しても支援する意向があり、適切な支援者に紹介も出来ることを申し出る必要がある。とりわけきょうだいがその影響を受けているか否かについては詳細に聞き取りを行い、支援計画に確実に含める必要がある。

健康的な生活習慣の推奨

運動、外遊び、バランスの取れた食事、睡眠（とりわけメンタルヘルスへの影響が大きい）、親との特別な時間を設定する、子どもの長所を頻繁に褒める、心配事について信頼出来る大人と率直に話し合う、などの助言を行うことは常に推奨される。とりわけ幼い子どもたちは、暴力的で憂慮されるような画像や映像を伴うテレビニュースなどの特定の種類のメディアから守られなくてはならない。同様に、一部のテレビ番組やビデオゲーム、さらには一部のアニメも、子どもが不安を感じる要因となりうる。プレティーンやティーンエイジャーにとっては、およそ達成困難な身体イメージに関するメディアからのメッセージやソーシャルメディアでのやりとりが、不安を助長したり悪化させたりする可能性があることを認識しておかなくてはならない。

全体的なストレスの軽減

子どもの社会的環境について検討を行うためには、家族の社会的背景・親のうつ病スクリーニングの結果・家族評価尺度の結果・保育所や学校からの報告などを確認するだけではなく、以下のような質問を行うことを考慮する必要がある。

▶ **家族が高ストレス状況にある**：子どもの治療とは別に、病気・経済的問題やその他何らかの負担が集中した状況にあるか？　また、それに対し生活費の援助や居住の安定化など、何らかの家族支援が必要な状況ではないか？

▶ **具体的な外的要因の存在が子どもを不安にさせている可能性はないか？**：このような外的要因としては学校でのいじめ、学業不振、家庭内の混乱などが挙げられるが、もし存在する場合には、その問題に対処するための手段を講じる必要がある。

▶ **子どもが恐怖心を抱いてしまうような電子メディアに晒されていないか？**：親の監視の目が届かないところで、子どもがテレビやインターネットのコンテンツに触れてしまっていることもあるであろう。子どもが家族と一緒に映画、テレビ、ビデオゲームなどを見ている際に、子どもが強い恐怖を表出したとしても、親やその他の家族成員がそれを認識出来なかったり、過小評価をしたりしている場合もある。とりわけ年齢の低い子どもの不安を低減するためには、このようなメディアへの暴露を制限したり、暴露した場

合には子どもを安心させるような説明をすることが、重要な要素となりうる。

▶ **子どもが、親の病気や障害・家庭内暴力に対しての懸念を口にした場合、その実態はどのようなものであろうか？**：状況に応じて学校関係者や福祉機関の協力を得ながら、環境調整を行う必要がある。

▶ **親が不安を抱えていたり抑うつ状態にあったり、向精神性物質使用の問題（物質使用障害）を抱えていて親としての機能を果たせない状況になっていないか？：親がトラウマ体験や喪失体験を抱えていないか？**　子どもが不安障害を抱えている家庭では、親も不安障害や抑うつを抱えていることが多い。子どもがいる前で可能な限り親が不安や恐怖を表出しないように、助言を行う必要がある。親を成人のメンタルヘルスサービスに紹介することが適切な場合も多いであろう。

不安症状に対し、初期介入を行う

　子どもに不安症状があっても、それが発達上予想されるものであれば、通常は共感的な態度で積極的に支援的対応を行いながら、不安に対して回避以外の方法で対処するモデルを示し、子どもがそのモデルに基づいた行動をとることが出来た場合に褒めたり報酬を与えたりすることで、解消していくであろう。子どもの気質は様々であり、子どもによっては恐怖に対し電気をつけっぱなしにして寝るなどの対応を根気強く続けることで、エスカレートさせずに対処可能な子どももいる。一方で、不安障害の診断基準を満たすような子どもでは、本人や周囲の大人が様々に対処を試みてきたにもかかわらず、機能を損なうレベルの恐怖と苦痛を感じる状況となっている。

　以下のセクションでは、不安障害に対する各種のエビデンスに基づく心理社会的療法（EBP）に共通する要素を基盤とする戦略につき言及している。これらの戦略は、軽度もしくは新たに出現したばかりの不安障害を有する子どもや、不安障害の診断を満たさないレベルの不安を抱える子どものケアに適用することが可能である。またこのような戦略は、不安障害を有する子どもの初期治療にも適用可能であり、子どもをメンタルヘルスの専門家に紹介する準備期間や受診までの待機期間にプライマリーケア医療者がフォローアップを行う際にも適用することが出来るであろう。薬物治療は、特にパニック症状や強迫症状に対する鎮静目的に使用する場合や、重度のストレス要因に対し時間をかけて対処法を身につける余裕がないような場合に有用となりうるが、心理社会的療法を合わせて行わない限り、内服を中止するとしばしば症状が再燃してしまう。薬物療法の効果を判断する際には、不安症状というのはしばしば周期や波があるという点に留意する必要がある。実際、家族がケアを求めるのは、子どもの不安症状がピークに達したときであるが、この時点で薬物療法を開始し、その後に改善した場合に症状が自然経過で改善したのか、それとも薬物療法によって改善したのかを判断しえないことも稀ではない。それゆえに、子どもの不安症状の実際の重症度や自然経過についてより深く理解するまでは、心理社会的療法を第一選択とし、薬物療法に関しては慎重に始めることがより妥当であることが多い。

子どもの恐怖への対処法につき、両親にガイダンスを示す

　臨床医は、子どもが恐怖を感じている状況を両親が把握することが出来るようにサポートし、子どもと家族が恐怖に由来する症状を低減する意志があることを確認したうえで、通院を行うことの同意を得る必要がある。治療のステップには、子どもが不安を感じた際の対処スキルの向上のために、子どもと両親に認知的・行動的な戦略を教えることが含まれる。このような対処スキルとしては、呼吸法、筋弛緩法、ポジティブ・セルフトーク、思考停止法、安全な心象風景の想起などが挙げられる。子どもと家族の理解力にもよるが、教材を読んでもらう、ウェブ上のプログラムに参加してもらうなどの方法も効果的である。

徐々に暴露を増やしていく

　不安障害や恐怖症に対する最も有効なアプローチの一つとして、子どもが恐れている物や経験に対し、徐々に暴露を増やしていくという方法が挙げられる。最終的には、子どもが恐れているものを回避するのではなく、克服することが目標となる。その目標を達成するためには、親に対し、まずは子どもが恐れている物や活動にごく短時間触れることから始め、徐々に触れる時間を長くしていく方法を伝える必要がある。具体的には、まず初めに、親は子どもが恐れている物や活動について想像したり、話したり、写真を見たりすることが出来るようになることからチャレンジをさせ、次に、子どもが親のサポートのもとで短い時間の暴露に耐えられるようにしていき、さらには親や他の指導者が同席した状態で、大勢の人のいるところで長い時間の暴露に耐えられるようにする。最終的には（それが適切な場合には）、必要時にすぐに助けを求めることが出来る状況のもとで、恐怖を感じる活動の際に一人でいられることが出来るようにしていく。このような取り組みを続けている間、親は可能な限り落ち着いて、自信を持った状態にある必要がある。もし親が苦しいと思う状況になったとしたら、それは子どもも苦しい状況になっているサインということが出来るであろう。

学校恐怖症に対応する

　不安に脆弱な子どもへの対応として、不安を引き起こす状況に子どもを速やかに戻すことが治療的に適切な場合もある。学校恐怖症は、そのような状況の一例である。もちろん子どもが学校を怖がったり、学校に行くのを嫌がったりする背景にいじめ、トラウマ、学習障害（限局性学習症）、身体疾患が潜在している可能性を除外する必要があるが、そのような背景がない場合、プライマリーケア医療者は落ち着きのある対応で肯定的なフィードバックを行うだけではなく、学校関係者と連携して子どもが登校出来るように支援し、穏やかでありつつもしっかりとした態度で、子どもに登校を促す必要がある。欠席が長引いたり、親が登校させることに消極的であったりする場合には、メンタルヘルスの専門家に紹介することを考慮しなくてはならない。

　子どもの不安が環境ストレスによる二次的なものである場合、子どもの安全を守ろうとし、ストレスを緩衝し、子どもが不安を克服するサポートを行ってきた親の努力を認めたうえで、さらなる支援体制を構築していく必要がある。子どもが恐怖を感じている状況に名前をつけて

リフレーミングを行うなど（例：「頭の中の心配マン」など）、子どもが不安感を制御出来るように手助けをしたり、回避以外の対処行動が取れた場合には、そのことをしっかりと褒め、ご褒美／報酬を与えるトークンエコノミー法などの随伴性マネジメントを取り入れることも有用となる（表14-4）。

　トラウマによる影響が顕著な子どもに関しては、当初から専門医への紹介を行うことが望ましいが、プライマリーケア医療者は、初期対応として以下のような対応を行うことが出来るであろう。

> ▶ 羞恥心、罪悪感、絶望感などの否定的な思考について、穏やかに質問する（自傷行為に関しても質問する必要がある）。
>
> ▶ 症状が顕著ではない場合には、セルフケアの方法や、安心感を得る方法について伝え、それを行うことを推奨する。
>
> ▶ 症状が顕著な場合には、ディストラクション法（注意を外に向ける方法）やリラクゼーション法を伝えるとともに、どのような支援を行いうるのかの計画を立て始める。
>
> ▶ フラッシュバックのトリガーとなる状況について聞いてよいかを確認したうえで、子どもが話をしたい意向を示したら、そのトリガーを避けたり乗り越えたりするためのよりオープンでより自己効力感を感じられる方法につき話し合い、それが出来るようになるための計画を立案する。

全般的な育児スタイルに注意を向ける

　親のルールや子どもへの期待に一貫性がない場合、子どもは不安になることがある。子どもが何らかの失敗をした際、親から有害となりうる反応が返ってくる可能性について、子どもに直接確認をする必要がある（「悪い成績を持ち帰ったら、お父さんが怒るのは分かってるんだ……」など）。また、家庭内がストレスフルな状況にある場合、そのことに子どもがどのぐらい自分に責任があると考えているのかも確認する必要がある（「パパとママが一生懸命働いているのは、私がもっといい学校に行けるようにするためだと知っているから、うまくいかないと怖いんだ……」など）。

表14-4　トークンエコノミー法の概要	
回避以外の対応を子どもがした場合の報酬	実施する際のガイドライン
形のない報酬	ポジティブなフィードバックを行う（褒める）。
シール／スタンプなどのご褒美	・一度に一つか二つの行動だけに焦点を当てる。 ・一つの行動に対して、一つのご褒美を用意する。 ・ご褒美を貯めた際のルールを取り決める（例：夜中に自室で過ごすことが出来たらシール1枚、シールが4枚たまったらプールに行くことが出来る、など）。 ・些細な不適応行動については無視をし、シールやスタンプの台帳にそのことは記載しない。 ・報酬対象となる行為がみられた際には、一貫して報酬を与え続ける。

パニック発作につき対応する

　心理社会的療法であれ精神薬理学的治療であれ、パニック発作に対しては早期に治療を行うことが有用であり、広場恐怖症やうつ病、物質使用障害などのその他の問題への発展を防止することが可能である[7]。子どもがパニックに陥る誘因を自覚している場合、その誘因に対し、パニック以外の方法で対処する代替反応を作ることで、発作の頻度を減らしうる。明らかな誘因がなくパニック発作が生じる場合には、薬物療法が最も効果的となる。

支援リソースの情報提供を行う

　米国小児科学会（AAP: the American Academy of Pediatrics）とその各州支部によって、以下に示すような親が子どもの不安に対処するのに役立つ多くの資料が作成されている。

▶「お子さんが不安に対処するのを手助けするために（Helping Your Child Cope With Anxiety）」（www.ohioaap.org/wp-content/uploads/2013/07/Helping-Your-Child-Cope-with-Anxiety.pdf）
▶「お子さんが困難に対処するのを手助けするために（Helping Your Child Cope With Life）」（patiented.solutions.aap.org）
▶「お子さんの分離不安に対処する（How to Ease Your Child's Separation Anxiety）」（www.healthychildren.org/English/ages-stages/toddler/Pages/Soothing-Your-Childs-Separation-Anxiety.aspx）
▶「お子さんにストレスはありますか（Stressed?）」（patiented.solutions.aap.org）
▶「不安を抱えるお子さんの養育上の留意点（Tips for Parenting the Anxious Child）」（www.brightfutures.org/mentalhealth/pdf/families/mc/tips.pdf）

　これらの資料を渡す際に、緊急の場合に備えて、家族に医療機関の連絡先や地域のリソースに関する情報を提供することが望ましい。

治療目標に向けた進捗状況のモニタリングを行う

　幼稚園、保育園、学校などから子どもの状態について報告を受けることは、子どもの治療の進捗状況をモニタリングするうえで極めて有用となる。症状や生活面での機能的状況をモニタリングするうえで、「子どもの強さと困難さアンケート（SDQ: Strengths and Difficulties Questionnaires）」のような複数の人（子ども、親、教師）から情報を収集するスクリーニング尺度も有用となる。
　一時的に治療が奏功しても、その後に効果がなくなったように感じられることはよくあることであり、プライマリーケア医療者はその点につきあらかじめ家族に説明し、理解してもらっておくことも重要である。このような一時的な後退は、新たなストレスや要求があった際や、

一旦症状が改善したために治療を中断した際に起こりやすい。新たなストレスに対して、これまでの治療法の調整で対応を試みても、生活機能の低下に改善が認められない場合には、新たな治療法を検討したり、新たな診断を加える可能性を検討する必要がある。とりわけ、過去には問題視されていなかった学習上の懸念が、その子に対する要求が高まるにつれて浮かび上がることは稀ではない。

専門家の関与を求める

　初期介入に対して反応がみられない場合や、以下のような臨床的状況が確認される場合は、複数の専門家が関与した体制を考えなくてはならない。

- ▶ 不安が学力向上の妨げとなっていたり、他の発達上重要な課題の達成の妨げとなっている状況が疑われ、学校や家庭や友人関係において重度の機能障害をきたしている状態にある場合。
- ▶ 不安に基づく複数の症状が生活の多くの場面で生じている場合（例：新しい状況を恐れる、人前で何かをするのを嫌がる、分離不安を強く感じる、過度に心配するなど）。
- ▶ 子どもや親が、その症状により非常に困難を感じている場合。
- ▶ 行動上の問題が併存している場合（内向的な気質、不安、行動上の問題が組み合わさった子どもは将来的に、より深刻な行動上の問題を引き起こすリスクがとりわけ高い）。
- ▶ 不安に先行して、深刻なトラウマ体験を有していて、PTSD・急性ストレス障害・適応障害を示唆する症状が認められる場合。
- ▶ パニック障害や強迫性障害を併発している場合（いずれも専門的な治療が必要である）。
- ▶ 子どもの不安の背景に、自閉症スペクトラム障害（ASD）の影響が強く潜在していると考えられる場合。通常の幼い子どもにもしばしば認められる、動物を怖がったり、雷やその他の天候変化に対しての恐れを抱いたり、日常生活のルーチンが崩れたり予測出来ないことが発生することに不安を感じたりすることは、興味の対象が狭く社会的認知やソーシャルスキルが低い高機能のASD児において、比較的認められやすい。

　専門的な治療が必要と判断される場合、臨床医は、そのような治療が医学的根拠に基づくものであることを十分に説明する必要があり、また、家族がそのような治療を受けることが出来るように支援する必要がある。小児思春期の子どもの不安障害の治療には、様々なエビデンスに基づく心理社会的介入法があり、いくつかの薬物に対してもその効果が研究で示された状況にある。理想的には、メンタルヘルスの専門機関に治療のために紹介されたすべての子どもが、最も安全かつ最も効果的な治療を受けることが出来る状況となることが望まれる。現時点で推奨される、各種のエビデンスに基づく心理社会的療法（EBP）の概要について、表14-5に示している。この表のもととなった情報は、年2回のペースで情報の更新が行われており、最新の情報についてはウェブサイトを参照していただきたい（www.aap.org/mentalhealth）。Box

表14−5　不安障害やトラウマ関連障害に対する心理社会的療法のエビデンスレベル（2018年4月現在）

懸念される問題	レベル1 最も質が高い 医学的根拠あり	レベル2 良質の 医学的根拠あり	レベル3 中程度の 医学的根拠あり	レベル4 最小限の 医学的根拠あり	レベル5 医学的根拠が 提示されていない
不安症状または回避行動	CBT、薬物療法とCBTの併用、CBTを用いた親子の並行療法、両親へのCBT、学業スキル教育、暴露療法、モデリング療法	アサーティブ・トレーニング、注意訓練法、CBTと音楽療法の併用、CBTとペアレントトレーニングの併用、親のみを対象としたCBT、物語療法、家族への心理教育、催眠療法、マインドフルネス、リラクゼーション法、ストレス免疫訓練	トークンエコノミー法などの随伴性マネジメント、グループセラピー	行動活性化暴露療法、バイオフィードバック療法、プレイセラピー、ペアレントトレーニング、力動的精神療法、論理情動行動療法、ソーシャルスキルトレーニング	アセスメントとモニタリングのみの関わり、愛着修復療法、来談者中心療法、EMDR、ピアペアリング、子どもへの心理教育、対人関係カウンセリング、学校教員への心理教育
トラウマ性ストレス	CBT、CBTを用いた親子並行療法、EMDR	暴露療法	該当なし	プレイセラピー、心理劇、リラクゼーション技法／自己表現技法	助言や勇気付けの言葉、来談者中心療法、薬物療法とCBTの併用、親のみへのCBT、一般心理教育、表現遊び、対人関係療法、問題解決療法、力動的精神療法、リラクゼーション技法、構造化面接による傾聴

【略語】CBT: Cognitive Behavior Therapy（認知行動療法）、EMDR: Eye Movement Desensitization and Reprocessing（眼球運動による脱感作および再処理法）

レベル5の心理社会的療法は、有効性の根拠となる研究がなく効果に対しての結論が出ていない治療法を指している。

本表は、2002〜2009年にかけてハワイ州保健局児童青年精神保健部のエビデンスに基づくサービス委員会が作成・配布を行った「ブループリント」をもとに、「PracticeWise──エビデンスに基づくサービスデータベース（www.practicewise.com）」を活用して2017年10月〜2018年4月の期間に作成された「PracticeWise──エビデンスに基づく小児思春期患者の実践的心理社会的療法」から抜粋した。「PracticeWise」が公表しているすべての表や背景にある医学的根拠については、本書巻末の補足資料6を参照していただきたい。なお本表は年2回のペースで更新が行われており、最新の情報については、www.aap.org/en-us/documents/crpsychosocialinterventions.pdfを参照していただきたい。

14−4に、本書の出版時点で米国食品医薬品局（FDA）により承認されている、小児思春期の子どもの不安障害およびトラウマ関連障害に対する薬物療法の概要を示している。

メンタルヘルスの専門家への紹介状を渡された思春期児のうち、実際に紹介先を受診した子どもの割合は61％に過ぎず、一度受診した以降に通院を継続している子どもの割合はさらに少ない[8]。紹介先に確実に繋げていくためには、家族が紹介先で行われる専門的ケアとはどのようなものであるのかを子どもと親が大枠程度は理解していること、紹介元となった臨床医が今後どのような役割で子どもと家族に関わっていくのかが明確にされていること、実際に子どもや家族に受診する心づもりが出来ている状況にあることを、それぞれ確認する必要がある。専門的医療者の予約がすぐに取れない場合には、プライマリーケア医療者は、それまでの間にどのように問題に対処していくのかを、子どもや家族と共に考える必要がある。

残念ながら現時点では、あらゆる種類のエビデンスに基づく治療法がどんな地域でも受けられる状況とはなっていない点に、留意しておかなくてはならない。もし子どもに必要と思われる治療を行うことがその地域では不可能な状況にある場合、地域社会の様々な立場の人々と協力し、子どもの権利擁護のために声を上げていく必要がある。プライマリーケア医療者がメン

Box 14-4　米国食品医薬品局（FDA）によって承認されている、小児思春期の子どもへの薬物療法 （2018年3月12日現在）[a, b]	
病態名	薬物療法
不安障害	小児への使用に際しFDAの承認を受けている薬物はSSRIであるフルオキセチン・セルトラリン・フルボキサミン、ならびに強迫性障害（OCD）の治療に対しての三環系抗うつ薬であるクロミプラミン、そして全般性不安障害（GAD）に対してのSNRIであるデュロキセチンのみである。現在、小児の不安障害に対する薬物療法としてFDAの承認を受けた製剤は他には存在していないが、無作為化対照試験によって有効性・安全性が示された製剤は数多く存在している。なおうつ病の治療薬として、フルオキセチンは8歳以上の小児で承認されており、エスシタロプラムは12歳以上の小児で承認されている。うつ病はしばしば不安障害に併発するため、内服療法は両者の症状の低減に有効となりうる。
トラウマ関連障害	薬物療法は、トラウマ反応に焦点を当てた非薬物療法の補助として、併存する症状に対して有効となりうる。SSRIであるセルトラリンとパロキセチンは、成人のPTSDの治療薬としてFDAから承認されている。

【略語】FDA: US Food and Drug Administration、GAD: generalized anxiety disorder（全般性不安障害）、OCD: obsessive-compulsive disorder（強迫性障害）、PTSD: post-traumatic stress disorder（心的外傷後ストレス障害）、SNRI: serotonin and norepinephrine reuptake inhibitor（セロトニン・ノルアドレナリン再取り込み阻害薬）、SSRI: selective serotonin reuptake inhibitor（選択的セロトニン再取り込み阻害薬）

a. 最新のFDAの承認情報については以下のサイトを参照。www.fda.gov/ScienceResearch/SpecialTopics/PediatricTherapeuticsResearch/default.htm.

b. プライマリーケアにおける処方に関するガイダンスとしては、「第11章：一次診療の現場で用いる向精神薬」も参照。

タルヘルスの問題を抱える人々の初期治療を行ったり、地域の医療資源を探したりするのを支援するため、遠隔精神医療サービスを提供したり、コンサルテーションを行うための「ホットライン」を整備している州は、年々増加している。後者のコンサルテーション・ホットラインが活用可能な地域に関しては、「全米児童精神科医アクセスプログラム（NNCPAP: National Network of Child Psychiatry Access Programs）」のウェブサイト上で確認することが出来る（www.nncpap.org）。

　子どものケアに関わる専門家チームのメンバーは、それぞれの役割につき明確化し、合意を形成する必要がある。不安障害の子どもをメンタルヘルスの専門家に紹介する場合であっても、プライマリーケア医療者は、内服を開始する役割・投与量を調節する役割・治療に対する反応を評価する役割・副作用につき評価する役割、ならびに子どもと家族が治療に対して前向きな姿勢でいられるように関わり治療を継続するサポートを行う役割、そして親・学校・一般医療者・専門医療者などの様々な各立場の人々の関わりを共有し調整する役割を担うことが出来るであろう。実際、プライマリーケア医療者がメンタルヘルスの専門家に紹介を行った以降も、その子どもに関心を抱き続け、ケアチームの一員として関わり続けている状態にあることを子どもが知るだけで、子どもの症状が改善することもあるのである。

　謝辞：本章の著者および編集者は、米国小児科学会（AAP）のメンタルヘルス・リーダーシップ・ワーキンググループ（MHLWG: Mental Health Leadership Work Group）のマネージャーであるリンダ・ポール氏（公衆衛生学修士）の貢献に、改めて感謝申し上げる。

■ 米国小児科学会（AAP）の提言／指針

- American Academy of Pediatrics Section on Complementary and Integrative Medicine and Council on Children With Disabilities. Sensory integration therapies for children with developmental and behavioral disorders. *Pediatrics*. 2012;129(6):1186–1189 (pediatrics.aappublications.org/content/129/6/1186)
- Thurber CA, Walton E; American Academy of Pediatrics Council on School Health. Preventing and treating homesickness. *Pediatrics*. 2007;119(1):192–201. Reaffirmed May 2012 (pediatrics.aappublications. org/content/119/1/192)

■ 参考文献

1. Connolly SD, Bernstein GA; Work Group on Quality Issues. Practice parameter for the assessment and treatment of children and adolescents with anxiety disorders. *J Am Acad Child Adolesc Psychiatry*. 2007;46(2):267–283

2. Merikangas KR. Vulnerability factors for anxiety disorders in children and adolescents. *Child Adolesc Psychiatr Clin N Am*. 2005;14(4):649–679

3. Bernal P. Hidden morbidity in pediatric primary care. *Pediatr Ann*. 2003;32(6):413–418

4. Williamson DE, Forbes EE, Dahl RE, Ryan ND. A genetic epidemiologic perspective on comorbidity of depression and anxiety. *Child Adolesc Psychiatr Clin N Am*. 2005;14(4):707–726

5. Foy JM; American Academy of Pediatrics Task Force on Mental Health. Enhancing pediatric mental health care: algorithms for primary care. *Pediatrics*. 2010;125(suppl 3):S109–S125

6. Wissow LS, Gadomski A, Roter D, et al. A cluster-randomized trial of mental health communication skills for pediatric generalists. *Pediatrics*. 2008;121(2): 266–275

7. Creswell C, Waite P, Cooper PJ. Assessment and management of anxiety disorders in children and adolescents. *Arch Dis Child*. 2014;99(7):674–678

8. Chisolm DJ, Klima J, Gardner W, Kelleher KJ. Adolescent behavioral risk screening and use of health services. *Adm Policy Ment Health*. 2009;36(6):374–380

第 15 章

破壊的行動障害、攻撃性

ローレンス・S・ウィッソウ（医学士・公衆衛生学修士）

> 概して親が欲しているのは、
> 「時間が経てば問題行動は解決していきますよ」という安心感の得られる言葉や、
> 短期的に行動を改善させられる具体的な方法である。

　破壊的・攻撃的な行動というのは、ヨチヨチ歩きをし始めた幼児期から始まり思春期に至るまで、子ども時代を通じてしばしば認められるものである。これらの行動は、元々の気質や環境因に影響された一過性のものであることが多いが、中には反抗挑戦性障害（ODD: oppositional defiant disorder）や行為障害（素行障害）（CD: conduct disorder）と診断されるレベルの持続的な問題に発展し、子どもや家族の機能に著しい支障をきたすこともある。対象となった母集団によっても異なるが、一般的に反抗挑戦性障害（ODD）と診断されるレベルの子どもは 1 ～ 16％、行為障害（素行障害）（CD）と診断されるレベルの子どもは 1.5 ～ 3.4％ にのぼると報告されており、年齢や診断によって差異はあるものの一般的に男女比は 3.2 ～ 5：1 と男児に多いとされている[1]。反抗挑戦性障害（ODD）から行為障害（素行障害）（CD）に移行する子どもも稀ではない。反抗挑戦性障害（ODD）や行為障害（素行障害）（CD）の子どもの治療は非常に困難であるが、全く治療がなされなかった場合には、怠学の問題や非行／触法の問題・薬物やアルコールなどの嗜癖問題に発展することも多く、成人期以降に不就労者となるリスクも高まってしまう。行為障害（素行障害）（CD）が進行すると、自傷他害のリスクが高くなり、場合によっては精神医学的救急の適応となる事態ともなりうる。破壊的・攻撃的な行動をとる小児思春期のすべての子ども（以降、本章では特に断りのない場合「子ども」と総称する）には、介入と教育は不可欠であり、両親や教師による支援、そして注意深い監護が求められる。

　ケースにもよるが、このような子どもの問題行動というのは、発生・進展を予防することが十分に可能であるという知見が、これまでの研究で積み重ねられている。有効な予防戦略として、ポピュレーション・アプローチによる一般予防[2]、親の気分障害の治療やストレス低減、乳幼児の親への“子どもの感情を読み取り調整する技法”や体罰／暴言によらないポジティブなコミュニケーション方法の習得支援、などが挙げられる。小児科医・家庭医・内科開業医・ナースプラクティショナーや医療助手など、臨床の最前線で子どもと長きにわたり

関わりうる立場のプライマリーケア医療者は、子どもが発達するにつれ、よくある育児上の問題などについて先んじて親に指導したり、育児に関するワークショップの情報を提供したり、ウェブ上のコンテンツや紙面での資料を手渡すなどの予防的対応を行うことが望まれる。そのような育児支援のツールとして、米国疾病管理予防センター（CDC）のウェブサイトにある「子どもの育ち：ポジティブ育児のヒント集（Child Development: Positive Parenting Tips）」（www.cdc.gov/ncbddd/childdevelopment/positiveparenting/index.html）や、米国小児科学会（AAP: the American Academy of Pediatrics）の育児支援サイト上にある「誰だってイライラすることはある：お子さんのイヤイヤに対処するために（Everybody Gets Mad: Helping Your Child Cope With Conflict）」（www.healthychildren.org/English/healthy-living/emotional-wellness/Pages/Everybody-Gets-Mad-Helping-Your-Child-Cope-with-Conflict.aspx）、「子どもの明るい未来のための情報提供サイト（brightfutures.org）」内の、「お子さんの他者を尊重する気持ちを育てるために親御さんが出来ること（*Parents' Roles in Teaching Respect*）」のハンドアウト資料（www.brightfutures.org/mentalhealth/pdf/families/mc/parent_role.pdf）、そして子どもが他児に暴力を振るっている際の適切な対応を学ぶツールである「プレイ・ナイスリー・プログラム」のウェブサイト（www.playnicely.org）などが有用となるであろう。また、米国小児科学会（AAP）が発出している「効果的なしつけ法のガイドライン[3]」も参照されたい。

　本章で示したガイダンスは、小児医療の現場で出会う破壊的行動障害や攻撃性の問題を呈しているあらゆる子どものケアに適用可能なように記載したものであり、小児の専門外来を行っている小児科のサブスペシャリストの立場の読者にも、小児のプライマリーケア医療者の立場の読者にも、十分に有用となるであろう。実際、本章では、破壊的行動や攻撃性を示す子どものケアにおけるプライマリーケア医療者の具体的な役割につき、いくつかのセクションで言及を行っている。なお本章で示したガイダンスは、世界保健機関（WHO）の研究成果に基づき記載したものである。推奨事項については毎年更新されうるものであり、最新の情報については以下のWHOのウェブサイトで確認していただきたい（www.who.int/mental_health/publications/mhGAP_intervention_guide/en）。

破壊的行動障害／攻撃性を示唆する所見

　破壊的行動障害や攻撃性がどのように表出されるのかは、年齢により異なる。年少の子どもでは、かんしゃく、反抗、喧嘩、いじめなどで表現されることが多い。一方、より年齢の長じた学童期や思春期の子どもでは、窃盗、器物損壊、暴行などの重大な違法行為として表現されることもある。破壊的行動障害や攻撃性を示唆する症状や臨床所見について Box 15-1 にまとめ、掲示している。子どもの症状がどのような形で表出されているのかは、両親、教師、その子と親しい子ども、そして6歳以上であればその子自身から聞き出すことが出来るであろう。子どもは問題を可能な限り矮小化して伝えてくる傾向にあり（このような傾向はときに親にも認められる）、そのために親や教師が、直接的に監督していない状況下で生じている問題行動に

Box 15-1　破壊的行動障害や攻撃性を示唆する徴候や臨床所見

破壊的行動や攻撃性を示唆する徴候
- 年少の小児では、著しいかんしゃく、反抗、喧嘩、いじめ
- 年齢の長じた小児や思春期児では、窃盗、器物損壊、暴行などの重大な不法行為
- 反復的・持続的な過度の攻撃性や反抗性：子どもの発達レベル・同年代の集団の行動規範・文化的背景にそぐわない行動であり、発達上の過渡的状況における正常範囲の混乱とは判断されない行動
- 攻撃性は、衝動的で激しい感情状態に関連している場合もあれば、加虐的で計画的に表出されている場合もある。子どもが示している攻撃性のパターンを見分けることが重要である

反抗挑戦性障害（CDD）に特徴的な行動
- 行動を認めるのは、学校・家庭・その他の特定のコミュニティに限定される
- 爆発的な怒り
- 我を忘れる
- 命令や規則に従うことへの拒絶
- 破壊的行動
- 殴る
- 意図的に他者に迷惑をかける行動であるが、重大な違法行為とはいえない行動

行為障害（素行障害）（CD）に特徴的な行動
- 破壊的行為
- 人や動物に対する残酷な行為（性暴力や身体的暴力を含む）
- いじめ
- 嘘をつく
- 窃盗
- 怠学
- 薬物・アルコールの使用
- 犯罪行為
- その他、反抗挑戦性障害（ODD）で認められるすべての行為

【略語】ODD: oppositional defiant disorder、CD: conduct disorder

気付いていないこともある。それゆえに、子どもの行動問題の全体像を把握するためには、観察者同士がそれぞれ気遣いをしつつも粘り強く話し合い、互いの記録／記憶を突き合わせていく必要がある。

破壊的行動障害／攻撃性を呈する子どもを同定するためのツール

　破壊的行動障害や攻撃性のある子どもやその親の中には、抱えている症状を自発的にプライマリーケア医療者に開示しない者もいるため、それらの子どもを特定するためには、標準化された心理社会的スクリーニング尺度を使用することが必要となることが多い。これらの尺度は、子どもから情報収集するものもあれば、親や教師から情報を収集するものもある。詳

表15-1　一般的な心理社会的スクリーニング尺度：破壊的行動障害や攻撃性が示唆されるスコア	
スクリーニング尺度	破壊的行動障害や攻撃性が示唆されるスコアのカットオフ値
PSC-35	▪ 6歳未満　　　　　　24点以上 ▪ 6歳以上17歳未満　28点以上 ▪ 17歳以上　　　　　30点以上 かつ ▪ 破壊的行動障害や攻撃性に関する各種の追加質問で、具体的に破壊的行動障害や攻撃性が問題となっていることが確認される。
PSC-17	▪ 外在化問題のサブスケールが7点以上 かつ ▪ 破壊的行動や攻撃性に関する各種の追加質問で、具体的に破壊的行動障害や攻撃性が問題となっていることが確認される。
SDQ	▪ 症状の総スコアが20点以上 ▪ 行動問題スコアが5〜10点（解説については、www.sdqinfo.com参照） ▪ インパクト・スケールのスコアが1点（中等度障害）または2点以上（重度障害） の場合に 各種項目のうち破壊的行動や攻撃性に関する項目の選択状態を勘案したうえで総合評価を行う。
ASQ:SE-2	▪ 年齢別に質問票が分けられており、それぞれカットオフ値は異なっている。
ECSA	▪ 総スコア18点以上 の場合 ▪ 情緒・行動に関する既往や家族歴を包括的に聴取し、詳細な経過観察を行う必要がある。 ▪ 総得点にかかわらず、○がついた項目について、さらなる検討が必要である。○がついていることは、子どもの情緒や行動に何かしらの問題があることを示唆するが、親が不安を抱いていなければ様子をみていい項目も存在する。 親スコア ▪ 質問39および40のスコアが1点または2点であれば、親に抑うつの問題が生じている可能性が示唆される。質問37および38のスコアが1点以上であれば、母親の困り感に対し、より詳細な聴取を行う必要がある。

【略語】ASQ-SE: Ages & Stages Questionnaires: Social-Emotional, Second Edition（乳幼児発達検査スクリーニング質問票―社会的情緒的評価 第2版）、ECSA: Early Childhood Screening Assessment（幼小児スクリーニング評価票）、PSC: Pediatric Symptom Checklist（小児科的症状チェックリスト）、SDQ: Strengths and Difficulties Questionnaires（子どもの強さと困難さアンケート）

細については、「補足資料2：小児医療者向けメンタルヘルス診療補助ツール」を参照されたい。表15-1に、子どもが破壊的行動障害や攻撃性を有していることを示唆する徴候や心理社会的状況について、提示している。「全米子どものヘルスケアの質向上センター（NHCHQ: the National Institute for Children's Healthcare Quality）ヴァンダービルドADHD評価尺度」（6〜12歳向け）や、「修正攻撃的行動尺度（MOAS: Modified Overt Aggression Scale)」（成人向けだが、思春期にも使用可能）などの尺度を用いた追加検査を行うことで、初回のスクリーニング検査の結果の妥当性の確認が出来るであろう。また、「子どもの強さと困難さアンケート（SDQ: the Strengths and Difficulties Questionnaires）」や「コロンビア機能障害尺度（CIS: Columbia Impairment Scale)」などの機能評価尺度を使用することで、プライマリーケア医療者は、その症状が子どもに著しい障害を与えているかどうかを判断する一助と出来るであろう。思春期児の評価を行う際には、向精神性物質使用の問題（物質使用障害）の合併についても考慮する必要がある。子どもの問題がその他の家族成員にどのような影響を及ぼしているのかについて、尺度を用いて評価することも有用となるであろう。このような際に使用するツールとして、養育ストレス質問票（CSQ: Caregiver Strain Questionnaire）などが挙げられる。これらの尺度を用いて評価を行った結果については、子どもと家族と面談を重ねる中で得られたその他の臨床情報を加味したうえで、考察を行う必要がある（それぞれの心理尺度の概要については、「補足資料2：小児医療者向けメンタルヘルス診療補助ツール」を参照）。

評　価

　破壊的行動障害や攻撃性のある子どもの評価は、まずその子に認められる行動が問題行動であるのか、通常の小児期の発達の範囲内といえる行動であるのかを区別することから始まる。子どもというのは、ときに反抗的であり、言われたことと反対のことをしたり、少なくとも言われたことをしようとしなかったりするものであり、とりわけ思春期には普通の子どもでもしばしばこのような状況は生じるものである。しかし、その行動が家庭生活・学校生活・友人関係を妨げたり、本人や他者を危険に晒したりする場合には、診断可能なレベルの問題を抱えている可能性がある。破壊的行動障害や攻撃性のある子どもは、発達や社会的規範にそぐわない過剰な攻撃性を示し、反抗的な行動を繰り返す傾向にある。このような行動は、新しい状況や発達段階への適応の一部として一時的に現れたわけではなく、継続的に認められるものである。攻撃性は、衝動的で激しい情動を伴っている場合もあれば、他者を従わせようとして計画的に表出されている場合もあり、子どもが示す攻撃性がどのようなパターンを呈しているのかを見分けることは、極めて重要である。

　易興奮性を伴ううつ病や、恐怖を感じる状況への回避を伴う不安障害や、ADHD、睡眠障害などの病態は、軽度の破壊的行動障害に類する徴候を呈することもあり、またそもそもこれらの病態は合併しやすい。また薬物・アルコールなどを使用している場合、軽症例であれ重症例であれ、問題行動に影響を及ぼしうる。また、トラウマ的な出来事を目撃したり経験したり、現時点でストレスや不安を引き起こすような状況に置かれていることも、破壊的な行動を誘発しうる。表15-2に、破壊的行動障害に類する徴候を呈する病態、ならびに破壊的行動障害に併発しうる病態の一覧を掲示している。

　また、子どもの呈している症状に対しての認識は、養育者間でも異なっている場合があり、また同じ養育者の間でも環境の変化により異なる場合がある。実際、ある環境下では全く問題視されない行動が、より大きな危険や制約がある環境下や、養育者が強いストレスを感じているような環境下では問題とされることもある。このような、状況によって生じる影響というものを認識することは、それ自体が治療的な意義を持ち、親やその他の支援者が子どもに介入していくための、より全体を捉えた方法論を見出していくことに繋がりうる。

破壊的行動障害／攻撃性を呈する子どもへの治療計画

　破壊的行動障害／攻撃性を呈する子どもが自殺や殺人をほのめかした場合、即時の治療と厳重な監視を要する緊急事態といえる。その他にも、子どもの問題行動にもはや親が耐えられないと感じた場合や、親が子どもを家から追い出そうと考えている場合や、子どもに危害を加えてしまうかもしれないと親が考えてしまっている場合や、子どもの問題行動が過去や現在のトラウマ体験に基づいていると思われる場合も、緊急事態として対応する必要性が考慮される。

病態名	コメント
表15-2　破壊的行動障害や攻撃性に類する徴候を呈する病態、ならびに破壊的行動障害に併発しうる病態	
ADHD	ADHDはしばしば認められる併存疾患である。反抗挑戦性障害（ODD）とADHDの合併は予後を悪化させ、子どもはより攻撃的になり、行動の問題が持続し、仲間から強い拒絶を受け、学業不振もより深刻になる傾向がある（詳細については「第20章：不注意と衝動性」を参照）。
睡眠障害	睡眠障害はイライラを引き起こし、怒りや衝動を抑え難くなる要因となりうる（「第28章：睡眠障害」を参照）。
学業不振、学習障害（限局性学習症）	子どもに学習障害（限局性学習症）が潜在している場合、フラストレーションが募り、その結果、反抗的行動をとることがある。破壊的／攻撃的行動が学業成績と関連していると思われる場合、学習障害（限局性学習症）が潜在する可能性を考慮する必要がある（「第21章：学習の困難性」を参照）。
発達上の問題	全般的な知的・社会的な制約がある子どもは、フラストレーションを抱えやすく衝動制御がうまくいかないことがある。
小児期逆境体験（ACE）への暴露	暴力、自然災害、親との分離、親の離婚や別居、親の薬物乱用、ネグレクト、身体的・精神的・性的虐待などのトラウマとなりうる経験をしたり、トラウマとなりうる事象を目撃した子どもは、適応障害やPTSDなどの情動障害を発症するリスクが高くなり、また破壊的行動障害や攻撃性の問題を抱えるリスクも高まってしまう。PTSDの子どもに対応する際には、トラウマに焦点を置いた特別な対応が求められることを、支援者は常に留意しなくてはならない。プライマリーケア医療者は、問題行動を抱える子どもや過度の緊張状態にある子どもを診た際には、その背景に身体的・心理的に過酷な体罰が関係している可能性を探索する必要がある。子どもが何の症状も訴えなかった場合であっても、その子がトラウマを負ってはいないと判断する根拠にはならない。ACEに関する質問は初診時にのみ行うのではなく、子どもとの間に信頼関係が構築されていく過程で、繰り返し行う必要がある。
複雑性悲嘆	子ども時代に家族や友人の死を経験する人は決して少なくはない。死別以外にも、両親の別居や離婚、転居、転校、親の兵役、恋人との別れ、親の再婚など、その他の喪失体験も悲嘆反応を引き起こし、トラウマ性の体験となりうる。喪失体験の直後に悲しみ、絶望、不安、怒り、あるいは不安の感情が生じ、場合によっては、PTSDやうつ病を発症するなど、より持続的な不安障害や気分障害に発展することがあり、また、このような喪失が破壊的行動障害や攻撃性に基づく問題行動に結びついてしまう子どもも存在する（「第22章：抑うつ」を参照）。
不安障害	破壊的行動障害や攻撃性に基づく問題行動を示す子どもの多くは、不安を抱えた状況にある。そのような子どもは、不安を惹起させるような状況に直面化した際に、不安をコントロールするためや不安感を打ち消すために、反抗的な行動をとってしまいうる（「第14章：不安障害およびトラウマ関連障害」を参照）。
抑うつ、双極性障害	顕著な睡眠障害・食思不振・易興奮性・抑うつ・涙もろさなどを示す子ども診察した際には、抑うつ状態にある可能性を考慮しなくてはならない。また抑うつ症状と興奮が周期的に交互に現れる場合、双極性障害の可能性がある。小児期の双極性障害にしばしば認められる症状としては、爆発的／破壊的なかんしゃく、危険行為、性化行動、攻撃性、易興奮性、大人に対する反抗的態度、突き動かされるような創作行動（しばしば生々しい暴力描写を伴う）、会話が止まらない、分離不安、慢性的な抑うつ、睡眠障害、妄想、幻覚、精神病、自殺をほのめかす発言、人を殺したいなどの発言、などが挙げられる（「第22章：抑うつ」を参照）。
物質使用障害	薬物の影響によって、もしくは薬物離脱の際に、易興奮性や自制心低下などが引き起こされることがあり、破壊的行動障害や攻撃的な問題行動を示している子どもを診察した際には、全例で薬物使用の可能性についてのスクリーニング検査を実施する必要がある（「第30章：物質使用障害　その1―喫煙とニコチン中毒」ならびに「第31章：物質使用障害 その2―その他の物質」を参照）。
ASD	ASDの特性を持つ子どもは、社会的な関係性の問題（例：アイコンタクトがうまく取れない、孤独な活動を好む）や、言語上の問題（しばしば、言葉がぎこちない）や、関心を向ける対象の範囲の問題（特定の活動や対象にばかり、持続的かつ強い興味を持つ）を抱えていることが多い。また、日常生活のルーチンにこだわったり、以前に親と交わした約束に対し頑なな期待を抱いたりしやすく、それが満たされない場合に不安になったり怒ったりすることがよくある。

【略語】ACE: adverse childhood experience、ADHD: attention-deficit/hyperactivity disorder（注意欠如・多動性障害）、ASD: autism spectrum disorder（自閉症スペクトラム障害）、ODD: oppositional defiant disorder、PTSD: post-traumatic stress disorder（心的外傷後ストレス障害）

　児童相談所などの地域の社会福祉機関は、このような際に有用となる危機管理対応体制を有しており、レスパイトケアを提供したり、緊急の家族介入を行うことが可能である。
　破壊的行動障害や攻撃性をみせる子どもに対しては、たとえその症状が診断レベルに達して

いない場合でも、あるいは最終的にメンタルヘルスの専門家に紹介することが見込まれる場合でも、症状が認識された時点からプライマリーケアの立場で対応を開始することが出来るはずである。

子どもと家族の治療へのモチベーションを引き出す

　治療へのモチベーションがなければ、ほとんどの家族はケアを求めることも、ケアを継続することもないであろう。治療へのモチベーションを形成していくためには、複数回受診してもらうことが必要な場合もある[4]。

　少なくとも両親のどちらか一方もしくは親以外の重要な大人と子どもが良好な関係にある、子どもや親に向社会的な友人がいる、子どもを心配し気遣いをしてくれる家族成員がいるなど、子どもと家族が有するストレングス（強み）を足がかりにして治療へのモチベーションを引き出していくことが重要であり、同時にメンタルヘルスへの偏見・家族間葛藤・治療への抵抗感などの、治療を進めていくうえでの障壁を明らかにしていく必要がある。プライマリーケア医療者は、Box 15-2 に示した HELP の頭文字で表される「あらゆる患者に共通するコミュニケーション上の技術的要素[5]」を用いて信頼関係や治療への楽観的な姿勢を構築していき、治療を段階的に進めていくことについての合意を得て関係機関とケアプランを作成するとともに、プライマリーケア医療者の役割分担についても話し合いを重ねて決定していく必要がある。

　他の関係機関がどのような役割分担をするかにかかわらず、プライマリーケア医療者は、子どもと家族が治療を前向きに受け止められるように促す役割を果たすことが出来るであろう。そのためには、子どもと家族との面会の際に、強い否定的な感情が表出されることがないように、その場をコントロールすることが肝要となる。子どもと親とが、互いに問題は相手側にあると非難し合ったり、互いを軽蔑するような発言をしたりすることは稀ではない。子どもと家族が、「この状況が変わるはずがない」との悲観的な発言をすることも多く、とりわけ子どもが思春期の場合には会話をすることを拒否し、治療に非協力的な姿勢を示すこともある。このような状況で最善の効果を得るためには、どちらかの側に立つことを避ける、そのような感情を抱くのは当たり前のことであると伝える、同じような問題を抱えている子どもはたくさん存在していることを伝える、互いを大切に思っているからこそ強い感情が生まれてしまうのだと

Box 15-2　患者と治療同盟を構築するための共通要素：HELP

H ＝ Hope（希望を持てるように）

E ＝ Empathy（共感的に）

L[2] ＝ Language（患者に分かる言葉で）、Loyalty（誠実に）

P[3] ＝ Permission（常に同意を得ながら）、Partnership（パートナーシップを重視し）、Plan（計画を立案し、それを伝える）

引用元：American Academy of Pediatrics. *Addressing Mental Health Concerns in Primary Care: A Clinician's Toolkit.* Elk Grove Village, IL: American Academy of Pediatrics; 2010.
詳細については、本書巻末の補足資料5を参照。

認識させる、両者の話を十分に聞く機会を与えるために子どもと親と別々に話をすることを提案する、などの対応を行うとよいであろう。

　家庭内に反抗的な子どもがいる際に特に問題となるのは、親が常に怒ったり落ち込んだりして、反抗のサイクルがずっと続いてしまうことである。それゆえに、ときには医療者と親とが二人きりで話し合い、子どもに関連する問題だけに留めずに、親の置かれた困難な状況に共感を示したうえで、親が子どもの良いところを認められるようになるための支援を行い、併せて、「状況は改善されていくのだ」という期待感を抱くことが出来るようにサポートをする必要がある。親の被害的な感覚が低減し、自ら力を発揮することが出来る状況となった際には、親自身に向けた支援サービスを提供し、気分障害などの親自身のメンタルヘルス上の問題に取り組むことが有用となるであろう。

心理教育を実施する

　破壊的行動障害の問題を抱える子どもは決して稀ではないこと、そして臨床医としてそれに対して十分な支援を提供する準備があることを家族にしっかりと伝え安心させることが重要である。家族は、支援を求めるようになるまでに、何度もがっかりさせられる経験をし、怒りの感情や批判への恐れの感情を抱いてきたのである。子どもの気質や性格は千差万別であり、また家族の置かれた状況やかかるストレスは常に変化するものであり、これらの要因が組み合わされるとどんな親でも非常に対応が難しい課題がのしかかりうるということを、臨床医が親に明確に伝えることは、親にとって救いの言葉となる。親への心理教育は、親が子どもの問題行動の原因をどのように考えているのかを聞きつつ、状況に合わせて柔軟に行うことが重要である。概して、親が聞きたいのは、「時間が経てば問題行動は解決していきますよ」という安心感の得られる言葉であったり、短期的に行動を改善させられる具体的な方法であったりするが、臨床医は、親の有している信念をいたずらに批判せずに、ゆっくりと治療を進めながら、子どもの問題行動の形成に関与している可能性のあるその他の要因の探索を丁寧に行っていく必要がある。

健康的な生活習慣を推奨する

　子どもが適度の運動・外遊び、バランスの取れた食事・睡眠習慣（とりわけメンタルヘルスへの影響が大きい）を継続出来るように支援し、ニュース報道を含め、暴力的で憂慮されるような特定のメディアへの暴露を避け、携帯・テレビ・ゲームなどのスクリーンに触れる時間を制限し、親が子どもと肯定的で安定的な関わりを持つ努力をすること、ならびに子どもの良い行動を褒め、長所を伸ばすように関わるように助言を行うことは、常に推奨される。この助言は、親にも当てはまるものであり、もし親が子どもの行動によって自身の日常生活が制限されていると考えている場合、親がもっと自由に日々の活動や趣味の時間を取ることが出来る方法を共に考えることも有用となるであろう。

ストレスの低減を図る

　破壊的行動障害や攻撃性の問題を抱えている子どもを診る際には、家族の社会的背景、親の抑うつ状態の有無、家族評価尺度の結果、保育園／幼稚園や学校からの報告等、環境要因についての考察も行う必要がある。そのうえで、以下のような疑問が生じた際には、それを明確にする必要がある。

- ▶ **子どもの問題以外の原因によって、親にストレスがかかっていて、親がイライラしたり、気分が落ち込んだり、飲酒したり、子どもへの要求が大きくなっていないか？　親自身がもっと支援を受ける方法はないか？**　親が助けを求めたり、援助を受け入れる心の準備があるか否かについて、評価を行う必要がある。

- ▶ **父親と母親、母親と祖父母との間で子育てに関する認識や信念にズレがあり、ルールや制限などが作りにくくなっていないか？　養育者たちは、優先して対応すべき行動上の問題は何かについてや、その行動への対処法について、合意形成をすることが出来るのか？**　家族間の対立状況について探索し、共通の信念をもって子どもの支援を行うために、実行可能なプロセスにおける妥協点を探っていく必要があるであろう。

- ▶ **いじめの存在など、学業以外の学校生活上の問題が、問題行動の一因になってはいないか？　学校において、その他に社会的・行動的な問題が生じてはいないであろうか？**　そのような状況の有無について探索するためには、学校から直接的に情報を収集する必要があるであろう。

　行動上の問題が家庭ではほとんど認められず、主に学校で生じているような場合、学校に対して特別な教育的ニーズがあるかどうかの評価を学校にお願いするように親に勧め、医療者側からも、学校にいる間の子どもの行動を監督するためのプランを学校に策定してもらうように調整する必要がある。その際、プライマリーケア医療者は、親が子どもの問題行動を解決するために積極的に取り組む意向を示しており、支援を求めているということを学校に伝えるなどのバックアップをすることが望まれる。

初期介入を行う

　以下のセクションには、破壊的行動障害や攻撃性に対する、各種のエビデンスに基づく心理社会的療法（EBP）に共通する要素に基づいた治療戦略につき、言及している。これらの戦略は、反抗挑戦性障害や行為障害（素行障害）の診断を受けたばかりの子どもや、症状が軽微でそれらの診断基準を満たさないレベルの子どものケアに適用することも可能である。またこのような戦略は、診断基準を満たすレベルにある子どもの初期治療にも適用可能であり、子どもをメンタルヘルスの専門家に紹介する準備期間や受診までの待機期間のフォローアップ診察の際に適用することも出来るであろう。

親と子どもとの間の、日々のポジティブな関わり合いを増やすように促す

　プライマリーケア医療者は、親が子どもに注目をすることの効果につき説明し、子どもが向社会的行動をとれるようになるために、親が子どもに寄り添いポジティブな言葉がけをすることが出来るように、助言を与えることが出来るであろう（Edward Christophersen医師〔訳注：米国で数多くの育児書を出版している小児科医〕の言葉を借りるならば、「常に子どもの良いところを見つけ、褒めましょう」と働きかける）。さらに親には、子どもとの間に合意を形成した「特定の望ましい行動」を行うように子どもに働きかけ、それが出来た場合にはっきりと褒め、ご褒美を与えるというしつけ法を教えるとよい。そのようなしつけを続けていくことで、親も臨床家も、正の強化（褒める・報酬が得られる）というのは子どもの行動を変容させるうえで、罰よりもはるかに強力な手段であることを再認識することとなるであろう。適切な場合には、望ましい行動をした回数をチャート表にしてモニタリングするのもよい方法である。ご褒美をどのようなものにするのかは親子で話し合って決めることが出来るが、実際には親から肯定的な評価が得られるという状態が、最も強力なご褒美となる点を強調しておく。設定した「特定の望ましい行動」や「ご褒美」は、子どもの発達に合わせて適宜調整する必要があるが、通常は2〜6週間ごとに頻繁に変えるほうがうまくいくことが多い。また、しつけとして対応すべき行動に優先順位をつけることを、親に推奨することも重要である。些末な好ましくない行動については無視するほうがよく、子どもと親との対立的状況が改善していけば、多くのケースでそのような行動は自然となくなっていく。最も重要なことは、親子の関わりにおいて全般的にネガティブな状況を減らしていく方法を親が見出していくことであり、親が出来るだけ子どもの良い行動を見つけて具体的に褒めることが出来るように促すことがその近道なのである。

問題行動が出ないようにすることに重点を置くよう、親に促す

　親が子どもの問題行動が出ないようにしていくためには、いくつかの方法が存在している。まず、親は子どもが注意を引こうとするネガティブな働きかけには応じないようにする必要がある。子どもの要求に基づく問題行動に対し、一貫した態度を示し交渉をしないようにすることで、破壊的行動を強化してしまう場面を減らしていくことが可能となる。一方で、子どもが向社会的な方法で親の注意を引こうとした場合には、親は短い時間でもよいので、毎回必ずポジティブな形で応答をする努力をするように促していく必要がある。可能な場合には、親は子どもの一日の過ごし方について振り返りを行うとよい。また、子どもが自分自身をコントロール出来ないような状況が発生する可能性を減らすために、活動の調整を行うことも推奨される。例えば、「親が買い物に行く際には、近所の人に子どもの世話をお願いする」「車での長距離の移動など、途中で退屈してしまうことが予測される際には、気晴らしになるものをあらかじめ用意しておく」「喧嘩が絶えないきょうだいには、別々の部屋でそれぞれの子どもが個々で楽しめる環境を用意する」などの方法が挙げられる。また子どもが思春期の場合には、遊びに行くと言っていた友人の親に電話をかけることで、実際に子どもがどこにいるのかを監督することが出来るようになるであろう。子どもというのは皆、年齢に応じた適切な説明をすれば自分が何を期待されているのかを理解することが可能であり、その期待に応えるための選択を

自分なりに取ることも出来るはずである。

　親は、問題行動を起こす友人との交流を制限し、良い影響を与える友人との交流を増やすように子どもを仕向けることも出来るであろう。子どもの問題行動が、学習上の困難によって引き起こされていたり悪化している可能性が疑われる場合、親が学校に子どもの学習上の問題の評価を行うように求めることが望ましく、プライマリーケア医療者はそのサポートをすることも出来るであろう。

　親に冷静さと一貫性を保つように促す。プライマリーケア医療者は、親に以下のような戦略を提案することも出来るであろう。

- ▶ 家の中のルールを明確にし、望ましくない行動に対し叱責を行うのではなく、望ましい行動にリフレーミング（捉え直し）をしたうえで、シンプルで具体的な指示を出すようにする（例：「走らないの！」と叱責するのではなく「ゆっくり歩くようにしようね」と指示する）。
- ▶ 対処すべき問題の優先順位を決めたうえで、状況が改善されるまでは、いくつかの重要な行動のみに着目するようにする。着目した行動領域に関する当面の目標は、容易に達成することが出来るものに設定する。
- ▶ 望ましくない行動に対しては、冷静に、一貫した対応を行うようにする。その対応は子どもにとって過剰なものであってはならず、また子どもの年齢が低い場合には、子どもがなぜ親がそのような対応をするのかが分からなくなるほど、子どもの問題行動から親が対応するまでに間を空けすぎたり、対応を長くし続けてはならない。タイムアウトを行う時間は、短時間に設定すべきである（未就学児の場合、年齢×1分を目安とする）。年齢の長じた子どもに対しては、不適切な行動を行った際に、短時間であれば「子どもの楽しい行動を制限する」などの対応や、「親が子どもに注目しない」といった対応を行うこともよいであろう。理想的には、逆に子どもが良い行動をした際には、親が積極的に反応してあげることが望まれ、そのような対応が出来るのであれば、不適切な行動を行った際に親が反応をしないという対応が、より効果的となるであろう。
- ▶ 子どもが行った問題行動に対し、償いの方法（例：「きょうだいを殴ってしまった後で、何か良いことをきょうだいに行うようにする」「かんしゃくを起こした後で、散らかしてしまった物を片づける」など）を定め、それが出来た際には積極的に褒めるようにする。
- ▶ 一旦定めたルールを実行する際には、議論をしたり改めてルールの説明をしないようにする必要がある。そのような対応は、問題行動にさらに注意を向けることになるだけであり、もし議論をするにしても、子どもが落ち着いた状態になるまでは行わないようにする。もし、両親のどちらかがルールを実行する際に落ち着いていられないような場合には、その親を「規則を作る親」にし、もう一方の親を「規則を実行する親」にするとうまくいくことがある。規則を作る側の親が、子どもの問題行動を指摘してもよいが、その場合、規則を実行する側の親が一緒にいるときのみに限定したほうがよいであろう。

- ▶ 問題行動が公共の場で行われた場合、親は対応する際、静かに行う必要がある。可能であるならば、人の少ない静かな場所や自宅に移動してから対応するほうがよいであろう。
- ▶ 育児教室の受講を検討する。ただ、多くの親は、子育てに関して個人的にサポートを受けたり、グループサポートを受けたり、書籍を読んだりウェブサイトを読んだりすることが有用であると考えてはいるものの、“育児教室”を紹介された場合、まるで自分の子育てがダメで、補講を受けなくてはならないと烙印を押されたような印象を持ってしまうという点に留意する必要がある。こうした感情が生じることを避けるためには、「ちょうどお子さんのニーズに合った対応を学ぶことになりますよ」とか「同年代の子どもを持つ親同士が仲間を作り楽しく過ごす時間になると思います」などと説明をするとよいであろう。
- ▶「第 20 章：不注意と衝動性」の「Box 20 - 3　子どもが通っている学校と、建設的な協働関係を構築するための戦略」は、宿題をやりたがらない子どもと衝突しないようにするためのガイダンスとしても活用することが出来る。

安全プランの策定と、緊急時対応プランの策定

　行動上の問題が深刻であったり、暴力や遁走の恐れがあったりする場合には、緊急時の電話番号リストの作成を含め、家族と共同で緊急時の対応プランを策定する必要がある。この電話番号リストには、地域のプロトコルに準じて、緊急ホットライン、診療所のオンコールの電話番号、地域のメンタルヘルス危機対応チームの連絡先などを掲載するとよいであろう。プライマリーケア医療者は、家族に対し、家庭内から積極的に武器となりうるものを排除し、また子どもが爆発してしまうきっかけとなる状況について把握し、コントロールが出来るように助言を行う必要がある。

　多くの地域で、「子どもが手に負えない」と判断した場合に、子どもを救急外来に受診させるか警察に通報することが慣例となってしまっている。これらの対応はいずれも、大きなリスクを伴う不適切な対応と言わざるをえないものである。救急外来に運ばれた子どもたちは、精神状態の評価のために長時間待たされた挙句、警察が到着すると、たとえ学齢期の子どもであっても手錠をかけられてしまうこともある。確かに反抗的な行動がエスカレートし、遁走したり、物を投げたり、物を奪ったり、他者を脅したりするようになってしまった場合、メンタルヘルスの専門家の受診を待たずに、救急対応部門に連れて行ってしまうことが、安全を担保する近道のように考える人も少なくないかもしれない。しかし、プライマリーケア医療者は、親に対し、そのような対応が本当に子どもの安全のためなのか、単なる行きすぎた懲戒としての対応に過ぎないのか、慎重に考える必要がある旨の助言を行わなくてはならない。実際、まだ思春期前の子どもに「警察を呼ぶぞ」と伝えることは、子どもを怯えさせ、さらなる問題行動の発生をエスカレートさせてしまいうる。

　言うまでもなく、このような緊急的な介入を要するようになる前に、事態をエスカレートさせない技術（ディエスカレーション・テクニック）を親に身につけてもらうことが一番である。そのような技術としては、ボディーランゲージや声のトーンの変化などで子どもが興奮し始め

たことを把握し、関係するすべての大人が集合して、子どもと距離を保ちつつ落ち着くように冷静に声掛けをし、当座の事態の鎮静化を図るという、静かな形での「力の誇示」という方法も含まれる。問題行動に対し制止を試みようとするのは、緊急の場合を除き、その場にいる全員が冷静でいることが出来ている状況になるまで延期したほうが無難である。また、問題行動の振り返りを行う際にも、中立的で信頼出来る立場のスタッフが立ち会うことが可能な小児科や精神科の診察室で実施することが、最良の方法となるであろう。

支援リソースの情報提供を行う

　子どもと親に対し、本章の冒頭で示した、自己制御能力を身につける一助となる各種の心理教育の支援リソースを提供することも良い方法の一つである。緊急の場合に備えて、家族に医療機関の連絡先や地域のリソースに関する情報を提供することも望まれる。

治療目標達成に向け、治療の進捗状況のモニタリングを行う

　幼稚園、保育園、学校などから子どもの状態について報告を受けることは、子どもの治療の進捗状況をモニタリングするうえで極めて有用となる。症状や生活面での機能的状況をモニタリングするうえで、「子どもの強さと困難さアンケート（SDQ: Strengths and Difficulties Questionnaires）」のような複数の人（子ども、親、教師）から情報を収集するスクリーニング尺度も有用となる。

　一時的に治療が奏功しても、その後効果がなくなったように感じられることはよくあることであり、プライマリーケア医療者はその点につきあらかじめ家族に説明し、理解してもらっておくことも重要である。このような一時的な後退は、新たなストレスや要求があった際や、一旦症状が改善したために治療を中断した際に起こりやすい。新たなストレスに対して、これまでの治療法の調整で対応を試みても、問題となる行動に改善が認められない場合には、新たな治療法を検討したり、新たな診断を加える可能性を検討する必要がある。とりわけ、過去には問題視されていなかった学習上の懸念が、その子に対する要求が高まるにつれ浮かび上がることは稀ではない。

専門家の関与を求める

　初期介入に対して反応がみられない場合や、以下のような臨床的状況が確認された場合は、複数の専門家が関与した体制を考えなくてはならない。

> ▶ 発達上期待される範囲を逸脱した行動上の問題が、５歳未満で確認された場合。問題行動によって、保育園や幼稚園から「通園することは遠慮していただきたい」などと言われる状況となっている場合には、メンタルヘルスの専門家の助言と支援が必要な可能性

が高い。

▶ 家族が、穏やかで一貫した安全な環境を維持することが出来ない状況にある場合。

▶ 子どもの示す問題行動が、他の子どもや動物に危害を加えているという性質のものである場合。

▶ 子どもが抑うつ状態を併発している場合。

▶ 子どもがいずれかの領域で、深刻な機能不全に陥っている場合。

▶ 子どもが不安障害を併発している場合（内向的な気質・不安・行動上の問題が組み合わさった子どもは将来的に、より深刻な性質の行動上の問題を引き起こすリスクがとりわけ高いと考えられている）。

▶ 物質使用障害の問題を併発した思春期児。

▶ 学校における問題行動が、学業成績や人間関係に支障をきたしている状況となっている場合。

▶ 既に子どもが司法機関による介入を受けている状況にある場合（このような状況では、児童保護司と連携するなどで、保護観察の条件について確認をする必要がある。保護観察条件に違反した場合に生じうる結果につき、子どもや家族に思い起こさせることで、治療への参加を促したり、ライフスタイルの変化を促すことが出来ることが多い）。

　専門的な治療が必要と判断される場合、臨床医は、そのような治療が医学的根拠に基づくものであることを十分に説明する必要があり、また、家族がそのような治療を受けることが出来るように支援を行う必要がある。幼小児における情緒障害や、学齢期の子どもの行為障害（素行障害）（CD）や反抗挑戦性障害（ODD）の治療には、様々なエビデンスに基づく心理社会的介入法が存在している。理想的には、メンタルヘルスの専門機関に治療のために紹介されたすべての子どもが、最も安全かつ最も効果的な治療を受けることが出来る状況となることが望まれる。表 15 - 3 に、幼小児を持つ家族を対象とした各種のプログラムを提示している。また、現時点で推奨される、各種のエビデンスに基づく破壊的行動障害に対する心理社会的療法（EBP）の概要について表 15 - 4 に示している。この表のもととなった情報は、年 2 回のペースで情報の更新が行われており、最新の情報についてはウェブサイトを確認していただきたい（www.aap.org/mentalhealth）。また Box 15 - 3 には、本書の出版時点で米国食品医薬品局（FDA）により承認されている、小児思春期の子どもの攻撃的行動に対する薬物療法の概要を示している。

　メンタルヘルスの専門家への紹介のプロセスを確固たるものとするためには、家族が紹介先で行われる専門的ケアとはどのようなものであるのかを大枠程度は理解しており、紹介元となった臨床医が今後どのような役割で子どもと家族に関わっていくのかを明確にし、子どもや家族が実際に受診する心づもりが出来た状況にあることを確認する必要がある。メンタルヘルスの専門家の予約がすぐに取れない場合には、プライマリーケア医療者は、それまでの間にど

対象	プログラム名
破壊的行動障害	▪ インクレディブルイヤーズ・プログラム（www.incredibleyears.com） ▪ トリプルP（www.triplep.net） ▪ 親子相互交流療法（PCIT）（http://pcit.phhp.ufl.edu） ▪「言うことを聞かない子」の親御さん向けペアレントトレーニング・プログラム（www.guilford.com/books/Helping-the-Noncompliant-Child/McMahon-Forehand/9781593852412）
ハイリスク妊婦（初産婦の場合、妊娠28週までに紹介を行う）	▪ 看護師－家族パートナーシップ・プログラム（www.nursefamilypartnership.org）
里親養育のもとにある子ども	▪ 愛着・生体行動的回復療法（ABC療法）（www.infantcaregiverproject.com） ▪ 未就学児のための多次元治療的里親ケアプログラム（MTFC-P）（www.tfcoregon.com） ▪ 親子相互交流療法（PCIT）（www.pcit.org）
親子関係性不良、ハイリスクな育児状況	▪「安心感の輪（Circle of Security）」子育てプログラム（www.circleofsecurity.net） ▪「最初の関係性作り（Promoting First Relationships）」親準備性支援プログラム（www.pfrprogram.org） ▪「親は子どもの先生に（Parents as Teachers）」家庭訪問型育児支援プログラム（www.parentsasteachers.org） ▪ 親子並行心理療法（CPP）（http://childtrauma.ucsf.edu/child-parent-psychotherapy-training）
家族間暴力・性虐待を含む、トラウマ体験を有する子ども	▪ 親子並行心理療法 ▪ トラウマ焦点化認知行動療法（TF-CBT）（http://tfcbt.musc.edu）

表15-3　幼小児を持つ家族を対象とした各種のプログラム

【略語】PCIT: Parent-Child Interaction Therapy、ABC: Attachment and Biobehavioral Catch-up（愛着・生体行動的回復）、MTFC-P: Multidimensional Treatment Foster Care Program（未就学児のための多次元治療的里親ケアプログラム）、TF-CBT: trauma-focused cognitive behavioral therapy

のように問題に対処していくのかを、子どもや家族と共に考える必要がある。

　残念ながら現時点では、エビデンスに基づくあらゆる治療がどんな地域でも受けられる状況とはなっていない点に、留意しておかなくてはならない。もし子どもに必要と思われる治療を行うことがその地域では不可能な状況にある場合、地域社会の様々な立場の人々と協力し、子どもの権利擁護のために声を上げていく必要がある。プライマリーケア医療者がメンタルヘルスの問題を抱える人々の初期治療を行ったり、地域の医療資源を探したりすることを支援するために、遠隔精神医療サービスを提供したり、コンサルテーションを行うための「ホットライン」を整備している州は、年々増加している。後者のコンサルテーション・ホットラインが活用可能な地域に関しては、「全米児童精神科医アクセスプログラム（NNCPAP: National Network of Child Psychiatry Access Programs）」のウェブサイト上で確認することが出来る（www.nncpap.org）。

　子どものケアに関わる専門家チームのメンバーは、それぞれの役割につき明確化し、合意を形成する必要がある。子どもをメンタルヘルスの専門家に紹介する場合であっても、プライマリーケア医療者は、親や学校教員からの報告を受けたり、紹介をした医療機関や支援を継続しているその他の関係機関とのコミュニケーションをその後も継続し、子どもと家族が治療に対して前向きな姿勢でいられるように関わる役割や、親、学校、一般医療、専門医療の各立場の人々の関わりを共有し調整を行う役割を担うことが出来るであろう。

病態名	レベル1 最も質が高い 医学的根拠あり	レベル2 良質の 医学的根拠あり	レベル3 中程度の 医学的根拠あり	レベル4 最小限の 医学的根拠あり	レベル5 医学的根拠が 提示されていない
			表15-4　破壊的行動障害に対する心理社会的療法のエビデンスレベル（2018年4月現在）		
非行および破壊的行動障害	アンガーマネジメント・プログラム、アサーティブ・トレーニング、CBT、トークンエコノミー法などの随伴性マネジメント、マルチシステミックセラピー（MST）、ペアレントトレーニング、問題解決療法、問題解決療法とペアレントトレーニングの併用、ソーシャルスキル・トレーニング、治療的里親養育	CBTとペアレントトレーニングの併用、CBTと学校教員へのスキルトレーニング、コミュニケーションスキル・トレーニング、協調的問題解決療法、家族療法、機能的家族療法、ペアレントトレーニングと学級運営支援の併用、ペアレントトレーニングとソーシャルスキルトレーニングの併用、論理情動療法、リラクゼーション技法、自己調整トレーニング、交流分析	来談者中心療法、道徳的推論トレーニング、アウトリーチ・カウンセリング、ピアペアリング	CBTと学校教員への心理教育の併用、エクスポージャー療法、身体運動促進、ペアレントトレーニングと学級運営支援とCBTの併用、ペアレントトレーニングと自己言語化トレーニングの併用、自己免疫訓練	行動的家族療法、カタルシス療法、両親とのCBT、学業スキル教育、家族のエンパワメントと支援、家族システム療法、集団療法、イマジナリー・トレーニング、プレイセラピー、ペアレントトレーニングとピアサポートの併用、力動的精神療法、自己言語化トレーニング、能力開発プログラム、ラップアラウンド・プログラム（WRAPAROUND〔訳注：家族が中心となり、包括的に問題解決を図ることが出来るように支援するプログラム〕）

レベル5は、有効性に関する研究が存在していないか、有効性を支持する研究結果が示されていない治療法を指している。

本表は、2002〜2009年にかけてハワイ州保健局児童青年精神保健部のエビデンスに基づくサービス委員会が作成・配布を行った「ブループリント」をもとに、「PracticeWise——エビデンスに基づくサービスデータベース（www.practicewise.com）」を活用して2017年10月〜2018年4月の期間に作成された「PracticeWise—エビデンスに基づく小児思春期患者の実践的心理社会的療法」から抜粋した。「PracticeWise」が公表しているすべての表や背景にある医学的根拠については、本書巻末の補足資料6を参照していただきたい。

なお本表は年2回のペースで更新が行われており、最新の情報については、www.aap.org/en-us/documents/crpsychosocialinterventions.pdfを参照していただきたい。

	Box 15-3　米国食品医薬品局（FDA）によって承認されている、小児思春期の子どもへの薬物療法（2018年3月12日現在）[a, b]
病態名	薬物療法
攻撃的行動	FDAは、ASDの子どもにおける易興奮性に関連した攻撃的行動に対し、リスペリドンとアリピプラゾールを承認しているが、その他の病態における小児思春期の子どもの攻撃的行動に対する薬物療法を承認していない。ただし、連邦政府の支援するエビデンスに基づく最近のレビュー論文において、いくつかの向精神薬の有効性が示唆されている。

【略語】FDA：US Food and Drug Administration（米国食品医薬品局）、ASD: autism spectrum disorder（自閉症スペクトラム障害）

a. 最新のFDAの承認情報については以下のサイトを参照。www.fda.gov/ScienceResearch/SpecialTopics/PediatricTherapeuticsResearch/default.htm.
b. プライマリーケアにおける処方に関するガイダンスとしては、「第11章：一次診療の現場で用いる向精神薬」も参照。

謝辞：本章の著者および編集者は、米国小児科学会（AAP）のメンタルヘルス・リーダーシップ・ワーキンググループ（MHLWG: Mental Health Leadership Work Group）のマネージャーであるリンダ・ポール氏（公衆衛生学修士）の貢献に、ここで改めて感謝申し上げる。

■ **参考文献**

1. Loeber R, Burke JD, Lahey BB, Winters A, Zera M. Oppositional defiant and conduct disorder: a review of the past 10 years, part I. *J Am Acad Child Adolesc Psychiatry*. 2000;39(12):1468–1484

2. World Health Organization. *The World Report on Violence and Health*. Geneva, Switzerland: World Health Organization; 2002

3. American Academy of Pediatrics Committee on Psychosocial Aspects of Child and Family Health. Guidance for effective discipline. *Pediatrics*. 1998;101(4, pt 1): 723–728

4. Foy JM; American Academy of Pediatrics Task Force on Mental Health. Enhancing pediatric mental health care: algorithms for primary care. *Pediatrics*. 2010;125(suppl 3):S109–S125

5. Wissow LS, Gadomski A, Roter D, et al. A cluster-randomized trial of mental health communication skills for pediatric generalists. *Pediatrics*. 2008;121(2):266– 275

第 16 章

摂食障害

マーシー・シュナイダー（医学士）、マーティン・フィッシャー（医学士）

児童思春期の臨床現場において、摂食異常／摂食障害の診断・評価・管理ほど、
身体医学と精神医学が密接に関連する医学的状態はないであろう。

はじめに

　摂食行動の異常というのは、小児科臨床の現場においてしばしば遭遇する病態である。小児科医・家庭医・内科開業医・ナースプラクティショナーや医療助手など、臨床の最前線で子どもにケアを提供する立場のプライマリーケア医療者であれ、病院小児科で専門分野を持ち専門外来を行う立場の小児科サブスペシャリストであれ、子どもに関わる医療者は、幼児期の偏食の問題から、より年齢の長じた学齢期や思春期の重度の摂食障害の問題まで、子どもと食に関してのあらゆる相談を受けるとともに、その対処を行うことが求められる。多くのケース、とりわけ幼小児においては、簡単なガイダンスを示し安心感を与えるだけで、問題は容易に解決しうる。一方、年齢の長じた学齢期や思春期の子どもの中には、摂食障害と判断される状態となっていて、複雑な身体的・精神的な治療を要する子どもも存在している。児童思春期の臨床現場において、摂食異常／摂食障害の診断・評価・管理ほど、身体医学と精神医学が密接に関連する医学的状態はないということが出来よう。

　本章では、小児科臨床の場面でしばしば遭遇する、摂食異常／摂食障害につき焦点を当てている。2013 年に米国精神医学会（APA: the American Psychiatric Association）から出版された『精神疾患の診断・統計マニュアル 第 5 版（*DSM-5*）』[1] で明示された通り、摂食異常／摂食障害には、身体イメージの歪みを伴う古典的な摂食障害（神経性やせ症［AN: anorexia nervosa］、神経性過食症［BN: bulimia nervosa］および、その様々な亜型）と、近年話題となっている身体イメージの歪みを伴わない摂食障害（回避・制限性食物摂取障害［ARFID: avoidant/restrictive food intake disorder］）が含まれている。

定　義

　これまで 20 年以上にわたり、摂食障害の診断は『精神疾患の診断・統計マニュアル 第 4 版（*DSM-IV*）』および第 4 版本文改訂版（*DSM-IV-TR [text revision]*）に基づいて行われてきた[2]。2013 年 5 月に発行された DSM-5 では摂食障害の定義に大きな変更が行われ、その結果、診断の精度が改善されることとなった[1]。DSM-IV の基準では、摂食障害の小児思春期の子どもの 50％以上が「特定不能の摂食障害（EDNOS: eating disorders not otherwise specified）」との診断を受けていたが、現在ではほぼすべての摂食障害の子どもが、新しい DSM-5 の基準を用いて特定の診断病名がついた状況にある[3]。

　DSM-5 では、摂食障害は主に神経性やせ症（AN）、神経性過食症（BN）、過食性障害（BED: binge-eating disorder）、そして回避・制限性食物摂取障害（ARFID）と呼ばれる新しい診断病名の 4 つに分けられている。

　DSM-5 において、神経性やせ症（AN）は、「食事摂取を制限することにより、患者の年齢・性別・思春期ステージ・身体的健康状態から予想される体重よりも低体重になること」と定義されている。さらに、神経性やせ症（AN）では太ることへの強い恐怖と身体イメージの歪みが存在している。また、神経性やせ症（AN）は制限型と摂食嘔吐型に分類される。DSM-5 では、最初は過体重の状態であったが、その後に摂食障害としての思考や行動が出現したが体重は正常の状態であったり、依然としてまだ過体重である患者を説明するため、「他の特定される食行動障害または摂食障害（Other Specified Eating and Feeding Disorder）」というカテゴリーの下に「非定型 AN」という診断名が追加された。

　DSM-5 において、神経性過食症（BN）は、「3 か月の間に少なくとも週に 1 回、過食と体重増加を防ぐための行動（嘔吐、下剤や利尿剤の使用、ダイエット薬の使用、食事制限、過度の運動、またはそれらの行動の組み合わせ）を繰り返すこと」と定義されている。神経性過食症（BN）の患者は、「自分には身体的な外観によって、過剰な悪影響が及ぼされてしまっている」との認知をしていることが多い。また、過食のない排出行動のみの「排出性障害（PD: Purging Disorder）」という新たな診断名が、「他の特定される食行動障害または摂食障害（Other Specified Eating and Feeding Disorder）」というカテゴリーの下に加えられている。排出性障害（PD）は成人よりも思春期の子どもにより高頻度で認められる病態である。

　DSM-5 において、過食性障害（BED）は、「代償行動および過食に対する顕著な苦痛は伴わないものの、少なくとも 3 か月間、週に 1 回以上の過食のエピソードが存在すること」と定義されている。

　回避・制限性食物摂取障害（ARFID）は、DSM-5 において「著しい体重減少を認める、もしくは期待された体重増加が認められない、社会的機能の低下や栄養補助食品を要する状態を引き起こしうる食事摂取上の問題を有した状態」と定義され、「その他の明確な医学的病態や物理的に食事摂取が困難である状況に起因しているわけではない」ことを条件としている。また、重要な点として、神経性やせ症（AN）の患者に認める身体イメージの歪みがないことが

強調されている。

疫　学

神経性やせ症（AN）

　控えめに見積もったとしても、小児思春期と若年成人期の女児／女性の0.5～1.0％、男児／男性の0.2％で、神経性やせ症（AN）は発症している[4, 5]。発症のピークは14.5歳の思春期と18歳の若年成人期にあり二峰性を成している[6]が、近年、前思春期発症例や成人発症例の報告も増えている[7]。死亡率は他の精神疾患よりも高く、発症後10年以内に、最大で5％の患者が致死的経過をたどるとされている[8, 9]。DSM-5になり非定型ANという新しい診断名が導入されたが、思春期の神経性やせ症（AN）患者のうち、ANと非定型ANの比率は、予備的データからは3：2であったと報告されている[3]。

神経性過食症（BN）

　各種の研究からは、最大15％までもの思春期の子どもが、過食や食べ吐きを行ったことがあると報告されている[10, 11]。しかし、実際に神経性過食症（BN）の診断基準を満たすのは、女児では2.0％、男児では0.3％に過ぎない[5, 12, 13]。17～25歳の欧米白人女性における神経性過食症（BN）の発生率は最大で2～4％と報告されており[13, 14]、また神経性過食症（BN）の発症時年齢のピークは18～19歳であったと報告されている[15, 16]。神経性過食症（BN）は14歳未満の子どもにも認められうるが、実際には非常に稀である[17]。DSM-5で新たに診断名として加わった「排出性障害（PD）」の疫学的データについては現時点ではほとんど集積されていない状況にあるが、本章の筆者らの施設で治療プログラムに登録された患者における神経性過食症（BN）と排出性障害（PD）の患者の比率は2：1であった[3]。

回避・制限性食物摂取障害（ARFID）

　DSM-5で新たに病名として加わったこの回避・制限性食物摂取障害（ARFID）の、小児思春期における有病率がどの程度であるのかについて、疫学的データは現時点ではまだ存在していない。本章の筆者らの施設で治療プログラムに登録された患者では、うち約15～20％が回避・制限性食物摂取障害（ARFID）の診断を受けており、男女比は3：7であり、神経性やせ症（AN）や神経性過食症（BN）の男女比が1：9であることを考えると、男児の割合が高いという特徴が見受けられる[3, 18, 19]。回避・制限性食物摂取障害（ARFID）との診断を受けた患者のうち、短期的な経過の患者（例：窒息や嘔吐への恐怖感や胃腸症状のために、最近食事量を減らしていた、など）と長期的な経過の患者（長年にわたり食事摂取量の制限が続いていた患者）の割

合がそれぞれどの程度であるのかは、現時点では明確とはなっていない。さらには、長年にわたり食事摂取量の制限が続いているものの、成長や心理社会的機能に明確な形では影響が生じていない状態の小児思春期の子どものうち、回避・制限性食物摂取障害（ARFID）と診断されうる割合がどのくらいであるのかは、現時点ではまだ明確とはなっていない。

発症要因

　摂食障害というのは、いくつかの要因が積み重なった結果、発症すると考えられているが、「文化的に痩せ願望を抱きやすい素因があり、生物学的にもリスクを抱えており、心理的にも脆弱な思春期の子どもが、家族や友人からの侮蔑・摂食障害を呈している他者との交流・ストレスが折り重なった状況などを背景に、ダイエットや食べ吐きを始めてしまい、それを契機として発症する」というパターンが最も多い。当初痩せ始めたことにより得られる周囲からの外見に対しての心理的に肯定的なフィードバックや、栄養状態が増悪することにより生じる生理学的な変化というものが強化因子となり、それらの行動を持続させてしまう役割を果たすことも多い。遺伝的な要因というものも、神経性やせ症（AN）や神経性過食症（BN）の発症と関連しているとされており[20, 21]、これらの要因は思春期に活性化されると考えられている。また、遺伝的要因というのは、環境要因と相互に影響を及ぼし合っていることも研究から判明している[22]。視床下部－下垂体－副腎系の内分泌系の調節機構におけるレプチンやその他のホルモンの内分泌学的異常も、摂食障害の発症との関連性が報告されている[23, 24]。またダイエットを行うこと自体も、摂食障害発症の強力なリスク要因であることも判明している[25]。近年ますます、社会が"健康的"な食事を好むようになっていて、そのような風潮が食事制限をして体重を減らすことを良しとする文化を創り出し、摂食障害発症のトリガーとなってしまっているのである。

リスク要因

　家庭内に摂食障害の患者がいる場合、同一家庭内に摂食障害の患者が新たに発生する割合は、コントロール群に比べて7～10倍にのぼるとされている[26]。ある双生児研究において、一卵性双生児では二卵性双生児よりも、双方が摂食障害となる割合が高く、遺伝的素因は神経性過食症（BN）の発生病因の54～83％を占めていると報告されている[26]。また、その他の双生児研究でも、発症における遺伝的素因の関与は神経性やせ症（AN）で33～84％、神経性過食症（BN）で28～83％と報告されている[21]。分子遺伝学研究の分野からは、エストロゲン関連受容体α（ESRRA: estrogen-related receptor α）遺伝子やヒストン脱アセチル化酵素4（HDAC4: histone deacetylase 4）遺伝子の変異が摂食障害の発症に関連しているなどの、摂食障害の発症過程における遺伝学的知見を深める興味深い報告が行われており、近年注目を集めている[27]。摂食障害の発症におけるリスク要因としては、遺伝的リスク要因だけではなく、その他の様々

Box 16-1　摂食障害発症のリスク要因

<u>神経性やせ症（AN）発症のリスク要因</u>
- 低い自尊感情
- 完璧主義
- 強迫的観念
- 摂食障害の家族歴
- 他の家族成員がダイエットをしている
- 家族が体重を気にしている
- 早産児・SGA（small for gestational age）児であった既往
- 第1、2、4、13番染色体の遺伝子多型や、セロトニン作動性遺伝子やドーパミン作動性遺伝子の多型との関連が指摘されている

<u>神経性過食症（BN）発症のリスク要因</u>
- ダイエット
- 第10・14番遺伝子の多型との関連が指摘されている
- 早い初潮年齢
- 早い性的経験（男児・女児共にリスク要因となる）
- 思春期早発もしくは思春期遅発
- 肥満
- 両親の肥満
- 都市部での生活（地域の都市化）
- 性虐待被害歴
- 低い自己評価／自尊感情
- 親のアルコール依存
- 親からネグレクト（接触・会話が少ない）
- 親の過剰期待
- 気分障害や摂食障害の家族歴
- 家庭内の高葛藤状態
- 感情表現の稚拙さ
- 温かみを欠く親の育児スタイル
- 高い衝動性

<u>回避・制限性食物摂取障害（ARFID）発症のリスク要因</u>
- 不安
- 食感に対する過敏性
- 自閉症スペクトラム障害（ASD)

なリスク要因が指摘されている（Box 16-1参照）。

併存しうる精神疾患

摂食障害の患者にうつ病、不安神経症、強迫性障害（OCD）などの他の精神医学的疾患が併存していることは、極めて一般的である[28]。うつ病は、摂食障害発症の原因であると同時に、神経性やせ症（AN）により生じる栄養不良の結果、発生している可能性もある。不安障害・強迫性障害に関していうならば、神経性やせ症（AN）・神経性過食症（BN）・回避・制限性食物摂取障害（ARFID）などの摂食障害の診断を受けている患者では、たいてい食事や体重に関する不安を抱えており、強迫観念を抱いている。また、逆に不安障害や強迫性障害（および、その両方）との診断をされた既往のある患者では、そのような診断を受けたことのない対照群に比べて、あらゆる種類の摂食障害の発症率が高いことが示されている[29, 30]。また、摂食障害の家族を対象とした研究では、摂食障害の患者の第一等親はうつ病・不安障害・強迫性障害を認める割合が高く、摂食障害発症のリスクも高いことが示されている。神経性過食症（BN）の患者では、喫煙・飲酒・向精神性物質の使用（物質使用障害）などの外在化行動や、リストカットや自殺企図などの自傷行動を認めやすいことも研究で判明しており、双極性障害や境界性パーソナリティ障害と診断されることが多く、性虐待の被害歴を有している可能性が高いことも知られている。

摂食障害を示唆する所見・徴候

摂食障害の子どもが医療を受診してくる経緯は様々である。体重減少・嘔吐や家族・友人・学校関係者が食行動の異常に気付いたことを契機にプライマリーケア医療者や思春期医療の専門家のもとに受診となる子どももいれば、摂食障害にしばしば合併する月経不順を主訴に婦人科外来や小児内分泌外来を受診してくる子どももおり、消化器症状・体重減少の精査を求めて、小児消化器外来を受診する子どももいる。また、当初から精神科医や心理士のもとに受診となる子どもも多く、また、児童福祉司などの福祉職が最初に子どもの問題に気付くことも稀ではない。脱水や他の医学的合併症のために、救急診療部で初めて診察を受けることとなる子どももいるであろう。発症から数週間で受診となる子どももいれば、数か月、あるいは数年間、医療機関の受診を避け続けた子どももいる。初診の際に、自分の意志に反して受診させられたと語る子どもは稀ではないが、中には進んで医療に助けを求める子どももいる。神経性やせ症（AN）であれ神経性過食症（BN）であれ、軽度から中等度の摂食障害の患者の多くは、自身の病気を隠したり否定したりして、医療機関に受診することを避けようとする[10]。摂食制限を行っている患者や、長期にわたり回避・制限性食物摂取障害（ARFID）の状態にあった患者は、思春期年齢になり心理社会的な問題や成長の問題が明確化するまで、何年もの間、様子をみるだけという対応がなされ続けてきたことが少なくない。

　神経性やせ症（AN）の子どもにおける摂食障害の存在を示唆する体重の減少（ときに身長

の成長率の低下も伴う）に最初に気付くのが、プライマリーケア医療者のこともあるであろう。また、神経性やせ症（AN）や神経性過食症（BN）の子どもの家族や学校が摂食障害を疑った際に、最初に受診させる先がプライマリーケア医療者であることも多い。回避・制限性食物摂取障害（ARFID）の場合、幼少期から食が細い子どもたちをフォローするのはプライマリーケア医療者であり、注意を要する症状であるかどうかを判断するのもプライマリーケア医療者であろう。プライマリーケア医療者が判断すべき事項としては、一般的に、プライマリーケアの場面での介入のみで対応が可能である状態なのか、それとも診断のために包括的な評価と多機関が連携した治療的対応が必要な状態であるのかを見分けることが含まれる。摂食障害の存在を示唆する徴候や臨床所見につき Box 16-2 にまとめ、掲示している。

Box 16-2　摂食障害を疑わせる徴候・身体所見

神経性やせ症（AN）や回避・制限性食物摂取障害（ARFID）の患者にしばしば認められる身体所見
- 四肢末梢の冷感
- 皮膚の乾燥
- 脱毛、毛髪が細い
- 便秘
- 易疲労感
- 無月経
- めまい
- アザが出来やすい

神経性やせ症（AN）や回避・制限性食物摂取障害（ARFID）の患者にしばしば認められる心理社会的徴候
- 社会的に引きこもりがちな性格
- 性的に無指向
- 他者と食事をしたがらない
- 易興奮性／過敏性の増加
- 気難しい家族、機能不全家族
- 学業成績の低下

神経性過食症（BN）の患者にしばしば認められる身体所見
- 腹部膨満感
- 便秘
- 易疲労感
- 月経不順
- 胸やけ

神経性過食症（BN）の患者にしばしば認められる心理社会的徴候
- 隠れ食い
- トイレに行く回数が多い

【略語】AN: anorexia nervosa、ARFID: avoidant/restrictive food intake disorder、BN: bulimia nervosa

初期評価

　小児医療者は、摂食障害を示唆する徴候を認める小児思春期の子どもの評価を行うために、まずその子どもが何をどのくらい食べているのかを知る必要がある。初期評価の際には、以下の３つの疑問を明確化することが重要となる。

1．子どもの食習慣に変化があったか？　あったとしたら、その理由は何なのか？
2．受診時点での体重・身長・体格指数（BMI）に問題はあるか？　また、これまでの成長記録を成長曲線にプロットした際に問題はあるか？
3．意図的な嘔吐、ダイエット薬・下剤・利尿剤の使用、過度の食事制限／絶食、過度の運動などの異常行動はあるか？

　子どもに認められる食習慣の異常が偏食などの軽微なものであるならば、これらの質問の答えはすべて「ノー」であろう。このような軽微な問題だけの子どもであれば、たとえ食のバリエーションが最小限度といえるような状態であったとしても、食事パターンがさらに乏しいものとなり、体重やBMIの減少が生じない限り、注意深く経過観察を続けることが最善の管理法である場合が多いであろう。食習慣が変化し体重が減少している場合には、回避・制限性食物摂取障害（ARFID）や神経性やせ症（AN）など摂食障害に該当するかどうか、診断学的な検討を行う必要がある。

　特に、身体イメージに障害はないが食が従前より細く成長曲線から外れてきた子どもや、他の理由（窒息や嘔吐の恐れ、不安、消化器症状など）により食欲が低下し体重減少をきたした子どもにおいては、回避・制限性食物摂取障害（ARFID）との診断を下し検査を開始することとなるであろう。身体イメージの異常が存在する場合には、神経性やせ症（AN）に該当するであろうが、低体重を伴っている典型的な神経性やせ症（AN）だけではなく、急激な体重減少を認め健康を損ねた状態となっているケースでは、標準体重や過体重の状態にあったとしても非定型ANという新たな診断を下し、適切な介入を行う必要があるであろう。

　また、嘔吐や下剤の使用などを伴う異常な食行動を認めている場合には、神経性過食症（BN）や排出性障害（PD）の診断に該当する可能性が高いであろう。いずれにしろ、プライマリーケア医療者は、前述した初期評価に重要な３つの質問の回答に基づき、次のステップとしての初期介入を開始する必要がある（Box 16-3）。

鑑別疾患

　摂食障害の鑑別診断としては、体重減少・嘔吐を引き起こす器質的疾患や、食欲低下をもたらす他の精神医学的病態を考慮する必要がある。器質的疾患としては、具体的には悪性腫瘍や

中枢神経系の腫瘍、吸収不良・セリアック病・炎症性腸疾患などの消化器系の疾患、糖尿病・甲状腺機能亢進症・下垂体機能低下などの内分泌系の疾患、およびその他の慢性疾患や慢性の感染症、上腸間膜動脈症候群などが挙げられる。詳細な病歴聴取・身体診察・初期評価のための基礎的な臨床検査を実施することで、これらの疾病のほとんどを除外することが可能である。ただし、それらの初期評価で体重減少や頻繁の嘔吐が十分に評価しえたと判断出来ない場合には、さらなる追加検査が必要となることもある。顕著なるい痩にもかかわらず、「食欲の低下はない」とか「意図的に吐くことなどない」と患者が訴える場合には、頭部MRIや消化管の内視鏡検査などの実施が検討されることとなるであろう。なお、ときに器質的疾患によって体重が減少したことに対し、患者が嬉しいというポジティブな感情をあらわにすることもある。そのような際に、その感情面のみに着目し、すぐに神経性やせ症（AN）や神経性過食症（BN）との診断に飛びついてはならない。

　体重減少を併発するその他の精神医学的病態としては、うつ病・強迫性障害・統合失調症などの精神病などが挙げられる。減量願望のために食事を拒否する患者と、うつ病などのために食事が出来ない患者や妄想性の恐怖（例：食べ物に毒が入っている）のために食事をしない患者とは、しっかりと区別する必要がある。神経性やせ症（AN）や神経性過食症（BN）の患者にうつ病や精神病の合併を認めることも稀ではないが、それぞれの病態の存在を明確にするためには、各病態の診断に用いられている診断基準をそれぞれ満たしているのかを個別に確認していく必要がある。診断や心理社会的重症度を明確にするために、初期評価の段階で包括的な心理社会的ヒストリーを得る必要がある（「第6章：メンタルヘルスのアセスメントを繰り返す」を参照）。具体的には、家庭・学校・友人付き合いにおいて、子どもがうまく対応出来ているかどうか、その機能状態を評価し、睡眠障害の有無、幻覚・妄想・強迫観念などの精神症状を呈しているか否かを評価しなくてはならない。ほぼすべての摂食障害患者は、発症に伴い心理社会的に何らかの変化が生じている。これらの変化には、一般的に、家族との喧嘩の増加、友人関係の悪化、学業成績の低下などが挙げられるが、友人や家族から距離を取るようになって、逆説的に学校の成績が向上する子どももいる。なお何らかの精神症状が認められる場合には、診断のための追加の評価を行う必要があるであろう。

Box 16-3　摂食障害を呈する子どもへの初期介入

- ■暫定的な診断名（もしくは検討中の診断名）を提示し、説明を行う。
- ■評価のために必要となるステップにつき、概説する。
- ■摂食異常としての病理性が低く、身体的に軽症と思われる事例の場合には、推奨される食事内容についての指導を行う。より詳細な栄養学的なカウンセリングが必要な場合には、栄養士に紹介し対応を依頼する。
- ■メンタルヘルスケアの観点でさらなる評価やフォローが必要が否かを検討し、必要と思われる場合、メンタルヘルスの専門家への紹介や心理療法の実施の提案を行う。
- ■自身の医療機関で再診の予定を組むか、小児の摂食障害の専門外来でのフォローアップ計画を立案する。

評　価

　DSM-5の摂食障害の診断基準を適用することで、診断を明確にし、その重症度を決定することが可能である。神経性やせ症（AN）の診断の特徴である身体イメージの歪みは、患者の病前体重、診断時体重、理想体重を確認することで評価することが出来るであろう。食事パターンや運動パターン、嘔吐症状の有無、体重減少を促す薬物（ダイエットピル、下剤、利尿剤、催吐剤など）の使用状況を確認することは、診断や合併症を考慮するうえで極めて重要である。身体診察所見や臨床検査結果は、しばしば患者の障害の程度を反映した結果を示す。

神経性やせ症（AN）および回避・制限性食物摂取障害（ARFID）

病歴の聴取

　体重の減少を認めた子どもの初期評価の際に行うべき事項としては、診断をつけること、およびその重症度の判断、体重減少を引き起こした可能性のある他の病因の鑑別評価、栄養不全の影響の評価、発症の心理的背景の分析、治療方針の決定などが挙げられる。病歴聴取の際には、子どもの身長、一番増えていたときの体重、一番減ったときの体重、受診時の体重、そして子どもの考える理想体重について、しっかりと確認をする必要がある。また、身体イメージの歪みの有無や、むちゃ食いのエピソードの有無、そして過度の運動エピソードの有無についても、評価を行わなくてはならない。また系統的全身診察や包括的問診は不可欠であり、そのような診察を行うことで、脱毛、四肢冷感、皮膚乾燥、便秘、易疲労感、無月経などの栄養失調に併発する所見を確認することが出来るであろう。女児においては、初潮年齢、最後に月経が来た日時、月経周期、経血量、月経時の疼痛やその他の月経困難症としての症状の有無など、月経関連の情報も詳細に聞き取りを行う。神経性やせ症（AN）が疑われる子どもであれ回避・制限性食物摂取障害（ARFID）が疑われる子どもであれ、経時的な食事パターンの変化についての詳細な聞き取りを行い、食事摂取歴／栄養学的既往についての情報も包括的に入手していく必要がある。

身体診察

　神経性やせ症（AN）や回避・制限性食物摂取障害（ARFID）が疑われる子どもの評価の第一歩は、身長・体重・バイタルサインの測定、およびその結果を成長曲線上にプロットするとともに、標準体重からの隔たりを算出することにある。子どもの現在の体重と、子どもの年齢・身長・性別から導き出される標準体重とを比較することにより計算される肥満度は、栄養不良の状況を推測するうえで最も重要な指標であり、診断基準の一つともなっている。子どもの肥満度が−20％よりも上回っている場合には軽度の栄養不良と判断されるが、−20％を下回っている場合には中等度、−25％を下回っている場合には重度の栄養不良と判断される。ただし、非定型ANと判断される状況では、発症時にはまだ標準体重を上回っていることもあ

り、栄養不良の状態を評価する際には、子どもの過去の体重／肥満度と現在の体重／肥満度を比較したうえで判断を行う必要がある。いずれにしろ神経性やせ症（AN）・非定型 AN・回避・制限性食物摂取障害（ARFID）の評価を行ううえでは、成長曲線や肥満度判定曲線の使用は欠かすことが出来ない（http://jspe.umin.jp/medical/chart_dl.html）〔訳注：原著では CDC のサイトが引用されている：www.cdc.gov/growthcharts〕。これらの曲線に現在の身長・体重をプロットすることで、現在の身長と体重の成長学的な位置づけを把握することが可能となるが、前思春期の女児や男児においては、これまでの身長・体重をプロットすることで成長率の低下した時期をより明確化することが出来るとともに、成人期の身長を予測し、それに基づき治療上の目標とすべき体重を設定することも可能となるであろう。特に、学童期やローティーンの神経性やせ症（AN）患者では、成長曲線上のパターン変化がその存在に気付く契機となることもある。単なる偏食の子どもと臨床的に回避・制限性食物摂取障害（ARFID）と診断を下すべき子どもとを区別するうえで、成長曲線の変化が決め手となることが多い。

　慢性的な栄養不良の状態が続いた子どもでは、低血圧、徐脈、心電図の低電位などを伴う。このような所見も重症度の評価を行ううえで重要である[31]。その他にも、心循環器系の変化として、洞性徐脈、QT 延長、起立性低血圧、迷走神経緊張増大、心筋収縮力低下、僧帽弁逸脱、心嚢液貯留、左心室心筋の萎縮などが認められうる[32]。子どもに血圧や脈拍の起立性変化を認めるか否かを判断するためには、座位や臥位で十分に安静にさせた後に、少なくとも 2 分間、立位を維持した状態で確認をしなくてはならない。そのうえで、心拍数が 20 ／分以上増加したり、収縮期血圧が 20mmHg 以上低下したり、拡張期血圧が 10mmHg 以上低下したりした場合には、有意の所見と判断される[33]。栄養不良に伴うその他の身体的所見としては、舟状腹、骨格筋量低下、末梢性チアノーゼ、皮下脂肪量低下、新生児にみられるようなうぶ毛の増生、斑状出血、筋反射低下、皮膚乾燥などが挙げられる。神経性やせ症（AN）や神経性過食症（BN）の子どもにおいて認める身体所見や医学的合併症につき Box 16‑4 に概要をまとめ、掲示している。

検査所見

　採血検査を行うことで、摂食障害としての重症度をさらに明確にすることが可能となる。神経性やせ症（AN）または回避・制限性食物摂取障害（ARFID）の患者のほとんどは、ほぼすべての臓器系に栄養不良の影響が生じてしまっていると考えられるものの、病初期には検査結果が正常であることも多い。ルーチンのスクリーニング検査で異常が認められる場合、一般的に、その異常は個々人の特定の栄養パターンと関連していることが多い。例えば、慢性の栄養不全状態にある患者では、白血球減少を認めることは多いが、血小板減少の頻度は低く、重度の貧血を認めることは稀である。これは無月経を続発するために、鉄欠乏性の貧血を当面きたしにくくなることとも関連している。水分摂取を制限している患者では、血中の Na や BUN の上昇を伴う脱水症状を認めることが多い。ただ、血液検査で Na を正常値に偽ろうとしたり空腹を満たそうとして、患者が検査前に水を過剰摂取していることもあり、そのようなケースでは尿の希釈を伴う低 Na 血症を認めることもある。自己誘発性嘔吐や下剤を使用することで体重をコントロールしようとしてきた患者では、低 K 血症に伴う徴候を認めることもあり、両者

を併用してきた患者ではしばしばそれが重度となってしまっている。栄養不良に陥った患者では、亜鉛・カルシウム・マグネシウム・銅・ビタミンB_{12}・葉酸などの各種栄養素の血中濃度は変化している可能性があるものの、実際にはたいていの事例で、これらは正常範囲内の値を示す。内分泌学的検査では、各種の血中ホルモンの値が異常値を示していることも多い[34]。低栄養の状態が続いた際に、甲状腺機能正常症候群（Euthyroid Sick症候群）に視床下部性の甲状腺ホルモン産生低下が組み合わさることで、相対的な甲状腺機能低下症が発症することがある

Box 16-4　神経性やせ症（AN）・神経性過食症（BN）の身体所見および医学的合併症

神経性やせ症（AN）

- 末梢性チアノーゼ
- 脱毛
- 皮膚乾燥
- うぶ毛の増生
- 斑状出血
- 易疲労感
- 低体温
- 筋量減少
- 腹部膨満感
- 食後の腹部膨満
- 皮下脂肪量減少
- 深部腱反射減弱
- 便秘
- 胃内容排出遅延
- 消化管の運動性低下
- 起立性低血圧
- 徐脈
- 僧帽弁逸脱
- 心嚢液貯留
- QT延長を含めた、心電図異常
- 左室心筋量低下、左室収縮力低下
- 精神運動遅滞
- 成長障害
- 思春期遅発
- 無月経、月経不順
- 骨塩減少、骨粗鬆症
- 頭部MRIにおける大脳皮質萎縮
- 水の過剰摂取や排出行動に伴う、電解質異常
- 高脂血症を伴わない高コレステロール血症
- 甲状腺機能正常症候群（Euthyroid sick syndrome）（低T3症候群）
- LH（黄体形成ホルモン）・FSH（卵胞刺激ホルモン）、エストラジオール（E2）の低下
- 血中コルチゾール値低下
- 血中IGF-1（インスリン様成長因子1）値低下
- 血中レプチン値低下

Box 16-4　神経性やせ症（AN）・神経性過食症（BN）の身体所見および医学的合併症（続き）

神経性過食症（BN: bulimia nervosa）

- 高血圧もしくは低血圧
- 低K血症、低Cl血症、高HCO3⁻血症などの電解質異常
- 脱水
- 歯牙エナメル質浸食
- 手背の吐きダコ
- 耳下腺肥大
- 急性膵炎
- 急性胃拡張、胃破裂
- マロリーワイス症候群（Mallory-Weiss tears）
- 胃食道炎
- 胃食道出血
- 胃食道逆流症（GERD）
- バレット食道
- 誤嚥性肺炎
- 下痢、便秘、腹部膨満感
- エメチン心筋症〔訳注：催吐剤であるEmetineの内服により生じる心筋症〕
- 月経不順
- PCOS（多嚢胞性卵巣症候群）
- 骨塩減少、骨粗鬆症

【略語】AN: anorexia nervosa、BN: bulimia nervosa、LH: luteinizing hormone（黄体形成ホルモン）、FSH: follicle-stimulating hormone、IGF-1: insulinlike growth factor 1、MRI: magnetic resonance image（磁気共鳴画像）、GERD: gastroesophageal reflux disease、PCOS: polycystic ovarian syndrome

---

が、これは不十分な栄養に対する生体的な適応反応であると考えられている。甲状腺機能低下症の状態は、一般にトリヨードサイロニン（T3）、サイロキシン（T4）、サイロトロピン（TSH）が低値であることで把握することが可能である。低栄養に伴って、黄体形成ホルモン（LH）および卵胞刺激ホルモン（FSH）の低値を伴う月経不順が生じることもある。神経性やせ症（AN）の患者ではしばしば日内変動の消失を伴う高コルチゾール血症、インスリン様成長因子1（IGF-1）値の低下、血中レプチン値の低下、血中グレリン値の上昇、血中ペプチドY値の上昇などを伴うが、ほとんどの患者では通常これらの検査を提出する臨床上の必要性はない[35, 36]。

　神経性やせ症（AN）や回避・制限性食物摂取障害（ARFID）の子どもの初回検査の際には、一般的に、血算・電解質・肝機能・甲状腺機能・LH・FSH・プロラクチンの検査が実施される。尿検査で、尿比重と尿ケトンの確認を行うことも有用となる。患者に徐脈が認められる場合には、心電図も実施する必要がある。これらのスクリーニング検査を行うことで、現在の患者の医学的状態を把握することが可能であり、その他の体重減少を引き起こしうる病態の除外にも有用となる。また、初期段階であっても、これらの検査結果は、その後のフォローアップの際の採血結果と比較するベースラインの値として有用となるであろう。また、摂食障害の患者においては、栄養不良に続発して無月経をきたしていることも多く、無月経期間が長期に及んでいる患者に対しては、骨密度検査を実施し骨塩減少の状態を確認する必要がある[37]。無月

経が継続することによる骨塩減少は、カルシウム製剤の内服やホルモン補充療法を行っても予防することは出来ず、またその後に体重が回復しても、減少した骨塩量を完全に元に戻すことは不可能であることが判明している[38]。なお神経性やせ症（AN）の既往がある患者では、長期的に骨折をきたすリスクは健常者に比べ、およそ3倍にのぼることが判明している[39]。低エストロゲン血症、高コルチゾール血症、IGF-1値の低下などがどのように関与して骨塩量の減少が生じるのかについての研究は、現在盛んに行われている。神経性やせ症（AN）患者の骨密度は、BMI・発症時年齢・罹病期間と相関関係にあることが判明している[40]。摂食障害を発症し少なくとも6か月以上無月経の状態が続く患者に対しては、二重エネルギーX線吸収測定法（DEXA［dual energy x-ray absorptiometry］法）を用いて骨密度測定を行うことが一般的となっている[41]。頭部CTやMRI撮影を、食欲不振を引き起こしうる器質的疾患の鑑別のために実施することもあるが、その際に、灰白質萎縮や脳室拡大などの脳の異常所見が確認されることもある。ただし、これらの異常所見は体重が回復することで回復していく可逆的な所見であるとされている[42, 43]。さらに、神経性やせ症（AN）患者では胃内容物の排出遅延や消化管運動低下が認められることがあり、必要時には胃排出試験を行うこともある。摂食障害が疑われる子どもに対し、初期評価として行うことが推奨されている各種検査のリストにつき、Box 16-5に掲示している。

神経性過食症（BN）および過食のない排出行動のみの排出性障害（PD）

病歴の聴取

　神経性過食症（BN）や排出性障害（PD）が疑われる患者の初期評価を行う際には、診断をつけること、およびその重症度を判断すること、体重減少を引き起こした可能性のある他の病因の鑑別評価を行うことが求められる。また、むちゃ食い行動の頻度や、排出行為としての下剤・利尿剤の使用の有無、ダイエットピルの使用の有無、嘔吐の頻度や催吐剤の使用の有無、過度の運動などの有無についても、詳細に聞き取る必要がある。さらには、一番増えていたときの体重、一番減ったときの体重、普段の体重について、それぞれ聞き取りを行う必要がある。神経性やせ症（AN）患者と同様、神経性過食症（BN）や排出性障害（PD）の患者におい

Box 16-5　摂食障害を疑う徴候が子どもに確認された際の初回スクリーニング検査

- 血算
- 各種電解質
- 肝機能検査
- 甲状腺機能検査
- 血中LH・FSH・エストラジオール、および無月経女児の場合、血中プロラクチン
- 男児の場合、血中テストステロン
- 尿比重、尿ケトン
- 徐脈を認めた場合、心電図
- 6か月以上無月経が続く思春期女児では、骨密度測定も考慮される

ても、末梢の冷感、脱毛、月経不順などの栄養障害に基づく各種の徴候は認められうるが、それに加え、胸やけ、吐血、下痢などの排出行動に随伴する所見について、丁寧に検索を行う必要がある。

身体診察

神経性過食症（BN）や排出性障害（PD）の患者は、低体重のこともあれば、正常体重のこともあれば、過体重のこともある。身体検査で特異的な異常所見が見つかることはほとんどないため、バイタルサインの微細な変化、全身の包括的身体診察の結果、および臨床検査結果を丁寧に確認する必要がある。バイタルサインは、体重コントロールのために使用している物質により様々な変化を認めうる。例えば、ダイエット薬を使用している患者では、頻脈や高血圧を認めることがあり、刺激性下剤や利尿剤などの脱水を引き起こす物質を使用している患者では、頻脈や低血圧を認めることがある。嘔吐を繰り返している患者も、循環血液量減少が引き起こされた結果、頻脈や低血圧を認めうる。過度な運動を行っている患者では、安静時心拍数が著しい徐脈の状態となっていることもある。これらの確認のために、初診時の身体診察の際には、体重・身長・血圧・脈拍の測定が必須である。脱水状態にある可能性のある患者に対しては、神経性やせ症（AN）や回避・制限性食物摂取障害（ARFID）の患者の身体診察のセクションで言及したように、起立性低血圧の状態にないかどうかを把握するために、起立試験を行う必要がある。また手背にラッセル徴候と呼ばれる吐きダコがないかどうか、嘔吐に伴う歯のエナメル質浸食がないかどうか、耳下腺の腫脹がないかどうかも、診察の際に確認すべき重要なポイントである。

検査所見

神経性過食症（BN）や排出性障害（PD）の子どもに実施すべき採血検査項目としては、一般血算・生化学的検査・電解質検査・各種脂質検査・肝機能検査などが挙げられる。神経性過食症（BN）や排出性障害（PD）の患者では、血清アミラーゼの上昇や、尿pHのアルカリ化を認めることもある。その他にも、尿検査で脱水に伴う尿比重の上昇、飢餓に伴う尿ケトン体の上昇などを認めることもある。月経不順など、月経に関する問題を認めている場合には、甲状腺機能検査とLH・FSH・エストラジオールなどの内分泌系の検査は必須であり、とりわけ無月経状態にある患者ではプロラクチンの測定も追加で行う必要がある。血中カリウム値に異常が認められる場合や、催吐剤の使用歴のある場合、心電図を実施する必要がある。過少月経や無月経の状態が続いている子どもに対しては、骨塩量の減少の有無を確認するために骨密度評価を行うことが強く推奨される。一般的に、神経性過食症（BN）や排出性障害（PD）の患者に認められる検査値異常というのは、栄養不全や摂食行動の異常に伴って生じたものではなく、嘔吐・利尿剤使用などの排出行動によって引き起こされるものであるため、神経性過食症（BN）患者と排出性障害（PD）患者における検査結果の異常の頻度には、特に差異は認められない。

摂食障害の治療

チーム・アプローチ

　摂食障害の子どもの治療には、薬物療法や栄養療法などの医学的介入だけではなく、心理社会的介入を行うことが不可欠であり、一人の専門家が求められるケアのあらゆる側面に精通して最適の治療を行うことは実質的に困難であり、たいていの場合には、多職種からなるチーム・アプローチが行われることとなる[44, 45]。チームメンバーとしては、小児科医・精神科医・心理士・ソーシャルワーカー・栄養士という組み合わせが一般的であるが、どのようなメンバー構成になるのかは、それぞれの施設の専門性の高さや、専門家の利用可能性や、地域の特性によって様々である。どのようなメンバー構成であれ、ケアチームのメンバーは互いに定期的に連絡を取り合い、情報を共有することが求められる。プライマリーケア医療者が嫌でなければ、このケアチームのメンバーになることも出来るであろう。仮にそれが困難な場合には、子どもに適切な医学的評価を行い治療目標を明確にするために、思春期医学のトレーニングを受けた医療者などに患者を紹介し、チームメンバーになってもらう必要がある。治療計画において、退院した以降のフォローアップをプライマリーケア医療者が担うという選択肢を取ることも出来るであろう。医学的には状態が安定していて精神医学的救急の適応ではない状況の摂食障害の子どもを、どのようなタイミングで他の専門家に紹介すべきであるのか、その一般的ガイドラインについてBox 16-6に掲示した。一般に、ケアチームの各メンバーは、それぞれ

Box 16-6　摂食障害の子どものフォロー中、複数の専門家へのコンサルトを要する状況

■プライマリーケアの現場で設定した目標を達成出来ない場合、たとえ子どもが抵抗を示したとしても精神科医に紹介する必要がある。

■プライマリーケア医療者が栄養指導を行う時間や専門知識が不足している場合、栄養士に紹介を行い、患者と共に栄養計画を立てる必要がある。

■プライマリーケア医療者と心理士の双方が、子どもに対し薬物療法を行うことが有益であると判断した場合（過食を認める子どもで、薬物療法に興味を示している・強迫性障害が背景にあり、それが摂食障害の治療の妨げとなっている、など）に、その管理をプライマリーケア医療者が行うことが困難であれば、精神科医に薬物療法の適応判断を含め、対応を依頼する必要がある。

■プライマリーケア医療者が思春期患者の治療を行ううえで困難を感じたり、対応を行う十分な時間が確保出来ない場合、もしくは思春期患者がプライマリーケア医療者の提案した治療計画を守ることが出来ない場合には、思春期医学の専門医に紹介する必要がある。

■回避・制限性食物摂取障害（ARFID）の子どもで、嚥下や口腔内刺激への過敏性の潜在が疑われる場合、言語療法士などの構音／嚥下機能の専門家に紹介する必要がある。また、子どもの受け入れ可能な食事のバリエーションを増やしていく必要があれば、暴露反応妨害法などの行動療法を実施している心理士へ紹介を行う。

■その他、治療チームが必要と判断した際には、各種の専門家に紹介を行う。

【略語】ARFID: avoidant/restrictive food intake disorder

が専門とする領域のケアの提供についての責任を負うだけではなく、治療の妨げとなるコミュニケーション・エラーを防ぐために、チームでの会合や討議の場を積極的に設けることが求められる。

医学的所見の回復と、栄養学的回復

摂食障害の患者を入院で治療するのか、デイ・プログラムなどの外来の環境下での集中的な治療を行うのか、一般的な外来診療として治療していくのかは、実際の医学的評価を行った医療者が決定することとなるであろう。神経性やせ症（AN）患者に併発している栄養不全状態は、併発する身体所見発生のほぼすべての原因となっており、メンタルヘルスの状態悪化にも一部直接的な影響を及ぼしている。それゆえに、神経性やせ症（AN）患者の治療においては、医学的治療に並行して、栄養学的な回復を同時に図っていくための取り組みが不可欠である。治療の主たる目標は、肥満度が−10％を上回ること、ならびに無月経の状態となっている子どもでは月経が発来するようになることにある。栄養不良が軽度から中等度（肥満度−15％から−25％）の患者の多くは、外来で治療することが可能である。一方、重度（肥満度−25％未満）の栄養不良の患者の場合には、入院せずにこの目標を達成することはおよそ困難である（Box 16-7 参照）。医学的治療には、電解質異常、血圧や脈拍などの循環器系の問題、内分泌系の問題、ならびにその他の各種器官の機能不全の問題への対処が含まれる。これらの治療は、単一の器官系をそれぞれ診ていくというものではなく、包括的に管理すべき問題であり、また経口的な栄養摂取量を増やすことにより栄養状態が回復していくことで、同時に改善が図られるものでもある。入院であれ外来であれ、必要とされる体重増加をもたらし、医学的な各種の徴候や所見を改善させていくためには、通常は一日 3 食の食事に加え、一日 3〜4 回の間食を摂取することで十分に達成可能なはずである。入院患者の場合には、一般的に、厳密にカロリーコントロールされた食事が食事療法の一環として提供され、様々なメーカーの様々な食感の高カロリー補助食品が間食として提供される。ただ、一部の重症患者では、急激な栄養負荷により心不全・溶血が引き起こされ、昏睡状態となったり、ときには死に至ることもある。リフィーディング症候群と呼ばれるこのような重度の代謝異常が引き起こされることを避けるために、重症患者の治療初期には栄養やリンの補給はゆっくりとしたペースで慎重に行う必要がある[46]。

神経性過食症（BN）や排出性障害（PD）の患者の医学的所見の改善のためには、患者の呈している徴候と異常検査所見に焦点を当てるとともに、むちゃ食い・自己誘発嘔吐・下剤や利尿剤の内服・ダイエットピルの使用などの危険な行動を、なくさないまでも少なくとも減らすことに重点を置いた関わりが必要であり、栄養学的な回復のためには、食事パターンを正常化し、栄養バランスの取れた食事を取ることが出来るようにしていく必要がある。非定型 AN 患者においては、医学的・栄養学的な治療目標は、進行中の体重減少を止め、食事の摂取パターンを正常に戻すことにある。非定型 AN 患者は、医学的に低体重の定義を満たす状態にはないが、ほとんどの患者では、生理的な機能と心理的な機能の両者を正常な状態に回復させるためには、ある程度の体重増加が必要となる。非定型 AN 患者において必要とされる体重増加の量

Box 16-7　摂食障害児の入院適応

神経性やせ症（AN）
- 肥満度が−25％を下回った場合、もしくは外来での密な管理にもかかわらず、体重減少が続いている場合
- 摂食を完全に拒否している場合
- 体脂肪率が10％を下回った場合
- 心拍数が、日中に45回／分未満、夜間40回／分未満の場合
- 収縮期血圧が90 mm Hg未満の場合
- 起立時に脈拍が21回／分以上増加する、もしくは血圧が11mmHg以上変化する場合
- 体温が35.5度以下の場合〔訳注：原著では華氏96°F未満の場合〕
- 不整脈を認める場合
- 外来診療で改善を認めない場合

神経性過食症（BN）
- 失神を認めた場合
- 血中K値が3.2mEq/L以下の場合
- 血中Cl値が88mEq/L以下の場合
- 食道裂傷を認めた場合
- QT延長を含む、不整脈を認めた場合
- 低体温症を認めた場合
- 自殺リスクが高い場合
- 頑強な嘔吐が続く場合
- 吐血を認めた場合
- 外来診療で改善を認めない場合

は患者により様々であるが、一般的には、発症前体重と初診時体重の間の初診時体重寄りに目標体重が設定されることが多い。非定型AN患者において、月経が再開するためには、標準体重を超える体重が必要となることが、各種の研究から明らかとなっている。

　回避・制限性食物摂取障害（ARFID）の患者においては、医学的・栄養学的な治療目標というのは、それぞれの患者に具体的にどのような行動上の問題が認められるかによって異なる。嘔吐や窒息への恐怖のために食事を忌避している状態の患者では、発症前の食事パターンに戻すことが治療目標になるであろう。長期にわたり食事摂取が不十分な状態が続いていた患者においては、体重と身長が適切に成長するために十分な栄養を摂取することが出来るようになることが、治療の第一目標となるであろう。そして第二の目標は、実際にはなかなか達成が困難なのが実情であるが、時間をかけて患者の食物の選択の幅を広げていくことにある。

栄養計画

　摂食障害の子どもを外来でフォローする場合、子どもと家族のこれまでの食習慣を考慮したうえで、医師や栄養士が適正な食事計画を立案する必要がある。また、家族療法を実施中のケースでは、家族が中心となり食事計画を立案するが、医師や栄養士はその際に適切な助言を行う必要がある。患者−家族間のいざこざを避けるためにも、食事計画は具体的である必要が

あり、通例は、一日あたり約2,000～3,000カロリーを摂取することが必要となる。カロリー摂取の一部は、高カロリーの栄養補助食品を用いて計画を立てることが現実的であろう。提示される食事計画は、主要な食品群の食品を含んだバランスの取れたものである必要がある。神経性やせ症（AN）患者の場合であれば、外来の場合には週0.5～1.0kgの増加[47]、入院治療の場合には週1.0～2.0kgの増加が得られることが望ましい[48]。思春期以降の回避・制限性食物摂取障害（ARFID）患者であれば、目標とする体重増加は月0.5～1.0kgでも十分な場合が多い。提案した食事計画に基づき食事摂取が出来ているかどうかは、子どもや家族に食事日記をつけさせることで評価が可能である。ただし、多くのケースでは、必ずしもこの記録を正確かつ正直につけているとは限らない。

　低体重を伴わない神経性過食症（BN）の子どもや、過食のない排出性障害（PD）の子どもに対しては、低栄養からの回復というよりも適切な栄養摂取の担保が目標となるため、神経性やせ症（AN）患者と同様のバランスの取れた食事計画を立案する必要があるが、一般的には高カロリーの栄養補助食品は不要である。このような患者における一日の摂取カロリーの設定は、目標とする体重により様々である。極端なカロリー制限は、しばしば過食のエピソードの誘因となってしまうため、制限の緩やかなバランスの取れた食事計画を立案することが必要となる。患者に制御不能な過食や排出を認めたり、電解質異常やバイタルサインの異常を認め入院治療が必要となった場合、食後の行動監視、個室トイレの施錠、食物の持ち込み制限などを行う必要があるであろう。

無月経を伴う摂食障害患者における、月経の回復

　月経の回復には、一般的にエストラジオールが30～50pg/ml以上の状態を保つ必要がある[49]。また月経の回復、月経の有無というのは、神経性やせ症（AN）の患者の認知機能の改善と関連しているとの研究報告も存在している[50]。現在、摂食障害患者の骨塩量減少の治療法として、組換えヒトIGF-1製剤、デヒドロエピアンドロステロン製剤、ビスフォスフォネート製剤、テストステロン製剤や、組換えヒトIGF-1製剤と経口エストロゲン製剤の併用療法など、様々な治療法についての研究が盛んに行われている[50-52]。経口エストロゲン・プロゲステロン配合錠剤による治療は、骨密度の改善に効果がないことが判明している。月経周期に模した経皮吸収型パッチによる生理的エストロゲン補充とプロゲステロン製剤の併用療法が、思春期の神経性やせ症（AN）患者の骨量増加に有用である可能性が最近報告されている[53]。ただし、現時点では、月経を回復させる確実な治療法は、体重を増加させること以外にはない。

摂食障害患者の治療の枠組み

入院治療

　先述した身体医学的・精神医学的な入院適応を満たす場合、摂食障害患者は入院での加療が選択される。入院治療においては、リフィーディング症候群の発症を避けつつ、確実な体重増加が得られるよう、プロトコルに従った治療計画が立案される。多くの病棟では、まずは一般

的な食事療法から開始し、食事摂取が不良な場合に栄養補助食品の併用や、経鼻胃管を用いた栄養療法への移行が検討される。実際、入院時に経鼻胃管を使用することで、体重増加のペースを速めることが出来るという報告は数多く存在している[54, 55]。

　患者の状態が安定した後には、より医学的監視のレベルが低く、心理的支援がより手厚い病棟に転棟したうえで、入院が継続されることが多い。入院治療においては、体重増加や患者の行動／態度の変化に応じて、複数の段階に分けた行動療法的アプローチが取られることが多い。具体的には、治療の段階が進むにつれ、食事を選択出来るようになる・食事準備に関わることが出来るようになる・家族との外出が許可されるようになるなど、患者の日常活動上の特権が追加されていく。

集中プログラムを有する専門外来治療

　入院治療の終了がみえてきた摂食障害患者は、引き続いて専門外来での集中プログラムに移行する。このプログラムでは、当面は、週5日、一日2～3食の食事と間食が提供されるのが通例であるが、その後に集中外来プログラム（IOP: intensive outpatient program）と呼ばれる週3日、一日3時間のプログラムにステップダウンされ、一日のプログラムあたり1回の食事と個人セラピーもしくは集団療法が提供される。週5日の治療段階では自宅から通院するが登校は禁止され、集中外来プログラム（IOP）にステップダウンした段階で登校が許可される。このような外来型の集中プログラムは、入院後のフォローアップとしてだけではなく、入院を要するレベルへの増悪を防ぐために、一般外来フォローとしていた患者のステップアップとしても、しばしば利用されている。

一般外来治療

　一般外来での治療は、最も管理の緩い治療の選択肢であるが、医学的状態のフォローアップ・栄養指導・薬物療法や、個人セラピーや家族セラピーなどを組み合わせた治療が提供される。実際には、神経性やせ症（AN）であれ、非定型ANであれ、神経性過食症（BN）であれ、排出性障害（PD）であれ、回避・制限性食物摂取障害（ARFID）であれ、あらゆる摂食障害の患者のほとんどは、この一般外来治療の枠組みで治療が行われている。一般外来で治療を受けている摂食障害患者のうち、先述した専門外来や入院での治療が必要となる患者は10～15％未満とされている。

治療選択肢としての心理社会的療法

　摂食障害の患者の心理療法としては、個人療法としての認知行動療法（CBT: cognitive behavioral therapy）や弁証法的行動療法（DBT: dialectical behavioral therapy）や、家族ベース療法（FBT: family-based treatment）が最もよく選択されている。ただ、現在、その他にも様々な個人療法が提供されており、そのためにどの個人療法が最も効果的であるのかを研究することが困難な状況にある。FBTに関しては、思春期の子どもや若年成人の神経性やせ症（AN）患

者に対して、とりわけ有効であることが研究で示されている[56]。

　摂食障害に対するCBTは、1981年にFairburn医師により初めて実施された[57]。摂食障害におけるCBTは、過度のカロリー制限を低減し、食事を正常の状態に戻し、むちゃ食いや排出の引き金となる状況に対処するスキルを患者が身につけるとともに、体重や体形に対する過度の関心や認知の歪みを変容させていくことを目的として行われる。CBTは、成人の神経性過食症（BN）の患者や過食性障害（BED）の患者に対しても、実施されることの多い治療法である。CBTもFBTも、神経性過食症（BN）の思春期患者における効果研究が実施されており、ともに有効であったとの結果が報告されている。

薬物療法

　摂食障害の薬物療法としては、とりわけ抗うつ剤である選択的セロトニン再取り込み阻害薬（SSRI: selective serotonin reuptake inhibitor）がよく選択されている。SSRIがよく選択される理由としては、一つには摂食障害の原因であれ結果であれ、摂食障害患者において他の精神医学的診断がつく状況にあることは稀ではなく、そのような場合に精神医学的診断に沿った薬物療法で症状が緩和することで、摂食障害も改善されうるという点が挙げられる。もう一つの理由としては、より最近になり、これらの薬物を使用することで、神経性過食症（BN）患者における過食行動や排出行動が減少すること、ならびに神経性過食症（BN）患者や神経性やせ症（AN）患者の強迫症状が低減することが明らかとなったという点が挙げられる[58]。

　近年、うつ病の治療を受けている小児思春期の子どもにおいて、SSRIの使用が自殺リスクを高めうるとの懸念が広がっており、そのため外来診療でSSRIの処方を行うのは、この薬剤についての知識と経験が豊富な医師のみに限定することが望ましい。SSRIは、神経性やせ症（AN）患者の体重増加を促進する効果は示されておらず、また体重減少が激しい状況における抑うつ症状や強迫症状の改善効果も明確には示されていない。また、治療に反応し体重増加が得られた患者に投与することで、再発予防効果があるかどうかも、現時点では明確なエビデンスはない状況にある[58]。非定型抗精神病薬の少量療法が、神経性やせ症（AN）や神経性過食症（BN）を含めた重度の摂食障害患者の体重増加を促進させ、抑うつ症状や強迫症状を低減させるとの研究報告も存在している。窒息や嘔吐への恐怖感や、強い不安症状のために十分な食事を取ることが出来ない状況にある回避・制限性食物摂取障害（ARFID）の患者に対して、SSRIと非定型抗精神病薬の両者は従来から使用されており、一定程度の治療効果があることが示されているが、長期間にわたり食事摂取が不十分の状態にあった回避・制限性食物摂取障害（ARFID）患者に対しては、一般にこれらの薬物が使用されることはあまりない[59-62]。

摂食障害の予後

　摂食障害は、身体医学的・精神医学的に慢性疾患とみなして、取り組みを進める必要があ

る。摂食障害患者の予後は、研究によって様々に報告されている[63]。思春期の重症患者においては治療は長期に及ぶことが判明しているが、10～15年後に治癒した状態が継続している割合は24％から76％と、報告によってかなりの幅がある[64, 65]。摂食障害患者の転帰を評価する方法は、研究によって様々で一貫しているわけではないが、おしなべて少なくとも50％の患者は長期予後は良好であり、30％の患者で程度は様々ではあるものの一定の改善を認めるが、20％の患者では十分な治療が実施されたとしても予後不良であると考えられている。一般的に、発症年齢が若いほど、また重症度が軽度であるほど、予後は良好であると考えられている[66]。最近、神経性過食症（BN）患者の予後に関するレビュー研究の結果が報告されたが、2004年以前に比べ、2004年以降に行われた研究では予後の改善が認められていたと報告されており、約70％の患者は完全に回復していた。ただ一方で、20％の患者で再発が認められ、10％の患者では発症から5年経った時点でも神経性過食症（BN）の診断基準を継続して満たしていたと報告されている[66-68]。摂食障害の予後というのは、個人要因・家族要因や行われた治療の性質などの多くの要因によって規定されるものであるが、実際の臨床において、ある患者の予後をあらかじめ推測することは不可能である。例えば、神経性やせ症（AN）は、発症年齢が遅い・嘔吐を伴っている・病前のパーソナリティの問題が複雑である、などが予後不良因子として知られているが、その一方でこれらの予後不良因子のある患者であっても、治療反応性が良く予後良好であることも少なくない。摂食障害の治療において、ある特定の治療法が他の治療法に比してより予後が良好であるということを示した質の高い症例対照研究は現時点では存在しておらず、またある特定の患者において、より予後を改善しうる治療がどういうものであるのかを示した研究も、現時点では存在していない。さらには、回避・制限性食物摂取障害（ARFID）患者に関する研究は途に就いたばかりであり、治療経過や予後に関しては十分なエビデンスが存在していない。また神経性やせ症（AN）患者と比較して、非定型AN患者の予後がどのように異なるかに関しても、現時点では十分なエビデンスは存在していない。

発症予防

　近年、摂食障害に関しての一次予防と二次予防の双方に注目が集まってはいるものの、摂食障害の発生を予防するための最適な戦略というものは、依然として明確となっているとは言い難い[69]。ただ、摂食障害と肥満との間には関連性があり、ダイエット・体重に関して侮辱された経験・自身の体型に関する不満というものが摂食障害発症のリスク要因であるという証拠は蓄積されつつある[70]。それゆえに、このような問題に対して包括的な対策を行うことは、有効な予防策となりうる。現在、主に学校教育現場を対象として、10代の男女をターゲットとした摂食障害発症予防プログラムがいくつか実施されている。これらのプログラムは一般に、摂食障害の事実について知らせ、健全な身体イメージや健康的な食生活を維持し、自尊感情と体重との間に相関性を持つことがないように心理教育を行うことを目的として行われており、一定の成果を上げている[71]。ただし、これらのプログラムの実施によって摂食障害の発生が促進

されてしまったとする研究報告も存在しており、実際にこのようなプログラムが摂食障害の発生予防に繋がっているのかは、完全に結論がつけられた状況とはなっていない[72, 73]。現在、自尊感情を高める一般的な心理教育を実施することで、摂食障害の予防効果があるか否かを評価する研究が実施されており、このような取り組みに呼応して、学校を中心とした統合的なアプローチを行う重要性についての認識が高まりつつある[74]。このような統合的アプローチでは、各教室でメンタルヘルスの問題への積極的介入を行う、学校全体での職員研修を実施する、学校職員と生徒の非公式的な話し合いを増加させる、学校のカリキュラムへ摂食障害に関する問題を組み入れる、リスクの高い生徒に対してより密に関わりを持つ、学校内の食堂や体育の授業において身体イメージに関する誤った認識が広まらないような配慮を行う、学校内のスクールカウンセラーへの相談機会を増やし、学校外の小児科やメンタルヘルスの専門家への積極的な受診勧奨を行う、などを含めた様々な取り組みを行うことが推奨されている。最近公表された摂食障害の予防に関するメタアナリシス研究では、リスクを有する15歳以上の子どもを対象として、複数回の双方向性の対話型セッションを実施することが最も予防効果が高いと結論づけられている[75]。いずれにしろ、現時点で最も効果的な予防策は、より早期に患者を発見する二次予防であることに変わりはない。ほとんどの摂食障害患者にとって、治療が早期に開始出来れば出来るほど、より治療は容易であると思われ、摂食障害が慢性化・長期化する可能性を減らすことになる。それゆえに、家族・友人・学校関係者・医療者が、子どもの摂食障害の徴候や所見を気にかけることが出来るように啓発を行い、より早期から治療が開始出来るようにしていくことが肝要といえる。

▌米国小児科学会（AAP）の提言／指針

- Rosen DS; American Academy of Pediatrics Committee on Adolescence. Identification and management of eating disorders in children and adolescents. *Pediatrics*. 2010;126(6):1240–1253. Reaffirmed November 2014 (pediatrics.aappublications.org/ content/126/6/1240)

▌参考文献

1. American Psychiatric Association. *Diagnostic and Statistical Manual of Mental Disorders*. 5th ed. Arlington, VA: American Psychiatric Association; 2013.

2. American Psychiatric Association. *Diagnostic and Statistical Manual of Mental Disorders*. 4th rev ed. Arlington, VA: American Psychiatric Association; 2000.

3. Fisher M, Gonzalez M, Malizio J. Eating disorders in adolescents: how does the DSM-5 change the diagnosis? *Int J Adolesc Med Health*. 2015;27(4):437–441.

4. Lucas AR, Beard CM, O'Fallon WM, Kurland LT. 50-year trends in the incidence of anorexia nervosa in Rochester, Minn.: a population-based study. *Am J Psychiatry*. 1991;148(7):917–922.

5. Carlat DJ, Camargo CA Jr, Herzog DB. Eating disorders in males: a report on 135 patients. *Am J Psychiatry*. 1997;154(8):1127–1132.

6. Halmi KA, Casper RC, Eckert ED, Goldberg SC, Davis JM. Unique features associated with age of onset of anorexia nervosa. *Psychiatry Res*. 1979;1(2):209–215.

7. Beck D, Casper R, Andersen A. Truly late onset of eating disorders: a study of 11 cases averaging 60 years of age at presentation. *Int J Eat Disord*. 1996;20(4):389–395.

8. Sullivan PF. Mortality in anorexia nervosa. *Am J Psychiatry*. 1995;152(7):1073–1074.

9. Campbell K, Peebles R. Eating disorders in children and adolescents: state of the art review. *Pediatrics*.

2014;134(3):582–592.

10. French SA, Leffert N, Story M, Neumark-Sztainer D, Hannan P, Benson PL. Adolescent binge/purge and weight loss behaviors: associations with developmental assets. *J Adolesc Health*. 2001;28(3):211–221.

11. Stice E, Killen JD, Hayward C, Taylor CB. Age of onset for binge eating and purging during late adolescence: a 4-year survival analysis. *J Abnorm Psychol*. 1998;107(4):671–675.

12. Kaltiala-Heino R, Rimpelä M, Rissanen A, Rantanen P. Early puberty and early sexual activity are associated with bulimic-type eating pathology in middle adolescence. *J Adolesc Health*. 2001;28(4):346–352.

13. Flament M, Ledoux S, Jeamet P, et al. A population study of bulimia nervosa and subclinical eating disorders in adolescence. In: Steinhausen HC, ed. *Eating Disorders in Adolescence: Anorexia and Bulimia Nervosa*. New York, NY: De Gruyter; 1995.

14. McCallum K. Eating disorders. *Curr Opin Psychiatry*. 1993;6:480–485.

15. Fairburn CG, Cooper PJ. The clinical features of bulimia nervosa. Br J Psychiatry. 1984;144:238–246.

16. Fairburn CG, Beglin SJ. Studies of the epidemiology of bulimia nervosa. *Am J Psychiatry*. 1990;147(4):401–408.

17. Stein S, Chalhoub N, Hodes M. Very early-onset bulimia nervosa: report of two cases. *Int J Eat Disord*. 1998;24(3):323–327.

18. Fisher MM, Rosen DS, Ornstein RM, et al. Characteristics of avoidant/restrictive food intake disorder in children and adolescents: a "new disorder" in *DSM-5*. *J Adolesc Health*. 2014;55(1):49–52.

19. Ornstein RM, Rosen DS, Mammel KA, et al. Distribution of eating disorders in children and adolescents using the purposed DSM-5 criteria for feeding and eating disorders. *J Adolesc Health*. 2013;53(2):303–305.

20. Bulik CM. Exploring the gene-environment nexus in eating disorders. *J Psychiatry Neurosci*. 2005;30(5):335–339.

21. Trace SE, Baker JH, Peñas-Lledó E, Bulik CM. The genetics of eating disorders. *Annu Rev Clin Psychol*. 2013;9:589–620.

22. Mazzeo SE, Bulik CM. Environmental and genetic risk factors for eating disorders: what the clinician needs to know. *Child Adolesc Psychiatr Clin N Am*. 2009;18(1): 67–82.

23. Chamay-Weber C, Narring F, Michaud PA. Partial eating disorders among adolescents: a review. *J Adolesc Health*. 2005;37(5):417–427.

24. Hebebrand J, Muller TD, Holtkamp K, Herpertz-Dahlmann B. The role of leptin in anorexia nervosa: clinical implications. *Mol Psychiatry*. 2007;12(1):23–35.

25. Neumark-Sztainer D, Wall M, Guo J, Story M, Haines J, Eisenberg M. Obesity, disordered eating, and eating disorders in a longitudinal study of adolescents: how do dieters fare 5 years later? *J Am Diet Assoc*. 2006;106(4):559–568.

26. Klump KL, Kaye WH, Strober M. The evolving genetic foundations of eating disorders. *Psychiatr Clin North Am*. 2001;24(2):215–225.

27. Cui H, Moore J, Ashimi SS, et al. Eating disorder predisposition is associated with ESRRA and HDAC4 mutations. *J Clin Invest*. 2013;123(11):4706–4713.

28. Salbach-Andrae H, Lenz K, Simmendinger N, Klinkowski N, Lehmkuhl U, Pfeiffer E. Psychiatric comorbidities among female adolescents with anorexia nervosa. *Child Psychiatry Hum Dev*. 2008;39(3):261–272.

29. Godart NT, Flament MF, Lecrubier Y, Jeammet P. Anxiety disorders in anorexia nervosa and bulimia nervosa: co-morbidity and chronology of appearance. *Eur Psychiatry*. 2000;15(1):38–45.

30. Milos G, Spindler A, Ruggiero G, Klaghofer R, Schnyder U. Comorbidity of obsessive-compulsive disorders and duration of eating disorders. *Int J Eat Disord*. 2002;31(3):284–289.

31. Fisher M. Medical complications of anorexia and bulimia nervosa. *Adolesc Med*. 1992;3(3):487–502.

32. Katzman DK. Medical complications in adolescents with anorexia nervosa: a review of the literature. *Int J Eat Disord*. 2005;37(suppl):S52–S59.

33. Engstrom JW, Aminoff MJ. Evaluation and treatment of orthostatic hypotension. *Am Fam Physician*. 1997;56(5):1378–1384.

34. Newman MM, Halmi KA. The endocrinology of anorexia nervosa and bulimia nervosa. *Endocrinol Metab Clin North Am*. 1988;17(1):195–212.

35. Misra M, Aggarwal A, Miller KK, et al. Effects of anorexia nervosa on clinical, hematologic, biochemical, and bone density parameters in community-dwelling adolescent girls. *Pediatrics*. 2004;114(6):1574–1583.

36. Misra M, Klibanski A. Neuroendocrine consequences of anorexia nervosa in adolescents. *Endocr Dev*. 2010;17:197–214.

37. Wong JC, Lewindon P, Mortimer R, Shepherd R. Bone mineral density in adolescent females with recently diagnosed anorexia nervosa. *Int J Eat Disord*. 2001;29(1):11–16.

38. Bachrach LK, Katzman DK, Litt IF, Guido D, Marcus R. Recovery from osteopenia in adolescent girls with anorexia nervosa. *J Clin Endocrinol Metab*. 1991;72(3): 602–606.

39. Lucas AR, Melton LJ III, Crowson CS, O'Fallon WM. Long-term fracture risk among women with anorexia nervosa: a population-based cohort study. *Mayo Clin Proc*. 1999;74(10):972–977.

40. Castro J, Lázaro L, Pons F, Halperin I, Toro J. Predictors of bone mineral density reduction in adolescents with anorexia nervosa. *J Am Acad Child Adolesc Psychiatry*. 2000;39(11):1365–1370.

41. Grinspoon S, Thomas E, Pitts S, et al. Prevalence and predictive factors for regional osteopenia in women with anorexia nervosa. *Ann Intern Med*. 2000;133(10): 790–794.

42. Katzman DK, Zipursky RB, Lambe EK, Mikulis DJ. A longitudinal magnetic resonance imaging study of brain changes in adolescents with anorexia nervosa. *Arch Pediatr Adolesc Med*. 1997;151(8):793–797.

43. Chui HT, Christensen BK, Zipursky RB, et al. Cognitive function and brain structure in females with a history of adolescent-onset anorexia nervosa. *Pediatrics*. 2008;122(2):e426–e437.

44. American Academy of Pediatrics Committee on Adolescence. Identifying and treating eating disorders. *Pediatrics*. 2003;111(1):204–211.

45. Becker AE, Grinspoon SK, Klibanski A, Herzog DB. Eating disorders. *N Engl J Med*. 1999;340(14):1092–1098.

46. Fisher M, Simpser E, Schneider M. Hypophosphatemia secondary to oral refeeding in anorexia nervosa. *Int J Eat Disord*. 2000;28(2):181–187.

47. American Psychiatric Association Work Group on Eating Disorders. Practice guideline for the treatment of patients with eating disorders (revision). *Am J Psychiatry*. 2000;157(1) (suppl):1–39.

48. Howard WT, Evans KK, Quintero-Howard CV, Bowers WA, Andersen AE. Predictors of success or failure of transition to day hospital treatment for inpatients with anorexia nervosa. *Am J Psychiatry*. 1999;156(11):1697–1702.

49. Golden NH, Jacobson MS, Schebendach J, Solanto MV, Hertz SM, Shenker IR. Resumption of menses in anorexia nervosa. *Arch Pediatr Adolesc Med*. 1997;151(1):16–21.

50. Gordon CM, Grace E, Emans SJ, et al. Use of DHEA to prevent osteoporosis in patients with anorexia nervosa. *J Adolesc Health*. 1998;22(2):176.

51. Miller KK, Grieco KA, Klibanski A. Testosterone administration in women with anorexia nervosa. *J Clin Endocrinol Metab*. 2005;90(3):1428–1433.

52. Misra M, Klibanski A. Anorexia nervosa and osteoporosis. Rev Endocr Metab Disord. 2006;7(1–2):91–99.

53. Misra M, Klibanski A. Anorexia nervosa and bone. *J Endocrinol*. 2014;221(3): R163–R176.

54. Agostino H, Erdstein J, Di Meglio G. Shifting paradigms: continuous nasogastric feeding with high caloric intakes in anorexia nervosa. *J Adolesc Health*. 2013;53(5):590–594.

55. Silber TJ, Robb AS, Orrell-Valente JK, Ellis N, Valadez-Meltzer A, Dadson MJ. Nocturnal nasogastric refeeding for hospitalized adolescent boys with anorexia nervosa. *J Dev Behav Pediatr*. 2004;25(6):415–418.

56. Katzman DK, Peebles R, Sawyer SM, Lock J, Le Grange D. The role of the pediatrician in family-based treatment for adolescent eating disorders: opportunities and challenges. *J Adolesc Health*. 2013;53(4):433–440.

57. Fairburn CG, Jones R, Peveler RC, Hope RA, O'Connor M. Psychotherapy and bulimia nervosa. Longer-term effects of interpersonal psychotherapy, behavior therapy, and cognitive behavior therapy. *Arch Gen*

Psychiatry. 1993;50(6):419–428.

58. Walsh BT, Kaplan AS, Attia E, et al. Fluoxetine after weight restoration in anorexia nervosa: a randomized controlled trial. *JAMA*. 2006;295(22):2605–2612.

59. Barbarich NC, McConaha CW, Gaskill J, et al. An open trial of olanzapine in anorexia nervosa. *J Clin Psychiatry*. 2004;65(11):1480–1482.

60. La Via MC, Gray N, Kaye WH. Case reports of olanzapine treatment of anorexia nervosa. Int J Eat Disord. 2000;27(3):363–366.

61. Powers PS, Santana CA, Bannon YS. Olanzapine in the treatment of anorexia nervosa: an open label trial. *Int J Eat Disord*. 2002;32(2):146–154.

62. Bissada H, Tasca GA, Barber AM, Bradwejn J. Olanzapine in the treatment of low body weight and obsessive thinking in women with anorexia nervosa: a randomized, double-blind, placebo-controlled trial. *Am J Psychiatry.* 2008;165(10):1281–1288.

63. Fisher M. The course and outcome of eating disorders in adults and in adolescents: a review. *Adolesc Med*. 2003;14(1):149–158.

64. Strober M, Freeman R, Morrell W. The long-term course of severe anorexia nervosa in adolescents: survival analysis of recovery, relapse, and outcome predictors over 10-15 years in a prospective study. *Int J Eat Disord*. 1997;22(4):339–360.

65. Eckert ED, Halmi KA, Marchi P, Grove W, Crosby R. Ten-year follow-up of anorexia nervosa: clinical course and outcome. *Psychol Med*. 1995;25(1):143–156.

66. Steinhausen HC. Outcome of anorexia nervosa in the younger patient. *J Child Psychol Psychiatry.* 1997;38(3):271–276.

67. Keel PK, Mitchell JE. Outcome in bulimia nervosa. *Am J Psychiatry*. 1997;154(3): 313–321.

68. Keel PK, Brown TA. Update on course and outcome in eating disorders. *Int J Eat Disord*. 2010;43(3):195–204.

69. Rosen DS, Neumark-Sztainer D. Review of options for primary prevention of eating disturbances among adolescents. *J Adolesc Health*. 1998;23(6):354–363.

70. Haines J, Neumark-Sztainer D. Prevention of obesity and eating disorders: a consideration of shared risk factors. *Health Educ Res.* 2006;21(6):770–782.

71. Story M, Neumark-Sztainer D. Promoting healthy eating and physical activity in adolescents. *Adolesc Med.* 1999;10(1):109–123.

72. Mann T, Nolen-Hoeksema S, Huang K, Burgard D, Wright A, Hanson K. Are two interventions worse than none? Joint primary and secondary prevention of eating disorders in college females. *Health Psychol*. 1997;16(3):215–225.

73. Neumark-Sztainer D, Butler R, Palti H. Eating disturbances among adolescent girls: evaluation of a school-based primary prevention program. *J Nutr Educ*. 1995;27(1):24–31.

74. Neumark-Sztainer D. School-based programs for preventing eating disturbances. *J Sch Health*. 1996;66(2):64–71.

75. Stice E, Shaw H, Marti CN. A meta-analytic review of eating disorder prevention programs: encouraging findings. *Annu Rev Clin Psychol*. 2007;3:207–231.

第 17 章

5 歳未満児の情緒障害・行動障害

メアリー・マーガレット・グリーソン（医学士）

> 小児期の通常のストレスに対するレジリエンシーを子どもが発達させ、
> トラウマとなりうる過剰なストレスを緩和させるうえで、
> 愛情溢れる養育を提供する大人との関係性というのは
> 何よりも重要な要素となる。

　小児のプライマリーケアの臨床現場においても、幼小児の情緒的な問題というのは、しばしば対応を迫られる問題である。Box 17-1 に、小児科医・家庭医・内科開業医・ナースプラクティショナーや医療助手など、臨床の最前線で5歳未満の子どもと縦断的に関わり続ける立場のプライマリーケア医療者が懸念すべき症状や徴候について、まとめている。

　これらの徴候や症状に適切にアプローチするためには、プライマリーケア医療者は、子どもに行動上の問題が確認された場合、とりわけ心理社会的な背景も疑われる場合には、子ども個人の対応に終始するのではなく、それらが親の養育困難や家庭機能不全が反映されたものである可能性を含め、より幅広い観点を持ち、最大限の配慮をもってアセスメントを進めていかなくてはならない。本章では、幼小児における心理社会的問題の発生を予防し、早期に発見し、適切な対応を行っていくうえで求められるプライマリーケア医療者の役割について概説している。これらの問題が見過ごされた場合、子どもと家族がその後に学校適応上の問題や心理精神的問題を抱え、生涯にわたり社会的ネットワークから分断されてしまうという多様な有害的状況に発展しうる。それゆえに、プライマリーケア医療者がこれらの問題の予防・早期発見・早期対応の役割を担うことは、極めて重要である。本章では、とりわけ5歳未満の幼小児に焦点を当てており、以降、特に断りのない限り本章では「子ども」という用語を、5歳未満児を指す用語として使用している。また本章においては、「心理社会的問題」という用語を、「とりわけ小児期逆境体験（ACE: adverse childhood experience）という文脈の中で、この年齢群の子どもにおいて生じるあらゆる行動上の問題や、情緒的問題や、対人関係上の問題」を指す用語として使用している。心理社会的問題の中には、メンタルヘルス上の問題として定義されるような問題や、精神疾患と定義されるような問題も包含している。本章では、子どもの主たる養育者を"親"という言葉で表現しているが、実親だけではなく、祖父母や里親やその他の子ども

Box 17-1　5歳未満児の社会的・情緒的問題を示唆する徴候や臨床所見

子どもの行動や情緒に関する懸念

- 自己制御を行うことが困難となっており、感情的になった際になだめることが困難で、睡眠パターンや食事摂取のパターンが不規則で、感覚的体験に対して過度に敏感な状況がみられる。
- 順序だって行動をすることが困難で、極端な攻撃性を認め、他児を傷つけたり物を壊してしまうような著しいかんしゃくを認め、それが持続しやすい。
- 保育園や幼稚園に適応することが著しく困難となっており、これまでに保育園や幼稚園から退園させられたことがある。
- 同世代の子どもに比べ、著しく衝動性が高く過活動であり、年齢に応じた典型的な活動を行うことが困難となっている。
- 不機嫌でイライラしていることが多く、子どもらしく笑うことが、同世代の子どもたちに比べ非常に少ない
- 同世代の子どもに比べ不安感が強く、とりわけトラウマを想起させるような場面や、親から離される場面や、これまで経験したことのない場面に置かれるなどを契機に、不安が顕著に現れる。
- 安心させるように十分な働きかけを行っても、人前で話をすることが出来ない。
- 機能的な発達の妨げになるほど、行動パターンが過度に硬直化している。

親に関する懸念

- 子どもの長所を捉えて褒めることが出来ず、子どもについて語るときに理知的でいられず、話を端的にまとめることが出来ず、終始否定的なトーンで語る。
- 予防接種や健康診断など、初めての場面や苦痛を伴う場面で、子どもが安心感を求めてくることに嫌悪感を表し、なだめようとしない。
- 子どもに対し過剰に保護的で、発達段階に応じた探索行動に対し、許容する姿勢をみせない（診察室での観察状況に加え、他の場面での状況に関する情報も入手することが望まれる）。
- 過去や現在において、虐待やネグレクトが疑われ、児童相談所などが係属していた既往がある。

親子関係に関する懸念

- 子どもは、予防接種や親と分離される場面など、通常であれば親から慰めを得ようとする場面で、それを求めようとしないか、引き出すことが出来ない。
- 発達年齢が9か月以上の子どもにおいて、新しい状況や喜び・興奮を分かち合うために、親のほうを見ることがない。
- 子どもが、年齢相応に他者への不安を示すことがない（人見知りしない）。
- 子どもの社会的発達は阻害されていて、同世代との子どもとの交流に乏しく、大人との相互疎通性も低下しており、主たる養育者への愛着行動（安心を求める）を認めることがない。
- 子どもと養育者の関係性が途絶した状況にある（例：里親養育措置、軍属家庭の親の派兵、親との死別など）。

易興奮性を高めてしまいうるリスク要因

- 虐待／ネグレクトの既往や、養育中断の既往（例：里親養育のもとにある子ども、養子縁組された子どもなど）。
- 家族のストレス要因（例：貧困、離婚、片親、失業、医療受診が困難な状況、安全で安価な住居の欠如、食料の不足、社会的孤立、暴力犯罪の多い地域性、自然災害、慢性・急性の医学的病態など）。
- 親の重度ACE（小児期逆境体験）の既往。
- 親の物質使用障害、精神疾患、家族間暴力。

【略語】ACE: adverse childhood experience

を養育する立場の人物を含めた用語として使用している。

背景および疫学

　幼小児期において、社会的・情緒的な健康というのは、子どもの遺伝的背景・気質・社会的／身体的な環境、そして何より親子関係などの複雑な相互作用を通じて、発達していく。従前、生物学的なリスク要因というものは、容易には修正出来ないと考えられていた。しかし最近の研究では、社会的・情緒的な発達というのは、遺伝的要因やエピジェネティックな要因を含めた子どもの生物学的要因に、養育環境が複雑な相互作用を及ぼすことで形成されていくものであることが示されている。乳児期や幼児早期にかけては、とりわけ環境からの影響を受けやすい時期ということが出来る。シナプス形成は 1 秒間に 700 以上の速さで生じているため、環境における比較的小さな変化であっても、大きな影響が生じうる。また、一定期間使われなかった神経回路やシナプスというのは、剪定というプロセスを通じて失われていく。それゆえに、幼小児が十分な経験を得ることが出来ない状況というのも「剪定」による影響を生じさせてしまうのである。発達上・行動上・経済上・教育上のストレスや、社会的・生物学的ストレスや、家庭内のストレスなどの逆境的体験は、子どもの対処能力を凌駕した場合、脳の構造自体を変えてしまいうるもので、社会機能や衝動のコントロールが十分に機能しなくなることに繋がってしまう[1]。このような小児期の逆境体験の具体例としては、虐待やその他の暴力への暴露、家庭内の高葛藤状況、親の精神疾患や向精神性物質の使用（物質使用障害）などによる機能不全、災害、医療トラウマなどが挙げられる[2-4]。これらのストレス要因が子どもに与える影響というのは、子どもの発達段階や社会的支援状況、そしてストレス要因の種類・強度・頻度・持続時間により大きく異なる。複数のストレス要因やリスク要因が存在する場合、それらが相乗効果をもたらし、発達上必要となる健全な経験を積むことを困難にし、トラウマ事象に対する生理的反応の反復的な活性化を通じ、さらなる有害事象をもたらすなどの予後を増悪させるリスクの増大に繋がってしまうのである[4,5]。そのため、出来るだけ早い時期にトラウマとなりうるストレス要因を特定し、改善することが極めて重要となる。Egger と Angold の研究では、幼少の子どもであっても、年齢の長じた子どもと同程度の精神病理学的な状態が生じうることが示されている[6]。これらの病態が遷延することで、発達に影響を及ぼし、就学していくうえで支障をきたす状態となりうる[7-10]。

　思いやりに溢れる大人との健全な関係というのは、子どもが当たり前に経験することとなるストレスに打ち勝つレジリエンシー（逆境をはねのけ回復する力）を育み、さらには有害となりうるストレスの悪影響から子どもを守るうえでの最も重要な防御要因となる。良好な親子関係を醸成させていくための支援的介入というのは、幼小児の脳の発達にポジティブな影響をもたらし、知的発達や中枢神経系に影響を及ぼす各種ホルモンの分泌パターンにプラスの影響を与えることとなる[11,12]。幼小児期の育児支援とは、具体的には、親が子ども特有の身体的・精神的ニーズを予測し、それに応答することが出来るようにしていくことにある。子どものポジ

ティブな行動であれネガティブな行動であれ、親が一貫性を持ち、粘り強く、不測の事態にもきめ細やかに対応することが出来るように支援することが最も重要となる。乳幼児期に始まり、小児期を通じ思春期に至るまで、親というのは子どもに安全な環境を提供し、日々の様々な出来事に対し感情をコントロールして対処する姿勢を示し、子どもの向社会的な行動を強化し、子どもが困難な状況に対して感情を制御することが出来るように発達を促していく役割を果たす必要がある。

プライマリーケア医療者の役割

コミュニティレベル

　プライマリーケア医療者は、発達行動科学を専門とする小児科医、幼児期を専門とするメンタルヘルスの専門家、母子保健介入の専門家、保育園や幼稚園の幼児教育者、子どもの権利擁護者、公衆衛生機関などの地域社会のカウンターパートと協力し、社会的・情緒的に高いリスク下にある子どもへの支援を行い、防御因子を促進・強化することが可能である。高リスクにある乳幼児をスクリーニングする手立てや介入手法に関しての概要は、米国小児科学会（AAP: the American Academy of Pediatrics）の「乳幼児期の脳発達の促進のために（Early Brain and Child Development）」のウェブサイト（www.aap.org/en-us/advocacy-and-policy/aap-health-initiatives/EBCD/Pages/default.aspx）で確認することが出来る。このようなアプローチとしては、子どもたちが探索行動を安全に行うことが出来る屋外スペースを作ったり、DV シェルターを整備したり、エビデンスに基づく効果的な家庭訪問プログラムを実施したり、質の高い幼児教育へのアクセスの向上を図ったり、出生前ケアや産後の母乳外来を充実させるなどの施策が挙げられる。

現場実践レベル

　全般的なスクリーニングを行ったり予防的対応を行うことも、プライマリーケア医療者の職責の範疇である。プライマリーケア医療者がすべての子どもたちに対し、養育環境におけるストレングス（強み）とリスクを気にかけることは、養育者が子どもの情緒の問題や行動の問題について質問しやすい雰囲気を醸成することともなるであろう。例えば、米国小児科学会（AAP）が推奨する母親の抑うつ状態の全般的スクリーニングを生後1・2・4・6か月健診の際に実施することは、養育者の困難感について会話を広げる契機となるはずである（「第23章：産後うつ」を参照）。米国小児科学会（AAP）が公表している『子どもの明るい未来のために：乳幼児期・小児期・思春期の子どもの健康を見守るためのガイドライン（Bright Futures ガイドライン）』では、幼小児の受診時には毎回、心理社会的評価や行動学的評価を行い（ガイドラインでは「家族を中心に［可能な限り家族を巻き込んで］、子どもの社会的・情緒的な健康状態、親の抑うつ状態、健康の社会的決定要因［SDH: social determinants of health］についての評価を行う」と記載されている）、小児期を通じて定期的な健康診断を実施し、とりわけ生後9か月・1歳半・2歳半の健康診断の際には発達検査を、1歳半・2歳の健診の際には自閉症スペクトラム障害の検査を実施することが推奨されている[13]。「第1章：予防的メンタルヘルスケアを小児の一

次診療の現場に組み込む」のBox 1-8とBox 1-9には、社会的・情緒的な問題を呈するリスクが高い子どもと家族に対して追加で行うべき調査／スクリーニング項目の推奨事項をまとめ、提示している。プライマリーケア医療者は、ルーチンの業務として、子どもの社会的・情緒的なウェルビーイングを促進するために、親などの養育者に子どもの発達的に今後起きうることを直接的にオープンに話し合ったり、待合室にポスターやパンフレットを用意するなどして、啓発することが可能である（anticipatory guidance）。幼児期のメンタルヘルスに関し助言を与える専門職と提携したり、ビデオ・インタラクション・プロジェクト（VIP: Video Interaction Project）のようなプログラム〔訳注：親子の遊び／読み聞かせの場面を録画したビデオを供覧するなどで、親子相互交流能力の向上を支援する、米国のプライマリーケアの現場で展開されている育児支援プログラム〕を実施するなど、構造化された標準的アプローチ方法を行っていくことも、乳幼児期の子どもの健康と安全を促進するための会話を家族と重ねていくうえで有効となる[14, 15]。

　プライマリーケア医療者は、臨床的に社会性や情緒面で懸念のある子どもの対応を行う最初の専門家であることが多い。このような子どもに対し、親が「悪い子」「困った子」として捉えるのではなく、「情緒的な徴候を認めている一人の大切な存在」として目を向けることが出来るようにサポートすることは、最初の専門家としてなすべき極めて重要な介入といえる。より詳細な評価を行っていく前段階であっても、プライマリーケア医療者が家族と効果的な会話を交わすことを促進するために、Box 17-2や「第5章：効果的なコミュニケーション方法——共通する技術的要素」で概説したHELPの頭文字で表されるコミュニケーション技術を適用することが有用となるであろう。そのような技術を用いることは、養育者のストレスを低減させ、必要時にメンタルヘルスの専門家を紹介する際にも、受診率を高めることとなるはずである。

社会的・情緒的問題を呈している、もしくはそのリスクがあることを示唆する徴候

　5歳未満の子どもにおいて、社会的・情緒的問題を呈していることが示唆される徴候というのは、Box 17-1にその要約を提示した通り、子どもの徴候、養育者の徴候、子どもと親の関係性における徴候、という形に分けることが出来る。これらに該当する徴候が認められた場合、さらなる評価を行う契機とする必要がある。

Box 17-2　患者と治療同盟を構築するための共通要素：HELP
H＝Hope（希望を持てるように）
E ＝Empathy（共感的に）
L²＝Language（患者に分かる言葉で）、Loyalty（誠実に）
P³＝Permission（常に同意を得ながら）、Partnership（パートナーシップを重視し）、Plan（計画を立案し、それを伝える）

引用元：American Academy of Pediatrics. *Addressing Mental Health Concerns in Primary Care: A Clinician's Toolkit.* Elk Grove Village, IL: American Academy of Pediatrics; 2010.
　詳細については、本書巻末の補足資料5を参照。

情緒や行動に問題を抱えている子どもを特定するための補助的ツール

　有効性が確認されている標準化された尺度は、親からの症状の報告や養育環境の状況に基づいて、情緒や社会性に問題を抱えるリスクの高い子どもをスクリーニングするうえで有用となる。表17-1に、子どもが社会性の問題や情緒的な問題を抱えているか否かをスクリーニングするために用いる、一般的な心理社会的評価尺度についてまとめ、提示している。尺度を用いたスクリーニングの結果、スコアが低かった場合には、子どもが低リスクのグループに属することを示しており、その結果を親に伝える際に肯定的なフィードバックをする機会となる。またそのような機会を利用して、子どもの発達的に今後起きうることを教育する機会（anticipatory guidance）とすることも出来るであろう。ただ、スクリーニングの結果が陰性であったとしても、プライマリーケア医療者が問診や診察の結果、何らかの懸念を抱いた際には、その臨床的判断のほうを重視する必要がある。親の自記式尺度全般にいえることであるが、とりわけ小児のメンタルヘルスの質問票においては、その回答結果はあくまで親の受け止め方が反映されたものであることに留意しなくてはならない。逆に、スクリーニングの結果が陽性の場合には、

表17-1　社会的・情緒的問題の潜在を示唆する、一般的スクリーニング尺度による評価結果		
対応領域	スクリーニング尺度	スコア
子ども	乳幼児発達検査スクリーニング質問票─社会的情緒的評価（ASQ-SE: Ages & Stages Questionnaires: Social-Emotional）	各年齢群ごとに、発達段階に応じた質問項目とスコアのカットオフ値が設定されている。親の懸念は、総得点に加算される。
	赤ちゃんの小児科的症状チェックリスト（BPSC: Baby Pediatric Symptom Checklist）（易興奮性、柔軟性のなさ、育児困難性につき評価）	スコア3点以上で陽性と判断。
	幼児の小児科的症状チェックリスト（PPSC: Preschool Pediatric Symptom Checklist）（内在性障害、外在性障害、注意欠如、育児困難性につき評価）	スコア9点以上で陽性と判断。
	幼小児スクリーニング評価票（ECSA: Early Childhood Screening Assessment）（生後18～60か月の幼小児の情緒的・行動学的発達と母親の困難度を評価）ECSA短縮版	成人用項目は、子ども用項目に回答した親が回答する。質問項目1～24のスコアの総計が9以上で陽性と判断。質問項目1～36のスコアの総計が18点以上の場合、問題が臨床レベルにあるリスクが高いことを示す。質問項目37・38のスコアが1点以上の場合、育児ストレスの存在が示唆される。質問項目39・40のスコアが1点以上の場合、親がうつ病であるリスクが示唆される。
環境	エジンバラ産後うつ評価尺度（EPDS: Edinburgh Postnatal Depression Scale）	スコア12点以上で陽性と判断〔訳注：日本語版では9点以上で陽性〕。
	患者健康質問票　第2版（PHQ-2: Patient Health Questionnaire-2）	「はい」と回答された項目があれば、すべて陽性と判断される。
	女性における虐待アセスメント尺度（AAS: Abuse Assessment Screen）	「はい」と回答された項目があれば、すべてDVの存在が懸念される。
	シーク子ども安全環境プログラム（SEEK: A Safe Environment for Every Kid）─親向け質問票改訂版（SEEK PQ-R）	「はい」と回答された項目があれば、すべて家族内にストレス要因があると判断される。
	養育者緊張度尺度（CGSQ: Caregiver Strain Questionnaire）	スコア7点以上で親の負担感が高レベルと判断。
	子どもの明るい未来のために：全体像把握のための質問項目（Bright Futures surveillance questions）	回答内容から社会的・情緒的ストレス要因の存在を推察する。
	育児ストレスインデックス（PSI: Parent Stress Index）	回答内容から、育児や親子関係性におけるストレスレベルを評価する。

子どもがメンタルヘルス上の問題を抱えている場合もあれば、親側が（子どもが理由となって、もしくはその他の理由で）極度の苦痛を感じている場合もあれば、親子の関係性に問題がある場合もある。これらの3つの可能性はすべて、子どもの発達と関連性があるため、スクリーニングで陽性であった場合には、臨床的に注意を払う必要があり、生じた懸念に対してより適切な判断を行うために、さらなる詳細な評価を行わなくてはならない。

評　価

　評価はまず、子どもの呈している症状が、発達的に正常な行動であるか否かを区別することから始まる。子どもの気質、自己制御能、適応能力というのは個人差が大きく、呈する行動とは極めて幅が広い。実際、下のきょうだいが誕生したり、引っ越しをしたり、幼稚園／保育園に通うようになったり園を変更したり、家族に何らかの危機が生じたりした場合、とりわけ新たな環境に適応するまでの間に、実質的にほぼすべての幼児は不機嫌になったり、挑発的な行動をとるであろう。しかし、社会的・情緒的問題を抱える子どもの場合には、日常ありふれたストレスに対しても、深刻で持続的な情緒的反応や反応的な行動を認め、ときには特にストレスのない状況でもそれが現れる。臨床上問題となるレベルで子どもが機能障害を呈しているケースでは、子どもに合わせるために親が極端な対応（例：子どもの分離不安が強く、親が仕事を辞めてしまうなど）をとる状況となっていることが稀ではない。疾患によっては、幼児に社会的・情緒的な問題を抱えているかのような症状を引き起こすこともあり、またこれらの問題が併発しやすくなることもある。表17-2に、その代表的な病態についての概要をまとめ、提示している。制限が設定される（例：それをしてはいけません）などのささいな出来事に対し、子どもが極端なかんしゃくを起こすなど、感情的反応をしてそれが行動に表されてしまう状況は、様々な臨床的問題が反映した結果として生じている可能性がある。図17-1に、親が子どもの情緒や行動に対して発達上の懸念を表したときに考慮すべき、子どもの問題・親の問題・親子の関係性の問題についての分類を示した。攻撃性など不適応的な振る舞いは、不安・自己または他者への欲求不満・苦痛などの圧倒的な感情に対処するために子どもが取ることの出来る唯一の手段であるために行われていることが多いということを親が認識出来るように、プライマリーケア医療者が支援することが極めて重要である。たとえプライマリーケア医療者が子どもに発達上の問題があるとは認識していなかったとしても、親が子どもの社会的・情緒的・行動的なパターンに問題があると懸念しているような場合、そのことが親の子どもへの関わりに影響を及ぼすため、その懸念に対処することは不可欠である。親の育児ストレスに対してサポートを提供すること、子どもの行動の捉え方を一緒に考え直していくこと、子どもの困難な行動に対し安全で一貫した養育的対応を行う戦略を身につける手助けをすること、そして密なフォローアップを行うこと——これらすべてが有用となるであろう。

　子どもに慢性的な医学的病態や重大な医学的病態が存在しているなどの特別な状況がある場合、様々な領域において社会的・情緒的な問題が誘発されうるため注意が必要である。慢性的な医学的病態を抱えている幼小児は、発達の遅れを認めることも多く、また医療処置や親との

表17-2　幼小児において重度の情緒・行動の調節障害をきたしうる病態の鑑別疾患

領域	鑑別疾患	コメント
定型発達	なし	疲労・空腹・新しい状況に対して激しく泣くなどの反応は、3～4歳の子どもにおいて普通に認められる発達的に正常な反応である。
発達遅滞とそれに付随するフラストレーション	認知機能・言語機能の障害	言語障害のある子どもでは、自身のニーズや欲求を表現する際にフラストレーションを感じやすく、そのために社会的・情緒的な問題行動が認められやすい。知的障害のある子どもでは、暦年齢や体格に比べて、発達年齢が低い状態にある。このような子どもでは、能力や行動面における周囲の大人からの期待とのギャップが大きくなり、子どもと養育者のフラストレーションに繋がってしまう。また表現力も限られているため、フラストレーションが溜まった際に、攻撃的な行動や破壊的な行動として表しやすい。
	聴覚障害・視覚障害	非典型的な発達を呈するすべての子どもは、感覚障害のスクリーニング検査を行う必要がある。とりわけ言語発達に遅れのある幼小児では、包括的な聴覚評価は必須である。
	自閉症スペクトラム障害（ASD）	ASDの子どもでは、社会的関係性の発達に問題を抱えていたり（アイコンタクトの欠如、一人遊びを好む、他者と喜びを共有することがなく、共感性に乏しい）、言語発達の問題を抱えていたり（言語表出の遅れ、構文や韻律の異常）であったり、興味の範囲が限定的（特定の活動や対象への持続的で強い興味）を持っており、機能的な能力発達が阻害されてしまっていることがある。日常生活での細かなルールにこだわりを持ち、そのルールが乱されると不安定さが高まったり、怒りとして表出されることがあるなど、社会的・情緒的な問題を呈しやすくなってしまう。また、ASDの子どもたちは、定型発達の子どもたちに比べ、幼児期に精神疾患を併発する可能性がより高い。
自己制御の問題	睡眠障害、食行動障害	入眠時の葛藤・夜間の中途覚醒・閉塞性睡眠時無呼吸症候群などによる睡眠障害は、イライラや行動上の問題を引き起こしうる。また逆に、社会的・情緒的な問題が睡眠障害を引き起こすこともありうる。食事摂取の拒絶・感覚過敏に基づく口腔機能障害・過食などの食行動異常を呈する幼小児では、食事に際しての混乱や苦痛がパターン化してしまっており、それにより親の困難感が増すことで、悪循環の状態が形成されていることが少なくはない。
破壊的問題行動	ADHD	ADHDの幼小児では、衝動性の高さや不注意／注意散漫が認められるとともに、そのような症状が複数の場面で生じるのか（ADHDの診断に必須）、それとも特定の状況や特定の関係性においてのみ認められるのかを評価することとともに、症状がそのような特定の状況への適応行動として認められるのか否かを評価することがとりわけ重要である。幼小児の活動レベルというのは個人差が大きく、ADHDであるのか、親の幼小児に対する発達上不適切な期待に基づく訴えであるのか、子どもの行動への許容性が低下していることによる訴えが罹患しているのかを、正確に区別する必要がある。トラウマ的な出来事の時系列関係を評価し、また子どもの症状がトラウマのフラッシュバックに関連して生じているのかどうかを評価する必要がある。不安障害や気分障害によっても、ADHDに類似する症状が認められるため、その鑑別評価を行うことも必要となる。他に、鉛中毒やステロイドの長期間使用、交感神経刺激薬の使用などによっても、ADHDに類する症状を呈しうる。幼小児のADHDに対する治療の第一選択は、子どもと親の双方を対象とした心理社会的療法である。
	破壊的行動障害（反抗挑戦性障害、行為障害［素行障害］）	幼小児の破壊的行動は、反抗挑戦性障害や行為障害（素行障害）といつべき重度の症状として認められることがあり、一貫性のない強い制約的な養育環境で育った子どもにおいて認められる。
気分障害	うつ病	幼小児であっても、大うつ病性障害の診断基準を満たすほどの抑うつ症状を呈することがあり、極端な悲しみやいらだちを認める子どもでは、この診断名を考慮に入れなくてはならない。睡眠や食欲のパターンの変化、死に関連する遊びや会話の増加、これまで楽しめていた遊びを楽しめなくなる、集中力が低下するなどを認めうる。就学前の子どもが双極性障害を発症しうるか否かについては、議論がある。

子どもの不安症状	不安障害	未就学児の不安障害は、一般的な不安症状以外にも、極度の分離不安・学校回避行動・選択的緘黙などを呈することがあり、いずれも誘因に直面した際に、子どもには極度の苦痛を伴うことが多い。幼小児の不安障害は、過剰な用心深さ、無秩序な行動、成人で典型的にみられる抑制的症状を呈することもあるが、成人で典型的にみられる抑制的症状を呈することもある。強迫行為を中断するように言われた際に、破壊的行動を呈することもある。
	PTSD およびその他のトラウマ関連障害	トラウマ的な出来事を経験した幼小児においても、年齢の長じた子どもにみられる PTSD 症状（思考・会話・遊び・遊び）・夢の中でのトラウマの再体験、トラウマを思い出させるような一連の反応を認めうる。トラウマを思い出させるような刺激に対する感情鈍麻など）に類する一連の反応を認めうる。トラウマ的な出来事を経験した子どもでは、おそらく自身の反応を制御することが出来ないことや、トラウマを負うこととなった背景にしばしば確認される一貫性のない養育を受けた結果として、破壊的行動障害を呈することが稀ではない。
親子の関係性の障害	親のメンタルヘルスの問題や、物質使用障害、ならびに重度の認知能力の低下	幼小児が一貫性のない予測不能な環境で養育を受けた場合、とりわけそれが虐待やネグレクトと判断されるべき状況であった場合、子ども自身にも一貫性のない、ときに危険な行動が認められる。このような子どもは虐待やネグレクトを疑察し、児童相談所に通告を行うとともに、虐待やネグレクトを疑うことが重要である。親がうつやその他の精神障害・物質使用障害・認知的障害を抱えていて、社会経済的にも困難な状況に置かれていた場合、養育の健全性は損なわれ、子どもの社会的・情緒的な問題を助長してしまうことがある。
	親子関係性障害、愛着障害	子どもと養育者の絆というのは、子どもの気質、養育者の気質、そして子どもと養育者の「相性」による影響を受ける。愛着に問題を生じさせるリスクを高める不適切な親子関係の現れとして、養育者が子どもをなだめることが出来ず、養育に一貫性がなく、しつけが不安定な状況となっていることが確認されることもあれば、養育者のしつけに対しても子どもの応答性が乏しく、養育自身が生育歴や恋愛関係した既往症がある場合、子どもという親密な関係において、安全でない人間関係を経験した既往症がある場合、親の自分自身の育てられ方や、不健全なものに変容してしまっている。子どもの行動やニーズに対する捉え方が、不健全なものに変容してしまっている。プライマリーケアの現場で、子どもの発達的に正常な欲求を“過剰なもの”や“厄介なもの”と捉えてしまっている親や、親の注意を引くために不適応的な方法を学習してしまっている子どもも、困難な状況にあっても親を求めようとしない子どもに遭遇することは稀ではない。

【略語】ADHD: attention-deficit/hyperactivity disorder（注意欠如・多動性障害）、ASD: autism spectrum disorder（自閉スペクトラム症）、PTSD: post-traumatic stress disorder（心的外傷後ストレス障害）

別離などのトラウマ的体験を重ねている可能性が高く、また、親側が子どもを脆弱な存在とみなしてしまっていることが多い。また、このような子どもたちは、ステロイドなどの気分調節に影響を及ぼす薬物を内服していたり、感情・行動・発達の調節を妨げるような中枢神経系の一次性病変を有している場合もある。発育不全／成長障害を認める子どもは、全例に医学的問題の潜在についての評価を行う必要がある。不適切な養育環境により、心理社会的成長障害が生じることもあり、防御因子にもリスク因子にもなりうる養育環境の評価は、発育不全／成長障害を認めるすべてのケースで実施すべきものである（図17-1参照）。

　子どもや親が何らかの医学的病態を抱えていると思われる場合、プライマリーケア医療者はさらに情報を収集するなどでその問題についての評価を進め、必要時には子どもをしかるべき専門家に紹介したり、何らかの診断基準を満たす状態にあるのかを検討する必要がある。最近、Zero to Threeという主に乳幼児期の子どもの健康情報を発信している学術団体から『DC 0-5：乳幼児のメンタルヘルスおよび発達の問題に関する診断基準』が出版された。この書籍は、とりわけ5歳未満の幼小児に関する有益な情報が提供されている[16]。

　プライマリーケア医療者は、受診に連れてきた親だけでなく、子どもの養育に関わる家族成員や、保育園／幼稚園の保育スタッフから、行動日誌や食事日誌や、「赤ちゃんの小児科的症状チェックリスト（BPSC: Baby Pediatric Symptom Checklist）」「幼児の小児科的症状チェックリスト（PPSC: Preschool Pediatric Symptom Checklist）」「幼小児スクリーニング評価票（ECSA: Early Childhood Screening Assessment）」などの有効性が確認されている構造化された尺度を用いて、子どもの食事摂取状況・睡眠状況・易興奮性・他児に対しての攻撃性などに関する情報収集を行うことが出来るであろう。各種尺度の詳細については、「補足資料2：小児医療者向

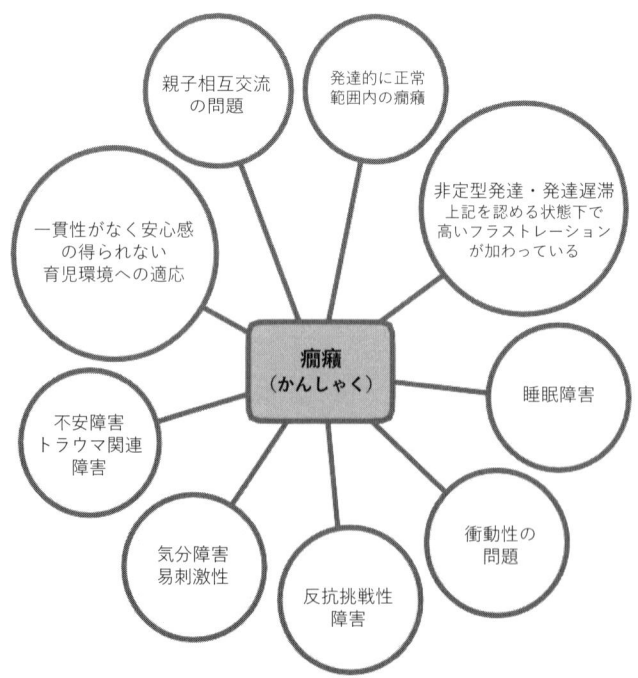

図17-1　幼小児において重度の情緒・行動の調節障害をきたしうる病態の鑑別疾患

けメンタルヘルス診療補助ツール」を参照されたい。

　地域社会が有しているリソースや子どもの具体的なニーズにもよるが、幼小児に情緒・行動の問題が認められた場合、必要に応じて発達行動科学を専門とする小児科医、幼児とその家族の評価に精通したメンタルヘルスの専門家、幼児の早期療育を提供している機関などに紹介を行うことを考慮する。親と一緒に治療計画を立てられる状態を作っていくために、プライマリーケア医療者は、地域の子どもに関わる専門家（発達支援の専門家、発達行動科学を専門とする小児科医、心理療法士、親のメンタルヘルスサービスを提供する機関など）や、食糧不足などの基本的なニーズに対応する各種団体をあらかじめ把握しておくことで、そのニーズを効率よく満たすことが出来るであろう（巻末の「補足資料 4：米国内のメンタルヘルスサービスの主たるリソース」を参照）。プライマリーケア医療者が、幼小児のメンタルヘルスの問題に対するエビデンスに基づく適切な支援策について熟知し、紹介すべき機関を把握し、効果的な連携を取る体制を整えているならば、子どもは最大限の支援サービスを受けることが可能となるはずなのである[15]。

社会的・情緒的問題を抱える子どものケアプラン

　社会的・情緒的問題を抱えた子どものケアは、プライマリーケアの現場から始めることも可能である。社会的問題や情緒的問題について、日常診療でルーチンにスクリーニング検査を行ったり、積極的な聞き取りを行うことは、家族がこれらの問題について気軽に相談することの出来る雰囲気を作り出すこととなる。プライマリーケア医療者などのかかりつけ医が、メンタルヘルスのスクリーニング検査で陽性を示した子どもや、問診を行った際に懸念が確認された子どもに対して、「第 2 章：メンタルヘルスの問題を抱える小児思春期の子どもの小児科的ケア」で言及した当面の治療アプローチを行うように、あらかじめ準備を整えておくことは極めて重要である。親に対し常に支持的に対応し、家族に継続的に関わっていくことを約束することも、プライマリーケア医療者の重要な役割である。プライマリーケア医療者の役割は、状況により異なる。臨床的な問題が軽度で家族が専門的なケアを求めるつもりもない場合、プライマリーケア医療者自身が支援を開始し、必要に応じて支援を継続し、育児に関する教育を提供したり、SOS を受けた際に初期対応を行うことも役割となるであろう。一方、臨床的問題がより大きい状態となっていて、家族が専門的ケアを求める状況となっている場合には、専門的なケアを提供しうる医療者に紹介し、その医療者と協同して管理を行うことが役割となるであろう。親に治療を受けたいというモチベーションが出来ていなければ、ほとんどの家族は専門的なメンタルヘルスケアを求めることはなく、継続受診をすることは出来ないであろう。家族がモチベーションを持つに至るためには、プライマリーケア医療者のもとに複数回受診をし、共通的な技術的要素を用いたコミュニケーションを図って、モチベーション形成の障壁になりうる要因に対処する必要があるであろう（Box 17-2 および「第 5 章：効果的なコミュニケーション方法——共通する技術的要素」を参照）。

　以下のセクションでは、プライマリーケアの現場で把握された社会的・情緒的問題を抱える子どもに提供すべきケアを、いくつかの要素に分けて概説する。

ストレングス（強み）を強調し、子どもと家族の治療へのモチベーションを引き出す

　プライマリーケア医療者は、子どもと家族それぞれのストレングス（強み）を積極的に見出し、それを強化することが可能な立場にあり、また社会的・情緒的な懸念に起因する困難性に対し共感的に接し、心情的に寄り添うことも出来、そのような関わりを通じて家族の治療へのモチベーションを引き出すことが出来るであろう。プライマリーケア医療者は、子どもや家族の持つ保護的要因（例：少なくとも両親のどちらか一方もしくは親以外の重要な大人と子どもが良好な関係にある、親に向社会的な友人がいる、子どもを心配し気遣いをしてくれる家族成員がいる、家族が支援機関にSOSを出すことが出来る、家族が支援機関と良好な関係性にある、など）を確認し、それを強化することが出来るはずである。行動上の問題や情緒的な問題を抱える子どもの親の多くが、他の家族成員や家族外の他者から「子どものニーズを満たすことの出来ない親」という扱いを受け続けてきたため、子どもと家族の有しているストレングス（強み）を見出し、それを強調することは非常に重要な関わりとなる。親の治療へのモチベーションを高めていくためには、まず何よりもHELPの頭文字でまとめられる「あらゆる患者に共通するコミュニケーション上の技術的要素」を用いて、親に楽観的な考え方を身につけてもらいつつ信頼関係を醸成することが重要となる。それが出来たならば、徐々に次のステップに進むことが出来、最終的には治療目標を共有してケアプランを構築することが出来るようになるであろう。またそのケアプランの中で、プライマリーケア医療者の役割についても明確化し、それを親に合意してもらうことも重要となる。

安全の担保

　社会的・情緒的な問題を抱える子どもの家庭は、虐待・DV目撃・地域社会における暴力への暴露など、安全でない状況に置かれているリスクがとりわけ高い。さらに事故や誤飲（糖尿病薬、睡眠薬、降圧剤など）が発生しやすい住環境であるなど、安全上のリスクが懸念される家庭である割合も高い。その他にも、家庭内で銃に触れてしまいうる状況など、あらゆるリスクに対する評価を行うことも、プライマリーケア医療者の重要な役割である。

基本的ニーズへの対応

　家族の基本的なニーズを特定することは、社会的・情緒的な問題を抱える子どもに対応する際に欠かすことが出来ない基本的な介入である。家事支援・育児支援・食糧支援・住宅支援など、満たされていない基本的ニーズに対処することは、家族の困難感を低減しうる。これらの

ニーズに何ら取り組まずに、メンタルヘルスの専門家に紹介するだけで、家族の問題が解決することはまずないであろう。

養育者のメンタルヘルスの問題への支援を行う

　親のメンタルヘルスの問題や睡眠障害が臨床上対応を要するレベルであるか否かにかかわらず、親がプライマリーケア医療者の関わりをサポーティブなものとして経験することは極めて重要である。親の育児方法について懸念がある状態であったとしても、親が医療と繋がることが有用であると感じ、また自分の意見が尊重されると感じない限り、家族が行動を変容させようと思うことはない。親がうつ病や物質使用障害などの問題を抱えていないか、スクリーニング尺度の使用を含めプライマリーケアの現場で積極的に評価を行い、親と話し合いを行うことは、子どもの情緒的なニーズに取り組むうえで極めて重要なステップとなりうる。これらの話し合いを行ううえで、「可能であれば最高の親になりたい」という親の願望に焦点を合わせることは極めて有用であり、睡眠不足、ストレスの存在、メンタルヘルスの問題に対処しないことは、その重要な目標を達成する妨げとなってしまうとの認識を持ってもらううえでも重要となる。

子どもの行動をポジティブに捉え直す（リフレーミング）

　親が子どもを強く否定的に捉え、発達段階的に正常な子どもの行動を「親を意図的に困らせている」と解釈しているような状況にある場合、親が子どもの行動を違った形で捉え直すことが出来るように心理教育を行い、子どもの行動の意味づけをリフレーミングすることが出来るようにサポートすることが有効となりうる。例えば、幼児の「ベタベタとくっついてきて、甘えてくる」という行動について、「外の環境に興味を示すようになり、探索行動を行う際に親を心の支えにしている証拠」と捉え直すことが有用となる。子どもの基本的な情緒的欲求に関して概説を行っている米国小児科学会（AAP）の「幼小児の脳発達の促進のために（Early Brain and Child Development）」のウェブサイトから資料を印刷して親に手渡したり、「安心感の輪（Circle of Security）」（http://circleofsecurity.org）のウェブサイトから資料を印刷したり動画（www.youtube.com/user/CircleOfSecurity）を紹介したりすることも、親への心理教育を進めていくうえで効率的で有用性の高い方法である。子どもの社会的・情緒的問題について心配をしている親を前に、発達行動科学や発達心理学の観点から丁寧に説明をすることなしに、子どもの行動を「正常なもの」とだけ伝えることは、親にとっては「拒絶された」という経験になってしまいうることを、プライマリーケア医療者は十分に留意しておかなくてはならない。

子どもの育児環境において一貫性を持たせることが出来るように支援する

　臨床的な懸念が何であれ、子どもの向社会的でポジティブな行動を増やし、反社会的でネガ

ティブな行動を減らしていくうえで、親の子どもへの対応が一貫性のある予測可能なものであり、かつ安心感の得られるものであることは、子どもにとって大きなメリットを生み出すこととなる。プライマリーケア医療者は、主たる養育者が自身の育児の一貫性について振り返る手助けを行うとともに、より一貫性を保つことが出来るように親が取り組んでいく手助けをすることが出来るはずである。さらには、プライマリーケア医療者は、祖父母・ベビーシッター・保育士など、子どもの養育に関与する様々な人に対し、親が、育児の一貫性を保つために働きかけを行う際にも、そのサポートをすることが出来るであろう。

ポジティブな親子相互交流を図る機会を広げていく

　実際の臨床的な問題が、主に子どもにあるのか、親にあるのか、親子関係性にあるのかはさておき、子どもに社会的・情緒的問題が生じている場合、すべての家族成員が本来、相互交流によって得られる喜びや充足感が減弱した状況にある可能がある。親が子どもの長所を見つけることが出来るようになり、子どもがポジティブな行動をする努力をした際に、積極的にそのことを褒めることが出来るようになることは、治療に向けた非常に有効な一歩となる。一日5分でよいので、子どもと一緒に遊ぶ「タイムイン（特別な時間）」を作り出すことは、親が子どもといることに喜びを感じる体験を積み上げ、親としての有能感を醸成し、感謝の感覚を育み、子どもにとっても親との楽しい時間を積み上げることとなる。親自身の背景にある対人関係上の問題やメンタルヘルス上の問題が、子どもとの関係性に影響を与えていると思われる場合、子どもの問題を解決していくためにも、親が自身の問題に対して取り組んでいく心づもりがあるか否かを評価することが有用となるであろう。米国小児科学会（AAP）の育児支援サイトであるwww.HealthyChildren.orgからダウンロード可能な資料や、チューレーン大学のプライマリーケア医療者向けの幼小児のメンタルヘルスの問題のサポートサイトであるTECC（The Tulane Early Childhood Collaborative）のウェブサイト（https://medicine.tulane.edu/centers-institutes/tecc）からダウンロード可能な資料やその他のリソースは、親にとっての貴重な情報源となるであろう。

健康的な生活習慣の奨励

　プライマリーケア医療者は、子どもの継続的な発達の基盤となる健康的な生活習慣を、子どもと家族がしっかりと実践出来るように支援を行うことが出来るであろう。このような健康的な生活習慣には、活発に遊ぶ機会・良質な栄養・食事中にテレビの電源を切り家族で食卓を囲む・規則正しい就寝時間・十分な睡眠などが挙げられる。とりわけ不安障害、攻撃性などの問題を抱える子どもや、トラウマ事象に暴露した既往のある子どもにおいては、恐怖心を抱かせるようなメディアや暴力的な描写を伴うメディアに子どもが暴露してしまうリスクについて、親としっかりと話し合うことが重要である。さらに、米国小児科学会（AAP）が推奨するメディアとの接触時間の制限は、健全な脳の発達を促進し、双方向的で探索的な時間を増やし、

成人向けのコンテンツや暴力的なコンテンツに子どもが暴露してしまうリスクを相当程度低減することに繋がる[17]。

プライマリーケア医療者は、ヘッドスタート・プログラムや全米幼児教育協会（NAEYC: National Association for the Education of Young Children）認定のプログラムなど、質の高い幼児教育／ケアを親が利用出来るように、お膳立てをすることも出来るであろう。プライマリーケア医療者は、保育園や幼稚園の関係者と家族とのコミュニケーションを促進し、結果だけではなく、取り組みの過程や努力を認め合うように導くことも出来るであろう。米国小児科学会（AAP）の「乳幼児期の脳発達の促進のために（Early Brain and Child Development）」にある資料を親だけではなく幼稚園／保育園側とも共有することで、子どもと関わる養育者／保育者が、子どもに一貫性をもって接することが出来るようになるであろう。

初期介入を行う

社会的・情緒的な問題を抱える幼小児に対するエビデンスに基づく心理社会的介入には、いくつかの共通する要素があり、プライマリーケアの現場でその共通要素に即した実践を行うことで、家族と効果的な関わりを持つことが出来るであろう。表17-3に、プライマリーケア医療者が家族との関わりを有効なものとするための戦略をまとめ、提示している。

支援リソースの情報提供を行う

社会的・情緒的な問題を抱える幼小児を持つ親と育児相談を行う際に有用となる資料として、米国小児科学会（AAP）の親向けの暴力防止の啓発資料として「コネクテッド・キッズ（*Connected Kids*）」（https://publications.aap.org/patiented/pages/c_ConnectedKids）や、「誰でも怒りで我を忘れうる：お子さんの葛藤解決をサポートするために（Everybody Gets Mad: Helping Your Child Cope With Conflict）」（www.healthychildren.org/English/healthy-living/emotional-wellness/Pages/Everybody-Gets-Mad-Helping-Your-Child-Cope-with-Conflict.aspx）や、「互いを尊重することの重要性を教えるための親役割（*Parents' Roles in Teaching Respect*）」（www.brightfutures.org/mentalhealth/pdf/families/mc/parent_role.pdf）などがある。

治療目標に向け、治療の進捗状況のモニタリングを行う

子どもの呈している症状は、表17-1に提示した各種の全般性スクリーニング尺度や各々の障害に特化したスクリーニング尺度を用いることで、その推移の追跡を行うことが可能である。「赤ちゃんの小児科的症状チェックリスト（BPSC）」「幼児の小児科的症状チェックリスト（PPSC）」「幼小児スクリーニング評価票（ECSA）」「子どもの強さと困難さアンケート（SDQ）」などの一般的なスクリーニング尺度は、症状の経緯を長期的にモニタリングするうえで有用である。「アイバーグ子どもの行動評価尺度（ECBI: Eyberg Child Behavior Inventory）」（主

表17-3　社会的・情緒的問題を認める幼小児に対し、社会的スキルや情動制御スキルを向上させ、レジリエンスを高めるための各種戦略	
戦　略	**親への助言**
家族のストレスを低減する	▪ 親が抱えるストレスを軽減し精神的な支えになりうる親族・友人・信仰団体・関係機関に、支援を申し出るように伝える。
親子で毎日一緒にポジティブな活動をすることを推奨する	▪ 乳幼児に笑顔で優しく赤ちゃん言葉で話しかけることの重要性について心理教育を行い、子どもが発声をしたり有意語を話した際には、ポジティブな言葉かけをたくさん行うように指導する。どの年齢であっても、読み聞かせを行ったり、一緒に遊ぶことがいかに重要であるのかを強調する。 ▪ 診察の際に、子どもの行動やニーズの見分け方を具体的に説明し、親が子どもの発信（サイン）に対し敏感に応答することが出来るように支援を行う。 ▪ 親と子の1対1の時間を増やす（例：双方向性のやりとり、食事、読み聞かせ、遊びなど）。例えば、食事時間や就寝時間を軸に、その間の時間にルーチンに親子相互交流の機会を設けることで、日常の家庭生活の中にうまく組み込むことが出来るであろう。 ▪ 米国小児科学会（AAP）が公表している『子どもの明るい未来のために：乳幼児期・小児期・思春期の子どもの健康を見守るためのガイドライン（Bright Futures ガイドライン）』や、「乳幼児期の脳発達の促進のために（Early Brain and Child Development）」のウェブサイト（www.aap.org/en-us/advocacy-and-policy/aap-health-initiatives/EBCD/Pages/default.aspx）にある資料を親子が受診するたびに活用し、乳児の定型的な発達について心理教育を行い、子どもの有するストレングス（強み）を強調し、レジリエンス（逆境をはねのけ回復する力）を促進させる。
幼小児の子育ての原則（ポジティブな行動にはポジティブな注目を向け、危険性の低い問題行動に対しては注目をせず、危険性が高く無視しえない行動や許容してはならない行動に対しては、落ち着いた一貫性のある非暴力的／非威圧的な姿勢で対応する）を伝える	▪ 親が子どもの望ましい行動に着目することで、子どもの望ましい行動を強化する（例：「良いところを見つけ、すかさず褒めましょう！」）。 ▪ 子どもが自身の感情を表現するための語彙を身につけることをサポートする。 ▪ 特定の望ましい行動（目標とする行動）がみられた場合に、「ご褒美」などを活用して賞賛を行うことで、その行動を強化するように奨励する。「目標とする行動」をどのようなものにし、どのくらいの期間をその行動の強化に充てるのかを決定する際には、子どもの発達に即したものであるのかに留意し、継続可能性についても考慮する。 ▪ 子どもが親の注意を引くために行った些末な問題行動については、注意を払わないように指導する（選択的無視）。親子で言い争うような状況を可能な限り少なくし、優先すべき事項にしつけを集中させるようにする。 ▪ 子どもの破壊的行動に対する正の強化（例：子どもが汚い言葉を使ったり、大人じみた言葉を使ったりしたときに、反応して笑うなど）を減らすように指導する。 ▪ 可能な限り、子どもが自己制御を出来ないような状況を避けるように、生活のパターンを再度見直す（例：買い物に行く際に、近所の人に子どもを預かってもらう・車で移動する際に、移動時間が長くなることが予想される際には、あらかじめ座りながら遊べるおもちゃなどを用意しておく・きょうだい喧嘩が多い場合には、きょうだいが別々で遊ぶように部屋を分ける、など）。 ▪ 保育園や幼稚園のスタッフとも支援会議を行い、これらの原則を保育の場でも一貫して適応するように提案する。
リラクゼーション法や、不安の制御法について、指導を行う	▪ 親が子どもの不安を認識出来るように支援を行い、子どもが自分で不安感を制御出来る程度の状況の中で過ごせるように生活のパターンを見直し、やむを得ず強い不安が惹起されうる場所や状況に子どもを連れ出す際には、積極的に不安を鎮めるための関わりをし、子どもが自身で感情を制御出来た場合には、そのことを積極的に褒めるように指導する。 ▪ ストレスの多い家庭であれば、呼吸法や筋弛緩法などのリラクゼーション法を具体的に指導する。
親が、子どもに対し冷静で一貫性のある対応が出来るように、支援を行う	親に以下の提案を行う。 ▪ 主たる養育者とその他の家族成員との間に、明確な家庭内ルールの設定を行う。 ▪ 子どもに命令する際には、「望ましくない行動の禁止」の形ではなく、望ましい行動を短く具体的に伝えるようにする（例：「走っちゃダメ！」ではなく、「ゆっくり歩こうね」など）。 ▪ 子どもの不適応的な行動に対してしつけを行う際には、一貫性のある穏やかな方法を採用する。危険を伴いうる方法や、激しい方法や、だらだらと長い方法は、およそ推奨されない。 ▪ しつけ法は、自然に導入出来る形が望ましい（例：子どもが部屋を散らかしたタイミングで片づけをさせる、など）。 ▪ 命令する際には、口論したり、くどくど説明することを避け、子どもが行った不適応的行動にことさらに何度も注意を向けるようなことはせず、子どもの言い分を聞いたりするのは、子どもが落ち着いてからにする。 ▪ 育児教室に参加したり、その他の地域の育児支援を活用することを検討する。

に破壊的行動障害に焦点化した尺度）や、「未就学児の気持ちチェックリスト（Preschool Feelings Checklist)」（抑うつに焦点を当てた尺度）など、症状特異的な尺度を用いることで、子どもの経過に関しての、より特異的な情報を把握することが出来るであろう。保育園や幼稚園からの報告も、経過観察を行ううえで有用となるであろう。子どもに注意欠如・多動性障害（ADHD）がある場合、NICHQ（National Institute for Children's Health Quality）ヴァンダービルドADHD評価尺度や、Conners3-ADHD評価尺度などを用いることで、子どもの症状の推移を定期的に評価することが出来るであろう（ただ、これらの尺度は診断目的で使うべきではない点に留意していただきたい）。「子どもの行動調査票（CBCL: Child Behavior Checklist）：1.5〜5歳版」のようなより広範に子どもの行動を評価する尺度は、生後18か月以上の子どもの問題行動のスクリーニングとして有効性が確認されたものではあるが、プライマリーケア医療者が定期受診の際に用いるには、いささかボリュームがありすぎるかもしれない。これらの尺度の詳細については、巻末の「補足資料2：小児医療者向けメンタルヘルス診療補助ツール」を参照されたい。

専門家の関与を求める

　以下のような状況が認められる場合、専門家の関与を求めることがより適切であると考えられる。

- ▶ 5歳未満の子どもで、以下のような機能障害や強い困難感を引き起こす社会的・情緒的な症状が確認された場合。
  - − 不安・悲しみ・易興奮性が強く、家族間の相互交流、保育の場での体験、およびその他の年齢相応のポジティブな体験をする機会が、制限された状況にある。
  - − 家庭の内外で破壊的な行動障害を認めている状態で、年齢相応のポジティブな体験をする機会が制限された状況にある。
  - − 子どもが情緒的なサポートを得るために親を利用しようとしておらず、見知らぬ他者との間の相互交流において境界線が存在しておらず、無分別な状態にある。
  - − 子どもに睡眠障害や摂食における問題が生じているが、プライマリーケアの現場での介入で改善が認められない。
- ▶ 親が子どもに対して非常に否定的な場合や、親の身体的・精神的障害が重度で子どもの養育をほとんど出来ない状況にある場合。もしくは親の養育に一貫性が全くなく、プライマリーケア医療者の介入によっても、改善が認められない場合。
- ▶ 親が、子どもの発達段階に応じた適切な探索を行うことを許容することが出来ない状態になっている場合。
- ▶ 家族が安定した一貫性のある安全な環境を維持することが出来ない場合（このような場合には、児童相談所への通告も検討されるであろう）。

表17-4　社会的・情緒的問題を抱える幼小児に対する心理社会的療法および薬物療法	
有効性が証明されているペアレンティング・プログラム（EBP）	
適応範囲	ペアレンティング・プログラム名
破壊的行動障害	▪ インクレディブル・イヤーズ（The Incredible Years）（www.incredibleyears.com） ▪ トリプルP（Triple P- Positive Parenting Program）（www.triplep.net） ▪ 親子相互交流療法（PCIT: Parent-Child Interaction Therapy）（www.pcit.org） ▪ 聞き分けのない子どもへの支援プログラム（HNC: Helping the Noncompliant Child）（www.guilford.com/books/Helping-the-Noncompliant-Child/McMahon-Forehand/9781593852412）
妊娠28週以前の低所得の初産婦	▪ 看護師―家族パートナーシップ・プログラム（Nurse-Family Partnership）（www.nursefamilypartnership.org）
里親養育のもとにある子ども	▪ 愛着・生体行動的回復療法（ABC [Attachment and Biobehavioral Catch-up] 療法）（www.infantcaregiverproject.com） ▪ 未就学児のための多次元治療的里親ケアプログラム（MTFC-P: Multidimensional Treatment Foster Care Program for Preschoolers）（www.tfcoregon.com） ▪ 親子相互交流療法（PCIT）[a]
親子関係性が不良となっている家族や、育児状況がハイリスクな状況となっている家族	▪ 最初の関係性作り（Promoting First Relationships）―親準備性支援プログラム（http://pfrprogram.org） ▪ 親は子どもの先生に（Parents as Teachers）―家庭訪問型育児支援プログラム（http://parentsasteachers.org） ▪ 親子並行心理療法（CPP: Child-Parent Psychotherapy）（http://nctsn.org/sites/default/files/assets/pdfs/cpp_general.pdf）
性虐待やDV目撃を含む、トラウマ暴露体験を有する子ども	▪ 親子並行心理療法（CPP） ▪ 認知行動療法（CBT）[b-d]（http://www.cebc4cw.org/program/preschool-ptsd-treatment/detailed）

【略語】EBP: Evidence-Based Practice（エビデンスに基づく心理社会的療法）、CBT: cognitive behavioral therapy（認知行動療法）
本表の最新版は、以下のウェブサイトから入手可能（www.aap.org/mentalhealth）

a. Chaffin M, Funderburk B, Bard D, Valle LA, Gurwitch R. A combined motivation and parent-child interaction therapy package reduces child welfare recidivism in a randomized dismantling field trial. *J Consult Clin Psychol*. 2011;79(1):84–95.
b. Cohen JA, Mannarino AP. Factors that mediate treatment outcome of sexually abused preschool children: six- and 12-month follow-up. *J Am Acad Child Adolesc Psychiatry*. 1998;37(1):44–51.
c. Cohen JA, Mannarino AP. A treatment study for sexually abuse preschool children: outcome during a one-year follow-up. *J Am Acad Child Adolesc Psychiatry*. 1997;36(9):1228–1235.
d. Scheeringa MS, Weems CF, Cohen JA, Amaya-Jackson L, Guthrie D. Trauma-focused cognitive- behavioral therapy for posttraumatic stress disorder in three-through six year-old children: a randomized clinical trial. *J Child Psychol Psychiatry*. 2011;52(8):853–860.

メンタルヘルスの専門家による医療が必要な場合、プライマリーケア医療者は、エビデンスに基づく心理社会的療法（EBP: Evidence-Based Practice）を提供している医療機関に紹介を行うことが推奨される。

5歳未満の子どもの社会的・情緒的問題の治療には、様々なEBPが存在している（詳細については、表17-4、Box 17-3参照）。

メンタルヘルスの専門家に紹介を行う際には、子どものケアにおけるそれぞれの役割について、明確にしておく必要がある。子どもをメンタルヘルスの専門家に紹介する場合であっても、プライマリーケア医療者は、家族が治療に対して前向きな姿勢でいられるように関わる役割を担ったり、両親や幼稚園／保育園のスタッフ・かかりつけ医・早期幼児教育機関の専門家同士の連携を保つ、つなぎ役としての役割を発揮することが出来るであろう。メンタルヘルスの専門家であれ、プライマリーケア医療者であれ、子どもと家族のその後の治療の進捗状況を把握し、その他に合併する諸問題が発生していないかどうかを観察し、適宜適切な対処を行う必要がある。どちらがどのような役割を果たしていくにしろ、関係する医療機関はその情報を共有するための体制を整備する必要がある。

Box 17-3　米国食品医薬品局（FDA）によって承認されている、小児思春期の子どもへの薬物療法 （2018年3月12日現在）[a,b]	
病態名	薬物療法
幼小児の社会的・情緒的問題	この年齢層における向精神薬の使用を支持する医学的なエビデンスは限定的である。わずかに存在しているエビデンスとして、ADHDの未就学児を対象とした、メチルフェニデートに関する多施設共同無作為化対照試験の研究報告が1編と、同じくADHDの未就学児を対象とした、アトモキセチンに関する研究報告が1編あるのみである。どちらの研究も、薬物療法はプラセボよりも有効ではあったものの、より年齢の長じた子どもに比べて効果は限定的で、副作用の出現率がより高かったと報告されている[c,d]。

【略語】ADHD: attention-deficit/hyperactivity disorder（注意欠如・多動性障害）、FDA: US Food and Drug Administration（米国食品医薬品局）

a. FDAの承認状況に関する最新情報は、以下のウェブサイトを参照されたい。
www.fda.gov/ScienceResearch/SpecialTopics/PediatricTherapeuticsResearch/default.htm.
b. 「第11章：一次診療の現場で用いる向精神薬」も参照されたい。
c. Kratochvil CJ, Vaughan BS, Stoner JA, et al. A double-blind, placebo-controlled study of atomoxetine in young children with ADHD. *Pediatrics*. 2011;127(4):e862–e868.
d. Greenhill L, Kollins S, Abikoff H, et al. Efficacy and safety of immediate-release methylphenidate treatment for preschoolers with ADHD. *J Am Acad Child Adolesc Psychiatry*. 2006;45(11): 1284–1293.

▌米国小児科学会（AAP）の提言／指針

- American Academy of Pediatrics Council on Early Childhood, Committee on Psychosocial Aspects of Child and Family Health, and Section on Developmental and Behavioral Pediatrics. Addressing early childhood emotional and behavioral problems. Pediatrics. 2016;138(6):e20163023 (pediatrics. aappublications.org/ content/138/6/e20163023)

- Garner AS, Shonkoff JP; American Academy of Pediatrics Committee on Psychosocial Aspects of Child and Family Health; Committee on Early Childhood, Adoption, and Dependent Care; and Section on Developmental and Behavioral Pediatrics. Early childhood adversity, toxic stress, and the role of the pediatrician: translating developmental science into lifelong health. *Pediatrics*. 2012;129(1):e224–e231. Reaffirmed July 2016 (pediatrics.aappublications.org/content/129/1/e224)

- Gleason MM, Goldson E, Yogman MW; American Academy of Pediatrics Council on Early Childhood, Committee on Psychosocial Aspects of Child and Family Health, and Section on Developmental and Behavioral Pediatrics. Addressing early childhood emotional and behavioral problems. *Pediatrics*. 2016;138(6):e20163025 (pediatrics. aappublications.org/content/138/6/e20163025)

▌参考文献

1. Shonkoff JP, Garner AS; American Academy of Pediatrics Committee on Psychosocial Aspects of Child and Family Health; Committee on Early Childhood, Adoption, and Dependent Care; and Section on Developmental and Behavioral Pediatrics. The lifelong effects of early childhood adversity and toxic stress. *Pediatrics*. 2012;129(1):e232–e246

2. Felitti VJ, Anda RF, Nordenberg D, et al. Relationship of childhood abuse and household dysfunction to many of the leading causes of death in adults: the Adverse Childhood Experiences (ACE) Study. *Am J Prev Med*. 1998;14(4):245–258

3. Substance Abuse and Mental Health Services Administration. *Transforming Mental Health Care in America: The Federal Action Agenda: "A Living Agenda."* Washington, DC: US Dept of Health and Human Services; 2008

4. Sameroff A, ed. *The Transactional Model of Development: How Children and Contexts Shape Each Other.*

Washington, DC: American Psychological Association; 2009

5. Felitti VJ, Anda RF. The relationship of adverse childhood experiences to adult medical disease, psychiatric disorders and sexual behavior: implications for healthcare. In: Lanius RA, Vermetten E, Pain C, eds. *The Impact of Early Life Trauma on Health and Disease: The Hidden Epidemic*. New York, NY: Cambridge University Press; 2010:77–87

6. Egger HL, Angold A. Common emotional and behavioral disorders in preschool children: presentation, nosology, and epidemiology. *J Child Psychol Psychiatry*. 2006;47(3–4):313–337

7. Scheeringa MS, Zeanah CH, Myers L, et al. Predictive validity in a prospective follow-up of PTSD in preschool children. *J Am Acad Child Adolesc Psychiatry*. 2005;44(9):899–906

8. Kim-Cohen J, Arseneault L, Newcombe R, et al. Five-year predictive validity of DSM-IV conduct disorder research diagnosis in 4 (1/2)-5-year-old children. *Eur Child Adolesc Psychiatry*. 2009;18(5):284–291

9. Lahey BB, Pelham WE, Loney J, et al. Three-year predictive validity of DSM-IV attention deficit hyperactivity disorder in children diagnosed at 4-6 years of age. *Am J Psychiatry*. 2004;161(11):2014–2020

10. Dougherty LR, Smith VC, Bufferd SJ, et al. Preschool irritability: longitudinal associations with psychiatric disorders at age 6 and parental psychopathology. *J Am Acad Child Adolesc Psychiatry*. 2013;52(12):1304–1313

11. Nelson CA, Bosquet M. Neurobiology of fetal and infant development: implications for infant mental health. In: Zeanah CH, ed. *Handbook of Infant Mental Health*. New York, NY: Guilford; 2000:37–59

12. Dozier M, Peloso E, Lewis E, et al. Effects of an attachment-based intervention on the cortisol production of infants and toddlers in foster care. *Dev Psychopathol*. 2008;20(3):845–859

13. American Academy of Pediatrics. Recommendations for pediatric preventive health care. American Academy of Pediatrics. AAP.org. Web site. https://www.aap.org/en-us/Documents/periodicity_schedule.pdf. Updated February 2017. Accessed February 8, 2018

14. Mendelsohn AL, Valdez PT, Flynn V, et al. Use of videotaped interactions during pediatric well-child care: impact at 33 months on parenting and on child development. *J Dev Behav Pediatr*. 2007;28(3):206–212

15. Gleason MM, Goldson E, Yogman MW, et al. Addressing early childhood emotional and behavioral problems. *Pediatrics*. 2016;138(6):e20163025

16. Zero to Three Diagnostic Classification Task Force. *Diagnostic Classification of Mental Health and Development Disorders of Infancy and Early Childhood; DC:0-5*. Washington, DC: Zero to Three Press; 2016

17. Hill D, Ameenuddin N, Reid Chassiakos Y, et al. Media and young minds. *Pediatrics*. 2016;138(5):e20162591

第18章

家庭機能不全

メアリー・イフナー・ドビンス（医学士）、サンドラ・ヴィカーリ（医学博士、公認心理師）

プライマリーケア医療者にとって、
家族機能について注意を向けずに診療を行うことはおよそ不適切である。
家族機能について考慮することは、
健全な家族の育成を支援するうえで不可欠なだけでなく、
子どもに問題が浮かび上がってきた際に、
対処を行ううえで必要な様々な視点を得る契機ともなる。

はじめに

　子どもの発達理論では、現代の西洋文化圏で生まれ育つ子どもは、家族から独立して暮らすために必要な自活能力を獲得するには、約20年を要すると長い間認識されてきた。そして、このように親に依存しなくてはならない期間が比較的長期に及ぶこと、ならびに、小児期の逆境的体験が脳の発達や長期的な健康状態に負の影響を及ぼすことが明確となっている点からも[1-4]、子どもの適切な発達と幸福のためには、家庭機能というのが最も重要であるとも認識されている。

　近年、家族を取り巻く社会的状況や文化的状況は複雑化し、家族のありようは変化しつつあり、「結婚した二人の男女が、サポートをしてくれる親族の近くに居を構える」といった伝統的なパターンをなぞらえている家族というのは年々少なくなり[5,6]、未婚の家庭、離婚家庭、再婚家庭、同性婚家庭、里親／養親家庭というのは、もはや例外とはいえない状況となっている。また、小児思春期の子ども（以降、本章では単に「子ども」と呼称する）の主たる養育を祖父母が担う家庭もあれば、離婚した実親が新たなパートナーを見つけるなどで、養育を行う親が複数にわたる家庭など、様々な家庭が存在している。異母／異父きょうだい、義理のきょうだい、里親きょうだいと暮らしている子どもも少なくない。特に経済的に困難な状況に置かれている家庭では、複数の家族が同居したり、家族の構成が頻繁に変わることもしばしばである。

　実親が別居したり離婚したりして、子どもが二つの家庭を行き来して生活することも稀では

ない。親の就労・疾病・収監などの理由により、子どもと親とが長期に分離を余儀なくされることもある。西洋社会の流動性というのは、多くの核家族が、大家族のサポートから物理的（地理的）に隔離されてしまうことに繋がっている。親族以外の人が拡大家族に類する役割を担う形となっている家庭が数多く存在していることが、西洋文化の特徴である。

　子どもたちの多くは、時間とともに家族の構成やあり方が劇的に変化していく経験をしている。「家族」という定義は、今後、機能的な関係性によって再定義がなされるようになる可能性もある。実際、米国家庭医学会（AAFP: American Academy of Family Physicians）は、「家族とは、法的・遺伝的・感情的な関係が継続する個人の集団である」と言及している[7]。さらにAAFPは、「社会は、個人（とりわけ子どもと高齢者）の経済的・保護的なニーズを満たすために、家族集団に依存した状態にある」と断言している。家族に子どもがいる場合、家族の最も重要な機能は「子どもが健全な大人に成長するために、安全で思いやりのある環境を提供すること」にある。

家族の特性

　家族というのは複雑で多面的に機能するものであり、家族成員というのはそれぞれ様々な役割を担いつつ、相互に影響を及ぼし合っている[8]。個々の家族成員の機能的変化というのは、家族全員に影響を及ぼし、また家族に生じた変化というのは、個々の家族成員とその相互役割に影響を及ぼすこととなる。様々な内的・外的要因が家族機能に影響を及ぼすが、それに適応してレジリエンス（逆境をはねのけ回復する力）をどれだけ発揮することが出来るのかは、家族ごとに異なる。

　健康な家族には、明確な役割分担（例：親、子など）が存在する。家族成員同士は自由に意見を言うことが出来、干渉することが出来るが、境界線は尊重される。ルールは明確で一貫性が保たれていることが多いが、個々の状況に合わせて柔軟性を持っている。コミュニケーションを積極的に取り合い、感情も自由に表現することが可能である。人間関係は安定した状態で保たれており、個々の家族成員は自身の興味があることを探求することが出来、個性が育まれる環境にある。個々の家族成員が成長・発達するにつれて、家族という単位もその変化に伴い成長・発達を遂げ、適応的に変化していくが、総じて健全な状態が保たれる。

　すべての家族は、ときには誤解が生じたり、対立的になったり、ストレス要因が加わるという経験をする。ストレス要因としては、家族成員の疾病への罹患や家族構成の変化などの内的なものもあれば、経済的不安や転居などの外的なものもある。健全な家族は、困難に共に立ち向かい、絆は維持された状態であるために、その経験が子どもの安心感・自尊感情・有能感を育むこととなる。

親の特性

　子どもにとって、健全な家庭として最も重要となるのは、養育者として機能する大人の存在である。実際、子どものレジリエンス（逆境をはねのけ回復する力）を高める最も重要な要素は、子どもの生活の中に少なくとも1人、一貫した思いやりを子どもに向け続ける大人が存在することとされている[9, 10]。このような大人は、子どもの安全を担保し、基本的なニーズに応えるだけでなく、子どもと情緒的な繋がりを持ち続ける。それによって子どもには「自分は存在するだけで価値があり、愛される存在である」という感覚が育まれることとなる。

　子どもに2人以上の養育者が関わる場合、その関係性というのは子どもにとって非常に重要な影響を及ぼすこととなる。柔軟性を持った協力的なパートナーシップは、背景、知識、考え方が大きく異なる者同士であったとしても、互いを尊重し合い傷つけ合うことなく、一貫性のある統合された育児を提供することを可能とするなど、良好な育児環境を生み出すこととなる。

　子育ては、完璧である必要などない。直感的に良質の育児が出来る人も確かにいるであろう。しかし、様々な能力・背景・性格の人が親となり、ほどよい育児を提供することが出来ている。ただ適切な子育てをするうえでは、自分自身を大切にする能力、自分自身に価値があると信じる能力、他者と情緒的に繋がる能力、責任感、そしてある程度の無私の心が成熟している必要がある[8]。健全な親であれば、自分たちの生活や関係性を優先してそこに子どもを従わせようとはしないであろう。

　子育てのスタイルというのは、親の心の健康度、元家庭での生育歴、これまでの人生で子どもの養育に関与した経験、共に子どもの養育を担う大人からの影響、文化的背景、社会経済的状態、など多くの要因によって形成される。育児の期間を通じてほとんど変わらない特性というのもあるが、育児スタイルというのは様々な可変的要因による影響を受け、ダイナミックに変化しうる[11, 12]。また、育児スタイルというのは、子どものニーズや気質によっても変化しうる。逆に、子どもの発達状態・気質・レジリエンシーの程度により、親の育児スタイルへの子どもの反応というのも異なりうる。

　健全な養育者役割を維持出来る親というのは、子どもの自尊感情や有能感を高め、子どもに適切な対人関係を維持する能力を身につけさせ、子どもが将来自立した存在になるための人生計画を見出していくサポートを継続して行うことが出来る。

育児スタイルの影響

　健全な家庭には、ある程度共通する育児スタイル上の特徴がある。威厳がありつつも思いやりに溢れる親（威厳的養育スタイルの親）は、常に子どもに注意を向けそのニーズに応えつつ、子どもに向ける期待は発達状況に応じた適切な状態にある。親子の関係性はコミュニケーションを重視したもので、しつけは子どもの学習能力と自制心を養う建設的な形で提供されている。自主性を尊重されながら適切に指導が加わるという環境の中で成長した子どもは、学業成

績が良好で、社会的・道徳的にも成熟しており、自己調整能も高く、自尊感情も高い状態の大人となる可能性が高いであろう[9]。

　一方で、あまり適応的ではない結果に結びついてしまう育児スタイルというのも存在する。権威主義的な親は、子どもの自主性をほとんど認めないことで自身の支配欲を満たすと同時に、子どもとの人間的な関わりを少なくして権威を保とうとする。このような育児スタイルの親は、子どもの年齢に見合った発達能力や子どものニーズを十分に考慮せずに、子どもの行動に非現実的な成熟を期待する。子どもは、親の愛情や承認を得られるのは条件つきで予測不可能なものである、という学習を積み重ねてしまう。その結果、子どもの自尊心は低く、内向的で不安に陥りやすく、機知に欠け、イライラしやすくなってしまう[9]。物事を十分に理解出来ないまま大人になり、しばしば依存的な行動や攻撃的な行動をとってしまいやすくなる。またこのような育児環境で育つ子どもは、虐待を受けるリスクが高いだけでなく、成人して自分の子どもを持ったときに、虐待を連鎖させてしまうリスクも高い[13-15]。

　一方で、このタイプの親は自分のニーズに囚われた状態になったり、親子関係に不安を抱いたりした場合に、権威的な親役割を放棄してしまうこともある。その結果、放任状態になったり甘やかしすぎの状態になり、子どもは何のしつけもなされない状況で自律性を発達させることが困難となり、満足感を得ることが困難となるだけでなく、自身のニーズを満たすために努力をする能力が阻害されてしまう。このような環境で育った子どもは、学業や対人関係において成功体験を得られないまま大人になり、自制心が低く、要求が多く、破壊的な社会行動をとるようになってしまう[9]。

　また、親が失感情状態となっていたり、親自身の生活のストレス要因に圧倒されているために、親が子育てに注力し難くなることもあるが、このような状態が極端になると、真のネグレクトと呼ばれる状態となり、子どもは愛着形成や対人交流を含めた様々な領域で発達が大きく阻害されてしまう。このような子どもは、ほとんど親からサポートを受けられず、しつけもされずに成長していくため、情緒的・学業的な発達課題を乗り越えることは出来ずに、自己肯定感が低く、対人交流上の成功体験もなく、反社会的な行動をとりながら大人になっていくことが多い[9]。

家庭機能不全

　生活環境が困難な状況となることは、家族機能に負の影響を及ぼしてしまいうる。そのような状況が短期間であったり、それほど深刻ではなければ、健全性が保たれている家庭であればその状態に適応し、家族が成熟するための糧とすることが出来る。困難な状況に家族が圧倒され、家族構成も不安定な状況で、個々の家族成員の情緒的健康が損なわれた状態となり、それぞれの家族成員の役割と境界が曖昧となり、健全なコミュニケーションが損なわれた状態になると、家族は慢性的に不適応的なパターンで機能していくようになってしまう。親が健全な親役割を果たせない場合、子どもの情緒的な健康や発達は損なわれ、生涯にわたって負の影響を

及ぼしてしまいうる。

　家庭機能不全というのは、ごく軽微な状態の場合もあれば、非常に深刻な状態の場合もあるが、このような状態にあることは、人間関係・感情・行動・学習・対処スキルの習得・心理的発達など、子どもの生活のあらゆる側面に負の影響を及ぼしてしまいうる[1-4, 16]。子どもは自尊感情や有能感を獲得する代わりに、自己不信感や無能感が育まれてしまう。子どもは、他者に対する信頼感を抱くことが困難となり、健全な対人関係の維持に不可欠なバランスの取れた“持ちつ持たれつ”という関係性を築くことも困難となってしまう[17, 18]。重度のケースでは、慢性的にフラストレーションがかかった状況が続き、絶望感に支配され、将来への希望を喪失した状態になってしまう[19]。

機能不全のパターン

　機能不全状況にある親から育てられた場合、しばしば子どもの中核的な領域に影響が及ぼされてしまう。親が、子どもと情緒的に繋がる能力や子どもの存在を肯定的に捉える能力に欠く場合、健全な愛着関係の形成が損なわれるとともに、子どもは「自分は価値が低く、愛されるに値しない存在である」という自己認知を身につけてしまいうる。不安定な親というのは、自身の権威を示そうと子どもを過剰に支配したり、子どもから好ましい親と思われたいがゆえに過度に寛容になったり、子どもの世話よりもパートナーの対応を優先したり、自身の欲求を満たすために子どもを利用したりすることがある。自身のケアを一貫して行うことの出来ない親というのは、子どものケアに関しても一貫した対応を行うことが出来ないため、子どもは不安や不満を感じてしまうようになってしまう。機能不全が重度の家庭では、親と子どもの役割が逆転し、子どもが“親化”してしまっていることもある。機能不全状況に陥っている家族の特徴というのは様々ではあるものの、典型的なパターンというものも、ある程度存在している[8, 9]。

子どもへの関与の薄い親

　子どもにほとんど関与しなかったり、そもそも物理的に家にいない親というのは、自身のキャリア、大人同士の交友、地域社会における地位などに囚われてしまっているのかもしれない。文化的なあり方が時代とともに変化する中で、どんなに子育てに熱心な親であっても、日常生活において、子どもと共に過ごす時間が減ってしまうような状況に陥ることはありうる。親が、自身の親の介護に時間をとられたり、キャリアアップのための学習や就職活動に時間をとられることもあるであろう。時間的に過密状態となっている親は、子どもと共に過ごすのが「家族水入らず」という性質のものではなく、「社会的に必要なため」という状況になってしまうことも稀ではない。テクノロジーの進化で、SNSやメールなどで繋がることは増えたかもしれないが、そのようなツールは真の人間関係やコミュニケーションを深めることにはならず、むしろそのような時間を奪ってしまうことのほうが多い。

過干渉な親

　逆に、様々な理由から、親が過干渉になってしまうこともある。一般的に、このような親は、子どもの活動やポジションを通じて、自身の満たされなかった子ども時代を追体験しようとするため、子どもの個性はほとんど認めず、およそ健全とはいえない期待を子どもに抱くこともある。さらに、社会的な意味合いとしての達成度が極度に重視され、子どもは極端な競争文化の中で育つこととなってしまう。子どもの発達には子ども自身が試行錯誤しながら学ぶことが最適であるにもかかわらず、このような親は子どもが失敗してしまう可能性があるだけでも、自身の価値観への耐え難い脅威として認識してしまいうる。このような際に、不安定な親は過剰に保護的な介入を行い、子どもの失敗するリスクを低減しようと試み、失敗を許さない傾向にある。その結果、子どもは自立することが困難となる一方で、家族から独立して生活することに対し過剰な期待を寄せるようになる。また、個人で責任を負うことを学ぶことが出来なかったために他責的となり、それが逆に自己効力感を下げることに繋がってしまい、自分の価値を本質ではなく、条件つきのものと考えるようになってしまう[8, 9]。

忠誠心の分断

　家族の中で権力をめぐる諍いが生じている場合に、子どもがその争いの渦中に巻き込まれてしまうことがある。とりわけ、離婚に至った家庭の場合、両親や親族間に未解決の傷つきや敵意が残っていることも多い。両親の離婚に際し、子どもは傷つきやすく不安定な状態に陥っているにもかかわらず、家族関係の再構築に当たってどちらの側につくか選択することを強制されることもある。子どもが戦利品のようにみなされたり、両親が互いに相手方への情報の伝達手段として子どもを使うようになることも稀ではない。子どもは、両親の離婚を自分のせいだと考え、愛や人間関係というのは条件つきのものであると認識してしまう傾向にある。また、離婚に伴って子どもたちはしばしば未解決の悲嘆（喪失感）を抱えて生きている。親が適切な紛争解決のモデルとしての姿を示すことが出来なかった場合、子どもがいじめの加害者になったり被害者になったりするリスクが高くなってしまう[8, 9]。

役割や境界線の曖昧化

　病気や依存症、経済的に不安定な状態、人間関係の喪失、DVなどに晒され、親が脆弱な状態に置かれている場合、子どもも脆弱な状態となってしまう。子どもは、親からのサポートが得られ難くなってしまうだけではなく、親を心配することに多くのエネルギーが割かれることとなってしまう。親が精神疾患や依存症の評価や治療を受けることに対し偏見を抱いているような場合、子どもは親の境遇に対する混乱・恐怖・恥に対処するための情報が得られず、その問題にどう対応していいのか分からない状態のまま過ごさなくてはならなくなる。このような状況に置かれた子どもたちの多くは、孤独感や無力感を抱え、同世代の友人との間で親密な関

係を築くことが困難となってしまう[8, 9, 20, 21]。

　親子の役割や境界線が曖昧になる状況は、様々な原因で生じうるが、親が大きな機能的障害を抱えている場合や、親の死亡や離婚により機能する親を物理的に失った場合、子どもが偽成熟をして、本来ならば成人の養育者が担うべき家事・配慮などの親役割を担わざるをえない状況となってしまうこともある。このことは、子どもにとって過重なストレスであり、子どもの発達の妨げとなってしまいうる[8]。

プライマリーケアの現場における家庭機能不全ケースの臨床像

　日常診療において子どものケアに当たる医療者は、家庭機能というものが子どもの身体的・精神的なウェルビーイングに及ぼす影響について、十分に認識をしておく必要がある。このことは、プライマリーケア医療者（小児科医・家庭医・内科開業医・ナースプラクティショナーや医療助手など、臨床の最前線で子どもや家族と継続的な関係を持つ立場の医療者）が、子どもや家族に対してのケアの継続性を調整するうえで欠かすことが出来ない。米国小児科学会（AAP: the American Academy of Pediatrics）のメンタルヘルスに関するタスクフォース（TFMH）は、子どもの健康診断や定期受診の際に、子どもだけではなく家族の心理社会的スクリーニングを実施することを日常業務の一環に含めるべきであると提唱している[22-25]。ただ、このような機会以外にも、医療者が子どもや家族と関わりを持ったあらゆる機会を利用し、必要に応じて、評価や支援を行うことが望ましいことは言うまでもない。

　家庭機能不全の影響というのは、プライマリーケアの現場では多種多様な様相を呈して気付かれうる。身体的なケアが適切に行われているか否かについては、プライマリーケア医療者が子どもの安全・成長発達・一般的健康度・必要な医療的なケアの提供状況に着目して評価をすることで、通常は明らかに出来るであろう。再診予約の約束を守ることが出来ず治療を完遂することが困難な家族では、親が余裕のない状態にあったり、その他のケアの提供を妨げる何らかの障壁が存在していることを示唆する徴候が認められるであろう[26]。

　困難な状況にある家庭の子どもというのは、ストレス性の身体的徴候（不定愁訴を繰り返すなど）や心理精神的徴候（気分や行動の変化など）が認められることが稀ではない。睡眠状況・食欲・活気・意欲・セルフケア・学業成績・遊びへの興味関心の状態・社会的な交流状況などに変化が認められた場合、一定程度の時間をかけて、詳細に状況の確認をする必要がある。多くの場合、親というのは、子どもに外形的な行動上の問題（例：易興奮性、攻撃性、不登校、薬物使用、自傷行為）が生じるまで、子どもの内的な苦痛について気付くことが出来ない[27, 28]。

　家庭機能不全の程度が重度の場合、家庭内で虐待やネグレクトが発生している可能性が高い。プライマリーケア医療者は法的に児童相談所などのしかるべき機関に通告を行う義務を負っているが、その多くは虐待やネグレクトを発見するためのトレーニングを受けた機会があるであろう。しかし、家族だけではなく被害児自身も虐待やネグレクトについて秘密にしていることが多く、早期発見のためには、プライマリーケア医療者の側から積極的にその存在を疑

う姿勢が求められる。慢性的な虐待、とりわけ性虐待というのは、具体的に調査が行われることで初めてその存在に気付かれることが稀ではない[14, 23]。

　子どもを持つ家族が、かかりつけ医ではなく、救急外来や夜間急病センターなどを利用する傾向はますます強まっており、また同じ病院やクリニックにかかったとしても、主治医が定まっておらず、いつも違う医師が診察を行うという状況も増えている。このことはケアの継続性を損ない、家庭機能不全の徴候に気付きにくくし、また気付いてもその程度を矮小化してしまいやすい状況を作り出してしまっている。プライマリーケア医療者は、家族が複数の医療機関を利用しているという状況自体が、注意を向けるべき警告的状況（レッドフラッグ状況）であることに留意する必要がある。診察時の状況を適切に診療録に残しておくことは不可欠であり、そのような記録が適正に行われていれば、治療に関与した臨床医の間で情報を共有する際に、コミュニケーションを促進することとなるであろう[29]。

プライマリーケア医療者の役割

　家族力動というのは複雑なものではあるが、家族成員同士の相互作用のパターンがかなり固定化された状態となってしまっていることも稀ではない。そのような状況に置かれた家族に対し支援を提供することは、問題の根本的な解決に繋がり、子どもとその周囲の人々にとって建設的で永続的な効果をもたらしうる。プライマリーケア医療者にとって家族機能への配慮というのは、臨床実践と不可分なものであり[5, 6, 30]、臨床の中で、家族の健全性の促進をサポートする機会や、家庭内での問題に気付き、その対処を行う機会は数多くあるはずである。

　家族というのは、様々な関係性を基盤に構成されているものであるが、プライマリーケア医療者と家族との関係性というのは、子どもが健全に育つうえでポジティブな影響を与えうる特別な関係性ということが出来る。プライマリーケア医療者は、子どもやその親から信頼を得ることが出来れば、適切な治療同盟を構築し家族の支援者として機能することが出来るであろう。このような重要な立場にあることを自認したうえで、医療者が敬意を払いながら健全な対人交流を図ることで、子どもや家族に根源的に備わっているはずの尊厳や自己価値を再認識してもらうことに繋がるのである。

　プライマリーケア医療者は、子どもや家族に対して、今後の見通しについて先見的に指導を行うことも、日常業務の範囲内としていく必要がある[28]。そうすることで、親は自身の子どもに対しての理解を深めることが可能となり、ポジティブな形で育児を提供することが出来るようになる可能性を高め、家族機能が本来持つ健全性を促進することにも繋がるであろう。子どもや家族との適切な交流が続くことで、プライマリーケア医療者はそれぞれの家族成員の性格・期待・子育てへの考え方の違いについて、徐々に理解を深めていくことが出来るであろう。そのような状況になることで医療者は、子どもや家族の有するストレングス（強み）を認識したうえで、必要なサポートがどの程度のものであるのかを予測しつつ、個々のケースに応じた柔軟なケアを提供することが出来るようになるであろう。

　小児のプライマリーケア医療者の多くは、診察を行う以外にも「コネクテッド・キッズ（Connected Kids：暴力防止のためのハンドアウト）」（https://patiented.solutions.aap.org）などの補助的資料を提供したり、地域に育児支援教室などの活用可能なリソースがあれば、それを紹介するなどの対応を行うことが出来るであろう。医療機関によっては、自施設でグループミーティングや育児支援教育を開催しており、育児に対しての対話を促進し、家族を取り巻く周辺の人々にも広く参画を呼びかけて、親子の支援に関与してもらうように働きかけているところもある[31]。プライマリーケア医療者は、家庭内における問題が明らかになった際に、上記のような建設的かつ協力的な姿勢で支援を行う実践的なリソースとなる必要がある。

　乳幼児健診というのは、発達上の鍵となる月齢に組み込まれている。健診時に夜驚症が確認されたり、離婚問題などの家庭内の高葛藤状況が確認されるなど、家庭が困難な状況にあることを把握した場合には、健診から外来に繋げてフォローアップを行う必要があるであろう。家庭の置かれている社会的状況について、常に最新の情報を把握するように努めることは極めて重要である。

　親としての成長を支えていくことに関心度の高いプライマリーケア医療者であれば、親の子どもへの誤認に基づく問題（「この子が泣いているのは私が嫌いだから」など）や、親の子どもへの非現実的な期待の問題（「この子はまだトイレで用を足すことが出来ないんです」など）や、親の罪悪感（「仕事に復帰してよいのでしょうか？」など）の問題や、しつけに関する誤信念（「お尻を叩くことは育児に不可欠です」など）の問題や、世代間の認識の違い（「父［子どもにとっての祖父］は私たちが子どもを甘やかしていると思っているんです」など）から派生する様々な困り感について親とコミュニケーションを取ることで、親子のメンタルヘルスの問題の発生の予防に寄与しうる。

　子どもが成熟しいろいろなことが出来るようになったとしても、プライマリーケア医療者は、親が様々なことを予見して指導することが出来るように、継続して支援を行う必要がある。子どもというのは一人ひとりが異なる存在であり、上の子どもに対しては抱かなかった困難感を親が下の子どもに感じることは稀ではない。親が再婚したり新しいパートナーが出来たり、祖父母との関わりが増加したり、新しい保育所や学校に通うようになるなど、新たな環境や関係性の変化によっても、親の子どもへの困難感は高まってしまいうる。子どもが圧倒されてしまっていて、日々求められる親からのニーズにうまく対応出来ない状況にあるものの、親が子どもが非適応的となっている要因についてほとんど考慮することがない場合、子どもの行動の意味を誤認し、「反抗的」「偉そう」「意地悪」「気分屋」「怠け者」などとレッテルを貼り、ときには虐待レベルにまで問題が大きくなってしまうこともある。大人にとっては何でもないことが、子どもにとっては大きな意味を持つこともありうる点に留意する必要がある。

　育児行動にどのような要因が影響を及ぼしているのかについて、親が自身で認識することは、なかなか難しいのが実情である。子ども時代に困難を抱えていた親（例：虐待を受けて育った母親、自己価値観を高めるために競技スポーツに過度に依存して過ごしていた父親など）にとって、子どもが特定の年齢になったり、特定の状況に置かれたりした際に、子どもに対して困難感を抱いてしまうようになることは少なくない。

　一般的に、家族の役割についての認識というのは、生まれた家庭において学習され、構築されていく[8, 9]。ただ、文化的に急激な変化が生じた場合には、家族の構造・ニーズ・力動・習慣というのは大きく変わってしまいうる。子どもが成長して大人になり、自分の家族を持つようになって、元家族での葛藤が再び持ち上がってくることは稀ではない。どんなに子ども時代の環境が良かったとしても、親の育児方針に対して異なる見解を皆、多少は持つものである。家族の成長を見守り、必要時に適切な介入を行ってくれるプライマリーケア医療者がいることが、親の効果的な育児技術の向上や、子どもの発達や自己価値感の醸成や、家族全体の健康増進に資することは言うまでもない。

　どのような臨床場面であれ医療者－患者の関係性というのは非常に重要であり、家族が悩みを抱えている場合にはなおさらである。プライマリーケア医療者は、問題を抱えた家族にとって数少ない一貫した支援者となりうる。家族は通常、自身の子どものケアに当たるプライマリーケア医療者に信頼を寄せてくれるが、このことを当然と考えてはならない。実際、文化にもよるが、例えば「薬を出せば製薬会社からのバックマージンが入るから、医者はいっぱい薬を出すのだ」など、我々の周りには医療を取り巻く様々なステレオタイプの負のイメージというものが存在していて、プライマリーケア医療者の勧める治療を家族が警戒して受け入れないことも稀ではないのである。常に、家族が本当に伝えたいことは何か注意深く耳を傾け、受診した目的について共通理解が出来ているのかどうかを、意識し続ける必要がある。

　子どもの家族が支援を要する状態にあった場合に、「親が自身が至らないため」と考えており、そのことについて「惨めで恥である」と感じており、それゆえに、暗に批判されていないかとかなり敏感になっている場合も稀ではない。医療者は、親を評価するような態度を排除し、親が子どもを大切に思っているということを認識し、一緒に問題を解決していきたいという気持ちを伝える必要がある。医療者は診察を通じて互いを尊重したコミュニケーションの範を示し、ポジティブなしつけのロールモデルとなるべきなのである。

　そのような規範を示すうえで、感情的な影響について受け止めてあげる（「それは本当に動揺しましたね」など）、親が言って欲しいことを明言する（「私たちはそのような言葉を用いることはありません」など）、コミュニケーションを促進する（「スマートフォンの使用を制限し合うようにすれば、互いのことをより良く気にかけるようになると思います」など）、積極的に行動することを促す（「しっかりと結果を出した点は、とても素晴らしいと思います」など）、心理教育を行う、などいくつかの技法を組み合わせるとよいであろう[32-36]。

　適切な場合には、必要と思われる家族成員すべてから、それぞれ話を聞く機会を持つようにすることが重要である。家族がおよそ同意しかねるような発言をしたり、受け止め難いような感情的反応を示したとしても、医療者は冷静に、なぜそのような形で医療者側にメッセージを伝えてきたのかを共感的に理解しようと努めることが重要である。家族との話し合いの際には参加した個々人の意見の相違を明確にし、共通の合意点を探りながら議論が建設的に進むように調整を図ることが、医療者には求められる。問題の解決法というのは、行動に焦点を当てた具体的で達成可能なものであるべきである。「これから何をどう変えるのか」を示す際には、可能な限り具体的なプランとして示し（「眠りにつく1時間前には、コンピュータの電源を切

る」など）、それを書面に記載しておく。家族のストレングス（強み）に着目し、努力してきたこと、うまくいっていることについて、積極的に賞賛を行うことが重要である。

　プライマリーケア医療者と家族とが交流を持つ機会は、あらかじめ予定していた、十分に時間を設けた「家族会議」の場への同席から、子どもが救急外来を受診してきた際の数分間の会話まで、非常に幅が広い[37, 38]。対応可能な時間が、解決すべき課題に対する話し合いの時間としておよそ十分ではないと思われる場合には、そのことを誠意をもって伝え、その日に優先的に話し合いを行う事項について家族と合意を形成することから始める必要があるであろう。このように、プライマリーケア医療者は、臨床現場での時間的制約が課せられた中ではあるものの、様々な形で家族とのコミュニケーションを図ることが可能である。面接を終える際には、その時々で常に可能な限りの現状の把握を行い、子どもの安全が保たれているかどうかを確認し、次回の面接ではどのようなことを話し合うのかを明確にしておき、具体的な日取りを決めるように努める必要がある。

　小児のプライマリーケア医療者というのは、性格、診療スタイル、経験、トレーニングレベル、能力、家族のためにどこまで行う意向があるのかなどについて、それぞれが異なる存在である。困難なケースに対応する際には、このような個性というのがとりわけ明確になりやすい。多くのプライマリーケア医療者は、長時間勤務をし、書類作成に追われ、その他にも様々な仕事を抱えていて、既に過重の負担を感じている状況にある。それゆえに、複雑な問題を抱えた子どもやその家族に今以上のことを職務として提供することを、非常に困難であると捉えているプライマリーケア医療者は多いかもしれない。しかし、診療上の技術というのは、診療環境・受診した子ども・専門家のスキルのレベルに応じ、様々にカスタマイズすることが可能である。

　プライマリーケア医療者が自身の役割を理解し、定義づけ、それを子どもと家族に伝えることは極めて重要である。プライマリーケア医療者も人間であり、対応する子どもや家族に対し、様々な感情的反応をしてしまうことはもちろんありうる。家族に対応することが喜びの根源となる場合もあれば、悲しみやその他の負の感情が惹起される時間となる場合もあり、それを事前に予測することは困難であろう。医療者は、自身の指導に従わない家族や、自分の技術レベルで対応が困難な家族に接した際に、苛立ちを感じることもあるであろう。センシティブで受け入れ難い状況に不安を感じたり、特定の患者や家族に対し嫌悪感や怒りを感じたりすることもあるであろう。また、自身の人生経験と重なるような状況では、ことさらに苦痛や逆転移が生じやすい脆弱な状態になってしまいうる。家族の問題を解決に導くなどおよそ出来ないと思ってしまうこともあれば、家族への対応は医療が対応すべきものではないと考えてしまうこともあるであろう。小児のプライマリーケア医療者が効果的に機能するためには、自身の感情や行動に対してある程度の自己洞察をすることは不可欠であり、虐待の可能性について否認・矮小化していないかや、子どもや家族との適切な境界線を維持出来ているのかについて自身で振り返りを行うとともに、自身の職責に対して妥当な期待を抱き続け、自身の限界を見極めたうえで、医療以外のリソースを要する状態であるか否かを判断することが出来なくてはならない。

　小児のプライマリーケア医療者は、成人学習者として、自身の「臨床で提供したいこと」と「自身が提供出来ること」とのギャップを自覚し、そのギャップを埋めるための情報を追求していくことが求められる。家族と協働するうえでの知識やスキルを高めるうえで、様々なリソースを利用することが可能である[10, 14, 15, 22, 23, 28, 37-48]。従来の紙面による各種資料だけではなく、系統だった学習ツールや、対面によるワークショップ、メンタリングの機会というものが現在様々に利用可能であり、知識とスキルを臨床実践に組み込む一助となるであろう。

　小児のプライマリーケア医療者は、子どもと家族の支援リソースとして強力な存在であるが、他の教育資源や地域資源を活用することで、最も効果的にその役割を発揮しうる。離婚・死別・アルコール・暴力などの頻度の高い問題については、数多くの書籍・支援グループ・インターネット上の資料が存在している。重大で慢性的な機能不全を抱える家族に対しては、一般的に家族療法による継続的な指導が有効であり、プライマリーケア医療者は、そのような治療を提供可能な地域のメンタルヘルスのリソースを把握しておく必要がある。他の医療機関への紹介が必要な場合、家族と慎重にコミュニケーションを取ることで、その後はその方針に従った受療行動をとることがより容易になるであろう[34, 49]。

　米国小児科学会（AAP）のメンタルヘルスに関するタスクフォース（TFMH）は、プライマリーケア医療者が子どもと家族に生じている問題を特定し、正確に理解すると共に特定された問題に対してケアやフォローアップを行ううえでの障壁を明らかにするため、効果的なコミュニケーションに共通する技術的要素をまとめ、それを活用するように提言を行っている。これらのスキルは、「第5章：効果的なコミュニケーション方法——共通する技術的要素」に詳細に記載したが、巻末の「補足資料5：『HELP』——メンタルヘルス診療における基本的コミュニケーション技術」にも端的にまとめられている。このようなスキルは、経験豊富な医療者であれば容易に習得することが可能であり、プライマリーケアの現場でよく遭遇する様々な心理社会的な問題に対応するうえで有効であることは、各種の文献で示されている[22, 39, 50]。

結　語

　家族というのは複雑な力動が働くユニットであり、様々なことから多様な影響を受けてしまいやすいものでもある。そのような中、小児医療者というのは、子どもが健全に発育していくことをサポートするだけではなく、家族が健全に成長していくことを導くことが出来る存在であり、特別で強力な機会を提供しうる立場にある。子どもや家族の適応的な行動パターンと不適応的な行動パターンの両者について十分に理解をしておくことで、プライマリーケア医療者は、問題が発生することを予防し、問題が発生した際には速やかにそれを発見し、より早期に介入することが出来るであろう。また、プライマリーケア医療者は、コミュニケーション技術を磨き、メンタルヘルスの専門家などに紹介するべきケースを見極め、繋げるネットワークを持ち、医療以外の地域のサービスを把握しておくことで、子どもと家族により適切な支援を提供することや、より適切な教材を提供することが可能となり、また専門的なケアに繋げるため

の調整を行うことも出来るようになるであろう。そのことで、子どもと家族には大きな利益がもたらされるだけではなく、次世代にとっても良い影響を及ぼすことが出来るはずである。

▍米国小児科学会（AAP）の提言／指針

- Garner AS, Shonkoff JP; American Academy of Pediatrics Committee on Psychosocial Aspects of Child and Family Health; Committee on Early Childhood, Adoption, and Dependent Care; and Section on Developmental and Behavioral Pediatrics. Early childhood adversity, toxic stress, and the role of the pediatrician: translating developmental science into lifelong health. *Pediatrics*. 2012;129(1):e224–e231. Reaffirmed July 2016 (pediatrics.aappublications.org/content/129/1/e224)

▍参考文献

1. Garner AS, Shonkoff JP; American Academy of Pediatrics Committee on Psychosocial Aspects of Child and Family Health; Committee on Early Childhood, Adoption, and Dependent Care; and Section on Developmental and Behavioral Pediatrics. Early childhood adversity, toxic stress, and the role of the pediatrician: translating developmental science into lifelong health. *Pediatrics*. 2012;129(1):e224–e231

2. Felitti VJ. Adverse childhood experiences and adult health. *Acad Pediatr*. 2009; 9(3):131–132

3. Anda RF, Felitti VJ, Bremner JD, et al. The enduring effects of abuse and related adverse experiences in childhood. A convergence of evidence from neurobiology and epidemiology. *Eur Arch Psychiatry Clin Neurosci*. 2006;256(3):174–186

4. Felitti VJ, Anda RF, Nordenberg D, et al. Relationship of childhood abuse and household dysfunction to many of the leading causes of death in adults. The Adverse Childhood Experiences (ACE) Study. *Am J Prev Med*. 1998;14(4):245–258

5. Schor EL; American Academy of Pediatrics Task Force on the Family. Family pediatrics: report of the Task Force on the Family. *Pediatrics*. 2003;111(6, pt 2): 1541–1571

6. American Academy of Pediatrics Committee on Early Childhood, Adoption, and Dependent Care. The pediatrician's role in family support and family support programs. *Pediatrics*. 2011;128(6):e1680–e1684

7. Family medicine, definition of. American Academy of Family Physicians Web site. http://www.aafp.org/online/en/home/policy/policies/f/familydefinitionof.html. Published 1984. Accessed February 8, 2018

8. Nichols MP, Schwartz RC. *Family Therapy: Concepts and Methods*. 6th ed. Boston, MA: Pearson; 2004

9. Berk LE. *Child Development*. 7th ed. Boston, MA: Pearson Education Inc; 2006

10. The Resilience Project. American Academy of Pediatrics Web site.https://www.aap.org/theresilienceproject. Accessed February 8, 2018

11. Belsky J. The determinants of parenting: a process model. *Child Dev*. 1984;55(1): 83–96

12. Glascoe FP, Leew S. Parenting behaviors, perceptions, and psychosocial risk: impacts on young children's development. *Pediatrics*. 2010;125(2):313–319

13. Widom CS, Maxfield M. An update on the "cycle of violence." *National Institute of Justice Research Brief*. Washington, DC: National Institute of Justice; 2001:1–8

14. National Center for Injury Prevention and Control. Strategic direction for child maltreatment prevention: preventing child maltreatment through the promotion of safe, stable, and nurturing relationships between children and caregivers. Centers for Disease Control and Prevention Web site. https://www.cdc.gov/violenceprevention/pdf/cm_strategic_direction--long-a.pdf. Accessed February 8, 2018

15. Merrick MT, ed. Interrupting child maltreatment across generations through safe, stable, nurturing relationships. *J Adolesc Health*. 2013;53(4):A1–A4, S1–S44

16. Shepherd S, Owen D, Fitch TJ, Marshall JL. Locus of control and academic achievement in high school students. *Psychol Rep*. 2006;98(2):318–322

17. Ainsworth MD. Patterns of infant-mother attachments: antecedents and effects on development. *Bull N Y Acad Med*. 1985;61(9):771–791

18. Bowlby J. Developmental psychiatry comes of age. *Am J Psychiatry*. 1988;145(1): 1–10

19. Chapman DP, Whitfield CL, Felitti VJ, et al. Adverse childhood experiences and the risk of depressive

disorders in adulthood. *J Affect Disord*. 2004;82(2):217–225

20. Wickrama KA, Conger RD, Lorenz FO, Jung T. Family antecedents and consequences of trajectories of depressive symptoms from adolescence to young adulthood: a life course investigation. *J Health Soc Behav*. 2008;49(4):468–483

21. Kahn RS, Brandt D, Whitaker RC. Combined effect of mothers' and fathers' mental health symptoms on children's behavioral and emotional well-being. *Arch Pediatr Adolesc Med*. 2004;158(8):721–729

22. Foy JM; American Academy of Pediatrics Task Force on Mental Health. Enhancing pediatric mental health care: report from the American Academy of Pediatrics Task Force on Mental Health. Introduction. *Pediatrics*. 2010;125(suppl 3):S69–S74

23. Preventing child maltreatment: a guide to taking action and generating evidence. World Health Organization Web site. http://www.who.int/violence_injury_prevention/publications/violence/child_maltreatment/en. Published 2006. Accessed February 8, 2018

24. Rush AJ, First MB, Blacker D. *Handbook of Psychiatric Measures*. Arlington, VA: American Psychiatric Publishing Inc; 2008

25. Kemper KJ, Kelleher KJ. Family psychosocial screening instruments and techniques. *Ambul Child Health*. 1996;1:325–339

26. National Center for Medical Home Implementation Web site. http://www.medicalhomeinfo.org. Accessed February 8, 2018

27. Cluster guidance. In: *Addressing Mental Health Concerns in Primary Care: A Clinician's Toolkit*. Elk Grove Village, IL: American Academy of Pediatrics; 2010

28. Hagan JF Jr, Shaw JS, Duncan PM, eds. *Bright Futures: Guidelines for Health Supervision of Infants, Children, and Adolescents*. 4th ed. Elk Grove Village, IL: American Academy of Pediatrics; 2017

29. US Department of Health and Human Services. HIPAA guidance materials. HHS Web site. https://www.hhs.gov/hipaa/for-professionals/privacy/guidance/index.html. Accessed February 8, 2018

30. Rushton FE. *Family Support in Community Pediatrics*. Westport, CT: Praeger; 1998

31. Barlow J, Stewart-Brown S. Behavior problems and group-based parent education programs. *J Dev Behav Pediatr*. 2000;21(5):356–370

32. Providing culturally effective, family-centered care. In: *Addressing Mental Health Concerns in Primary Care: A Clinician's Toolkit*. Elk Grove Village, IL: American Academy of Pediatrics; 2010

33. Generic or common factors interventions: HELP. In: *Addressing Mental Health Concerns in Primary Care: A Clinician's Toolkit*. Elk Grove Village, IL: American Academy of Pediatrics; 2010

34. Engaging children and parents using patient activation techniques. In: *Addressing Mental Health Concerns in Primary Care: A Clinician's Toolkit*. Elk Grove Village, IL: American Academy of Pediatrics; 2010

35. Brief supportive interviewing technique. In: *Addressing Mental Health Concerns in Primary Care: A Clinician's Toolkit*. Elk Grove Village, IL: American Academy of Pediatrics; 2010

36. Motivational counseling. In: *Addressing Mental Health Concerns in Primary Care: A Clinician's Toolkit*. Elk Grove Village, IL: American Academy of Pediatrics; 2010

37. Coleman WL. *Family-Focused Pediatrics: Interviewing Techniques and Other Strategies to Help Families Resolve Their Interactive and Emotional Problems*. 2nd ed. Elk Grove Village, IL: American Academy of Pediatrics; 2011

38. Allmond BW Jr, Tanner JL, Gofman HF. *The Family Is the Patient: Using Family Interviews in Children's Medical Care*. 2nd ed. Baltimore, MD: Williams & Wilkins; 1999

39. American Academy of Pediatrics. *Addressing Mental Health Concerns in Primary Care: A Clinician's Toolkit*. Elk Grove Village, IL: American Academy of Pediatrics; 2010

40. Spivak H, Sege R, Flanigan E, Licenziato V. *Connected Kids: Safe, Strong, Secure Clinical Guide*. Elk Grove Village, IL: American Academy of Pediatrics; 2006

41. Langford J, Wolf KG. *Guidelines for Family Support Practice*. 2nd ed. Chicago, IL: Family Resource Coalition; 2001

42. Cheng MK. New approaches for creating the therapeutic alliance: solution-focused interviewing, motivational interviewing, and the medication interest model. *Psychiatr Clin North Am*. 2007;30(2):157–166

43. Gleason MM, Shah P, Boris N. Assessment and interviewing. In: Kliegman RM, Behrman RE, Jenson HB, Stanton B, eds. *Nelson Textbook of Pediatrics*. 18th ed. Philadelphia, PA: WB Saunders; 2008

44. Shah P. Interviewing and counseling children and families. In: Voigt RG, Macias MM, Meyers SM, eds. *Developmental and Behavioral Pediatrics*. Elk Grove Village, IL: American Academy of Pediatrics; 2011

45. Sommers-Flanagan J, Sommers-Flanagan R. Our favorite tips for interviewing couples and families. *Psychiatr Clin North Am*. 2007;30(2):275–281

46. Stuart MR, Lieberman JA. *The Fifteen-Minute Hour: Applied Psychotherapy for the Primary Care Physician*. Westport, CT: Praeger; 2008

47. Whitaker T, Fiore DJ. *Dealing With Difficult Parents and With Parents in Difficult Situations*. Larchmont, NY: Eye On Education; 2001

48. Ginsburg KR; American Academy of Pediatrics Committee on Communications and Committee on Psychosocial Aspects of Child and Family Health. The importance of play in promoting healthy child development and maintaining strong parent-child bonds. *Pediatrics*. 2007;119(1):182–191

49. McKay MM, Hibbert R, Hoagwood K, et al. Integrating evidence-based engagement interventions into "real world" child mental health settings. *Brief Treat Crisis Interven*. 2004;4(2):177–186

50. Wissow LS, Gadomski A, Roter D, et al. Improving child and parent mental health in primary care: a cluster-randomized trial of communication skills training. *Pediatrics*. 2008;121(2):266–275

第 19 章

性的自己表現と性自認

ロバート・J・ビッドウェル（医学士）

ジェンダーバリエント〔訳注：行動や表現が、身体的な性と一致しない人〕の小児や、
トランスジェンダー〔訳注：生物学的な性と性自認が一致しない人〕の
思春期児・若年成人と関わる際のケア目標は、
その子たちの身体的・発達的・心理的・社会的な健康や
幸せ（ウェルビーイング）を促進することにある。
臨床家が直面する課題は、
多くの人々がそのような性的マイノリティの存在を受け入れず
偏見が渦巻くこの社会において、この目標を達成することにある。

はじめに

定　義

　ジェンダーというのは複雑な概念であり、いまだ十分に理解されているとは言い難い。研究者や専門家は、人が人であるために重要なこの問題への理解を深めるために、これまでジェンダーに関する様々な側面を研究し、説明しようと試みてきた。「ジェンダー役割」とは、社会的・文化的に典型的な「女性」や「男性」であると一般的に考えられている一連の行動・態度・興味のことを指す用語である。子どもは3〜5歳には、こうした文化的な性別役割分担の期待を内面化していく。また、「性的自己表現」とは、服装、話し方、興味、その他の外見的なサインで、人がジェンダーを表す様を指す用語である。子どもが生物学的（遺伝的・解剖学的）な性別の文化的規範から外れた行動、態度、興味を示す場合、そのことを表すために「性的不適合表現」または「ジェンダーバリエント」という用語が用いられる。最近では、予想されるジェンダーの役割やステレオタイプへの拒否を表す子どもに対し、「ジェンダークリエイティブ」や「ジェンダーエクスパンシブ」という用語が用いられることもある。例えば、ジェンダーバリエントの男児は、サッカーよりもおままごとを好み、母親の服を着たり化粧をしたりすることを楽しみ、長い髪を好み、ステレオタイプ的には女性のような物腰柔らかな話し方

をするであろう。一方、ジェンダーバリエントの女児は、文化的に女の子っぽい服を着ること
を嫌がり、男児とより活発で攻撃的な遊びをすることを楽しみ、短髪を好み、ステレオタイプ
的には男性のような物腰の話し方をするであろう。

　一方、「性自認」という用語は、自分が「女性」「男性」あるいは「それ以外」であるとい
う、人の最も深い内面の感覚を指す用語である。性自認は、たいていは幼少期の早い時期に
確立される。ほとんどの人では、性自認は生物学的な性（生まれながらの性別）と一致するが、
そうではない人も存在しており、そのような人は、本人にとっても周囲にとっても身体的には
女性または男性であることが明確であったとしても、内面では反対の性別（または、女性とも
男性とも異なる性別）の感覚を持っている。「トランスジェンダー」という用語は、このような
感覚を有する人を指す用語として用いられている。性自認は、恋愛感情・性的魅力を感じる他
者の性別によって分けられる性的指向（異性が対象であれば異性愛者、同性が対象であれば同性愛
者、両性が対象であれば両性愛者）とはまた異なる概念である。

　「トランスジェンダー」という用語は、女性または男性という古典的な区別に適合しないす
べての人々を包含する、より広い包括的な用語として使用されることもある。そのような人た
ちの中には、内面の性的感覚と自身の身体とを一致させるために性別適合手術を受けようとす
る人も含まれ、そのような性別適合手術を望んだり実際に受けた人々をトランスセクシャルと
呼称することもあるが、一般的には先に述べた、狭義のトランスジェンダーとして呼称するこ
とが多い。広義のトランスジェンダーは、最近ではトランススペクトラムとも呼称され、狭義
のトランスジェンダーの人々に加え、文化的に定義された性別の境界を越える、異性装の人々
（クロスドレッサー：トランスベスタイトとも呼称する）、ドラァグキング／ドラァグクイーン〔訳
注：異性装をしてパフォーマンスをする人々〕、バイジェンダー（男性と女性の両方の性自認を持つ人）、
パンジェンダー（すべての性の性自認を持つ人）、アジェンダー（性自認を持たない人）、ジェン
ダー・ノンバイナリー（一般的な男女二性概念を超える存在と自認している人。ジェンダークィア
とも呼称される）、ノンバイナリーに含まれるジェンダー・フルイド（その時々によって様々な性
自認を行き来する人）、そして態度・興味・行動がシスジェンダー（生物学的な性別と性自認が一
致している人）とは異なるジェンダーバリエントの人などを含めた包括的用語として使用され
ている。「トランスジェンダー」という用語は、思春期以降の人に適用されるだけでなく、性
別を超えたアイデンティティを一貫して主張する前思春期の子どもたちにも適用されることが
多くなっている。

　本章では「トランスジェンダー」という用語を、狭義の「内面の性的感覚と自身の身体とが
一致しない性自認を有する人」を指す用語として用いている。トランスジェンダーの人々は、
しばしば自分たちのことを「トランス」「トランス*」「TG」「T」などと呼称する。全員では
ないものの、多くのトランスジェンダーの人々は、出生時に割り当てられた性別とそれに伴う
社会的性別役割期待に対し、持続的な不快感、著しい性別違和（ジェンダーディスフォリア）を
経験している。このような違和感は、しばしば幼児期に始まり、思春期に好ましくない身体的
変化（二次性徴）が現れるにつれ、増大していく。トランスジェンダーの人の多くは、生まれ
ながらの性別に付随する社会的な期待に沿う必要性から徐々に脱却し、自身のジェンダー・ア

イデンティティに合致した方法で世間に自分を示すようになる。その状況に至るまでのプロセスは、「トランジション（移行）」という用語で表現される。トランジションのプロセスは、ホルモン製剤による二次性徴抑制・異性ホルモンの補充療法、または性別適合手術（性転換手術[SRS: sex-reassignment surgery]とも呼ばれる）、あるいはそれらの様々な組み合わせにより医学的に促進されることもあるが、あくまでもトランジションは身体的な観点だけではなく、心理的・社会的な観点やスピリチュアルな観点でも生じるものである。生物学的な性別から実際の性自認への移行の方向性を表すために、生物学的な性別が男性で性自認が女性のトランスジェンダーをMTF（*male-to-female*）、生物学的な性別が女性で性自認が男性のトランスジェンダーをFTM（*female-to-male*）トランスジェンダーと呼称することもある。FTMの人をトランスジェンダー男性、MTFの人をトランスジェンダー女性と呼称することも多い。

発生率

　ジェンダーバリエントの子ども（以降、本章では「6歳以上の小児思春期の子ども」を「子ども」と総称する）であっても、その多くは性別違和を抱いているわけではなく、生まれながらの性別と性自認が異なっているわけでもない。ジェンダーバリエントの子どもが実際にはどの程度存在しているのかは判然としていないが、ジェンダーバリエント的な行動というのは極めて一般的に認められるものであることは、各種の研究で示されている[1-3]。ただし、ジェンダーバリエント的行動を持続的に示す子どもや、生来の性別とは別の性別になりたいとの表明を行う子どもの頻度は決して高くはない[4-6]。2011年にサンフランシスコの中学生を対象に、男性・女性・トランスジェンダーの中から性自認を尋ねた集団調査では、1.3％の子どもがトランスジェンダーとの回答を行っていた。世界トランスジェンダーの健康に関する専門家協会（WPATH: the World Professional Association for Transgender Health）は、MTFトランスジェンダーの人の割合は、11,900〜45,000人に1人、FTMトランスジェンダーの人の割合は30,400〜200,000人に1人と推計している[7]。ただ、この推計値はホルモン療法や外科的治療によるトランジションを求める人々の数を基に推計したものであり、実態よりも低いと考えている専門家もいる。実際、トランスジェンダーの人々の中には、性別適合のための医療サービスを受けられない人や、サービスを希望しない人もおり、そのような人々はこの研究データには反映されていない。2006〜2016年にかけて実施された米国の成人を対象とした集団調査研究をまとめたメタアナリシス研究では、トランスジェンダー成人の頻度は人口10万人あたり390人であるとの推察が行われている[8]。

性別違和（ジェンダーディスフォリア）

　小児期から思春期にかけての性的自己表現や性自認に関する議論において、ジェンダーバリエントやトランスジェンダーというのは問題視されるべきであるか否かは、最も論争になっている事項の一つである[9-13]。これらを病的状態と捉えるべきであろうか？　それとも単に正常

な人間の一つの自己表現やアイデンティティとみなすべきであろうか？　1973年に米国精神医学会（APA）の精神疾患リストから正式に削除されるまで、同性愛をめぐって同様の論争が生じていた。賛否両論のある状態であったが、APAの発行している『精神疾患の診断・統計マニュアル 第4版（DSM-IV）』において、狭義のトランスジェンダーとトランスセクシャルは、性同一性障害（GID: gender identity disorder）として、2013年まで疾病として位置づけられていた[14]。APAの「性とGIDに関するワーキンググループ」の検討に基づき、DSM-5では性自認に関しての用語や診断基準に変更が行われ、小児と成人とで異なる診断基準が設けられることとなった[15]。GIDの診断カテゴリーは、よりスティグマ性の少ない性別違和（gender dysphoria）という呼称に置き換えられた。これらの診断をめぐる論争に関しては、詳細に記載された総説が複数出版されているので参照されたい[16,17]。性別違和の診断基準は、小児期向けのものと、思春期／成人向けのものがあるが、いずれも「経験／表現した性別と生来の性別との間に著しい差異があること」が診断の前提条件となっており、そのような差異が少なくとも6か月以上にわたり持続し、社会・学校・職場およびその他の機能した状態で過ごすべき重要な場面において、著しい苦痛や障害が引き起こされていることが診断上の必須項目となっている。

　基本的な診断カテゴリーが、性同一性"障害"から性別違和に代わったという動きは、クロスジェンダーな性自認はもはや障害とはみなすべきではないということを強調するものである。むしろ重要なのは、クロスジェンダーな性自認を有していることに関連する困難さであり、多様性を認めず敵意のある攻撃性を向けられてしまう社会的環境の中で生活を送り成長していくことで、かなりの割合の子どもたちが困難さを抱えることになってしまっているのである。DSMがGIDの診断カテゴリーを作成し、それが性別違和に名称変更されていく過程で、この問題に関する議論は活性化され深まっていった。そして、男か女かという二元論を強制する社会での中で育つジェンダーバリエントの子どもや若者たちは、性的自己表現や性自認に関して不快な思いをさせられたり、苦痛を経験してしまうリスクが極めて高いことも改めて明確化していくこととなった。米国内で、これまでトランスジェンダーに対するヘイトや暴力が存在してきたことは明らかであり、そのような人々が社会のより目に見えにくい部分で苦痛を感じ、心身の健康を損なう状況になってしまいやすいことは、全く想像に難くない。より寛容な社会で育ったトランスジェンダーの人々は、自分の性自認や性的自己表現に関して不快な思いをしたり苦痛を経験したりすることはあまりないことは、研究でも示されている[18]。

　性別違和という診断基準はごく最近加わったものであるため、現在入手出来る文献のほとんどでそのような用語は登場していない。GIDの子どもたちがどのように発達していくのかについては様々な文献が存在しているが、そこで記載された子どもたちの多くがDSM-5以降であれば性別違和と診断されるであろうと推察される[19]。だたその推測の根拠は、少人数を対象とした研究しか存在せず、エビデンスレベルが強固というわけではない。しかし経験則を踏まえて俯瞰した場合、GID（より最近では、性別違和）と診断された子どもたちの多くが、思春期以降に自身が同性愛者や両性愛者であると明確に自認するようになり、性別違和としての混乱（解剖学的な性と自身の性自認の不一致）は消失していく。もちろん、少数ではあるものの、思春期以降に異性愛者として性自認するようになり、性別違和を感じなくなることもある。そし

て多くはないが一定頻度の割合の子どもたち（とりわけクロスジェンダーな性自認を一貫して強く持ち続けている子どもたち）は、思春期や成人期以降も自身の解剖学的性別に違和感を持ち続け、最終的にはトランスジェンダーと自認するようになる[20]。

ジェンダーバリエントの小児や、トランスジェンダーの思春期児のケア

　米国小児科学会（AAP: the American Academy of Pediatrics）、米国児童青年精神医学会（AACAP: American Academy of Child and Adolescent Psychiatry）、および米国思春期保健医療学会（SAHM: Society for Adolescent Health and Medicine）はそれぞれ、性自認や性的自己表現の問題に直面している小児思春期の子どもや若年成人の支援的ケアの提供に関する公式なガイドラインを発表しているので参照されたい[19, 21, 22]。他にも、小児医療者（一般小児科医、小児科のサブスペシャリスト、家庭医、内科開業医、ナースプラクティショナーやその他の小児思春期の子どもの診療に関わる医療者）が、ジェンダーバリエントの子どもやトランスジェンダーの思春期児に文化的側面にも配慮したきめ細かなケアを提供するうえで有用となるリソースは、様々に存在している[23-25]。

評　価

病　歴

　ジェンダーバリエントの子どもやトランスジェンダーの思春期児が小児科を受診するパターンとしては、親が心配して連れてくる場合や、学校や児童福祉施設関係者から紹介されてくる場合が少なくない。ただ、トランスジェンダーの思春期児が、家庭や学校で受け入れられてもらえずに安心を感じられなかったり、性感染症について懸念したり、ホルモン療法を希望したりして、自ら望んで小児科を受診することもある。いずれにしろ、多くのトランスジェンダーの思春期児が小児医療者のもとに受診する流れとしては、急性期病院に受診したり紹介されるよりも、プライマリーケアの現場における日常的な健康相談という流れであることが多い。トランスジェンダーの子どもたちの多くは内面の性自認をひた隠しにしているが、中には自身がレズビアンやゲイであることを自らほのめかす子どももいる。臨床医は、思春期の子どもを診察した際に、全例でセクシャリティやジェンダーについて話し合う機会を持つことが理想的である。ただし、日常的に性の問題について子どもたちと話し合う機会を設け、性的な身の守り方を子どもたちに啓発している熱心な小児医療者であっても性的指向に関してまで話し合いを行うことは少なく、性自認についてルーチンで子どもに確認している小児医療者はほぼいないのが実情である。しかし、先述した通り、トランスジェンダーの子どものほとんどが性自認に関連した大きな混乱と苦痛を感じており、性的少数者に対して寛容でない社会で成長する中で、メンタルヘルス上の問題に発展する大きなリスクを抱えているのである。小児科医には、このような子どもたちが直面する混乱やリスクを低減するために、ジェンダーについての議論

への扉を積極的に開くことが求められているのである。

　臨床医は、思春期の子どもの診察を行う際にはHEADSSS問診（親と別々にしたうえで、家庭やその他の環境［Home/Environment］、通学していれば学校の状況／就職していれば就労の状況［Education/Employment］、活動状況［Activity］・薬物使用の問題［Drugs］、セクシャリティの問題［Sexuality］、希死念慮や抑うつ気分の問題［Suicide/Depression］、安全の問題［Safety］について話し合う問診）を行うことで、より幅広いメンタルヘルスの問題の一部として、性自認の問題にアプローチすることが可能となる[26]。このような対応を医療者が行うことは、トランスジェンダーの子どもがHEADSSSのそれぞれの領域で深刻な問題に直面しているかどうかを振り返り、考察する機会を提供することとなるであろう。臨床医はこのような会話を思春期の子どもと行う際には、ジェンダーの問題にニュートラルな言葉を用い、性的指向や性自認に対し何らの偏見も持っていない姿勢であることを示すことが不可欠である。性やジェンダーの問題について何でも語ることが出来る場であることを子どもに認識してもらったうえで、性自認の問題について言及する際には、例えば臨床医は以下のように子どもに話をするとよいであろう。

　　セクシュアリティの問題と、他の人に抱く性的な感情というのは、時々ごちゃごちゃになってよく分からなくなってしまうこともあるんだよ。思春期には、身体は大きく変化していくし、そのペースも人によって様々なんだ。性的な感情についてもそうなんだ。先生の診ている子どもの中には、自分が男の子に惹かれるのか、女の子に惹かれるのか、その両方に惹かれるのかがはっきりと分からない子や、自分の内面が女の子に近いのか男の子に近いのかがはっきりと分からない子もいるんだ。そのことは全然異常なことじゃないんだけど、子どもによっては本当に混乱してしまうこともあるんだ。だから先生は、君にとってそんな混乱がないのかどうかを確認したいなって思っているんだ。

　性的指向について尋ねた後であれば、医師は単純に「君の内面はどうなんだろう？　女の子と男の子のどちらにより近い？　それとも、それ以外かな？」と聞くことが出来るであろう。性自認の問題を抱えていない子どもにとっては、これらの質問が奇妙に感じられるかもしれないが、「このような質問を、先生はすべての子どもにしているんだ。中には、それがとっても重要な質問になる子どももいるんだ」といった簡単な言葉を付け加えることで、そのような違和感にも対処が可能である。実際、トランスジェンダーの思春期児にとっては、この質問が命を救うことになるかもしれないのである。たとえ、その診察の際に、性自認の問題に関して子どもが何も答えようとしなかったとしても、本人のタイミングが来た際に相談出来る人がいるということを子どもが認識出来たことが極めて重要なのである。子どもが生来の性別と異なる感覚を抱いていることを開示してきた場合、医師は子どもが自身のジェンダーをどのように認識しているのかを尋ねることが出来るであろう。自らをトランスジェンダーと認識している子どももいれば、パンセクシャル、パンジェンダー、バイジェンダー、ジェンダーフルイド、ジェンダークィア、もしくはそれ以外の呼称で自分を認識している子どももいるであろう。また、自らをゲイやレズビアンと呼称する子どももいるであろう。自らを表現する言葉がその子

どもにとって何を意味するのかにつき尋ねることに問題はなく、むしろそのような質問を行うことは、医師が子どもの性自認について敬意を示すものであり、その子どもの自己肯定感を育むことにも繋がる。

　子どもがトランスジェンダー、パンジェンダー、またはその他の性自認を打ち明けてくれた場合、子どもが自分自身の重要かつプライベートな部分を信頼して話してくれたことにつき、医師は謝意を示すべきである。理解をしていることやリスペクトの気持ちを示すために、医師は次に子どもが何と呼ばれたいのか、人称代名詞（彼・彼女など）は何を用いればよいのかを尋ね、以降の診察・面接ではその呼称を用いるようにする。また、性自認に関して話し合った内容については、誰かに危険が及ぶ恐れがない限り、本人の許可なく他者に伝えることはなく秘密は守られるということを、改めて子どもと確認する必要がある。子どもと面接している際に、タイミングを見計らって以下の質問をすることが重要である。

　　　とても悲しいと感じるときはある？　そのような悲しい気持ちはどのくらい続くのかな？　自分を傷つけたいと思ったり、死にたいって思ったりしたことはある？　実際にそうしようと思ったことはある？

　また、医師はさらに以下のような質問を面接中に行うことが望まれるが、このような深い内容の面接を行うことにためらいを感じる場合には、そのような面接を行うトレーニングを積んでいる専門家に、子どもを紹介する責任がある。

　以下の質問は、その子がトランスジェンダーであると認識するに至るまでの経緯に焦点を当てたものである。

　　　あなたが女の子（もしくは男の子、もしくは男の子でも女の子でもない）という感覚を抱いたのはいつ頃からですか？　具体的にはどのような経験がありましたか？　今、自分がトランスジェンダーであるという認識を抱くに至ったことに、どういう感覚を抱いていますか？　性自認という言葉の意味を知っていますか？　トランスジェンダーであることはあなたにとってどういう意味がありますか？　あなたの将来の希望や夢は何ですか？　トランスジェンダーであることによって、自分の将来が広がると思っていますか？　それとも狭まってしまうと思っていますか？

続く質問では、子どもの体験世界を確認しつつ、その子ども自身に焦点を当てる必要がある。

　　　あなたは、自分の中のジェンダーの認識について、家族や友達や先生やカウンセラーなどに話をしたことがありますか？　その人たちは、あなたを認め支えてくれましたか？　それとも、否定的な反応をしましたか？　あなたの性自認を理由として、いじめや嫌がらせを受けたり、叱られたり、馬鹿にされたり、からかわれたりしたことがありますか？　あなたは誰と一緒に過ごすことが多いですか？　その人と一緒にどんなことをしますか？

あなた以外のトランスジェンダーの人に会ったことがありますか？　あなたは誰かと交際したことはありますか？　その交際は健全なものでしたか？

　今までにセックスをしたことはありますか？　そのセックスは、性的に安全といえる状況でしたか？　性的パートナーとはどのように出会ったのですか？　これまでに妊娠したり（誰かを妊娠させたり）、性感染症に罹患したことがありますか？　これまでに何人の性的パートナーがいましたか？　その人たちのジェンダーも教えてください。今までに同意がないのに、性的な場所を触られたり、セックスを強要されたりしたことはありますか？

　臨床医は、トランスジェンダーの子どもが家庭や学校で拒絶されたり嫌がらせを受けることが多いことを理解したうえで、家庭や学校で子どもがどのように扱われているかや、家出したり不登校になったりしたことがないかどうか尋ねる必要がある。そのような際に、生き抜くために体を売ったり、薬物売買をしたり、その他の違法行為に携わったりしたことがなかったかどうかも尋ねるとよい。児童相談所や警察と関わったことがあるかや、関わりがあった場合、どのように扱われたかどうかも尋ねる必要がある。薬物を使用したり、自殺を考えたりしたことはあるか？　身体的な健康状態はどうであったのか？　また、これまで対処されていなかった健康上のニーズがあるかどうかの判断も行う必要がある。「トランジション（移行）」という言葉とその意味を、子どもは知っているであろうか？　トランジションのプロセスについて、子どもは考えたことがあるであろうか？　実際にトランジションのプロセスに子どもは入っているであろうか？　異性装（女装や男装）を始めているか？　性腺抑制療法やホルモン療法を始めているか？　もし行っている場合、どこでその治療を受けているのか？　シリコンを注入したことがあるか？　将来、性別適合手術やその他の医学的処置を行おうと考えたことがあるであろうか？

　他にも、「トランスジェンダーの人々について、インターネットやその他のメディアで検索をしたことはありますか？」とか「誰か、トランスジェンダーの人やレズビアンの人、ゲイの人、バイセクシャルの人を知っていますか？」とか「この問題に関する支援者は誰かいますか？」などと質問を行うことも考慮される。栄養失調状態にすることで二次性徴の進行を抑制しようとするトランスジェンダーの子どもも稀ではない。それゆえに摂食障害の確認のために、食事制限・暴飲暴食・自己誘発嘔吐・下剤使用の有無についても尋ねる必要がある。

　ただ、これらの質問を初回面接時にすべて行う必要はない。これらの問題をじっくりと確認し解決に導くためには、継続的な受診と面談は不可欠である。臨床医が病歴聴取を行うことは、単にトランスジェンダーの子どもの経験やニーズに関する具体的な情報を得ることが目的なわけではなく、臨床医が心穏やかに敬意と思いやりに溢れた支持的な態度で子どもと接することで、子どもが「あるがままでよいのだ」と認めてもらう機会ともなることを認識しておく必要がある。多くのトランスジェンダーの子どもは、これまでそのような受容的な人物と接したことはおよそなく、そのような人物として子どもと接することは、臨床医が出来る最も基本的かつ重要な支援のあり方の一つである。

身体診察

　ジェンダーバリエントな行動をみせる子どもや、生物学的な性別ではない性別になりたいと望んでいることを開示した子どもの身体診察を行う際には、子どものこれまでの性的・非性的なリスク行動を含めた、包括的で正確なヒストリーを念頭に置いたうえで行う必要がある。身体診察の内容は、他の思春期児と取り立てて大きく異なるところはなく、他の子どもと同様に、健康管理上必要があるならば、外性器を含む包括的な全身診察を適切に行わなくてはならない。ときに臨床医は、生物学的な性別とは別のジェンダーに典型的といえる服装をしている子どもや、別のジェンダーに典型的な行動や関心の示し方をする子どもを診察する機会があるであろう。ただ、その背景にその子どもの性自認の問題が関係している場合もあれば、関係していない場合もあるであろう。

　トランスジェンダーの子どもというのは、ヘテロセクシャルである場合もあれば、ホモセクシャルであったりバイセクシャルである場合もあれば、全く性的に活発でない場合もあることを忘れてはならない。多くのトランスジェンダーの子どもは、自身の性自認を公言することはない。ただし、中には既にトランジション（移行）のプロセスを開始しており、診察時に生物学的な性別とは異なる、自身の性自認と一致する服装・ヘアスタイル・化粧・態度で来院する子どももいる。ときには、トランスジェンダーの子どもが、ジェンダーレスなファッションを身に纏いつつ、性自認に適合する下着を着用していることもある。子どもが二次性徴の抑制を行っている場合、子どもの性成熟度はタナー・ステージ2度から3度にとどまっているが、抑制の期間が長い場合には、同年代の子どもと比較して思春期遅発の状態となっていることもある。子どもが既にトランジットとしてホルモン療法を開始している場合、MTFトランスジェンダーでは乳房発達を認めたり、FTMトランスジェンダーでは髭を認めるなど、エストロゲン治療やテストステロン治療による変化が認められることもある。

　トランスジェンダーの思春期児の多くが、髭が生え声変わりする、もしくは乳房が膨らみ月経が発来するなど、生物学的な二次性徴の進行に伴いに大きな苦痛を経験し、自身の性自認と異なる二次性徴に伴う変化を異質に感じていることを臨床医は理解し、寄り添う必要がある。MTFトランスジェンダーの思春期児の中には、陰茎や精巣を股の間に隠し、見えないようにする子どももいる。また、FTMトランスジェンダーの思春期児の中には、胸が目立たないようにダボダボの服を着たり、さらしを巻いたりしたり、下着やズボンの前にパッカー（パッドや男性器様の物）を装着する子もいる。

　臨床医はトランスジェンダーの思春期児の診察を始める前のプレパレーションとして、子どもが特に不快と感じるであろう診察部位、とりわけ胸部と外性器の検査を行う理由について十分にコミュニケーションを行う必要がある。臨床医は、子どもが出来るだけ不快にならないように診察をしたい旨を説明し、そのための最善の方法について子どもからの提案を受けつけるべきである。どの部分の診察であっても、子どもには拒否する権利があることも伝えなくてはならない。また、陰茎や膣ではなく、どのような言葉を外性器の診察の際に使って欲しいのかについても、子どもに尋ねておく必要がある。例えば、FTMトランスジェンダーの子どもであれば、おっぱいや乳房ではなく、胸という言葉を好むであろう。MTFトランスジェンダー

の子どもの診察は同年代の女児の診察を行うように、FTMトランスジェンダーの子どもの診察は同年代の男児の診察を行うように、進めていく必要がある。MTFトランスジェンダーであれFTMトランスジェンダーであれ、包括的な身体診察を行う際には、病衣を着用してもらい、バスタオルなどで露出を最小限に抑えながら身体パーツごとに実施することが最も適切である。もちろん子どもの身体的な異常の有無について考察を行う際には、子どもの生物学的な性別に基づいた解剖学的な考察を行うことが、医学的には適切である。例えば、原因不明の膣分泌物や外性器出血を認めるFTMの思春期児の診察をした際には、子宮や卵巣などの骨盤内臓器の異常の有無を検査することは全く妥当である。客観的な事実を提示しながら、診察や検査の必要性を医学的根拠に基づいて丁寧に説明し、子どもに敬意を示しながら質問をしやすい雰囲気を作り、診察や検査に伴う不快感を可能な限り少なくする方法について子どもと話し合いをすることで、ほとんどのトランスジェンダーの思春期児は提案された診察や検査をすることに同意するであろう。身体診察は医学的な必要性に基づいて実施されるべきであり、ホルモン療法や外科的治療により外性器や乳房がどのように変化したのかなどの、医師の臨床的興味に基づいて行うようなことはあってはならない。なお、思春期以降の子どもの乳房・外性器肛門部の診察を行う際には、必ず付き添い者を置いた状態で実施する必要がある。付き添い者の性別に関しては、子どもの希望を優先する。

健康増進とレジリエンスの向上

　ジェンダーバリエントの小児やトランスジェンダーの思春期児のケアの目標は、身体的・発達的・心理的・社会的なウェルビーイングを促進することにある。臨床医は、子どもたちの支援をしていく中で、社会の多くの人々がそのような性自認の人々に偏見を持ち、受け入れようとしていないという現実に直面しつつ、この目標を達成するために努力することが求められるであろう。社会的な偏見に晒されているという意味では、ジェンダーバリエントの子どもやトランスジェンダーの思春期児は、LGBの若者と同様の体験をし、同様のニーズを有しているということが出来る。

　ジェンダーバリエントの小児やトランスジェンダーの思春期児の支援を行ううえで臨床医が直面する課題としては、このような年齢層の子どもたちに対する適切な治療法や達成目標について、専門家間でも十分なコンセンサスがあるとはいえない状況の中で、家族に対し助言し、支援をしていくことが求められているという点も挙げられる。研究が不十分であるゆえに、実際の対応は科学的データに基づくというよりは、「専門家の見解と経験」に大きく依存した状況にあるのである。とりわけ前思春期の子どもたちに対しては、異なる信念体系に基づいた数種類の治療アプローチが提唱されているものの、そのいずれにも学術的根拠がほとんどないのが実情である。このようにエビデンスに基づくベストプラクティスといえる対応基準がないことから、臨床医や家族が複数のアプローチ法の中からその子のニーズに最も適したものを選択しようとする際に、ジレンマを感じる場面も少なくはないのである。幸いなことに、2012年に*Journal of Homosexuality*誌が、臨床医や両親を支援するために、小児期のジェンダーバリエ

ントや性別違和（ジェンダーディスフォリア）について今どこまで分かっていて何がまだ分かっていないのかについての特集を組み、様々な治療方法や達成すべき特定の目標についての包括的なレビューを公表している[27]。この特集号では、複数の臨床プログラムについての詳細な説明が行われており、その中で専門家間でコンセンサスの得られている点や、専門家間で見解が分かれている点についての明確化が図られている[28-30]。さらには、様々な治療法における倫理的な観点からのディスカッションも掲載されている[31]。ほとんどの小児科臨床医は、小児思春期の子どものジェンダー問題の専門家のいない地域で働いており、ジェンダーバリエントの小児やトランスジェンダーの思春期児とその家族にとっての主たる情報源や支援リソースとして関わらざるをえない立場になるであろう。それゆえに、そのような立場に置かれた小児科臨床医は、この問題に関する知見を深め、子どもの治療に一貫して関わるうえでのポリシーを持ち、最新の研究成果を把握することに努め、必要と感じた際には、全国的に認知された小児思春期のジェンダー問題の専門機関と繋がり、積極的にコンサルテーションを受けることが不可欠といえよう[32-34]。

　小児期におけるジェンダーバリエントの問題や、クロスジェンダーな性自認の問題や、性別違和の問題については、まだ分かっていないことが多いものの、その中でも性別違和を有する前思春期の子どもの発達の軌跡に関しては、比較的研究が進んでいる領域ということが出来る[12]。思春期に至る前の7～9歳頃に性別違和が消失する子どももおり、そのような子どもは「デシスター（desister：離脱者）」と呼ばれる。研究によれば、デシスターの多くは、思春期に自らの性指向をレズビアンやゲイと自認するようになり、異性愛者であると自認する割合は少ないとされている。一方、思春期以降にも一貫してクロスジェンダーのアイデンティティであると性自認する子どもはパーシスター（persister：持続者）と呼ばれ、そのほとんどは成人期以降も、トランスジェンダーと自認していることが判明している。性別違和の子どもが治療によってデシスターとなることが促進されうるかどうかは論争の的となっているが、もとよりそのような治療が倫理的に正しいことであるのかどうかも、深く議論されている。この問題は、ジェンダーバリエントな表現を行い、クロスジェンダーの性自認をしている性別違和の前思春期児の治療において、最も激しい論争のある問題の一つである。トランスジェンダーの思春期児の治療に関しては、とりわけトランジション（移行）を進める時期や期間をどうするのかという議題について多少の論争のあるところではあるが、ほとんどの臨床専門家は、思春期や成人期における二次性徴抑制療法やホルモン療法の実施、そして最終的に性別適合手術を受けるという医学的な移行治療の実施についてはおおむね合意が形成されている状況にある。その背景として、トランスジェンダーの思春期児のほとんどが、成人期以降にもトランスジェンダーとしての性自認が持続するとの研究結果が示されていることや、これらの医学的な移行治療が安全であり、身体的・精神的なウェルビーイングの著しい改善に繋がることを示す確固たる医学的証拠が存在することが挙げられる[35-39]。一方で、性別違和を有するジェンダーバリエントの前思春期の小児において、他の治療法よりも明らかに優れている治療法が存在する医学的証拠というのは、示されてはいない。このため、たとえ臨床医たちが全力で子どもと家族をサポートしようとしていたとしても混乱は生じうるし、場合によっては個々の臨床医から相矛盾した選択

を迫られることにもなりうるのである。

　とはいえ、性別違和を有するジェンダーバリエントの前思春期の小児に対する複数の治療プログラムには、いくつかの共通するテーマの存在が確認されている[31]。性別違和を感じている小児期の子どもたちの多くは、思春期以降にデシスター（離脱者）となり、性別違和を感じなくなっていくため、現状は多くの専門家が「小児期には親子支援やカウンセリングまでは行うが、医学的な移行治療は行わないことが適切である」と考えている。ごく最近まで、「生物学的性別と異なる性自認に一致した日常生活を送るようにし、呼称も性自認に合わせたものとする」という社会的なトランジション（移行）対応は、思春期以降まで行うべきではないという見解が趨勢を占めていた。ただ最近、生物学的性別とは異なる性自認であることをオープンにし、周囲の支援のもとで性自認に基づく性別として日常生活を送っている前思春期の子どもたちに関する調査研究結果が報告された。性同一性障害（GID）と診断された子どもを対象としたこれまでの先行研究では、子どもに抑うつや不安のレベルの有意な上昇が確認されたと報告されているものが大半を占めている一方で、この新たな研究では、一般の子どもたちと比較して、抑うつのレベルの上昇は確認されず、不安レベルの上昇は確認されたものの軽微な上昇に過ぎなかったことが示されている。トランスジェンダーの子どもの情緒的幸福の根底となる要因を明確化して行くためにはさらなる研究が求められるものの、少なくともこの研究の結果からは、トランスジェンダーの子どものトランジション（移行）を社会的に支援することは有害とはいえず、むしろ心理的な幸福感にポジティブな影響を与えうることが示唆される。この研究の結果から、クロスジェンダーの性自認を明確かつ一貫して主張している前思春期の子どものトランジション（移行）を社会的に支援する立場を取る臨床医の意欲は高まることとなった。

　プライマリーケア医療者と精神科医やその他のメンタルヘルスの専門家とソーシャルワーカーを含めた多領域の専門家チームが、性別違和を有する子どもとその家族に支援とカウンセリングを提供するべきであるという見解も、専門家間でのコンセンサスとなっている。このような専門家チームは、ケアプランを提供する中で子どもが性自認の感覚を深め、社会的／学業的機能・家族関係性・文化的期待についての洞察を深め、自尊心を深めていくうえで有用となる新たな視点を与えてくれるであろう。またこのような専門家チームは、親が性別違和を有する子どもを受け入れ、最終的には応援する存在となるまでの過程を評価し、その過程を促進するための支援を提供することが出来る。さらには、子どもが成長し思春期に入るにつれ変化していくであろう親の不安・懸念・誤解に対処することも出来るであろう。現在の治療プログラムのほとんどは、治療目標は性的指向が同性愛者になることを防ぐことでも、クロスジェンダーの性自認を矯正することでもないことを強調している。実際、これらの治療プログラムは、クロスジェンダーの性自認を持つすべての子どもが性別違和を感じているわけではないことを念頭に、性別違和に伴う困難感の増加を防止することと、既に困難が生じてしまっている場合にはそれを改善することを目的としている。

　多くの治療プログラムは、その目的は共通しているにもかかわらず、支援のあり方や実際のカウンセリング方法については大きな違いがあり、論争的な状況が生じてしまっている。これらの違いは主に、そのプログラムを提供するセンターの哲学、性差や性自認に対する理解、病因論の

解釈、そしてそのような病因がどの程度が潜在的な病理に反映しているのかの認識、あるいは単にそのような子どもたちのあり方に対しての認識の違いを反映していると考えられている[28]。例えばあるプログラムでは、子どもや親の精神病理や家族力動がジェンダーバリエントやクロスジェンダーの性自認や性別違和を引き起こし持続させているとみなし、それらを低減させることを治療の目的としており、子どもが生物学的な性別とは異なる性別になりたいという願いを押さえつけてでも性別違和を克服することを目指している[28]。そのようなポリシーで運用されているプログラムでは、親には、子どものクロスジェンダーな行動に対し制限を加えることが求められていて、気質的に合う同性の仲間との交流機会を促進するようにも求められる。そのような交流の増加は、子どもが生来の性別と一致した「適切な」ジェンダー感覚を強固にし、クロスジェンダーな性自認を生み出し維持している要因を打ち消すことになると、そのようなプログラムの実施施設はみなしているのである。一方で、その対極にある別のプログラムでは、それぞれの子どもたちの有している性自認が正当であることを保証し、そのような性自認を認め支えることが重要であるとのポリシーに基づいて運用されており、子どもたちが自身の性自認に基づいて自由に性的自己表現を行う権利を擁護すると同時に、しばしば非受容的で敵対的な世界において、子どもたちの安全を守ることを治療の主眼に置いている[40]。その他のほとんどのプログラムは、この両極のプログラムの間の後者寄りに位置づけられる[29, 30, 41]。後者寄りのプログラムでは、子どもの性自認や性別違和の要因としての精神病理の探索には焦点を当てない傾向にある。実際、ほとんどの専門家は、小児思春期の子どもの性別違和が困難感に発展する要因のかなりの部分は、子どもの性自認や性的自己表現に対しての家族や友人や地域社会の否定的な反応が占めていると認識している。後者寄りのプログラムにおいては、提供する支援の大部分を、その子どもの置かれている環境がどれだけ安全で支えになるかを見極め、生活のあらゆる場面で安全を感じることが出来、自身の存在を肯定的に捉えることが出来るように、家族や親族、学校、教会やその他の人々と協働関係を結んでいくことに費やしている。とりわけ親に対しては、性別違和による困難が子どもの発達にどのような影響を及ぼしうるかの情報を提供したうえで、最終的に子どもの性自認や性的指向がどのような転帰をたどるかどうかはさておいて、子どもに対し効果的に関わるための知識教育を行い、対処スキルを教え、支えとなる様々なリソースの提供を行っている。一方、ほとんどの小児医療者は、このような子どもたちに対して"見守る"というスタンスを取っており、子どもたちが自身の性自認に基づく性的自己表現を行うことを許容するように親に説明しているが、ときにには一定の制限（例：自宅では、自身の性自認に基づいた服を自由に着ることを認めるが、学校に行く際には許可しないように指導する、など）が必要であるとの指導を行っていることが多い。小児医療者は、子どもが思春期に近づくにつれ、その子が性別違和を感じているのか、感じている場合にはそれが持続する可能性が高いのか、それとも消失していく可能性があるのかを、注意深く見守っていく必要がある。そして持続する可能性が高い場合には、将来的なトランジション（移行）に向けた治療の選択肢について子どもと家族と話し合いの場を持ち、そのうえで、思春期早期から性腺抑制療法を開始するかどうかの判断を行う必要がある。子どもの性別違和が消失していく可能性があると思われる場合には、その子どもが後にレズビアン・ゲイ・バイセクシャルなどの性自認をするようになる可能性を念

頭に、子どもと家族と話し合いを行うとともに、必要に応じて適切な支援的リソースを提供していくこととなるであろう。

　子どものジェンダーバリエントな性的自己表現やクロスジェンダーな性自認や性別違和を懸念して家族が受診をしてきた際に、このような論争のある状況の中で、臨床医はいったいどのような対応をすべきであろうか？　第一には、この問題においてコンセンサスが得られた状況になっている事柄と、論争のある事柄につき、よく理解することが重要である。第二には、DSM-5において「性同一性障害（GID）」の診断はなくなり、「性別違和」に置き換えられたことを念頭に置くことが重要である。このことは、ジェンダーバリエントな性的自己表現を行うことや、クロスジェンダーな性自認を有することはもはや病的状態と解釈すべき問題ではなく、人の多様なあり方の正常なスペクトラムの一部とみなされるべきものであることを意味している。子どもが性自認の問題に関して不快な思いをさせられたり苦痛を感じている可能性について、臨床医は関心を向けるべきであり、治療を行う際には、その子どもの性自認の起源が心の内面にあるのか、環境の中にあるのか、あるいはその両者にあるのかの議論はさておき、子どもが感じている苦痛を低減させることや、苦痛を感じなくするようにしていくことを目的とすべきなのである。治療のゴールは子どもが同性愛者になるのを防ぐことではないということを忘れてはならない。多くの臨床医が、治療の目的は子どものクロスジェンダーな性的自己表現を止めさせたり、性自認を変えさせたりすることではないと認識していることは、強調されるべきである。このような子どもと家族に対し十分な情報に基づいたケアを提供するために、臨床医は、地域の資源や全国規模のリソースについてあらかじめ知識を得ておき、積極的に活用することが望まれる（Box 19-1参照）。可能であれば、先述したような多領域の専門家からなる学際的なチームを結成し、小児期から思春期、場合によっては成人期に至るまで、長期にわたり子どもとその家族を支援することが出来れば、非常に有用な関わりを持つことが出来るであろう。

　ジェンダーバリエントの子どもや性別違和の子どもの親がどのような思いを抱いているのかについて自由に語れるようにし、子どもへの対応法についてあらゆるやり方をオープンに議論することが極めて重要である。また臨床医は、自分たちの行っている治療アプローチが専門家の治療法の中でどのような位置づけにあるのかについて、親にしっかりと説明をすることも重要である。臨床医やその他の支援チームのメンバーは、子どもの性自認や性的自己表現に関する親の懸念、恐れや、不快感の程度について、オープンに話し合いを行う機会を設ける必要があり、そのような場で、治療に関してどのような希望や期待を抱いているかを直接的に尋ねるべきである。またそのような場で、治療の目標は、子どもの性自認に関連して苦痛を感じることがないようにすることや、既に苦痛が生じている場合にはそれを低減することにあり、子どもの性自認や性的指向を矯正することではないことを、両親に明確に伝える必要がある。親はしばしば、自分の子どもが将来的にゲイやレズビアンになってしまうのではないかということを危惧しているが、自分の子どもがトランスジェンダーである可能性についてはあまり考えていないことが多い。臨床医は、どんな子どもでもゲイ・レズビアン・バイセクシャル・トランスジェンダーになる可能性があることを親が認識出来るように支援を行い、社会のすべての人

Box 19-1　性別違和を有する小児や、トランスジェンダーの思春期児のケアを行う臨床家のための各種資料

- Brill S, Kenney L. *The Transgender Teen: A Handbook for Parents and Professionals Supporting Transgender and Non-binary Teens*. San Francisco, CA: Cleis Press Inc; 2016
- Brill S, Pepper R. *The Transgender Child: A Handbook for Families and Professionals*. San Francisco, CA: Cleis Press Inc; 2008
- Centers for Disease Control and Prevention. Transgender persons. Centers for Disease Control and Prevention Web site. https://www.cdc.gov/lgbthealth/transgender.htm. Updated May 18, 2017. Accessed February 20, 2018
- *Guidelines for Care of Lesbian, Gay, Bisexual, and Transgender Patients*. San Francisco, CA: Gay and Lesbian Medical Association; 2006. http://glma.org/_data/n_0001/resources/live/GLMA%20guidelines%20 2006%20FINAL.pdf. Accessed February 20, 2018
- Makadon HJ, Mayer KH, Potter J, Goldhammer H, eds. *The Fenway Guide to Lesbian, Gay, Bisexual and Transgender Health*. Philadelphia, PA: American College of Physicians; 2008
- Mallon GP, DeCrescenzo T. Transgender children and youth: a child welfare practice perspective. *Child Welfare*. 2006;85(2):215–241
- Ryan C. *Helping Families Support Their Lesbian, Gay, Bisexual, and Transgender (LGBT) Children*. Washington, DC: National Center for Cultural Competence, Georgetown University Center for Child and Human Development; 2009
- World Professional Association for Transgender Health. Standards of care for the health of transsexual, transgender, and gender nonconforming people. *Int J Transgend*. 2012;13(4):165–232.

たちがそのように捉えている状況にはないのは確かであるが、どのような性自認を抱いていたとしても、すべて正常な発達の範疇と医学的には判断されるものであるということを十分に時間をかけて伝えていく必要がある。そして平易な言葉を用いて、性別違和を有する子どもの多くは思春期以降にレズビアンやゲイという性自認であると確信するようになり、ごく一部の子どもは自分がトランスジェンダーであるとの確信を抱くようになるという、医学研究結果について丁寧に説明を行う必要がある。そして、子どもの成長に合わせて、折に触れ、親の考えや懸念を共有する機会を持ち、親の認識について誤っている部分があればそれを修正し、必要なタイミングで適切な支援リソースに親や子どもを繋いでいく必要がある。

　何はさておいて、親は子どもに、どのような性自認を抱いていようが変わらずに愛しているということを言葉で明確に伝える必要があり、子どもの性的自己表現や性自認を否定するような言動は控えなくてはならないことを、臨床医は繰り返し親に伝えていく必要がある。サンフランシスコ大学の家族受容促進プロジェクト（the Family Acceptance Project）は、LGBT の子どもたちが健康で安全を感じる状況で過ごすためには、親の関わりが重要であることを実証するための研究を積み重ねている[42]。臨床医は、このような考え方をすべての家族と共有し、性自認や性的指向がどうであれ、親が子どもを受け入れ、適切な支援を行うことが出来るように、スキルやリソースを継続的に提供する必要がある。以下のセクションでは、ジェンダーバリエントの小児やトランスジェンダーの思春期児を、臨床医がどのように認識し、子どもたちのニーズをどのように把握し支援することが出来るのかについて、議論を深めていく。

身体的健康

　ジェンダーバリエントの小児やトランスジェンダーの思春期児も、性自認の問題がない子どもたちと同じように、身体的な健康問題を抱えることは当然ある。性的自己表現や性自認の問題を抱えているからといって子どもたちが受ける健康管理に差異が出るべきではなく、あくまでも、それぞれの子どものこれまでの病歴・身体所見・検査所見を包括的に捉えたうえで実施されるべきものである点に何ら変わりはない。一方で、臨床医は、性自認の問題を抱える子どもがしばしば敵対的で偏見に溢れた環境の中で成長し、そのことが子どもの身体的健康に悪影響を及ぼしている可能性があることを認識しておく必要がある。そのような負の影響としては、薬物乱用による身体的問題、家出や食生活の乱れなどに続発した栄養不良、無防備な性的活動による身体的影響、自傷行為、身体的・性的暴力による身体損傷、適切な医療環境以外で受けたホルモン療法や外科的治療による身体的影響などが挙げられる。

発達的・社会的・情緒的なウェルビーイング

　ジェンダーバリエントの小児やトランスジェンダーの思春期児は、ほとんどの点で同年代の子どもたちと変わりはない。どのような子どもも等しく守られ、養育され、愛情を注がれるべき存在であり、将来に対し希望や夢を持つように支えられるべき存在である。性自認の問題を抱える子どもも、そのような問題のない子どもと同じく家庭や地域社会で育ち、同じ学校・同じ教会に通っている。トランスジェンダーの子どもだけではなく、思春期の子どもというのは、性的指向を含めたあらゆる"自分"というのを統合する"アイデンティティの形成"という発達課題に直面している。自身の性的指向と性自認に対し、アイデンティティとして自己受容することが出来ることは、情緒的な安定の形成に繋がるもので、小児思春期の子どもの健康と幸福にとり不可欠といえるものである。

　しかし、小児期にジェンダーバリエントとしての表現を行い、思春期をトランスジェンダーとして過ごした子どもというのは、いくつかの重要な点で同世代のシスジェンダー（生物学的な性別と性自認が一致している人）の子どもとは異なった成長をすることが報告されている[9, 43, 44]。前者の子どもでは、人としてのアイデンティティの根幹である性自認や性的指向について理解しようともがき苦しみ、しばしば孤独でときに恐ろしい自己発見の旅に進んでしまい、様々な困難に直面することとなる。子どもたちの中には、幼少の時期に自身の生まれ持った性別とは異なる感覚を抱く子どももいる。中にはそのような感覚が思春期を超えて持続しても、その感覚に順応することが出来る子どももいる。しかし、ほとんどの子どもは、その自身の感覚がどのような意味合いを持っているのかや、自身が何者であるのかという問いに答えを見出すことが出来ず、大きな混乱と苦痛を経験することとなってしまう。"人の性別というのは男性か女性のどちらかに二分されるものであり、性的自己表現と性自認は解剖学的な性別と同一でなければならない"と厳密に捉えている社会で育った子どもは、「自分の中の何かが間違ってしまった」という感覚を強く抱いてしまいやすいことに疑いの余地はない。このような感覚を抱いてしまった子どもたちの多くは、混乱、恥、怒り、自己嫌悪、絶望が交じり合った状態に圧倒されてしまうこととなる。性別違和を有していた子どもの多くは、思春期以降にレズビアン・ゲイ・バ

イセクシャルとして性自認するようになり、自身の性自認に確信が持てない状況からは脱するようになる。ただ、シスジェンダー以外の性自認に否定的な社会の中では、レズビアン・ゲイ・バイセクシャルとの性自認をしていること自体が、子どもに発達上の困難をもたらしうる。

　ジェンダーバリエントの小児やトランスジェンダーの思春期児とその家族のケアを行ううえで小児医療者というのは、専門的医療者の立場で心理教育やカウンセリングを行う専門医と同じくらい重要な存在である。臨床医は、ステレオタイプに基づく思い込みを避け、それぞれの子どもに特有の経験やニーズを理解するために、注意深く耳を傾けなくてはならない。一般的に、性別違和を有する小児やトランスジェンダーの思春期の子どもにカウンセリングを行う際には、「自己受容を進め、その子どもの性的自己表現や性自認が異常ではないことを保証する」「安全・安心な状況を担保する」「支援的な他者との繋がりの構築を支援する」「性自認についての自己開示（カミングアウト）に関する自己決定を支援する」「他者との交際に関する問題や、性的意思決定の問題について助言を行う」「将来に対し、楽観的に捉えることを促進する」という6つの観点に対しての対応が求められる。性別違和を有する小児やトランスジェンダーの思春期の子どもの健全な発達を保証するためには、これらの6つの観点それぞれに取り組んでいくことが不可欠である。そのためには、初診時や単回の受診ですべて対応することはおよそ困難であり、時間をかけて繰り返し対応をしていく必要がある。

自己受容について、ならびに健康であることの保証について

　臨床医は、ジェンダーバリエントの子どもが行う性的自己表現や性自認に対する周囲の否定的な反応によって、子どもがメンタルヘルス上の問題を抱えてしまうことを予防するうえで、重要な役割を担うことが出来るはずである。臨床医は、ジェンダーバリエントの子どもに対し、「この社会で異質の存在であると感じてしまうことは苦痛に繋がってしまうが、自身の性自認に基づく行動をとることは全く健全なことである」ということを伝えてあげる必要がある。トランスジェンダーの思春期児に対しては、「性同一性障害（GID）」という用語はもはや使われておらず、生来の性別と異なる性自認を持つこと自体は医療の世界では病気とはみなさないこと、ならびに、あくまで性別違和により著しい苦痛を感じた状態になった場合にのみ性別違和症という病名がつく、という議論について説明をしてあげる必要がある。すなわち、トランスジェンダーであることは、正常な人間のアイデンティティの一部であり、そのような存在に対し社会が寛容でないことで苦痛が生じてしまうことこそが、懸念すべき問題であるということを明確に伝える必要がある。トランスジェンダーとの性自認を有していることは病気ではなく、健康で正常なことであるということを再確認させ、その妥当性を保証してあげることは、おそらく臨床医が子どもやその家族に対し発信することが出来る最も強力なメッセージとなるであろう。

　近年、ジェンダーバリエントの小児やトランスジェンダーの思春期児の多くが、ジェンダー・性自認・性的自己表現について、YouTube動画やその他のウェブサイトから情報を深く得ることが出来るようになり、また、SNSで他のジェンダーバリエントやトランスジェンダーの子どもと繋がることが出来るようになっている。しかし、いまだにシスジェンダー（生物学

的な性別と性自認が一致している人）以外の性自認についての意味合いについてほとんど、ある
いは全く情報を持たず、深刻な孤立状況に陥っている子どもも存在している。臨床医は、ジェ
ンダーバリエントやトランスジェンダーの子どもと話をする際には、子どもがこれまでに見た
り聞いたりして得た知識について初期の段階で確認をし、誤った認識をしている場合にはその
修正を図り、自己受容が進むように働きかけ、子ども自身の本来持っているストレングス（強
み）を引き出すように支援をする必要がある。ジェンダーバリエントの子どもに対しては、男
の子のあり方や女の子のあり方というのは様々であり、その子が表現するあり方というのもそ
の中の一つであると話し、安心させる必要がある。また、体が男の子であっても、内面が女の
子のように感じている子どももいれば、その逆の場合もあり、あるいは男の子でも女の子でも
ない別の性別であるように感じている子どももいること、そしてどのような性自認をしていた
としても、そのことは全く問題ではないというメッセージを伝えることも出来るであろう。ト
ランスジェンダーの思春期児に対しては、「性的指向」「性自認」「トランスジェンダー」の意
味合いについて正確な情報を提供したうえで、しっかりとした話し合いを行う必要がある。思
春期児の中には、自身の性自認・性指向がゲイなのかレズビアンなのかバイセクシャルなのか
ストレートなのかトランスジェンダーなのか、それらが組み合わさった状態にあるのかがはっ
きりせず、混乱した状況に陥っている子どももいる。そのような子どもに対し、性自認が確実
でない状態というのも正常な状態であり、時間が経つにつれて自身が何者であるかについてよ
り明確に理解出来るようになっていくと伝えることが重要である。臨床医は、性自認の問題に
直面している思春期児にパンフレット渡したり、支援を提供しているウェブサイトを紹介する
ことも出来るであろう[45]。Box 19-2 に、そのような際に有用となる各種のリソースをまとめ、
掲示している。

　少数民族などのマイノリティに属しているトランスジェンダーの子どもは、とりわけ困難に
感じる局面が多い状況にあるであろう。臨床医は、これらの問題について子どもと忌憚なく話
し合いを行い、適切な地域社会のリソースやオンライン上の支援団体に繋いでいく必要がある。

安全・安心な状況を担保する

　ジェンダーバリエントの小児やトランスジェンダーの思春期児は、身体的暴力や性暴力の被
害を受けやすく、いじめや差別や社会的拒絶の対象となってしまう可能性も高い。そのため、

Box 19-2　性別違和を有する小児や、トランスジェンダーの思春期児のための参考文献

- Advocates for Youth. I think I might be transgender, now what do I do? Advocates for Youth Web site. http://www.advocatesforyouth.org/component/content/article/731-i-think-i-might-be-transgender-now-what-do-i-do. Accessed February 20, 2018
- Gender spectrum. Resources: teens. Gender Spectrum Web site. https://www.genderspectrum.org/resources/teens-2. Accessed February 20, 2018
- Get support. PFLAG Web site. https://www.pflag.org. Accessed February 20, 2018
- Harbor Camps, Inc. Camp Aranu'tiq Web site. https://www.camparanutiq.org. Accessed February 20, 2018
- The Trevor Project Web site. https://www.thetrevorproject.org. Accessed February 20, 2018

そのような子どもへの対応を行った際には、家庭や学校や教会やその他の場所で安全が損なわれた状況にないか否かについて常に確認をする必要がある。いじめやその他の迫害体験の存在が確認された場合、臨床医は、子どもや家族と共に、その暴力を終わらせるために適切な対応策を検討し、実行する必要がある。ジェンダーバリエントやトランスジェンダーの子どもたちの多くは、恥の感情を抱いていて、自分自身の安全を守ることをし難い状況となっている。子どもたちは、自身に加えられた危害は自業自得であると考えたり、これが世界のあり方であるとそのまま受け入れていたりすることがある。臨床医は、子どもに対し、そのような扱いを受けるいわれは何もないこと、そして、日常生活の中でも、その他のあらゆる場面においても、安全が保障され、すべての人々から敬意をもって接してもらうことが当たり前であり、それが脅かされている場合にはSOSを出してよいのだと伝えてあげる必要がある。ジェンダーバリエントやトランスジェンダーの子どもたちの権利擁護を積極的に行っている支援者というのは極めて少ないため、臨床医はあらゆる人たちに働きかけて、家庭や学校などを含めて、子どもが暴力を経験している可能性のある場面があるならば、そのような暴力を直ちに完全に終わらせるべく協働して計画的に対処する必要がある。

孤立化を防ぐ

　ジェンダーバリエントの小児やトランスジェンダーの思春期児は、深い孤立感や孤独感を抱きやすく、それにより身体的・精神的な健康が損なわれることもある。小児医療者は、このような子どもたちに性的自己表現と性自認についての正確な情報を提供するとともに、支援的で安心出来るカウンセリングを自身で行うか、さもなければ、支援的ケアやカウンセリングを行うための時間・余裕・専門知識を有する同僚にケースを紹介するなど、子どもたちの孤立化の問題に対処していく必要がある。また、必要に応じて、子どものジェンダー問題に対して対応を行っている支援団体や、治療プログラムを有する機関などの地域リソースに繋げていく必要がある。地域にそのようなリソースがなく、プログラムを利用出来ない子どもや家族に対しては、全国組織の電話相談ホットラインやウェブサイトを紹介する必要がある。Box 19-2およびBox 19-3に、そのような際に活用可能なリソースについての一覧を掲示している。

　臨床医は、地域社会や全国に存在するジェンダーバリエントやトランスジェンダーのロールモデルとなる人々の話をしてあげることも出来るであろう。状況によっては、自身がトランス

Box 19-3　性別違和を有する小児の親や、トランスジェンダーの思春期児の親のための参考文献

- Brill S, Kenney L. *The Transgender Teen: A Handbook for Parents and Professionals Supporting Transgender and Non-binary Teens*. San Francisco, CA: Cleis Press Inc; 2016
- Brill S, Pepper R. *The Transgender Child: A Handbook for Families and Professionals*. San Francisco, CA: Cleis Press Inc; 2008
- Gender Spectrum. Resources: parenting and family. Gender Spectrum Web site. https://www.genderspectrum.org/resources/parenting-and-family-2.Accessed February 20, 2018
- Marian Wright Edelman Institute, San Francisco State University. Family Acceptance Project Web site. http://familyproject.sfsu.edu. Accessed February 20, 2018

ジェンダーである臨床医に繋げ、ロールモデルになってもらうことも適切な対応である。

性自認の開示（カミングアウト）

　トランスジェンダーの思春期児は、自身の性自認について他者に開示をしたいという強い衝動に駆られる時期があることが多い。トランスジェンダーの思春期児の多くは、小児期にジェンダーバリエントな（生物学的性別とは異なる）性的表現をした経験を有している。そのため、トランスジェンダーの思春期に対し、周囲の人々が「レズビアン（もしくはゲイ）なのではないか」という印象を既に持っていることも稀ではない。しかし、トランスジェンダーの思春期児の中には、社会的な期待に合わせるように、自身の生物学的性別と一致するような性別表現を装ったり、ゲイやレズビアンであると冗談めかして振る舞い、他者からもそのようにイジられるようにして、自身の性自認をうまく隠している子どももいる。トランスジェンダーの思春期児が自身の性自認を家族や友人へ打ち明ける際、しばしば感情的な衝突が生じてしまいやすく、そのプロセスがトラウマ体験になってしまいうる。実際、トランスジェンダーの思春期児は、自身の性自認をカミングアウトすることで家族や友人から非難され拒絶されてしまうのではないかという恐れを感じており、カミングアウトを行うことに対して、リスクとベネフィットを天秤にかけ、慎重にならざるをえない状況にある。親から否定的な反応が予想され、法律的・経済的に自立するまでカミングアウトを待つべきと判断せざるをえない状況の子どももいる。しかし、多くの子どもたちは、自分を偽って生き続けることに耐え難い感覚を抱き、自尊心の傷つきを防ぐ意味で、親以外の人物には早期にカミングアウトを行う傾向にある。臨床医は、差し迫ったリスクがない限り、子どもが性自認をカミングアウトした際に、そのことを子どもの許可なく親に明かす（アウティングする）ことは、あってはならない。臨床医は、思春期の子どもが家族や友人にカミングアウトする心の準備が出来ているかどうかを判断し、カミングアウトを行うのに適した場所・時間・方法論についての助言者となるなど、開示のプロセスにおける重要な役割を担うことも出来るであろう。対応する臨床医が、子どものカミングアウトのプロセスを支え家族への支援を行うカウンセリングスキルに自信がない場合、それを効果的に行いうる治療者にコンサルテーションを求めたり、紹介を行う必要があるであろう。

交際と性的意思決定

　トランスジェンダーの子どもの多くは、他のトランスジェンダーの子どもと出会う機会はなく、友情を築いて互いに助け合うことが困難な状況にある。それゆえに臨床医は、もし存在するのであれば、地域のLGBTのティーンの支援団体やLGBT支援プログラムに、トランスジェンダーの子どもを繋ぐ手助けをすることが望まれる。その際に、親に伝えることなく繋いだとしても、倫理的に問題はない。臨床医は、トランスジェンダーの子どもが正確な情報を得たり、支援的なカウンセリングを受けたり、他のトランスジェンダーの子どもたちとコミュニケーションを取ったりすることが出来る全国的な電話相談のホットラインやウェブサイトを紹介することも出来るであろう（Box 19-2に、性別違和を有する小児や、トランスジェンダーの

思春期児／若年成人のための各種リソースを掲示している）。たとえ地域に専門的なリソースがない場合でも、臨床医は、子どもが自立し、トランスジェンダーを受け入れてくれる体制がより整った地域に引っ越しそこから学校や職場に通うなどの選択が取れるようになるまで、子どもへの支援を提供することが出来るはずであるし、そのことは子どもにとっての命綱ともなりうるのである。

　トランスジェンダーの思春期児の行動様式や性的指向は、異性愛者の場合もあれば、同性愛者の場合もあれば、両性愛者の場合もある。しかし、トランスジェンダーに対しての社会的な偏見は大きく、多くのトランスジェンダーの思春期児は、深い関係を築きたいと思う相手に自身の性自認が明らかになることを恐れている。そのため、トランスジェンダーの思春期児の中には、情緒的・身体的に親密になる相手と出会う唯一の選択肢が、そのような出会いの場として噂されている公園や街頭や、インターネットの中にならざるをえず、相手の素性を知らぬまま交流を求める子どももいる。こうした出会いは潜在的に危険性が高いだけではなく、しばしば差恥心や劣等感を伴うものとなりがちで、子どもの自己価値観を脅かし、アイデンティティの危機をもたらしうる。通常の思春期の子どもたちは、より安全かつ肯定的な形で恋愛対象者と出会い交際に発展していく。トランスジェンダーの思春期児の多くが、他の思春期児と全く同じように出会いや恋愛を求めていることは、米国内の多くのLGBTの若者を対象としたプロム〔訳注：学年末の正装で行うパーティー〕やその他の社交的な場が大きな人気を集めていることからも明らかといえる。

　交際中のトランスジェンダーの思春期児は、「この人と交際を続けることで、私は何を求めているのであろうか？」「私は本当にこの人と交際を続けていてよいのだろうか？」「今の関係は良い関係といえるのであろうか？」「どうしたら交際を終わりに出来るのだろうか？」など、シスジェンダー（生物学的な性別と性自認が一致している人）の子どもと同じような多くの疑問に直面する。ただし、トランスジェンダーの思春期児においては、ボーイフレンドもしくはガールフレンドに、自身の性自認についていつ・どのように伝えるべきであるのかという非常に難しい課題を抱えざるをえない状況にある。トランスジェンダーの子どもたちを支援する臨床医やセラピストは、子どもがこれらの疑問について洞察し、答えを見つけ出す手助けをすることが出来るであろう。

　他の思春期児と同様に、多くのトランスジェンダーの子どもは、適切な性教育を受ける機会に乏しく、健全な性的意思決定のあり方についてほとんど知らない状況にある。交際相手と性的関係を持つ心の準備が出来ていないと感じている子どもにとって、自制的・禁欲的に振る舞うことは、たいていの場合、適切な選択肢となるであろう。一方、交際相手と性的関係を持つ心の準備が出来ている子どもに対しては、トランスジェンダーであっても健康的で充実した性生活を送ることは十分に期待出来ることであると、子どもたちに理解してもらう必要がある。臨床医は、性的関係を持つ心づもりがあるであろうと判断されるすべての思春期児に対し、性感染症に罹患する可能性や、性的トラウマを負う可能性・性暴力被害にあう可能性を減らすために、性的パートナーの数は制限すべきであること、セックスの際にアルコールや薬物を併用するべきではないことなどの助言を行う必要がある。トランスジェンダー同士の性行為であっ

ても、生物学的性別の組み合わせや行われた性行為の内容によっては、他の思春期の子どもたちと同様に望まぬ妊娠をしてしまうリスクはあり、避妊についての性教育やカウンセリングの機会を設ける必要もあるであろう。若年妊娠自体が医学的なリスクであるだけではなく、ジェンダーバリエントやトランスジェンダーの子どもにとっては、妊娠したという事実自体がしばしば非常に大きな心理的トラウマになりうる。もちろん膣性交だけではなく、口腔性交や肛門性交に関しても、診察室内でオープンに語れる雰囲気を形成し、より安全な性行為について詳しく学びを得る機会を作るべきである。トランスジェンダーの子どもを含めたすべての思春期児に対し、「いやよいやよも好きのうち」と考えることは非常に危険であり、セックスをしたいと思ったときに相手が「ノー」と言った場合には、それは常に「ノー」であると考える必要があり、どのような形であれ性行為を強要することは性暴力に他ならないということを十分に理解してもらう必要がある。

将来に対し、楽観的に捉えることを促進する

　臨床医は、トランスジェンダーの子どもが直面しうるリスクにばかり焦点を当てるのでなく、しばしば敵対的な状況に晒されながらも、子どもはその状況を克服し、ときにはその体験から成長することが出来る特有のストレングス（強み）を有している可能性に着目する必要がある。多くのトランスジェンダーの子どもたちは、自身の性自認によって将来が大きく制限されると考えてしまっているが、必ずしもそうなるとは限らないことを強調してあげることが重要である。トランスジェンダーに寛容なコミュニティというのも存在しており、またそのような地域に居住していなくとも、多くのトランスジェンダーの成人は、幸せで健康的で、かつ生産的な生活を送っていることを伝えてあげるとよいであろう。トランスジェンダーとして成長することには確かに困難が多いかもしれないか、未来は希望に満ちていてワクワクするものであるという楽観的な姿勢を持つことが出来るように支えていくことも、臨床医の重要な使命ということが出来る。

トランジション（移行）の過程にある思春期児への配慮

　トランジション（移行）とは、トランスジェンダーの人々が、自身の性自認と一致する身体と性役割を獲得していくプロセスであり、情緒的・心理的・社会的・身体的・法的といった多くの側面を有している。トランジション（移行）のプロセスは、多くの場合、幼小期に始まり、思春期を経て成人期以降にも続いていくものである。性腺抑制療法やホルモン療法を経て、最終的に性別適合手術を受けるというのが、典型的な医学的トランジション（移行）である。臨床医というのは、トランスジェンダーの人が女性から男性、男性から女性、あるいはその他の自認する性別へのトランジション（移行）を促進するうえで、極めて重要な役割を担っている。とりわけプライマリーケア医療者は、ジェンダーバリエントの子どもや性別違和を有する子どもを幼少期から知っていることも多いであろう。子どもが思春期年齢に近づき、性別違和が思春期以降まで続くと思われる場合には、プライマリーケア医療者は、子どもと両親に対しトラ

ンジション（移行）という概念、トランジションを開始すべき時期や方法、医学的治療の利点と限界点、ならびにその先の性別適合手術などの選択肢につき、詳細かつ正確に情報を提供する役割を担う適任者ということが出来る。また、ジェンダーバリエントの子どもや性別違和を有する子どもの発達心理や医学的管理に関しては、ある程度の論争があり、思春期に入った子どもたちの医学的なトランジション（移行）をどうすべきかに関しても、一定の論争があることを家族と共有することも重要となる。これらの点について共通理解を図ることは、子どもと親から治療に関すインフォームドコンセントを得るために不可欠である。同じく、性腺抑制療法、ホルモン療法、性別適合手術などの医学的トランジションの管理方法に対して様々な見解のある中で、対応している臨床医がどのような立場を取っているのかについても、子どもや家族に明確に伝えることが不可欠である。

　説明を行う医療者自身でホルモン療法を行うかどうかはさておき、子どもが中学から高校に進学するタイミングや、家族が引っ越しを行うタイミングなど、自然にホルモン療法を開始することが可能なポイントを子どもや家族と探っていくことも、臨床医のなすべき重要な役割ということが出来る。適切な治療タイミングを決定した場合、臨床医は実際にそのような治療を開始する前に学校関係者と話し合いを持ち、トランスジェンダーについての理解を深めてもらい、トランジション（移行）のもたらす社会的・心理的な利点について共通認識を形成することも重要である。そのような話し合いを持つことで、学校関係者や他の生徒からハラスメントの被害を受ける潜在的なリスクを評価し、対処することも可能となるであろう。臨床医は、クラス内だけではなく他の生徒のいない場面などを含め、学校のあらゆる場面でトランスジェンダーの子どもが呼ばれたい名前やあだ名で呼ばれることが出来、子どもが望むトイレを利用することが出来、子どもの望む更衣室を利用することが出来るように、個々の子どもに応じた個別的な教育プログラムを学校側に作成するように依頼するなど、トランジション（移行）の過程にある子どもが学校で尊重され、安全に過ごすことが確実に出来るように、子どもの権利擁護のために積極的な働きかけを行う必要がある。戸籍の名前の変更や出生証明書の性別表示の変更手続きを進めていくことは、トランスジェンダーの子どもたちにとって、社会的なトランジション（移行）として大きな意味を持つことを臨床医は理解する必要があり、またそのような変更手続きが、学校生活やその他の生活場面における子どもの安全感の向上やウェルビーイングに直接的な影響を及ぼすものであることも認識しておく必要がある。また臨床医は、そのような手続きに関連する法律／条例に精通しておき、子どもと親の意向を確認しつつ、そのプロセスが首尾よく進むことが出来るように、積極的に協力することが求められる。

　社会的・心理的なトランジション（移行）が問題なく進んでいるのかどうかをモニタリングし、必要に応じて支援を行うという役割だけではなく、性腺抑制療法やホルモン療法を含めた身体的なトランジション（移行）を開始し、継続していく過程においても、小児医療者というのはますます中心的な役割を担うことが期待されるようになってきている。ただし多くの臨床医は、そのような対応を効果的に行うためのトレーニングを受けた機会はなく、臨床経験もほとんどなく、またそのために使える時間もないと感じているのが実情である。そのため小児医療者の多くは、自身の抱えているジェンダーバリエント傾向の顕著な子どもや性別違和の強い

子どもを、思春期以降に、ジェンダー問題の専門家やトランスジェンダーの評価やケアについて自分よりも知識と経験が豊富な同僚に紹介しているのが実情である。一方で、ほとんどの小児医療者はかかりつけ医として、その後も子どもや家族と関わりを継続していることが多い。大都市圏であれば、性別違和を有しトランジション（移行）を行う意思のある子どもと家族にカウンセリングを提供した経験を有する内分泌科の専門医・思春期医学の専門医・家庭医・内科医・精神科医や心理士がいることが多いであろう。そのような地域で働く医療者であれば、地域のLGBT支援センターやゲイ・レズビアンのための医療連盟（GLMA: Gay and Lesbian Medical Association）のような全国組織の支部を通じて、そのような専門家に患者を繋げることは容易であろう。しかし多くの小児医療者は、専門知識を持つ医療者がほとんど、あるいは全くいない地域で診療を行っているのが実情であり、そのような場合には、電話診療のシステムやその他の手段を用いて、遠方のジェンダーの専門家に評価や治療に関してのコンサルトを受けながら、自身でジェンダーバリエント傾向の顕著な子どもや性別違和の強い子どもへの対応を行っていかなくてはならないであろう。このように、必要に迫られる形で、多くの小児科臨床医がトランスジェンダーの子どものケアの経験を少しずつ積み上げている状況にあるのが実情である。ただし、必要に迫られる形であったにせよ、トランスジェンダーの子どもの診療経験を有する小児医療者であれば、思春期を迎えた子どもに対して性腺抑制療法やホルモン療法などの医学的なトランジション（移行）を自身で実施することは、特別な治療に位置づけるべきものではなく、むしろ標準的治療というべきものであり、早期に治療を開始することで子どもの身体面・心理面の両者のウェルビーイングの向上に有用であるとの認識が少しずつ形成されつつある[19, 36, 38, 39]。

　臨床医が、トランスジェンダーの人たちのトランジション（移行）のプロセスを円滑に進める際に有用なガイドラインとして、2011年に世界トランスジェンダーの健康に関する専門家協会（WPATH）が『性別変更者、トランスジェンダー、ジェンダー・ノンコンフォーミングの人々のための健康維持／増進のための標準的ケアガイドライン（*Standards of Care for the Health of Transsexual, Transgender, and Gender Nonconforming People*）』の第7版を公表している。このガイドラインは、現時点で身体医学的・精神医学的なトランジション（移行）のカウンセリング・治療・支援における最も権威のあるガイドラインとみなされている[7]。また、米国内分泌学会もトランスジェンダーの思春期児に対するトランジション（移行）としてのホルモン療法に関する詳細な臨床実践ガイドラインを作成している[37]。さらに、これまでにトランスジェンダーの人々の包括的なヘルスケアを提供してきたいくつかの医療センターも、それぞれ独自の臨床実践ガイドラインを作成している[32, 33]。後者の個別施設の作成したガイドラインは、インフォームドコンセント・モデルに基づき、トランスジェンダーの人々のケアに取り組む形で構成されているものが多い。その前提となっているのは、「患者や家族（未成年の場合、家族の同意は必須）というのは、トランジション（移行）に際し、それぞれの治療選択肢のメリットと限界点について包み隠さずすべての情報が提供されれば、自らの意志でどのような治療が自分にとって最良であるのかを決定する力を有している」という考え方である。このような考え方は、WPATHの標準的ケアの初版のガイドラインのように、画一的かつ直線的にトランジ

ション（移行）のあり方を示しているだけであったありようとは対極にあるといえよう。初期のガイドラインは、どのようなケースを治療対象とするのかや、治療対象となった患者の治療内容、治療順序、治療のタイミングを医師やメンタルヘルスの専門家が主導して決定することを促す内容であった。もちろん、WPATHの標準的ケアのガイドラインの最新版は、初期のガイドラインとは大きく異なっており、より患者を中心に考える方向に改訂されていて、その患者固有のニーズや状況に対応するためにトランジション（移行）として推奨される治療方針はケースバイケースで柔軟に調整されるべきものであることが明示されており、治療目標も、性別違和に伴う困難感に基づく症状を低減し、患者の身体的・心理的なウェルビーイングを最大化することと記載されており、「個人の有する性自認や性的自己表現の方法を強制的に変更しようと努力することは非倫理的であるとみなされる」と明示し、強調している。

　トランジション（移行）を考えている思春期の患者に対しての身体医学的介入を、WPATHのガイドラインでは3段階に分けて対応するように提唱している。第一段階の治療は、思春期早期に性腺刺激ホルモン放出ホルモン（GnRH）アナログ製剤（商品名：リュープリン）を使用して、エストロゲンとテストステロンの産生を抑制し、それにより思春期の進行を遅らせる治療であり、この治療は完全に可逆的な治療で、治療を止めることで通常の二次性徴は発来し、進行していく。第二段階の治療は、性自認に合致するホルモン製剤（性自認が男性の患者に対してはテストステロン製剤、性自認が女性の場合にはエストロゲン製剤）を使用するホルモン療法であり、この治療は部分的に不可逆的な変化を患者にもたらす。第三段階の治療は、一般的には成人期以降に行われる性別適合手術などの不可逆的な治療である。WPATHのガイドラインでは、すぐに治療ステージを上げていくのではなく、それぞれの段階の状況に適応する時間を子どもと親に与える「段階的アプローチ」を取ることが提唱されている。身体的にも心理的にも社会的にも大きな変化をもたらすこのトランジション（移行）という過程において、一貫して子どもと家族を支援するためには、様々な領域の専門家からなる学際的なチームが関与することが強く推奨されている。過去にはチームに属する専門家がトランジションのプロセスを進めていくうえでの門番の役割をしていた時代もあったが、現在では、それぞれの専門家の役割は、トランジション（移行）のプロセスを促進することにあると理解されている。

　ただ、実際の治療プロセスは個々の患者によって様々であり、画一的なものではないと認識しておく必要がある。社会的に完全に自身の性自認と合致する生活を送ることに満足感を見出している患者もいれば、ホルモン療法を始めたり手術を受けたりしたいとまでは思わないと感じている患者もいる。またホルモン療法を受けることまでは希望するが、手術で体を変えることまでは不要であると感じている患者もいるであろう。例えば、FTMトランスジェンダーの人々は、乳房切除術を受ける選択はするものの、外性器の再建術までは希望しないことが多い。また、トランジション（移行）のプロセスというのは、必ずしも直線的に進むわけではない。ある時期にはより女性らしい性自認を抱き、別の時期には男性らしい性自認を抱くという人もおり、そのような人では、性別役割や性的自己表現が時期によって異なるものとなる。このような性自認や性的自己表現に揺らぎのある人もいるということを臨床医はあらかじめ認識しておく必要があり、そのような人にも一貫して支持的な対応を行う必要がある。

性腺抑制療法

　性腺抑制療法は、持続的に性別違和を感じている子どもが二次性徴を迎えた際の標準的な治療法として、世界トランスジェンダーの健康に関する専門家協会（WPATH）と内分泌学会の両団体が推奨している治療法である。二次性徴の抑制は、思春期早発症の子どもの治療と同じく、GnRHアナログ製剤を投与する形で行われる。ただし、性別違和の治療として性腺抑制を行うことは、この薬剤の適応外使用である。GnRHアナログは、下垂体から分泌されるLH（黄体形成ホルモン）の分泌を抑制することで、テストステロンやエストロゲンの分泌を抑制し、それにより二次性徴の進行は抑制されることとなる。性腺抑制療法を行う利点としては、まず一つ目として、子どもが自身の性自認をよりよく理解し、より多くの情報に基づく決断を行うことが出来るように思春期の発来時間を先延ばしに出来る点が挙げられている。二つ目の利点として、二次性徴を抑制することによって、ほとんどのトランスジェンダーの子どもたちが二次性徴が進んでいくことによって感じる情緒的トラウマを予防することが出来、結果として性的違和の症状が低減されうるという点が挙げられる。三つ目の利点として、二次性徴を抑制することによって、後の身体的なトランジション（移行）をより困難にしてしまう身体的な変化をくい止めることが出来る点が挙げられる。出生時の生物学的な性別に基づく身体的な変化が進んでいない場合、ホルモン療法ははるかに効果的となりやすく、また身体的変化が進んでしまっている場合に必要となる乳房縮小術、レーザー脱毛、甲状軟骨（のど仏）切除術などの、より侵襲的な医学的介入の必要性を減らすことが可能となる。

　持続的に性別違和を感じている子どもに対しては、思春期の初期徴候が現れた時点（早い子で9歳頃）で性腺抑制療法を開始することが望ましい[37]。その後に、子どもの性自認が生物学的性別と一致しているとの判断を行った場合には、性腺抑制療法を終了すれば、その後は通常に二次性徴は進行していく。性腺抑制療法による内分泌学的な影響というのは完全に可逆的であり、その後の二次性徴の発来や進行に何も影響を与えることはない。その後に、子どもの性自認がトランスジェンダーであるとの判断を行った場合には、性腺抑制療法を終了し、クロスジェンダー・ホルモン療法を開始することが望まれる。

　性腺抑制療法中は、小児内分泌科医が関与することが推奨される。GnRHアナログ製剤の使用に関する研究では、性腺抑制療法中に一部の患者では、骨密度が低下してしまいうることが示唆されている。ただし、その後の研究によると、性腺抑制療法を実施した小児においては、治療終了により二次性徴が進行したりクロスジェンダー・ホルモン療法を開始することで、低下した骨密度は回復していくことが示されている。また、二次性徴がある程度進行してから性腺抑制療法を開始した生物学的女性において、治療終了後に月経不順を認めることがあるとも報告されている。小児内分泌専門医であれば、このような問題に対処し、性別に適した成人身長を獲得出来るようにモニタリングを行い、必要に応じて治療法を調整することが可能である。性腺抑制療法の潜在的リスクはごくわずかであり、性別違和を感じている思春期発来以降の子どもへの性腺抑制療法の身体的・心理的なウェルビーイングに及ぼすポジティブな影響が各種研究により積み上げられている点を鑑みたうえで、治療適応について検討する必要がある。

　生物学的な性別が男性の性別違和を有する子どもと家族に対しては、性腺抑制療法を行った

場合、陰茎長が不十分となるために、後に陰茎反転膣形成術を希望した場合に手術が困難となりうるという点について、しっかりと伝える必要がある。ただし、そのような場合であっても、その他の部位の皮膚を移植して形成する方法や、結腸組織を用いて形成するなどの代替的な方法が存在している。臨床医は、性腺抑制療法やクロスジェンダー・ホルモン療法の両方が将来の生殖能力に及ぼす影響についても、子どもと家族に時間をかけて説明し、話し合いを行う必要がある。性腺抑制治療のみを受けた子どもであれば、治療を終了すれば、二次性徴は再び進行していき、妊孕性についても全く正常に回復するであろう。一方で、性腺抑制療法から直接クロスジェンダー・ホルモン療法に移行した子どもであれば、ある程度は生殖能力が損なわれてしまう可能性が高い。子どもによっては、卵子や精子を凍結保存するために、性腺抑制療法からクロスジェンダー・ホルモン療法に切り替える間に、無治療の期間を設けるという選択をすることもある。同様の目的のために、成人期以降に一時的にクロスジェンダー・ホルモン療法の中止を選択する患者もいる。子どもや家族とこのような妊孕性に関する話し合いの場を設けることや、地域に存在しているであろう、より詳細な相談を行うことが可能な不妊治療の専門家をあらかじめ知っておき、必要時にコンサルテーションを行いうる体制を整備しておくことは極めて重要である。なお、性腺抑制療法は高額でありながら、保険制度によっては保険が適用されない場合があることを家族に伝える必要がある。このような治療が標準治療として保険ですべてカバーされるような状況となれば、性腺抑制療法の治療適応も変わっていくと思われる。臨床医は、性腺抑制療法の適用を拒否する保険会社に対し、子どもの権利擁護者として積極的に働きかけることが望まれる。また、性腺抑制療法というのは性別違和を有する子どもに対しての標準的治療であることを強調し、この治療の実施を医療側がためらうことは、子どもにとっての重大な心理的・身体的被害をもたらしうることを啓発していく必要がある。

　現在の性腺抑制療法に関する主たる論争は、いつ治療を開始すべきかという点にある。ジェンダー問題の専門家の間では、思春期発来が確認された時点で、長きにわたって性別違和を有している子ども、あるいは性別違和を有していることが判明したが呈する徴候が重度である子どもに対し、より早期に性腺抑制療法を開始すべきであるという見解がコンセンサスとなっている。初期の治療ガイドラインでは、二次性徴がタナー・ステージ2度もしくは3度の段階で治療を開始することが推奨されていたが、現在では、身体的／内分泌学な二次性徴の初期徴候が確認されたタナー・ステージ2度の初期段階で治療を開始することが推奨されている。多くの子どもにとり、遅くとも陰毛叢生が確認された時点で治療を開始すべきであるということが出来る。

クロスジェンダー・ホルモン療法

　クロスジェンダー・ホルモン療法は、性腺抑制療法と合わせ、性別違和を持続的に有し、性別のトランジション（移行）を希望する思春期以降の子どもに対して実施されている標準的な治療法である。現在、トランスジェンダーの思春期児の評価法や標準的ホルモン療法について取り扱ったいくつかのプロトコルが存在している。トランスジェンダーの思春期児に対しホルモン療法を行うことの妥当性については、すべてのプロトコル間で統一されたコンセンサスが

あり、その背景には、この治療により子どもの身体的・心理的なウェルビーイング上の大きな利益がもたらされることを示す研究成果の蓄積がある。ただ、どの時点（年齢）でホルモン療法を開始することが最適であるのかという点に関しては、専門医間・プロトコル間で依然としていくばくかの議論が存在している。歴史的には、16歳という年齢がそのラインとして最も言及されることが多く、この年齢以上であれば、不可逆的な身体的変化をもたらしうる治療に対し、十分に情報を得たうえで自己決定を行うことが出来るであろうとみなされていた。実際のところは、ホルモン療法の治療プロトコルのほとんどを開発したオランダにおける成人年齢が16歳であり、オランダでは同年齢を過ぎれば患者自身が治療の同意をすることが可能であったことも背景にある。最新版の世界トランスジェンダーの健康に関する専門家協会（WPATH）の標準的治療に関するガイドラインでも、トランスジェンダーの人々の健康問題に対応している多くの専門家のコンセンサスでも、「ホルモン療法の開始年齢はケースバイケースで柔軟に決定することが出来、16歳という線引きはあくまで標準的開始年齢であり、より早い年齢で治療を開始することが許容されるべきである」との見解が示されている[7, 38, 46]。実臨床においては、子どもや家族は16歳になるよりもずっと以前から治療を求めてくることが多く、多くの治療センターでは16歳以前から治療を開始しており、治療センターによっては12歳を超えていればケースバイケースで、クロスジェンダー・ホルモン療法を開始しているところもある。性腺抑制療法の開始が遅れ、生物学的な性別が反映された二次性徴の進行を経験することや、性腺抑制療法を適切な時期に開始出来ても、クロスジェンダー・ホルモン療法を実施せずに同世代の子どもの二次性徴がどんどん進行していく中、二次性徴を中断させたまま何年も待たなければならないという経験をすることは、十分にトラウマ的な体験となるものであり、ときには自ら命を絶つという事態にも発展しうるため、現場の治療スタッフのほとんどは不必要にホルモン治療を遅らせる理由はないと考えている。臨床医は、「この子にとって、3年から5年も二次性徴を抑制し続ける妥当性というのはどこにあるのか？　性腺抑制療法の終了を決断出来なかったり、ホルモン療法の開始を待機させないとならなかったりするほどに、この子の性自認は不確実的な状態といえるのか？」という点につき自問しつつ、子どもや家族とこれらの問題についてオープンな話し合いを継続して実施する必要がある。

　多くの治療センターは、メンタルヘルス上の支援はトランスジェンダーの子どものトランジション（移行）に不可欠な要因であるとの信念を持ち運営を行っている。適切な支援の欠如が、適切かつ適時の治療を受けることの妨げとなってはならない。WPATHの標準的治療プロトコルでは、「思春期年齢の子どもに対し、適時の医療的介入を拒否することは、性別違和を長引かせ、いじめやスティグマの形成を誘発しかねない外見上の違和を助長する恐れがある。ジェンダーに関連したいじめの程度というのは、子どもたちの精神的苦痛の程度との強い相関があるものであり……（中略）……、二次性徴の抑制やその後のクロスジェンダー・ホルモン療法の手控えをすることは、子どもにとっての中立的な選択肢とはなりえない」と言及されている。

MTFトランスジェンダーのホルモン療法

　女性ホルモンであるエストロゲンの補充療法は、MTFトランスジェンダーのホルモン療法

の主軸である。思春期児に対するエストロゲン治療のプロトコルとしては、経口剤の内服や注射製剤の使用も選択肢に挙げられてはいるが、初回通過効果〔訳注：投与した薬剤が全身に送られる前に肝臓などで代謝されること〕を防ぐために、ほとんどの臨床医は舌下投与か経皮投与の選択を行っている。エストロゲン製剤の使用に伴う添付文書上の副作用は、MTFトランスジェンダーにとって望ましい効果として作用する。すなわち、エストロゲン治療によって、乳房の発達、皮膚の軟化、皮下脂肪の増加（大腿部や臀部への再分配）、体毛減少、勃起力低下、精巣萎縮などの効果が期待される。またエストロゲンの使用は、性欲の減退、体重増加、情緒的変化なども引き起こしうる。これらの変化の中には不可逆的なものもあり、治療を中止したとしても継続する可能性がある。例えば、エストロゲン治療による生殖機能の低下は、エストロゲン治療を中止した場合でも持続する可能性が高い。臨床医は、生殖能力の不可逆的喪失について、子どもと家族との間で率直な話し合いの機会を持つ必要があり、希望のある場合、治療開始前に精子の凍結保存などの選択肢についても検討する必要がある。思春期児に対するエストロゲン療法は、一般的に安全であることが確認されている[47]。臨床医は、血栓形成の可能性など、エストロゲン療法において一般的に頻度が高いとされている注意事項を熟知しておく必要があり、とりわけ喫煙者などのハイリスク患者に対しては、十分な説明を行う必要がある。ただし、思春期の患者において医学的にエストロゲン療法が禁忌となることはほとんどない。

　スピロノラクトン、フィナステリド（5αレダクターゼ阻害剤）、GnRHアナログなどの抗アンドロゲン製剤は、内因性テストステロンの作用を抑制し、乳房の発達を促進し、髭や体毛を柔らかくするために、エストロゲン製剤に加えてルーチンで治療プロトコルに加えられている場合が多い。性腺摘出術も同様の効果をもたらすが、一般的には、性別適合手術の一環として行われることが多く、18歳未満で検討されることはない。

FTMトランスジェンダーのホルモン療法

　FTMの子どものトランジション（移行）は、男性ホルモンであるテストステロンの注射・貼付剤・局所塗布薬の使用によって促進される。思春期児に対するテストステロン治療は、一般的に安全であることが確認されている。テストステロン製剤の使用により、髭や体毛の増加、クリトリス増大、膣萎縮、月経の停止、男性型脱毛症、声の低音化、脂肪の減少、筋肉の量と強度の増加、より男性的な体型への変化、体重増加、静脈の皮下怒張、皮膚のきめの粗化、軽度乳房萎縮が生じるが、このことがFTMトランスジェンダーにとっての望ましい変化となる。テストステロンの使用は、ニキビの増加、気分の変化、性欲の亢進などももたらすであろう。これらの変化の中には、不可逆的なものもあり、例えば生殖能力は、治療を中断することで元に戻る場合もあるが、テストステロン治療により損なわれる可能性が高い。臨床医は、妊孕性の不可逆的喪失について、子どもと家族との間で率直な話し合いの機会を持つ必要があり、治療を開始する前に卵子の凍結保存などの選択肢についても話し合う必要がある。

その他の治療

　トランスジェンダーの人の中には、自認する性別への身体的・心理社会的なトランジション

（移行）を促進させるために、ホルモン療法以外の治療を積極的に行う人もいる。そのような治療は、成人になってから行われることがほとんどであるが、その理由の一つは、治療にかかる費用が高額かつ、多くの保険制度でカバーされていない状況にあることが挙げられる。ホルモン療法以外の治療の多くは不可逆的な変化を伴うものであるため、ほとんどの施設の治療プロトコル上は、少なくとも 18 歳を超えないと実施は推奨されないと定めており、とりわけ性別適合手術が未成年者に実施されることはおよそない。MTF トランスジェンダーの場合、性別適合手術として、陰茎切除術・睾丸切除術・膣形成術・クリトリス形成術・陰唇形成術・乳房／臀部増大術・甲状軟骨（のど仏）切除術・顔面再建術などの形成外科手術が実施されている。レーザー脱毛やその他の脱毛が行われることもある。より女性らしい体型を手に入れるために、各所にシリコン注射が実施されることもある。FTM トランスジェンダーの場合、胸部整形術・子宮／卵巣摘出術、陰茎形成術やその他の外性器再建術が実施されている。MTF トランスジェンダーであれ FTM トランスジェンダーであれ、ボイスセラピーや、ボディーランゲージ／表情／歩き方／姿勢／マナーなどの講習を専門家から受けることで、自分の性自認に沿う表現を身につけることも可能である。

　これらの外科手術・美容形成術やその他の治療は、成人して以降に行われることが多いが、子どもが思春期の頃からこれらの選択肢を提示したうえで、そのメリットやデメリット、可能性や限界について話し合い、時宜を経た適切な紹介を行うことは、トランスジェンダーの子どもたちの支援者としての臨床医の予見的指導の一部に含めることが望ましい。

両親への対応

　自分の子どもがジェンダーバリエント行動を示したり、トランスジェンダーであることを自認していることを知った親というのは、様々な感情を経験する。混乱、恐怖、悲しみ、心配、羞恥心、罪悪感、怒り、嫌悪感という負の感情だけではなく、受容の感情や祝福感というポジティブな感情も生起されることとなる。このような感情に対し、臨床医は、オープンにかつ思いやりをもって話し合いを行うことが求められる。多くの親は、子どもが安心の中で暮らすことが出来ず、幸福になることが困難になるのではないかという恐怖心を抱えてしまう。そしてそのような親のほとんどは、自分の子どもがやがて同性愛者と自認するようになることを恐れてしまっている。しかし、そのような恐怖や懸念を抱えている親が子どもを受診させてきたとしても、そのような問題について親が医師に相談することはないし、たとえ相談したとしても「息子はとても繊細な子なんです」とか「娘はとてもおてんばで……」などのように間接的に伝えようとするに過ぎないことがほとんどである。臨床医は、親が子どものジェンダーバリエントの問題について懸念していることを敏感に察知し、親へ「お子さんの行動について何か心配なことはございますか？」とか「お子さんの行動や興味が、同年代の子どもたちと比べて女性的（あるいは男性的）だなどと心配したことはありますか？」と直接的に質問をすることが推奨される。懸念を抱えた状態の親のほとんどは、相談することに気恥ずかしさを感じながら

も、このような問題を話し合う機会を持てたことに安堵するであろう。臨床医の主な役割は、親がジェンダーバリエントの子どものことを理解し祝福する姿勢が取れるようになることを支援し、親が子どもの幸福や健康を促進し安全を守るための行動を継続的にとることが出来るよう支えることにある。

　臨床医は、性別違和を有する小児の親や、トランスジェンダーの思春期児の親のために、各種のウェブサイト、書籍、パンフレット、メディア情報などを積極的に紹介する必要がある（Box 19-3参照）。

　子どもの性的自己表現・性自認・性的指向がどうであれ、親が子どもを愛していることを伝え、子どもの存在を受容し継続的にサポートをすることで、子どもが幸せで健康で生産的な大人に成長することが可能であるということを、臨床医は親に保証してあげる必要がある。米国立小児医療センターが、親が子どもを支援する際に有用となるガイドライン（Box 19-4）と、親が避けるべきピットフォール（Box 19-5）を公表しているので参照されたい。

専門家への紹介のタイミング

　以下に列記した状況が確認された場合、小児の行動科学の専門家や、思春期医学の専門医

**Box 19-4　米国立小児医療センターの「ジェンダーバリエントの小児および
トランスジェンダーの思春期児の両親のための支援プログラム」のガイドライン**

- ■お子さんのありのままの姿を愛しましょう。この問題に対し、同世代の仲間や地域社会はしばしば不寛容であり、そのような場合に、親の愛情に溢れた受容的で共感的なサポートは、とりわけ重要となります。
- ■性役割や性的指向に関する伝統的な思い込みを疑ってみましょう。社会的な期待をあなたやあなたのお子さんの間に持ち込まないようにしましょう。
- ■お子さんにとって家庭内を安全な空間にし、お子さんが常に自然体でいられるようにしましょう。
- ■お子さんの興味・関心事を尊重しつつ、社会的に受け入れられる活動（スポーツ、芸術、趣味など）を探し、お子さんが社会に馴染めるようにしてあげましょう。
- ■お子さん自身やお子さんの興味を認め、「女の子」や「男の子」という存在以外のありようというものがあるという考えを支持してあげましょう。ジェンダーバリエントの問題について、お子さんとオープンかつ冷静に話をしましょう。このような話題について話をする際には、肯定的な言葉を用い、お子さんがあなたと異なる感覚について話をした場合にも、共感的に話を聞いてあげましょう。
- ■親・家族・子ども向けのリソース（本、ビデオ、ウェブサイト、支援グループなど）を探していきましょう。
- ■きょうだい、親族、ベビーシッター、御家族の友人など、お子さんにとって重要な人々ともジェンダーバリエントについて話し合ってみましょう。
- ■いじめに対処出来るように、子どもと共に準備をしておきましょう。どのような理由があっても、傷つけられてよい子どもなど一人もいないということを、お子さんに伝えましょう。学校に行きたがらない、泣くことが増えた、頭痛や腹痛を訴えるなど、いじめを示唆する徴候に留意しましょう。
- ■お子さんの確固とした権利擁護者になりましょう。お子さんがどこにいても受け入れられ、尊重され、安全であるべきであることを、公言してください。学校職員やその他の人々に、ジェンダーバリエントの子どもがどのような経験をしやすいのか、どのようなニーズがあるのかについて、親御さん自身が啓発をしていく必要があるかもしれません。

Box 19-5　米国立小児医療センターの「ジェンダーバリエントの小児および
トランスジェンダーの思春期児の両親の避けるべきピットフォール」のガイドライン

■ 非を見出さないようにしましょう。どこにも誰にも責めるべき点はありません。お子さんがジェンダーバ
リエントであることは、お子さんの内面の問題であり、親の育て方などの問題ではありません。どこかに
責任があるかのように振る舞うことは、お子さんがあるがままでいることの妨げになってしまいます。
■ お子さんに変化を迫ることは、大きな苦しみを引き起こし、有害となりうるので、行うべきではありません。
■ お子さんを責めないようにしましょう。また、お子さんがジェンダーバリエントであることでいじめられ
た場合、「仕方がない」などと受け入れてはなりません。人と違うからといって、他者をいじめたり批判
したりする権利は誰にもありません。

や、ジェンダー問題の専門家にコンサルトを行うことが考慮される。

> ジェンダーバリエントに基づく行動が子どもにみられ、そのことについて親が強い懸念
を抱いたり、家族や友人やその他の人物から拒絶され、不当な扱いをされている状況が
確認された場合。理想的には、子どもが性別違和を抱く前からこれらの専門家と相談を
行うことが望まれる。

> 子どもが生まれ持った生物学的な性別に対しての不満や苦痛を口にし、自身の性自認が
生物学的性別とは異なると主張するなど、性別違和の徴候や症状を認める場合。

児童思春期を専門とする精神科医やその他のメンタルヘルスの専門家に紹介を行うタイミン
グとしては、以下のような状況が確認されたタイミングが適切である。

> 子どもに機能的な支障が生じうる持続的・反復的な抑うつ気分や不安症状が認められる
場合。

> 子どもに急性もしくは反復性の自殺念慮や自傷行為が認められる場合。

> 子どもが友人や家族から孤立している状況が確認された場合。

> 子どもに薬物使用やその他の高リスク行動が認められた場合。

なお、子どもの性自認や性的自己表現を変えるためにセラピーを受けさせることは、現在は
非倫理的な対応であるとみなされることに留意する必要がある[7]。

▋ 米国小児科学会（AAP）の提言／指針
• American Academy of Pediatrics Committee on Adolescence. Office-based care for lesbian, gay, bisexual,
transgender, and questioning youth. *Pediatrics*. 2013;132(1): 198–203 (pediatrics.aappublications.org/
content/132/1/198)

■ 参考文献

1. Achenbach TM. *Manual for Child Behavior Check List/4-18 and 1991 Profile*. Burlington, VT: University of Vermont Dept of Psychiatry; 1991

2. Sandberg DE, Meyer-Bahlburg HF, Ehrhardt AA, Yager TJ. The prevalence of gender-atypical behavior in elementary school children. *J Am Acad Child Adolesc Psychiatry.* 1993;32(2):306–314

3. Steensma TD, van der Ende J, Verhulst FC, Cohen-Kettenis PT. Gender variance in childhood and sexual orientation in adulthood: a prospective study. *J Sex Med.* 2013;10(11):2723–2733

4. Achenbach TM, Edelbrock C. *Manual for the Youth Self-report and Profile*. Burlington, VT: University of Vermont Dept of Psychiatry; 1987

5. Meyer WJ III. Gender identity disorder: an emerging problem for pediatricians. *Pediatrics.* 2012;129(3):571–573

6. van Beijsterveldt CEM, Hudziak JJ, Boomsma DI. Genetic and environmental influences on cross-gender behavior and relation to behavior problems: a study of Dutch twins at ages 7 and 10 years. *Arch Sex Behav.* 2006;35(6):647–658

7. World Professional Association for Transgender Health. Standards of care for the health of transsexual, transgender, and gender-nonconforming people. *Int J Transgend.* 2012;13(4):165–232

8. Meerwijk EL, Sevelius JM. Transgender population size in the United States: a meta-regression of population-based probability samples. *Am J Public Health.* 2017;107(2):e1–e8

9. Mallon GP, DeCrescenzo T. Transgender children and youth: a child welfare practice perspective. *Child Welfare.* 2006;85(2):215–241

10. Richardson J. Response: finding the disorder in gender identity disorder. *Harvard Rev Psychiatry.* 1999;7(1):43–50

11. Zucker KJ, Spitzer RL. Was the gender identity disorder of childhood diagnosis introduced into DSM-III as a backdoor maneuver to replace homosexuality? A historical note. *J Sex Marital Ther.* 2005;31(1):31–42

12. Zucker KJ. Gender identity development and issues. *Child Adolesc Psychiatr Clin North Am.* 2004;13(3):551–568

13. Pleak RR. Ethical issues in diagnosing and treating gender-dysphoric children and adolescents. In: Rottnek M, ed. *Sissies and Tomboys: Gender Nonconformity and Homosexual Childhood*. New York, NY: New York University Press; 1999:34–51

14. American Psychiatric Association. *Diagnostic and Statistical Manual of Mental Disorders*. 4th ed. Arlington, VA: American Psychiatric Association; 2000

15. American Psychiatric Association. *Diagnostic and Statistical Manual of Mental Disorders*. 5th ed. Arlington, VA: American Psychiatric Association Publishing; 2013

16. Drescher J. Controversies in gender diagnoses. *LGBT Health.* 2014;1(1):10–14

17. Zucker KJ, Cohen-Kettenis PT, Drescher J, Meyer-Bahlburg HF, Pfäfflin F, Womack WM. Memo outlining evidence for change for gender identity disorder in the *DSM-5. Arch Sex Behav.* 2013;42(5):901–914

18. Vasey PL, Bartlett NH. What can the Samoan "Fa'afafine" teach us about the Western concept of gender identity disorder in childhood? *Perspect Biol Med.* 2007;50(4):481–490

19. Adelson SL; American Academy of Child and Adolescent Psychiatry Committee on Quality Issues. Practice parameter on gay, lesbian, or bisexual sexual orientation, gender nonconformity, and gender discordance in children and adolescents. *J Am Acad Child Adolesc Psychiatry.* 2012;51(9):957–974

20. Green R. The *"Sissy Boy Syndrome" and the Development of Homosexuality*. New Haven, CT: Yale University Press; 1987

21. American Academy of Pediatrics Committee on Adolescence. Office-based care for lesbian, gay, bisexual, transgender, and questioning youth. *Pediatrics.* 2013;132(1):198–203

22. Society for Adolescent Health and Medicine. Recommendations for promoting the health and well-being of lesbian, gay, bisexual, and transgender adolescents: a position paper of the Society for Adolescent Health and Medicine. *J Adolesc Health.* 2013;52(4):506–510

23. *Guidelines for Care of Lesbian, Gay, Bisexual, and Transgender Patients*. San Francisco, CA: Gay and

Lesbian Medical Association; 2006. GLMA Web site. http://glma.org/_data/n_0001/resources/live/ GLMA%20guidelines%202006%20FINAL.pdf. Accessed February 20, 2018

24. Kaiser Permanente National Diversity Council, Kaiser Permanente National Diversity Department. *A Provider's Handbook on Culturally Competent Care: Lesbian, Gay, Bisexual, and Transgendered Population.* 2nd ed. Oakland, CA: Kaiser Permanente; 2004

25. Centers for Disease Control and Prevention. Transgender persons. Centers for Disease Control and Prevention Web site. https://www.cdc.gov/lgbthealth/transgender.htm. Updated May 18, 2017. Accessed February 20, 2018

26. Goldenring JM, Rosen DS. Getting into adolescents' heads: an essential update. *Contemp Pediatr.* 2004;21(1):64–90

27. Drescher J, Byne W. Gender dysphoric/gender variant (GD/GV) children and adolescents: summarizing what we know and what we have yet to learn. *J Homosex.* 2012;59(3):501–510

28. Zucker KJ, Wood H, Singh D, Bradley SJ. A developmental, biopsychosocial model for the treatment of children with gender identity disorder. *J Homosex.* 2012;59(3):369–397

29. Menvielle E. A comprehensive program for children with gender variant behaviors and gender identity disorders. *J Homosex.* 2012;59(3):357–368

30. de Vries AL, Cohen-Kettenis PT. Clinical management of gender dysphoria in children and adolescents: the Dutch approach. *J Homosex.* 2012;59(3):301–320

31. Stein E. Commentary on the treatment of gender variant and gender dysphoric children and adolescents: common themes and ethical reflections. *J Homosex.* 2012;59(3):480–500

32. Tom Waddell Health Center. Protocols for Hormonal Reassignment of Gender. San Francisco, CA: Tom Waddell Health Center; 2013. San Francisco Department of Public Health Web site. https://www.sfdph. org/dph/comupg/oservices/medSvs/hlthCtrs/TransGendprotocols122006.pdf. Accessed February 20, 2018

33. Center of Excellence for Transgender Health, University of California, San Francisco. Guidelines for the primary and gender-affirming care of transgender and gender nonbinary people. Center of Excellence for Transgender Health Web site. http://transhealth.ucsf.edu/tcoe?page=protocol-00-00. Accessed February 20, 2018

34. Hsieh S, Leininger J. Resource list: clinical care programs for gender-nonconforming children and adolescents. *Pediatr Ann.* 2014;43(6):238–244

35. Connolly MD, Zervos MJ, Barone CJ II, Johnson CC, Joseph CL. The mental health of transgender youth: advances in understanding. *J Adolesc Health.* 2016;59(5):489–495

36. Gorin-Lazard A, Baumstarck K, Boyer L, et al. Hormonal therapy is associated with better self-esteem, mood, and quality of life in transsexuals. *J Nerv Ment Dis.* 2013;201(11):996–1000

37. Hembree WC, Cohen-Kettenis P, Delemarre-van de Waal HA, et al. Endocrine treatment of transsexual persons: an Endocrine Society clinical practice guideline. *J Clin Endocrinol Metab.* 2009;94(9):3132–3154

38. Spack NP, Edwards-Leeper L, Feldman HA, et al. Children and adolescents with gender identity disorder referred to a pediatric medical center. *Pediatrics.* 2012;129(3):418–425

39. de Vries AL, McGuire JK, Steensma TD, Wagenaar EC, Doreleijers TA, Cohen-Kettenis PT. Young adult psychological outcome after puberty suppression and gender reassignment. *Pediatrics.* 2014;134(4):696–704

40. Ehrensaft D. From gender identity disorder to gender identity creativity: true gender self child therapy. *J Homosex.* 2012;59(3):337–356

41. Edwards-Leeper L, Spack NP. Psychological evaluation and medical treatment of transgender youth in an interdisciplinary "Gender Management Service" (GeMS) in a major pediatric center. *J Homosex.* 2012;59(3):321–336

42. Ryan C, Huebner D, Diaz RM, Sanchez J. Family rejection as a predictor of negative health outcomes in white and Latino lesbian, gay, and bisexual young adults. *Pediatrics.* 2009;123(1):346–352

43. DeCrescenzo T, Mallon GP. *Serving Transgender Youth: The Role of Child Welfare Systems.* Arlington, VA: Child Welfare League of America; 2002

44. Woronoff R, Estrada R, Sommer S; Child Welfare League of America, Lambda Legal Defense and Education Fund. *Out of the Margins: A Report on Regional Listening Forums Highlighting the Experience of Lesbian, Gay, Bisexual, Transgender, and Questioning Youth in Care*. New York, NY: Lambda Legal Defense and Education Fund; 2006

45. Advocates for Youth. I think I might be transgender, now what do I do? Advocates for Youth Web site. http://www.advocatesforyouth.org/component/content/article/731-i-think-i-might-be-transgender-now-what-do-i-do. Accessed February 20, 2018

46. Olson J, Forbes C, Belzer M. Management of the transgender adolescent. *Arch Pediatr Adolesc Med.* 2011;165(2):171–176

47. van Kesteren PJ, Asscheman H, Megens JA, Gooren LJ. Mortality and morbidity in transsexual subjects treated with cross-sex hormones. *Clin Endocrinol (Oxf)*. 1997;47(3):337–342

第20章

不注意と衝動性

ローレンス・S・ウィッソウ（医学士・公衆衛生学修士）

不注意や衝動性の問題を抱える子どものケアというのは、
たとえその症状が大きな支障を引き起こしている状況になくとも、
また、たとえメンタルヘルスケアの専門家に最終的に紹介することが必要となるにしても、
プライマリーケア医療者がそれを認識した時点から開始することが出来る。

はじめに

　障害というほどでない程度の子どもを含め、不注意や衝動性などの症状を認める子どもは非常に多い。注意欠如・多動性障害（ADHD: Attention-deficit/hyperactivity disorder）と診断されるレベルの機能的な問題を抱える小児思春期の子どもの割合は、約8％程度とされている[1]。このような特性を持つ子どもは、その特性ゆえにソーシャルスキルが低い状況となってしまっており、学校やその他の社会的状況において、適応に問題を抱えてしまうことが稀ではない[2]。授業を聞くことが出来ない、宿題をこなせないなど、学校内や学校外での認知的な課題を遂行する能力が損なわれているという点で、学習障害（LD: learning difficulties）（限局性学習症［SLD: specific learning disorder]）との鑑別が困難な場合もあるが、そもそもこれらの二つの病態はしばしば併存する。いずれにしろADHDという病態は、子どもの適応上の重大な問題に発展しうる。ADHDの子どもの長期追跡調査では、とりわけ未治療であった場合、子どもに学業成績不振・就業困難・非行／虞犯・薬物やアルコールなどの向精神性物質の使用（物質使用障害）・自動車の危険運転による事故や、セーフティではない性行為による性感染症への罹患などの問題が発生してしまうリスクが高いと報告されている[3]。

　本章で提示したガイダンスは、小児医療の臨床現場における、顕性の適応不全状態にまでは発展していない不注意と衝動性の症状を呈する子ども（以降、本章では特に断りのない限り6〜18歳の小児思春期の子どもを「子ども」と総称する）へのケアを念頭に記載している。また本章は、小児科医・家庭医・内科開業医・ナースプラクティショナーや医療助手など、臨床の最前線で子どもと長きにわたり関わりうる立場のプライマリーケア医療者を、主たる読者対象として記載している。

　なお本章で示したガイダンスは、世界保健機関（WHO）の研究成果に基づき記載したものである。推奨事項については毎年更新されうるものであり、最新の情報については以下のウェブサイトを確認していただきたい（www.who.int/mental_health/publications/mhGAP_intervention_guide/en）。

不注意と衝動性を示唆する所見

　不注意や衝動性というのは、小児期には一般的に認められる状態である。ただし、これらの症状が同年代の他の子どもたちに比べ、強く出現したり持続的に出現したりしている場合、懸念すべき問題として把握されることとなる。最初にその症状に気付いたり、養育者に受診勧奨してくるのは、子どもの担任教諭であることが多い。Box 20-1 に不注意や衝動性を示唆する所見や徴候につき、掲示している。これらの徴候は、両親や教師からの訴えとして把握されることもあれば、子ども自身からその情報が提供されることもある。行動の問題や情緒的症状については、観察者によって意見が異なることが多い。そのため、両親・教師・子どもの 3 方向から情報を収集することが有用であり、相違点を検討するプロセス自体が治療的に有用となりうる。

呈している所見を同定するための補助ツール

　子どもたちの多くは自発的に症状の報告を行うわけではない。そのため、不注意や衝動性の症状を含めた情緒的・行動的困難を抱えている子どもを同定するためには、標準化された心理社会的スクリーニング尺度を用いた評価は不可欠である。ADHDの診断基準には、複数の環境において症状が出現していることを必須としている。それゆえに、学校や保育所、親などの養育者からの情報は、診断を進めていくうえで欠かすことが出来ない重要な要素となる。子ども・両親・教師から情報を収集するうえで、いくつかの有用なツールが存在しており、表20-1に、一般的に使用されている心理社会的スクリーニング検査の概要と、不注意と衝動性の評価を行う際のカットオフ・スコアについてそれぞれまとめ、提示している。米国小児医

Box 20-1　子どもや親から病歴聴取する際に、不注意や衝動性が示唆される臨床所見

■ 興奮しやすい、せっかち、怒りっぽい（同年齢の子どもに比べ明らか）。
■ 注意力が散漫（同年齢の子どもに比べ明らか）。
■ 家庭や学校における、行動上の問題を抱えている。
■ 学業における問題を抱えている。
■ 両親や教師がADHDではないかと疑っている。またはADHDの診断を求めている。

【略語】ADHD: attention-deficit/hyperactivity disorder（注意欠如・多動性障害）

表20-1　一般的な心理社会的スクリーニング尺度： 不注意と衝動性の問題を抱えていることが示唆されるスコア	
心理社会的検査名	**スコア**
PSC-35（小児科的症状チェックリスト-35項目版）	▪ 5歳以下の子どもでは24点以上 ▪ 6〜16歳の子どもでは28点以上 ▪ 17歳以上の子どもでは30点以上 かつ ▪ 注意と衝動制御に関する下位尺度の各項目の検討を行い、懸念されている問題行動が確認される。
PSC-17	▪ 注意の下位尺度7点以上 かつ ▪ 注意と衝動制御に関する下位尺度の各項目の検討を行い、懸念されている問題行動が確認される。
SDQ（子どもの強さと困難さアンケート）	▪ 症状の総得点が19点以上 ▪ 多動性についての下位尺度の特典が7〜10点（詳細な評価については、www.sdqinfo.comのインストラクションを参照） ▪ 影響尺度（用紙裏面）のスコアが1（中程度の機能障害）または2以上（高度の機能障害） かつ ▪ 注意と衝動制御に関する下位尺度の各項目の検討を行い、懸念されている問題行動が確認される。

【略語】 PSC: Pediatric Symptom Checklist、SDQ: Strengths and Difficulties Questionnaires

療の質研究センター（NICHQヴァンダービルドADHD評価尺度：National Institute for Children's Health Quality Vanderbilt Assessment Scale）などのアセスメントツールを利用することで、初回スクリーニング評価として、教師や親が抱いている懸念を明確化することとなり、また治療を行った場合にそれが効果を発揮しているのかを評価するうえでも有用となるであろう。ただし、ADHDの症状というのは非特異的なものであるという点に留意しておかなくてはならない。ADHDの評価尺度を用いた際に、陽性と判断されるスコアを呈した場合、そのことは「子どもが問題を抱えている」ということを確認することにはなるものの、その症状の背景にある各種の問題が明示化されるわけではないのである。

　子どもの強さと困難さアンケート（SDQ: Strengths and Difficulties Questionnaires）のインパクトに関する追加項目（Impact Supplement）やコロンビア機能障害尺度（Columbia Impairment Scale）などの機能評価尺度の使用は、ADHDの症状によって子どもに著しく支障が出ているか否かを評価する一助となるであろう。

　また、子どもの問題が他の家族成員に与えている影響を評価することも有用となるであろう。そのような際の検査尺度として、養育者緊張度尺度（CGSQ: Caregiver Strain Questionnaire）などが挙げられる。

　ここで挙げた尺度の他にも、様々なスクリーニング用の評価尺度について、巻末の「補足資料2：小児医療者向けメンタルヘルス診療補助ツール」で概説を行っている。

評　価

　不注意と衝動性に関する評価は、まずは対象児に認められている症状が、同年齢の子どもに通常認められる行動と異なるものであるのかを区別をすることから始まる。子どもというのは、そもそも不注意で衝動的な行動をとる存在であり、とりわけ就学前の子どもでは普遍的にみられるものである。ただし、一部の子どもではその程度が激しく、同世代の友人関係や家庭生活における適応を妨げ、学びを得るうえでの障壁となる場合や、それが原因で幼稚園／保育園や学校にいられなくなってしまうような場合には、さらなる評価が必要となる。年齢の長じた子どもにおいて、乱暴であったり夢想的であったりすることも、しばしば認められる正常の行動パターンでありうる。特に学校のクラスやその他の組織的集団活動のような、高度に構造化された状況に置かれた際に、社会的な経験が少なく家庭環境も不安定な状態にある子どもは、同世代の他の子どもと比べ、衝動的で不注意にみえることがある。

　表20-2に、聴覚上の問題や視覚的な問題、言語理解や言語表現上の問題、学習障害（限局性学習症）、睡眠障害など、不注意や衝動性の問題と誤認されやすい病態についてまとめ、提示している。

不注意や衝動性を呈する子どものケアプラン

　不注意や衝動性の問題を抱える子どものケアというのは、たとえその症状が大きな支障を引き起こしている状況になくとも、また、たとえメンタルヘルスの専門家に最終的に紹介することが必要となるにしても、プライマリーケア医療者がそれを認識した時点から開始することが出来る。

子どもと家族の治療へのモチベーションを引き出す

　治療へのモチベーションがない状態で、家族が治療を求めたり継続をすることは不可能である。プライマリーケアの現場で、患者家族のモチベーションを引き出すためには、初期に複数回の外来フォローアップが必要となることが稀ではない[4]。

　治療へのモチベーションを上げるために、子どもと家族の有しているストレングス（少なくとも両親のどちらか一方もしくは親以外の重要な大人と子どもが良好な関係を築いている・向社会的な友人がいる・子どもを心配し気遣いをしてくれる家族成員がいる・家族や親がSOSを出すことが出来る・家族が支援機関と良好な関係性にある、など）を強調し、問題に直面化することを妨げている要因（例：診断病名がつくことへの偏見、家族間の対立葛藤、治療を行うことへの心理的抵抗、など）を明確にしていく必要がある。また、Box 20-2に提示した、頭文字HELPで表される、患者と治療同盟を構築するための共通要素[5]（「第5章：効果的なコミュニケーション方法——共通する技術

表20-2　不注意や衝動性を引き起こしうる病態、ならびに ADHD に併存しうる病態	
病態名	コメント
視聴覚障害	不注意傾向にあると判断された子どもは、全例、感覚障害の潜在につきスクリーニングを受ける必要がある。
睡眠障害	睡眠障害により、不注意やイライラが引き起こされうる。逆に、ADHDが睡眠障害の一因となることもある。
ADHD	少なくとも6か月以上は以下の症状が持続しており、12歳前に発症し、少なくとも二つの環境（例：家庭および学校）で症状がみられることが診断には必須である。 　　不注意：細部に気を配らない、話を聞いていないようにみえる、課題や活動を順序立て行うことが出来ない、容易に注意が逸れてしまう、もの忘れが多い、課題を最後まで遂行出来ない、物をなくしやすい、継続的な集中が必要な課題を避ける。 　　多動性・衝動性：そわそわする、静かに遊べない、過度のおしゃべり、順番を待てない、教室内で離席してしまう、割り込みをしてしまう、エンジンで動かされているような行動。 　　上記の不注意、多動性・衝動性の症状のどちらか、もしくは両方が持続的に認められ、機能が損なわれ、発達が妨害されており、その他の病態や状況では説明が出来ない[a]。
学習障害（限局性学習症）	不注意や衝動性といった症状が、学業成績不振に繋がっていると思われる子どもでは、学習障害（限局性学習症）の潜在の可能性につき評価する必要がある。詳細については「第21章：学習の困難性」を参照されたい。
全般性の発達遅滞	全般的な知的・社会的制限を有する子どもでは、同年代の子どもに比べ、衝動をコントロールしたり、注意の集中や維持が困難である場合が多い。
言語障害、言語機能障害	受容性言語障害や表出性言語障害のある子どもは、他人の言うことを完全に理解したり、自己表現を行うことが困難であるためにフラストレーションがたまり、注意力が保てないことがある。同様の問題は、子どもが新たな言語圏で生活しなくてはならなくなり、友人や教員と十分なコミュニケーションが取れない場合にも生じうる。
抑うつ状態	抑うつがADHDに併存して確認されることがある。うつ病では、重度の睡眠障害、食欲不振、気分の落ち込み、流涙などを認めるが、うつ病により注意力低下が引き起こされることもある。「第22章：抑うつ」を参照されたい。
小児期逆境体験（ACE）への暴露	暴力、自然災害、親との分離、親の離婚や別居、親の薬物乱用、ネグレクト、身体的・精神的・性的虐待などのトラウマとなりうる経験をしたり、トラウマとなりうる事象を目撃した子どもは、不注意や衝動性を伴う症状を呈するようになるリスクが高い。不注意や衝動性は、適応障害やPTSDの情緒的問題を潜在的に抱えていることの表れである可能性がある。PTSD症状の中には、ADHDに類するものもあり、PTSDによる過覚醒症状が多動として捉えられたり、トラウマを背景とした解離症状が不注意として捉えられてしまうことは稀ではない。またトラウマが背景にある子どもは、不安症状としてそれが表出されることもある。それゆえに、不注意や衝動性を呈する子どもに過去のトラウマ体験の潜在がないかどうか質問を行うことは極めて重要である。詳細については、「第14章：不安障害およびトラウマ関連障害」を参照されたい。
不安障害	不安障害を抱える子どもは、集中力を欠いたようにみえることがある。「第14章：不安障害およびトラウマ関連障害」を参照されたい。
複雑性悲嘆	子ども時代に家族や友人の死を経験する人は決して少なくない。死別以外にも、両親の別居や離婚、転居、転校、親の兵役、恋人との別れ、親の再婚など、その他の喪失体験も悲嘆反応を引き起こし、トラウマ性の体験となりうる。喪失体験の結果、不安、集中力欠如、衝動制御困難、成績不振などの症状が直後から出現することもあれば、複雑悲嘆化して不注意や衝動性が持続的に現れることもある。詳細については、「第22章：抑うつ」や「第14章：不安障害およびトラウマ関連障害」のPTSDのセクションを参照されたい。
身体的疾病	ADHDに類する不注意や衝動性を認めうる医学的病態として、甲状腺疾患、低血糖や高血糖、薬剤（気管支拡張剤など）の副作用、内分泌腫瘍（褐色細胞腫など）が挙げられる。
物質使用障害	不注意や衝動性の症状を有する子どもが、自己治療的行為としてアルコールやタバコやその他の薬物を用いることもあれば、逆に、薬物を使用している子どもが、不注意や衝動性を呈するようになり、学業成績の悪化を伴うこともある。
反抗挑戦性障害、行為障害（素行障害）	反抗挑戦性障害／行為障害（素行障害）に基づく問題行動は、ADHDの不注意／衝動性に基づく問題行動との鑑別を要する。詳細については、「第15章：破壊的行動障害、攻撃性」を参照されたい。
トゥレット症候群	意図しない運動や音声が、急に繰り返し出現するチック症状を呈する子どもを見逃してはならない。トゥレット症候群の子どもでは、ADHDとしての症状がチック症状の出現に先行して顕在化することもあり、そのような場合、中枢神経刺激薬の内服はチック症状を増悪させうる。チック症状を持つADHDの子どもに中枢神経刺激薬を内服させるかどうかは、リスクとベネフィットを総合判断することが求められるが、何よりその子どもを最も悩ませている症状は何かという観点から治療を行うかどうかの判断をすることが重要である。

【略語】ACE: adverse childhood experience、ADHD: attention-deficit/hyperactivity disorder（注意欠如・多動性障害）、PTSD: post-traumatic stress disorder（心的外傷後ストレス障害）

a. 詳細な診断基準については、『精神疾患の診断・統計マニュアル（DSM）』を参照されたい。

Box 20-2　患者と治療同盟を構築するための共通要素：HELP
H＝Hope（希望を持てるように） E＝Empathy（共感的に） L^2＝Language（患者に分かる言葉で）、Loyalty（誠実に） P^3＝Permission（常に同意を得ながら）、Partnership（パートナーシップを重視し）、Plan（計画を立案し、それを 　　伝える）

引用元：American Academy of Pediatrics. *Addressing Mental Health Concerns in Primary Care: A Clinician's Toolkit*. Elk Grove Village, IL:
American Academy of Pediatrics; 2010.
詳細については、本書巻末の補足資料5を参照。

的要素」で、より詳細に説明を行っているので参照されたい）を、子どもと家族からの信頼を勝ち取り、楽観的で建設的な関係を構築するために活用し、治療関係を先に進め、ケアプランを作成する必要がある。そのケアプランの中で、ケアチームにおけるプライマリーケア医療者としての役割を明確化していく必要もあるであろう。子どもと家族に、支援を検討するにはそれなりの理由があるのだということを認識してもらうことは、治療を進めるうえで非常に重要なステップである。家族自身が支援を求めるべき具体的な問題があるということを自覚した状態で、治療同盟を結ぶことが理想的である。ケアチームの他のメンバーがどのような役割分担をしているかにかかわらず、プライマリーケア医療者は、子どもと家族が治療を受けることを肯定的に捉えることが出来るように関わることが可能である。

ADHDの鑑別診断、診断プロセス、ならびに心理教育

　これまでに親がADHDに関する情報を様々なところから見聞きしてきている可能性は高いが、その知識の質や量、ならびに子どもに抱いている懸念の程度というのは非常に個人差がある。親が、「プライマリーケア医療者や学校の都合で、自分の子どもにADHDというレッテルが貼られてしまう」などという懸念を抱いていることもある。プライマリーケア医療者は、親が現状をどのように認識しているのかを確認したり、親が抱いている懸念や疑問についてしっかりと確認をすることが不可欠である。また、ADHDとの暫定診断を行うためにどのような検査を今後行うのかや、類する行動上の問題を呈する言語障害・学習障害（限局性学習症）・不安障害などの病態を鑑別するプロセス、そして正常の発達／気質の範囲内であるかどうかを判断するプロセスについても、親に丁寧に説明することも必要となるであろう。最も重要なことは、プライマリーケア医療者が診断を急ぐのではなく、親と協力して関連する情報の収集を行い、治療計画を立て、定期的に状況の評価を繰り返しながら、継続的に関わっていく意向であることを親にしっかりと理解してもらうことにある。フォロー中のどこかの時点で、たいていの親は、この病態の自然経過や子どもの将来に及ぼしうる影響につき、知りたくなっていくはずである。ADHDの子どもが様々な問題を抱えていることは稀ではないが、一般的に各種の治療的関わりへの反応は良好であり、ときには問題が遷延する子どももいるが、たいていの場合、子どもが成長するにつれ管理しやすくなっていく傾向にある。

健康的な生活習慣の奨励

運動習慣を身につけ屋外での遊びを増やすことはすべての子どもにとって有益であるが、とりわけ不注意や衝動性の問題を抱える子どもにとって有用となる。このような子どもが計画的なスポーツ活動に参加することは、運動に関してだけではなく、順番を守る・ルールを守る・成功したときや失望したときの対処を覚えるなど、社会的スキルを身につける機会となる。また親が規則正しい睡眠習慣を身につけさせ、たとえ短くとも子どもとの特別な時間を設け、良い行動に対して賞賛し、子どもの長所を伸ばしていくことも極めて重要である。このような子どもには、メディアへの接触を制限することもとりわけ重要である。テレビ番組、映画、ゲームなどは過剰な刺激となってしまいやすく、長時間ゲームをし続けることは、易興奮性を引き起こしてしまうことに繋がる。テレビやメディアの視聴に制限を設けず、とりわけ寝室で自由に見ることが出来る状況を放置することは、宿題をしないことや睡眠不足の原因となってしまうだけでなく、過活動を引き起こすリスクにもなってしまいうる。

ストレスの低減を図る

不注意や衝動性の問題を抱えている子どもを診る際には、家族の社会的背景、親の抑うつ状態の有無、家族評価尺度の結果、保育園／幼稚園や学校からの報告等、環境要因についての考察も行う必要がある。一般的に、不注意や衝動性の問題は、ストレスの多い状況下で増悪することはよく知られている。プライマリーケア医療者は、子どもにとって安全で秩序だった環境を提供するように両親を導き、学校と建設的な協力体制を構築出来るように支援を行う必要がある。また、プライマリーケア医療者は、家族の置かれたストレス状況に対しても適切な助言を行っていかなくてはならない。例えば、家族成員の誰かが気分障害の問題や衝動性・易怒性の問題を抱えている場合には、子どもの行動に制限をかけるなどの適応性を高めるための働きかけを家族が行うことが困難となりやすい。

初期介入を行う

以下のセクションでは、不注意や衝動性の問題を抱える子どもに対する各種のエビデンスに基づく心理社会的療法（EBP）に共通する要素に基づいた戦略につき、言及している。これらの戦略は、不注意や衝動性の症状が軽度でADHDの診断基準を満たさないレベルの子どものケアにも適用することが可能である。また、ADHDの診断基準を満たす子どもに対し実施されているその他の治療的介入と併用することも可能である。

親に、子どもの行動管理に関する指導を行う

子どもへの好ましいしつけ法としては以下のようなものが挙げられる。

- ▶ **具体的なご褒美を与える**：日常的な課題を実行出来た場合に、ご褒美や特権（例：テレビやゲームの利用時間を増やすなど）を与える。このようなご褒美は、例えば「言われる前に宿題を終わらせた」「学校で決められた時間内に課題に取り組むことが出来た」「頼まれる前に家事の手伝いをした」などの具体的な約束事を表にするなど、子どもが自分で行うべきこと（子ども自身が取り組み可能なレベル）を自覚出来るような枠組みと組み合わせることで、より効果的となる。

- ▶ **積極的に褒める**：親が子どもの行動の良い面を見つけ、意識的にコメントをする努力をする。とりわけ、良い行動を自然に子どもがとることが出来た際には、大げさなぐらい子どもを褒める。

- ▶ **子どもの状況をモニタリングする**：子どものADHDに付随する社会的・情緒的な困り感や学業上の負荷など、子どもの全般的な機能状況につき、NICHQ ヴァンダービルドADHD評価尺度を定期的（週1回など）に用いて、把握するように努める（可能であれば教師用尺度を併用するように調整する）。継続的にモニタリングを行うことは、親が子どもの良い点について認めるようになるうえで有用となり、また、子どもが出来るようになったことを、短い時間で客観的に把握することが可能となるため、子どもがプレッシャーを感じなくする一助となる。

- ▶ **タイムアウトを用いる**：望ましくない行動に対して言い争う・放っておくなどの対応で、行動が強化されてしまうことを防ぐため、タイムアウト（短時間、何もせずに一定の場所に座っているように指示を行うしつけ法）の技法を適切に用いることが出来るように支援を行う。

- ▶ **指示や制限を行う方法の明確化**：指示を出す際には、シンプルで明瞭な形で行う必要がある。やって欲しい行動をすぐに行う必要性があることを伝え、それを行う機会を与え、行わなかった際にどのようなことが起こるのかを警告し、出した指示に関しては一貫性を保つようにする（例：「もう一回だけパズルをしていいけど、その後はお出かけしなくてはいけないの→さあパズルが終わったなら準備をしてください→パズルをすぐに置かないと、車の中で聞く音楽を選べなくなるわよ」など）。

　宿題をめぐって親子で争いが生じてしまう場合、具体的なガイダンスを提示するとよいであろう。Box 20-3に、宿題をめぐる争いに対処するためのいくつかの親向けのガイダンスを提示している。

　ADHDの診断基準を満たしている場合、特定の治療を検討する必要がある。治療方針は子どもの年齢によって異なる。以下に、治療方針の大枠につき提示する。

　就学前の子ども（4〜5歳）：治療効果が証明されている親や教師による行動療法が、治療計画の第一選択である。行動療法で十分な改善が認められない場合、もしくは上記のような行動療法を親や教師が実践することが不可能な場合、可能であれば専門医の指導のもとで、内服治療を行うことが考慮される。

　小学生の子ども（6〜11歳）：米国食品医薬品局（FDA）が承認したADHDの薬物療法、ま

- 臨床医と教師とが情報共有することについて、親から同意を得ておく。
- 親・教師・小児科医の三者間で、建設的なコミュニケーションを取ることの出来る関係性を構築する。
- 教育上のニーズを確認するための各種検査の実施状況や、検査の必要性についての考えを共有する。
- 学業の進捗状況を評価し、成功体験を積み上げることが出来るように働きかけ、より多くの支援が必要な科目を明確化し、適切な教育環境についての話し合いを行う。
- 子どもの状況を踏まえた適切な授業方法について、医学的な助言を行う。
  - 子どものクラスの席順を一番前にする。
  - 可能であれば、子どもを授業に積極参加させる体制を構築する（例：黒板に向かって質問の答えを書いてもらうなど）。
  - 整理整頓や状況を把握するための時間を確保する（例：課題を書き出す、宿題に必要な教材を持ち帰る準備が出来ているか確認する、子どもにやるべきことを復唱させるなど）。
  - 必要な課題の内容を端的に要約して伝える（宿題を行ううえでも有用となる）。
  - 家での行動を報告するように親と調整を行う（例：行動日記を記録してもらい、トークン［ご褒美］を活用したり、行動変容を把握出来るようにする、など）。

たは親や教師による行動療法のどちらかが、治療計画の第一選択となる。可能であれば、この両者を併用することが望ましい。薬物治療として最もエビデンスレベルが高いのは中枢神経刺激薬であり、それ以外の薬剤ではアトモキセチン、徐放性グアンファシン、徐放性クロニジンの順にエビデンスレベルが高いとされている。中枢神経刺激薬を使用する際には、成長曲線を注意深く評価する必要がある。薬物選択と経過観察に関する詳細については、「第11章：一次診療の現場で用いる向精神薬」を参照されたい。

　思春期の子ども（12〜18歳）：行動療法とともに、FDAが承認したADHDの薬物療法を患者の同意を得て使用することが、ADHDの標準的治療とされている[6]。

支援リソースの情報提供を行う

　家族は、「ADHDの子どもと大人のためのネットワーク（CHADD: Children and Adults with Attention-Deficit/Hyperactivity Disorder）」（www.chadd.org）などの支援団体から、様々な情報を入手することが出来るであろう。出版物として有用な情報源としては、Michael I. Reiffの『ADHD：すべての親が知っておくべき事柄（*ADHD: What Every Parent Needs to Know*）』や、Kathi J. Kemperの『ADDの子どもに自然体で対処する（*Addressing ADD Naturally*）』などがある。また緊急の場合に備えて、家族に連絡先と情報源を提示しておくことが望まれる。

治療目標に向け、治療の進捗状況のモニタリングを行う

　幼稚園、保育園、学校などから子どもの状態について報告を受けることは、子どもの治療の進捗状況をモニタリングするうえで極めて有用となる。症状や生活面での機能的状況をモニタリングするうえで、「NICHQ ヴァンダービルドADHD評価尺度（親向けおよび教師向け）」や

「子どもの強さと困難さアンケート（SDQ: Strengths and Difficulties Questionnaires）」や、小児科的症状チェックリスト（PSC: Pediatric Symptom Checklist）などの尺度を用いることも有用である（「補足資料2：小児医療者向けメンタルヘルス診療補助ツール」を参照）。薬物療法であれ行動療法であれ、有害な意図しない副反応を生じさせることなく望ましい効果を得るためには、慎重な評価が必要である。一般的に推奨されている以上の投薬量が必要となる場合には、服薬アドヒアランスの問題を検討したり、薬剤の変更を検討する必要があり、場合によってはそもそもの診断病名について再検討を行う必要もあるであろう。ケースによっては、行動療法の実施や維持が困難な場合もあるであろう。プライマリーケア医療者は家族と協力しながら、家族の状況に合わせた行動療法を提案したり、学校の効果的な関与の仕方を含め、治療の障壁となる様々な要因を探る必要がある。

　一時的に治療が奏功しても、その後効果がなくなったように感じられることはよくあることであり、プライマリーケア医療者はその点につき、あらかじめ家族に説明し理解してもらっておくことも重要である。このような一時的な後退は、新たなストレスや要求があった際や、一旦症状が改善したために治療を中断した際に起こりやすい。新たなストレスに対して、これまでの治療法の調整で対応しても問題となる行動に改善がない場合には、新たな治療法を検討したり、新たな診断を加える可能性を検討する必要がある。とりわけ、過去には問題視されていなかった学習上の懸念が、その子に対する要求が高まるにつれて浮かび上がることは稀ではない。

専門家の関与を求める

　初期介入に対して反応がみられない場合や、以下のような臨床的状況が確認される場合は、複数の専門家が関与した体制を考えなくてはならない。

- ► 子どもが深刻な機能不全に陥っている場合
- ► 子どもに重度の破壊的行動障害や攻撃性が認められる場合
- ► うつ病や心的外傷後ストレス障害（PTSD）が併存している場合や、注意力や衝動性の問題よりも、気分・行動・発達上の問題がより深刻と思われる場合
- ► 子どもに認められる症状や徴候が、学力向上の妨げとなっていたり、他の発達上重要な課題（例：友人関係の構築と維持など）の達成の妨げとなっている状況が疑われる場合
- ► 子どもや親が、その症状により非常に困難を感じている状況にある場合
- ► 行動上の問題が併存している場合（内向的な気質、不安、行動上の問題が組み合わさった子どもは将来的に、より深刻な性質の行動上の問題を引き起こすリスクがとりわけ高いと考えられている）
- ► 子どもに症状や徴候が認められる前に深刻なトラウマを体験していた、とのヒストリーが確認された場合
- ► 中枢神経刺激薬の処方が禁忌となる状況があったり、中枢神経刺激薬による著しい副作用が確認された場合

▶ 子どもの問題が、他の家族成員の情緒・行動の問題と関連して生じていると思われるが、プライマリーケアの現場での介入でそれが軽減されない場合

専門的な治療が必要と判断される場合、臨床医は、そのような治療が医学的根拠に基づくものであることを十分に説明する必要があり、また、家族がそのような治療を受けることが出来るように支援を行う必要がある。小児思春期の子どものADHDに対する治療には、様々なエビデンスに基づく心理社会的介入法が存在している。理想的には、メンタルヘルスの専門機関に治療のために紹介されたすべての子どもが、最も安全かつ最も効果的な治療を受けることが出来る状況となることが望まれる。現時点で推奨される、各種のエビデンスに基づく心理社会的療法（EBP）の概要について、Box 20-4に示している。ただし、メンタルヘルスの専門家への紹介状を渡された子どものうち、実際に紹介先を受診した子どもの割合は61％に過ぎず、受診した以降に継続して通院を行っている子どもの割合はさらに少ないと報告されている[7]。

残念ながら現時点では、エビデンスに基づくあらゆる治療がどんな地域でも受けられる状況

Box 20-4　ADHDの治療に関する米国小児科学会（AAP）の提言／指針

■ ADHDに対する治療上の推奨事項は、子どもの年齢により異なる。

－*就学前の子ども（4〜5歳）*：第一選択として、効果が各種研究で実証されている、親向けや教師向けの行動療法を基盤とした治療プログラムの実施が推奨される（エビデンスレベルA／強く推奨される）。また、行動療法の実施後にもあまり改善が得られず、子どもに中等度から重度の機能低下を認める状態が続く場合には、メチルフェニデートの処方を検討する。行動療法の実施が困難な地域では、この年齢の子どもで薬物療法を開始するリスクと治療を遅らせるデメリットとを勘案したうえで判断を行う必要がある（エビデンスレベルB／推奨される）。

－*小学生（6〜11歳）*：FDAが承認しているADHDの薬物療法を実施する（エビデンスレベルA／強く推奨される）か、効果が各種研究で実証されている親向けや教師向けの行動療法を基盤とした治療プログラムを実施する。可能であれば薬物療法と行動療法の両者を併用することが望ましい（エビデンスレベルB／強く推奨される）。薬物療法としては中枢神経刺激薬（コンサータ）には十分かつ明確なエビデンスが存在しているが、アトモキセチン（ストラテラ）やグアンファシン徐放剤（インチュニブ）や徐放性クロニジン製剤（カタプレス：ただし日本では適応外である）についても中枢神経刺激薬ほどではないが十分なエビデンスが存在している（エビデンスレベルA／強く推奨される）。学校における環境調整や療育プログラムや居場所作りは、どのような治療を行うにしろ、治療計画に含める必要がある。

－*中学生以降（12〜18歳）*：子どもから同意を得たうえで、FDAが承認しているADHDの薬物療法を実施する必要がある（エビデンスレベルA／強く推奨される）。また行動療法の実施も考慮される（エビデンスレベルC／推奨される）。可能であれば薬物療法と行動療法の両者を併用することが望ましい。

■ 副作用を最小限に抑えながら最大の効果を得るために、ADHDの薬物療法を開始する際には、少量から初めて漸増することが推奨される（エビデンスレベルB／強く推奨される）。

【略語】ADHD: attention-deficit/hyperactivity disorder（注意欠如・多動性障害）、FDA: US Food and Drug Administration（米国食品医薬品局）

プライマリーケアの現場における処方ガイダンスとしては、「第11章：一次診療の現場で用いる向精神薬」や以下の引用元を参照されたい。

引用元：American Academy of Pediatrics Subcommittee on Attention-deficit/Hyperactivity Disorder and Steering Committee on Quality Improvement. ADHD: clinical practice guideline for the diagnosis, evaluation, and treatment of attention-deficit/hyperactivity disorder in children and adolescents. *Pediatrics*. 2011;128(5):1007–1022.

〈https://publications.aap.org/pediatrics/article/128/5/1007/31018/ADHD-Clinical-Practice-Guideline-for-the-Diagnosis〉

とはなっていない点に、留意しておかなくてはならない。もし子どもに必要と思われる治療を行うことがその地域では不可能な状況にある場合、地域社会の様々な立場の人々と協力し、子どもの権利擁護のために声を上げていく必要がある。プライマリーケア医療者がメンタルヘルスの問題を抱える人々の初期治療を行ったり、地域の医療資源を探したりすることを支援するために、遠隔精神医療サービスの提供を行ったり、コンサルテーションを行うための「ホットライン」を整備している州は、年々増加している。後者のコンサルテーション・ホットラインが活用可能な地域に関しては、「全米児童精神科医アクセスプログラム（NNCPAP: National Network of Child Psychiatry Access Programs）」のウェブサイト上で確認することが出来る（www.nncpap.org）。

　子どものケアに関わる専門家チームのメンバーは、それぞれの役割につき明確化し、合意を形成する必要がある。子どもをメンタルヘルスの専門家に紹介する場合であっても、プライマリーケア医療者は、親や学校教員からの報告を引き続き受けられるようにしつつ、紹介した医療機関や支援を継続しているその他の関係機関とのコミュニケーションを継続することが望まれる。そうすることで、子どもと家族が治療に対して前向きな姿勢でいられるように関わる役割や、親・学校・一般医療者・専門医療者などの様々な立場の人々の関わりを共有し調整を行う役割を担うことが出来るであろう。実際、プライマリーケア医療者がメンタルヘルスの専門家に紹介を行った以降も、その子どもに関心を抱き続け、ケアチームの一員として関わりを持ち続けた状態にあることを子どもが知るだけで、子どもの症状が改善することもある。このような役割を担う臨床家にとって、本書の「第11章：一次診療の現場で用いる向精神薬」や、巻末の補足資料4・6・7が有用となるであろう。なお、米国小児科学会出版社（https://shop.aap.org）が臨床家向けの書籍として『ADHDの子どものケア：臨床家向けツールキット（*Caring for Children With ADHD; A Resource Toolkit for Clinicians*）』を発行しているので、そちらも参照されたい。

　　謝辞：本章の著者および編集者は、米国小児科学会（AAP）のメンタルヘルス・リーダーシップ・ワーキンググループ（MHLWG: Mental Health Leadership Work Group）のマネージャーであるリンダ・ポール氏（公衆衛生学修士）の貢献に、ここで改めて感謝申し上げる。

■ **米国小児科学会（AAP）の提言／指針**

- American Academy of Pediatrics Subcommittee on Attention-deficit/Hyperactivity Disorder and Steering Committee on Quality Improvement and Management. ADHD: clinical practice guideline for the diagnosis, evaluation, and treatment of attention-deficit/hyperactivity disorder in children and adolescents. *Pediatrics.* 2011;128(5):1007–1022 (pediatrics.aappublications.org/content/128/5/1007)

■ **参考文献**

1. Visser SN, Lesesne CA, Perou R. National estimates and factors associated with medication treatment for childhood attention-deficit/hyperactivity disorder. *Pediatrics.* 2007;119(suppl 1):S99–S106

2. McQuade JD, Hoza B. Peer problems in attention deficit hyperactivity disorder: current status and future directions. *Dev Disabil Res Rev.* 2008;14(4):320–324

3. Wolraich ML, Wibbelsman CJ, Brown TE, et al. Attention-deficit/hyperactivity disorder

among adolescents: a review of the diagnosis, treatment, and clinical implications. *Pediatrics*. 2005;115(6):1734–1746

4.　Foy JM; American Academy of Pediatrics Task Force on Mental Health. Enhancing pediatric mental health care: algorithms for primary care. *Pediatrics*. 2010; 125(suppl 3):S109–S125

5.　Wissow LS, Gadomski A, Roter D, et al. A cluster-randomized trial of mental health communication skills for pediatric generalists. *Pediatrics*. 2008;121(2): 266–275

6.　American Academy of Pediatrics Subcommittee on Attention-deficit/Hyperactivity Disorder and Steering Committee on Quality Improvement and Management. ADHD: clinical practice guideline for the diagnosis, evaluation, and treatment of attention-deficit/hyperactivity disorder in children and adolescents. *Pediatrics*. 2011;128(5):1007–1022

7.　Rushton J, Bruckman D, Kelleher K. Primary care referral of children with psychosocial problems. *Arch Pediatr Adolesc Med*. 2002;156(6):592–598

第21章

学習の困難性

バーバラ・L・フランクフスキー（医学士、公衆衛生学修士）

学習における困難を経験している子どものケアというのは、
その問題が診断基準を満たすレベルか否かや、学校と情報共有したり
メンタルヘルスの専門家に紹介したりする必要性の有無にかかわらず、
プライマリーケアの現場でその問題が把握された時点から、
プライマリーケア医療者には対応を始めることが求められる。

背景と意義

　学習の困難性は、年齢を問わず、様々な理由により発生しうる。それらは常に、小児思春期の子どもにフラストレーションを引き起こし、行動上の問題や感情的な苦痛に繋がりうる。原因が何であれ学習に困難が生じることは、成人期以降にも、精神的な影響だけではなく経済的な影響を含めた長期的な問題を引き起こしうる。適時の支援や介入を受けられなかった小児思春期の子ども（以降、本章では単に「子ども」と総称する）は学業不振だけでなく、薬物使用や非行といった二次的な心理社会的問題に発展してしまうリスクとなる[1]。米国において、学習の困難性を有する子どもの7％は退学を余儀なくされ[2]、その後に職を得ることが困難で貧困に陥りやすく、成人期を通じて健康を損なう高いリスクを抱えた状況となってしまいうる。そして学校をドロップアウトしてしまう割合は、白人の子どもたちに比べ、黒人（8％）やヒスパニック系（22.5％）などのマイノリティの子どもたちにおいて、より高かったとも報告されている[2]。このように、学習の困難性というのは、小児科医・家庭医・内科開業医・ナースプラクティショナーや医療助手など、臨床の最前線で子どもと長きにわたり関わりうる立場のプライマリーケア医療者にとって重大な関心事とすべき問題なのである。

プライマリーケア医療者の役割

　プライマリーケア医療者というのは、子どもが学習上の困難を経験していることを認識し、

家族がその原因を整理する手助けをし、心理学的評価や教育的評価を行うためにしかるべき機関に紹介を行い、子どもの学習上のニーズを満たすことの出来る教育リソースから確実に教育を受けられるようにし、子どもの学習上の困難に関連している可能性のある身体医学的問題やメンタルヘルス上の問題に取り組み、家族が子どもの権利を擁護し支援を行うことが出来るように導く、という職責を担っている。

子どもの学習の困難性を認識する

　プライマリーケア医療者というのは、子どもが定期的な受診に訪れた際に、養育者の悩みを聞き、子どもの発達の状況を評価し、発達の遅れや社会的・情緒的問題に基づく症状についてスクリーニングをする機会を有しているはずである。また、子どもが同級生と比べて学習上の困難を抱えていたり教室での行動上の問題に気付いた幼稚園／保育園や学校の関係者から、紹介／相談を受ける立場でもある。その他の家族成員が学習の困難性の問題を抱えている（もしくは抱えていた）という家族歴がある場合、子どもが学習の遅れを取り戻すことが困難である懸念はさらに大きくなる。子どもに学習の困難性が潜在していることを示す徴候や症状については、Box 21-1および表21-1を参照していただきたい。

Box 21-1　学習の困難性を示唆する徴候・臨床所見

子どもや親から聴取した病歴から示唆される指標
- 視聴覚は正常であるが、言語発達に遅れがあった、あるいは言語理解が困難であった。
- 指示に従うことが困難であった。
- 文字、数字、色を覚えることが困難であった。
- 同級生と比べ、読み書きが困難で、算数の概念を理解することに苦労していた。
- 上下反転（アルファベットであればmとw）や左右反転（bとd）の文字の識字が困難で、転置単語（アルファベットであればfeltとleft）や置換単語（houseとhome）の識別や算数の符号を読む際に混乱することが多い。
- 音読、作文、宿題が苦手である。
- 子どもや親が学業成績に不満を抱いている。
- 親は、子どもが学校で怠けているのではないかと思っている。
- 知能に比べ、学業成績が低いと認識されている。
- 授業中の行動や不注意性が問題となっている。
- 家族の中に学習障害（限局性学習症）の人がいたり、義務教育以上の学歴を有していない人がいる。

表21-1　学習の困難性の存在が示唆される検査の結果	
検査項目	**スコア**
中間試験や期末試験の成績	下位15パーセンタイル以下、もしくはその子の知的レベルから想定される結果に比べ著しく成績が悪い状況にある。
学業通知表	成績が悪く、評定が著しく低い。
知能検査	学業成績の低さに比べ、IQはそれほど低くなく、しばしば標準範囲内にある。

学習の困難性の原因

就学準備不足

　一部の子どもたちの中には、同級生に比べて言語能や識字能に乏しかったり、家庭や所属する文化集団が教育を受けることを重要視していないなどの理由から、社会的・情緒的・身体的に就学するうえでの準備性が整っておらず、そのことが学習の困難性に繋がっている子どもも存在している。Box 21-2には、子どもが就学するに際し、備えた状態にあることが望まれる性質をまとめており、Box 21-3では、子どもの就学に際しての準備性を高める重要な要素についてまとめている。

　残念ながら、多くの学校では様々な障害を有する子どもたちすべてに対応出来る準備性が整っているわけではない。幼稚園で子どもの就学準備性を評価する目的は、地域で実施されている就学前プログラムの成果を評価することと、小学校における特別な支援を要する子どものニーズを特定し対処することにあり、決して手間のかかる子どもを排除したり就学を遅らせたりする目的で行ってはならない[3]。Box 21-4に、子どもの就学に際しての学校側の準備性を高めるための重要な要素についてまとめている。

Box 21-2　子どもが就学するに際し、備えた状態にあることが望まれる性質

■ 身体的に健康な状態にあり、発達的に十分な運動能力を備えている。健康に何らかの問題が生じた際にはそのことを認識し、適切に周囲に伝えることが出来る。身体的に何らかのハンディキャップがある場合、それが十分に認識され、対応がなされている状況にある。
■ 社会的・情緒的に、順番を守る、協力する、共感する、自分の感情を表現することが出来る発達状況にある。
■ 学習に取り組むうえでの熱意、好奇心を有し、家庭や文化価値観が学習を支える体制を備えている。
■ 言語発達的に、教室で使われる言語を理解して話をすることの出来るスキルを有しており、配布資料を読み、学習を成立するために文章を書いたり絵を描いたりすることが出来るだけの表現力、語彙力、文脈を読み解く力を備えた状態にある。
■ 一般的な知識と認知能力が育まれており、学習を成立するだけの空間認知能力や数の概念を有し、音から文字を連想することが可能な状態にある。

Box 21-3　子どもの就学に際しての準備性を高める重要な要素

■ 養育者の教育レベル（高校卒業レベル以上か否か）
■ 出生前の質の高い母体健康管理システム
■ 母子に対する適切な栄養環境
■ 子どものための総合的な健康管理システム
■ 身体を動かす生活習慣
■ 親が関与した日々の学びの習慣（例：読書、会話、家族がそろった食事など）
■ 貧困環境にある子どもが、質の高い就学前教育を受けられる体制
■ 英語を母国語としない子どもと親に対する、特別な教育支援プログラムの整備

> **Box 21-4　子どもの就学に際しての学校側の準備性を高めるための重要な要素**
>
> ■貧困環境にある子どもたちのための質の高い幼児教育の実施
> ■あらゆるレベルの子どもたちに対応可能な学習プログラムの整備および教員のトレーニング
> ■就学前プログラムの成果を評価し、特別な支援を要する子どものニーズを特定し対処することを目的とした就学前健診の実施（就学前健診を、手間のかかる子どもを排除したり就学を遅らせたりする目的で行ってはならない）

身体医学上、メンタルヘルス上、発達上の問題

　学習の困難性は、認知能力に制限があったり、言語学習上の障害があったり、視聴覚能に障害があったり、行動上の問題や情緒上の問題があったり、子どもの集中力を削ぐような慢性疾患や対人関係上の問題があったり、慢性疾患により長期欠席を余儀なくされたり、睡眠不足の状況が続いていたり、集中力や注意力に影響を及ぼしうる内服治療の影響などによって引き起こされることもある。学習の困難性を引き起こす、あるいは学習の困難性と併発しうる各種の病態について、表21-2にまとめ、提示している。

学習障害（限局性学習症）

　学習障害（LD: learning disability）（限局性学習症［SLD: specific learning disorder]）とは、特定の学習課題において、子どもの学年において期待される成績を収めることが著しく阻害されてしまう状況全般を広く指す用語であり、小学校入学前に診断されることは稀である。一般的に、LDを有する子どもの感覚機能や認知能は正常である。定義上、情緒障害や学習機会の不足により生じたものではない（ただし、LDに伴うフラストレーション・自尊心の低下が、不安・抑うつ・反抗的態度などの諸問題を二次的に引き起こすことはありうる）。LDは明らかに家族集積傾向があり、子どもがLDを発症するリスクとして遺伝的影響というのは大きく寄与している[4]。LDの診断基準を満たす子どもの割合は5.0〜17.5％と推定されており、米国の6〜11歳の子どもの約200万人がLDに該当すると推定されている[5]。LDを指摘された子どもの約80％が、読字障害（ディスレクシア）や難読症との診断を受けている。

学習に困難性のある子どもの評価

　学習に困難性のある子どもの評価は、まずは子どもの呈する症状が、正常の子どもの呈する行動と異なっているかどうかを区別することから始まる。子どもの学習速度というのは極めて個人差の大きいものである。7歳未満では定型発達の子どもでも、左右を反転したような鏡文字を書いたり、文字を転置させたりすることはよくあり、とりわけ同じクラスの同級生たちが幼児教育をしっかりと受けていた場合、就学前に文字の読み書き経験が乏しい子どもが、新し

表21-2　学業不振の原因となる病態、ならびに学習の困難性と併存しうる病態	
病態の種類	**コメント**
視聴覚障害	学習障害（限局性学習症）が疑われる子どもは、全例、視聴覚の障害の潜在につきスクリーニングを受ける必要がある。
睡眠障害	睡眠障害は不注意やイライラを引き起こし、学業成績が悪くなる一因となる。また逆に、学業成績が不振で宿題に追われることが、睡眠障害の一因となることもある。詳細については、「第28章：睡眠障害」を参照されたい。
全般性の発達遅滞	全体的に知的な制約や社会的な制約がある子どもは、同年齢の仲間よりも学びのペースが遅く、学習達成度が低い。学習障害（限局性学習症）の子どもは、知的レベルが低い子どもと同様の問題を抱えやすい。
ADHD（注意欠如・多動性障害）	不注意や衝動性に問題を抱える子どもは、学業成績不振を示すこともある。このような子どもでは、宿題を行う能力に問題はないものの、宿題を完成させて提出する過程に問題がある可能性もある。逆に、学習障害（限局性学習症）の子どもが、落ち着きがなく不注意の問題を抱えているようにみえることもある。詳細については、「第20章：不注意と衝動性」を参照されたい。
小児期逆境体験（ACE）への暴露	暴力、自然災害、親との分離、親の離婚や別居、親の向精神性物質の使用（物質使用障害）、ネグレクト、身体的・精神的・性的虐待などのトラウマとなりうる経験をしたり、トラウマとなりうる事象を目撃した子どもは、適応障害やPTSDなどの情緒的問題を発症するリスクが高くなってしまう。PTSDの子どもでは、集中力の低下、記憶力の問題、登校拒否、学力低下などが症状として表れることがある。また、その他の形での不安症状として、症状が表出されることもある。医師は子どもの背景にトラウマが潜在している可能性を探索するために、親と子どもを別々にして話を聞くことを考慮しなくてはならない。親が、子どもが学校や地域社会でトラウマとなりうる体験を受けたことに気付いていないことは稀ではない。また、そのようなトラウマ体験が家庭内で生じている場合（親の重病罹患、虐待／ネグレクトの被害、愛する人との死別、家族成員の収監など）、子どもがそのことについて打ち明けることが出来ず、話題として話し合うことが出来ない場合は稀ではない。PTSDの特徴は、再体験（過去のトラウマ体験を今起こっていることであるかのように生々しく感じる）、回避（トラウマ体験を想起しうる状況を避ける）、過覚醒（安全に対しての懸念が増加し、予期せぬ音や出来事に対して過剰に反応し、強い不安を抱く）の三徴候としてまとめることが出来る。「第14章：不安障害およびトラウマ関連障害」も参照されたい。
不安障害	不安障害を抱える子どもは、集中力が低下し、学業成績が悪くなることがある。詳細については、「第14章：不安障害およびトラウマ関連障害」を参照されたい。
複雑性悲嘆	子ども時代に家族や友人の死を経験する人は決して少なくはない。死別以外にも、両親の別居や離婚、転居、転校、軍属家庭の親の派兵、恋人との別れ、親の再婚など、その他の喪失体験も悲嘆反応を引き起こし、トラウマ性の体験となりうる。喪失体験の直後に悲しみ、絶望、不安、怒り、不安の感情が生じ、場合によってはそれが持続的な徴候となることもある。詳細については、「第22章：抑うつ」や「第14章：不安障害およびトラウマ関連障害」のPTSDのセクションを参照されたい。
抑うつ	うつ病は学業成績の低下を引き起こすが、学業成績の低下を契機としてうつ病を発症したり、単に抑うつと学習の困難性が併存していることも稀ではない。顕著な睡眠障害、食欲不振、気分の低下、涙もろくなるなどの症状は、子ども（一般的には思春期以降の子どもであることが多い）がうつ病であることを示唆している可能性がある。「第22章：抑うつ」も参照されたい。
身体的疾病	子どもの出席を妨げる可能性のあるすべての医学的問題は、学業成績に影響を与えうる。甲状腺機能亢進症／低下症、各種の神経疾患、頭部外傷後脳損傷、未診断状態の糖尿病など、疾病（もしくは疾病によって引き起こされる症状）の中には、学業的な注意力に影響を及ぼすものも存在する。気管支拡張剤や抗けいれん剤などの薬物の副作用でも同様の影響が生じる。
物質使用障害	学業成績にフラストレーションを抱いている子どもは、その不満を解消するためにアルコールやタバコを用いたり、カフェインやコカインで"自己治療"をしたりすることがある。逆に、物質使用障害を抱えている子どもが、不注意や衝動性を認めるようになり、学業成績が悪化することもある。「第31章：物質使用障害　その二――その他の物質」も参照されたい。
反抗挑戦性障害、行為障害（素行障害）	反抗挑戦性障害や行為障害（素行障害）の子どもは、学業成績が不振となることが多く、それに対するフラストレーションが反抗挑戦的な行動を増悪させることがある。「第15章：破壊的行動障害、攻撃性」も参照されたい
高機能自閉症スペクトラム障害（かつての広汎性発達障害）、アスペルガー症候群を含む自閉症スペクトラム障害	高機能自閉症スペクトラム障害の子どもは、目と目が合わない、孤独を好む、言葉が堅苦しいなどの社会性の問題を抱えていることが多く、また日常生活に対して非常に厳格なこだわりを持ち、そのこだわりが満たされない場合に不安になったり怒りを抱くことが多い。そのため、教室で学習することが困難で、学習障害（限局性学習症）に類する多くの症状を示すことがある

【略語】ACE: adverse childhood experience、ADHD: attention-deficit/hyperactivity disorder、PTSD: post-traumatic stress disorder（心的外傷後ストレス障害）

い学習課題に直面した際にフラストレーションを感じることはよくあることである。学習障害（限局性学習症）ではない子どもでも、Box 21 - 1 に示した症状の一つや二つを認めることはあるであろう。病気で学校をしばらく休んだり、転校したり、死別などの大きな喪失感を味わったりした子どもが、学校での適応に一過性の問題を経験することはありうる。親の中には、自分自身の学習経験や、上のきょうだいや友人の子どもの学習経験と比較して、子どもに非現実的な期待を抱く親もいる。

　家族、学校、地域社会におけるストレス要因を探ることは重要であり、これらのいずれもが、子どもの注意力を低下させ、学習上の問題を引き起こしうる。

　子どもの身体的・心理社会的評価を十分に行うことで、学習の困難性の原因となりうる病態や、学習障害（限局性学習症）としばしば併発しうる病態が特定されることもある（表21 - 2 参照）。

　医学的リスクとして、未熟児出生の既往と先天性のチアノーゼ性心疾患の存在には、とりわけ留意する必要がある。未熟児出生の子どもは全般機能の低下や学習障害（限局性学習症）を認める高リスク群である[6]。特に、在胎32週未満で生まれた子どもや、長期間に及ぶ人工呼吸管理、頭蓋内出血、けいれん、遷延性アシドーシス、低血糖などの周産期合併症を経験した子どもは、神経発達の後遺障害を認めるリスクが高くなる[6]。同様に、重度の先天性心疾患を有する子どもも、学習障害（限局性学習症）を認めるリスクが高いとされている[7]。その他にも、いくつかの遺伝性疾患は、様々なタイプの学習障害（限局性学習症）の発症と関連性があると報告されている。特に、クラインフェルター症候群、ターナー症候群、心室細動症候群、水頭症を伴う二分脊椎の子どもは、いずれも学習障害（限局性学習症）の重大なリスクがあることが示されている[8]。プライマリーケア医療者は、これらのリスク要因を持つ子どもを診る際に、心理的なアセスメントや学校における適応の評価を行う閾値を低くして対応を行う必要がある。

　学習困難を呈する思春期の子どもへの対応は、プライマリーケア医療者にとってとりわけ困難な問題となりうる。これまで学業成績に問題を認めていなかった子どもが、突如、学習の困難性を抱えることもありうる。軽度の学習障害（限局性学習症）を有する子どもにおいて、低学年ではそれを補うことが出来たものの、中学や高校というより要求度が高い状況に置かれることで、それが表面化することは稀ではない。また、そのような子どもでは、これまで特に介入の必要性を認めていなかった軽度の不注意傾向が確認されることも多い。睡眠不足、栄養不足、運動不足、不安、うつ病、薬物使用などが、学習困難の原因や要因となっている可能性もありうる。また、思春期の子どもでは性的指向の問題やいじめの問題が背景にあって、学校環境にストレスを感じている可能性もありうる。学習に困難を抱えている思春期児の評価を行う際には、これらの可能性をすべて考慮に入れることが重要となる。

　学習困難のある小児思春期の子どもの評価を進めるために、プライマリーケア医療者は学校関係者（例：学習指導担当者、クラス担任、スクールカウンセラーなど）と連絡を取り、以下のようなデータ共有や評価の要求を行うことも重要となる。

- ▶ **知能検査**：子どもの知的能力と学業成績の間に明らかな不一致（ディスクレパンシー）があると思われる場合、一連の心理テストや認知能のスクリーニング検査の実施を、学校側も望んでいることが多い。
- ▶ **学業の達成度テスト**：学校関係者に、学校で実施した各種のスクリーニングテストや、学力テストや学年末テストの結果報告書などの共有を求めることも出来るであろう。
- ▶ **包括的な心理教育的評価**：各種の心理教育的検査の実施を医療側が求めた場合、スクールカウンセラーやその他の地域の心理士がそれらの検査を学校で実施出来ることもある。
- ▶ **支援級などの特別な教育提供体制を考慮してもらう。**
- ▶ **子どもが個別教育プログラム（IEP: Individualized Educational Program）や、リハビリテーション法第504条に基づいた特別支援教育（504プラン）を受けている場合、その内容についての情報提供を依頼する**
- ▶ **学業成績、行動の問題の有無や適応状況、友人との交流状況についての情報提供を求める。**

　さらに、「米国小児医療の質研究センター（NICHQ: National Institute for Children's Health Quality）ヴァンダービルドADHD評価尺度」を用いたり、より一般的な心理社会的問題のスクリーニングとして、「小児科的症状チェックリスト（PSC: Pediatric Symptom Checklist）」の35項目版（PSC-35）や17項目版（PSC-17）や、「子どもの強さと困難さアンケート（SDQ: Strengths and Difficulties Questionnaires）」などの尺度を追加で用いることで、学習困難に繋がりうる心理社会的問題を有している可能性のある子どもを特定することが出来るであろう。これらのツールの詳細については、巻末の「補足資料2：小児医療者向けメンタルヘルス診療補助ツール」を参照していただきたい。

学習の困難性を有する子どものケアプラン

　学習の困難性を抱えている子どものケアは、その問題が診断基準を満たしているか否かや、学校と情報共有したりメンタルヘルスの専門家に紹介したりする必要性の有無にかかわらず、プライマリーケアの現場でその問題が把握された時点からプライマリーケア医療者には対応を始めることが求められる。

子どもと家族の治療へのモチベーションを引き出す

　治療へのモチベーションのない状態で、家族が治療を求めたり継続的な受診をすることは不可能である。プライマリーケアの現場で、子どもと家族のモチベーションを引き出すためには、初期に複数回の外来フォローアップが必要となることは稀ではない[4]。

　小児思春期の子ども（本章では、6〜18歳の年齢の児と定義する）と家族の治療モチベーションを高める方法の一つとしては、ストレングス（強み）に着目しそれを伸ばすようにすること、

ならびに問題に取り組むうえでの障壁（例：学習障害［限局性学習症］への偏見、家族内の高い葛藤状況、学力テストの結果の否認、特別支援教育への抵抗感）を特定することが挙げられる。プライマリーケア医療者は、Box 21-5 に示した HELP の頭文字で表される「あらゆる患者に共通するコミュニケーション上の技術的要素[9]」を活用し、信頼を得て安心感を抱いてもらうことが大前提であり、そのうえで治療の各種段階について説明をし合意をしてもらい、具体的なケアプランを作成し、プライマリーケア医療者の役割を明確にしておく必要がある。他の専門職種がどのような役割を担うのかはさておき、プライマリーケア医療者は、子どもと家族に治療に前向きになれるような働きかけをすることが極めて重要である。

健康的な生活習慣の推奨

運動・外遊び・バランスの取れた食事、睡眠（とりわけメンタルヘルスへの影響が大きい）、恐怖心を抱かせたり暴力が飛び交うようなメディアコンテンツへの接触の回避・画面を見る時間は一日 1～2 時間以内に制限する、などが推奨される。それに加えて、子どもが有能感・特別感を抱き、ポジティブな気持ちで、感謝の心を抱いていられるように、積極的に子どもの良いところを見つけて褒める、特別な時間を親との間に設ける、などを推奨することも重要である。

全体的なストレスの軽減

子どもの社会的な環境を考慮する際には、家族の社会的背景、親のうつ病スクリーニングの結果、家族評価尺度の結果、保育所や学校からの報告などにつき確認を行う必要があるが、その他にも以下の点につき評価をする必要がある。

親が懲罰的であったり批判的であったりしないか？　親の心理社会的な問題が子どもとの関係に影響を与えている場合、子どもの支援の一環として、その問題に対処する必要があるかどうかを考察する。子どもの努力を積極的に褒めることを推奨し、子どもの自尊心を保つように、親にきょうだいや同級生と比較することを避けるように指導する。芸術や音楽など学業以外の才能を育むように勧めたり、学業成績や学歴競争に左右されない社会経験を積むことが出来る課外活動（ボーイスカウト活動、宗教関係の青年団活動、少年ボランティア活動など）に参加

Box 21-5　患者と治療同盟を構築するための共通要素：HELP

H ＝ Hope（希望を持てるように）

E ＝ Empathy（共感的に）

L^2 ＝ Language（患者に分かる言葉で）、Loyalty（誠実に）

P^3 ＝ Permission（常に同意を得ながら）、Partnership（パートナーシップを重視し）、Plan（計画を立案し、それを伝える）

引用元：American Academy of Pediatrics. *Addressing Mental Health Concerns in Primary Care: A Clinician's Toolkit.* Elk Grove Village, IL: American Academy of Pediatrics; 2010.

詳細については、本書巻末の補足資料 5 を参照。

することを推奨する。

　宿題をめぐる親子間の葛藤はないであろうか？　宿題が出来ない状況が続いていたとしても、子どもが怠けているとは限らないことを親に助言する必要がある。また、親が積極的に宿題を手伝うことが望ましいことを伝え、適切な場合には、学校側に宿題の負荷を低減するように働きかけることが望まれる。Box 21-6に、宿題をめぐる争いを防ぐためのガイダンスを提示しているので参照されたい。

　子どもは学校で批判されたり、からかわれたりしていないであろうか？　担任教諭は支援的で忍耐強いタイプであろうか？　学校関係者と家庭が良好なコミュニケーションを取れるように支援を行い、結果ではなく子どもが努力している過程に注目し褒めるようにする。からかいやいじめを矮小化せずに早期に適切な対応を行いうるように、医療者としてもサポートを行う必要がある。

　学校は、子どもの権利擁護の趣旨に則った評価を行うことが出来ているであろうか？　障害児個別教育法（IDEA: Individuals with Disabilities Education Act）やリハビリテーション法第504条により守られるべきハンディキャップを抱えた子どもの権利擁護について、親に情報提供を行うことは必須である。また、この二つの法律が、読者の関係する州や学区で具体的にどのように遵守されているか、情報を得ておくことも極めて重要である。子どもが学習障害（限局性学習症）と診断されている場合、専門的な教育サービスを受ける要件は十分に満たしており、障害児個別教育法（IDEA）では、そのようなケースに対し個別教育プログラム（IEP: Individualized Educational Program）を作成することを義務づけている。個別教育プログラム（IEP）の作成過程では子どもの現在の機能レベルを評価し、目標を定めたうえで、可能な限り

Box 21-6　宿題をめぐる親子間葛藤を防ぐための、親向けガイダンス

- 宿題を行うことを習慣づける（夕食前に宿題に手をつけるなど）。
- 宿題の内容が分からないときに、それを確認するための友人を明確にしておく。
- 気が散るものに制限を加える（例：テレビ、パソコン、スマートフォンなど）。
- 宿題をこなしやすくするために、宿題の内容を小さなセグメントに分けるようにする（完成までに長期間かかる宿題や大きなボリュームの宿題においては、このような対応がとりわけ重要となる）。
- 子どもが宿題に着手しやすくなるようにサポートをする（例：一緒に指示内容を読み上げる、子どもが最初の項目を終了するのを見届ける、など）。
- 子どもを一人きりにせずに、継続的に見守る。
- 宿題を終えた場合、その頑張りをしっかりと褒める。
- 完璧さを求めない。
- ご褒美を用意する（「宿題が終わったら○○しようね」など）。
- テストがある際には、積極的に勉強を教える。
- 宿題を終わらせることに過剰な時間を費やすことを強要せず、子どもが頑張ったにもかかわらず完成出来なかった場合には、教員にその旨を申し添える。
- 子どもが宿題を提出することが出来ないことが続いた場合、教員と協力して、提出物をしっかりと提出することが出来るような合理的配慮をしてもらう。
- 子どもが宿題をやる際に、親が監督や援助が出来ない場合、または宿題が原因で親子関係での葛藤が増えてしまう場合、第三者に学習支援を行ってもらえないか学校側と協議をする。

制限の少ない環境の中でその目標を達成するために、どのようなサービスが必要であるのかを明確にすることが求められる。親にはプログラムを作成するために学校関係者と会合を行う権利が認められている。専門的な教育サービスを受ける要件を満たしてはいないものの、ちょっとした合理的配慮（例：席順を前にしてもらう、宿題の負荷を軽くしてもらう）により解決出来そうな問題を抱える子どもに対しても、学校はその子のためにリハビリテーション法第504条に基づいて、教育対応プラン（504プラン）を作成する必要がある。また親は、子どもに対する学校の対応に不満がある場合、これらの法律に基づき、学校側に不服申し立てを行うことが可能である。

　学校が子どものニーズに適切に対応出来ていない場合、プライマリーケア医療者は、心理学者や発達行動科学を専門とする小児科医などの地域のメンタルヘルスの専門家に紹介したり、学習支援を行っている団体に紹介をすることも考慮する必要がある。そこで行われた評価を学校にフィードバックすることは、子どもの学校生活を支えるために有用となりうるであろうし、家族が子どもの能力を伸ばすためにどう関わればよいかの方針を構築する一助ともなるであろう。

　どのような介入計画を立てるにせよ、子どもと家族の有している保護的要因（例：少なくとも両親のどちらか一方もしくは親以外の重要な大人と子どもが良好な関係性にある、子どもや親に向社会的な友人がいる、子どもを心配し気遣いをしてくれる家族成員がいる、子どもや親がSOSを出すことが出来る、家族が支援機関と良好な関係にある、など）を確認し、それを強化することは欠かすことが出来ない。

初期介入を行う

　本章で概説した戦略は、学習障害（限局性学習症）と診断された子どもだけではなく、より軽度の学習に困難性を抱えた子どもや、学習の困難性が明確化した初期段階の子どものケアにも適用が可能である。また明らかに学習障害（限局性学習症）と判断されるレベルの子どもに対して専門的な評価や治療・教育サービスを提供するための待機期間中に、プライマリーケア医療者として関わるうえでも有用となるであろう。プライマリーケア医療者は併存しうる病態の鑑別疾患を進めるうえでも力を発揮する立場にあり、宿題をめぐり親子が高葛藤状態となっている場合には、その状態を低減・予防するためのガイダンスを親に提供することも出来るであろう（Box 21-6参照）。

支援リソースの情報提供を行う

　親に「米国学習障害児支援センター（NCLD: National Center for Learning Disabilities [www.ncld.org]）」などの支援団体についての情報を提供することも有用となる。特別教育法について親が様々な疑問を抱いている場合には、「Wrightslaw（www.wrightslaw.com）」のような専門的な支援リソースがあることを伝えるとよいであろう。米国小児科学会（AAP: the American Academy of Pediatrics）は、「個別教育プログラム（IEP）に基づく支援会議に参加する際のチェックリスト（www.brightfutures.org/mentalhealth/pdf/families/mc/iep.pdf）」「学習障害についてご両親に知っておいて欲しいこと（www.healthychildren.org/English/health-issues/conditions/learning-disabilities/Pages/Learning-Disabilities-What-Parents-Need-To-Know.aspx）」「小学生の子どもたちに知っておいて欲しいこと（www.brightfutures.org/mentalhealth/pdf/families/mc/grades.pdf）」「お子さんのメンタルヘルスの問題に対処する：いつ、どこに支援を求めたらよいのか（https://patiented.solutions.aap.org）」など、有用となる様々な資料やウェブサイトを公表している。

教育上の目標達成に向け、進捗状況のモニタリングを行う

　学校から子どもの状態について報告を受けることは、支援目標の達成状況を把握するうえで有用となるであろう。「子どもの強さと困難さアンケート（SDQ: Strengths and Difficulties Questionnaires）」のような複数の人（子ども、親、教師）から情報を収集するスクリーニング尺度も、子どもの症状や機能的側面に関する状況を把握するうえで有用となるであろう。

専門家の関与を求める

　初期介入に対して反応がみられない場合や、以下のような臨床的状況が確認される場合、教育の専門家やメンタルヘルスの専門家の関与が必要となるであろう。

- ▶ その症状によって、子どもや家族に強い困難性が生じてしまっている。
- ▶ プライマリーケア医療者の初期介入に反応しない行動上の問題を併発している。
- ▶ 学校の評価が不完全であったり、時宜を得ていない状況にある。
- ▶ 親と学校の関係性が敵対的な状況となってしまっている。
- ▶ 子どもと家族が対立的な状況となっており、プライマリーケア医療者が介入しても改善が認められない。
- ▶ 親が子どもに対して非常に否定的で、プライマリーケア医療者の指導にも無反応である。

　介入しても全く効果を認めないような場合には、遺伝学的要因について考察するため、遺伝学者にコンサルトを行うことも考慮される。様々な専門家が関与してケース対応を行う際には、それぞれの専門家の役割につき明確化し、合意を形成する必要がある。プライマリーケア医療者は、障害児個別教育法（IDEA）に基づく子どもの権利について家族に助言を行ったり、専門機関による評価や治療を待つ間の子どものストレスの軽減を図ったり、専門家による評価や指導を受けることについて子どもが前向きに考えることが出来るように働きかけたり、子どもの学業の進歩をモニタリングしたり、併存する病態に対し経過観察や対応を行ったり、親・学校・医療機関・専門家の間の調整を行ったりするなど、様々な支援を行いうる立場にある。プライマリーケア医療者が利用可能な情報源としては、米国学習障害児支援センターのナ

ビゲーションサイト（http://ldnavigator.ncld.org）や米国児童青年精神医学会（AACAP）の診断指針（www.aacap.org/cs/root/member_information/practice_information/practice_parameters/practice_parameters）などが挙げられる。また、プライマリーケア医療者は、学校の行っている子どもへの介入がエビデンスに基づいたものであるかどうかを家族と共に検討したり、この分野に詳しい発達行動科学を専門とする小児科医を紹介することも出来るであろう。

■ 米国小児科学会（AAP）の提言／指針

- Adams RC, Tapia C; American Academy of Pediatrics Council on Children With Disabilities. Early intervention, IDEA Part C services, and the medical home: collaboration for best practice and best outcomes. *Pediatrics*. 2013;132(4):e1073–e1088. Reaffirmed May 2017 (pediatrics.aappublications.org/content/132/4/e1073)
- American Academy of Pediatrics Council on Children With Disabilities. Provision of educationally related services for children and adolescents with chronic diseases and disabling conditions. *Pediatrics*. 2007;119(6):1218–1223. Reaffirmed November 2014 (pediatrics.aappublications.org/content/119/6/1218)
- American Academy of Pediatrics Council on Children With Disabilities and Medical Home Implementation Project Advisory Committee. Patient- and family-centered care coordination: a framework for integrating care for children and youth across multiple systems. *Pediatrics*. 2014;133(5):e1451–e1460(pediatrics.aappublications.org/content/133/5/e1451)
- American Academy of Pediatrics Section on Ophthalmology and Council on Children With Disabilities, American Academy of Ophthalmology, American Association for Pediatric Ophthalmology and Strabismus, American Association of Certified Orthoptists. Learning disabilities, dyslexia, and vision. *Pediatrics*. 2009;124(2):837–844. Reaffirmed July 2014 (pediatrics.aappublications.org/content/124/2/837)
- Moeschler JB, Shevell M; American Academy of Pediatrics Committee on Genetics. Comprehensive evaluation of the child with intellectual disability or global developmental delays. *Pediatrics*. 2014;134(3):e903–e918 (pediatrics.aappublications.org/content/134/3/e903)

■ 参考文献

1. Esser G, Schmidt MH. Children with specific reading retardation—early determinants and long-term outcome. *Acta Paedopsychiatr.* 1994;56(3):229–237
2. Shin HB. *School Enrollment—Social and Economic Characteristic of Students: October 2003*. Washington, DC: US Census Bureau; 2005. https://www.census.gov/prod/2005pubs/p20-554.pdf. Accessed February 8, 2018
3. High PC; American Academy of Pediatrics Committee on Early Childhood, Adoption, and Dependent Care and Council on School Health. School readiness. *Pediatrics*. 2008;121(4):e1008–e1015
4. Pennington BF. Genetics of learning disabilities. *J Child Neurol*. 1995;10(suppl 1): S69–S77
5. American Academy of Pediatrics Section on Ophthalmology and Council on Children with Disabilities, American Academy of Ophthalmology, American Association for Pediatric Ophthalmology and Strabismus, American Association of Certified Orthoptists. Learning disabilities, dyslexia, and vision. *Pediatrics*. 2009;124(2):837–844
6. Rais-Bahrami K, Short BL. Premature and small-for-dates infants. In: Batshaw ML, Pellegrino L, Roizen NJ, eds. *Children With Disabilities*. 6th ed. Baltimore, MD: Paul H. Brookes Publishing; 2007:107–122
7. Bellinger DC, Wypij D, duPlessis AJ, et al. Neurodevelopmental status at eight years in children with dextro-transposition of the great arteries: the Boston Circulatory Arrest Trial. *J Thorac Cardiovasc Surg*. 2003;126(5):1385–1396
8. Rourke BP, Ahmad SA, Collins DW, Hayman-Abello BA, Hayman-Abello SE, Warriner EM. Child clinical/pediatric neuropsychology: some recent advances. *Annu Rev Psychol*. 2002;53:309–339
9. Kemper KJ, Wissow L, Foy JM, Shore SE. *Core Communication Skills for Primary Clinicians*. Winston-Salem, NC: Wake Forest School of Medicine. http://nwahec.org/45737. Accessed February 8, 2018

第 22 章

抑うつ

ローレンス・S・ウィッソウ（医学士、公衆衛生学修士）

「アスリートにとって、トレーニングで自分の限界に挑戦することだけではなく、
休息やストレッチが不可欠であるように、
これまで快適に感じていた活動を行うことを含め、自分自身をケアすることは
"弱さ" ではなくむしろ重要なセルフケアの一部なのです」
と思春期の子どもや若年成人、そしてその家族に対し伝えることで、
医療者は "楽しみ" を処方することが出来るであろう。

　抑うつという言葉は、様々な症状や感情が含まれた用語であり、この状態は小児思春期の子どもの機能的側面に広範に影響を及ぼしうる。症状としては、普段の活動が出来なくなる・睡眠や食欲が変化するという形で現れ、感情としては、悲しみ、自己肯定感の低下、絶望感などが現れる。個人への影響としては、気力や楽観性の明らかな低下から、積極的な自傷行為まで様々である。成人の場合、この広範な症状は、程度はさておき「抑うつ気分」という形に要約することが出来る。ただ、小児思春期の子どもの抑うつ状態というのは、易興奮性の亢進、攻撃性、無謀さ、という形で現れることが稀ではない。それゆえに本章では「抑うつ」という用語を成人で頻用されるような限定的な用語ではなく、このような中核にある悲しみや絶望という感情を覆い隠してしまいうる症状が認められる状態も包含した用語として使用している。

　抑うつ症状は、多くの子どもたちに影響を及ぼしており、うつ病という診断病名をつけるまでには至っていない子どもも含めると、かなりの有病率であると推察されている[1]。米国では調査／研究された時代を問わず、うつ病を経験した／している子どもの疫学的頻度は13歳未満の子どもで3％、13歳以上の思春期児で6％程度と推定されている。診断基準に当てはまる症状や感情の問題を抱え、機能障害の影響が大きい場合、大うつ病性障害（MDD: major depressive disorder）／うつ病と診断される。MDDの生涯有病率は最大で20％と推察されており、極めて頻度の高い病態である[2]。

　小児期のうつ病は自然経過で軽快することもあれば、治療により寛解することもあるが、発達段階が進んだり、ネガティブな要因だけでなくポジティブな要因であっても新たなストレス要因が加わったりすることで再発することが稀ではない。うつ病は、自殺の念慮・企図・完遂

に密接に関連する極めて重大なメンタルヘルス上の課題の一つである。その他にも、うつ病は学業不振や若年妊娠、職場・社会・家庭環境における機能障害など、様々な問題を引き起こしうる[3]。小児思春期の子どものうつ病発症のリスク因子としては、家族歴（遺伝率は約40％とされている）、小児期逆境体験（ACE: adverse childhood experience）、元々の気質、その他の精神疾患の存在、慢性器質的疾患の存在などが挙げられる[4]。抑うつ状態にあると思われる小児思春期の子どもの親族は、うつ病やその他の精神疾患に罹患している割合が高いことはよく知られており、抑うつ状態の子どもを診察する際に、とりわけ家族歴に自殺者の存在が確認された場合には、より包括的な評価を行うべき要因と捉える必要がある。家族内に同じ問題を抱えていた人物がいる場合、そのことを子どもと共有することは、子どものこの問題に関する共感性を高め、その人物の治療がうまくいっている場合には、子どもが治療に希望を見出すロールモデルとなる可能性もある。

　うつ病の発症や再発は予防可能であるとする医学研究成果はいくつか存在している[5]。育児負担が最も大きい出生後の最初の数年間における育児支援、温かく何でも話の出来る家族関係、予測可能なストレス要因への対処法の積極的学習、問題解決スキルの学習による自己効力感の向上、規則正しい睡眠と運動習慣の確立などは、すべて発症・再発の防御因子となりうる。親がメンタルヘルスの問題、とりわけうつ病を抱えている場合に、親の気分や行動の変化を子どもが理解し対処出来るようにすることは、子ども自身のうつ病の発症予防に有用となりうる。小児思春期の子どもがうつ病の発症初期段階から治療を受けることが出来た場合、再発や再燃のリスクが有意に低下するとされている。

　本章は、主に小児科臨床の現場で、診断可能なレベルにまではなっていない抑うつ状態を示す6～18歳の小児思春期の子どもの対応を行う状況を念頭に、記載されたものである（より年少の子どものケアに関する指針については、「第17章：5歳未満児の情緒障害・行動障害」を参照していただきたい）。本章は、小児科医・家庭医・内科開業医・ナースプラクティショナーや医療助手など、臨床の最前線で子どもと長きにわたり関わりうる立場のプライマリーケア医療者を、主たる読者対象としている。また本章で示したガイダンスは、世界保健機関（WHO）の研究成果に基づき記載したものである。推奨事項については毎年更新されうるものであり、最新の情報については以下のウェブサイトを閲覧していただきたい（www.who.int/mental_health/publications/mhGAP_intervention_guide/en）。

うつ病を示唆する徴候

　うつ病というのは、非常に成功して恵まれているようにみえる人であっても、明らかな誘因なく発症しうるが、一つ以上のストレス体験や喪失体験の後に発症したり、不安な状態が遷延している場合に発症することが多い。子どもであっても、友人との別れ、愛する人やペットとの死別や、生活スタイルの変化を伴う引っ越し、軍属家庭の親の派兵、両親の離婚など、気分が落ち込んだり悲しみに打ちひしがれるような体験を契機に発症することは稀ではない。同世

代の子どもたちと比較して、悲しみがより深くより持続的となっている場合、その状況は懸念すべきものであり、抑うつ状態になっていることを示している徴候と捉えなくてはならない。

　小児思春期の子どものうつ病を示唆する徴候というのは極めて多岐にわたるが、それらについて Box 22-1 にまとめ、提示している。成人のうつ症状を診る機会の多い医療者は、思春期や若年成人の抑うつ症状は、成人に比べて悲しみとして表現されるよりもイライラとして表現されることが多いことを知っておくことが、極めて重要である。事例によっては、これまで行っていた活動から遠ざかったり、友人や家族との関係性が希薄になるという徴候が、唯一の明らかな徴候であることも稀ではないが、そのような場合にも食欲低下や睡眠障害を併発したり、エネルギーが落ちているような様子が併発していることが多い。

　子どもの呈している徴候については、親から聞き出すという手段もあれば、子どもから直接聞くという手段もあるが、可能であればその両者から話を聞くことが望まれる。子どもの年齢が思春期に達するほど長じている場合には、行動の変化を伴わずに気持ちの変化として語ることが出来るかもしれないが、一方で思春期年齢の子どもは、他者からみれば明らかであるにも

Box 22-1　6〜18歳の小児思春期の子どもにおける、うつ病を示唆する症状と臨床所見

子どもの家族から聴取した病歴から示唆される状態
- ほとんど毎日、気落ちした状態や悲しい気分となっている。
- ほとんど毎日、学校やその他の活動に対しての興味を失った状態にある。
- 以前楽しめていた活動に対し、喜びを失っている（その活動を最後に行った時期や、そのときに楽しいと思ったかどうかを確認する）。
- 希死念慮を認めたり、実際に自殺企図を認めた。
- 易興奮性の亢進
- 学業成績の低下
- 友人付き合いや家族との交流が疎になっている。
- 頭痛・腹痛・睡眠障害・疲労感・慢性疾患の管理不良などの、身体的問題が明確化している。
- 絶望感
- 集中力低下
- 発達時期の正常の状態に比べ、睡眠が不足していたり、睡眠が過剰な状態にある。
- 体重減少（もしくは正常な体重増加の欠如）や、過度の体重増加
- 自尊感情の低下
- エネルギーが低下した状態（元気がない）
- 動きや言葉がぎこちなく、遅い。

子どものうつ病感受性を高めるリスク要因
- 小児期逆境体験（ACE）（母親の産後うつなども含む）
- 過去のトラウマ体験や死別体験
- 家庭崩壊
- 内向的な気質
- 同級生との関係性が希薄
- 人間関係の破綻、挫折、失望

【略語】ACE: adverse childhood experience

かかわらず、自身の行動やありようが変化したとは自覚していない場合が稀ではない。

抑うつを抱えている子どもを特定するための補助的ツール

　抑うつ状態にある子どもが自身の症状を自発的に話してくることを期待することは困難であり、そのような子どもを早期に発見するためには、標準化された尺度を用いてスクリーニングを行うことが有用である。米国小児科学会（AAP: the American Academy of Pediatrics）の『子どもの明るい未来のために：乳幼児期・小児期・思春期の子どもの健康を見守るためのガイドライン（*Bright Futures* ガイドライン）』では、12歳以上の子どもでは、年に1回程度は定期的にこのような尺度を用いて抑うつ状態のスクリーニングを行うことが推奨されている。このような抑うつのスクリーニングとして、子ども向け、親向け、教師向けなど、いくつかのバリエーションのある心理尺度も存在している。表22-1に、子どもの抑うつ状態のスクリーニングとして使用することが可能な一般的な心理社会的状態のスクリーニング尺度をまとめ、提示している。これらの一般的スクリーニングで抑うつ傾向が確認された場合に、追加で実施可能な思春期児向けの抑うつ尺度として、「患者健康質問票 思春期版（PHQ-A: Patient Health Questionnaire-Adolescent）」や、「PHQ-A抑うつスクリーニング版」や、「ベック抑うつ調査票（BDI: Beck Depression Inventory）プライマリーケア版」（Fast Screenと俗称されている）や、「PHQ9項目修正版（PHQ-9）」などが使用可能である。

　心理尺度を用いる際には、日常診療におけるスクリーニングとして用いるのか、スクリーニングで陽性であった場合の確定診断に用いるのかを区別することが重要である。スクリーニングのために用いる尺度は、一般的に特異度や陽性的中率が比較的低い傾向にあり、陽性であっても、その結果の意味を解釈するうえで、さらなる議論が必要である。また逆に子どもや親の懸念が強い場合、陰性であっても、うつ病が否定出来るわけではない。既に抑うつ状態が確認

表22-1　一般的な心理社会的スクリーニング尺度：うつ病が示唆されるスコア	
スクリーニング尺度	うつ病が示唆されるスコアのカットオフ値
PSC-35	• 6歳未満　　24点以上 • 6歳以上17歳未満　28点以上 • 17歳以上　30点以上 かつ • 抑うつに関する各種の追加質問で、具体的に抑うつ症状が問題となっていることが確認される。
PSC-17	• 内在化問題のサブスケールが5点以上 かつ • 抑うつに関する各種の追加質問で、具体的に抑うつ症状が問題となっていることが確認される。
SDQ	• 症状の総スコアが20点以上 • 情緒的症状のスコアが7〜10点（解説については、www.sdqinfo.comを参照） • インパクト・スケールのスコアが1点（中等度障害）または2点以上（重度障害） かつ • 各種項目のうち抑うつに関する項目の選択状態で、具体的に抑うつ症状が問題となっていることが確認される。

【略語】PSC: Pediatric Symptom Checklist（小児科的症状チェックリスト）、SDQ: Strengths and Difficulties Questionnaires（子どもの強さと困難さアンケート）

されている状況で尺度を使用する場合、そのスコアについては家族と話し合いを行いその意味するところを確認する必要性はあるものの、うつ病の性質や重症度の推移を表す指標としての信頼性は高いとされている。「子どもの強さと困難さアンケート（SDQ: Strengths and Difficulties Questionnaires）」や「コロンビア機能障害尺度（CIS: Columbia Impairment Scale）」などの機能評価尺度も、子どもが抑うつ症状によって機能が損なわれていないかどうかについて、プライマリーケア医療者が判断を行ううえで有用となるであろう。また、子どもの問題が他の家族成員に与えている影響について評価する際には、養育者緊張度尺度（CGSQ: Caregiver Strain Questionnaire）などの尺度を用いることが参考となるであろう。

　これらの心理尺度やその他の心理尺度の詳細については、巻末の「補足資料2：小児医療者向けメンタルヘルス診療補助ツール」を参照されたい。

評　価

　子どもの抑うつの評価は、子どもに通常みられる状況や行動と、症状というべき状況や行動を区別することから始まる。どんな子どもでも、ときには悲しい気持ちになったり、イライラしたりすることはあるであろう。しかし中には、そのような感情が家庭環境に適応する妨げとなったり、同級生との関係性を構築・維持することを困難にしたり、学習に手がつかなくなったり、自殺念慮を生じさせる誘因となったりしてしまう子どももいる。とりわけ、大うつ病の診断基準を満たす状態になっている子どもは要注意である。Box 22 - 2に、米国精神医学会（APA）発行の『精神疾患の診断・統計マニュアル 第5版（DSM-5）』における大うつ病の診断基準を提示している。また、うつ病に類似する病態や、うつ病と併発しうる病態もいくつか存在しているが、表22 - 2にそれらの病態をまとめ、提示している。

　うつ症状を有する子どもの医学的管理においては、心理社会的評価の中にルーチンで自殺リスク評価の項目を加えておく必要がある（Box 22 - 3参照）。

うつ病の子どもに対するケアプラン

　子どもが自殺企図を起こした場合、即時の治療と密な監督を要する緊急事態として対応する必要がある。抑うつ症状を認める子どものケアというのは、たとえその症状がうつ病の診断基準を満たす状態ではない場合であっても、たとえ最終的にはメンタルヘルスの専門家に紹介する必要があるにしても、プライマリーケアの現場で初期対応を開始することが可能である。

子どもと家族の治療へのモチベーションを引き出す

　治療へのモチベーションのない状態で、家族が治療を求めたり継続的な受診をすることは不

Box 22-2　大うつ病性障害の診断基準（DSM-5）

A　以下の症状のうち5つ（またはそれ以上）が同一の2週間に存在し、以前の機能的状態からの変化が生じている。これらの症状のうち少なくとも一つは、1. 抑うつ気分、または、2.興味または喜びの喪失、のいずれかである（注：明らかに身体疾患に起因する症状の場合には、それを含めない）。

①その人自身の主観的報告（例：悲しい、空虚感、絶望感など）や、他者による観察（例：涙もろい状態にある）によって示される、ほとんど一日中、ほとんど毎日の抑うつ気分（注：小児思春期の子どもでは、イライラした気分として表出されることがある）

②ほとんど一日中、ほとんど毎日の、すべてまたはほとんどの活動における興味、喜びの著しい減退（これらは、その人の自身の主観的報告や他者による観察によって示される）

③食事療法によるものではない著しい体重減少、あるいは体重増加（1か月に5%以上の体重変化）、またはほとんど毎日の食欲の減退もしくは増加（注：小児の場合、期待される体重増加が認められない場合も考慮する必要がある）

④ほぼ毎日、不眠や過眠の状態にある。

⑤ほぼ毎日、精神運動性の焦燥または制止が認められる（これらは、単に落ち着きがないとか、動作が鈍いなどの主観的感覚ではなく、他者によって観察可能な状況である必要がある）。

⑥ほぼ毎日、疲労感や気力の減退が確認される。

⑦無価値観、または過剰・不適切な罪責感（妄想の場合もある）をほとんど毎日感じている（単に病気であることに対する自責の念や罪悪感ではない）。

⑧思考力や集中力の減退、または決断困難がほとんど毎日存在している（これらは、その人の自身の主観的言明や他者による観察によって示される）。

⑨死への恐怖だけではない死に対しての思考を繰り返しめぐらせており、具体的に計画はしていないが希死念慮を繰り返し抱いていたり、実際に自殺行動を試みたり、自殺を具体的に計画している。

B　症状は、社会的・職業的・その他の重要な機能領域において、臨床的に重大な苦痛または障害を引き起こしている。

C　これらのエピソードは、物質の生理的作用や他の医学的状態に起因するものではない（注：基準A～Cは大うつ病エピソードを示している）。

（注：重大な喪失［例：死別、経済的破綻、自然災害による喪失、重病や障害］に対する反応には、基準Aで述べたような、激しい悲しみの感情、喪失についての反芻、不眠、食欲不振、体重減少が含まれ、うつ病エピソードに類似しうる。しかし、そのような症状は了解可能、あるいは喪失に対して妥当であることもあり、重大な喪失に対する通常の反応に加えて、大うつ病エピソードの存在も慎重に検討されるべきである。その際には必然的に、個人の病歴と喪失の文脈における苦痛の表現に関する文化的規範も基軸とした、臨床的判断が必要となる）

D　大うつ病エピソードの発生は、統合失調感情障害・統合失調症・統合失調症様障害・妄想性障害・他の特定される／されない統合失調症スペクトラム・他の精神病性障害によって、よりよく説明されるものではない。

E　これまで躁病／軽躁病エピソードが存在したことがない（注：躁病／軽躁病様のエピソードのすべてが、物質誘発性または他の医学的状態の生理学的影響が原因とされる場合には、この除外は適用されない）。

引用元：American Psychiatric Association. *Diagnostic and Statistical Manual of Mental Disorders*. 5th ed. Washington, DC: American Psychiatric Association Publishing; 2013.

表22-2　うつ病に併発する可能性のある医学的状態	
医学的状態	コメント
睡眠障害	睡眠障害はイライラや不安定な気分を引き起こし、逆にうつ病が睡眠障害の原因となることもある（詳細については、「第28章：睡眠障害」を参照）。
身体症状症	抑うつを抱えている子どもは、腹部症状・頭痛・胸痛などの様々な身体症状を訴えることがある。逆に、各種の急性・慢性疾患や、それに伴う疼痛が、抑うつ状態を惹起することもある。
学業成績不良、学習障害（限局性学習症）	抑うつ症状に伴って学業成績の問題が確認される場合、学習障害（限局性学習症）を併発している可能性も考慮する必要がある（詳細については、「第21章：学習の困難性」を参照）。
小児期逆境体験（ACE）への曝露	トラウマとなりうる暴力、自然災害、親との別れ、親の離婚や別居、親の薬物使用、ネグレクト、身体的・心理的・性的虐待などを経験したり目撃した子どもは、適応障害、PTSD、うつ病などの情緒的な問題を抱えるリスクが高い。子どもがトラウマ症状を否定したとしても、そのことですぐにトラウマ体験はなかったと否定出来るわけではない。ACEに関する質問は、子どもと治療者の信頼関係が構築されるにつれ、繰り返し行う必要がある（詳細については、「第14章：不安障害およびトラウマ関連障害」を参照）。
虐待／ネグレクト	ネグレクトや身体的・心理的・性的虐待を受けた子どもは、うつ病などの情緒的問題を引き起こすリスクが高く、その可能性については常に考慮しておく必要がある。
不安障害	不安障害は、うつ病の子どもにしばしば併発する（詳細については、「第14章：不安障害およびトラウマ関連障害」を参照）。
複雑性悲嘆	子ども時代に家族や友人の死を経験する人は決して少なくはない。死別以外にも、両親の別居や離婚、転居、転校、親の兵役、恋人との別れ、親の再婚など、その他の喪失体験も悲嘆反応を引き起こし、トラウマ性の体験となりうる。その結果、喪失直後から悲しみ、絶望、不安、恐怖を感じるようになり、ときには持続的な不安障害や気分障害が引き起こされうる。また、その後に何らかの喪失体験をしたときに容易に機能的低下が引き起こされるなどの脆弱な状態となりうる（詳細については、「第14章：不安障害およびトラウマ関連障害」のPTSDのセクションを参照）。
身体疾患とその治療による有害な副作用	うつ病によく似た症状を呈したり、二次的に不安障害を呈する病態として、甲状腺疾患、SLE、慢性疲労症候群、貧血などが挙げられる。慢性疾患を抱える子どもは、同世代の健常児に比べて、うつ病を経験する可能性が高い（うつ病になることで、疾病の管理が不良ともなりうる）。ニキビ治療薬、経口避妊薬、インターフェロン、ステロイド薬などの、思春期児にもよく使われる薬剤によって、抑うつ状態となることもある。
物質使用障害	抑うつ症状を持つ子どもは、アルコール、タバコやその他の薬物を、辛い症状を和らげる自己治療の手段として使用することがある。逆に、これらの向精神性物質を使用している子どもが抑うつ状態になったり、学業成績の悪化を伴うようになることもある（詳細については、「第31章：物質使用障害　その2──その他の物質」を参照）。
行為障害（素行障害）および反抗挑戦性障害	反抗挑戦的な子どもが、抑うつ症状を示すことは稀ではない。また、行為障害（素行障害）を抱える子どもは、自殺リスクが高いことが知られている（詳細については、「第15章：破壊的行動障害、攻撃性」を参照）。
精神病	抑うつ状態の患者は、気分の落ち込みによる認知の歪みや絶望感だけではなく、思考に影響を及ぼす精神病を併発していることがあり、問題を複雑にしうる。このような思考の問題として、誤信念（他者や自身や自身の体に対し強く抱いている、客観的にはおかしな信念）、被害妄想（尾行されている、または他者が自分を傷つけようとしている、などの強い確信）、幻覚（他者には知覚出来ないものが見えたり聞こえたりする）などが挙げられる。患者自身はこのような考えを持っていることを自覚していないことが多い。そのため、本人の様子がおかしいと感じる状況がある場合、そのことについて具体的に尋ねてみることが重要となる（「目や耳にいたずらをされたように感じることはありますか？」など）。
双極性障害	成人や思春期児の双極性障害では、うつ状態と躁状態が顕著に繰り返すサイクルが、数週間から数か月にわたって継続する。小児期の双極性障害の診断については、いまだに議論の余地がある。うつ状態と躁状態のサイクルが非常に短い子どもや、爆発的で破壊的なかんしゃく、危険な行動や性的な過活動、攻撃性、易興奮性、大人に対する威圧的態度、駆り立てられる創造性（ときに、生々しい暴力描写を伴う）、過剰なおしゃべり、強い分離不安、慢性的な抑うつ、睡眠障害、妄想、幻覚、精神病、殺人願望や自殺願望を口にする子どもは、メンタルヘルスの専門家による診断評価を要する（詳細については、「第20章：不注意と衝動性」「第15章：破壊的行動障害、攻撃性」「第14章：不安障害およびトラウマ関連障害」を参照）。

【略語】ACE: adverse childhood experience、PTSD: post-traumatic stress disorder（心的外傷後ストレス障害）、SLE: systemic lupus erythematosus（全身性エリテマトーデス）

Box 22-3　自殺リスクの評価

「ご家族に、うつ病や双極性障害にかかったことのある人や、自殺を試みたことのある人はいますか？」

　このような情報が親子間で共有されているとは限らないため、このような質問を行う際には、子どもと親を分離した状態にする必要があるであろう。この質問に対し「はい」との回答が得られた場合、とりわけ家族に自殺者がいた場合、その情報は懸念すべき重大な情報として対応する必要がある。その他の自殺のリスク要因としては、子どもに向精神性物質の使用の問題（物質使用障害）を認めること、子どもが知っている同世代の仲間や有名人に自殺企図のモデルとなる人物がいること、最近のトラウマ体験や強い羞恥心を抱かされた体験などが挙げられる。とりわけ子どもに自殺企図の既往があることは、単一の要因として最も強いリスク要因であり、子どもが継続的なケアを受けていない場合には、メンタルヘルスの専門家に紹介を行うべき根拠となる。

　自殺念慮の重症度は、以下に示したような質問を行うとともに、妥当性のある心理尺度を用いることで評価可能である（「補足資料2：小児医療者向けメンタルヘルス診療補助ツール」を参照）。

- ■「死んでしまったほうがましだと思うほど辛い体験をしたことがありますか？」
- ■「自殺したいと思ったことはありますか？」
- ■「実際に自傷行為をしたり、自殺をしようとしたことはありますか？　もしくはしようとしたけれどもギリギリで思いとどまったことはありますか？」
- ■「自殺するとしたら、どのような手段で行おうと思っていますか」
- ■「実際にどのような形で自殺するか、具体的に考えていますか？」

　自殺念慮を抱いている子どもにアプローチする際、上記質問への回答内容を、段階的なプロセスと捉えて対応することは一つの方法である。自殺念慮を抱いている思春期の子どもの中には、少数ながらも実際に自殺を試みようと考える子どももいれば、精神科医が「消極的な自殺願望」と呼称している、問題やストレスから逃れるためには死も一つの方法であると捉えているものの、自分でその行為を行うまでの考えは抱いていない状態の子どももいる。子どもにこれまで述べてきたようなリスク要因が認められない場合には、その子どもにとってストレスの原因となっている要因を探索するとともに、うつ病やその他のメンタルヘルス上の問題を抱えていないかどうかを評価する必要がある。子どもの中には、自傷行為を行おうという考えが頭に浮かんだことはあるものの、具体的な行為を行うには至っておらず、その準備をしたことのない子どももいる。このような状態の子どもに対してもさらなる評価と支援は必要であるが、自傷や自殺企図の既往がなく、継続的なストレス要因もなく、自傷／自殺企図のモデルになるような友人や有名人もおらず、物質使用障害の問題もない場合には、自傷／自殺企図に至る可能性はそれほど高いとはいえない。一方で、子どもが自殺を具体的に計画し、その手段（ロープ、薬、ナイフ、その他の武器）を決めていて、実際に用意をしているような場合には、極めて高いリスク状況にあり、安全担保のための当座のセーフティプランの立案と、緊急の精神医学的評価を同時並行で進める必要がある。

　プライマリーケア医療者は、鋭利なものや爪などで、前腕や太ももなど、衣服で覆われた場所の皮膚表面に自身で傷をつけた子どもに出会う機会が多い。カッティング（手首の場合にはリストカット）と呼称されるこれらの行動は、子どもたちが緊張や心配を和らげるための自己治療的手段として行われていると語られることが多く、他の手段でそれらに対応することが出来るようになることで、行われなくなることが多い。しかし、その背景に持続的な気分の落ち込みが存在していたり、自傷行為自体が目的化してしまっているような場合には、緊急に評価を行う必要がある。

　詳細については、「第27章：自傷行為」も参照されたい。

可能である。プライマリーケアの現場で、患者家族のモチベーションを引き出すためには、初期に複数回の外来フォローアップが必要となることが稀ではない[6]。たとえ救急外来に搬送となった場合でも、入院に至らなかった子どもは、その後にメンタルヘルスの専門機関への紹介状を持たされたとしても、実際には受診しないことが稀ではない[7]。プライマリーケア医療者がフォローアップの受診を引き受けることは、子どもが再び医療に繋がり、メンタルヘルスの専門家での診療が必要であることを理解する一助となるであろう。

　受診動機を高めるためには、子どもや家族の有するストレングス（例：少なくともどちらか一方の親や親以外の重要な大人と良好な関係性にある、向社会的な友人がいる、自身を心配し気遣いをしてくれる家族がいる、支援機関にSOSを出すことが出来る、支援機関と良好な関係性にあるなど）を強化し、子どもや家族に存在している問題に取り組むうえでの障害（精神医療への偏見、家族間葛藤、治療への抵抗など）を明らかにする必要がある。そのうえで、HELPの頭文字で表される「あらゆる患者に共通するコミュニケーション上の技術的要素[8]」を活用し、プライマリーケア医療者の役割を明確にしたうえで治療の各種段階について説明をし、合意を得た状態で具体的なケアプランを作成していく必要がある（Box 22-4参照）。他の役割を有する支援者の存在の有無にかかわらず、小児医療者には、家族が治療を前向きに受け止められるように促すことが求められる。

心理教育の実施

　うつ病は非常に発生頻度の高い病態であり、個人の対処能力の低さや弱さにより発症するものではない。子どもだけではなく、家族にもうつ病の既往があることはしばしばであり、このような家族歴について共感的な態度でオープンに話をすることは、メンタルヘルスの問題に関する偏見を減弱し、子どもと家族がケアを求める動機を高めうるが、一方で、メンタルヘルスの問題に踏み込まれることに抵抗を示す家族も稀ではない。子どもに認められるうつ症状というのは、決して子どもが意図的に作り出した症状ではなく、怠けていたり不機嫌にみえること自体がうつ病による症状であること、そしてうつ病のときに認められる絶望感というのはうつ病の一症状であり、現実を正確に反映しているわけではないことを丁寧に説明し、家族の理解を助ける必要がある。さらに、このような否定的な世界観や将来への悲観的な考えというのは

Box 22-4　患者と治療同盟を構築するための共通要素：HELP

H ＝ Hope（希望を持てるように）

E ＝ Empathy（共感的に）

L[2] ＝ Language（患者に分かる言葉で）、Loyalty（誠実に）

P[3] ＝ Permission（常に同意を得ながら）、Partnership（パートナーシップを重視し）、Plan（計画を立案し、それを伝える）

引用元：American Academy of Pediatrics. *Addressing Mental Health Concerns in Primary Care: A Clinician's Toolkit.* Elk Grove Village, IL: American Academy of Pediatrics; 2010.
詳細については、本書巻末の補足資料5を参照。

永続するわけではなく、治療を行えば数週間程度はかかるものの、症状は軽減しうることを強調して伝える必要がある。そのうえで、症状が軽減していることを患者自身が知覚出来るのにはそれ以上に時間がかかることをあらかじめ伝えておくとよい。

　また、プライマリーケア医療者は、家族が抑うつ症状を遷延させてしまうリスク要因を認識し、自殺行為にも繋がってしまうそのようなリスク要因に対処することが出来るようにサポートを行う必要がある。理想的には、致死的となりうる"凶器"は家から排除するか、安全な場所に隠しておくことが望まれ、致死的となりうる薬物や殺虫剤などを含めた家庭用化学物質の保管方法についても詳細に確認し、家庭内の安全性を高めていく必要がある。抑うつ思考・自殺念慮というのは、最近ではマスメディアやSNSを通じて広まってしまいうる。とりわけ10代の子どもたちは、自身のネガティブな世界観を肯定してくれる友人を求めがちであり、親密で打ち解けた友人関係のすべてが支持的に作用するわけではない点に留意する必要がある。SNS上のコミュニケーションというのは、逆説的であるが、繋がりを増やす一方で孤立感を深めてしまうことが判明している。実際に行うことはそう簡単ではないが、子どもの症状が軽快傾向になるまでは、親は子どものSNSの使用を制限し、その使用状況を監督することが望まれ、プライマリーケア医療者はそのためのサポートを提供する必要がある。

　また、ある程度信頼関係が構築された時点であれば、プライマリーケア医療者は、うつ病の治療というのは心理療法も含め様々な方法があり、10代の子どもでも利用可能な薬物療法も存在することを伝えることが有効となるであろう。そのうえで、プライマリーケア医療者は、子どもや家族が治療についてどのように考えているのか、どのような治療法についてこれまで聞いたことがあるのかなどを尋ねるとよい。

健康的な生活習慣の推奨

　運動、外遊び、バランスの取れた食事、適切な睡眠、親とマンツーマンの特別な時間、子どもの長所を頻繁に褒める、心配事について信頼出来る大人と率直に話し合う、などは常に推奨される。携帯・テレビ・ゲームなどのスクリーンに触れる時間を制限し、子どもの同意を得たうえでソーシャルメディアの利用状況について監視を行うことも重要である。自分自身を大切にすることが治療上重要であることを誠実に伝えることも、プライマリーケア医療者の務めである。「アスリートにとって、トレーニングで自分の限界に挑戦することだけではなく、休息やストレッチが不可欠であるように、これまで快適に感じていた活動を行うことを含め、自分自身をケアすることは、"弱さ"ではなくむしろ重要なセルフケアの一部なのです」と思春期の子どもや若年成人、そしてその家族に対し伝えることで、医療者は"楽しみ"を処方することが出来るであろう。

ストレスの低減を図る

　抑うつの問題を抱えている子どもを診る際には、家族の社会的背景、親の抑うつ状態の有

無、家族評価尺度の結果、保育園／幼稚園や学校からの報告等、環境要因についての考察も行う必要があり、その他にも、以下の疑問について明確化する必要がある。

- ▶ **子どもやその他の家族成員は、喪失に関する悲嘆（グリーフ）を抱えた状態にあるか？** 子ども時代に家族や友人の死を経験する人は決して少なくはない。子どもの発達レベル・気質・これまでのメンタルヘルスの状態・コーピングスキル・親の悲嘆反応の状況・支援状況によって、喪失に対する悲嘆反応というのは大きく異なりうる。子どもに悲嘆というのは自然な反応であることを伝え、負担のない範囲で法事やその他の儀礼に参加することを推奨し、子どもが診察の場で自由に悲しみを表現出来るようにしつつそれを傾聴し、一般的な悲嘆反応のプロセスについて心理教育を行うとともに、罪悪感（サバイバーズ・ギルド）などを感じていないかどうかを評価することも重要となる。親もグリーフを抱えている場合、子どもが「親をさらに悲しませたくない」という心情を抱いてしまう可能性を考慮し、医師と子どもだけの面談時間を取ることが望ましい場合もある。家族が喪失に対しどのように対処しているかを確認するためにフォローアップの診察を行うことは、子どもにとっての支援機会ともなり、複雑悲嘆・うつ病・心的外傷後ストレス障害（PTSD）などの、より深刻な状況に陥っていないかどうかを評価する機会ともなる。悲嘆・喪失に関する地域のリソースを紹介することも有効である。遺族支援や遺された子どもへの特別なプログラムを提供しているホスピスや緩和ケアサービスは年々増えている。幼少期に経験した、きょうだいや親を亡くしたり、親と分離されるなどの深い喪失体験は、生涯にわたって影響を及ぼしうる。医療者は、喪失体験に対しての家族の反応をみることで、家族が将来的に身体的な愁訴を有するようになったり、メンタルヘルスの問題を抱えるようになるリスクが高いかどうかを評価することも出来るであろう。プライマリーケア医療者は、子どもや家族に生じたこのようなトラウマ的な経験を見過ごしたり、気付いても適切なフォローアップを行わないことは、重要なメンタルヘルス上の問題に関し子どもや家族と繋がる機会を放棄したのと同義であると認識しなくてはならない。
- ▶ **子どもや家族が強いストレスに晒された状況にないか？** 家族は、うつ状態にある子どものストレスを軽減し、支援を強化する努力が出来るはずである。このような努力には、学校からの宿題をしばらく免除してもらうなど、学校でのストレスを軽減する方法を学校と相談することや、家庭内でストレスを抱えている別の家族成員への支援を求めるなどの対応も含まれる。親が喪失に伴う悲嘆を抱えている状況にあったり、抑うつ症状が確認される場合には、子どもやその他の家族成員のためにも、親が自身のニーズに対応出来るようにし、追加のサポートを得られるように支援することも、プライマリーケア医療者の極めて重要な職責である。
- ▶ **自宅内に自傷のための凶器になりうるものや、過量内服に繋がりうる薬物が存在していないか？** 銃が家にある場合、それは廃棄する必要がある。その他の刃物などの自傷の道具となりうるもの、市販薬を含めた薬や酒類も処分するか、安全な形で管理する必要

がある。農家の場合には、殺虫剤や肥料などの中毒をきたしうる物品を安全な形で管理する必要性があるであろう。うつ病の患者は、危険を伴う機械の操作や、特に怪我を避けるために注意を要する活動に従事することを避ける必要がある。

抑うつ症状を示す子どもへ初期介入を行う

　以下のセクションでは、うつ病に対する各種のエビデンスに基づく心理社会的療法（EBP: Evidence-Based Practice）に共通する要素に基づいた対応戦略につき言及している。これらの戦略は、軽度もしくは新たに出現したばかりの抑うつ症状を有する子どもや、うつ病の診断を満たさないレベルの抑うつを抱える子どものケアにも適用することが可能である。またこのような戦略は、うつ病の子どもの初期治療に適用可能であり、子どもをメンタルヘルスの専門家に紹介する準備期間や受診までの待機期間にフォローアップを行う際にも適用することが出来るであろう。

　子どもの認知スキルや対処スキルの発達を促すための支援を行う：生じている問題についての子どもと親の認識を確認し、医療者との共有を図る必要がある。子どもの悲観的な考えについて共感的に接しつつも、また別の視点からみることが出来るのではないかという提案を行うことも出来るであろう。このような際に、「千里の道も一歩から」という話や「グラスに半分水が入った状態を『まだ半分も入っている』と捉える人もいるし、『もう半分しか入っていない』と捉える人もいる」という話をすることが有用となるであろう。抑うつに睡眠障害や不安障害を伴っている場合には、リラクゼーション法や、ビジュアライゼーション法（過去の楽しかった記憶を頼りに、楽しかった場所にいることを想起しながらリラクゼーション法を行うこと）が有用となりうる。医療者は、子どもが気分転換やリラックスのために何をしているのかを尋ね、それが適切であれば、さらにその方法を励行することが出来るであろう（行動活性化）。子どもが社会的な活動や交流から遠ざかっている場合には、子どもが再び社会と交流を開始するための計画立案に協力することも出来るであろう。引き込もり状態となった理由として、子どもは他者へのいら立ちを挙げることが多い。医療者はその気持ちに共感しつつ、うつ病が苛立ちの原因の一つとなっている可能性を指摘し、状況が改善するまでは、苛立ちに対処するための自己調整法に取り組むことを勧めるとよい。また、子どもの弱み（ウィークネス）よりも強み（ストレングス）に焦点を当て、子どもが得意とすることを優先的に行うことを勧める。ディストラクション（注意を外に向けること）も良い対応法である。子どもが特定のストレス要因について何度も繰り返し考えてしまっている場合、他のことを考えたり、他の活動に関わることを積極的に推奨する。子どもたちの多くは、特定の音楽を聴くことが多少なりとも気分の向上に有用であると話してくれる。

　子どもが問題解決能力を身につけることを支援する：子どもにとって達成可能なスモールステップの目標が示されることは、子どもが問題を克服出来るのだと実感出来る一助となる。プライマリーケア医療者は、そのような目標の設定を共に行うことも出来るであろう。子どもが困難を感じていることを列記してもらい、それに優先順位をつけ、一度に解決を目指すのは一

つにし、その問題に集中をするように勧めるとよい。たとえ大人からみれば些細なことだと思えたとしても、それが子どもにとっての重要な社会的な危機であるということを重視しなくてはならない。子ども自身の感覚で、選択肢を列記し優先順位をつけることが出来るように手助けをし、子どもが必要性を感じればいつでも新たな項目を追加することを許諾する必要がある。

　行動パターンを振り返り、社会的スキルの向上を支援する：特定の状況や人物に対しての反応が、抑うつの引き金になったり、抑うつを持続させたりすることが多いため、これらの誘因が特定出来るケースでは、子どもがそのような誘因を回避したり、別の形で反応することが出来るように支援を行う必要がある。気晴らしになることを行ったり考えたりすることが出来るように、具体的な練習を一緒に行うことも必要となるであろう。

　セーフティプランとエマージェンシープランを立案する：家族と協力して作成する治療計画には、困難感が突然増大し強い苦痛を感じた場合、どこに連絡をしたらよいのかの連絡先リストの作成を含める必要がある。このような連絡先リストに掲載する番号としては、自殺ホットラインやうつ病ホットラインの番号、医療機関のオンコールの電話番号、地域のメンタルヘルス危機対応チームの連絡先などが候補となるであろうが、子どもの状況や地域の実情に即したものである必要がある。さらに、家族には自殺の手段となりうる物を積極的に家庭から取り除くように指導する必要がある。また、とりわけ過去に自殺未遂行為を行った子どもや行為障害（素行障害）と診断されている子どもや衝動性の高い子どもに対しては、ストレス要因が増大し、過剰に興奮したり、理性的に考えることが出来ない状況となったり、死にたいと具体的に口にしたり、破壊的／攻撃的な言動がエスカレートするなど、自殺リスクが高まった状況になっていないかどうかを監督出来るように、親に指導を行う必要がある。

支援リソースの情報提供を行う

　米国小児科学会（AAP）は、「子どものうつとは：親として出来ること（www.healthychildren.org/English/health-issues/conditions/emotional-problems/Pages/Childhood-Depression-What-Parents-Can-Do-To-Help.aspx）」や「ティーンズの自殺を防ぐために出来ること（www.healthychildren.org/English/health-issues/conditions/emotional-problems/Pages/Help-Stop-Teen-Suicide.aspx）」や「ティーンズの自殺企図・気分障害・うつ病とは（https://patiented.solutions.aap.org）」や「自殺を防ぐために親ができる10のこと（www.healthychildren.org/English/health-issues/conditions/emotional-problems/Pages/Ten-Things-Parents-Can-Do-to-Prevent-Suicide.aspx）」など、家族向けの啓発ツールを数多く作成している。緊急の場合に備えて、家族に医療機関の連絡先や地域のリソースに関する情報を提供することも望まれる。

治療目標達成に向け、治療の進捗状況のモニタリングを行う

　幼稚園、保育園、学校などから子どもの状態について報告を受けることは、子どもの治療の進捗状況をモニタリングするうえで極めて有用となる。症状や生活面での機能的状況を

モニタリングするうえで、「子どもの強さと困難さアンケート（SDQ: Strengths and Difficulties Questionnaires）」や「小児科的症状チェックリスト（PSC: Pediatric Symptom Checklist）」のような複数の人（子ども、親、教師）から情報を収集するスクリーニング尺度も有用となる。

一時的に治療が奏功しても、その後効果がなくなったように感じられることはよくあることであり、プライマリーケア医療者はその点につきあらかじめ家族に説明し、理解してもらっておくことも重要である。このような一時的な後退は、新たなストレスや要求があった際や、一旦症状が改善したために治療を中断した場合に起こりやすい。新たなストレスに対して、これまでの治療法の調整で対応を試みても、生活機能の低下に改善が認められない場合には、新たな治療法を検討したり、新たな診断病名が追加されうる可能性を検討する必要がある。とりわけ、過去には問題視されていなかった学習上の懸念が、その子どもに対する要求が高まるにつれ浮かび上がることは稀ではない。

専門家の関与を求める

初期介入に対して反応がみられない場合や、以下のような臨床的状況が確認される場合には、複数の専門家が関与した体制を考えなくてはならない。

▶ 抑うつ状態、自殺念慮を認める子どもが前思春期児の場合

▶ 抑うつ状態を呈する思春期児で、過去に自殺企図歴がある場合や、具体的な手段を含めた自殺計画を立てている場合や、自殺完遂した友人や知人がいる場合

▶ 思春期児で、抑うつによって生活機能が大きく損なわれた状態にある場合

▶ 抑うつ症状によって、発達上重要な課題（例：登校する、同世代の友人と過ごす、など）の達成が脅かされた状態にある場合

▶ 思春期児で、薬物使用や急性精神病を示唆する奇異行動など、メンタルヘルス上の重大な問題が併存している疑いがある場合

▶ 思春期児で、気分が高ぶるような状況（ポジティブな状態というよりは、駆り立てられるような状態）を伴い、易興奮性が高く、年齢の割に大胆な誇大行動がみられるなど、双極性障害が疑われる場合

▶ 抑うつ症状の発生に先行して、深刻なトラウマが存在していた場合

中等度から重度の大うつ病性障害（MDD）と診断された思春期児に対しては、認知行動療法（CBT）と選択的セロトニン再取り込み阻害薬（SSRI）の併用が、CBT単独で治療した場合やSSRI単独で治療した場合に比べて、より優れた治療効果を示したと報告されている[9]。したがって、MDDの思春期児に対しては、トレーニングを受けたCBTの認定セラピストの治療も並行して受けられるようになることが、理想的である。

専門的な治療が必要な場合、エビデンスに基づく心理社会的な各種の治療を提供可能な医療機関の確認を行い、家族がその医療機関で治療が受けられるように支援する：小児思春期の子

懸念される問題	レベル1 最も質が高い 医学的根拠あり	レベル2 良質の 医学的根拠あり	レベル3 中程度の 医学的根拠あり	レベル4 最小限の 医学的根拠あり	レベル5 医学的根拠が 提示されていない
抑うつおよび引きこもり	CBT、CBTと内服療法の併用、両親とのCBT、来談者中心療法、家族療法	注意訓練法、認知と行動に関する心理教育、表現療法、対人関係療法、動機づけ面接／エンゲージメント・コーチングとCBTの併用、運動療法、問題解決療法、リラクゼーション法	該当なし	セルフコントロール・トレーニング、セルフモデリング法、ソーシャルスキル・トレーニング	CBTとアンガーマネジメントの併用、CBTと行動療法的睡眠介入の併用、CBTとペアレントトレーニングの併用、目標設定、ライフスキルトレーニング、マインドフルネス、プレイセラピー、ペアレントトレーニング、感情調整トレーニング、精神力動療法、一般心理教育
自殺企図行動	該当なし	愛着療法、親へのCBT、カウンセラーによるケア、カウンセラーによるケアと支援トレーニング、対人関係療法、マルチシステミック・セラピー、親のストレス・コーピング支援、精神力動療法、ソーシャルサポート	該当なし	該当なし	積極的入院治療、ケースマネジメント、子どもへのCBT、コミュニケーションスキル・トレーニング、カウンセラーによるケアとアンガーマネジメント・プログラムの併用

【略語】CBT: Cognitive Behavior Therapy（認知行動療法）

　レベル5は、有効性に関する研究が存在していないか、有効性を支持する研究結果が示されていない治療法を指す。

　本表は、2002〜2009年にかけてハワイ州保健局児童青年精神保健部のエビデンスに基づくサービス委員会が作成・配布を行った「ブループリント」をもとに、「PracticeWise──エビデンスに基づくサービスデータベース（www.practicewise.com）」を活用して2017年10月〜2018年4月の期間に作成された「PracticeWise──エビデンスに基づく小児思春期患者の実践的心理社会的療法」から抜粋した。「PracticeWise」が公表しているすべての表や背景にある医学的根拠については、本書巻末の補足資料6を参照していただきたい。

なお本表は年2回のペースで更新が行われており、最新の情報については、www.aap.org/en-us/documents/crpsychosocialinterventions.pdfを参照していただきたい。

Box 22-5　米国食品医薬品局（FDA）によって承認されている小児思春期の子どもへの薬物療法 （2018年3月12日現在）[a,b]

病態名	薬物療法
大うつ病	SSRIであるフルオキセチン［8歳以上で承認］（日本未承認）やエスシタロプラム［13歳以上で承認］）（商品名：レクサプロ）は、現在、小児の大うつ病の治療薬としてFDAに承認されている唯一の向精神薬である。認知行動療法（CBT）とSSRIの併用は、CBTまたはSSRI単独に比べ、優れた有効性を示すデータも存在している。

【略語】FDA: US Food and Drug Administration、SSRI: selective serotonin reuptake inhibitor（選択的セロトニン再取り込み阻害薬）、CBT: cognitive behavioral therapy（認知行動療法）

a. FDAが承認した治療法に関する最新情報については以下のウェブサイトを参照されたい。www.fda.gov/ScienceResearch/SpecialTopics/PediatricTherapeuticsResearch/default.htm
b. プライマリーケアの現場における向精神薬の処方に関するガイダンスについては、「第11章：一次診療の現場で用いる向精神薬」を参照されたい。

どものうつ病性障害の治療には、様々なエビデンスに基づく心理社会的介入法や薬物療法が存在しており、理想的には、メンタルヘルスの専門家に紹介したすべての子どもたちが、最も安全で最も効果的な治療法を利用出来るようになることが望まれる。表22-3に、うつ病に対するエビデンスのある心理社会的療法をまとめ、提示している。またBox 22-5には、本書が出版された時点での、米国食品医薬品局（FDA）によって承認されている小児思春期の子どもへの薬物療法をまとめている。精神科に紹介された子どもが、実際に紹介先を受診する割合は61％に過ぎず、継続的に受診している患者はさらに少ないのが実情である[10, 11]。抑うつ状態にある子どもをより良い形でメンタルヘルスの専門家に繋げていくうえで、家族がメンタルヘルスの専門家に繋がる準備が出来ていること・家族が専門的なケアというのがどのようなものであるのかをある程度理解していること・紹介をした以降もプライマリーケア医療者が継続的に補助的役割を果たす意向があることを家族が理解していること、などは極めて重要な要因といえる。精神科専門医の受診予約がすぐに取れそうにない場合、プライマリーケア医療者は、子どもや家族と共に、その間に行いうる対応について計画を立てることが望まれる。

　子どものケアにおいて、それぞれの専門家が果たすべき役割について、互いに合意を形成する：うつ病の子どもをメンタルヘルスの専門家に紹介する場合であっても、プライマリーケア医療者は、内服を開始する役割、投与量を調節する役割、治療に対する反応を評価する役割、副作用につき評価する役割や、子どもと家族が治療に対して前向きでいられるようにサポートを行う役割、そして親・学校・一般医療・専門医療の各立場の人々の関わりを調整する役割を担いうる。実際、プライマリーケア医療者がメンタルヘルスの専門家に紹介を行った以降も、その子どもに関心を抱き続け、ケアチームの一員として関わりを持った状態にあることを子どもが知るだけで、症状が改善することもあるのである。

　プライマリーケア医療者が、紹介した以降に精神科専門医からフォローアップの情報がなかなか得られないとの不満を抱いていることは稀ではない。プライマリーケア医療者とメンタルヘルスの専門家との間での守秘義務の解釈の違いや、それぞれの仕事のスケジュールの違いなど、情報共有を行っていくうえで多くの潜在的な障壁が存在している。紹介時だけではなく、その後も継続的にプライマリーケア医療者とメンタルヘルスの専門家の間で情報共有を行うことについて、あらかじめ家族から書面による同意を得ておくことは、情報共有の不備による対応の遅れを避けるための方法の一つとなるであろう。うつ病の子どもに対応するために、プライマリーケア医療者が果たすべき様々な役割を遂行するうえで有用なツールとして、「思春期うつ病ガイドライン――プライマリーケアのためのツールキット（*GLAD-PC: Guidelines for Adolescent Depression-Primary Care Toolkit*)」（www.glad-pc.org）が利用可能である。

　残念ながら現時点では、エビデンスに基づくあらゆる治療がどんな地域でも受けられる状況とはなっていない点に、留意しておかなくてはならない。もし子どもに必要と思われる治療を行うことがその地域では不可能な状況にある場合、地域社会の様々な立場の人々と協力し、子どもの権利擁護のために声を上げていく必要がある。プライマリーケア医療者がメンタルヘルスの問題を抱える人々の初期治療を行ったり、地域の医療資源を探したりすることを支援するために、遠隔精神医療サービスの提供を行ったり、コンサルテーションを行うための「ホット

ライン」を整備したりしている州は、年々増加している。後者のコンサルテーションやホットラインが活用可能な地域に関しては、「全米児童精神科医アクセスプログラム（NNCPAP: National Network of Child Psychiatry Access Programs）」のウェブサイト上で確認することが出来る（www.nncpap.org）。

謝辞：本章の著者および編集者は、米国小児科学会（AAP）のメンタルヘルス・リーダーシップ・ワーキンググループ（MHLWG: Mental Health Leadership Work Group）のマネージャーであるリンダ・ポール氏（公衆衛生学修士）の貢献に、改めて感謝申し上げる。

▌米国小児科学会（AAP）の提言／指針

- American Academy of Pediatrics Committee on Practice and Ambulatory Medicine and Bright Futures Periodicity Schedule Workgroup. 2017 recommendations for preventive pediatric health care. *Pediatrics*. 2017;139(4):e20170254 (pediatrics.aappublications.org/content/139/4/e20170254)

▌参考文献

1. Carrellas NW, Biederman J, Uchida M. How prevalent and morbid are subthreshold manifestations of major depression in adolescents? A literature review. J Affect Disord. 2017;210:166–173

2. Williams SB, O'Connor EA, Eder M, Whitlock EP. Screening for child and adolescent depression in primary care settings: a systematic evidence review for the US Preventive Services Task Force. *Pediatrics*. 2009;123(4):e716–e735

3. Fergusson DM, Woodward LJ. Mental health, educational, and social role outcomes of adolescents with depression. *Arch Gen Psychiatry*. 2002;59(3):225–231

4. American Psychiatric Association. *Diagnostic and Statistical Manual of Mental Disorders*. 5th ed. Washington, DC: American Psychiatric Association Publishing; 2013

5. Brown CH, Brincks A, Huang S, et al. Two-year impact of prevention programs on adolescent depression: an integrative data analysis approach. *Prev Sci*. 2016. doi: 10.1007/s11121-016-0737-1

6. Foy JM; American Academy of Pediatrics Task Force on Mental Health. Enhancing pediatric mental health care: algorithms for primary care. *Pediatrics*. 2010;125(suppl 3):S109–S125

7. Asarnow JR, Baraff LJ, Berk M. An emergency department intervention for linking pediatric suicidal patients to follow-up mental health treatment. *Psychiatr Serv*. 2011;62(11):1303–1309

8. Kemper KJ, Wissow L, Foy JM, Shore SE. *Core Communication Skills for Primary Clinicians*. Winston-Salem, NC: Wake Forest School of Medicine. http://nwahec.org/45737. Accessed February 8, 2018

9. Hodes M, Garralda E. NICE guidelines on depression in children and young people: not always following the evidence. *BJPsych Bull*. 2007;31(10):361–362

10. Manfredi C, Lacey L, Warnecke R. Results of an intervention to improve compliance with referrals for evaluation of suspected malignancies at neighborhood public health centers. *Am J Public Health*. 1990;80(1):85–87

11. Friman PC, Finney JW, Rapoff MA, Christophersen ER. Improving pediatric appointment keeping with reminders and reduced response requirement. *J Appl Behav Anal*. 1985;18(4):315–321

第23章

産後うつ

マリアン・アールス（医学士、神学研究修士）

産後うつを発見し、母子の健康をサポートするためには、
スティグマを感じさせずに母子と長期的に関わることの出来る関係性を
小児医療者が構築することが極めて有用となる。

　周産期のうつは、乳児と家族の健康やウェルビーイングを脅かす重大なリスクであり、プライマリーケア医療者が適切に対処すべき問題である。母親の周産期うつは、母親、父親、乳児、母親−乳児関係に長期的な健康上の有害な合併症をもたらし、小児期逆境体験（ACE: adverse childhood experience）の一つとなりうる。特に産後うつは、早期乳児の脳発達に重大な悪影響を及ぼし、医療費の増加、不適切医療、虐待／ネグレクト、母乳育児の中断、家庭機能不全に繋がりうる。小児のプライマリーケア医療者は、かかりつけ医として、産後うつのスクリーニングを実施し、母親が適切な治療を受けられるようにメンタルヘルスの専門家に紹介を行う必要があり、母子関係の支援のための地域のリソースについてあらかじめ情報を得ておいたうえで、それを利用するためのシステムを確立しておかなくてはならない[1]。本章では、プライマリーケア医療者が乳児を持つ母親の抑うつに対応するための指針につき、概説を行っている。

背　景

　すべての女性のうち、特定の時点からさかのぼり1年以内に抑うつ状態にあった女性の割合は、最大で12％にものぼるとされている。社会経済的な状況はうつ病のリスクを高める複合的要因の一つであるが、女性が貧困レベルにある場合、うつ病の有病率はほぼ倍の25％にも達するとされている。必ずしもうつ病の基準を満たすわけではないが、低所得の母親の40％から60％が抑うつ状態を認めるとも報告されている[2]。周産期の女性に限って検討した場合、具体的には妊娠中の女性の8.5～11％、産後の女性の6.5～12.9％に抑うつ症状が認められると報告されている。また、大うつ病の診断基準を満たす割合は、妊娠前の女性で3.1～4.9％、

産後の女性で1～6.8％と報告されている。産後の小うつ病のピークは産後2～3か月、大うつ病のピークは産後6週間と報告されているが[3]、発生ピークは二峰性を呈することも知られており、産後6か月頃に再び抑うつ症状を訴える母親が増加する。

　産後うつというのは、マタニティブルーと言われる状態から、産後のうつ病や精神病を含めた産後気分障害（PPMD: postpartum mood disorder）まで幅広いスペクトラムがある。すべての母親の50～80％が出産後に、涙もろくなる、気分が落ち込む、イライラする、不安になる、混乱状態となる、などのマタニティブルーの状態を経験するとされているが、これらの症状は産後数日から始まり、最長で2週間程度で改善する一過性のものであり、生活機能上の障害を認めることはない。

　一方、産後うつ病は、『精神疾患の診断・統計マニュアル 第5版（DSM-5)』[4]において、小うつ病性障害もしくは大うつ病性障害としての基準を満たす状態である。PPMDの既往のある女性は、その後の出産の際に再びPPMDを経験する可能性が高い。ただもちろん、以前の出産時にPPMDをきたした既往がなくても、PPMDを新たに発症することはありうる。生まれた乳児が気難しい気質であったり、早産であったり、慢性疾患を抱えた状態であった場合、母親がうつ病になるリスクは高くなる。また母親が、乳児からのサインをつかみ取ることが困難な場合、母子の絆を深めることが難しく、愛着形成が損なわれてしまいうる。

　産後精神病は、比較的稀な病態であり、発症率は出産を経験した女性の1～3％程度である。産後4週程度の時期に発症し、被害妄想、気分変動、幻覚妄想、自殺願望、殺人願望などを認めるなど、機能性に重大な障害を認める。産後精神病を認めた場合、速やかに精神科専門医の診察が必要である。

産後うつの影響

乳児への影響

　乳児早期の脳発達・有害性ストレス・エピジェネティクス・小児期逆境体験（ACE）に関する研究が積み上がることで、乳児期の環境が短期的にも長期的にも、その後の健康・発達・学習に生理的影響を及ぼしていることが明確となりつつある[5]が、母親がうつ病であることもACEに該当する。母親が抑うつ状態になると、感情的な豊かさは損なわれ、乳児からのサインを読み取ることが困難となる。乳児の日常生活は平板なものとなり、母子間の交流は損なわれ、ボンディング障害が引き起こされやすくなる。母親のうつが深刻な状況にある乳児は、有害性のストレスを受ける環境上のリスクに晒された状態にあり、負の影響が生じてしまいうる。乳児がストレスを感じる状況となっても、母親になだめてもらうことがないため、高ストレスの状態が遷延してしまい、不健康な状況が引き起こされうる有害性ストレスとなってしまうのである。乳児の環境ストレスに対する生理的反応というのは、乳児の社会性の発達や情動発達に影響を及ぼしている。生理的なストレス反応システムが活性化することで、血中のス

トレスホルモンの濃度は上昇する。とりわけ血中コルチゾール濃度の持続的な上昇は、発達中の脳、とりわけ扁桃体・海馬・前頭前野にダメージを引き起こし、最終的に学習、記憶、行動的・情緒的な適応に影響を及ぼしてしまう。乳児が重度のネグレクト環境に置かれている場合、頭部MRIで前頭葉の萎縮を認めることもある[6, 7]。このような乳児は、社会的な対人交流に問題を抱え、言語・認知発達の遅れや、発育不全、反応性愛着障害を呈するリスクが高い[8]。

　産後うつの母親を持つ乳児の初期症状としては、定位・追跡反応の低下（刺激への応答性の低下）、活動量の低下、消極的気質などが挙げられ、はた目には物憂げで無気力で引っ込み思案な子どもに映る。周囲に関心を示さず、ほとんど探索行動を行わない状況となり、哺乳や睡眠の問題を抱えていることもある。一旦泣き始めると、自分で泣き止むことが難しく、あやしてもそれに反応しないこともある。早ければ生後2か月頃から、母親を見る回数が減り、情緒的に安定した状態でいることが難しく、物で遊ぶことも少なく、活動量が乏しくなってしまう。親に後追いすることがなく、誰彼構わずついていってしまう状態の子どももいる。他者から触られることを嫌がったり、逆にベッタリくっついてくる状態の子どももいる。また、愛着形成が不安定となってしまうリスクが高く、行動上の異常を呈し、素行障害に発展するリスクも高くなる。未就学児の血中コルチゾール濃度が高い状態が続くことと、不安障害・社会への警戒心・対人交流の低下との間に関連性が確認された、との研究報告も存在している[9]。小児思春期になると、愛着障害を背景にした問題行動が顕在化し、うつ病を発症することもある。母親の抑うつ状態が遷延すると、子どもは年齢が長ずるにつれ、自己制御が困難となり、友人関係もうまくいかず、学校の適応性も低下し、特別支援教育の対象となる可能性も高まり、将来的に留年や早退などの問題を抱える可能性が高まる。

母親への影響

　母親が抑うつ状態になることは、育児スキルを損なうこととなる。乳児の行動に対する受け止めは、同世代の健常の母親と比較して、うつ病の母親では否定的な状態となってしまう。また、乳児の発するサインに気付きにくく、乳児に対する関心が乏しくなり、養育の提供に困難を感じ、より支配的に関わる傾向にある。また乳児の健康や安全に気を向ける能力は低下し、判断力も低下してしまいやすい。母親の抑うつは、母乳育児に対しても悪影響を及ぼす。米国医療研究・品質調査機構（AHRQ: Agency for Healthcare Research and Quality）の「先進国における母乳育児と母子保健の成果報告」では、産後うつと母乳育児に関する6つの前方視的コホート研究の検証を行い、産後うつの母親では母乳育児が出来なかったり早期に中止になる可能性がより高かったと記載されている[10]。

　産後うつに関しては、早期対応が鉄則である。母親の抑うつ状態が続き、母子に対して何らの支援も提供されない場合、子どもの発達上の問題は遷延し、時間の経過とともに介入に対しての反応が不良となっていく[11]。

プライマリーケア医療者の役割

　産後うつは、乳児の脳発達へ悪影響を及ぼし、母乳育児の中断、家庭機能不全、乳児への不要な医療行為の増加に繋がり、医療費の増加にも繋がっている。子どもと家族の健康増進のため、かかりつけ医の立場のプライマリーケア医療者は、産後うつのスクリーニングを実施し、母子関係の支援を行い、必要時に適切なメンタルヘルスの専門家や育児支援サービスなどの地域のリソースを紹介することが出来るように、それらのリソースをあらかじめ把握しておき、時宜を得た活用が出来る必要がある。子どもの診療に携わるプライマリーケア医療者は、定期的な妊婦健診や乳児健診の場で周産期うつのスクリーニングを行う必要性を啓発し、愛着形成や親子関係性に焦点を当てたエビデンスに基づく介入を行い、幼小児（0〜5歳）の養育を行う立場の職種が、産後うつを含めた母子のメンタルヘルスの問題に関するトレーニングを受ける体制を整備する役割の一端を担わなくてはならない。

　米国小児科学会（AAP: the American Academy of Pediatrics）が2009年に行った「今後の小児科医師のあり方：小児科プライマリーケア医療者のメンタルヘルスの問題へのコンピテンシー」という提言では、プライマリーケア医療者は、母子のメンタルヘルスの問題を改善していくうえで独特の立場にあり、これらの問題を気にかけ、積極的にスクリーニングを行い、必要時には家族への働きかけを遅滞なく行うなど、メンタルヘルスの予後の改善していくうえで非常に重要な役割を発揮しうると明記されている[12]。「小児のプライマリーケア医療者の利点」としては、以下の点が挙げられている。

- ▶ 家族と長期間にわたり、信頼に基づく関係性を継続することが可能である。
- ▶ 診療の際に、子どもだけではなく家族を中心に考える能力に長けている。
- ▶ 先を見越した予防的な関わりで親を導くことが出来る。
- ▶ 子どもの心理社会的な発達や、学習上の問題についての見識が深い。
- ▶ 特別な健康管理上のニーズを有する子どもと若年者（CYSHCN: children and youths with special health care needs）を専門家に繋げていく調整経験が豊富である。
- ▶ 慢性疾患を抱えた子どものケアの原則と実践に精通している。

　『子どもの明るい未来のために：乳幼児期・小児期・思春期の子どもの健康を見守るためのガイドライン 第4版（*Bright Futures* ガイドライン）』では、健康増進上の重要なテーマとして、「家族と地域社会に向けた生涯健康教育」「家族支援」「健康的発達の支援」「メンタルヘルスの問題への対応」を掲げている。*Bright Futures* ガイドラインでは、プライマリーケア医療者に、親のストレングス（強み）と保護的要因を見出し、健康問題に影響を及ぼしうる社会的要因について尋ねることを推奨している。とりわけ第4版からは、ストレングス・ベースド・アプローチ（ストレングスと保護的要因を引き出し、強化する関わり）を用いて妊婦と関わり、出生前から子どものカルテを用意し、あらゆる受診機会を記録に残していくことを推奨している[13]。

それに加えて、出生後からは受診するたびに親子の心理社会的評価や行動評価を繰り返す必要性が強調されており、具体的には「家族全体を捉えることが重要で、子どもの心理社会的健康状態の評価に加え、親の抑うつ、およびその他の健康に影響を及ぼしうる家族の社会的要因を可能な限り評価する必要がある」と記載されている。そのうえで、定期の乳児健診時にルーチンで母親に産後うつのスクリーニング検査を行い、生後9か月・18か月・2歳半時には運動発達に加えて情緒的発達のスクリーニングを行い、その後も小児思春期を通じて、子どもと家族の心理社会的状態の見守りを行うことを提言している[14]。親が抑うつ症状を訴えたり、心理社会的評価や行動的評価で問題が確認されたり、スクリーニング検査で陽性が確認されたり、その他に懸念すべき点がみられた場合には、プライマリーケア医療者は、「すべての患者に共通するコミュニケーション上の技術的要素」を用いたコミュニケーションを図り（「第5章：効果的なコミュニケーション方法——共通する技術的要素」を参照）、積極的に家族と関わりを持ち、治療同盟を構築し、メンタルヘルスの問題や社会的な問題に対して支援を行ううえでの妨げとなる障壁を確認していく必要がある。

産後うつのスクリーニング

　産後うつを含めた産後気分障害（PPMD）スペクトラムが発生する疫学的なピークに基づくならば、生後1か月・2か月・4か月・6か月の乳児健診のタイミングは、母親の抑うつについてスクリーニングを行う最適の時期といえる。スクリーニングツールは複雑なものである必要はなく、10項目の自記式質問票である「エジンバラ産後うつ評価尺度（EPDS: Edinburgh Postnatal Depression Scale）や「患者健康質問票（PHQ: Patient Health Questionnaire）」の2項目版（PHQ-2）や9項目版（PHQ-9）などのシンプルな質問票を用いることを、米国予防医療専門委員会（USPSTF: the US Preventive Services Task Force）は推奨している[15]。これらの質問票は、無料で公開されている。EPDSは10問の多肢選択式の質問からなる母親自身に記入してもらう自記式質問票であり、無料公開され米国小児科学会も承認している「幼小児のウェルビーイング・スクリーニングツール（SWYC: Survey of Well-being of Young Children）」の中にも組み込まれている。EPDSで10点以上であれば、産後うつの状態にあることが示唆される。EPDSには、産後うつにしばしば併発する不安症状に関する質問も二つ含まれている。多言語に翻訳されており、ウェブ上から無料で入手することが可能である。PHQ-2は産後に特化したスクリーニング尺度ではないが、質問項目はわずか2問で、陽性であった場合にPHQ-9を行うことを前提としている[15]。これらのツールの詳細については、巻末の「補足資料2：小児医療者向けメンタルヘルス診療補助ツール」を参照されたい。

スクリーニングで産後うつが懸念された場合

　母親の産後うつのスクリーニングが陽性であった場合、その後のマネジメントは、懸念の程度と支援の必要性の度合いにより異なる。少なくとも、スクリーニングで陽性であったということは支援を要することを示唆するものであり、母性神話の払拭のための働きかけを行い、子どもの診療録にその結果を記載する必要があることを示している。またこのようなケースでは子どもの見守りを強化し、母親のフォローアップを密に行う契機とする必要がある。評価すべき項目としては、以下の項目が挙げられる。

- ▶ 精神医学的・社会的な緊急事態のトリアージ
- ▶ 親子の相互疎通状況の評価
- ▶ 母性神話的な認識の評価
- ▶ 家族および地域の支援リソースの評価
- ▶ 専門機関への紹介

　そのうえで、具体的に以下の管理の必要性を検討する。

　－母親に対して
- ▪ 公的な資格を有するメンタルヘルスの専門家によるエビデンスに基づく心理治療、ならびに薬物療法の適応があると思われる場合には、精神科医師の治療
- ▪ 母乳育児中の母親であれば、経験豊富な助産師による授乳支援

　－母子に対して
- ▪ 愛着の問題が確認された場合、トレーニングを受けた小児のメンタルヘルスの専門家による愛着障害やボンディング障害に対するエビデンスに基づく心理療法

　－子どもに対して
- ▪ 社会性の発達と情動の発達を促進するための早期介入
- ▪ プライマリーケアの現場での、社会性の発達と情動の発達のフォローアップ

　以下のセクションでは、これらの各種要素についての概説を行う。

緊急対応

　EPDS のスコアが 20 以上であったり、質問 10 の回答が「はい」であったり、PHQ-9 の質問 9 の回答が「はい」であったり、母親が自身や子どもの安全について懸念を表している場合、

ならびにプライマリーケア医療者が、母親が自殺したり子どもを殺してしまうリスクを感じる場合、そして母親の抑うつの程度が著しかったり、躁状態を伴っていたり、精神病であることが疑われた場合には、速やかな対応が必要である。精神科救急医療サービス（ほとんどの地域には、メンタルヘルスの危機管理チームや対応サービス体制が存在している）に紹介を行うとともに、母親と乳児だけの状況とならないよう、誰かしらの支援者がそばにいる状態を確立する必要があり、セーフティプランを構築せずに安易に帰宅させてはならない。

母性神話的な認識の評価とコミュニケーション

　母性神話を払拭するため、産後うつというのは多くの女性に認めるものであり、母親には何の落ち度もなく母親失格であるわけでは全くないことや、抑うつ状態は治療可能であることを伝え、プライマリーケアの現場は支援のリソースとして利用してよい場所であり、その他にも様々な地域のリソースを利用可能であることを明確に伝える必要がある。また新たに母親となった女性には、赤ちゃんを産むことは生活の大きな変更をもたらすものであり、他にストレス要因がある場合、すぐに適応することは困難となりうるが、サポートを受けることで徐々に適応出来るようになることを伝え、安心させる必要がある。「すべての患者に共通するコミュニケーション上の技術的要素」に基づいて、プライマリーケア医療者には以下の簡単な介入を行うことが求められる。

- ▶ 母子関係をより深めることが出来るようなサポートを行う。
- ▶ 母乳育児に関する不安について、母親に寄り添い安心させる。
- ▶ 母親が赤ちゃんのサインを理解し、反応することが出来るようにサポートを行う。
- ▶ 母親が赤ちゃんに絵本の読み聞かせをしたり、話しかけたりすることを励行する。
- ▶ 赤ちゃんが、予測可能で安心な感覚で過ごせるように、可能な限り安定した日常生活を送ることを励行する。
- ▶ 母親自身が健康で過ごすことが出来ることを重視する：睡眠・食事・運動を大切にし、ストレスの解消に留意するように助言する。
- ▶ 母親の期待が現実的なものとなるように支援を行い、対応の優先準備をつけられるようにする。
- ▶ 母親の社会的な繋がりを促進する。

母親の支援リソースおよび紹介先となる専門機関

　母親への介入支援としては、母親の状態にもよるが、社会的支援・心理療法・薬物療法・精神科救急医療サービスの利用・入院などの対応が挙げられる。精神科医療機関に紹介する際には、母親のかかりつけ医療者や出産した産科機関を介して対応することも出来るであろうし（クリニックと精神科が提携している場合もある）、プライマリーケア医療者自身が直接、母親を

精神科に紹介することも出来れば、母子治療のために母子を一緒に紹介することも出来るであろう。ただ、抑うつの状態が軽度であれば、一般的に薬物療法は不要である。また、逆に薬物療法が不要なレベルの母親のフォローアップを依頼された際には、母親が治療やサポートを受けているのか否かを確認し、また受けている場合には、それにより抑うつ症状が軽減しているかどうかを確認することが極めて重要である。

乳児のフォローアップ、および精神科医療機関への紹介

　母親の産後うつのスクリーニングが陽性であった場合、次回の定期健診のタイミングを待たずに、その前にフォローアップの診察を行う必要がある。再診の際には、母親の抑うつ状態の確認を行うとともに、乳児の社会的発達と情動的発達についてや母子間の交流状況についてスクリーニング評価を行うことが求められる。そのような際に用いられる評価尺度としては、「乳幼児発達検査スクリーニング質問票—社会的情緒的評価 第2版（ASQ-SE2: Ages & Stages Questionnaires: Social-Emotional, Second Edition）」などが挙げられる。ASQ-SE2は、親の自記式の尺度で、月齢ごとにカットオフ値が示されている。本尺度を活用することで、乳児と養育者との相互作用に関する情報を入手することが出来、感情状態・自己調整能・適応機能・自律性・コンプライアンス・コミュニケーションの問題のスクリーニングを行うことが出来る。一般に公開されている乳児の社会性や情動に関するスクリーニング尺度としては、他にも「赤ちゃんの小児科的症状チェックリスト（BPSC: Baby Pediatric Symptom Checklist）」が利用可能であり、このBPSCは「幼小児のウェルビーイング・スクリーニングツール（SWYC）」の中にも組み込まれている。BPSCは、生後18か月未満の乳幼児の易興奮性、柔軟性のなさ、ルーチンワークの実行困難性につき評価するための尺度である[16]。

　プライマリーケア医療者は、乳幼児とその家族に対する介入として、社会的・情緒的な問題のスクリーニングを行い、愛着形成に問題を抱えている可能性がある場合には、子どものメンタルヘルスの専門家による愛着障害／ボンディング障害に対する心理療法の適応を考慮する必要がある。また、障害児個別教育法（IDEA）に基づき設置が義務化されている発達障害児早期対応部局（EI: Early Intervention agency〔訳注：障害児個別教育法［IDEA］に基づき設置されている、発達遅滞のある0〜3歳の乳幼児に対し早期対応を行う部局〕に連絡を行い、「パートC対応」と呼ばれる対応を依頼することも考慮する。

　親子並行治療を目的に母子を紹介する際には、幼小児（0〜5歳）の心理療法に精通した専門家に紹介を行う必要がある。エビデンスに基づく心理療法としては、「安心感の輪（Circle of Security）子育てプログラム」「親子相互交流療法（PCIT: Parent-Child Interactive Therapy）」「親子並行心理療法（CPP: Child-Parent Psychotherapy）」「愛着・生体行動的回復療法（ABC療法：Attachment and Biobehavioral Catch-up therapy）」などが挙げられる[17, 18]。パートC対応としては、子どもの健全な発達を促すために、乳児との相互交流を増やすための遊びの指導や、育児支援などが提供されている。

家族へのサポート提供

　子どもが生まれたタイミングで、父親がうつ病に罹患するリスクも高まるが、とりわけ母親が産後うつを含めた産後気分障害（PPMD）である場合には、父親のうつ病発症率は高くなる。一方、父親がうつ病でないことは、母親にとっての保護的要因となる。

　医療機関内に医療ソーシャルワーカーやカウンセラーなどの専門家がいる場合、スクリーニング陽性であった母親に対して二次スクリーニングを速やかに行うとともに、プライマリーケア医療者と、サポートやフォローアップを行う体制について調整を行うことも出来、また必要なケースをメンタルヘルスの専門機関に繋げる流れを促進することが出来るであろう。

　家族のためのその他の地域のリソースとしては、以下のような人材・グループ・プログラムなどが挙げられる。

- ▶ 地域の保健師
- ▶ 母乳育児をサポートする助産師
- ▶ 育児教育団体
- ▶ 家族支援団体
- ▶ 親子サークル
- ▶ 教会主催の育児支援サークル（Mother's morning out）
- ▶ 早期ヘッドスタート・プログラム〔訳注：貧困問題を抱える妊娠期～3歳未満の子どもを対象とした包括的就学支援プログラム〕
- ▶「親は子どもの先生に（Parents as Teachers）：家庭訪問型育児支援プログラム」「健康な家族アメリカ（HFA: Healthy Families America）：新生児家庭訪問プログラム」「看護師——家族パートナーシップ・プログラム」などの各種プログラム、ならびに信仰に基づく親子支援ボランティア、一般親子支援ボランティア

産後うつへの対応体制の整備における実務上の課題

プライマリーケアの現場における、産後うつのスクリーニング体制の導入

　プライマリーケアの現場で産後うつのスクリーニングを開始する計画を立てる際には、母親・乳児・家族を適切な支援・介入のリソースに繋げていくためのプロセスについて検討することも不可欠である。スクリーニング体制を整備し、連携のプロセスに実行力を持たせるためには、職場の対応能力の改善が必然的に求められる。診療所の対応能力向上を検討する場には、医師・看護師だけではなく、受付の事務職を加え、理想的には家族支援の立場の第三者を加えることが望ましい。紹介先を検討するうえで、候補となるメンタルヘルスの専門家のもとに出向き直接的なコミュニケーションを図ることは、関係性の構築の促進に繋がるであろう。

またこのような活動をしておくことで、どの機関が実際に乳幼児期のメンタルヘルスサービスを提供出来るのかを把握することにも繋がるであろう。

プライマリーケアの現場で、メンタルヘルスの専門家が関与しうる体制を整備する

　理想的な身体－精神の統合診療を可能とするためには、プライマリーケアの現場にメンタルヘルスの専門家が直接的に入ってコミュニケーションが取れる体制を整え、メンタルヘルスの専門家もかかりつけ医療チームのメンバーとして機能し、診察室内で一緒に親子の診察に当たることが出来る体制を整える必要がある。そのような対応によって顔の見える関係を作り、必要な際には母親が安心してその後にそのメンタルヘルスの専門家のクリニックに受診し繋がることが出来るような体制（ウォーム・ハンドオフ体制）が求められる。このような体制においてメンタルヘルスの専門家は、従来型の診療を提供しつつ、必要に応じて柔軟に中座をしたうえで、小児のプライマリーケアの現場に駆けつけ、その対応を共に行うこととなる。そのような体制があることで、プライマリーケア医療者は産後うつのスクリーニングが陽性であった母親に対し、速やかにメンタルヘルスの専門家に"ウォーム・ハンドオフ"を行うことが可能となる。すなわち、このような体制もとでは、メンタルヘルスの専門家が短時間の訪問の際にトリアージを行い、サポートを行うことが出来る旨の申し出を行い、適応があれば積極的に紹介を受けることが出来るようになるのである。身体精神統合診療システムが地域で整備されれば、メンタルヘルスの専門家が電話や対面で母親のフォローアップを行い、必要時には親子並行治療が出来る地域の専門家にリエゾンを行う調整役を担うことが期待出来るようになり、地域社会がより早期から乳児の社会性発達や情動発達の問題について評価し、フォローアップを行うことが可能となるであろう。

まとめ

　乳児早期の脳発達の研究分野では、健全な母子関係の重要性が強調されている。産後うつが見逃され治療されない場合、親子関係の危機に発展し、子どもの健全な発育はリスクに晒されることとなる。母親に対し、スティグマを感じさせないように関わることが出来、親子と長期的に繋がることが出来る小児のプライマリーケア医療者は、産後うつを早期に発見し、母子の健康をサポートするうえで、非常に重要な役割を果たしうる。あらゆる受診機会に、構造化された心理社会的スクリーニングをルーチンに行うことは、子どもやその家族がメンタルヘルス上の問題についてかかりつけ医とオープンに話をする文化を醸成する契機となるものである。プライマリーケア医療者と家族との関係性というのは、乳幼児の健全な愛着形成や社会的・情緒的な発達を促進する一次予防を実施するうえで、極めて重要なアドバンテージということが出来る。

▌米国小児科学会（AAP）の提言／指針

- American Academy of Pediatrics Committee on Psychosocial Aspects of Child and Family Health and Task Force on Mental Health. The future of pediatrics: mental health competencies for pediatric primary care. *Pediatrics*. 2009;124(1):410–421. Reaffirmed August 2013 (pediatrics.aappublications.org/content/124/1/410)
- Cohen GJ; American Academy of Pediatrics Committee on Psychosocial Aspects of Child and Family Health. The prenatal visit. *Pediatrics*. 2009;124(4):1227–1232. Reaffirmed May 2014 (pediatrics.aappublications.org/content/124/4/1227)
- Earls MF; American Academy of Pediatrics Committee on the Psychosocial Aspects of Child and Family Health. Incorporating recognition and management of perinatal and postpartum depression into pediatric practice. *Pediatrics*. 2010;126(5):1032–1039. Reaffirmed December 2014 (pediatrics.aappublications.org/content/126/5/1032)

aappublications.org/content/124/4/1227)

▌参考文献

1. Earls MF; American Academy of Pediatrics Committee on the Psychosocial Aspects of Child and Family Health. Incorporating recognition and management of perinatal and postpartum depression into pediatric practice. *Pediatrics*. 2010; 126(5):1032–1039

2. Isaacs M. *Community Care Networks for Depression in Low-Income Communities and Communities of Color: A Review of the Literature*. Washington, DC: Howard University School of Social Work and National Alliance of Multiethnic Behavioral Health Associations; 2004

3. Kahn RS, Wise PH, Wilson K. Maternal smoking, drinking and depression: a generational link between socioeconomic status and child behavior problems [abstract]. *Pediatr Res*. 2002;51(pt 2):191A

4. American Psychiatric Association. *Diagnostic and Statistical Manual of Mental Disorders*. 5th ed. Washington, DC: American Psychiatric Association; 2013

5. American Academy of Pediatrics Committee on Psychosocial Aspects of Child and Family Health; Committee on Early Childhood, Adoption, and Dependent Care; and Section on Developmental and Behavioral Pediatrics. Early childhood adversity, toxic stress, and the role of the pediatrician: translating developmental science into lifelong health. *Pediatrics*. 2012;129(1):e224–e231

6. De Bellis MD, Thomas LA. Biologic findings of post-traumatic stress disorder and child maltreatment. *Curr Psychiatry Rep*. 2003;5(2):108–117

7. Hagele DM. The impact of maltreatment on the developing child. *N C Med J*. 2005;66(5):356–339

8. Zero to Three. *Diagnostic Classification of Mental Health and Developmental Disorders of Infancy and Early Childhood*. Washington, DC: Zero to Three; 2016

9. Essex MJ, Klein MH, Cho E, Kalin NH. Maternal stress beginning in infancy may sensitize children to later stress exposure: effects on cortisol and behavior. *Biol Psychiatry*. 2002;52(8):776–784

10. Agency for Healthcare Research and Quality. *Breastfeeding and Maternal and Infant Health Outcomes in Developed Countries*. Rockville, MD: Agency for Healthcare Research and Quality; 2007:130–131. AHRQ publication 07-E007

11. Riley AW, Brotman M. *The Effects of Maternal Depression on the School Readiness of Low-Income Children*. Baltimore, MD: Annie E. Casey Foundation, Johns Hopkins Bloomberg School of Public Health; 2003

12. American Academy of Pediatrics Committee on Psychosocial Aspects of Child and Family Health and Task Force on Mental Health. The future of pediatrics: mental health competencies for pediatric primary care. *Pediatrics*. 2009;124(1):410–421

13. Cohen GJ; American Academy of Pediatrics Committee on Psychosocial Aspects of Child and Family Health. The prenatal visit. *Pediatrics*. 2009;124(4):1227–1232

14. Hagan JF Jr, Shaw JS, Duncan PM, eds. *Bright Futures: Guidelines for Health Supervision of Infants, Children, and Adolescents*. 4th ed. Elk Grove Village, IL: American Academy of Pediatrics; 2017

15. Siu AL; US Preventive Services Task Force. Screening for depression in adults. *JAMA*. 2016;315(4):380–387

16. Sheldrick RC, Henson BS, Neger EN, Merchant S, Murphy JM, Perrin EC. The baby pediatric symptom checklist: development and initial validation of a new social/emotional screening instrument for very young children. *Acad Pediatr*. 2013;13(1):72–80

17. Appleyard K, Berlin L. Supporting Healthy Relationships Between Young Children and Their Parents: Lessons From Attachment Theory and Research [brief]. Durham, NC: Duke University Center for Child and Family Policy; 2007

18. Berlin LJ, Zeanah CH, Lieberman AF. Prevention and intervention programs for supporting early attachment security. In: Cassidy J, Shaver PR, eds. *Handbook of Attachment: Theory, Research, and Clinical Applications*. 2nd ed. New York, NY: Guilford Press; 2008:745–761

第24章

医学的に説明困難な病態

レベッカ・バウム（医学士）、ジョン・カンポ（医学士）

「体の問題か心の問題か」という誤った二分論に拘泥するのではなく、
身体と精神の繋がり（心身相関）について認識することのほうがより建設的である。
「身体化」という用語は、患者が苦痛などを主観的に体験し、
困難を感じており、医療に救いを求めているものの、
医学的に説明出来ない症状について言及する際に用いられる。

背　景

　医学的に説明のつかない症状（不定愁訴）は、その影響を受けている小児思春期の子どもやその家族にとっても、小児科医・家庭医・内科開業医・ナースプラクティショナーや医療助手など、臨床の最前線で子どもにケアを提供する立場のプライマリーケア医療者や、病院でサブスペシャリストとして専門外来を行う立場の小児科専門医にとっても、対応が困難で大きなフラストレーションとなりうる。医学的に説明のつかない身体症状は、しばしばメンタルヘルスの問題と関連しているが、不定愁訴を訴えて受診する子どもは、精神科ではなくプライマリーケアの現場に訪れることが多い。不定愁訴の患者は、プライマリーケアの現場だけでなく、小児科専門外来、救急外来などへの受診を繰り返し[1]、不要でリスクのある検査や医学的処置を受け、その後もさらなる精査が行われることが稀ではない[2]。そして結局、痛みや困難が続いているにもかかわらず、医師からは「何も異常はありません」と伝えられるため、子どもや家族は混乱しフラストレーションが高まることとなる。それゆえに、医学的に説明のつかない症状を訴える患者に対し、正確な評価を行い、介入を行うことは、小児のプライマリーケア医療者や小児科専門医（以降、本章では「小児医療者」と総称する）にとって、診療上欠かすことの出来ない必須事項といえよう。

　これまで医師は、「身体症状には原因となる特定の病態が背景に存在する」という生物医学的モデルに基づいたトレーニングを受けてきた[3]。生物医学的モデルにおいては、医学的に説明のつかない症状は、実際には身体的な異常はないとみなし、典型的な精神疾患と判断されてしまうことが多い。このような二元論的な考え方においては、生物医学的に説明可能な証拠の

有無によって、身体疾患か精神疾患かのどちらかに区別されてしまう。しかし、このような二元論的な考え方は、不定愁訴の患者に対応するにはおよそ不十分であることが次第に認識されるようになってきている。小児医療者がこのモデルのみで対応を行おうとした場合、説明可能な身体疾患の"見逃し"を防ごうとしてしゃかりきになり、子どもをリスクに晒してしまうことすらありうる。また子どもや家族に対しても、偏見を持たれている・誤解されている・医学的に十分な説明をしてもらっていない、などと感じさせてしまいやすい。

　現在、痛みというのは、主に生理的な変化や組織の損傷により生じる不快な感覚や感情であるとみなされている。この考え方は、痛みというのは組織病理学的に証明されるものであることを基盤にしている。しかし実際には、痛みというのは病理学的に証明されなくとも、主観的に覚知されうるものである。また、組織の損傷の程度に関連してどの程度の痛みを感じるのかも、個々人や状況により様々である。「体の問題か心の問題か」という誤った二項対立的な見方に拘泥するよりも、心と身体の相関性について認識することが医療者には求められる[4]。不定愁訴の患者を診るうえで「身体化」という用語が用いられることもあるが、この用語は患者の主観的な経験・苦痛・受療希求を含め、個々人のこれまでの経験を踏まえたうえで用いる必要があることを強調しておく[5]。

疫　学

　医学的に説明のつかない症状というのは、幼児期から思春期にかけ、あらゆる年齢層の子どもに生じうるもので、とりわけ痛みや疲労感として認められることが多い。ある不定愁訴が認められる患者では、また別の不定愁訴を認めるようになる可能性が高いことは、臨床上しっかりと認識しておく必要がある。未就学児では、腹痛という形の訴えが最も一般的である[6]。学童や思春期児では、頭痛や腹痛が最も一般的な訴えであるが[7, 8]、四肢の痛みや胸部痛などの他部位の痛みを訴えることも稀ではない[9]。また、易疲労感を訴えることもしばしばである[10]。他にも、泌尿器系や心血管系や消化器系の訴えやリウマチ様症状の訴えもときに確認される。プライマリーケアの現場では、転換性障害として把握される神経系や感覚系の障害を訴える子どもを診る機会は稀であるが、このような子どもたちは病院の専門外来では稀ならず存在している。10代の子どもを対象としたオンタリオ小児健康調査（Ontario Child Health Study）では、プライマリーケア環境における器質的原因の明確でない身体的愁訴を有する子どもの有病率は、男児で4％、女児で11％であったと報告されている[11]。小児期の不定愁訴に関する他の研究では、プライマリーケア環境における不定愁訴を訴える子どもの割合は、2〜20％と報告されている[9]。男児と女児とでは訴える症状には差異があり、とりわけ思春期以降では、男児に比べて女児において身体的な不定愁訴、とりわけ頭痛や腹痛を訴える割合が高くなるとの研究報告も複数存在している[10-12]。どのような主訴であれ、不定愁訴を有する子どもやその家族では、学校欠席の増加、医療費負担の増加、子どもと家族のストレスの増加、活動の制限の増加、友人付き合いの減少やその他にも家族機能への重大な影響など、様々な機能障害が生じてしまい

うる[13]。小児期の不定愁訴は、現在および将来の不安障害や抑うつ障害のリスク要因としても よく知られており[14]、後年の自殺企図や自殺完遂の予測要因とも考えられている[15]。

このような医学的に説明のつかない身体的愁訴が生じる原因は不明であるが、いくつかのリ スク要因は特定されている（Box 24‒1参照）。一般に、情緒的な問題や行動上の問題を抱えて いる子どもでは、健常な子どもに比べ、このような不定愁訴が生じる可能性が高い。プライマ リーケアの現場に受診した子どもを対象としたある研究では、身体症状症と診断された子ども においては、心配事が強く、新たな状況に対する恐怖感や分離不安などの内在性の情緒障害や 行動上の問題を呈している割合が高かったと報告されている[13]。不安障害、うつ病、破壊的行 動障害などの精神障害の診断を受けた小児思春期の子どもでは、頭痛、腹痛、筋骨格痛などの 身体症状を呈する割合が高いとの研究報告も複数存在している[10,12]。

分　類

『精神疾患の診断・統計マニュアル 第5版（*DSM-5*）』では、慢性疼痛や身体的愁訴を特徴と する病態は「身体症状症および関連症群」のカテゴリーで定義づけが行われている。このカ テゴリーは、以前の『精神疾患の診断・統計マニュアル 第4版（*DSM-IV*）』の「身体表現性障 害」に代わるものとして新たに整理されたものである。これらのカテゴリーに分類される障害 は、機能障害や重大な苦痛を伴う、痛みなどの身体症状の存在を特徴としている。身体症状障 害（SSD: somatic symptom disorder）は、身体症状に関する過度で不適応的で不釣り合いな思考 や感情とともに、苦痛や障害を伴う身体症状が存在する場合に用いられる診断病名である。本 カテゴリーに含まれる、従前、心気症と呼称されていた疾病不安症、転換性障害、および他の

Box 24‒1　医学的に説明のつかない徴候が出現するリスク要因

- ■遺伝的素因
- ■モデリングとなる他者の存在
- ■身体疾病の存在
- ■学校のストレス要因
- ■家族のストレス要因
- ■高学歴家庭
- ■過保護な親
- ■疾病利得[a]
- ■対処メカニズムの障害や対処スキルの欠如
- ■感情を同定し表現することが困難な気質／状態
- ■医療移行が困難となっている状況
- ■精神的病態の合併
- ■心的外傷の存在

a.疾病獲得とは、症状があることによって、社会や家族からの関わりが増え、それにより症状の出現が強化されている状態を指す。
引用元：Ibeziako P, Bujoreanu S. Approach to psychosomatic illness in adolescents. *Curr Opin Pediatr*. 2011;23(4):384–389.

医学的状態に影響を及ぼす心理的要因につき表24-1にまとめ、提示している。病者として存在することにより行動上の利益や社会的利益を得る目的で、意図的に症状を偽る「虚偽性障害」も、現在ではこのカテゴリーに含めることとなっている。歴史的に、このカテゴリーに分類される状態は、身体医学的に患者の症状の説明がつかない場合に考慮されてきたが、多くの場合、潜在的な医学的状態を網羅的に完全に除外することは困難であり、非生産的状況に陥る場合が稀ではない。DSM-5では、これらの障害の重要な構成要素として、「医学的に説明がつかない」ことだけではなく、身体症状の存在と、それについての患者がどのように解釈しているのかの評価が挙げられている。不定愁訴を有する小児思春期の子ども（以降、本章では特に断りのない限り「子ども」と呼称する）は、仲間や両親との関係性、学校における機能、課外活動への参加など、一つ以上の領域で重大な障害が生じてしまいやすい。表24-1にDSM-5における「身体症状症および関連症群」の分類を示しているが、この分類は成人においても小児においても同一の基準として採用されている。

　身体症状症の可能性を考慮したとしても、子どもの症状を引き起こしている可能性のある器質性疾患の評価を行うことは必須である。しかし、小児医療者は一般的な器質性疾患が合理的に除外されたと判断される場合には、可能な限り不要な検査を避けるという観点も認識して

表24-1　身体症状症および関連症群の分類	
病態	コメント
身体症状性障害	▪苦痛を伴うか、日常生活に著しい支障をきたしている一つ以上の身体的症状が存在する。 ▪身体的症状に関連する過度の思考・感情・行動が認められる。 ▪症状は持続的に存在している（少なくとも6か月以上継続している）。
疾病不安症	▪重篤な疾病に罹患するのではないかという考えに少なくとも6か月以上支配された状態にある。 ▪実際に症状が存在していたり、疾病の家族歴がある場合もあるが、身体症状は軽微であり、実際に重病である可能性は低いが、それに見合わぬ強い不安を呈している。 ▪自身の健康状態に対し、非常に強い不安を抱いている。 ▪健康に関連する行動に過度に没頭している、もしくは必要なヘルスケアへの忌避が強い。
転換性障害	▪風変わりな自発的運動・感覚機能の変化が一つ以上存在しており、それにより重大な苦痛や障害が引き起こされている。 ▪実施された医学的評価は、確認された医学的状態に合致しない状況にある。
他の医学的状態に影響を及ぼす心理的要因	▪疾病からの回復の遅れや健康リスクの増大をもたらしたり、既存の疾病に対し治療の妨げとなったり治療の必要性を増大させたりするような心理的・行動的な要因が存在する。 ▪基礎となる疾病が存在することが必須条件である。
虚偽性障害（自らに負わせる作為症、他者に負わせる作為症）	▪身体的・心理的な徴候や症状を意図的に偽装したり、傷害を作出したりする。 ▪欺瞞的な行動が存在している。
他の特定される身体症状症および関連症群	▪他の身体症状症および関連症群のカテゴリーの診断基準を完全に満たしてはいないが、重大な苦痛または障害を引き起こす身体症状が存在する。 ▪症状出現から6か月に満たない場合や、診断基準を下回る場合にこの分類が用いられる。
特定不能の身体症状症および関連症群	▪他の身体症状症および関連症群のカテゴリーの診断基準を完全に満たしてはいないが、重大な苦痛または障害を引き起こす身体症状が存在する。 ▪この分類は、具体的な診断を行うための情報が不十分な場合にのみ使用される。

引用元：American Psychiatric Association. *Diagnostic and Statistical Manual of Mental Disorders*. 5th ed. Arlington, VA: American Psychiatric Association; 2013.

おかなくてはならない[16]。身体症状症というのは、最終的な除外診断に位置づけるべきものではなく、鑑別すべき診断として並行して考察することが推奨される。実際、不定愁訴を呈している子どもにおいて鑑別すべき疾患としては、心因的な要因の大きい器質的疾患も当然含まれる。また、不安障害やうつ病などの病態によって、痛みや易疲労感が引き起こされることもあり、その場合、不定愁訴ではなく一次診断病名としてこれらの精神疾患名を付与すべきである。

評　価

　不定愁訴が疑われる子どもやその家族の対応を行う際には、共感的で協調的に接することが推奨される。このような子どもや家族は、頻繁な受診をし、多数の検査が行われ、症状が低減していないにもかかわらず、「何も異常は確認されない」と言われ続けてきたことにフラストレーションを抱えているかもしれない。それぞれのケースへの対応は個別化して行われるべきものであるが、一般的な原則論を適用させることは、適切な評価を行っていくうえで有用となるであろう。評価の過程で考慮すべき重要な点に関して、Box 24-2 に一覧としてまとめ、提示している。医学的に説明のつかない症状であっても、その評価に際しては、他の疾病と同様に、いつから症状が出現したか、どのくらいの頻度で症状が出現するのか、その強さはどの程度か、どのようなときにその症状は低減されるのかなどの症状の特徴について検討を行う必要がある。そのうえで、環境的なストレス要因の有無、二次的障害の可能性、不安・抑うつやその他の心理的症状などの情緒的要因の有無について、とりわけ注意を払い評価する必要がある。

　評価の過程では、慎重な病歴聴取に加え、標準化された評価尺度を使用することが有用となるであろう。複数の身体症状の存在の評価を行うためには、「小児身体化症状尺度（CSI: Children's Somatization Inventory）」が有用である。この尺度は、7歳以上の子どもを対象とし、24項目の質問に回答してもらうものであり、オンライン上で無料公開されている[17]。また、「機能障害調査票（FDI: Functional Disability Inventory)」もスクリーニングとして用いるうえで有用である。この尺度は8歳以上の子どもを対象とした15項目よりなる質問票で、複

Box 24-2　医学的に説明のつかない症状を有する子どもを評価する際の重要な原則

- 症状の存在を認め、患者のつらさや家族の心配をねぎらう。
- これまで行われてきた医学的な評価や治療についての検証を行う。
- 症状に関連して生じている恐怖感についての評価を行う。
- 認識しえていない医学的病態に常に注意を払う。
- 不必要な検査の実施を避ける。
- 除外診断に拘泥しすぎない。
- 症状の出現時期、出現した際の背景、出現時の特徴についての理解に努める。

引用元：Campo JV, Fritz G. A management model for pediatric somatization. *Psychosomatics*. 2001;42(6):467–476.

数の領域にわたる健康状態を評価することが出来る[18]。また「小児科的症状チェックリスト（PSC: Pediatric Symptom Checklist）」や「子どもの強さと困難さアンケート（SDQ: Strengths and Difficulties Questionnaire）」などのオンライン上で無料公開されている小児期の情緒的問題や行動上の問題の一般的スクリーニングツールを使用することも、メンタルヘルスの問題を抱えているリスクのある子どもを同定するうえで有用となるであろう。これらのスクリーニングツールの詳細については、巻末の「補足資料2：小児医療者向けメンタルヘルス診療補助ツール」を参照されたい。

管　理

　不定愁訴の子どもの対応における協働的ケアという観点からは、「『診断』という用語をどのように捉えるべきであるのか」について明確かつ正直に家族に伝えることが求められる[19]。診断可能な医学的病態がないことで、子どもの苦痛を矮小化したり、現実に存在する問題を否定するものではないと安心してもらい、身体的要因と感情的要因の相互作用について議論を行うことは、家族にとって有益となるはずである。小児医療者は、「精神疾患＝心の病気」というような偏見に留意し、子どもの訴える不定愁訴を「すべて気の持ちようである」などと決めつけるような“身体的問題か精神的問題か”などという極端な二元論に陥ることを避けなくてはならない[16]。また、診断をつけるためという名目や症状を低減させるためという名目でプラセボ薬を投与したり、その他の子どもや家族を騙すような手法を取ることは、およそ推奨されない[16]。

　診断の印象について率直に伝え、疑問点に関して話し合いを尽くすことが出来たならば、臨床医は、家族の関心を「原因は何か？」から、損なわれた子どもの機能回復と苦痛の軽減に移すように努めることが望まれる[20]。臨床医は、子どもや家族が「症状は改善するであろう」という希望を抱くことをサポートしつつ、身体的苦痛の軽減やストレスの軽減、そしてメンタルヘルスの問題への偏見の軽減に取り組むための治療計画の策定を進めていかなくてはならない。現実的に苦しんでいる子どもを前にして、原因検索はさておいて、損なわれた機能の回復にエフォートを割くことは決しておざなりな対応をしているわけではないと親に理解してもらう必要があり、また、子どもというのは基本的に回復力に優れた存在であり、現在の諸症状やそれによりもたらされた苦痛を克服する力を有しているという点を強調する必要がある。

　治療目標は、子どもや家族と協働して設定する必要があり、その目標は子どもと家族にとって有意義なものでなくてはならない。多くのケースで、治療には身体医学の専門家とメンタルヘルスの専門家、およびその他の関連する医療保健分野の専門家同士が連携して対応を行うことが最も有用であり、専門分野間の医師同士の明確なコミュニケーションは不可欠である。

　身体症状症をはじめとした、身体医学的に説明が不可能な病態の治療介入に際し、いくつかの介入手法が提唱されている（表24-2）。これらの治療法は単独で実施しても、複数組み合わせて実施してもよいが、支持療法を何ら行わずに薬物療法のみを単独で行うことは推奨されない。

表24-2　身体症状症および関連症群の子どもへの介入策	
介入方法	コメント
認知行動療法（CBT）	基本的には、以下の組み合わせとして治療が行われる。 ・認知再構成（例：「今日は痛みはあったけど、友達と散歩に行けることに気付いた」など）。 ・リラクゼーション法 ・不快な体験への段階的暴露
リハビリ的介入	対処法の獲得と健康状態の改善に重点を置く。
行動療法的介入	行動療法的介入では以下のような方法がとられる。 ・健康的行動の強化 ・二次的な疾病利得の最小化
自己調整療法	自己調整療法の例として、マインドフルネス、催眠療法、誘導イメージ法、リラクゼーション法などが挙げられる。
家族介入	不適切な家族への働きかけは、子どもの病者としての役割を強化させてしまいうる。
併存する精神疾患への最大限の治療	不定愁訴を有する子どもにおける精神疾患の有病率の高さを鑑みるに、併存する精神疾患に対しては最大限の治療を行うことを考慮すべきである。
内服療法	内服療法を行う際には、以下のいずれかを目的としたものとなるであろう。 ・基礎疾患としての精神疾患に対する治療 ・生じている身体症状に対しての対症的治療

【略語】 CBT: cognitive behavioral therapy

引用元：Dell ML, Campo JV. Somatoform disorders in children and adolescents. *Psychiatr Clin North Am.* 2011;34(3):643-660.

　不定愁訴の患者は、とりわけ症状や機能障害の程度が軽微な場合、プライマリーケアの現場での対応で治療が奏功することが多いが、このような子どもの多くはプライマリーケアの現場ではなく、小児科の専門外来の中で対応がなされているのが実情である。このような状況においてプライマリーケア医療者の果たすべき重要な役割は、関わっている複数の医療者間のケアコーディネーション、親子に期待を持たせること、そして支援的な関わりを継続することにある。プライマリーケア医療者が、関係する医療者に自身の知るこれまでの臨床経過や診断評価のために得られた各種の情報を伝えることは、すべての医療者にとって極めて有用となるであろう。それだけではなく、プライマリーケア医療者は、子どもと家族に心理教育を行い、必要に応じてメンタルヘルスの専門家に紹介するという役割を果たすことも出来るであろう。実際、プライマリーケア医療者は、評価や治療の全過程を通じて家族をサポートするという重要な役割を果たすことの出来る立場にある。親の不安に対して真摯に対応することは、家族の懸念が真剣に扱われているというメッセージを伝えることになる。精神医療や専門医療へのアクセスに課題を抱える地域ではなおのこと、プライマリーケア診療医が子どものケアにより直接的に関わる必要性があるであろう。精神医学の文献の中には、不定愁訴の初期評価や初期対応に関して関心のある臨床医に有用となる優れた総説が複数存在している。それだけではなく、多くの州では一般臨床向けに精神科医によるコンサルテーションの窓口を用意している。そのような窓口を利用することで、親子への指導・心理教育に有用な助言を得られるであろうし、場合によっては児童精神科医に紹介受診をする流れを手助けしてくれるであろう[21, 22]。このような制度の詳細については、「全米児童精神科アクセスネットワーク・プログラム（National Network of Child Psychiatry Access Programs）」に連絡をすることで、入手することが出来る[23]。身体症状症というのは、プライマリーケア医療者や小児科のサブスペシャリストに対し、困難

な課題をもたらしうるものである。同僚や専門家に助言やサポートを求めることは、不定愁訴を訴える子どもの診療に伴って生じる医療者のフラストレーションを軽減するうえでも有用となるであろう。

予 後

　不定愁訴を呈する子どもの予後は一般的に良好であるが、医療者が徴候を適切に捉え介入することが不可欠である[4]。小児思春期に不定愁訴を呈していた子どもは、成人期以降に不安障害やうつ病にかかりやすいとも報告されており、また逆に小児思春期に不安障害や抑うつを抱えていた子どもは成人期以降に身体症状症を呈する高リスク群であるとも報告されている[14, 24]。子ども時代にこれらの問題を特定し介入をすることにより、生涯にわたる症状の発生を低減出来るかどうかについて明確にするためには、さらなる研究が必要である。いずれにせよ、プライマリーケア医療者が不定愁訴を訴える子どもの初期治療や家族支援、そして適切な専門医療に繋げるうえで重要な役割を果たす立場にあることは明確である。小児のサブスペシャリストは、医学的に説明困難なケースの対応に当たり、身体症状症などを鑑別診断に挙げ、子どもや家族に共感的で協調的に接するとともに、その可能性について適切な評価を行うことが望まれる。このような対応は、子どもや家族のフラストレーションを軽減し、予後を改善しうるものであり、この複雑な問題を抱えた家族に適切に対応していく過程を通じて家族を導くこととなり、臨床医にとっても大きな経験を積むこととなるやりがいのある仕事ということが出来る。

■参考文献

1. Barsky AJ, Orav EJ, Bates DW. Somatization increases medical utilization and costs independent of psychiatric and medical comorbidity. *Arch Gen Psychiatry.* 2005;62(8):903–910

2. Sumathipala A, Siribaddana S, Hewege S, Sumathipala K, Prince M, Mann A. Understanding the explanatory model of the patient on their medically unexplained symptoms and its implication on treatment development research: a Sri Lanka study. *BMC Psychiatry.* 2008;8:54

3. Chambers TL. Semeiology—a well established and challenging paediatric speciality. *Arch Dis Child.* 2003;88(4):281–282

4. Ibeziako P, Bujoreanu S. Approach to psychosomatic illness in adolescents. *Curr Opin Pediatr.* 2011;23(4):384–389

5. Lipowski ZJ. Somatization: the concept and its clinical application. *Am J Psychiatry.* 1988;145(11):1358–1368

6. Domènech-Llaberia E, Jané C, Canals J, Ballespí S, Esparó G, Garralda E. Parental reports of somatic symptoms in preschool children: prevalence and associations in a Spanish sample. *J Am Acad Child Adolesc Psychiatry.* 2004;43(5):598–604

7. Egger HL, Angold A, Costello EJ. Headaches and psychopathology in children and adolescents. *J Am Acad Child Adolesc Psychiatry.* 1998;37(9):951–958

8. Hyams JS, Burke G, Davis PM, Rzepski B, Andrulonis PA. Abdominal pain and irritable bowel syndrome in adolescents: a community-based study. *J Pediatr.* 1996;129(2):220–226

9. Goodman JE, McGrath PJ. The epidemiology of pain in children and adolescents: a review. *Pain.* 1991;46(3):247–264

10. Larsson BS. Somatic complaints and their relationship to depressive symptoms in Swedish adolescents. *J*

Child Psychol Psychiatry. 1991;32(5):821–832

11. Offord DR, Boyle MH, Szatmari P, et al. Ontario Child Health Study. II. Six-month prevalence of disorder and rates of service utilization. *Arch Gen Psychiatry.* 1987; 44(9):832–836

12. Egger HL, Costello EJ, Erkanli A, Angold A. Somatic complaints and psychopathology in children and adolescents: stomach aches, musculoskeletal pains, and headaches. *J Am Acad Child Adolesc Psychiatry.* 1999;38(7):852–860

13. Campo JV, Jansen-McWilliams L, Comer DM, Kelleher KJ. Somatization in pediatric primary care: association with psychopathology, functional impairment, and use of services. *J Am Acad Child Adolesc Psychiatry.* 1999;38(9):1093–1101

14. Shanahan L, Zucker N, Copeland WE, et al. Childhood somatic complaints predict generalized anxiety and depressive disorders during young adulthood in a community sample. *Psychol Med.* 2015;45(8):1721–1730

15. Luntamo T, Sourander A, Gyllenberg D, et al. Do headache and abdominal pain in childhood predict suicides and severe suicide attempts? Finnish nationwide 1981 birth cohort study. *Child Psychiatry Hum Dev.* 2014;45(1):110–118

16. Campo JV, Fritz G. A management model for pediatric somatization. *Psychosomatics.* 2001;42(6):467–476

17. Walker LS, Beck JE, Garber J, Lambert W. Children's Somatization Inventory: psychometric properties of the revised form (CSI-24). *J Pediatr Psychol.* 2009; 34(4):430–440

18. Claar RL, Walker LS. Functional assessment of pediatric pain patients: psychometric properties of the functional disability inventory. *Pain.* 2006; 121(1–2):77–84

19. Dell ML, Campo JV. Somatoform disorders in children and adolescents. *Psychiatr Clin North Am.* 2011;34(3):643–660

20. Griffin A, Christie D. Taking the psycho out of psychosomatic: using systemic approaches in a paediatric setting for the treatment of adolescents with unexplained physical symptoms. *Clin Child Psychol Psychiatry.* 2008;13(4):531–542

21. Sarvet B, Gold J, Bostic JQ, et al. Improving access to mental health care for children: the Massachusetts Child Psychiatry Access Project. *Pediatrics.* 2010; 126(6):1191–1200

22. Pediatric Psychiatry Network Web site. http://ppn.mh.ohio.gov/default.aspx.Accessed February 9, 2018

23. National Network of Child Psychiatry Access Programs Web site. http://www.nncpap.org. Accessed February 9, 2018

24. Campo JV. Annual research review: functional somatic symptoms and associated anxiety and depression—developmental psychopathology in pediatric practice. *J Child Psychol Psychiatry.* 2012;53(5):575–592

第 25 章

医学的治療の非遵守

ロビン・S・エバーハート（医学博士）、バーバラ・H・フィース（医学博士）

一般的に、かかりつけ医であるプライマリーケア医療者が
継続的に対応を行うほうが、
子どもと家族のアドヒアランス（治療遵守）はより高い傾向にあり、
とりわけプライマリーケア医療者が子どもや家族に対して
共感的に対応を行うことが出来、
しっかりとしたラポール（治療的信頼関係）を構築している場合には、
アドヒアランスが高く保たれる可能性は高まる。

　慢性疾患を抱える子どもにおけるアドヒアランスとは、「患児の健康に関する行動と医療者が推奨する行動との合致性」を指すと定義されている[1]。またアドヒアランスとは、単に医師の指示通りに処方薬を内服しているか否かだけではなく、シートベルトの着用や、運動・食事・睡眠などの健康習慣に関する遵守性も含めた概念である。子どもの健康管理には、本人だけではなく、家族に多岐にわたるサポート能力が求められることとなるため、小児科領域におけるアドヒアランスというのは成人に比べ、一般的により複雑な概念となる。小児思春期の子ども（以降、本章では特に断りのない限り「子ども」と呼称する）の行動上の問題やメンタルヘルスの問題に対応する際には、子どもだけではなく、親の行動上の問題やメンタルヘルス上の問題に対しても配慮する必要がある。服薬の遅れや忘れ自体がアドヒアランスの低下として問題を引き起こしてしまうこともあれば、アドヒアランス低下の背景に、子どもの反抗的な問題行動や不安障害、錠剤の嚥下困難、子どもや親の知識不足、家族間の対立葛藤、親の負担感／ストレスの増大などの状況が潜在している可能性もある。いずれにせよ、子どもと親のメンタルヘルスの問題というのは、アドヒアランスに強い影響を与える重要な要因と考えられている。とりわけ幼小児の慢性疾患患者の親に抑うつなどの気分障害や不安障害などがある場合、子どもの治療上必要となる習慣を維持／優先することが困難となってしまいうる。また慢性疾患を有する子ども自身がメンタルヘルス上の問題を抱えている場合には、治療へのモチベーションを維持することが困難で、治療に対して意識が向きづらくなり、医師の提示する治療計画に従う意欲を欠いてしまう状況に陥りやすくなってしまう[2]。メンタルヘルスの状態と、アドヒア

ランスの問題は双方向性に影響を及ぼし合う関係にあると考えられており、子どものアドヒア
ランスが低下すると病状が悪化し、その結果、子どもと親のメンタルヘルスに影響を及ぼして
しまうこととなってしまう。本章では、アドヒアランスの中でも主に服薬アドヒアランスに焦
点を当てている。具体的には、服薬アドヒアランスが低下した場合に子どもにどのような影響
が及ぼされうるのかや、どのような要因が服薬アドヒアランスに影響を及ぼすのか、とりわけ
家族のメンタルヘルスの問題が服薬アドヒアランスにどのような影響を及ぼすのかにつき言及
したうえで、小児患者において服薬アドヒアランスを向上させるいくつかの戦略についての提
案を行っている。本章は、主に臨床現場の最前線で子どものケアを担う立場の、小児科医・家
庭医・一般内科医・ナースプラクティショナー・医療助手などの小児のプライマリーケア医療
者を対象としている。小児科のサブスペシャリストやその他の小児を対象とした関連各科の専
門医にとっても、とりわけ子どもやその家族に長期にわたり関わりを持つ立場の場合には、本
章が参考となるであろう。なお本章では小児のプライマリーケア医療者と小児に関わる専門医
を合わせた意味として、「小児医療者」という用語を使用している。

アドヒアランスの遵守率

　小児患者におけるアドヒアランスの遵守率は、一般的に約50％程度と考えられている[3]。も
ちろん、その割合はそれぞれの病態により異なっており、短期間で効果を発揮し治癒に至る疾
病のほうが、長期的な治療を要する疾病に比べて、アドヒアランスは良好となりやすい。例え
ば、根本的治療がなく、長期にわたる吸入療法や食事療法を継続しなくてはならない嚢胞性線
維症のアドヒアランス遵守率は20～40％程度と報告されている[4]。HIVの治療として推奨さ
れている食事管理についてのアドヒアランスに至っては、90％以上の患者が遵守出来ていな
いと報告されている[5]。また、移植医療を受けた患者であってもその服薬アドヒアランスの遵
守率は43％にとどまっていたと報告されている[6]。小児喘息患者における発作予防薬の服薬ア
ドヒアランスの遵守率は、低い報告で34％[7]、高い報告でも71％[8]と報告されている。アドヒ
アランスの遵守率というのは、どのように評価を行うのかや、治療のうちどの要素（服薬、食
事など）について焦点を当てるのかによっても、その割合は異なるものである。自己申告制の
調査研究は、簡便かつ費用対効果も高い研究手法ではあるものの、社会的に望ましいと思われ
る回答をしてしまいやすい「社会的望ましさバイアス（Social-desirability bias）」の影響を受け
やすく、推計値が高く出てしまう傾向にある[3]。同じように、小児医療者が子どもや家族に尋
ねた際の返答に基づくアドヒアランスの遵守率よりも、実際のアドヒアランス遵守率はおそら
く低いと考えられている[9]。より正確に報告をしてもらうためには、過去24時間以内の治療行
動に限定して記憶をたどって報告してもらったり、実際の吸入回数がカウントされる吸入デバ
イスを用いるなどの工夫が必要となる[9]。

アドヒアランスと子どもの予後

　疾病によってその程度は様々であるが、アドヒアランスが不良の状態が続いた場合、合併症の増加・病勢の進行・症状の増悪・医療費負担の増加・死亡率の増加に繋がってしまいうる。例えば、嚢胞性線維症も気管支喘息も、アドヒアランスの低さと医療費の増加との間には、明確な関連性が確認されている[7, 10]。実際、アドヒアランスの低下がもたらす医療費の増大は、最大で年間3,000億ドルにものぼっているとの試算もなされている[11]。また、感染症に罹患した子どものアドヒアランスが不良の場合、感染の再燃を引き起こしたり、耐性菌の増加を引き起こしたりする可能性がある[12]。

　アドヒアランスが不良であることで、治療の有効性というのは損なわれうる。例えば、糖尿病の子どもにおいて、インスリン療法に対するアドヒアランスが不良である場合、ケトアシドーシスによる入退院を繰り返したり、HbA_{1c}の高値が長期間続くこととなってしまう[13]。アドヒアランスが不良であることは、的確な治療方針決定や治療効果判定を行う障壁となってしまうため、薬剤がいたずらに増えてしまったり、治療レジメンを変更する事態となったり、不要な検査が追加されてしまう状況が発生しうる。アドヒアランスが不良であることは、子どもの基礎疾患の予後に対し悪影響を及ぼすだけではなく、学校生活や私生活のQOLを損なう可能性を含めて、様々な面で子どもの生活全般へ悪影響を及ぼしうる[14]。

アドヒアランスに影響を及ぼす要因

　小児患者のアドヒアランスというのは、子どもと養育者のメンタルヘルスの状態や、きょうだいや親のキャラクター（疾病を有する子どもに対して放任的であるのか、過保護的であるのか、など）や、家族の葛藤や信仰など、様々な要素が絡み合った複雑な問題である。プライマリーケア医療者とのコミュニケーションのレベル、健康に関するリテラシーの高さ、病気の性質、治療の内容などの特有の要素というのも、アドヒアランスに影響を及ぼしうるが、本章では最もアドヒアランスに影響を及ぼしうる、子どもと養育者のメンタルヘルスの問題につき言及する。また、アドヒアランスは思春期になると低下しやすいというのも重要なポイントである[3]。小児患者のアドヒアランスに影響を及ぼし、主治医として子どもと家族と議論する際のポイントとなるであろう要因につき、表25-1にいくつか具体例を挙げ、掲示している。

子どものメンタルヘルスと親のメンタルヘルス

　小児期の慢性疾患の医学的管理というのは、思春期に入ると子ども自身の自己管理の割合が増していくが、通常は子どもの親などの養育者が管理責任を負っている。そのため、養育者であれ子どもであれ、心理的な困難性を抱えた状況に置かれている場合には、治療へのアドヒア

表25-1　子どものアドヒアランスが低下するリスク要因	
リスクの生じている領域	**要因**
子ども／親のメンタルヘルスの問題やその他の要因	情緒的困難性（例：抑うつ状態、不安状態など） 反抗的な子どもの態度 疾患に関する知識不足や対処スキル不足 思春期年齢であること（例：病気に対する否認、自立願望、友人からの影響など） 親の監督不十分
家族	家庭機能不全 対立的・遊離的・批判的な家族状況 アドヒアランスを日常に組み入れることが困難な状況 医学的治療を行うことに対する否定的な文化的信念
プライマリーケア医療者とのコミュニケーション	家族が医療者に不信感を抱いている 治療法に関しての説明不足と理解不足 プライマリーケア医療者との関係性が浅い
疾病の性質	治療の慢性化 治療の内容が複数の要素を含む複雑なものである 内服薬の味が悪い 不快を伴う治療である（気管吸引など）

ランスは低下してしまいうる[15, 16]。例えば、小児喘息においては、母親に抑うつ症状が認められている場合、吸入療法が適切に行われない可能性や、内服薬の服薬忘れが増加してしまうと報告されている[17]。また、喘息患児自身に抑うつ症状が認められる場合にも、アドヒアランスは低下し、気道の慢性炎症が持続してしまう可能性が高まり、結果として喘息のコントロールは不良となり、将来的な精神的・身体的機能が損なわれてしまう可能性も高まってしまうと報告されている[18]。また囊胞性線維症の基礎疾患を持つ13歳以下の小児患者において、両親に抑うつ症状が存在する場合、コントロール群に比べて膵酵素補充療法のアドヒアランスが低くなることが分かっており、アドヒアランスの低下に伴い、子どもの体重に変化を引き起こすとの報告も存在している[19]。

　思春期の糖尿病患者のアドヒアランスに関する研究によれば、子どもに認められた抑うつ症状の程度が強ければ強いほど、血糖測定頻度が下がるなど、糖尿病管理におけるアドヒアランスが低下してしまうことが判明している[20]。より最近報告された同様の研究では、重い抑うつ症状を抱える思春期の糖尿病患者においては、子どもと親との関係性も不良となり、親が糖尿病管理に関与を続けることが困難となってしまうと報告されている[21]。思春期以降もある程度の親の関与がある子どものほうが血糖コントロールが良好であるとの研究報告の存在を考えれば、親の関与が希薄になることが小児糖尿病患者のコントロール不良を引き起こす大きな問題であることが理解されよう[22]。

子どもと養育者側のその他の要因

　かんしゃくなどの反抗的な態度によって、与薬や栄養・食事管理が難しくなることもある[4, 23]。子どもや養育者の病気に関する知識や対処スキルも、アドヒアランスに影響を及ぼす。例えば、エアロゾル吸入が上手に出来なかったり、予防薬の使用について理解が不十分であったりする場合、アドヒアランス低下へ繋がることとなる[24, 25]。また養育者が一回の与薬量を十分に理解して

いなかったり、水薬の量を正確に測ることの出来ない道具を用いていることもある[26]。

　小児期から思春期への成長過程で、養育者による管理から子どもの自己管理に移行する際に、親が適切な支援を行いえないことでアドヒアランスが低下することもある[27]。思春期への成長過程で自己管理へのスムーズな移行を進めるための戦略の一つとして、早い段階から子ども自身に疾病管理に関与させるという方法がある。慢性疾患を持つ思春期児が疾病に拒否感を示したり治療に反抗したりすることは、アドヒアランスの問題をさらに複雑にする[28]。例えば10代の嚢胞性線維症患者が喫煙やダイエットを行うことがあるが、このような行動は医学的助言に反する行為である。プライマリーケア医療者に対する否定的な態度、友人たちの前で治療行動を行いたくないという抵抗感、治療の非遵守により生じた結果に対する否定的な感情なども、思春期の子どものアドヒアランスの低下の一因になりうる[29, 30]。

家族の要因

　糖尿病や嚢胞性線維症などの慢性疾患のケースでは、お互いに助け合う家庭環境がアドヒアランスを促進することが判明している[31, 32]。逆に、家族成員同士が対立したり批判し合ったりするような強いストレス環境にある場合、アドヒアランスの妨げとなってしまう[33, 34]。日々の生活の中に子どもの治療計画を効果的にしっかりと組み入れられるような家庭の場合には、治療の成功率は大きく向上することが期待される[35]。嚢胞性線維症の子どもにおいて、子ども自身の治療協力、親の適切な関与・積極性などは、すべてがアドヒアランス向上に関係していると報告されている[36]。

　病気や治療に対する家族の認識やコントロール意識は、治療計画のアドヒアランスの遵守に強く影響している。喘息を有する子どもにおいては、親の予防薬に対する恐怖や誤解がアドヒアランスに負の影響を与えると報告されている[37]。文化的な信念も投薬の必要性に関する認識に影響を及ぼしており、アドヒアランスの低下を引き起こしうる[38]。民間療法などの補完統合医療への過度の傾倒も、アドヒアランスの低下と関連している[39]。健康信念モデルとは、疾病という脅威を認識したうえで、治療を行うメリットと行わなかった場合のデメリットとのバランスを取ろうとする健康行動理論であるが、このモデル通りに親が子どもの病気を気にかけ、その脅威を自覚し、診断を信じ治療効果を信じることが出来た場合、治療計画を遵守する可能性は高くなる[40]。

プライマリーケア医療者との効果的なコミュニケーション

　子どもの家族とプライマリーケア医療者との間の効果的なコミュニケーションは、子どものアドヒアランスの大幅な向上へ繋がる[41]。養育者とプライマリーケア医療者の間で、処方されている薬の最大17%について意見が一致しないという研究報告も存在している[4]。子どもが同じプライマリーケア医療者のもとに継続して受診している状況にあり、その医療者が家族に共感的に関わり信頼関係が構築出来ているケースでは、アドヒアランスは高くなる[41, 42]。また、

子どもとプライマリーケア医療者間のコミュニケーションが改善することで、喘息児の医療費は低下し、学校の欠席日数も減ることが判明している[43]。思春期の子どもの場合には、プライマリーケア医療者は親とだけではなく、子どもとの間にも信頼関係を構築することが不可欠であり、そのためには親の同席なしで話をする時間を取ることが極めて重要である[44]。子どもが理解可能な発達年齢である場合、プライマリーケア医療者は、子ども自身からも治療の同意を得ることは必須である。患者 - 医師間のコミュニケーションの質を良好に保ち、アドヒアランスを向上させるその他の方法論としては、治療計画について口頭で話し合った結果を文書化して家族に渡すことなども挙げられる[45]。

疾病関連の要因

アドヒアランスの低下と、服薬の長期化・内服薬剤数の増加・内服回数の増加との間には相関関係が指摘されている[46, 47]。アドヒアランスの向上には、内服の容易さ・薬剤の総量、飲みやすさなども重要な要素となる。

アドヒアランス向上のための戦略

小児医療者は、子どもと家族との対話を通じて治療アドヒアランスに関する推奨事項を形成していくことの重要性に気付いているであろう。このような枠組みを形成しアドヒアランスを向上させる際には、対象となる家庭の状況に応じて個別的に対応することが必要となるであろう。複雑な治療計画の各要素を要領良くこなせる家庭もあれば、構成要素の一つだけでも達成するうえで相当量の励ましやサポートを要する家庭もあるであろう。小児医療の現場でアドヒアランスを向上させるための戦略について、Box 25 - 1 にまとめ掲示している。

小児医療者が各々の子どもや家族と接する時間は限られており、それゆえにアドヒアランス不良については直接的に尋ねることから対話を始めることが有効となるであろう。医師は、「今週、お子さんが薬を飲むうえで苦労した点はありましたか？」とか「今週、お子さんの治療計画を履行していく中で最も辛かった瞬間はどこにありましたか？」などと尋ねるとよいであろう。このような会話を受診のたびに行うことで、医師はアドヒアランスについて話題にするのが当たり前の状態を作ることとなり、家族との信頼関係を築きつつ、親が話題にしにくい問題に対してもすぐに状況を確認することが出来るようになるであろう。そのうえでプライマリーケア医療者は、家族が日常の中に組み込むことが出来、常に参照し改善することが出来るような具体的な治療戦略を書面で示し、その後の受診のたびにフォローアップを行うことが求められる。

プライマリーケア医療者は、子どもの疾患やその治療に際しての家族の心情や恐怖ならびに誤解釈に対処出来るように準備しておく必要がある。また、子どもや家族に対し、内服薬の副作用や依存性、ならびに長期的に服用しなくてはならないのか、など治療に関するあらゆる不

Box 25-1　アドヒアランス向上のための戦略

子ども・親・家族関係に焦点をあてた戦略

- 子どもの反抗的行動やリスク行動、心理精神的な困難性について評価し、必要時に適切な機関に紹介する。
- 家族がどうすればうまく出来るようになるかに焦点を当てる：アドヒアランスを高めるために家族が実施出来ることは何であろうか？
- 疾患や治療に関する家族の考え、恐れていること、誤解していることを確認する。
- 思春期の患者の自主性と親の監督とのバランスを、家族がどのように保っているのかを評価する。
- 家族の悩みを解決するための情報を、書面で提供する。
- 家族成員の中でサポートに加わる人を増やす。
- 家族の日常生活の中にアドヒアランスを高める工夫を組み入れることに重点を置く。

プライマリーケア医療者とのコミュニケーションの改善と治療内容の見直し

- アドヒアランスを改善するために早急に信頼関係を構築し、アドヒアランスを低下させている要因につき尋ねる。
- 患者が思春期の場合、親に席を外してもらったうえで話をする時間を作る。
- 受診中に、子どもと親と一緒に治療手技の確認を行う時間を設ける。
- それぞれの薬の大きさや味を確認し、ジェネリック医薬品が処方されている可能性を認識しておく。
- ケアの継続性を重視する。
- 治療内容はなるべくシンプルにする。
- 治療計画を書面にして提供する。

安や悩みをいつでも質問することが出来、それに対し具体的な回答を得ることが出来ることを保証する必要がある。家族によっては、病気や治療やその他の必要事項について理解を深めてもらうために、書面に起こした資料を用意する必要がある。とりわけ治療における重要なポイントについて具体的に文書化することは、極めて有用となるであろう。その他にも、家族の文化的信念を考慮したうえで、場合によっては他の家族成員の支援を受けるように調節し、その家族成員を介して追加的な情報を提供するなどの対応が求められることもある。診療所で、医師や看護師と一緒に治療手技（吸入療法など）の練習を行うことで、親が吸入器の使用に習熟し自信を得ることにより、アドヒアランスが向上することもあるであろう。

メンタルヘルス上の困難性のスクリーニング

アドヒアランス向上のためのもう一つの戦略としては、子どもが抑うつ状態にないか・反抗期の影響はないか・思春期特有の非健康的な行動への志向はないか・家庭環境が非協力的な状況にないか、などを把握することが挙げられる。プライマリーケア医療者は、毎回の診察の際に、親に対しても「調子はどうですか？」「今週はご自身の時間を持つことは出来ましたか？」「今日のご気分はいかがですか？」などの簡単な質問を行い、親子のメンタルヘルスの状態について把握するように努めることが望まれる。このような質問を行うだけでなく、メンタルヘルスの状態とアドヒアランスの関係性について手短な話し合いを行うことも有用であり、親自身が自分の身体と精神の健康にも気を配ることの重要性を強調することにもなるであろう。

　実際、最近になり囊胞性繊維症の子どもとその親のうつ病と不安障害の有病率が明らかにされた[48]のを受け、囊胞性線維症財団と欧州囊胞性線維症学会は、12歳以上の囊胞性繊維症患者とその養育者の抑うつ状態や不安症状に対するスクリーニングの実施と治療提供に関するガイドラインを作成し、公表している。このガイドラインでは、メンタルヘルスケアのトレーニングを受けた人物が、うつ病のスクリーニングのために「患者健康質問票（PHQ: Patient Health Questionnaire）9項目版」（PHQ-9）を用いたり、不安障害のスクリーニングのために「全般性不安障害スクリーニング（GAD: Generalized Anxiety Disorder）－7項目版」（GAD-7）を活用することを推奨している[49]。巻末の「補足資料2：小児医療者向けメンタルヘルス診療補助ツール」では、これらの尺度やその他のスクリーニング尺度について詳記されている。他の慢性疾患の小児科ケアチームも、子どものメンタルヘルスの重要性に焦点を当て、本ガイドラインに準じた対応を積極的に行うことが推奨される。

　定期診察の際のメンタルヘルスに関するルーチンのスクリーニングの結果や、子どもや親と対話をする中で気付かれたメンタルヘルスの問題の状況によっては、子どもや親を適切なメンタルヘルスサービスや家族療法の実施が可能な専門施設に紹介を行う必要があるかもしれない。家族構成を確認し、家族が子どもの治療をどのように日常生活の中に組み入れているのかについても留意する必要がある。治療（内服や吸入など）は、決まった時間に実施されているであろうか？　もしそうでないとするならば、家族はどのように生活を変えれば、アドヒアランスを向上することになるであろうか？　プライマリーケア医療者は、家族が患者の治療に追い込まれてしまっているようにみえる場合には、医療ソーシャルワーカーや心理士へのコンサルテーションも考慮に入れる必要があるかもしれない。また、子どもが思春期児である場合には、自立欲求とアドヒアランスの遵守を目的とした親の監督との間に折り合いをつける方法についても考慮する必要がある。思春期の子どもの中には、親による管理を必要とせずに、責任をもって治療を続けることが出来る子どももいれば、慢性疾患に関する治療上の管理責任を親からゆっくりと移行しなければならない子どももいるであろう[50]。患者とプライマリーケア医療者との関係性というのは、医療者が家族の懸念に向き合い続ける限り、再診を重ねるごとに深まっていくはずである。患者の抵抗・落胆・葛藤などのアドヒアランスを低下させる障壁に対処するためには「動機づけ面接法（MI: motivational interviewing）」や、「効果的なコミュニケーションに共通する技術的要素」を用いて子どもや家族と話し合い、治療目標についても共に決定していくことが望まれる（「第5章：効果的なコミュニケーション方法——共通する技術的要素」を参照）。プライマリーケア医療者は、治療をした場合に生じうる副反応についても丁寧に説明し、その影響を最小限にとどめる方法についても提案する必要がある。慢性疾患の治療を継続するうえで、アドヒアランスの状況を定期受診の際に毎回確認する必要があるケースもあるであろう。モニタリング方法としては、再診予約の履行状況確認、電話連絡、血中濃度モニタリング、訪問看護師等による家庭訪問、未使用の錠剤数の確認などが挙げられる。最近の報告によれば、SNSのテキストメッセージによるリマインダーを活用することで、炎症性腸疾患[51]、気管支喘息[52]、鎌状赤血球貧血症[53]などの慢性疾患患児の服薬アドヒアランスが向上することが示されている。看護師やソーシャルワーカーなどの医療チームの構成員が、アド

ヒアランス向上のために家族支援、メンタルヘルス症状のモニタリング、書面による指示の作成、紹介状の作成補助、患者教育などの支援を行うことも有用である。

　アドヒアランスを高めるうえでも、治療法は可能な限りシンプルである必要がある。内服の量や時間を調整する際にも、「動機づけ面接法」や「効果的なコミュニケーションに共通する技術的要素」を用いて、子どもや家族と問題解決に向けた話し合いを行い、互いに折り合いのつく合意を形成していく必要がある。処方をする際には、治療を行ううえで合理的に最も少ない組み合わせとすることが望まれ、内服のタイミングは、子どもの日常生活パターンを考慮したうえで最適化する必要がある。さらに、内服薬にいくらかの選択肢がある場合、その飲みやすさについて配慮することもアドヒアランス向上に有用となる。治療費を抑えるために、ジェネリック医薬品を使用することが望ましい場合もあるであろう。処方薬の服薬アドヒアランスに関する問題は、初診時から配慮すべき問題であり、プライマリーケア医療者は、可能な限り患者の自己負担が少ない薬剤を処方することを常に心がける必要がある。

まとめ

　アドヒアランス不良は、小児のプライマリーケア医療者やその他の小児のヘルスケアの専門職が、小児患者の治療で直面する課題の中でも極めて一般的なものである。アドヒアランスが低下すると、症状の増悪、病態の進行、耐性菌の出現、さらには致死的経過まで、様々な結果に繋がりうる。アドヒアランス不良は、医療的判断や治療効果判定にも悪影響を及ぼしうる。子ども・親・家族、そして臨床医側とのコミュニケーション、疾病の性質そのものなど、様々なレベルでの障壁がアドヒアランスの低下に繋がりうる。囊胞性繊維症のような特定の小児疾患において、最近では、子どもや家族に対してのメンタルヘルス・スクリーニングの実施や、心理社会的療法についての関心が高まっている。今後、さらなる研究や治療的アプローチを蓄積し、子どもや親のメンタルヘルスと治療アドヒアランスとの間に一貫した関連性があることを、より明確にしていく必要がある。治療アドヒアランスを向上させるためには、家族やプライマリーケア医療者とが連携して、自己管理を行うことの重要性を子どもに認識してもらい、その能力を高めていくことが重要である。プライマリーケア医療者が個々の家族特有の障壁を認識し、その対処のために家族と共にテーラーメイドのアプローチを行うことは、アドヒアランスを大きく向上させうる。アドヒアランスというのは複雑な問題であり、家族へ正確な情報を伝えるだけではなく情報を簡潔で理解しやすい形で提供する必要があり、子どもや家族の健康に関する信念を理解したうえでアドヒアランスの障壁となっている要因を把握し、臨床医と家族との間のコミュニケーションを改善し、治療内容を個別的に可能な限り簡略化するなど、多面的なアプローチが必要となる。理想的には、医療チームは、患者のアドヒアランスの状況をモニタリングし続け、一貫したフォローアップとサポートを提供することが望まれる。時宜を得た介入を可能にし、悪影響を最小限に抑えるために、アドヒアランスの妨げとなっている要因は治療の初期に明確化する必要がある。

謝辞：本章の原案となった「小児医療に関するアドヒアランスの遵守について」を執筆いただいた、ジル・S・ハルターマン先生（医学士、公衆衛生学士）をはじめとする、我々の同僚の先生方に改めて感謝申し上げる。

▌参考文献

1. Modi AC, Pai AL, Hommel KA, et al. Pediatric self-management: a framework for research, practice, and policy. *Pediatrics*. 2012;129(2):e473–e485

2. Bitsko M, Everhart RS, Rubin BK. The adolescent with asthma. *Paediatr Respir Rev*. 2013;15(2):146–153

3. Rapoff MA. *Adherence to Pediatric Medical Regimens*. New York, NY: Kluwer Academic/Plenum Publishers; 1999

4. Modi AC, Quittner AL. Barriers to treatment adherence for children with cystic fibrosis and asthma: what gets in the way? *J Pediatr Psychol*. 2006;31(8):846–858

5. Marhefka SL, Tepper VJ, Farley JJ, Sleasman JW, Mellins CA. Brief report: assessing adherence to pediatric antiretroviral regimens using the 24-hour recall interview. *J Pediatr Psychol*. 2006;31(9):989–994

6. Dobbels F, Ruppar T, De Geest S, Decorte A, Van Damme-Lombaerts V, Fine RN. Adherence to immunosuppressive regimen in pediatric kidney transplant recipients: a systematic review. *Pediatr Transplant*. 2010;14(5):603–613

7. McNally KA, Rohan J, Schluchter M, et al. Adherence to combined montelukast and fluticasone treatment in economically disadvantaged African American youth with asthma. *J Asthma*. 2009;46(9):921–927

8. Burgess SW, Sly PD, Morawska A, Devadason SG. Assessing adherence and factors associated with adherence in young children with asthma. *Respirology*. 2008;13(4):559–563

9. Quittner AL, Modi AC, Lemanek KL, Ievers-Landis CE, Rapoff MA. Evidence-based assessment of adherence to medical treatments in pediatric psychology. *J Pediatr Psychol*. 2008;33(9):916–936

10. Quittner AL, Zhang J, Marynchenko M, et al. Pulmonary medication adherence and health-care use in cystic fibrosis. *Chest*. 2014;146(1):142–151

11. DiMatteo MR. Variations in patients' adherence to medical recommendations: a quantitative review of 50 years of research. *Med Care*. 2004;42(3):200–209

12. Wainberg M, Friedland G. Public health implications of antiretroviral therapy and HIV drug resistance. *JAMA*. 1998;279(24):1977–1983

13. Morris AD, Boyle DI, McMahon AD, Greene SA, MacDonald TM, Newton RW. Adherence to insulin treatment, glycaemic control, and ketoacidosis in insulin-dependent diabetes mellitus. *Lancet*. 1997;350(9090):1505–1510

14. Bender B, Milgrom H, Rand C, Ackerson L. Psychological factors associated with medication nonadherence in asthmatic children. *J Asthma*. 1998;35(4):347–353

15. Smith BA, Wood BL. Psychological factors affecting disease activity in children and adolescents with cystic fibrosis: medical adherence as a mediator. *Curr Opin Pediatr*. 2007;19(5):553–558

16. Kovacs M, Goldston D, Obrosky DS, Iyengar S. Prevalence and predictors of pervasive noncompliance with medical treatment among youths with insulin-dependent diabetes mellitus. *J Am Acad Child Adolesc Psychiatry*. 1992;31(6):1112–1119

17. Bartlett SJ, Krishnan JA, Riekert KA, Butz AM, Malveaux FJ, Rand CS. Maternal depressive symptoms and adherence to therapy in inner-city children with asthma. *Pediatrics*. 2004;113(2):229–237

18. Bender BG. Risk taking, depression, adherence, and symptom control in adolescents and young adults with asthma. *Am J Respir Crit Care Med*. 2006; 173(9):953–957

19. Barker D, Quittner AL. Parental depression and pancreatic enzymes in children with cystic fibrosis. *Pediatrics*. 2016;137(2):e20152296

20. McGrady ME, Laffel L, Drotar D, Repaske D, Hood KK. Depressive symptoms and glycemic control in adolescents with type 1 diabetes: mediational role of blood glucose monitoring. *Diabetes Care*,

2009;32(5):804–806

21. Wu YP, Hilliard ME, Rausch J, Dolan LM, Hood KK. Family involvement with the diabetes regimen in young people: the role of adolescent depressive symptoms. *Diabet Med*. 2013;30(5):596–602

22. Vesco AT, Anderson BJ, Laffel LM, Dolan LM, Ingerski LM, Hood K. Responsibility sharing between adolescents with type 1 diabetes and their caregivers: importance of adolescent perceptions on diabetes management and control. *J Pediatr Psychol*. 2010;35(10):1168–1177

23. Spieth L, Stark LJ, Mitchell M, et al. Observational assessment of family functioning at mealtime in preschool children with cystic fibrosis. *J Pediatr Psychol*. 2001;26(4):215–224

24. Farber HJ, Capra AM, Finkelstein JA, et al. Misunderstanding of asthma controller medications: association with nonadherence. *J Asthma*. 2003;40(1):17–25

25. Everard ML. Aerosol delivery to children. *Pediatr Ann*. 2006;35(9):630–636

26. Madlon-Kay DJ, Mosch FS. Liquid medication dosing errors. *J Fam Pract*. 2000;49(8):741–744

27. Zindani GN, Streetman DD, Streetman DS, Nasr SZ. Adherence to treatment in children and adolescent patients with cystic fibrosis. *J Adolesc Health*. 2006;38(1):13–17

28. Suris JC, Michaud PA, Akre C, Sawyer SM. Health risk behaviors in adolescents with chronic conditions. *Pediatrics*. 2008;122(5):e1113–e1118

29. Cohen R, Franco K, Motlow F, Reznik M, Ozuah PO. Perceptions and attitudes of adolescents with asthma. *J Asthma*. 2003;40(2):207–211

30. Rhee H, Wenzel J, Steeves RH. Adolescents' psychosocial experiences living with asthma: a focus group study. *J Pediatr Health Care*. 2007;21(2):99–107

31. Cohen DM, Lumley MA, Naar-King S, Partridge T, Cakan N. Child behavior problems and family functioning as predictors of adherence and glycemic control in economically disadvantaged children with type 1 diabetes: a prospective study. *J Pediatr Psychol*. 2004;29(3):171–184

32. DeLambo KE, Ievers-Landis CE, Drotar D, Quittner AL. Association of observed family relationship quality and problem-solving skills with treatment adherence in older children and adolescents with cystic fibrosis. *J Pediatr Psychol*. 2004;29(5): 343–353

33. Lewandowski A, Drotar D. The relationship between parent-reported social support and adherence to medical treatment in families of adolescents with type I diabetes. *J Pediatr Psychol*. 2007;32(4):427–436

34. Fiese BH, Everhart RS. Medical adherence and childhood chronic illness: family daily management skills and emotional climate as emerging contributors. *Curr Opin Pediatr*. 2006;18(5):551–557

35. Lewin AB, Heidgerken AD, Geffken GR, et al. The relation between family factors and metabolic control: the role of diabetes adherence. *J Pediatr Psychol*. 2006; 31(2):174–183

36. Butcher JL, Nasr SZ. Direct observation of respiratory treatments in cystic fibrosis: parent-child interactions relate to medical regimen adherence. *J Pediatr Psychol*. 2015;40:8–17

37. Conn KM, Halterman JS, Fisher SG, Yoos HL, Chin NP, Szilagyi PG. Parental beliefs about medications and medication adherence among urban children with asthma. *Ambul Pediatr*. 2005;5(5):306–310

38. McQuaid EL, Everhart RS, Seifer R, et al. Medication adherence among Latino and non-Latino white children with asthma. *Pediatrics*. 2012;129(6):e1404–e1410

39. Koinis-Mitchell D, McQuaid EL, Friedman D, et al. Latino caregivers' beliefs about asthma: causes, symptoms, and practices. *J Asthma*. 2008;45(3):205–210

40. Janz NK, Becker MH. The Health Belief Model: a decade later. *Health Educ Q*. 1984;11(1):1–47

41. De Civita M, Dobkin PL. Pediatric adherence as a multidimensional and dynamic construct, involving a triadic partnership. *J Pediatr Psychol*. 2004;29(3):157–169

42. Litt IF, Cuskey WR. Compliance with medical regimens during adolescence. *Pediatr Clin North Am*. 1980;27(1):3–15

43. Carpenter DM, Ayala GX, Williams DM, Yeatts KB, Davis S, Sleath B. The relationship between patient-provider communication and quality of life for children with asthma and their caregivers. *J Asthma*. 2013;50(7):791–798

44. Brand PL. The clinician's guide on monitoring children with asthma. *Paediatr Respir Rev*. 2013;14(2):119–125

45. Bratton DL, Price M, Gavin L, et al. Impact of a multidisciplinary day program on disease and healthcare

costs in children and adolescents with severe asthma: a two-year follow-up study. *Pediatr Pulmonol.* 2001;31(3):177–189

46. Lemanek KL, Kamps J, Chung NB. Empirically supported treatments in pediatric psychology: regimen adherence. *J Pediatr Psychol.* 2001;26(5):253–257

47. Naar-King S, Podolski CL, Ellis DA, Frey MA, Templin T. Social ecological model of illness management in high-risk youths with type I diabetes. *J Consult Clin Psychol.* 2006;74(4):785–789

48. Quittner AL, Goldbeck L, Abbott J, et al. Prevalence of depression and anxiety in patients with cystic fibrosis and parent caregivers: results of The International Depression Epidemiological Study across nine countries. *Thorax.* 2014;69(12):1090–1097

49. Quittner AL, Abbott J, Georgiopoulos AM, et al. International Committee on Mental Health in Cystic Fibrosis: Cystic Fibrosis Foundation and European Cystic Fibrosis Society consensus statements for screening and treating depression and anxiety. *Thorax.* 2016;71(1):26–34

50. Duncan CL, Hogan MB, Tien KJ, et al. Efficacy of a parent-youth teamwork intervention to promote adherence in pediatric asthma. *J Pediatr Psychol.* 2013;38(6):617–628

51. Miloh T, Shub M, Montes R, Ingebo K, Silber G, Pasternak B. Text messaging effect on adherence in children with inflammatory bowel disease. *J Pediatr Gastroenterol Nutr.* 2017;64(6):939–942

52. Johnson KB, Patterson BL, Ho YX, et al. The feasibility of text reminders to improve medication adherence in adolescents with asthma. *J Am Med Inform Assoc.* 2016;23(3):449–455

53. Estepp JH, Winter B, Johnson M, Smeltzer MP, Howard SC, Hankins JS. Improved hydroxyurea effect with the use of text messaging in children with sickle cell anemia. *Pediatr Blood Cancer.* 2014;61(11):2031–2036

第 26 章

不登校、登校拒否

ロナルド・V・マリノ（整骨医学博士、公衆衛生学修士）

医学的状態が同程度であったとしても、
子どもの学校への欠席率にはかなりのばらつきを認めることから、
学校への出席に関しては実際の病状よりも、
体調に対する個人や家族の反応のほうが
より強い影響を及ぼしていることが示唆される。

　子ども時代の主要な発達課題は、家族から離れて、社会において機能することが出来るようになることである。不登校というのは、このプロセスがうまく進んでいない可能性を示す明確な指標の一つということが出来る。生物－心理－社会的な健康管理という観点からも、子どもの登校状況や学校における機能性について評価を行うことは、小児のプライマリーケア医療者の重要な責務である。本章では、小児科医・家庭医・内科開業医・ナースプラクティショナーや医療助手など、臨床の最前線で子どもの長期的ケアを行う立場の医療者をプライマリーケア医療者と呼称し、また特に断りのない限り、以降は小児思春期の子ども全般を単に「子ども」と総称する。

　学校に行けていない状況（nonattendance）というのは、様々な原因が折り重なった結果として生じる。「不登校（absenteeism）」は、一般的には親が許諾した状況にある登校不全も含まれ、その原因として最も一般的なのは、いわゆる“病気”である。一方で「怠学（truancy）」は、親は許諾していないものの、学校に行かない状況を指す用語であり、ときに登校していない時間を反社会的な行動に費やしたり、権威への反抗のために無断欠席となっていることもある。また「登校拒否（school refusal）」というのは、家から出ることに対して恐怖心を抱いていたり、学校そのものに対して恐怖心を抱いているために登校出来ない状態を表す用語である。

　学校に登校していない事例に直面した際、プライマリーケア医療者は身体的な不調にだけ対応するのではなく、子どもや家族の精神的・社会的機能についても慎重に検討する必要がある。

不登校（Absenteeism）

　学校の欠席が過剰に多い状況というのは、子どもの身体的・精神的な健康が脅かされている可能性を示唆する鋭敏な指標であり（Box 26-1）、プライマリーケア医療者にとって重要視すべき状況である。学校への欠席が続いた場合、社会的適応や学業成績がそれに応じて低下するという負の相関性がある。実際、長期に及ぶ不登校歴と小学校3年生時点での文章読解力の低さは、高校中退の最大の予測因子であることが判明している。全米教育統計センターの2005年の調査によれば、過去1か月間のうち3日以上学校を休んでいた子どもの割合は、小学4年生で19%、中学2年生で20%に及んでおり、5日以上学校を休んでいた子どもの割合は、小学4年生で7%、中学2年生で7%であったと報告されている。

　またこの調査では、健康な子どもの年間の欠席日数は平均4〜5回であったのに対し、慢性疾患を有する子どもでは、年間の欠席日数はその2倍以上であったとも報告されている[1,2]。なお教育関係者は、1学期（実質約90日）あたり10日以上欠席した場合には、学力的についていくことが極めて難しくなると考えていると報告されている[3]。

　不登校の原因としては、急性の身体的問題が75%にのぼっている。医学的状態が同じであったとしても、学校への欠席率にはかなりのばらつきを認めることから、学校への出席に関しては実際の病状よりも、体調に対する個人や家族の反応のほうがより強い影響を及ぼしていることが示唆される[3]。学校に行かないという決断は、身体的問題に加え、社会的な問題や、子ども・家族・地域の心理精神的問題などが複雑に絡まり、それが反映されたものと考えられる。実際、身体的問題を抱えた子どもが欠席する割合というのは、個々の子ども・学区の中ではほとんど傾向が変わらないことも判明している。

　学校を欠席する理由として最も多い病態としては、上気道感染症・頭痛・腹痛・月経痛・睡眠障害などが挙げられる[3,4]。欠席率が高い家庭の親の特徴としては、社会経済的低階層・喫煙者・精神疾患を含む親の慢性疾患・教育への期待の低さ・脆弱性小児症候群（vulnerable

---

Box 26-1　長期の学校欠席の鑑別疾患

- 不登校
- 軽い病気に対する親の過剰対応
- 適応力に乏しい慢性身体疾患の子ども
- 適応力に乏しい学習障害（限局性学習症）の子ども
- 未治療の不安障害やうつ病などの精神疾患
- いじめ
- 怠学
- 向精神性物質の使用（物質使用障害）
- 精神病
- 10代での妊娠
- 家庭機能不全（体罰や虐待など）

child syndrome）などが挙げられる[5-7]。それだけではなく、交通の不便さ・他の家族成員の病気・宗教上の祝日・家族旅行・悪天候・親の仕事など、医療以外の様々な条件というのも、子どもの学校欠席の理由になりうる。一般的に、慢性疾患を有する子どもは、健康な子どもに比べ、学校の欠席が多い。この傾向は、基礎疾患の急性増悪・医療機関の受診・薬の副作用・子どもの登校能力に対する親の誤認知など、様々な原因から生じていると推察される。慢性疾患に対しての子どもと家族の適応能力を上げることで、欠席日数の増加による潜在的な負の影響を最小限に抑えることが出来る。疾病の状態から想定されうる欠席日数よりも実際の欠席日数がはるかに多い状況となってしまっている場合は、それは常に警告的状況（レッドフラッグ状況）と考える必要があり、なぜそのような状況になっているのかの理由を探ることは、プライマリーケア医療者の果たすべき職責ということが出来る。出席率の急激な変化は、家庭機能不全・精神疾患発症・子どもや家族成員の身体的状態の増悪・アルコールや薬物使用などの嗜癖問題・登校拒否といった各種の問題の初期の徴候の場合もある。

登校拒否（School Refusal）

　20世紀の初頭から、親による支援があるにもかかわらず、登校することが困難となっている子どもの出現が、家族・学校・医療関係者にとって問題となり始めていた。当初、不登校の問題は、怠学とそれに伴う非行に焦点が当てられていた。1932年にBroadwinが登校が困難となる背景にはしばしば不安が存在しているとの報告を行い、その後、1939年にPartridgeがこのような不安を背景とした登校不全に対し、精神神経症的怠学（psychoneurotic truancy）との呼称を与えた[8]。1941年にはJohnsonらが「学校恐怖症（school phobia）」という用語を用いた論考を公表し、母親との分離不安が登校への恐怖に転嫁されていると強調した[9]。Estersらが学校恐怖症は分離不安症の亜型であると結論づけた研究報告を行ったことで[10]、1950年代にはこのような見解が優勢を占めるようになった。

　このような見解や学校恐怖症という名称の使用は、1970年代後半に「登校拒否」という用語が導入されるまで続いた。学校恐怖症から登校拒否という名称に変更されたことで、恐怖以外にも様々な背景病理が存在することを認識してもらいやすくなるという利点が生まれた。実際、登校を避けるようになる背景病理には、大うつ病・単一恐怖症・社会恐怖症・分離不安障害などが挙げられるが、それ以外にも様々なメンタルヘルス上の問題が登校拒否に繋がりうる。登校拒否の診断基準には、登校することへの拒否感が強く、登校することが著しく困難で、登校しようとすると気持ちが激しく動揺してしまう状態にあるものの、著しい反社会的な障害がなく、登校せずに家に居ることを親も是認した状況にある、などの項目が挙げられている。

　登校しないことを希望する子どもでは、様々な身体症状を伴うことが稀ではない。また、器質的疾患に類する症状が模倣されることが多く、呈する症状に親が振り回されてしまうことも稀ではない。

有病率

　登校拒否の有病率は調査によって異なり、0.4％から18.0％まで非常に幅広い結果が報告されている[11,12]。登校拒否の発生のピークは、小学校入学頃（4〜6歳）と、中学校進学と思春期発来とが重なる11〜12歳頃の二峰性の形を取る。米国小児科学会（AAP: the American Academy of Pediatrics）は、小学生の5％、中学生の2％が登校拒否を経験していると推察している。登校拒否の発生といくつかの精神疾患との間には関連性があることが指摘されている。外来に紹介された登校拒否の子どもの22％が分離不安障害、11％が全般性不安障害、8％が反抗挑戦性障害、5％が大うつ病性障害であったと報告されているが、20〜30％の子どもは特定の精神医学診断のつかない状態であったと報告されている[11,13]。

子ども側の要因

　登校拒否状態にある子どもは、一般的に、知能低下はなく平均的な知能であり、学業成績も平均程度とされている。ジェンダーに関する文化的規範から、女児の場合には抱いている恐怖感が周囲に理解されやすい一方、男児ではそれが認められにくいことが多い。実際の登校拒否の発生率には、男女差はほぼ存在していない。より低学年の子どもでは、叱られることや集団の前に出されることを恐れることが多いのに対し、学年が進むにつれ、テストや失敗してしまうことに対しての恐れを認めるようになる傾向がある。学校に行かない理由づけとしてしばしば挙げられる身体的な不定愁訴に注目が集まり、背景にある不安がマスクされ、見過ごされてしまうことがある。学校への出席や優秀な成績を求める親からの圧力によって、子どもの症状が増悪することもある。親の健康に対する過度なこだわりも、一般的には子どもにとっての圧力となりうる。親の深刻な病気や慢性疾患の罹患が、登校拒否に繋がっていることもある。とりわけ、登校拒否の子どもの親にうつ病がしばしば認められることはよく知られているが、その他にも親のパニック障害や広場恐怖症と子どもの登校拒否との関連も指摘されている。登校拒否児では自殺率が高いとの研究報告もあり、登校拒否の子どもが自殺をほのめかしているような場合には、そのリスクに対し深刻に捉える必要がある。

家庭の要因

　子どもの健康状態を理解するうえで、家庭環境というのは常に大きな要因となる。登校拒否児の家庭では、夫婦間葛藤度が高かったり、コミュニケーションがほとんどない状況となっていることが、しばしば見受けられる。一方、体調不良を訴える子どもが家にいることで、不安定な夫婦関係にまとまりが生まれることもありうる。登校拒否状況にある思春期児の家庭では、貧困・家族関係の希薄化・不和・纏綿状態（家族成員間の境界線がない状態）・孤立・無関心などの問題を抱えていることが多い[14,15]。

　登校拒否状態の子どものいる両親の関係性は、典型的には、「父母共に、何らかの医学的状

態が背景にあると過剰に心配する」というパターンや、「片方の親（たいていの場合、母親）が過保護で心配性となり、もう片方の親がその対応に反感を抱いている」というパターンや、「片方の親（たいていの場合、母親）が子どものあらゆるニーズに対応し過干渉となり、もう片方の親（父親）が母子に無関心となる」というパターンが挙げられる[16]。子どもが育つ家庭環境は多様であるため、プライマリーケア医療者は、効果的な治療計画を立案するために、オープンな態度で家族構成や家庭内の様子に対し肯定的関心を向け、注意を払う必要がある[17]。

学校環境の要因

　登校拒否における学校環境の役割については、これまであまり注目されてこなかった。しかし、クラス替えや、トイレのプライバシー保護の欠如といった制度的要因というものが、子どもの学校に対する恐怖を生み出している可能性もある。また、物理的な環境因子として不適切な室温、カビ臭さ、アレルゲンの問題などが原因で、子どもの不快性が高まるだけではなく、健康状態が損なわれてしまうことに繋がってしまいうる。また、無神経な教師による侮辱的な対応というのも臨床症状の出現に繋がりうるストレス要因となり、教師と子どもや親の相性が悪い場合、子どもの症状が遷延することとなってしまいうる。

　いじめや人前での侮辱というのはしばしばエスカレートするものであり、被害を受けている子どもはその無意識的な対処として、身体症状を呈するようになることが稀ではない[18]。最近では、ソーシャルメディアの利用が増え、「ネットいじめ」という新たな問題が出現している。ネットいじめは、「パソコンや携帯電話やその他の電子機器を通じ、故意かつ反復的に与えられる危害」と定義されている。無作為に選ばれた11歳から18歳までの4,400名の子どもを対象としたある研究では、20％以上の子どもたちがネットいじめを受けた経験があると回答していた[19]。また、2005年に行われた12歳から18歳までの学校に通学する子どもを対象とした別の調査では、24％の子どもが「自分の学校には不良がいる」と回答していたが、その割合は郊外の学校で21％、地方の学校16％であった一方で、都市部の学校における割合は36％と高い結果であった。またこの研究では、28％の子どもが過去6か月間に学校でいじめを受けた経験があると回答していた。回答者のうち多くは、その頻度は6か月の間に1〜2回程度と回答していたが、25％の子どもでは月に1〜2回程度、11％の子どもは週に1〜2回程度、そして8％の子どもはほぼ毎日いじめられていると回答していた[20]。従来のいじめだけではなく、ネットいじめも被害児に深刻な精神的苦痛をもたらし、ときに自殺が引き起こされることもある。中学校における暴力被害は、被害を受けた子どもが登校を拒否するのもやむを得ない状況を生み出している。中高生の26％が学校内で暴力被害を受けた経験を有しており、20％の子どもがナイフや銃を学校に持ち込んだことがあり、10％の子どもは暴力への恐怖のため学校を休んだことがあった、との研究結果も存在している[12, 21]。校内暴力をメディアが取り上げることで、子どもの不安感が助長され、登校拒否の程度がさらにひどくなってしまうこともある。登校拒否をしている子どものことを理解し治療を行っていくうえで、学校に関連するストレス要因が懸念材料として持ち上がることが年々増加しているのが実状である。

関連するストレス要因

　プライマリーケア医療者は、子ども・親・家族・学校環境に関連する情報を集めつつ、子どもが登校拒否に陥ったきっかけとなった出来事やストレスについて探索を行っていく必要がある。子ども自身や家族の病気や怪我が当初の欠席のきっかけになる場合もあれば、親族や親しい友人の死がその契機になることもある。新しい家・地域への引っ越しや転校も、登校拒否の一因となる場合がある。登校拒否の期間が長ければ長くなるほど、学校に戻ることへのストレスは増大し、復帰が困難となる可能性が高まってしまう。

臨床上の管理

　Eisenbergは1958年の著作で、「学校恐怖症というのは、子どもの生活全体を麻痺させるほど影響力があると認識することが重要である。この症状そのものが、子どもから普通ならば積むことが出来る経験を積む機会を奪い、心理的成長に大きな悪影響を及ぼしてしまうのである。このような中核的な問題に対し見て見ぬふりをすることは、我々が子どもに対し悪影響を与えていることと同義である」と言及している[22]。どのようなケースであれ、臨床の現場において治療計画を立てるうえでの基礎となるのは、患者とその家族との間にラポールを構築し、互いに信頼し尊重し合う関係性を結ぶことにある。初回の面接は、情報収集の場であるだけでなく、治療同盟の関係性の始まりの場でもある。病歴聴取というのは治療に必要なラポールを形成する最初の機会となるものであり、プライマリーケア医療者は、その際に適切な聴取技術を用いて、慎重でありつつも包括的に情報を収集する必要がある。学校生活に不適応が生じた要因について調査を行う際には、子ども側の要因、親側の要因、家庭機能に関する要因、学校環境に関する要因について、包括的に評価する必要がある。子どもの気質、高ストレスのライフイベント、家庭機能、学習スタイル、両親の身体的・精神的な医学的病態の有無、修正することが可能な学校環境などの、個別性が高い複雑な要因の相互作用についてオープンマインドに評価を行う姿勢が、問題の解決を図るうえで有用となるであろう。医療者が"治療を要する"として子どもに関与することは、子どもが「それだけ状況が深刻である」ということを認識するうえで有用であり、回避という方法を用いてきた状況を変えていく契機にもなりうる。

　病歴聴取を尽くし、適切な身体診察と検査を行い、器質的疾患をしっかりと除外することも、医療者には求められる。「第24章：医学的に説明困難な病態」では、身体症状症やその関連疾患を認識し、それに対処するうえでの明確な指針が示されている。端的に述べるならば、診察や検査に十分に時間をかけることは、プライマリーケア医療者が子どもの訴える症状に真摯に向き合っていることを伝えることとなる。また、「子どもの病歴を知り尽くし、身体所見についても精査を行った医師」が相談に乗ることは、親が「不登校状態になっているのは器質的疾患のためではない」という点に向き合いやすくなるであろう。登校不全の状態が確認された当初から、心理的問題だけではなく、生物学的問題や社会的問題にも対応を行う「生物－心理－社会的アプローチ」を行うことで、家族が子どものメンタルヘルス上の懸念について、よ

り受け入れやすくなるはずである。器質的病態を除外する際には、症状に応じて侵襲度が低くかつ費用対効果の高い検査を選択することが望まれる。加えて、親の疾病やその他の家庭における環境因子が関与している可能性について考察することも、治療計画を立案するうえで有用となる。詳細に関しては、「第24章：医学的に説明困難な病態」を参照されたい。

　両親・プライマリーケア医療者・学校関係者は、まずは出来るだけ早くに学校へ戻ることが当面の治療目標であることを互いに再確認する必要がある。検査の結果が出るまでの間、子どもを家の中だけで過ごさせ続けたり、家庭教師をすぐに利用し始めたりすることは、かえって登校の再開を困難にさせてしまう可能性がある。臨床症状への具体的な対応法についても、考えておく必要がある。学校を休ませる際には、例えば「体温が何度以上であれば欠席」などの客観的な基準に基づく必要があり、その基準は家庭と学校で合致している必要がある。子どもが急性症状を訴えた際に、親が学校を休ませるべきかどうか迷う場合には、プライマリーケア医療者に相談をすることを推奨する。登校拒否状態になっているケース、とりわけ小学生のケースに対してプライマリーケア医療者が治療プログラムを推奨する場合、学業成績の改善という側面よりも、治療という側面が大きいであろう。治療開始にあたっては、子どもが最も愛着を向けている人物（典型的には母親）が、治療プログラムに継続的に参加する意思があるか否かを確認する必要がある。このような治療プログラムは、一般的にはメンタルヘルスの専門家により行われているが、系統的脱感作療法・心理療法・催眠療法・認知的再構成法・行動療法など、様々なものがある。不安やうつ病を背景とした登校拒否のケースに対しては、種々の向精神薬が用いられてきた。研究報告論文数はまだ全体的には少ないながらも、選択的セロトニン再取り込み阻害薬（SSRI）は、その中では最も効果が高いという結果が出ており、一部のケースで有用であることが示されている[12]。ただしSSRIは小児思春期の子どもの自殺リスクとの関連性について懸念が出されてから、処方するプライマリーケア医療者は減少傾向にある。行動療法的な介入に抵抗するケースでは、メンタルヘルスの専門家に紹介する必要があるかもしれない。メンタルヘルスの専門家に紹介することが推奨される基準につき Box 26-2 に列記しているので、参照されたい。

　メンタルヘルスの専門家は、通常はすぐにはSSRIを使用せず、認知行動療法を行うことが多い[23-25]。重症例では入院治療が必要となることもある[26]。

Box 26-2　メンタルヘルスの専門機関に紹介する基準

- 治療を行っても改善を認めない
- 2か月以上登校出来ない
- 思春期発症
- 精神病
- うつ病
- パニック障害
- 親が治療に非協力的

予　後

　登校拒否の子どもの多くは、適切な治療的関わりによって比較的早期に再び登校出来るようになるが、再びストレスに晒されたり、キャンプやお泊まり会などの新たな親との分離体験をした結果、再度登校拒否状態になる割合（再発率）は、およそ5％とされている。メンタルヘルス的な管理が必要なケースは、常にとんとん拍子に事が進むとは限らない[21]。精神医学分野で発表された論文では、登校拒否の既往のある成人では、継続的に治療が必要なケースや、家族の支配下にあり家族の影響から自由である感覚を持てずに生きにくさを感じているケースが多いことが、一貫して示されている[22, 27]。恐怖症・うつ病・不安障害を抱えている成人は、子ども時代に登校拒否の既往がある人が多い傾向にあるとの研究報告も存在している[28]。表26-1に、登校拒否を認めた子どもの長期的な予後について一覧にし、提示している[29]。

予　防

　発達的にどのようなことが予測されるのかをガイダンスとして示すことは、一次予防の観点からも有用である。プライマリーケア医療者は、発達段階に応じて、親子の分離がどのように果たされていくのかの見通しを、ガイドラインとして親に示すことが重要である。例えば、子どもは生後6か月になる頃には、親はときには子どもを一人にして、夕食をゆっくり食べることも出来るようになるであろう。子どもが1歳になる頃からは、同年代の子どもたちと積極的に触れ合いの機会を持つことが推奨される。また子どもが起きている際に、ベビーシッターなど、親以外の大人と触れ合う機会を持つことも重要である。3歳頃までには、友達や近所の家などで、家から離れて親のいない状況で過ごす時間を経験させるとよい。4歳になる頃は、集団保育を検討するちょうどよい頃合いである。プライマリーケア医療者は、このようなガイダンスを健診の場でルーチンに提供することも出来るであろう。プライマリーケア医療者は、子

表26-1　登校拒否の子どもの長期予後	
予　後	発生頻度
義務教育の中断	18%
高校中退	45%
成人期の精神科外来通院歴	43%
成人期の精神科入院歴	6%
犯罪加担	6%
20年後の両親との同居率	14%
20年後の婚姻率	41%

引用元

・ Bernstein GA, Hektner JM, Borchardt CM, McMillan MH. Treatment of school refusal: one-year follow-up. *J Am Acad Child Adolesc Psychiatry*. 2001;40(2):206–213.

・ Flakierska-Praquin N, Lindström M, Gillberg C. School phobia with separation anxiety disorder: a comparative 20- to 29-year follow-up study of 35 school refusers. *Compr Psychiatry*. 1997;38(1):17–22.

・ Fremont WD. School refusal in children and adolescents. *Am Fam Physician*. 2003;68(8):1555–1560.

どもが多少の怪我を負った程度で外出させないようにするなどの過剰な対応をするべきではないことを親に伝える必要があり、プライマリーケア医療者自身も、子どもに過剰な生活制限を課すことを可能な限り避ける必要がある。

　病気の子どものケアに際しては、脆弱性小児症候群（vulnerable child syndrome）を予防することが重要である。これは、親が「わが子の命が著しく脅かされている」と強く思い込んだときに生じるもので、親が子どもから離れることが出来ず重度の過保護となり、身体的愁訴への過剰反応が生じ学業不振などが引き起こされてしまう状態を指す[7]。親には、子どもが直面している医学的状況の予後について正しい知識が与えられなくてはならず、プライマリーケア医療者には子どもの病状について誤解が生じないように説明する責任がある。そのためには、医学的な専門用語を用いずに、可能な限り平易な言葉を用いて説明を行う必要があり、また無害性心雑音のような些末な所見に対して抱いている不安を解消するように努める必要がある。子どもが急性疾患から完全に回復し、将来の健康リスクについての懸念が消失しているならば、親が不安を感じずに安心感を抱けるようにしなくてはならない。プライマリーケア医療者は、子どもが急性疾患から回復した後の登校状況を確認し、親が健全な形で子どもに関わることが出来るように促していくことで、登校拒否の状況の発生を防止することが出来るであろう。

怠学（Truancy）と高校中退

　怠学というのは、高校中退の強い予測因子である。都心部の高校の多くが、一日に20％以上の生徒が欠席している状況にあるが、そのほとんどが怠学による欠席であると報告されている。そしてこの割合と同等かそれ以上の生徒が、高校を卒業することが出来ていないのが現状である。怠学というのは、生涯にわたり影響を及ぼしうる深刻な社会問題である。高校時代に怠学の問題を抱えていた成人や高校を中退した既往のある成人においては、失業・非正規雇用・犯罪行為・慢性的な社会不適応などの問題を認める頻度が高く、夫婦関係にも問題を抱えている割合が高い。このような長期的な影響というのは、学習障害（限局性学習症）などの学習の困難性を抱えている子どもにおいても同様に確認されている。学習障害（限局性学習症）は怠学のリスク要因の一つであり、学校生活に失敗するリスク要因にもなっている。

　また、性虐待を受けている／受けていた子どもも、怠学を認める高リスク群であるとされている。その他のリスク要因としては、社会経済的な地位の低さ・行動障害・不良グループとの関わり・向精神性物質の使用（物質使用障害）・喫煙・家庭内不和などが挙げられる。リスクを抱える子どもを早期発見することは、いち早く介入して適応を促すうえで極めて重要である。怠学→高校中退という流れを防ぐためには、学校・地域社会・家庭のリソースを結集する必要がある。子どもが登校し、充実した学校生活を過ごすことが出来るようにするため、子どもそれぞれに応じて個別的なプログラムを組み実行する必要があるが、その結末は様々である。新たな怠学のバリエーションとして、学校やその近辺にまでは行くものの授業には出席しないという形が最近増えている。このような子どもは、授業以外の学校活動には参加するものの、学業

的関わりについては敬遠している状況にある。プライマリーケア医療者は、教育現場や社会福祉の現場の人たちとも連携して、治療的介入を行いうるように働きかけることで、子どもの権利擁護者としての役割を果たすことが出来るであろう。

結　語

　不登校というのは、複数の要因が様々に重なり合った結果として生じる徴候である。学校生活を順調に送ることは、その後の人生を順調に送るうえでの基盤となることも多く、学校に行けていない状態の子どもの診察に際し、その子どもを理解し回復に向けた支援を行っていくためには、思慮深い対応は欠かすことが出来ない。生物－心理－社会モデルを適合し、他職種の有している様々なリソースを有機的に繋げていくことが、子どもの登校不全状態を改善するための最大の鍵となる。

▍米国小児科学会（AAP）の提言／指針

- American Academy of Pediatrics Council on School Health. Out-of-school suspension and expulsion. *Pediatrics*. 2013;131(3):e1000–e1007 (pediatrics.aappublications. org/content/131/3/e1000)
- Christian CW; American Academy of Pediatrics Committee on Child Abuse and Neglect. The evaluation of suspected child physical abuse. *Pediatrics*. 2015;135(5): e1337–e1354 (pediatrics.aappublications.org/content/135/5/e1337)
- Jenny C, Crawford-Jakubiak JE; American Academy of Pediatrics Committee on Child Abuse and Neglect. The evaluation of children in the primary care setting when sexual abuse is suspected. *Pediatrics*. 2013;132(2):e558–e567 (pediatrics. aappublications.org/content/132/2/e558)
- Thackeray JD, Hibbard R, Dowd MD; American Academy of Pediatrics Committee on Child Abuse and Neglect and Committee on Injury, Violence, and Poison Prevention. Intimate partner violence: the role of the pediatrician. *Pediatrics*. 2010;125(5): 1094–1100. Reaffirmed January 2014 (pediatrics.aappublications. org/content/125/ 5/1094)

▍参考文献

1. Fowler MG, Johnson MP, Atkinson SS. School achievement and absence in children with chronic health conditions. *J Pediatr*. 1985;106(4):683–687
2. Klerman LV. School absence—a health perspective. *Pediatr Clin North Am*. 1988;35(6):1253–1269
3. Weitzman M, Klerman LV, Alpert JJ, Lamb GA, Kayne H, Rose L. Factors associated with excessive school absence. *Pediatrician*. 1986;13(2–3):74–80
4. Bernstein GA, Massie ED, Thuras PD, Perwien AR, Borchardt CM, Crosby RD. Somatic symptoms in anxious-depressed school refusers. *J Am Acad Child Adolesc Psychiatry*. 1997;36(5):661–668
5. Charlton A, Blair V. Absence from school related to children's and parental smoking habits. *BMJ*. 1989;298(6666):90–92
6. Cassino C, Auerbach M, Kammerman S, et al. Effect of maternal asthma on performance of parenting tasks and children's school attendance. *J Asthma*. 1997;34(6):499–507
7. Green M, Solnit AJ. Reactions to the threatened loss of a child: a vulnerable child syndrome. Pediatric management of the dying child, part III. *Pediatrics*. 1964;34:58–66
8. Partridge JM. Truancy. *J Mental Sci*. 1939;85:45–81
9. Johnson AM, Falstein EI, Szurek SA, et al. School phobia. Am J Orthopsychiatry. 1941;11(4):702–711
10. Estes HR, Haylett CH, Johnson M. Separation anxiety. *Am J Psychother*. 1956; 10(4):682–695

11. Granell de Aldaz E, Vivas E, Gelfand DM, Feldman L. Estimating the prevalence of school refusal and school-related fears. A Venezuelan sample. *J Nerv Mental Dis.* 1984;172(12):722–729

12. Kearney CA. School absenteeism and school refusal behavior in youth: a contemporary review. *Clin Psychol Rev.* 2008;28(3):451–471

13. Hella B, Bernstein GA. Panic disorder and school refusal. *Child Adolesc Psychiatr Clin N Am.* 2012;21(3):593–606

14. Berg I. Absence from school and mental health. *Br J Psychiatry.* 1992;161:154–166

15. Hansen C, Sanders SL, Massaro S, Last CG. Predictors of severity of absenteeism in children with anxiety-based school refusal. *J Clin Child Psychol.* 1998;27(3):246–254

16. Nader PR, Bullock D, Caldwell B. School phobia. *Pediatr Clin North Am.* 1975; 22(3):605–617

17. Hersov L. School refusal. *Br Med J.* 1972;3(5818):102–104

18. Torrens Armstrong AM, McCormack Brown KR, Brindley R, Coreil J, McDermott RJ. Frequent fliers, school phobias, and the sick student: school health personnel's perceptions of students who refuse school. *J Sch Health.* 2011;81(9):552–559

19. Cyberbullying Research Center. 2010 cyberbullying data. Cyberbullying Research Center Web site. http://www.cyberbullying.us/2010-data. Accessed February 9, 2018

20. National Center for Education Statistics. *Student Reports of Bullying and Cyberbullying: Results From the 2011 School Crime Supplement to the National Crime Victimization Survey.* Washington, DC: National Center for Education Statistics; 2013. https://nces.ed.gov/pubs2013/2013329.pdf. Accessed February 9, 2018

21. Associated Press. Study: 1 in 5 NY students were armed. *Newsday.* February 14, 1994:19

22. Eisenberg L. School phobia: a study in the communication of anxiety. *Am J Psychiatry.* 1958;114(8):712–718

23. Last CG, Hansen C, Franco N. Cognitive-behavioral treatment of school phobia. *J Am Acad Child Adolesc Psychiatry.* 1998;37(4):404–411

24. Bernstein GA, Borchardt CM, Perwien AR, et al. Imipramine plus cognitive-behavioral therapy in the treatment of school refusal. *J Am Acad Child Adolesc Psychiatry.* 2000;39(3):276–283

25. Walkup JT, Albano AM, Piacentini J, et al. Cognitive behavioral therapy, sertraline, or a combination in childhood anxiety. *N Engl J Med.* 2008;359(26):2753–2766

26. Walter D, Hautmann C, Rizk S, et al. Short term effects of inpatient cognitive behavioral treatment of adolescents with anxious-depressed school absenteeism: an observational study. *Eur Child Adolesc Psychiatry.* 2010;19(11):835–844

27. Flakierska-Praquin N, Lindström M, Gillberg C. School phobia with separation anxiety disorder: a comparative 20- to 29-year follow-up study of 35 school refusers. *Compr Psychiatry.* 1997;38(1):17–22

28. Bernstein GA, Hektner JM, Borchardt CM, McMillan MH. Treatment of school refusal: one-year follow-up. *J Am Acad Child Adolesc Psychiatry.* 2001;40(2):206–213

29. Fremont WP. School refusal in children and adolescents. *Am Fam Physician.* 2003;68(8):1555–1560

第 27 章

自傷行為

ナンシー・ヒース（医学博士）、ジェシカ・R・トステ（医学博士）、ティモシー・R・ムーア（医学博士、公認心理師、行動分析士-博士［BCBA-D］）、フランク・シモンズ（医学博士）

> 自傷行為は一般的に、定型発達の子どもと
> 非定型的な発達を遂げている子どもとでは、
> その発現パターンは全く異なるものであると理解されている。
> 発現パターンだけではなくその治療法にも多くの違いがあるものの、
> どちらの子どもであっても、
> 無意識領域の影響や社会的機能が強く関与した結果、生じると考えられている。

自傷行為に関する基礎知識

　小児思春期の子どもの自傷行為は、「死を目的とした自傷行為（自殺企図）」と、「死を意図しない自傷行為」の二つに分類される。後者のサブタイプとしては、「非自殺的自傷行為（NSSI: nonsuicidal self injury）」と、「自傷的行動障害（SIB: self injurious behaviors）」の二つがよく知られており、前者は典型的には正常の知的発達を遂げている子どもに多く、後者は知的発達に問題を抱えている子ども（IDD［intellectual and developmental disabilities］児）に多く認められる。ここ10年間で、NSSIが思春期の子どもにおいて非常に広く認められる重大なメンタルヘルス上の課題であることが理解されるようになってきた。SIBは臨床現場で遭遇する頻度はそれほど高いとまではいえないものの、遭遇した場合には、一般的に深刻なケースとして対応を行う必要がある。死を意識した行為であろうがあるまいが、自傷行為というのは子ども（以下、本章では特に断りがない限り幼児・学童・思春期児をまとめ、「子ども」と呼称する）の治療に最前線で当たる立場にあるプライマリーケア医療者（小児科医・家庭医・内科開業医・ナースプラクティショナーや医療助手など）にとって、極めて重要な課題を突きつける問題である。本章では、これらの自傷行為それぞれの特徴と、共通した特徴について概説を行っている。

自傷行為の定義と分類

「非自殺的自傷行為（NSSI）」とは、自殺完遂する意図まではなく、社会へのアピールを目的とするわけでもなしに、意図的に自分の身体を傷つけることを表す用語である。したがって、ピアスを開けたりタトゥーを入れたりすることはNSSIには含まれない。NSSIの中で最も一般的なのは、刃物による軽度〜中等度の自切、火傷、掻把傷、殴打などである。NSSIは知的に正常な発達を遂げている子どもに生じるが、長期にわたり繰り返すことが多く、次第にその深刻度も増していくことが多い。NSSIは自殺を意図して行っているわけではないが、NSSIが将来的に自殺行動に繋がる重要なリスク要因であることが判明している[1]。これらの自傷行為は、創部感染やその他の医学的合併症を引き起こしたり、永久的な損傷痕を残すこともある。歴史的にこのような行動は、「自傷行為（self-mutilation）」「自害行為（self-harm）」「自殺疑似行為（parasuicide）」などと呼ばれてきた。NSSIの定義上、精神病患者でみられる身体部位の切除・切断などの極端な身体改造行為（切断、核出など）や、知的発達障害の子どもにみられる定型的な自傷行為は除外される。

　知的発達障害の子どもに認められる「自傷的行動障害（SIB）」も、NSSIと同様に自殺の意図がなく、社会へのアピールを目的とせずに、意図的に自分の身体を傷つけるものである。SIBは、「自身の身体を対象とした行為で、身体組織に直接的な損傷を引き起こしたり、見過ごされることで組織損傷に繋がりうる状態を引き起こすもの」と定義されている。しかし、知的発達障害のある子どものSIBは、NSSIで一般的なパターンとは異なり、頭を壁に打ちつける、手足を噛む、引っ掻く、つねる、擦るなどの行為が多い。慢性反復性のSIBは、子ども本人やその家族にとって大きな問題となる。実際、SBIは子どもの健康や生活の質に対し重大な影響を及ぼすため、知的発達障害の子どもが示す行動異常の中で、最も深刻で懸念されるものの一つと位置づけられている。SIBは、自宅で過ごすことが出来ずに施設入所となるリスクとなる行動異常であり、社会的な偏見を助長させるリスクとなる行動異常でもあり、子どもの学びの機会を狭めることにも繋がってしまう。

疫　学

　非自殺的自傷行為（NSSI）は、思春期初期（12〜14歳頃）に発症することが最も多いが、最近は思春期発来前の学童に認められることが増えている[2]。地域の思春期児を対象とした各種の調査研究では、14〜20％の子どもが生涯に一度はNSSIを行った既往を有し、そのうち約4分の1の子どもがNSSIを繰り返し行っていたと報告されている。大学生を対象としたメンタルヘルスに関する研究においても、NSSIの有病率は同程度の結果が示されている。さらに、8〜12歳の子どもを対象とした最近の研究によれば、この年齢群の子どもでも4〜7％で何らかの形でNSSIを行ったことがあると報告されている[2]。一般のコミュニティからサンプリングされた思春期児を対象とした研究の結果とは対照的に、メンタルヘルスの問題を抱え臨床現場

でフォローされている思春期児においては、NSSIの生涯有病率は60～80％とかなり高い推定値が提示されている[3]。

　興味深いことに、臨床群を対象とした研究では女児においてNSSIの有病率が高いという結果が示されている一方で[4]、地域の子どもを対象とした研究では、このような性差は確認されていない。実際NSSIは女性に多いと結論づけた研究報告がいくつかある一方で[5,6]、ほとんど性差はないと結論づけた研究報告も複数存在している[7-10]。Heathらは、思春期児を対象としたNSSIに関する文献のレビューを実施し、「性差について報告されている研究の中には、薬物過量内服や違法薬物乱用のケースを含めている研究もあれば、自切のみを対象とした研究もあるが、いずれも女児に多かったと結論づけられている」と言及している[11]。ただ自傷行為の態様については、女性は自切が多い一方で、男性は自身を殴るという形が多いことが判明しており[5]、臨床現場で遭遇する自傷の事例が女児で目立つからといって、一般的に自傷行為は女児に多いとみなしてしまうことは避けるべきといえよう。

　自傷的行動障害（SIB）の発症年齢や性差に関する知見は、NSSIとは異なっている。知的発達に問題を抱えている子ども（IDD児）における自傷行為は、あらゆる年齢で認められるが、知的障害が重度の子どもにおいてより頻度が高いと報告されている。好発年齢に関してのデータは存在していないが、生後18か月の幼児においてSIBを認めたとの症例報告も存在している[12]。研究デザイン、対象とした子どもの年齢や特性により、SIBの疫学的推定値は異なっているものの、生涯有病率の推定を行っている妥当性のある研究では、IDD児の約20％が何らかの形で自傷行為を行っていることが示されている[13]。NSSIとは異なり、SIBの発生には明確な性差があり、約4：1の割合で男児に多いことが示されている。IDDの子どもたちのSIBの有病率における民族的差異について、直接的に調査を行った研究は現時点では存在していない。

病因と子どもの機能状態

　知的発達に問題を抱えている子ども（IDD児）以外で発生した自傷行為というのは、重度の精神疾患、特に境界性パーソナリティ障害（BPD: borderline personality disorder）の潜在を表すものであると長年考えられてきたが[14,15]、非自殺的自傷行為（NSSI）はBPDの子どもに限ったものではないことが、研究により明白となっている。研究により、NSSIには様々な側面があることが明らかになっている[16-18]。これらの側面は、「内的／自己完結的目的（例：冷静な気持ちを引き出す、緊張を取り除くなど）」を果たす役割と、「外的／社会的目的（例：コミュニケーション手段や、相手の反応を引き出すなど）」を果たす役割の二つに大別すると理解しやすい。NSSIを行う人のほとんどは、感情調整の困難性がその根底にある[16,19-22]。すなわち、激しい負の感情に耐え難さを抱き、その対応としてNSSIを行うことで心を落ち着かせているのである。

　NSSIが精神状態や感情をコントロールする手段であるという考え方は最も支持されたものではあるが、一部の子どものNSSIには社会的要因が関与しているとも推察されている[11,23]。

このようなケースでは、NSSIは他のコミュニケーション方法がうまくいかない際の代替手段として機能していることが示唆されている[17]。いずれにしろ、知的に問題のない子どもにおいては、NSSIの役割は負の感情や体験から精神を安定化させることにあると考えられる。一方、後述するように、知的発達に問題を抱えている子ども（IDD児）の自傷的行動障害（SIB）は、環境的・社会的機能を果たしている（例：他人からの注目を集めるため、あるいは困難な課題からの逃避のため）と考えられる場面で発生することが多い。ただし、IDD児のSIBには、内的役割（例：基礎疾患による痛みを紛らわせるため）も関与していると推察される場合も稀ではない。

　行動評価に関する研究成果が蓄積されてきたことで、SIBの基礎となりうる環境的要因[24-26]や、生物学的要因[27, 28]を明確にするための技法は目覚ましく進歩している。ただし、SIBの背景に痛みを惹起しうる未診断の基礎疾患が潜在しているようなケースは確かにあるものの[29]、ほとんどのケースでそのような基礎疾患は存在していない。IDDの子どもがSIBを認めるようになってしまう行動科学的・生物学的な機序については、ほとんど分かっていない[30]。知的障害の全般的な重症度と同様、IDDに伴うコミュニケーション障害の程度が重度であることは主要なリスク要因となっている。

自傷に併存しうる病態

　自傷と併存しうる病態に関する研究の成果を把握しておくことは、極めて多様性のある自傷を行う子どもの評価や治療を行ううえで有用となるであろう。例えば、非自殺的自傷行為（NSSI）を引き起こしうる根っこというのは、その他のメンタルヘルス上の問題を引き起こしうる根っこ類似しており、どのような病態がNSSIに伴存しやすいのかを認識し、そのような病態をより効果的にモニタリングし評価する方法を知っておくことは、臨床上重要なポイントとなる。自傷に併発しうる頻度の高い病態としては、気分障害、不安障害、衝動制御の問題や行動制御の問題、自己調整不可能な怒り、境界性パーソナリティ障害、アルコール乱用やその他の向精神性物質の使用（物質使用障害）、摂食障害、自殺願望などが挙げられる[31]。

　同様に、知的発達の遅れをもたらす症候群の多くは、自傷的行動障害（SIB）を伴いうる。代表的な症候群としては、レッシュナイハン症候群、脆弱X症候群、コルネリア・デランゲ症候群、プラダーウィリー症候群、レット症候群などが挙げられる[32, 33]。単一遺伝子異常による遺伝性疾患とSIBの発現との間に特有のメカニズムがあるかどうかは不明であるが、その可能性は低いと考えられている。

評　価

　非自殺的自傷行為（NSSI）と、知的発達に問題を抱えている子ども（IDD児）に認められる自傷的行動障害（SIB）は、診断アプローチや治療法が大きく異なっている。NSSIはその行為を子どもが隠していることも多く、重症度や治療必要性にも幅がある。したがって、プライマ

リーケア医療者の役割は、早期にリスク評価を行い、適切な治療へ繋げることにある。一方でSIBにおいては、まず基礎疾患の可能性を除外する必要があり、その後に行動分析認定機構（https://bacb.com）により認定を受けた行動分析士による正式な行動評価を受けることが望まれる。興味深いことに、NSSIとSIBに対する診断アプローチには大きな違いがある一方で、その行動に関する一般的な誤解に基づく先入観があるという点や、内的・外的な役割への理解がなされていないという点においては共通している。この問題をより明確にするため、以下のセクションではNSSIとSIBについて個別に、簡潔な説明を行っている。

非自殺的自傷行為（NSSI）

徴候と症状

　非自殺的自傷行為（NSSI）を行っている子どもの対応で最も困難な点の一つとして、その行動の多くが隠れて行われるという点が挙げられる。NSSIを行う思春期児の多くは、それを隠すための努力を惜しまず、一部の友人やネット上の知り合いにしか明かすことはない[34]。子どもが自分からはそのことを明かしたがらない一方で、診察の際には明らかにNSSIを示唆する真新しい切創や損傷痕、火傷、原因不明の挫傷が確認されることが稀ではない。中には、ピンやカミソリによる“猫に引っ掻かれた程度”の自傷にとどまっている子どももいる。知的障害のない思春期児に、挫傷、火傷、切創などが認められた場合、NSSIであることを慎重に確認し、他者から加えられた身体的虐待による損傷ではないことを明確にする必要がある。

　プライマリーケア医療者がNSSIを特定するうえで最大の障壁となるのは、NSSIという行為に対する認識不足である。自傷行為をするのはたいていは女性で、その方法は通常は自切であるというステレオタイプの理解が一般に広まっているため、男児であったり、自切以外の方法が用いられていた場合にその所見が見落とされがちとなる。NSSI事例に遭遇したプライマリーケア医療者が、その背景には子どもが圧倒的な感情に押しつぶされそうになっている状況があり、NSSIはそれを制御しようとして行われた行為であると認識していない場合に、自殺未遂行為と捉えたり、身体的虐待と誤診したり、基礎疾患として境界性パーソナリティ障害（BPD）や摂食障害があるはずだと思い込んでしまっていることは、稀ではない。プライマリーケア医療者は、小児思春期におけるNSSIの発生率の高さを把握し、このような行為は特定の社会的コミュニティ（「メンヘラ系」や「ゴスロリ系」など）に限って生じるものではないことを認識しておかなくてはならない。

診断的アプローチ

　非自殺的自傷行為（NSSI）と自殺企図（自殺未遂）とを区別することは極めて重要である。しかし、自傷行為を行った人物が自殺の意思を持っていたかどうかを区別することは不可能であったと結論づけた研究報告はこれまでに複数存在している[11]。しかし、自殺企図とNSSIは異なるものであり、医療者はそのことを理解したうえで、管理・治療を行う必要がある。自殺企図とは、傷害の有無にかかわらず、死のうという意図を伴ってなされた行動を指す。これに

対し、NSSIでは、身体を傷つけてはいるものの、その行為は死を意図したものではない。本質的に、自殺企図行動は生きることをやめたいという願望を表しているのに対し、NSSIの場合は死にたいという意識はなく、不快な気分を解消しようとして行われるものであると行為者たちから説明されることが多い。しかし、これらの行動は互いに矛盾するものではなく、思春期児や若年成人の中には、その時々でタイミングや意図が異なりつつ、両方の行為に及ぶ者もいる。したがって自傷事例に対応する際には、その両面から評価を行うことが重要である。

リスク評価と適切な精神科紹介

　自傷事例に対応する際のプライマリーケア医療者の重要な役割は、リスク評価を適切に行い、正確にリスクレベルを判定し、それに応じて適切な紹介先に繋げることにある。リスク評価としては、自殺完遂リスク・身体的損傷を繰り返すリスク・その他の併存するリスク要因の有無の評価などが挙げられる。リスクレベルの判定は非常に複雑であり、単純明快なものではないことを臨床医は知っておく必要がある。しかし、自殺完遂の危険性や自傷を繰り返す危険性が明らかに高いケースや、メンタルヘルス上の懸念が非常に強いケースなどでは、「リスクレベルが高い」との評価となるであろう。リスクレベルの指標となる要素は数多くあるが、それに基づいてリスク評価を行った場合、自傷行為を行った子どもの多くは低リスク群と判定されてしまうであろう。実際、非自殺的自傷行為（NSSI）を行った子どもの抑うつ・不安・ネガティブな身体イメージ等の程度は、臨床上問題とならないほどに軽度であることも多く、表面上は適応的で、特に問題なく学業・社会生活・家庭生活を送っているようにみえることも多い。しかし、一見問題ないようにみえたとしても、たとえ数回であってもNSSIを行ったということは感情制御において何らかの問題を抱えており、より良い適応的な方法を見つけられるように支援を行うべきであることは、各種の研究で示されている[35]。また、NSSIを行った既往のある人は、そのような既往のない人に比べ自殺完遂リスクがかなり高く、その度合いも経時的に変化するため、定期的な再評価が必要となる。

知的発達に問題を抱えている子ども（IDD児）に認める
自傷的行動障害（SIB）

徴候と所見

　SIBによる損傷というのは、身体的虐待による損傷と酷似することがあり、プライマリーケア医療者は虐待と誤診しうる可能性を常に意識しておく必要がある。しかし、知的発達に問題を抱える子どもは虐待やネグレクトを受けてしまうリスクが高いのも事実であり、そのような子どもたちに原因のはっきりしない損傷が確認された場合には、慎重な病歴聴取やリスク評価、身体診察を行う必要がある。

　SIBに該当する行為としては、手や腕や唇を咬む、固いものに頭をぶつける、拳や平手で頭や顔を叩く、目を突く、引っ掻く、つねる、擦るなどの行為が挙げられる[36]。SIBを放置すると、次第にエスカレートしていき、一生残る傷跡を残すほどの損傷に発展していき、場合に

よっては命に関わる事態にもなりうる[37]。

診断的アプローチ

　自傷的行動障害（SIB）の行動評価は、経験則に基づいた3つの前提に沿って行われる。一つ目の前提は、SIBというのは学習された機能的行動であり、この機能は少なくとも部分的には、置かれた環境において機能的な側面を有しているという前提である。二つ目の前提は、SIBの発生は、その直前の先行刺激による影響を受けるという前提である。すなわち、SIBというのは、特定の人物・場所・物・流れ・体調によって頻度が増してしまうのである。三つ目の前提は、生じたSIBの形態に着目するだけではなく、SIBが生じる前後の機能的状態に関連づけて介入することが、臨床的な予後改善に繋がるという前提である[38-40]。行動の機能的評価と分析には、多大な労力や時間、そしてトレーニングを受けた専門のスタッフが必要となる。しかし、適切な行動評価を行うことで、行動の機能的側面に基づかない介入を行った場合に比べ、より早く、より効果的な介入が可能となる。

行動の機能的評価と分析

　プライマリーケア医療者は、基礎疾患の可能性を除外し、自傷的行動障害（SIB）としての行動評価を行う必要があると判断した場合、行動分析学会が認定した行動分析士（BCBA: broad-certified behavior analyst）に患者を紹介することが強く推奨される。行動分析士のリストは、学会のウェブサイト上で州別に公表されている。臨床的な評価のプロセスは、機能的評価[41-44]とその分析[24, 45]の二つに大別される。このプロセスは、SIBに至る環境要因と、SIBに至った後の周囲の状況変化に関しての情報収集を行い、適切な介入戦略を見出すために考案されたものである。機能評価を行うことで、SIBの後にどのような変化が生じたかだけではなく、SIBに至る経緯やその前触れについて読み解くことが可能となりうる。機能評価のための面接[42]は、行われたSIBの複雑性や入手すべき情報量に応じて前後するが、おおむね1時間以内には終了する。「行動上の機能性に関する質問票[43]」「機能分析スクリーニング尺度[41]」「動機づけ評価尺度[44]」などの尺度を家族や学校教員に記入してもらうことで、時間をかけずにある程度の情報は入手することが出来るであろう。ただしこれらの尺度のみを用いて導き出した仮説は、機能分析により経験的に導き出した仮説とは異なることも稀ではないため[46, 47]、このような尺度は、実際の観察と面接により得られた情報と共に活用することが望ましい。ただし、このような自記式の尺度による機能評価であっても、ある程度の仮説を立てることは可能であり、それに基づく介入であっても一定程度の効果は得られることを期待してもよいであろう。

　経験的機能分析により得られた戦略を実践する際には、SIBに先行していた要因やSIB後の行動に対して系統的に介入することで強化因子を解除していくことだけではなく、介入した効果について直接確認することが不可欠である[24]。一般的に、臨床の場で介入を行った結果と、介入を行う前の状態との比較を行い、介入がSIBの発生に影響を及ぼしたか否かにつき判定が行われる。評価の際には、その介入により周囲の人の注目がどのように変化したのかや、困難な状況からの逃避行動がどのように変化したのかや、SIBに用いられる道具の入手のしやすさ

が変化したのかや、その他に好ましい環境上の変化が生じたのかなど、SIB の促進因子と防御因子の変化についての考察が行われる。つまり、SIB に先行して生じる刺激と SIB 後に生じる刺激が、介入によりどのように変化したのか、その因果関係を評価することで、介入の有用性について結論づけを行うことが可能となるのである。経験的機能分析の実施と結果の解釈には経験豊富な専門家が必要となり、相応にコストもかかるが、SIB の発生に繋がる環境要因と行為との関係性を明確にすることが出来、より迅速でより効果的な介入が可能となる。

管理と治療

　非自殺的自傷行為（NSSI）の効果的な治療というのは、適切な評価から始まる。この評価を行う際には、発症年齢、発症から現在に至るまでの自傷の経緯、自傷手段の変遷経緯、自傷行為を行う場所、1 回のエピソードで生じる損傷の数、損傷の医学的重症度を含め、包括的に様々な情報を収集する必要がある。このような情報収集によって、NSSI の経時的変化を把握することが可能となり、徐々に重症化していく経緯や、症状に波があるパターンなどを見出すことが出来るようになるであろう[35]。現時点では、NSSI に対する治療法として無作為化対照試験（RCT）等でその有効性が実証されているのは弁証法的行動療法（DBT: dialectical behavioral therapy）のみであるが[48]、DBT は思春期児にも成人にも有効であるとの結果が示されている[49]。ただし、これらの研究はいずれも思春期児の NSSI のみに焦点を当てた研究ではなく、重度の NSSI と自殺企図行動を併発した個人に焦点を当てた研究である点に留意する必要がある。DBT は重要度の高い順に具体的な治療目標を設定して対応を行うもので、具体的には、命を危険に晒す行動機会の減少や、薬物使用やハイリスクなセックスなどの生活の質を下げるような行動に焦点を当て、マインドフルネス・ストレス耐性向上・感情制御・対人関係上有用なスキルの獲得など、心理的苦痛の管理に有用となる技法を組み合わせて治療を行う[50, 51]。DBT は、経験豊富な DBT セラピストのもとで集中的に行われる。自傷に対する治療の"定番"は DBT ではあるが、個人ではなく集団を対象としたグループセラピーを行う際には、個別的な要因に焦点化するよりも、マインドフルネス・ストレス耐性向上・感情制御・対人関係上有用なスキルの獲得などにより重きを置いた、柔軟なアプローチを行うことが有用となりうる[52, 53]。プライマリーケア医療者が DBT のセラピー提供者となるのは難しいにしても、思春期の子どもたちと関わる立場として、DBT とは何たるかについての最低限の知識は得ておくことが必要であろう。

　自傷行為を行う知的障害を抱える子ども（IDD 児）に対しては、基礎にある病態に対し治療を行うことで、自傷を軽減しうる可能性もあり、基礎疾患の潜在や、痛みを伴う急性・慢性疾患の潜在の可能性がないかどうかにつき、評価を行う必要がある。行動評価を行う際には、BCBA などの有資格の行動分析士に紹介することが推奨される。行動評価に基づく IDD 児の自傷的行動障害（SIB）に対する治療の有効性に関するエビデンスは年々蓄積されつつある[54, 55]。最も効果的な介入を検討するうえで、行動評価の結果を介入戦略に直接反映させることは不可欠である。そのような介入戦略としては、SIB を引き起こす要素を減らすための環境調整[56]や、

自傷と同様の役割を果たす新たな方法を見つけ出すことや、自傷を回避させるためのコミュニケーション戦略などを含む望ましい行動の強化[57-59]、自傷に対する懲戒的対応を減らすアプローチ[54]などが挙げられる。いずれの介入法であれ、患者の気質・ストレングス（強み）・ニーズ・生じているSIBの内容や程度だけでなく、親の気質・ストレングス（強み）・能力も考慮に入れた介入でなくてはならず、さらには、利用可能な家族の支援リソースや、地域の公的な支援リソースも考慮した個別的なテーラーメイドの介入法でなくてはならない[60,61]。SIBに関連する神経生物学的要因に関する研究では、SIBの病態生理において、オピオイド作動性・ドーパミン作動性・セロトニン作動性のシステムなどが関与していることが明らかとなっている。このことからは、これらの神経系に作用する薬剤の使用により、程度に差はあれSIBが軽減されうる可能性が示唆され、実際、近年報告が続いている精神薬理学的研究の結果とも合致する。ただし現時点では、どのような状況で、どのような患者に対し、どのような薬を選択すべきかが明確でないことが大きな課題として挙げられる[33]。

継続的なケア

　非自殺的自傷行為（NSSI）を行った患者に対しては、定期的なフォローアップを行い、自殺リスク評価を継続する必要がある。詳細な再発率は不明であるが、NSSIを行った子どもの多くは行為を繰り返すことはないが、一部の子どもにおいては、ストレス要因に晒された後に、重症度を増す形で再発をきたす。軽度から中等度のNSSIを行った思春期児のほとんどは予後良好であるが、総じて、その後の自殺リスクは、NSSIを認めなかった子どもに比べて高い状態が続くことが判明している。

　同様に、過去30年間で知的発達に問題を抱えている子ども（IDD児）に認める自傷的行動障害（SIB）に対する理解と治療は大きく進歩したが、実際に患者や家族が抱えるSIBによる負担を長期的に軽減せしめたことが証明されている介入法は、現時点では存在していないのが実情である。IDD児の約20％がSIBを行うと推察されているが[62]、SIBを認めるIDD児に対しては、既存の支援に基づいた重点的な介入を継続的に行う必要がある。

各種の自傷行為の共通点と相違点

　端的に言うならば、知的発達に問題のない子どもの自傷行為（NSSI）と知的発達に問題を抱える子どもの自傷的行動障害（SIB）とは、全く異なる現象であると理解されている。この両者の間には、症状や治療法にも多くの違いはあるものの、不本意な形ではあれ、その行為に何かしらの社会的意味づけが付与されているという点は共通している。また、自傷行動を強化する要素が何なのかを確認するためには、行為の根底にある子どもにとっての自傷が持つ役割を評価することが必要であることも共通している。すなわち、NSSIとSIBの治療に際しては、何が原因でその行為に結びついてしまっているのかを詳細に分析・理解し、最終的にその繋がりを断ち切ることが重要となる。

　臨床医側が自傷行為を止めさせたいと思うことはある意味で自然な流れではあるが、反応性に自傷行為へ繋がってしまう流れを効果的に断ち切るためには、まずは自傷行為そのものが複雑な状況を作り上げ、個人や周囲の環境が自傷を導く反応を作り出してしまっているということを理解する必要がある。計画的な介入について情報共有を行い、介入の効果を上げていくためには、その内容を書面にし、子どもや家族と明確な形でコミュニケーションを図ることが不可欠である。自傷行為を行う子どもの家族やその対応を行う臨床医に有用なリソースとして、「Self-injury Outreach and Support Web site（自傷行為へのアウトリーチと支援のためのウェブサイト）」(http://sioutreach.org) や「Self-Injury and Recovery Research and Resources Web site（自傷からの回復のための研究成果とリソースのウェブサイト）」(www.selfinjury.bctr.cornell.edu) などを参照されたい。

■ 参考文献

1. Guan K, Fox KR, Prinstein MJ. Nonsuicidal self-injury as a time-invariant predictor of adolescent suicide ideation and attempts in a diverse community sample. *J Consult Clin Psychol.* 2012;80(5):842–849

2. Barrocas AL, Hankin BL, Young JF, Abela JR. Rates of nonsuicidal self-injury in youth: age, sex, and behavioral methods in a community sample. *Pediatrics.* 2012;130(1):39–45

3. Heath NL, Schaub K, Holly S, Nixon MK. Self-injury today: review of population and clinical studies in adolescents. In: Nixon MK, Heath NL, eds. *Self-injury in Youth: The Essential Guide to Assessment and Intervention.* New York, NY: Routledge Press/Taylor & Francis Group; 2009

4. Claes L, Vanderycken W, Vertommen H. Eating-disordered patients with and without self-injurious behaviors: a comparison of psychopathological features. *Eur Eat Disord Rev.* 2003;11(5):379–396

5. Sornberger MJ, Heath NL, Toste JR, McLouth R. Nonsuicidal self-injury and gender: patterns of prevalence, methods, and locations among adolescents. *Suicide Life Threat Behav.* 2012;42(3):266–278

6. Nixon MK, Cloutier P, Jansson SM. Nonsuicidal self-harm in youth: a population-based survey. *CMAJ.* 2008;178(3):306–312

7. Lloyd-Richardson EE, Perrine N, Dierker L, Kelley ML. Characteristics and functions of non-suicidal self-injury in a community sample of adolescents. *Psychol Med.* 2007;37(8):1183–1192

8. Muehlenkamp JJ, Gutierrez PM. Risk for suicide attempts among adolescents who engage in nonsuicidal self-injury. *Arch Suicide Res.* 2007;11(1):69–82

9. Muehlenkamp JJ, Gutierrez PM. An investigation of differences between self-injurious behavior and suicide attempts in a sample of adolescents. *Suicide Life Threat Behav.* 2004;34(1):12–23

10. Izutsu T, Shimotsu S, Matsumoto T, et al. Deliberate self-harm and childhood hyperactivity in junior high school students. *Eur Child Adolesc Psychiatry.* 2006; 15(3):172–176

11. Heath NL, Ross S, Toste JR, Charlebois A, Nedecheva T. Retrospective analysis of social factors and nonsuicidal self-injury among young adults. *Can J Behav Sci.* 2009;41(3):180–186

12. Moore TR, Gilles E, McComas JJ, Symons FJ. Functional analysis and treatment of self-injurious behaviour in a young child with traumatic brain injury. *Brain Inj.* 2010;24(12):1511–1518

13. MacLean WE, Dornbush K. Self-injury in a statewide sample of young children with developmental disabilities. *J Ment Health Res Intellect Disabil.* 2012;5(3–4): 236–245

14. Gerson J, Stanley B. Suicidal and self-injurious behavior in personality disorder: controversies and treatment directions. *Curr Psychiatry Rep.* 2002;4(1):30–38

15. Paris J. Understanding self-mutilation in borderline personality disorder. *Harv Rev Psychiatry.* 2005;13(3):179–185

16. Klonsky ED. The functions of deliberate self-injury: a review of the evidence. *Clin Psychol Rev.* 2007;27(2):226–239

17. Nock MK. Actions speak louder than words: an elaborated theoretical model of the social functions of self-injury and other harmful behaviors. *Appl Prev Psychol.* 2008;12(4):159–168

18. Nock MK, Prinstein MJ. A functional approach to the assessment of self-mutilative behavior. *J Consult Clin Psychol*. 2004;72(5):885–890

19. Chapman AL, Gratz KL, Brown MZ. Solving the puzzle of deliberate self-harm: the experiential avoidance model. *Behav Res Ther*. 2006;44(3):371–394

20. Heath NL, Toste JR, Nedecheva T, Charlebois A. An examination of non-suicidal self-injury in college students. *J Ment Health Couns*. 2008;30(2):137–156

21. Klonsky ED. The functions of self-injury in young adults who cut themselves: clarifying the evidence for affect-regulation. *Psychiatry Res*. 2009;166(2–3): 260–268

22. Nock MK, Prinstein MJ. Contextual features and behavioral functions of self-mutilation among adolescents. *J Abnorm Psychol*. 2005;114(1):140–146

23. Hilt LM, Nock MK, Lloyd-Richardson EE, Prinstein MJ. Longitudinal study of nonsuicidal self-injury among young adolescents. *J Early Adolesc*. 2008;28(3): 455–469

24. Iwata BA, Dorsey MF, Slifer KJ, Bauman KE, Richman GS. Toward a functional analysis of self-injury. *J Appl Behav Anal*. 1994;27(2):197–209

25. Sprague JR, Horner RH. Functional assessment and intervention in community settings. *Ment Retard Dev Disabil Res Rev*. 1995;1(2):89–93

26. Wacker DP, Berg WK, Harding JW, et al. Evaluation and long-term treatment of aberrant behavior displayed by young children with disabilities. *J Dev Behav Pediatr*. 1998;19(4):260–266

27. Carr EG, Smith CE. Biological setting events for self-injury. *Ment Retard Dev Disabil Res Rev*. 1995;1(2):94–98

28. Sandman CA, Hetrick W, Taylor DV, Chicz-DeMet A. Dissociation of POMC peptides after self-injury predicts responses to centrally acting opiate blockers. *Am J Ment Retard*. 1997;102(2):182–199

29. Bosch J, Van Dyke C, Smith SM, Poulton S. Role of medical conditions in the exacerbation of self-injurious behavior: an exploratory study. *Ment Retard*. 1997;35(2):124–130

30. Richman DM. Annotation: early intervention and prevention of self-injurious behaviour exhibited by young children with developmental disabilities. *J Intellect Disabil Res*. 2008;52(pt 1):3–17

31. Lofthouse N, Muehlenkamp JJ, Adler R. Nonsuicidal self-injury and co-occurrence. In: Nixon MK, Heath NL, eds. *Self-injury in Youth: The Essential Guide to Assessment and Intervention*. New York, NY: Routledge Press/Taylor & Francis Group; 2009

32. MacLean WE, Symons F. Self-injurious behavior in infancy and young childhood. *Infants Young Child*. 2002;14(4):31–41

33. Schroeder S, Thompson T, Oster-Granite ML. *Self-injurious Behavior: Genes, Brain, and Behavior*. Washington, DC: American Psychological Association; 2002

34. Adler PA, Adler P. The demedicalization of self-injury: from psychopathology to sociological deviance. *J Contemp Ethnog*. 2007;36(5):537–550

35. Heath NL, Nixon MK. Assessment of nonsuicidal self-injury in youth. In: Nixon MK, Heath NL, eds. *Self-injury in Youth: The Essential Guide to Assessment and Intervention*. New York, NY: Routledge Press/Taylor & Francis Group; 2009

36. Symons FJ, Thompson T. Self-injurious behaviour and body site preference. *J Intellect Disabil Res*. 1997;41(pt 6):456–468

37. Luiselli JK, Matson JL, Singh NN, eds. *Self-injurious Behavior: Analysis, Assessment, and Treatment*. New York, NY: Springer; 1992

38. Carr EG, Durand VM. Reducing behavior problems through functional communication training. *J Appl Behav Anal*. 1985;18(2):111–126

39. Day HM, Horner RH, O'Neill RE. Multiple functions of problem behaviors: assessment and intervention. *J Appl Behav Anal*. 1994;27(2):279–289

40. Repp AC, Felce D, Barton LE. Basing the treatment of stereotypic and self-injurious behaviors on hypotheses of their causes. *J Appl Behav Anal*. 1988; 21(3):281–289

41. Iwata BA, Deleon IG, Roscoe EM. Reliability and validity of the functional analysis screening tool. *J Appl Behav Anal*. 2013;46(1):271–284

42. O'Neill RE, Albin RW, Storey K, Horner RH, Sprague JR. *Functional Assessment and Program*

Development for Problem Behavior: A Practical Handbook. Stamford, CT: Cengage Learning; 2015

43. Paclawskyj TR, Matson JL, Rush KS, Smalls Y, Vollmer TR. Questions About Behavioral Function (QABF): a behavioral checklist for functional assessment of aberrant behavior. *Res Dev Disabil*. 2000;21(3):223–239

44. Durand VM, Crimmins DB. Identifying the variables maintaining self-injurious behavior. *J Autism Dev Dis*. 1988;18(1):99–117

45. Northup J, Wacker D, Sasso G, et al. A brief functional analysis of aggressive and alternative behavior in an outclinic setting. *J Appl Behav Anal*. 1991;24(3):509–522

46. Hall SS. Comparing descriptive, experimental and informant-based assessments of problem behaviors. *Res Dev Disabil*. 2005;26(6):514–526

47. Paclawskyj TR, Matson JL, Rush KS, Smalls Y, Vollmer TR. Assessment of the convergent validity of the Questions About Behavioral Function scale with analogue functional analysis and the Motivation Assessment Scale. *J Intellect Disabil Res*. 2001;45(pt 6):484–494

48. Lynch TR, Cozza C. Behavior therapy for nonsuicidal self-injury. In: Nock MK, ed. *Understanding Nonsuicidal Self-injury: Origins, Assessment, and Treatment*. Washington, DC: American Psychological Association; 2009

49. Miller AL, Muehlenkamp JJ, Jacobson CM. Special issues in treating adolescent nonsuicidal self-injury. In: Nock MK, ed. *Understanding Nonsuicidal Self-injury: Origins, Assessment, and Treatment*. Washington, DC: American Psychological Association; 2009

50. Miller AL, Rathus JH. Dialectical behavior therapy: adaptations and new applications. Introduction. *Cogn Behav Pract*. 2000;7(4):420–425

51. Miller AL, Rathus JH, Linehan MM. *Dialectical Behavior Therapy With Suicidal Adolescents*. New York, NY: Guilford Press; 2006

52. Gratz KL, Chapman AL. *Freedom From Self-harm: Overcoming Self-injury With Skills From DBT and Other Treatments*. Oakland, CA: New Harbinger Publications Inc; 2009

53. Hollander M. *Helping Teens Who Cut: Understanding and Ending Self-injury*. New York, NY: Guilford Press; 2008

54. Kahng S, Iwata BA, Lewin AB. Behavioral treatment of self-injury, 1964 to 2000. *Am J Ment Retard*. 2002;107(3):212–221

55. Tiger JH, Hanley GP, Bruzek J. Functional communication training: a review and practical guide. *Behav Anal Pract*. 2008;1(1):16–23

56. Kern L, Clarke S. Antecedent and setting event interventions. In: Bambara LM, Kern L, eds. *Individualized Supports for Students With Problem Behaviors: Designing Positive Behavior Support Plans*. New York, NY: Guilford Press; 2005

57. Durand VM, Carr EG. Functional communication training to reduce challenging behavior: maintenance and application in new settings. *J Appl Behav Anal*. 1991; 24(2):251–264

58. Petscher ES, Rey C, Bailey JS. A review of empirical support for differential reinforcement of alternative behavior. *Res Dev Disabil*. 2009;30(3):409–425

59. Wacker DP, Berg WK, Harding JW, Barretto A, Rankin B, Ganzer J. Treatment effectiveness, stimulus generalization, and acceptability to parents of functional communication training. *Educ Psychol*. 2005;25(2–3):233–256

60. Lucyshyn JM, Albin RW, Nixon CD. Embedding comprehensive behavioral support in family ecology: an experimental, single-case analysis. *J Consult Clin Psychol*. 1997;65(2):241–251

61. Moes DR, Frea WD. Using family context to inform intervention planning for the treatment of a child with autism. *J Posit Behav Interv*. 2000;2(1):40–46

62. Lowe K, Allen D, Jones E, Brophy S, Moore K, James W. Challenging behaviours: prevalence and topographies. *J Intellect Disabil Res*. 2007;51(pt 8):625–636

第 28 章

睡眠障害

アン・メイ（医学士）、マーク・L・スプレインガード（医学士）

発達過程にある子どもの睡眠の問題は、
特定の医学的診断基準を持つ睡眠関連障害とは区別して考える必要がある。

　子どもの睡眠に関する親からの質問や懸念は、小児科診療の場面で頻繁に出てくる話題である。親は、子どもの睡眠時間が十分に確保されているかに不安を感じ、正常な睡眠パターンとは何かを知りたがることが多い。子どもの睡眠に関する問題は、家族成員全員のストレスとなっていることが稀ではない。子どもの睡眠の問題によって親が睡眠不足に陥っている場合、親のレジリエンス（逆境をはねのけ回復する力）や育児の一貫性や質に影響を及ぼしうる。

　子どもの睡眠に関する懸念を評価する際に、小児科医・家庭医・内科開業医・ナースプラクティショナーや医療助手など、臨床の最前線で子どもと長きにわたり関わりうる立場のプライマリーケア医療者は、親の懸念が何であるかを判断することが重要である。睡眠パターンというのは、子ども（以降、本章では特に断りのない限り、乳児期・小児期・思春期のすべての子どもを「子ども」と総称する）の年齢によって大きく異なるが、親はしばしば、発達過程における正常な範疇の睡眠の変化について心配している。この発達過程にある子どもの睡眠の問題は、特定の医学的診断基準を持つ睡眠関連障害とは区別して考える必要がある。睡眠の問題が睡眠障害というべきものの場合、ほぼ常に日中の機能に影響を及ぼす状態となっている。睡眠障害は、精神医学的な問題・行動障害・発達障害・身体医学的な問題と関連して生じていることもある。本章は、プライマリーケア医療者が睡眠の問題の種類を判断していく際のガイダンスを提供し、それぞれの子どもとその家族の状況に合わせて介入することが出来るようになることを目的としている。

　小児患者における睡眠障害の有病率を決定することは困難であり、文献によりその有病率の推定値は大きく異なっているのが実情である。閉塞性睡眠時無呼吸症候群（OSA: obstructive sleep apnea）のような診断基準が明確な睡眠関連疾患とは対照的に、睡眠障害の判断、とりわけ発達過程にある子どもの睡眠障害の判断を行うことは、実際には困難である。加えて、文化的・民族的な差異の問題、親による過少報告、医療者による過少診断の問題というのも、有病率を算出するうえでの問題となっている[1]。睡眠の問題を抱えている子どもは、5歳未満の健常

児の約25%と推測されており、特別なニーズを持つ子どもでは最大80%で発生すると推測されている。抑うつ状態の子どもにおける睡眠障害の有病率は70%以上とも報告されており、また睡眠障害が併存する場合、抑うつの程度はより重度で、自殺完遂率がより高いと報告されている[2,3]。睡眠障害は、その他のメンタルヘルスの問題を抱えている子どもにおいても頻度が高く、子どものケアをさらに困難な状況としてしまいうる。子どもの睡眠問題を適切に管理することが出来れば、家族全員の睡眠の質の改善と日中の機能改善がもたらされることはしばしば経験される[4]。

睡眠の問題を抱える子どもの評価

　子どもから睡眠の問題について訴えがあることは、ほとんどない。ただし、プライマリーケア医療者は、子どもが定期受診した際の様子や、睡眠不足を示唆する各種の徴候や所見の存在に基づき、子どもが睡眠不足に陥っている可能性について考察することが出来るはずである（Box 28-1参照）。臨床の現場で実際に最も多いのは、親やその他の養育者がプライマリーケア医療者に、子どもが睡眠の問題を抱えているのではないかと訴えてくるというパターンである。表出される最も一般的な懸念としては、寝つきが悪い、途中で起きてしまう、日中に眠気がある、睡眠中の異常行動（いびき、うめき声を上げる、大声を出す）などが挙げられる。睡眠に関する親の懸念を整理する際に、最初期に行うべき主要な診断手段は問診（病歴聴取）である。

　子どもの睡眠の問題に対する親の認識は様々であるため[5]、評価の最初のステップは、家族の懸念を正しく認識することである。例えば、夜間に中途覚醒した幼児が親のベッドに入りたがるというケースは非常に多いが、このような子どもの睡眠時の行動に対する解釈には、親の主観的要素が強く入り込む。

- ▶ A家の両親は、子どものこのような行動を全く問題視していない。両親とも寝つきがよく、子どもが自分たちのベッドに入り込んで寝ようが、それを気にすることはない。
- ▶ B家の両親は、子どもは親のベッドに入るべきでないと強く認識しており、寝室は夫婦にとっての聖域であると考えている。
- ▶ C家の両親は、これまで幼児が自分たちのベッドに入ってくることを許容していたが、3か月後に新たな子どもが生まれる予定であり、上のきょうだいとして幼児には自分の

Box 28-1　睡眠不足を示唆する症状／徴候

- ■日中の過度の眠気（EDS: excessive daytime sleepiness）（小児では稀）
- ■多動、注意力低下
- ■学業成績の低下（例：集中力の低下、危機感の低下）
- ■行動上の問題（例：不機嫌、易興奮性）
- ■肥満（睡眠不足と関連している可能性がある）
- ■成長障害

ベッドで夜を過ごすようになって欲しいと願っている。

▶ D家の両親は、幼児が自分たちのベッドに入ってくることは問題視していないが、幼児の寝相の悪さや寝息やいびきによって、よく眠れない日々を過ごしている。

このように、同じ幼児の中途覚醒に関連する行動に対してのそれぞれの家庭での反応は様々となりうる。どの家庭も、親は子どもを大切に育てており、子どもは正常な成長発達を遂げている。家庭によっては子どもに睡眠上の問題があると捉えているが、一方で全く問題視していない家庭もある。例えばB家の親は、A家の親と比較すると、小児科に受診した際に、プライマリーケア医療者に子どもの睡眠の問題について相談をしてくる可能性はより高いであろう。

睡眠の評価を行う際には、就寝時間、起床時間、入眠までの時間、夜間覚醒の頻度などを確認する必要がある。就寝前の習慣の有無について尋ねることで、寝かしつける前の子どもの活動に関する有益な情報が得られるであろう。子どもが普段寝ている環境（子ども部屋であるか、両親の寝室であるか、共用スペースであるか、ならびに温度や光量や騒音レベル、テレビやゲームなどの電子機器の有無など）についても、詳細を把握するように努める必要がある。一般的なメンタルヘルス状況のスクリーニングツールや、睡眠状態の把握に特化したBEARS睡眠スクリーニングツール（巻末の「補足資料2：小児医療者向けメンタルヘルス診療補助ツール」を参照）などの質問票を利用することは、忙しい診療所において情報収集をするうえで有用となるであろう。臨床医には、親がどの程度心配しているのかを判断し、不適応的な状況となっているパターンを見出し、鑑別診断を進めるための検査計画を立てることが求められる。表28-1に睡眠の問題を明らかにするために、問診の際に行うべき質問例を提示する。親に睡眠の状況を表す睡眠記録表を作成してもらうことも有用となるであろう（図28-1）。睡眠環境を整えることが何より重要である点を強調し、睡眠表における乱れを見出し修正していくことで、問題の解決を支援することが出来る。一般的な子どもの睡眠の問題に関して、両親に啓発することを目的とした資料として、米国小児科学会（AAP: the American Academy of Pediatrics）は「子どもの睡眠問題について（*Sleep Problems in Children*）」というリソースを用意しており、オンラインから入手することが可能である（https://patiented.solutions.aap.org）。一般的な医学的・発達的・精神的な健康状態の評価を行う際には、内服薬・漢方薬／ハーブ・アルコール・タバコの使用に関する情報も確認する必要がある。睡眠障害の多くは家族集積傾向があるため、両親の睡眠問題の既往を聞くことも参考となる。

子どもの睡眠習慣に注目するだけでなく、睡眠に関する親の認識や意見の違いを認識することも、問題解決に向けた取り組みにおいて重要となることが多い。添い寝（父母もしくはそのどちらか一方が、1人またはそれ以上の子どもとベッドを共有すること）の有無について確認する質問を行うことは、その契機として有用である。添い寝は、多くの文化や家庭で一般的に行われているが、成人と新生児や乳児が寝床を共有することは、SIDS（乳幼児突然死症候群）の発生率を高めることから、米国小児科学会（AAP）は「安全な睡眠の実践に関する方針」において、添い寝を避けるように推奨している[6]。両親の方針が合致している場合、新生児期や乳児期を超えて添い寝をすることで、子どもの行動上の問題や情緒的な問題が増加することはな

表28-1　睡眠の問題を明らかにするための各種質問項目	
質問項目	**判明する状況**
両親への質問	
お子さんの睡眠の問題はいつから始まりましたか？	一次性の睡眠障害であるのか、二次性の睡眠障害であるのか
その頃、お子さんの生活に何らかの変化はありましたか？ ▪その問題を解決するために、どのような方法を試しましたか？ ▪その問題を解決するために、どのような考えをお持ちですか？ ▪その問題について、他の人から何か助言を受けたことはありますか？	トラウマやストレスの存在
お子さんの寝室の温度、暗さ、騒音、きょうだいも一緒なのかなど、睡眠環境はどのような状態でしょうか？	睡眠環境に基づく睡眠障害
お子さんが眠る何時間ぐらい前に食事を済ませてていますか？	不衛生な睡眠環境
	睡眠時随伴症
お子さんは夕方にカフェインやニコチンを摂取していますか？	物質誘発性不眠症
就寝直前にお子さんは何をしていますか？	不衛生な睡眠環境
	睡眠時限度設定障害
	夜更かし
お子さんを寝室に連れて行くときに、いつもどのようにしていますか？	不衛生な睡眠環境
	睡眠時限度設定障害
	夜更かし
お子さんを寝かしつけるときに、いつもどのような方法を用いていますか？	入眠障害
寝床についてから、いつもお子さんはどのように過ごしていますか？	夜更かし
お子さんは、いつもどこで誰と寝ていますか？	入眠障害
あなたのパートナーは、お子さんの睡眠に関わる今の家庭内のルールについて、どのように考えていると思いますか？	家族間の対立
お子さんの睡眠に関わる問題について、何か他にお話ししておくべきだと思う人はいますか？	家族間の対立
ベビーベッドやベッドに寝かせるとき、お子さんは既に眠っていることが多いですか？	入眠関連障害
お子さんはいつも何時頃寝床につきますか？	睡眠時限度設定障害
	不衛生な睡眠環境
	概日リズム睡眠障害
お子さんは何時頃に眠りについていますか？	睡眠時限度設定障害
	不衛生な睡眠環境
	概日リズム睡眠障害
眠っている際に、お子さんには何か変わった様子はありますか？	—
いびきをかいたり、うめき声を上げたり、呼吸を一瞬止めてしまうようなことはありますか？	睡眠時無呼吸症候群
足をばたつかせたり、のたうち回ることはありますか？	周期性四肢運動障害、レストレスレッグス症候群
おねしょをすることはありますか？	夜尿症
体を震わせたり、叫び声を上げることはありますか？	夜間けいれん発作
	パラソムニア（睡眠時異常行動）
お子さんは何時に起きますか？	夜間授乳児
	睡眠時随伴症

表28-1　睡眠の問題を明らかにするための各種質問項目（続き）	
質問項目	**判明する状況**
両親への質問	
起きた直後のお子さんの表情や行動はどのような様子か教えてください。	パラソムニア（睡眠時異常行動）
	発達に伴う通常の夜泣き
	学習された夜間授乳
	けいれん
夜中に起きてしまったお子さんをなだめる際、どのような方法が効果的ですか？	睡眠時随伴症
	学習された夜泣き
	学習された夜間授乳
	胃食道逆流症
夜中にお子さんをなだめることは、あなたにとって大変ですか、それともそうでもないですか？	二次的利得
お子さんは夜中にいびきをかいたり息を止めたりしていますか？	睡眠時無呼吸症候群
お子さんはいつも何時頃起きますか？	概日リズム睡眠障害
	気分障害
お子さんは、週末も平日と同じ時間に寝ていますか？　それとも夜更かししていますか？	睡眠時限度設定障害または睡眠相後退
お子さんは、朝どのようにして起きますか？	概日リズム睡眠障害もしくは睡眠相後退
お子さんを起こしたとき、よく眠れたようにみえ、表情も明るくみえますか？	概日リズム睡眠障害もしくは睡眠相後退
	睡眠不足
お子さんは何時に朝食を食べますか？	概日リズム睡眠障害または睡眠相前進
	睡眠時限度設定障害
子どもが3歳以上の場合：お子さんは夜間に起きた出来事を覚えていますか？	睡眠時随伴症（記憶はない）
	悪夢（記憶あり）
	パニック発作（記憶あり）
お子さんは日中に眠たくなってしまうことがありますか？　あるならば、いつ、どこで、どれくらいの時間、眠ってしまいますか？	概日リズム睡眠障害
	特発性過眠症、ナルコレプシー
お昼寝の際には、お子さんはぐずったりしますか？	睡眠時随伴症
	睡眠時限度設定障害
他の人の家で泊まる際には、お子さんの眠り方はいつもと異なりますか？　異なっている場合、どのように違いますか？	睡眠時随伴障害
	睡眠時限度設定障害
お子さんは、これまで睡眠に関する薬を処方されたことはありますか？ある場合、何という薬でしたか？　その薬は効果はありましたか？	情緒的問題と行動問題による不眠症
ご家族の中に睡眠の問題で悩んだことのある方はいらっしゃいますか？　ご両親とも、子どもの頃に睡眠に問題がありましたか？	遺伝的要因（ショート／ロングスリーパー）

表28-1　睡眠の問題を明らかにするための各種質問項目（続き）	
質問項目	判明する状況
子どもへの質問	
寝る前に何か考えごとをしたりする？	不安障害、気分障害
	睡眠時限度設定障害
夜に目が覚めちゃったとき、どう感じる？	悪夢
	覚醒障害
	不安障害、気分障害
朝になっても、まだ眠いかな？	睡眠不足
	概日リズム睡眠障害もしくは睡眠相後退
今、眠ることがうまくいっていないことについて、どう思っているか教えてください。	不安
	疾病利得
それに対して、お父さんやお母さんがどうサポートしてくれたら嬉しいかな？	疾病利得
学校では授業に集中出来ている？　成績はどうかな？	睡眠関連呼吸障害
	睡眠相後退
	周期性四肢運動障害
	ナルコレプシー
	特発性過眠症

い。しかし、添い寝をすることによって父母の関係性が悪くなってしまっている場合や、子どもの就寝時の問題行動に親が対処出来ていない場合には、睡眠環境上の問題として対処を行う必要がある。

　両親の情緒的安定性というのは、子どもの問題を適切に認識する能力や治療計画の遂行能力の両方に影響を及ぼしうるため、子どもの睡眠障害の評価を行う際には、両親のメンタルヘルス上のニーズをスクリーニングする必要もある。特に、親族やベビーシッターが子どもの寝かしつけを行う際には、親が訴えるような問題は認められないような場合、ベビーシッターの記録した保育録の中の睡眠状況に関する記載部分を確認することが、適切なアセスメントを行ううえで有用となるであろう。家族から、子どもの睡眠時の音声記録や動画記録が提供されることもあり、それらの記録も評価を行う際に参考となるであろう。

　詳細な病歴聴取を行うだけで診断がつくことも稀ではないが、子どもによっては、さらなる評価のために夜間の睡眠ポリグラフ検査（PSG）などの客観的検査を行う必要がある。PSGが不眠症や睡眠時随伴症の診断や治療に直接的に役立つことはほとんどないが、PSGは子どもの睡眠状態、中途覚醒の有無、各種の睡眠段階における呼吸状態、足の動き、睡眠中の心拍数やリズム変化について、臨床的に有用な情報をもたらしうる。PSGはまた、睡眠に関連する各種データ同士の関連性についても、多くの示唆を与えてくれる。例えば、閉塞性睡眠時無呼吸は睡眠不足や心拍低下や低酸素血症を引き起こしうるが、これらの所見はノンレム睡眠時には軽度で、レム睡眠時に中等度以上の変化が引き起こされていることが、PSGを行うことで追加で確認出来るであろう。オーバーナイトで記録した睡眠状況を、睡眠障害を専門とする検

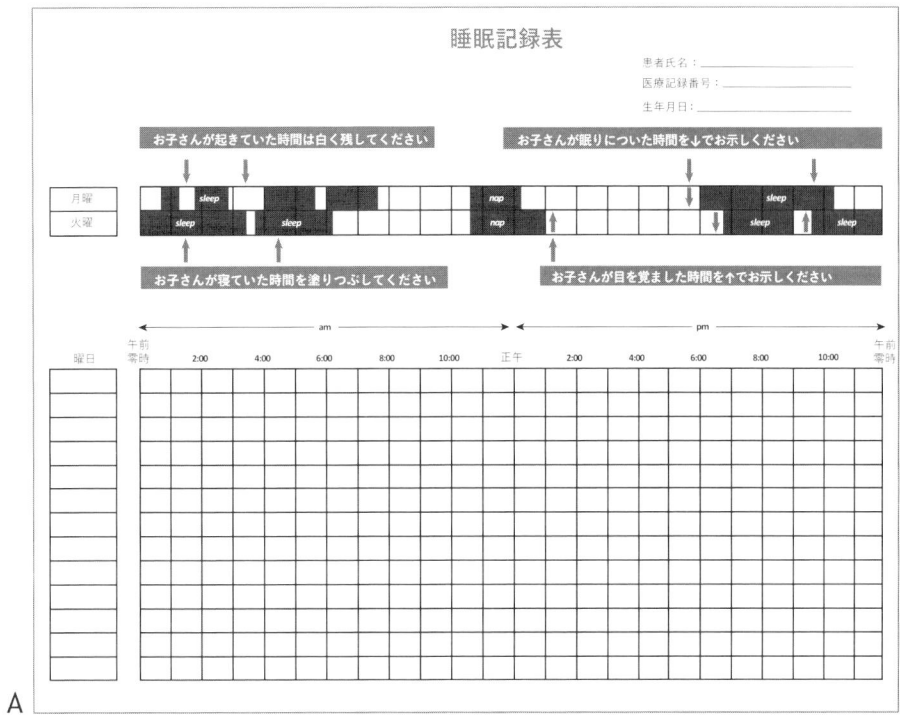

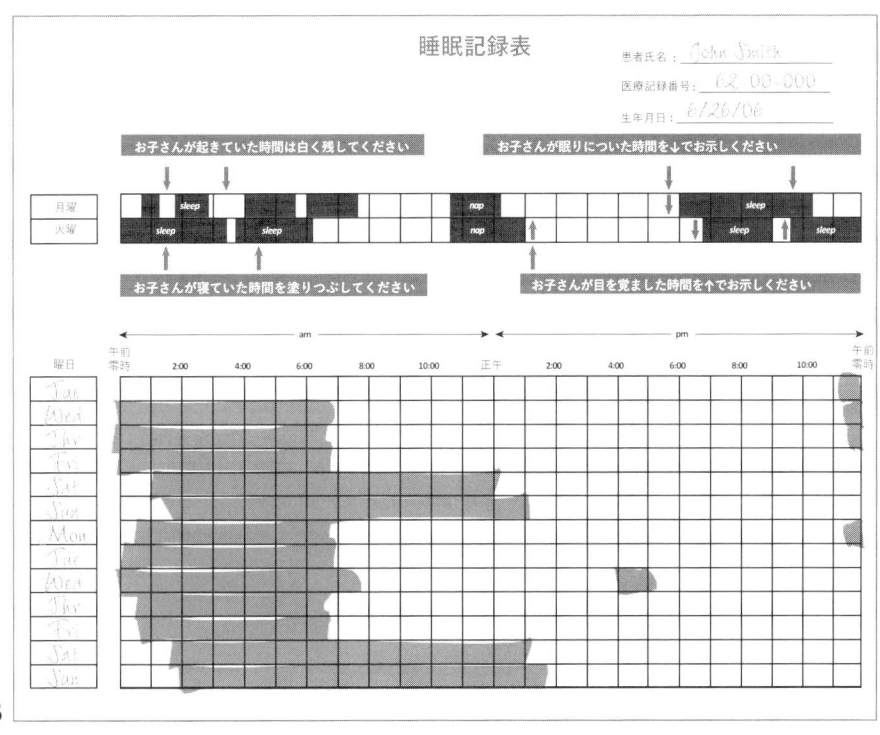

図28-1　A：睡眠記録表、B：睡眠相後退を示している子どもの睡眠記録表

査技師が分析し、その結果を臨床医が検討することで、診断を下すうえで必要な洞察を深めることが出来るであろう。またこれらのデータは、閉塞性睡眠時無呼吸、ナルコレプシー、周期性四肢運動障害の診断と治療には欠かすことが出来ない。

発達過程においてみられる睡眠障害

昼夜逆転

　子どもの睡眠に関する親の心配として、生後2週間頃に起こる昼夜逆転は最も多い問題の一つである。この年齢の子どもは夜間に睡眠するというサイクルが未発達のため、このような昼夜逆転が生じることは予測可能なものである。小児科医はこのような親の心配に耳を傾けることで、親の対処能力を評価し、また子どもの通常の生理的発達についての親の理解を促進する機会とすることが出来るであろう。昼夜逆転は、就寝時間を設定し、その時間になったら照明を消すか暗くするようにし、夜間の授乳対応やその他の関わりを最小限に抑えることで解消することが可能である。朝にはカーテンを開けて部屋を明るくし、積極的に話しかけるなど、社会的交流を促進するようにする。生理的な昼夜逆転が生じる年齢（月齢）で子どもが睡眠不足に陥ることは稀であり、とりわけ易興奮性が認められるような場合には、臨床医は病的な問題が背景にある可能性を念頭に置く必要がある。

睡眠サイクルの獲得の遅れ

　子どもの睡眠問題として親が抱きやすいもう一つの懸念としては、夜通し眠るという望ましい睡眠サイクルの確立の遅れが挙げられる。夜通し眠れるようになったと判断する基準は、「4週間連続して、深夜に5時間以上まとめて眠れるようになった」という状況である。親が、乳児の発達段階を差し置いて夜通し眠ることを非現実的に期待することは、よくあることである。Andersは、生後2か月の乳児を持つ親の44％が「自分の子どもは夜通し寝てくれる」と回答したが、実際に睡眠状況を録取した動画を確認したところ、夜間に目覚めることなく連続して眠っていた子どもの割合は15％に過ぎなかったとの研究成果を報告している[7]。

　赤ちゃんが夜通し寝てくれるかどうかという問題は、母乳育児の継続において重要な意味を持ちうる。乳児に対しての母乳の利点は広く認識され、議論の余地はないにもかかわらず、米国における母乳育児の現状は、すべての民族で推奨されている目標である「生まれて6か月の時点で50％以上」という数値を大きく下回っている[8]。母親が乳児の睡眠パターンに不安を感じる状態というのは、母乳育児の継続の妨げとなる重要な要因と考えられている。一般的に母乳栄養の乳児は人工乳の乳児に比べて授乳回数が多く、哺乳と哺乳の間隔も短いとみなされているが、それだけではなく、実際には睡眠パターン、啼泣のスタイル、不機嫌になったときのその感情の表出方法、臍疝痛（夜泣き）の際の行動パターンなど、両者の間には大きな差異が

あることが報告されている。人工乳栄養の乳児は、母乳栄養児に比べ、より早くまとまって眠れるようになり、夜間の覚醒回数も少ないと認識されていることは、一般の出版物において「人工乳栄養の利点」として喧伝されており、その結果、母親が夜間の睡眠確保のために、母乳育児を早期に止めてしまうことを促進することに繋がってしまっている。

　実際には、母乳育児は必ずしも生後12週までの夜泣きの増加とは関連しないことが判明しており、また母乳栄養児であれ人工乳栄養児であれ、夜間の睡眠時間を増やすことを目的とした行動介入に十分に反応することも分かっている[9-11]。さらに、授乳を継続することにより母親の血中プロラクチン濃度が上昇することは、母親の徐波睡眠（安眠）を増加させるという研究報告も存在している[12]。また、母乳中のトリプトファン分泌の概日リズムは、夜間の乳児の睡眠を促進するうえで有用であると考えられており、トリプトファン濃度を変えた昼用のミルクと夜用のミルクを用いて、その効果につき検討する研究も行われている[13]。

　また、気質的に感受性が強いと思われる乳児では、夜間にまとまって眠る睡眠パターンとなるのが遅くなる傾向がある。早産児の場合、そのような睡眠パターンの確立は在胎週数に応じて進んでいくが、そのばらつきは正期産で生まれた乳児に比べ、より大きいことも判明している。また、中枢神経系の発達の遅れは、しばしばまとまった睡眠の獲得の遅れと関連している。神経学的な障害を有する乳児では、中枢神経系の成熟の遅れにより、まとまった睡眠の獲得が遅れるだけでなく、中枢神経系以外の対処すべき様々な医学的問題を合併していることも、その遅れを助長させることになってしまう。

発達に関連した中途覚醒

　夜間の中途覚醒は、80％以上の子どもで生じるものであり、当然のことながら、まだ授乳が必要な乳児にも認められる。中途覚醒が問題になるのは、子どもが自分で眠りに戻ることが出来ない場合だけである。2歳児の20％、3歳児の14％、5～12歳児の6.5％が中途覚醒の問題を抱えていると報告されている[14]。

習慣づいてしまった夜間授乳

　欧米の先進国では、母乳栄養児であれ人工乳栄養児であれ、60％から70％の子どもは特別な行動介入をしなくても、生後12週までにまとまって睡眠が取れるようになり、夜通し眠る状態となると報告されている[10, 15]。ただ一部の乳児は生後6か月を超えても夜泣きが強く、その際に寝かしつけを目的とした授乳が行われ、それが習慣づいてしまうことがある。ただし離乳食が進み、空腹になったら食事を取るという習慣を学習していくことで、このような睡眠サイクルは変化し、寝る前に飲んだ母乳／ミルクを夜中に消化しながら過ごすことが出来るようになる。ただし生後6か月未満の乳児や、生後6か月を超えていても早産であった乳児では、まだ夜間の授乳を行う必要があり、この時期の夜間授乳を「習慣づいてしまった夜間授乳」として問題視する必要はない。夜通し眠れる日も出てきた生後4か月以上の乳児が、夜中に目を覚ました際に空腹であるようにみえる場合、おそらく固形食を摂取する準備が出来ていると思

われる。また、人工乳栄養児の場合は日中のミルクの量と回数を増やし、寝かせる前のミルク量も増やすことを検討し、完全母乳栄養の乳児の場合には、夕方以降に量は少なくとも頻回に母乳を与える（クラスター哺乳と呼称される）ことを検討する。

「習慣づいてしまった夜間授乳」の発生は、乳児が泣いているときにそれが空腹のためであるのか、退屈などの他の原因で泣いているのかを見分ける方法を親に指導することで防ぐことが可能である。親は、お腹が空いているようにみえない限り、啼泣している乳児に反射的に授乳をさせるべきではない。また乳児が生後4か月を超えた場合には、夜間にぐずり始めたとしてもすぐに対応を行わずに見守り、自力で再び眠りに就く練習の機会とすることが望ましい。午後10時を超えた時間帯に授乳させることが本当に必要であるのかを、親は考えながら授乳させる必要がある。プライマリーケア医療者は、夜中に備えて日中の授乳間隔についても徐々に調整するよう親に助言しつつ、哺乳と睡眠との関連性について一緒に考察することで親を安心させることが出来るであろう。夜間授乳が確立した状態となっている場合、人工乳栄養の乳児であれば、夜間の授乳量を一日30mLずつ減らしていくように指導する。そうすることで、たいていの場合、約1週間程度で、習慣性の夜間授乳から脱することが可能である。

夜泣きへの対応

生後4か月から8か月までの乳児において、授乳が必要ないにもかかわらず、夜間に目を覚まし啼泣する状態は「夜泣き」と呼称されている。夜泣きは、乳児が風邪をひいたり、旅行などで日常生活が変化したことを契機に始まることが多いが、親の注意を引くことが二次的な報酬となってしまい、このようなパターンが遷延することもある。親によっては、他の家族成員や近所の人たちに迷惑をかけないためには、乳児をすぐに静かにさせることが必要だと考えている親もいる。また日中、子どもと過ごす時間が少ない親（たいていの場合、父親）が、夜中に帰宅してから子どもと遊ぶことが夜泣きを助長してしまっている場合もある。また、夜泣きはいわゆる気難しい気質の乳児によく認められる。

習慣づいてしまった激しい夜泣きは、家族の崩壊をも引き起こしうるものであり、その管理には原因となるストレス要因の調整に努め、可能であれば、赤ちゃんの多少の泣き声は許容してもらうように、配偶者や近隣住民に協力を求めることが必要である。就寝習慣を確立することが重要であり、ベビーベッドのシーツや乳児服に母親の匂いをつけるなどの準備を行い、また乳児がまだ起きている状態でベビーベッドに寝かせる習慣をつけていくとよい。夜間長く眠ることが出来るようになるために、日中に昼寝させる場合には2時間を超えないようにする必要がある。また、夜中に目が覚めた場合には、1～2分間ほどは泣かせたままとし、授乳はさせずに様子をみるようにし、その後も2～5分ごとに子どもの様子を確認するようにする。乳児に触れることは構わないが、抱き上げたり、揺すったり、頬ずりをしたりはしないほうがよい。このような対応を親が首尾よく行うことが出来るように、プライマリーケア医療者は、親が気分を変えるためにシャワーを浴びたり、音楽をかけたり、その他の気晴らしになるようなことをすることを、積極的に推奨する必要がある。

発達過程の夜間中途覚醒

　ほとんどの乳児は生後6か月までには夜通し眠れるようになるが、多くの乳児は生後8か月から10か月頃に再び中途覚醒を認めるようになる。このような現象は、発達性夜間中途覚醒と呼ばれ、移動運動の能力向上や、見知らぬ人への恐怖反応（人見知り）、視界から消えた物や親などの人物を覚えて探す能力（対象の永続性）などの、同時期の発達過程に呼応して生じるものである。

　この現象に対する最善の管理方法は、6か月健診の際に、夜間覚醒が再発しうることをあらかじめ親などの養育者に助言しておくことである。家族の文化というのは様々であり、すべての親が夜間に乳児が中途覚醒する状況を問題視するわけではないが、このような行動を問題視する親に対しては、乳児に対応するのは数分待ってからにし、授乳やその他の介入を行うのは避けるように助言する必要がある。既に中途覚醒するパターンが確立してしまっている場合には、その現象は乳児の発達にとって意味がある現象であることを説明し、移行対象となる物（人形やぬいぐるみ、タオルなど、子どもが持つことで安心出来る客観的存在物）を用意したり、夜間照明を薄暗くするなどで睡眠習慣の確立をサポートするように助言を行う。また、乳児が中途覚醒した際には、少なくとも2分間は自己制御を行う時間を与えるようにし、その間に多少泣き叫ぼうがそれを許容するように助言を行う。乳児は恐怖を感じた際に、その恐怖感を怒りとして表出し泣き続けることがあり、あらかじめ設定した時間を超えて騒ぎ続けるようであれば、片方の親（たいていは母親）が乳児を安心させるために近づいてもよいが、抱っこしたり授乳させたりせずに、乳児の視界の範囲内にいるようにするだけで話しかけたりせず、乳児が安心して再び眠りにつくまで見守りを続けるようにする。このような対応を行う意義を丁寧に説明することで、うまく対応することが出来るようになる親は多い。子どもがある程度大きくなり、ベビーベッドに寝かせておく必要がなくなった状況であれば、親のほうが部屋から出て行くという選択肢を加えることで、親が子どもとボディーコンタクトを取ってしまうことを防ぎ、中途覚醒を強化してしまうことを予防する必要がある。子どもが中途覚醒した際の関わりは、ごく短時間で最小限の関わりに留めたほうがよく、そうすることで、徐々に中途覚醒から睡眠に戻るうえで、親の存在を必要としなくなっていく[16]。

就寝時恐怖

　未就学児や学童期の子どもは、就寝時に恐怖心を抱くことが稀ではない。このような恐怖心は、親との分離不安、日中の同世代の攻撃的な仲間との関わり、下のきょうだいの誕生、祖父母の死などのストレスが加わることで増強されうる。寝る前に怖い映画やビデオゲームに晒されたことでも、このような恐怖が惹起されやすくなる。子どもが恐怖を感じている際には、親はそのことを認めつつ、「親が自分の安全を守ってくれる」と子どもが安心出来るようにする必要がある。年齢の長じた子どもであれば、子どもがエンパワーされるように話しかけ、一緒にリラクゼーション法を行うことが効果的となるであろう。また夜間照明を活用することも有用となる。

行動性不眠症（寝ぐずり）

　行動性不眠症（寝ぐずり）は、乳児・幼児早期の生活パターンから、徐々に小児期の睡眠パターンに移行する際に発生する、頻度の高い睡眠障害である。このような問題は、子どもが入眠しやすくするためや、眠らずに済むようにするために、特定の行動パターンを学習している場合に発生しやすい。子どもが新たな行動パターンを学習し、古い行動パターンを家族が受け入れないようにする支援を行うことが、治療となる。

入眠関連障害

　乳幼児は、ベッド、親の腕の中、授乳中など、慣れた環境で眠りにつくことが習慣として身についていく。このような入眠習慣というのは、生後2か月頃から身につき始めていくが、生後6か月を超えて、乳児が入眠時や夜間覚醒のたびに、親の長時間の関わりを要する状態になると、家族から問題視されてプライマリーケア医療者に相談されることがある。このようなパターンは条件づけられた学習行動であり、入眠を可能にする条件が与えられない限り、乳児は眠りにつくことが出来ない。親は、毎晩何度も乳児を落ち着かせる必要が生じるために、自身の睡眠が著しく妨げられていると訴えることが多い。治療はシンプルなものであり、乳児が親の手を借りずに覚醒状態から睡眠に移行することが出来るように、再学習をさせることにある。2歳未満の子どもであれば、まずは、夜寝かせるときにも昼寝をさせるときにも、子どもがまだ起きている状態でベビーベッドに連れて行くように、親に助言を行う。ベビーベッドのシーツや乳児服に母親の匂いをつけておくことで、子どもは安心することが出来る。既に寝ぐずりが強固なものとなっている場合には、子どもが数週間かけて自力で眠れるようになるよう、段階的に親の介入を手控えるようにプログラムを組んでいく必要があるかもしれない[17]。

　このような対応は非常に効果的な治療法となるが、プログラムの初期には、親の困難感がしばしば問題となる。親にあらかじめどのようなことが起こると予測されるのかの見通しを提示するとともに、「子どもが傷ついたり見捨てられたりした感覚を抱かないか」という親の懸念に丁寧に対応することで、親の困難感を軽減することが出来るであろう。治療を成功させるには一貫性を保つことが不可欠であり、夜間に子どもの養育を行いうる家族成員全員が、同じ方針のもとで対応が出来るように指導を行うことが重要となる。親が、一貫した対応を行うことに不安を覚えている場合には、それが可能になるまでプログラムの導入は延期したほうが無難である。子どもの年齢が長じていて、悩ましい睡眠パターンが強固に確立された状態にある場合、問題が完全に解決するまでにはそれなりの時間がかかる可能性があることを、親にあらかじめ納得してもらう必要がある[16]。

睡眠時限度設定障害

　親が寝かしつけを行う時間は、30分以内であることが望まれる。寝かしつけに時間がかか

るケースでは、親が制限を設けることが困難な状況になっている可能性がある。寝かしつけが長くかかる子どもは、絵本を読み聞かせる、ハグする、水を飲ませる、トイレに行くなどの様々な方法で「カーテンコール」のように何度も親を求めていることが多い。ベビーベッドから普通のベッドで寝るようになった幼児が、それを機に入眠前のルーチンが増え、再び寝かしつけに時間がかかるようになることは稀ではない。何度も引き留められることに対し、親が明らかに不快であることを表したとしても、親が注意を向けてしまっていることにより、その引き留め行為は強化されてしまう。

　寝かしつけに時間がかかってしまっている場合の最善の対処法は、無理のない日常生活を送るようにし、短くてもよいので、父親と母親とがそれぞれ子どもとマンツーマンで過ごす「特別な時間」を用意し、寝かしつけの際の限度設定を明確にすることである。このような方法を取ることで、子どもの分離不安も、親の罪悪感も軽減することが出来るであろう。就寝前のルーチンは、決められた活動やあらかじめ定めた時間に限定する必要がある。子どもがその限度を超えて要求をした場合に、親はそれ以上の要求には応じないことを子どもに明確に伝えるか、「あと1回だけ」と宣言し、この宣言を遵守する。親には、子どもがどのような言い訳をしたとしても、それに応じないようにすることが、治療上何よりも重要であることを伝える必要がある。子どもに対し、寝入った後にも、親が頻繁にチェックをしに来ることを約束することも、子どもの安心感に繋がる。日中にしっかりと活動し、子どもを疲れた状態にすることも、寝かしつけにかかる時間を減らし、良質な睡眠を取ることが出来るようになるために、積極的に推奨される。寝る間際に、うたた寝をさせないことも重要である。

　望ましい行動に対しての強化子（ご褒美）を用意することは、限度設定の有効性を強化しうる。寝かしつけの際に、大声を出さずにベッドでじっとしていられた場合、翌朝にシールを貼る、次の晩に絵本を読んであげる、などの簡単なご褒美を得られることを子どもが理解出来れば、子どもが積極的に協力するようになる可能性は高まる。入眠時以外にも、親がしつけを行ううえでの大きな問題を抱えている場合には、限度設定に関してより詳しくコーチングを行ったり、育児プログラムを提供している心理士を紹介するなどの対応が考慮される。

その他の入眠障害・睡眠維持障害

　不眠症（インソムニア）の診断基準を満たさない睡眠の問題は「ディスソムニア（睡眠異常症）」と呼称され、このような状態は未就学児や学童にしばしば認められる。ディスソムニアには、睡眠環境の乱れによる入眠障害や睡眠維持障害（中途覚醒）も包含される。これらの問題の有無について確認をするためには、睡眠環境や就寝時の行動についての詳細な問診が不可欠である。睡眠環境の問題として、過度の騒音や光、寝心地の悪い寝具、不適切な室温、ペットの干渉、気になってしまう外部音などは、一般的によく認められるものである。年齢の長じた子どもでは、就寝時や夜遅くに電子機器を使用することも、これらの問題の一因となっている。治療は単純に、睡眠環境上の変えられる要因を変え、電子機器などの使用を控えるようにすることである。ただし、このような環境の整備は、大家族であったり、家族成員が異なるス

ケジュールで働く家庭、複数の家・複数の場所で子どもを寝かせる事情のある家庭では、困難な場合もあるであろう。そのような状況では、家庭でどのような環境の整備を行いうるのかを、家族と共に話し合い、家族側からプランを提示してもらうことが重要となる。

　睡眠という健康維持に欠かせない機能を回復させるために、多くの文化圏で様々な民間療法が考案されている。例えば、カモミールやその他の鎮静効果のあるハーブを活用する方法は、極めて一般的である。また、睡眠を取るためにヨガや呼吸法などの方法で精神的な安定を図ることも、ケースによっては高い効果が期待出来る方法である。

精神疾患や行動障害に伴う睡眠障害

　ほとんどすべての精神疾患に睡眠障害を併発しうるが（表28 - 2参照）、中でも気分障害は睡眠障害を併発する精神疾患として最も一般的なものの一つである。不眠症の評価のために睡眠センターに紹介された小児思春期の子どもたちの多くに気分障害の臨床徴候が認められるが、このことは徐々に理解されるようになってきている[18]。睡眠障害とそれに伴う慢性的な睡眠不足が患者の精神病理に影響を及ぼすのか、それとも単に気分障害の初期症状として睡眠障害が多いためであるのかは、現時点では結論づけられてはいない[19]。抑うつ状態は入眠困難を引き起

表28-2　小児思春期の子どもにおける、睡眠障害と関連する行動障害・精神障害

病態名	睡眠障害の内容
うつ病	入眠障害や中途覚醒（抑うつ状態にある子どもの50%に認められる）
	早朝覚醒
	日中の過度の眠気（EDS）（抑うつ状態にある子どもの25%に認められる）
	睡眠に関する悩みは、思春期の大うつ病の一症状としてよく知られている
双極性障害	疲労を伴わない睡眠欲求の減退
	不眠症
季節性情動障害	3〜4%の子どもで、冬季にEDSを伴う易疲労感が認められる
不安障害	夜間の中途覚醒や夜間恐怖
	入眠障害、睡眠相の移行
	日中の眠気の増加
強迫性障害（OCD）	総睡眠時間の減少
ASD、広汎性発達障害	入眠障害、夜間安静困難、夜間覚醒の増加／遷延化
	睡眠時間の短縮
	不規則な入眠覚醒パターン
	睡眠時異常行動（含、レム睡眠期行動異常）
ADHD	入眠障害、中途覚醒
	夜間覚醒、閉塞性睡眠時無呼吸、睡眠時周期的脚運動の増加

【略語】ADHD: attention-deficit/hyperactivity disorder（注意欠如・多動性障害）、ASD: autism spectrum disorder（自閉症スペクトラム障害）、EDS: excessive daytime sleepiness、OCD: obsessive-compulsive disorder
引用元：Ivanenko A, Crabtree VM, Gozal D. Sleep in children with psychiatric disorders. *Pediatr Clin North Am.* 2004;51(1):51–68.

こしうるが、他の年齢層に比べ、幼小児ではそのような形で睡眠障害が生じることは一般的ではない。成人のうつ病患者では早朝覚醒が認められることはよくあることであるが、前思春期の子どもに認められることはおよそなく、思春期児においてもほとんど認められず、これらの年齢群における抑うつ状態に伴う睡眠障害は、不眠よりも過眠として認められることが多い[20]。各種の研究により、不眠や過眠を伴う小児思春期のうつ病患者は、抑うつの程度がより深刻な傾向にあり、うつ病に加えて不安障害も併発している可能性が高いことが示唆されている[2]。うつ病に伴って生じている睡眠障害は、睡眠維持の妨げになるような考えや心配事があることでより複雑化していくため、通常はうつ病と睡眠障害に対する治療を並行して行うのが一般的である[21]。このようなアプローチを行う正当性は、成人の不眠症に対する治療がうつ病症状の寛解にも必要であることを示唆する研究により支持されている[22]。うつ病の子どもにおける睡眠障害の治療として、抗うつ剤に併用して認知行動療法（CBT）が行われることがある[23]。うつ病に併発する過眠症の治療に関しては、ほとんど研究論文が存在していないが、一般的にはメチルフェニデートなどの中枢神経刺激薬や、モダフィニルなどの精神刺激薬の適応外使用が行われていると推察されている。しかし、うつ病患者に対するこのような対応は、プライマリーケア医療者のみの判断で行うのではなく、精神科医や睡眠医学の専門医やこれらの薬物の使用に精通している医療者の助言のもとで行うことが推奨される。

　うつ病だけではなく、その他の気分障害も子どもの睡眠に影響を与えうる。例えば、双極性障害の子どもは、躁状態のときに睡眠の必要性が劇的に低下し、一日4時間未満の睡眠状態となることがある。不安障害やパニック障害の子どもでは、具体的な恐怖や漠然とした恐怖によって、入眠することが困難になりうる。また、これらの患者では、夜間に覚醒した際に睡眠に戻ることが困難なことも多い。虐待を受けてきた子どもでは、悪夢、睡眠中の活動増加、入眠障害や中途覚醒障害など、様々な形で睡眠の問題が噴出することが多い[24]。思春期発症のパーソナリティ障害の子どもでは、入眠障害が高頻度で認められることも判明している。精神疾患を有する子どもでは、夜間に厄介な侵入的思考が出現することもあり、このことも入眠障害に繋がってしまう。

　睡眠障害のある年長の小児や思春期児に対しては、物質や薬物の利用が不眠や過眠に寄与している可能性を考慮する必要がある。アルコールは睡眠を誘発しうるが、その一方で、深夜から明け方の中途覚醒を引き起こしうる。アルコールが代謝されると、交感神経の緊張が高まり、突然の覚醒や浅い眠り／不眠に繋がってしまうのである。また慢性的なアルコール依存状態になっている場合、離脱症状として重度の不眠が引き起こされることがある。コカインやアンフェタミンなどの覚せい剤の使用は、重度の不眠を引き起こしうる。フルオキセチン（商品名：プロザック〔訳注：日本未発売〕）などの一部の抗うつ薬は不眠症を引き起こす可能性があり、三環系抗うつ薬、トラゾドン、ミルタザピンなどのその他の抗うつ薬は日中の過度の眠気（EDS）を引き起こしうる。抗うつ薬の使用は、レム睡眠時の筋弛緩を消失させることで、レム睡眠時行動障害（RBD: REM sleep behavioral disorder）を誘発しうる。非定型抗精神病薬のうちアリピプラゾールなどは覚醒状態を引き起こし、オランザピンなどは鎮静状態を引き起こしうる。また、鎮痛薬の多くは、日中の鎮静を引き起こしうる。不眠症や過眠症の患者を評価す

る際には、服薬内容の確認に加えて、服薬のタイミングについても考慮する必要がある。

発達障害に関連する睡眠障害

　学習障害（限局性学習症）の子どもは、夜間覚醒や入眠障害などの睡眠障害を認める割合が高いことがよく知られている。学習障害（限局性学習症）に伴う睡眠障害児の半数は、3年以上睡眠障害が続くとの研究報告も存在している[25]。ADHDと睡眠障害に関するシステマティックレビューによれば、ADHDの子どもは、対照群と比較して、日中の眠気が強く、睡眠中の動きが多く、無呼吸／低呼吸指数が高いことが示唆されており、寝つきが悪く、中途覚醒も多いことが判明している[26]。また、ADHDの治療に用いられる各種の薬剤は、睡眠潜時（寝床についてから寝入るまでの時間）を延長させる可能性がある。就寝時のクロニジンの内服は、行動療法が奏功しなかった睡眠障害を併発しているADHD児の85％で、睡眠状況の改善をもたらすことが判明している[27]。

　自閉症スペクトラム障害（ASD）の子どもの多くは、入眠困難、頻発する中途覚醒、早朝覚醒などの問題を抱えている。このような子どもたちの不眠に対しては、行動療法やメラトニン内服やその他の向精神薬の内服が有効である[28]。さらに、ASDの子どもたちの多くは同世代の子どもたちに比べ、睡眠時間が短い傾向にある。このような傾向は、家族が寝静まった後に目を覚ましてしまうASD児にとって安全上のリスクとなりうるし、親などの養育者にとっての育児が困難な状況にも繋がりうる。また、ASDの子どもでは、定型発達の子どもでは認め難いレム睡眠時行動障害（RBD）を認めることがあり、トゥレット症候群を併発している子どもでは、睡眠時随伴症を認めるリスクが高い。

医学的問題に関連した睡眠障害

　睡眠の問題は、様々な疾病の患者に併発して認められる（表28-3）。例えば気管支喘息などの疾病では、概日リズムの変化が引き起こされるために、睡眠の問題が生じうる。また、睡眠に伴う生理的な変化と、基礎にある病態との相互作用により、睡眠障害が引き起こされることもある。

気管支喘息

　気管支喘息の発作は睡眠中に生じやすいが、その理由として、神経内分泌調節因子による呼吸の調整が、概日リズムに沿って行われている点が挙げられている。そのため、喘息症状というのは一晩中続いてしまいやすい。気管支喘息の子どもを対象としたある研究では、34％の子どもが少なくとも週に1回、5％の子どもがほぼ毎日、喘息症状で目を覚ましていたと報告され

表28-3　小児期の睡眠障害に関連する器質疾患

病態名	睡眠障害の内容
気管支喘息	以下に伴う概日リズムの変動 ▪ 最大呼気流量の生理的変動（午前4時頃、最も低下） ▪ ハウスダストに対する皮膚の即時アレルギー反応 ▪ 気道炎症
	睡眠に関連した以下の変化 ▪ 肺活量の減少、気道抵抗の増大 ▪ 気道抵抗の増加と肺内血液量の減少 ▪ 粘液クリアランスの低下 ▪ 夜間の胃食道逆流症
囊胞性繊維症	閉塞性睡眠時無呼吸（7歳未満で多い）
	夜間の酸素飽和度低下（7歳以上で多い） ▪ 呼吸筋運動の低下に伴う低換気（特にREM睡眠中） ▪ 機能的残気量の低下による換気血流不均等 ▪ 強制呼気量が65％未満、または座位での安静時酸素飽和度が94％未満となる時間の増加
頭蓋形態異常（例：Pierre Robin症候群、Goldenhar症候群、Down症候群、Treacher Collins症候群、22q11.2欠失症候群、口唇裂／口蓋裂）	上気道閉塞
	夜間低換気
胃食道逆流症	痛みによる夜間覚醒の増加
	入眠時間の後退
	夜間咳嗽、吸気性／呼気性喘鳴の原因となる
ダウン症候群	閉塞性睡眠時無呼吸を伴う上気道閉塞（ダウン症児の30～60％で認められる）
	レム睡眠の減少はIQの低下と関連している
鎌状赤血球症	鎌状赤血球症児の40％に閉塞性睡眠時無呼吸や原発性肺疾患に伴う反復性・持続性の夜間低酸素血症を認める
肥満	閉塞性睡眠時無呼吸 ▪ 肥満低換気症候群；高二酸化炭素血症・低酸素血症・日中の眠気
側彎症、先天性神経筋障害（例：Duchenne型筋ジストロフィー、脊髄筋萎縮症）	夜間低換気
	夜間低酸素血症：日中の過度の眠気（EDS）・朝の頭痛
	閉塞性睡眠時無呼吸
	熟眠障害
	頻繁の中途覚醒
外傷性脳損傷	入眠障害および中途覚醒・熟眠障害
	日中の過度の眠気（EDS）
	悪夢などの夢見障害
	夜間低換気
二分脊椎	閉塞性・中枢性・混合性の無呼吸
	夜間低換気は重度のEDSの原因となりうる

【略語】EDS: excessive daytime sleepiness、REM: rapid eye movement

引用元：Bandla H, Splaingard M. Sleep problems in children with common medical disorders. *Pediatr Clin North Am.* 2004;51(1):203–227.

ている。日中の活動に影響を及ぼしてしまっている割合も高く、59％の子どもが日中の眠気を感じており、51％の子どもが集中力の欠如を訴えていた。喘息の夜間症状のコントロールが不十分な場合、繰り返される中途覚醒によって、夜間の睡眠が断片化し、十分な質の睡眠が取れなくなる可能性がある。喘息に伴う睡眠障害を経験している子どもでは、就寝中に呼吸苦が生じることに対しての予期不安によって、さらに入眠障害も併発してしまいうる。このような不安は喘息の管理が良好となるにつれて改善していくため、気管支喘息の子どもの医学管理を行う際には、その管理状況が睡眠の質に影響を及ぼすという関係性を強調する必要がある[29,30]。

胃食道逆流症

　胃食道逆流症（GERD: gastroesophageal reflux disease）は、様々な形で睡眠の問題を引き起こしうる。GERDに伴う痛みは、夜間の中途覚醒や夜泣きに繋がりうる。またGERDは、乳幼児の中枢性睡眠時無呼吸（CSA）や閉塞性睡眠時無呼吸（OSA）の発症にも関連している。GERDであっても過剰な吐き戻し・再嚥下運動・不機嫌・哺乳拒否・発育不全などの徴候を認めないケースもあり、そのような際にGERDとの診断を下すことは必ずしも容易ではない。横抱きにしている際に泣き止まず、縦抱きにした際に泣き止む場合、子どもがGERDによる痛みを感じていることを示す手がかりとなる（縦抱きにすることで食道内の胃酸の量が減り、疼痛が低減する）。夜間疼痛の原因としてのGERDの存在の評価のために食道インピーダンス・pH検査を行ったり、食道びらんの評価のため内視鏡検査を行う場合もある。

神経疾患

　中枢神経系に障害があると、睡眠サイクルの調節がうまくいかなくなる場合がある。発達の遅れを認める子どもの85％までもに、慢性的な睡眠障害が確認されるとの研究報告も存在している[31]。このような子どもの睡眠行動上の問題は、就寝習慣を確立するとともに、子どもが早く寝ついてしまいそうなときには、そのまま寝かしつけてしまうという対応を続けていくことで、改善することが可能である。入眠困難が続く場合には就寝時刻を30分遅らせて新しい睡眠パターンの確立を試し、また寝床について15～20分経っても眠れない場合には、ベッドから離して30分程度過ごしてから再びベッドに寝かしつけ、子どもが寝床について15分以内に眠りにつくまで同じ手順を繰り返すといった対応が有効となるであろう。多少眠りに就く時間が遅くなったとしても起床時間は一定にし、子どもが4歳以上の場合には昼寝をさせないようにするとよい。

　その他、投薬のタイミング、夜間の体位変換の必要性、痛み、夜間の授乳、養育者の不安などの要因も、神経障害のある子どもの睡眠障害の原因となりうる。メラトニンを就寝時に投与することは、睡眠障害の原因として中枢神経系の問題や高度の視力障害の問題を抱える子どもに有用となりうる。ただしメラトニンは、発作性のけいれん疾患のある小児に対しては慎重に使用する必要がある。

第三脳室や視床下部後部の腫瘍も日中の眠気を引き起こすことがある。脳幹部病変やキアリ奇形 II 型は、二分脊椎の児によくみられる病態であるが、重度の中枢性睡眠時無呼吸や声帯麻痺を引き起こすことがある。さらに、声帯麻痺は閉塞性睡眠時無呼吸の原因ともなりうる。

睡眠関連てんかん

てんかん患者の約20%は睡眠中にのみ発作を起こすが、その多くは睡眠と覚醒の移行時に生じる。夜間に発作が頻発する場合、何度も目が覚めてしまうことで睡眠が妨害されることとなる。夜間のてんかん発作は、異常行動として現れることもあり、睡眠時随伴症が思春期年齢で新たに発症した場合、てんかんの可能性を考慮する必要がある。非定型発作は、日中の過度の眠気（EDS）の原因となりうる。

睡眠関連性頭痛

睡眠中に起こる頭痛の多くは、REM睡眠時に生じる。群発頭痛は昼間よりも夜間に発生することが多く、しばしば睡眠の妨げとなる。覚醒直後から頭痛が生じることは稀であり、そのような状況が認められた場合、頭蓋内圧の上昇が生じている可能性や、低換気による高炭酸血症が生じている可能性について、慎重に評価を行う必要がある。

神経変性疾患

脳の変性疾患により、入眠障害、中途覚醒障害、早朝起床、睡眠不足、日中の過度の眠気など、様々な睡眠障害が生じうる。

その他の医学的病態

若年性特発性関節炎などの夜間に痛みを伴う疾患は、睡眠を阻害する可能性がある[32]。湿疹によるかゆみがある場合、搔破行動を伴う中途覚醒が頻繁に生じうる。月経痛が睡眠の妨げとなることもある。

頻度の高い睡眠障害

一次性（原発性）不眠症

不眠症は、入眠や睡眠維持の困難さとそれに伴う日中の機能障害を特徴とする病態である。正常な発達を遂げている子どもにもみられ、一般的には一過性で、1か月以内には治癒するの

が通例である。しかし、少なくとも週に３日以上、３か月間以上にわたり、睡眠の開始や維持が困難となったり、就寝に抵抗するようになったり、早朝覚醒するような状態となった場合、慢性不眠症との診断が下される。診断には、日中の行動上の問題、多動、不注意、眠気などの症状があることが必須である。

　子どもの場合、多くのケースで薬物療法よりも認知行動療法（CBT）が選択される（Box 28 -2参照）。家族が早い時間に子どもを寝室に連れて行き部屋から出ないように伝えつつ、気を紛らわすために電子機器を与えたり、長時間の読書を許容するなどの対応をしていることは珍しいことではない。これらは睡眠時間を増やすことを意図した対応ではあるものの、長期的には不眠症の悪化に繋がってしまう。睡眠障害に対するCBTは、これらの誤った行動を修正するようにデザインされている。健康な小児の一次性の不眠症に対し薬物療法を行うことには議論の余地があるものの、これまでジフェンヒドラミン、クロニジン、メラトニンなどの薬物が不眠症の小児患者に使用されてきた。しかし、無分別に薬物を使用することは、不眠症の原因について医療者と家族をミスリードすることとなり、必要な行動管理に目を向けなくなってしまう恐れがある[33]。

睡眠時呼吸障害

　プライマリーケア医療者は、親から子どものいびきに関して相談を受けることも多いであろう。子どものいびきはよくあることであるが、閉塞性睡眠時無呼吸の状態に至っていることは稀である。

　睡眠時呼吸障害（SDB: sleep-disordered breathing）の幼小児は、典型的な成人患者とは異なり、肥満を伴っていない場合が多い。頭蓋形態異常、染色体異常症、神経筋疾患などの基礎疾患のある子どもでは、SDBを発症するリスクがとりわけ高い。ダウン症候群、プラダーウィリー症候群、口蓋裂、軟骨無形成症、筋ジストロフィー、脳性麻痺、およびその他の基礎疾患を持つ子どもも、定期受診の際にルーチンで睡眠の問題についてスクリーニングを受ける必要がある[34]。例えば、ダウン症候群の子どもはたいていは学習障害（限局性学習症）を伴っているが、

Box 28-2　不眠症に対する認知行動療法のポイント

- ■**睡眠環境調整**：質の良い睡眠を取るために睡眠環境を調整する。
- ■**睡眠に関連する行動制限**：起きている間は、ベッド上で過ごす時間を制限する。認知行動療法中は、年齢の長じた子どもであれば、消灯後20分以内に寝つけない場合、ベッドや寝室から出るように指導することもある。
- ■**刺激のコントロール**：ベッドや寝室は寝るためだけのものにする。
- ■**リラクゼーション療法**：ガイドつきのイメージ療法や漸進的筋弛緩法を用いて、穏やかでリラックスした状態に入れるようにする。
- ■**認知療法**：不眠に繋がっている認知の歪みを特定し、その歪みをターゲットに修正を行う。

引用元：Lofthouse N, Gilchrist R, Splaingard M. Mood-related sleep problems in children and adolescents. *Child Adolesc Psychiatr Clin N Am.* 2009;18(4):893–916.

SDBの治療を行うことで、日中の学校でのパフォーマンスが向上することもある[35]。

　閉塞性のSDBの子どもは、アデノイド扁桃摘出術を行うことで改善するが、70〜90％の子どもで、夜間の睡眠ポリグラフ検査（PSG）を繰り返し行った際に睡眠時の無呼吸が残存しているとされる[36]。

　閉塞性睡眠時無呼吸の子どもでは、場合によっては、経鼻的持続陽圧換気（CPAP: continuous positive airway pressure）や気管切開が必要になることもある。

　すべての子どもがアデノイド扁桃摘出術を受ける前にPSGを受けるべきかどうかについては、議論の余地がある。ただし、3歳未満の子ども、病的肥満の子ども、染色体異常や頭蓋顔面異常のある子ども、神経筋障害のある子ども、その他の基礎疾患があり明らかに周術期合併症のリスクが高い子どもで、特に日帰り手術を考えているケースの場合には、術前評価の一環としてPSGを受ける必要があるであろう[36-38]。

　中枢性睡眠時無呼吸症候群は、小児でも発症しうる。その背景には神経疾患、肺疾患、心疾患などの基礎疾患がある場合が多い。ケースによっては、キアリ奇形の評価のために脳幹部の磁気共鳴画像検査（MRI）を行ったり、先天性の中枢性低換気の評価の一環として遺伝子検査を行う必要がある。原因不明の中枢性睡眠時無呼吸の子どもの評価や治療を行う際には、睡眠医学の専門医へのコンサルテーションを行うことが強く推奨される。

概日リズム睡眠障害

　ヒトの生物学的な概日周期は約24.5時間であるため、中には睡眠サイクルを24時間に合わせることが困難な人もいる。概日リズム睡眠障害とは、睡眠時間は正常であるが、その人の生活の中で就寝時間が合わず、十分な睡眠が取れない状態となっている病態を指す用語である。概日リズム睡眠障害の思春期児は、例えば午前4時頃まで眠れずに午前中に起きることが出来なくなっているなど、通常の学校環境に合わせることが困難で、機能上の問題を抱えてしまう可能性が高い。ただし、睡眠相の遅れを持つ人であっても、夜間に働くなどで生活に支障がない場合には、障害とはみなされない。不眠症の原因となる概日リズム睡眠障害で最も多いのはこのような睡眠相後退であり、思春期の子どもでしばしば認められる。睡眠相後退は、希望する就寝時刻に自然に眠りに就くことが出来ず、日中の目覚めが遅い状態となってしまう病態である。思春期には寝る時間が小児期に比べて遅くにずれ込むことは極めて一般的であり、それ自体は問題ではない。しかし、一部の子どもでは、このずれによって朝、学校に間に合うように目覚めることが困難となる。睡眠相後退がある思春期児は、週末や休暇になると遅くまで寝ていることが多く、それによって平日に適切な就寝時刻に眠りにつくことがさらに難しくなってしまっている。睡眠相後退症は、患者が寝たいタイミングで寝て、起きたいタイミングで起きることが出来れば、入眠困難はなくすっきりとした目覚めが得られるという点で、不眠症とは区別される。思春期の睡眠相後退を変えるのは非常に難しく、朝は明るい光を浴び、土日や祝日も平日と同じ時間に起きるようにする必要があり、そのためには、子どもと親の強い意志と積極的な治療参加が不可欠である。また、眠りに就きたい就寝時刻の数時間前にメラトニン

を少量投与することで、徐々に睡眠相を希望する時間に早めていくことが出来る子どももいる。

　概日リズムの調整に必要な物理的刺激が入らない状況にある子どもは、概日リズム睡眠障害を発症しやすい。概日リズムを24時間に同調させる一般的な刺激としては、光（特に日光）、運動、社会活動、食事などが挙げられる。全盲の状態で車いすに乗って医療チューブから栄養を受けている脳性麻痺の子どもが、概日リズム睡眠障害を抱えてしまうことが多いことは、特段驚くに値しない。

　また、家庭生活が混沌とした状態にあることで、概日リズムに問題を抱えてしまう子どももいる。家庭によっては、子どもが生活習慣を身につけるための関わりを親が全くしておらず、子どもが好き勝手に過ごす状況となっているところもあり、そのことが異常な睡眠パターンに繋がっている場合もある。概日リズム睡眠障害と、基本的生活習慣の欠如による異常な睡眠パターンとは、子どもの行動を観察評価することで区別することが可能である。概日リズム睡眠障害の子どもは、ベッドに入ることを嫌がりはしないが、なかなか寝つけず、朝すっきりと起きることが困難で、休んだ感じがしないと訴える。

　睡眠相前進とは、眠りにつくのが早く（午後7時）、朝早く（午前3時）に目覚めてしまう状態を指す。概日リズムが様々にずれてしまっている子どもに対応する際には、昼寝の時間・就寝時間・起床時間・食事時間を、同時に望ましい時間帯にずらすことで調整を行う必要がある。

　概日リズムを合わせていくことが困難な事例に対しては、腕時計に似た活動量計を手首に数週間装着して、そのパターンを記録することが必要となる。活動量計は加速度センサーによって身体の動きを感知するもので、デバイスの中の記録媒体にその情報が保存される。活動量計は、子どもの睡眠と覚醒のパターンをグラフ化し、不眠症・日中の過度の眠気（EDS）、概日リズム睡眠障害などの特定の睡眠障害を評価するうえでの有用な情報をもたらす非侵襲的な検査法である（図28-2）。

睡眠時随伴症（部分覚醒障害）

　睡眠時随伴症（パラソムニア）とは、睡眠中や睡眠と覚醒の間に起こる異常行動や異常体験を指す用語である。徐波睡眠からの部分的な覚醒に関連して生じる錯乱性覚醒、睡眠恐怖症、夢遊病などの睡眠時随伴症は、小児においてしばしば認められる病態である。これらのエピソードはすべて、睡眠を3つに分割した際の最初のフェーズの徐波睡眠からの覚醒時に生じ、子どもは混乱したり怯えたりしているようにみえ、親の介入に対しても無反応である。エピソードの際に子どもは完全に覚醒しておらず、朝になってそのことを尋ねてもその出来事自体を覚えていない。

　睡眠時随伴症は、通常は小児期に始まり自然に消失していくが、0.5％の患者では成人期まで持ち越すとされている。診断は、症状の出現する時間帯（一般に睡眠を3つに分割した際の最初のフェーズに出現する）、典型的な症状、および翌朝目覚めたときにその出来事を思い出せないこと（朝型健忘）に基づいて下される。また、この病態は家族集積性の傾向が強く、病歴聴取の際に、両親のどちらかが子どもの頃に同様の行動をとっていたことが明らかになることが

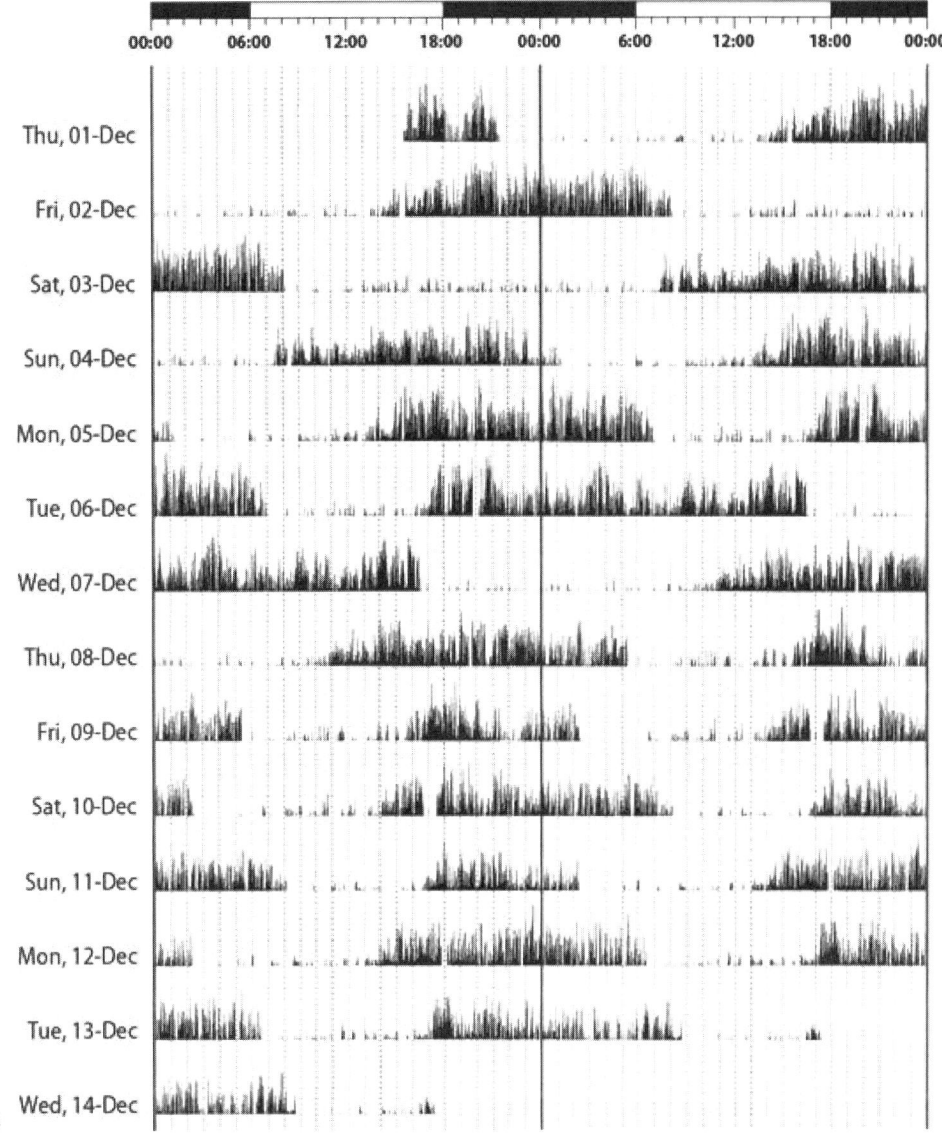

図28-2　脳損傷後、夜間に胃瘻からのチューブ栄養を行っているダウン症候群の10歳児の活動量計のグラフ（治療前）
A：睡眠パターンが不規則で夜間頻繁に覚醒しているのが確認される。

多い。睡眠時随伴症への対応は、一般的に予後が良好であり危険性も低いことを両親に丁寧に説明し、エピソード中の介入を最小限とし、子どもの寝室から安全上のリスクとなりうるものを取り除くという環境調整の指導を行うことが中心となる。診断を確定するためには、夜間の睡眠ポリグラフ検査（PSG）の実施が有用であり、また重症例や非典型的な症例では、PSGを行うことで夜間のてんかん発作や閉塞性睡眠時無呼吸などの併存が確認されることもある。閉塞性睡眠時無呼吸や周期性四肢運動障害など、睡眠を分断してしまう可能性のある疾患が併存

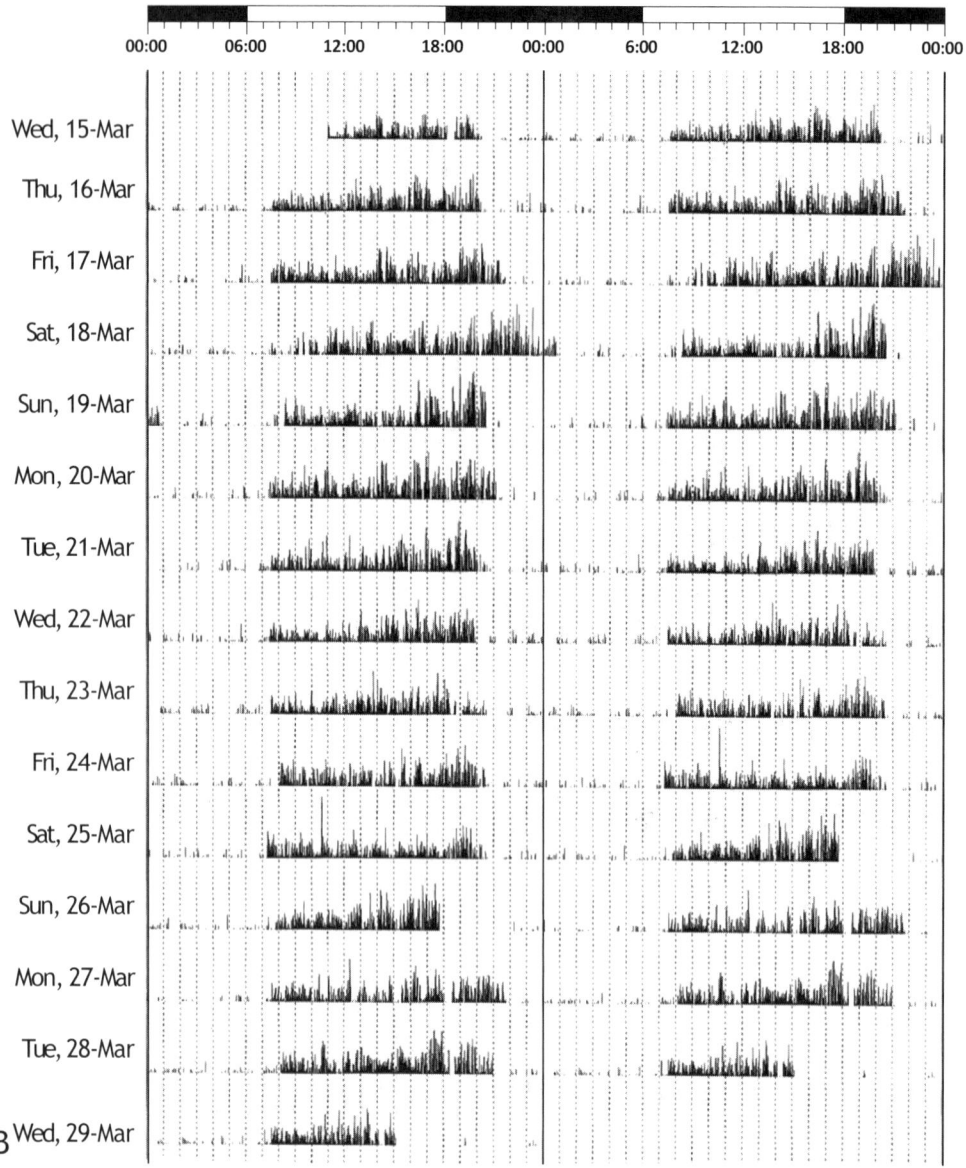

図28-2　脳損傷後、夜間に胃瘻からのチューブ栄養を行っているダウン症候群の10歳児の活動量計のグラフ（治療後）
B：夜間のメラトニン内服および朝の光療法を行い、夜間の胃瘻からのチューブ栄養を中止したことで、睡眠パターンが安定化した。

している場合には、これらの治療を行うことが有効となる。重症例では、ときにロラゼパムなどのベンゾジアゼピン系薬剤を就寝時に数週間服用することで徐波睡眠を減少させ、それによりエピソードの発生を抑えることが期待される。ただし内服を中止するとリバウンドが生じ、しばしばエピソードの数は増加してしまう。

錯乱性覚醒

　徐波睡眠から部分的に覚醒して、錯乱性の覚醒状態となる子どももいる。その際、身体を起こしブツブツと呟いているため、目が覚めたようにみえることもある。子どもは普段とは異なる様子であり、親の問いかけに対しても無反応である。ある研究報告によれば、3歳から13歳までの子どものうち、17％がこのような錯乱性覚醒を認めた既往があると報告されている[39]。錯乱性覚醒の際に、子どもはときに暴力的に振る舞い、親が制止しようとする際に闘争的な反応を示すこともある。錯乱性覚醒は通常、夜間の睡眠を3分割した場合の最初のフェーズで生じるが、ときには一晩で複数回の錯乱性覚醒を起こすこともある。これらの現象は、一般に、入眠から時間が経つにつれその強さは減弱していく。錯乱性覚醒は、子どもが過労状態や急性疾患に罹患している際に最もよくみられる。錯乱性覚醒への対応は、一般的に予後が良好であり危険性も低いということを両親に丁寧に説明し、エピソード中の介入を最小限とし、子どもの寝室から安全上のリスクとなりうるものを取り除くという環境調整の指導が中心となる。

　閉塞性睡眠時無呼吸やレストレスレッグス症候群（むずむず脚症候群）などの睡眠を分断してしまう可能性のある疾患が併存している場合には、それらの治療を行うことが有効となる。重症例では、ときにロラゼパムなどのベンゾジアゼピン系薬剤を就寝時に数週間服用することで徐波睡眠を減少させ、それによりエピソードの発生を抑えることが期待される。ただし内服を中止するとリバウンドが生じ、しばしばエピソードの数は増加してしまう。睡眠ポリグラフ検査（PSG）は、錯乱性覚醒のケースに対してはほとんど適応とならないが、重症例や非定型例では、PSGを行うことで夜間のてんかん発作や閉塞性睡眠時無呼吸などの併存が確認されることもある。

夜驚症

　夜驚症も、徐波睡眠からの部分的な覚醒であり、顔面蒼白、発汗、瞳孔拡張、毛孔勃起、頻脈などの生理的覚醒を認めることを特徴とする。子どもは身体を起こして叫び、恐怖を感じているようにもみえる。子どもは暴れたり走ったりし、親が慰めようとしても反応することはなく、朝になるとその出来事を覚えていない。夜驚症は通常、生後18か月から5歳の間に始まり、子どもの3％程度に認められる。夜驚症は情緒障害を反映したものではないが、他のノンレム睡眠時随伴症同様、急性疾患への罹患、ストレス、睡眠不足によって発生する確率が高まる。夜驚症の子どもには、睡眠時恐怖、夜尿症、睡眠時遊行症（夢遊病）、寝言癖などの家族歴を認めることが多い。夜驚症は、疲労やストレスがかかった状態であったり、膀胱が一杯になったり、大きな音がしたりすることで誘発されやすくなる。夜驚症は、数週間にわたって発作的に生じ、その後消失するが、数週間後に再発する傾向がある。夜驚症の予後は良好であり、8歳までには約95％のケースが治癒に至るため、親を安心させることが重要である。就寝前に排尿して膀胱を空虚にし、周囲を暗くし、静かな環境とすることが大切である。夜驚はたいてい入眠しておよそ1時間後に起こり、約1週間に及んで毎晩出現する。夜驚の出現が予測される15分ほど前に子どもを起こすことで、出現を阻止しうる。午後に30〜60分程度、昼寝を行うことも、徐波睡眠の深さや量を減らし、夜驚の出現回数を減らしうる。ベンゾジアゼ

ピン系薬剤を就寝時に内服することで徐波睡眠を減少させ、それにより夜驚の発生頻度を減少させうるが、薬剤に耐性が生じたり内服を中止したりした場合、リバウンドが生じてしばしばエピソードの数が増加してしまう。難治例や思春期発症例では、睡眠検査の一環として終夜脳波検査（EEG）による夜間発作の精査が必要である。

睡眠時遊行症（夢遊病）

約15％の子どもが、どこかしらの時期に睡眠時遊行症（夢遊病）の症状を一過性に認めるが、そのほとんどは4歳から12歳の間である[40]。症状が出現している際には、子どもは覚醒し難く、合目的な行動は取れず、意味なくさ迷い歩き、しばしばトイレ以外の場所で排尿をしてしまう傾向にあり、朝になるとその出来事を通例は覚えていない。睡眠時遊行症（夢遊病）は、病歴聴取や症状出現時の様子を撮影した動画を確認することで、てんかん発作や解離状態とは区別することが可能であるが、ときに鑑別のために脳波や睡眠ポリグラフ検査（PSG）を行うこともある。症状を呈する期間が長期化してしまっている子どもに対しては、怪我をしないように環境を整備し、エピソードが発生した際には注意深く様子を観察する必要がある。ドアや窓に鍵をかけたり、警報装置をつけることも検討される。子ども部屋のドアにアラームやベルをつけておくことで、子どもが部屋から出たことに家族が気付くことが出来、子どもを安全にベッドに戻すように誘導することが出来るようになる。子どもが毎晩、ほぼ同じ時間帯に夢遊病エピソードを起こしているような場合、その時間になる前に子どもを一旦覚醒させることで、エピソードを防止しうることもある。

悪夢障害

悪夢はレム睡眠中に生じる極めて一般的な睡眠時随伴症であり、睡眠時間を3分割した際の最後のフェーズで最も多く確認される。夢の内容はしばしば恐ろしいものとして回想され、日中のストレスが反映されているとされる。子どもは生後14か月頃までには夢を見るようになるが、悪夢は3～6歳の間に最も多く確認され、10～50％の子どもが体験するとされている。悪夢が好発する時期の子どもは、夢を説明するための言語能力を備えており、発達的に想像力が旺盛で、恐怖心を抱くことも多い。

怖い夢により中途覚醒した子どもを安心させることは重要ではあるが、二次的な中途覚醒障害の遷延化を防ぐため、介入は短時間に留める必要がある。悪夢が頻繁に起こる場合、「就寝時恐怖」のセクションで言及したのと同様の対応を行う必要性がある。慢性的に悪夢を見てしまう子どもは、悪夢を見なくなることに主眼を置いたリラクゼーションのエクササイズを行うことと、子どもが夢の中で状況を支配出来るように、物語を一緒に紡ぐ支援を行うことで改善することが示されている（入眠時にあらかじめ見たい夢のリハーサルを行い、それをしっかりとイメージすることで、子どもが良い夢を見られる可能性を高めることが出来る）。悪夢障害が重度の場合、就寝前の薬物療法が有効なこともあるが、薬物療法を必要とするほど重症の場合、一般的にはカウンセリングを実施することが推奨される。

悪夢というのは、おしなべて心的外傷後ストレス障害（PTSD: post-traumatic stress disorder）

の症状の一部である。アルコールや抗うつ剤などのレム睡眠を抑制する物質の離脱後に悪夢が増加しやすいことにも留意する必要がある。

ブラキシズム（歯ぎしり）

　睡眠中のブラキシズム（歯ぎしり）は、小児の50％以上で認められ、平均発症時年齢は10.5歳と報告されている。睡眠中の歯ぎしりがどのように生じ、どのように消失していくのかに関しては、縦断的な研究が存在しておらず明らかとはされていないが、一般人口の10％から20％にその存在を疑わせる歯科的所見が確認されるとも報告されている。歯ぎしりは、歯の不正咬合や神経学的・精神医学的な疾患によって引き起こされることもある。夜間にマウスピースを装着することは歯を保護するだけではなく、顎関節への潜在的なダメージを軽減することにもなる。ストレスや不安が引き金になっているケースの場合、就寝時にリラクゼーションのエクササイズを行うことが有効となりうる。

睡眠中の暴力行為（レム睡眠行動障害）

　レム睡眠行動障害を呈する子どもでは、通常生じるレム睡眠時の筋弛緩が生じないため、夢の内容が物理的に反映されてしまい、ときに暴力的な行動が現れることもある。定型発達の健常児にレム睡眠行動障害を認めることは極めて稀であるが、ASDの子どもや神経疾患の子どもではこのような障害を認めることがある。一般的に睡眠時間を3分割した際の最初のフェーズのノンレム睡眠期の徐波睡眠中に生じる睡眠時随伴症とは異なり、レム睡眠行動障害は、最後の時間帯に異常行動が生じていることが診断の手掛かりとなる。診断には、睡眠ポリグラフ検査（PSG）などの睡眠検査と神経画像検査が不可欠である。クロナゼパムによる治療は、レム睡眠行動障害の成人において最も一般的な治療であるが、レム睡眠行動障害を伴うASD児の治療にも有用であると報告されている。

睡眠関連運動障害

レストレスレッグス症候群（むずむず脚症候群）および周期性四肢運動障害

　レストレスレッグス症候群は、家族的要因が強いとされており、8〜17歳の子どもの約2％に認められる[41]。脚部の不快感が特徴であり、安静時に増悪する。この不快感は夕方になると現れ、じっとしていられなくなり、足を動かすことで一時的に緩和される。ときに成長痛と混同されることもあるこの不快感により、子どもの入眠が妨げられてしまうことがある。

　一方、周期性四肢運動障害は、子どもに1時間に5回以上の反復的で短い脚のピクつきを認める病態である。脚の動きやピクつきは、中枢性の睡眠時無呼吸が生じた後の呼吸再開時に認

めることや、閉塞性の睡眠時無呼吸のエピソード後に大きな鼻息やいびきと共に認めることもある。それにより睡眠の連続性が分断され、中途覚醒性の不眠症に繋がりうる。

　この二つの症候群は同一の疾病ではないものの、多くの患者がこの両方の症状を併せ持っている。子どもでは、鉄欠乏や抗うつ薬の使用によって四肢運動が増悪することがある。ADHDの子どもでより発生頻度が高いとされており、治療としては、年齢に応じ、鉄剤・クロニジン・ガバペンチン・ドーパミン作動性薬剤などが使用される。

睡眠覚醒移行障害

　頭や体を揺らすなどの入眠時のリズミカルな動きは、乳幼児にしばしば認められる。実際このような動きは、生後9か月児の半数以上に認められるが、生後18か月児では3分の1、2歳児では4分の1以下に減少していく。頭を揺らす動作は一般に単調で、1分間に60〜80回のリズムで、一般的には15分以内で治まる。通常は良性のものであるが、ときに中枢神経系の損傷、頭痛、内耳異常、視覚／聴覚障害などの感覚遮断、虐待／ネグレクトが原因でこのような動きを認めることもある。とりわけ気性の激しい子どもにおいて、頭の揺らしがヘッドバンキングのような行動として認められることがある。このようなヘッドバンキングによって脳を損傷することは通常は考えられないが、ベッドが不安定な状態であるなど、安全対策がなされていない環境においては、怪我に繋がることもありうる。夕方にしっかりと運動をさせたり、就寝前の習慣として抱っこをしたりすることで、これらの症状が軽減することもある。症状が強いケースでは、入眠するまでにベッドに横たわる時間を制限したり、軽く鎮静をさせることが有効となることが示されている。これらの行動は、一般的に発達に伴い消失していく良性のものであるため、親を安心させることが重要である。

過眠を呈する中枢神経障害

　日中の過度の眠気は、睡眠時間の不足、中途覚醒（表28-4）などによる睡眠の質の低下、睡眠欲求の増大（表28-5）などが原因となる。このような問題を抱える子どもの中には、実際に居眠りをしてしまう子どももいるが、多くは多動・落ち着きのなさ・集中力の欠如・衝動性・攻撃性・易興奮性といった症状として、それが表現される。眠気は、脱力感や疲労感とは区別して考える必要がある。小児の原発性過眠症を引き起こす主要な病態としては、ナルコレプシーと特発性過眠症が挙げられる。

ナルコレプシー

　ナルコレプシーは、日中の抗し難い睡眠発作、覚醒状態からレム睡眠への異常に速い移行、夜間の睡眠障害などを認める症候群であり、15〜25歳の間で診断されることが多いが、小児

表28-4　小児の中途覚醒に対する治療（原因別）	
	治　療
発達過程においてみられる状況	
あらゆるタイプの睡眠障害	親教育
睡眠時随伴症	
夜驚	親教育、睡眠環境の改善、投薬（稀）
寝言	親教育、睡眠環境の改善
睡眠時遊行症	親教育、睡眠環境の改善、安全な睡眠環境の整備
錯乱性覚醒	親教育、睡眠環境の改善
睡眠関連呼吸障害	
睡眠時無呼吸	アデノイド・扁桃摘出術、経鼻CPAP
上気道抵抗症候群	アデノイド・扁桃摘出術、経鼻CPAP
その他の医学的病態	
気管支喘息	医学管理
嚢胞性繊維症	医学管理
胃食道逆流症	医学管理
夜間のけいれん発作	抗けいれん薬の内服
睡眠時の周期的四肢運動	鉄剤内服、ドーパミンアゴニスト製剤、ガバペンチン
睡眠環境	
添い寝、騒音、ペットの存在	親教育、安全な睡眠環境の整備

【略語】CPAP: continuous positive airway pressure（持続陽圧換気）
引用元：Givan DC. The sleepy child. *Pediatr Clin North Am.* 2004;51(1):15–31.

においても認められる。実際、成人のナルコレプシー患者の3分の1が15歳以前に症状が出現していたと報告されているが、診断がつくまでに10年以上かかることも稀ではない。感情が昂った際に急に脱力してしまう「情動脱力発作（カタプレキシー）」、覚醒時に数秒から数分間、運動することが出来ない「睡眠麻痺」、入眠時に現実感を伴った夢を見る状態となる「入眠時幻覚」は、日中の過度の眠気（EDS）とともにナルコレプシーの四徴と呼ばれ、患者の30%に認められる。カタプレキシーとは、笑いやその他の強い情動に伴って、短時間、両側の筋力低下が生じるもので、転倒を伴いうる。また、頭がガクンと垂れてしまったり、口がだらんと開いてしまうこともある。情動脱力発作はナルコレプシーに非常に特異的な症状ではあるが、50%以上の患者には認められない。情動脱力発作を伴うナルコレプシー患者の約90%が、HLA-DQB1*06:02陽性であると報告されている。HLA-DQB1*06:02が陰性であっても、ナルコレプシー（とりわけ情動脱力発作を認めないナルコレプシー）は否定しえない。逆に、一般人口の20%がHLA-DQB1*06:02陽性であることを鑑みるに、この検査によって日中の抗し難い眠気を認めるEDS患者に対し、ナルコレプシーとの診断を下せるようになるわけでもない。情動脱力発作を伴わないナルコレプシーの診断を下すためは、オーバーナイトで睡眠ポリグラフ検査（PSG）を行い、他の睡眠障害がないことを確認する必要がある。そのうえで、たいていはPSGのすぐ後に行うことが多いが、多睡眠潜伏検査（MSLT: multiple sleep latency test）と

	表28-5　小児期に過眠を引き起こしうる病態		
病態名	頻度	治療	
一過性過眠症状を引き起こす病態			
急性疾患への罹患	多い	特異的な治療はない	
違法薬物使用	多い	原因薬物の中止	
処方薬の内服	多い	原因薬物の中止、必要時には中枢神経刺激薬を使用	
反復性過眠症状を引き起こす病態			
うつ病	多い	抗うつ薬	
Kleine-Levin症候群	稀	リチウム、カルバマゼピン（血中濃度の確認を要する）	
月経随伴症	稀	経口ピル	
遷延性過眠症状を引き起こす病態			
ナルコレプシー	0.2%	中枢神経刺激薬、睡眠環境調整、併存する睡眠障害に対する治療	
特発性過眠症	不明	中枢神経刺激薬	

引用元：Givan DC. The sleepy child. *Pediatr Clin North Am.* 2004;51(1):15–31.

して、2時間間隔で5回の昼寝の機会を設定し、急速にREM睡眠に達する睡眠（平均して8分未満）が少なくとも2回確認されることで診断が下される。鑑別診断としては、水頭症・中枢神経系外傷の既往・伝染性単核球症などのウイルス感染後の睡眠障害・特発性過眠症などが挙げられる。最近の研究では、情動脱力発作を伴うナルコレプシーにおいては、神経ペプチドであるヒポクレチンを産生する視床下部ニューロンが約7万個程度消失していると報告されており、それが発生に関わっている可能性が示唆されている。

　ナルコレプシーに伴う日中の過度の眠気（EDS）の治療には、モダフィニル（商品名：モディオダール）やメチルフェニデート（商品名：リタリン）などの中枢神経刺激薬を使用し、情動脱力発作に対してはベンラファキシン（商品名：イフェクサー）などの抗うつ剤が処方される。オキシベートナトリウム（商品名：ザイレム）は、EDSと情動脱力発作の両者に効果があり、成人のナルコレプシーに対して適応承認されている〔訳注：日本では未承認〕。その他にも、夜間の十分な睡眠を確保するとともに、昼間に1回30分の昼寝を2～3回計画的に行い、覚醒に最適な時間帯に活動を行うなどの治療も行われている[42]。ナルコレプシーの子どもを管理するうえでは、子ども・家族・学校関係者への教育が不可欠である。この生涯続く慢性疾患の困難な状況を支援していくためには、小児の睡眠障害の専門外来を有する睡眠障害センターへの紹介を行うことが推奨される。プライマリーケア医療者には、子どもがスポーツ・学校のテスト・運転などの活動に制限なく参加することが出来るように、薬の服用状況についての監視を行うことが求められる[43]。

特発性過眠症

　特発性過眠症は、夜間の睡眠が十分であるにもかかわらず、常に日中の過度の眠気（EDS）を呈する疾患であるが、その定義上、診断はあくまで除外診断によって下されるもので、神経

疾患（水頭症や中枢神経系腫瘍）・閉塞性睡眠時無呼吸などの一次睡眠障害・気分障害・慢性疲労症候群やその他の内科疾患（単核球症などの急性／慢性感染症、代謝障害、筋疾患）など、過眠を引き起こす他の病態の有無について包括的な評価を行う必要がある。特発性過眠症では、ナルコレプシーと同様、平均睡眠潜時（眠りに就くまでの時間）が極めて短いという特徴があるが、ナルコレプシーとは異なり、多睡眠潜伏検査（MSLT）で急速にREM睡眠に達する睡眠状態（SOREMP: sleep onset REM period）は確認されない。特発性過眠症の治療としては、睡眠環境の整備、中枢神経刺激薬の使用、運転や機械操作などの安全上の問題の徹底的な見直しなどが行われる[43]。

▮ 米国小児科学会（AAP）の提言／指針

- American Academy of Pediatrics Task Force on Sudden Infant Death Syndrome. SIDS and other sleep-related infant deaths: updated 2016 recommendations for a safe infant sleeping environment. *Pediatrics*. 2016:138(5):e20162938 (pediatrics.aappublications. org/content/138/5/e20162938)
- Marcus CL, Brooks LJ, Draper KA, et al. Clinical practice guideline: diagnosis and management of childhood obstructive sleep apnea syndrome. *Pediatrics*. 2012; 130(3):576–584 (pediatrics.aappublications. org/content/130/3/576)
- Marcus CL, Brooks LJ, Draper KA, et al. Diagnosis and management of childhood obstructive sleep apnea syndrome. *Pediatrics*. 2012;130(3):e714–e755 (pediatrics. aappublications.org/content/130/3/e714)
- Owens J; American Academy of Pediatrics Adolescent Sleep Working Group and Committee on Adolescence. Insufficient sleep in adolescents and young adults: an update on causes and consequences. *Pediatrics*. 2014;134(3):e921–e934 (pediatrics. aappublications.org/content/134/3/e921)

▮ 参考文献

1. Meltzer LJ, Johnson C, Crosette J, Ramos M, Mindell JA. Prevalence of diagnosed sleep disorders in pediatric primary care practices. *Pediatrics.* 2010;125(6):e1410–e1418
2. Liu X, Buysse DJ, Gentzler AL, et al. Insomnia and hypersomnia associated with depressive phenomenology and comorbidity in childhood depression. *Sleep.* 2007; 30(1):83–90
3. Goldstein TR, Bridge JA, Brent DA. Sleep disturbance preceding completed suicide in adolescents. *J Consult Clin Psychol.* 2008;76(1):84–91
4. Minde K, Faucon A, Falkner S. Sleep problems in toddlers: effects of treatment on their daytime behavior. *J Am Acad Child Adolesc Psychiatry.* 1994;33(8):1114–1121
5. Riter S, Wills L. Sleep wars: research and opinion. *Pediatr Clin North Am.* 2004; 51(1):1–13
6. American Academy of Pediatrics Task Force on Sudden Infant Death Syndrome. SIDS and other sleep-related infant deaths: updated 2016 recommendations for a safe infant sleeping environment. *Pediatrics.* 2016;138(5):e20162938
7. Anders TF. Night-waking in infants during the first year of life. *Pediatrics.* 1979;63(6):860–864
8. Gartner LM, Morton J, Lawrence RA, et al; American Academy of Pediatrics Section on Breastfeeding. Breastfeeding and the use of human milk. *Pediatrics.* 2005;115(2):496–506
9. Pinilla T, Birch LL. Help me make it through the night: behavioral entrainment of breast-fed infants' sleep patterns. Pediatrics. 1993;91(12):436–444
10. St James-Roberts I, Sleep J, Morris S, Owen C, Gillham P. Use of a behavioural programme in the first 3 months to prevent infant crying and sleeping problems. *J Paediatr Child Health.* 2001;37(3):289–297
11. Nikolopoulou M, St James-Roberts I. Preventing sleeping problems in infants who are at risk of developing them. *Arch Dis Child.* 2003;88(2):108–111
12. Blyton DM, Sullivan CE, Edwards N. Lactation is associated with an increase in slow-wave sleep in women. *J Sleep Res.* 2002;11(4):297–303
13. Cubero J, Narciso D, Terrón P, et al. Chrononutrition applied to formula milks to consolidate infants'

sleep/wake cycle. *Neuro Endocrinol Lett.* 2007;28(4):360–366

14. Blader JC, Koplewicz HS, Abikoff H, Foley C. Sleep problems of elementary school children. A community survey. *Arch Pediatr Adolesc Med.* 1997;151(5):473–480

15. Parmelee AH, Wenner WH, Schulz HR. Infant sleep patterns: from birth to 16 weeks of age. *J Pediatr.* 1964;65:576–582

16. Owens JA, Mindell JA. Pediatric insomnia. *Pediatr Clin North Am.* 2011;58(3): 555–569

17. Kuhn BR, Elliott AJ. Treatment efficacy in behavioral pediatric sleep medicine. *J Psychosom Res.* 2003;54(6):587–597

18. Ivanenko A, Barnes ME, Crabtree VM, Gozal D. Psychiatric symptoms in children with insomnia referred to a pediatric sleep medicine center. *Sleep Med.* 2004;5(3): 253–259

19. Gregory AM, Rijsdijk FV, Lau JY, Dahl RE, Eley TC. The direction of longitudinal associations between sleep problems and depression symptoms: a study of twins aged 8 and 10 years. *Sleep.* 2009;32(2):189–199

20. Dahl RE, Ryan ND, Matty MK, et al. Sleep onset abnormalities in depressed adolescents. *Biol Psychiatry.* 1996;39(6):400–410

21. Ivanenko A. Sleep and mood disorders in children and adolescents. In: Ivanenko A, ed. *Sleep and Psychiatric Disorders in Children and Adolescents.* New York, NY: Informa Healthcare USA Inc; 2008:279–292

22. Kupfer DJ. Pathophysiology and management of insomnia during depression. *Ann Clin Psychiatry.* 1999;11(4):267–276

23. Lofthouse N, Gilchrist R, Splaingard M. Mood-related sleep problems in children and adolescents. *Child Adolesc Psychiatr Clin N Am.* 2009;18(4):893–916

24. Glod CA, Teicher MH, Hartman CR, Harakal T. Increased nocturnal activity and impaired sleep maintenance in abused children. *J Am Acad Child Adolesc Psychiatry.* 1997;36(9):1236–1243

25. Wiggs L, Stores G. Severe sleep disturbance and daytime challenging behaviour in children with severe learning disabilities. *J Intellect Disabil Res.* 1996;40(pt 6): 518–528

26. Cortese S, Konofal E, Yateman N, Mouren MC, Lecendreux M. Sleep and alertness in children with attention-deficit/hyperactivity disorder: a systematic review of the literature. *Sleep.* 2006;29(4):504–511

27. Prince JB, Wilens TE, Biederman J, Spencer TJ, Wozniak JR. Clonidine for sleep disturbances associated with attention-deficit hyperactivity disorder: a systematic chart review of 62 cases. *J Am Acad Child Adolesc Psychiatry.* 1996;35(5):599–605

28. Johnson KP, Giannotti F, Cortesi F. Sleep patterns in autism spectrum disorders. *Child Adolesc Psychiatr Clin N Am.* 2009;18(4):917–928

29. Stores G, Ellis AJ, Wiggs L, Crawford C, Thomson A. Sleep and psychological disturbance in nocturnal asthma. *Arch Dis Child.* 1998;78(5):413–419

30. Splaingard M. Sleep problems in children with respiratory disorders. *Sleep Med Clin.* 2008;3(4):589–600

31. Piazza CC, Fisher WW, Sherer M. Treatment of multiple sleep problems in children with developmental disabilities: faded bedtime with response cost versus bedtime scheduling. *Dev Med Child Neurol.* 1997;39(6):414–418

32. Zamir G, Press J, Tal A, Tarasiuk A. Sleep fragmentation in children with juvenile rheumatoid arthritis. *J Rheumatol.* 1998;25(6):1191–1197

33. Pelayo R, Chen W, Monzon S, Guilleminault C. Pediatric sleep pharmacology: you want to give my kid sleeping pills? *Pediatr Clin North Am.* 2004;51(1):117–134

34. Marcus CL. Sleep-disordered breathing in children. *Am J Respir Crit Care Med.* 2011;164(1):16–30

35. Brooks LJ, Olsen MN, Bacevice AM, Beebe A, Konstantinopoulou S, Taylor HG. Relationship between sleep, sleep apnea, and neuropsychological function in children with Down syndrome. *Sleep Breath.* 2015;19(1):197–204

36. Mitchell RB. Adenotonsillectomy for obstructive sleep apnea in children: outcome evaluated by pre- and postoperative polysomnography. *Laryngoscope.* 2007; 117(10):1844–1854

37. Bhattacharjee R, Kheirandish-Gozal L, Spruyt K, et al. Adenotonsillectomy outcomes in treatment of obstructive sleep apnea in children: a multicenter retrospective study. *Am J Respir Crit Care Med.*

2010;182(5):676–683

38. McColley SA, April MM, Carroll JL, Naclerio RM, Loughlin GM. Respiratory compromise after adenotonsillectomy in children with obstructive sleep apnea. *Arch Otolaryngol Head Neck Surg.* 1992;118(9):940–943

39. Laberge L, Tremblay RE, Vitaro F, Montplaisir J. Development of parasomnias from childhood to early adolescence. *Pediatrics.* 2000;106(1, pt 1):67–74

40. Anders TF, Eiben LA. Pediatric sleep disorders: a review of the past 10 years. *J Am Acad Child Adolesc Psychiatry.* 1997;36(1):9–20

41. Picchietti D, Allen RP, Walters AS, Davidson JE, Myers A, Ferini-Strambi L. Restless legs syndrome: prevalence and impact in children and adolescents—the Peds REST study. *Pediatrics.* 2007;120(2):253–266

42. Aran A, Einen M, Lin L, Plazzi G, Nishino S, Mignot E. Clinical and therapeutic aspects of childhood narcolepsy-cataplexy: a retrospective study of 51 children. *Sleep.* 2010;33(11):1457–1464

43. Sheldon SH, Ferber R, Kryger MH. *Principles and Practice of Pediatric Sleep Medicine.* Philadelphia, PA: Elsevier Saunders; 2005

第 29 章

言語障害、構音障害

マリス・ローゼンバーグ（医学士）、ナンシー・ターシス（医療アシスタント、医療秘書、言語聴覚士）

発語の遅れや言語障害は、発語や言語の領域に限定された障害である場合もあれば、
難聴、知的障害、情緒障害、行動障害、自閉症スペクトラム障害、
社会的コミュニケーション障害などの社会的認知障害などの
主たる病態が存在することを示唆する障害の場合もある。

はじめに

　言葉の遅れ（発語障害や言語障害）は、幼い子どもを持つ親が抱く発達に関する懸念のうち
で最も一般的なものといえ、その有病率は2～19％と推定されている[1-5]。発語や言語の遅れ
は、単独で起こることもあれば、知的障害、自閉症スペクトラム障害（ASD）、難聴など、他
の発達障害に併存することもある。子どもに発語障害や言語障害がある場合、それは学習に悪
影響を及ぼしうる発達上のリスクとなることはよく知られているが、それに加えて、内在化
障害や外在化障害としての情緒障害・行動障害を引き起こすリスクが高まることも知られてい
る。このように、発語障害や言語障害は、学業、社会適応、行動に影響を及ぼしうるため、早
期に認識し、早期に介入することが必要不可欠である。

　小児科医・家庭医・内科開業医・ナースプラクティショナーや医療助手など、臨床の最前線
で子どもにケアを提供する立場の小児のプライマリーケア医療者は、米国小児科学会（AAP:
the American Academy of Pediatrics）の勧告[6]に従い、リスクを抱える子どもを特定するために発
達のモニタリングとスクリーニングを日常診療においてルーチンに実施し、気になる子どもに
対し可能な限り早期に介入し、子どもが適切な評価を受けられるように、しかるべきタイミン
グで子どもと家族を専門機関に紹介することが求められる。一般的に、親は子どもの言語コ
ミュニケーション状況に注目し、発語（アウトプット）の遅れについて不安に感じた際に、プ
ライマリーケア医療者に相談することが多い。しかし、実際には発語の遅れ以上に、言葉のイ
ンプット不全のほうが、より広範でより強い悪影響を子どもに及ぼしうる。小児のプライマ
リーケア医療者が親の不安に適切に応じるためには、子どものコミュニケーション能力の発達
を遅らせるリスク要因の把握に努め、一般的な小児の言語発達段階を踏まえたうえで、どの

ような状態の際に言葉が遅れていると判断したり、言葉の遅れに関連する発達・行動上の問題を疑う必要があるのかについて十分に認識しておく必要がある[7]。

表29-1に、一般的な言語発達のマイルストーンにつき、概要を示している。

表29-1　言語発達のマイルストーン	
年　齢	言語発達のマイルストーン
生後0〜6か月	クーイング
	喃語
	感情により泣き声を使い分ける
生後6〜9か月	規準喃語（「バー」など、子音と母音を使った喃語）
	呼名に反応
	会話の文脈の中の身近な単語を理解出来る
生後9か月〜1歳3か月	初語（初めて発する意味のある単語）
	指差し（最初は手全体で、その後、人指し指1本で）
1歳6か月〜2歳	自分の名前を話す
	2語文を話す（2歳までに）
	身体部位を表す言葉を5つ以上理解している
2歳〜2歳6か月	身近なものを使って、ごっこ遊びが出来る
	3語文を話す
	絵の中で動作を示している人物／物を指摘することが出来る
	シンプルで具体的ならWhの質問（「誰（Who）」「何（What）」など）に答えることが可能
	日常的に使用する単語の数が50単語を超える
2歳6か月〜3歳	馴染みのある物やキャラクターの名前を呼ぶことが出来る
	「同じもの」「違うもの」を認識することが出来る
	馴染みのある物語の話をしている際、そのストーリーをなぞって話が出来るようになる
	形容詞を用いて、話をすることが出来るようになる
	日常的に会話をする際の単語が200〜1000語に増える
	話す内容が、誰が聞いても理解出来る内容となる
3〜4歳	聞いて理解出来る単語が1000語を超える
	一般的な物に対し、使い方を説明出来るようになる
	一度に二つの動作を伴う命令に従うことが出来る
	少なくとも800単語以上を活用出来る
	シンプルであれば「どんな（How）」という質問に答えることが出来る
	何（What）と誰（Who）につき質問をしてくる
	複数形を理解し、過去形／未来形の話も理解出来るようになる
	"今ここ"ではない出来事について話す
4〜5歳	話しかけられた会話のほとんどを理解可能
	自身の体験した出来事について、時系列に沿った話をすることが出来る
	ある話を聞き、その話に関する質問に答えることが出来る
	会話は完全に明瞭である
	韻を認識し、踏むことが出来る

言語発達

　言語というのは、コミュニケーションの第一義的な手段であり、ルール化された音声や音素からなる、符号と符号の組み合わせによって概念を表現するための社会的に共有された体系であり、伝統的に確立されたシステムである。また言語というのは、人々が思考や行動規範を共有し、他者や場所に対しての愛着を育む社会的な道具であるとともに、法則に縛られていながら非常に生産的なシステムであり、話し手が思考・感情・情報・アイデアを伝えるために意味のある内容を無限に作り出すことが出来る。また言語というのは、人々が自己調整をするための道具ともなっている。言語を通して行動を考える能力というのは、その時々で計画を立て、組織化をし、問題解決を図り、それを発した後に生じる結果を想像する能力と強く相関している。端的に言うならば、言語能力と行動というのは密接に関連しているのである。

言葉の遅れに繋がるリスク要因

　言葉の遅れに繋がるリスク要因というのは、一般的に、発達障害のリスク要因と似通っている。米国予防医療専門委員会（USPSTF: US Preventive Services Task Force）の総説論文では、最も一般的なリスク要因は、発語／言語発達遅滞の家族歴、男児、周産期要因であると報告されている。また、他にも両親の教育水準、小児期疾病への罹患、家族の人数なども、リスク要因として報告されている[5]。子どもに言葉の遅れをきたしやすいリスク要因があるか否かを判断する際には、胎児期・周産期・出生後に何らかの有害となりうるエピソードがあったかどうかを慎重に問診し、発達障害・学習障害（限局性学習症）の家族歴の有無や、社会機能上の問題を抱えている家族成員の有無について、詳細に聞き取りを行うことが重要である。また、言語の発達過程に環境要因が関与していることは明らかであり、言語刺激が少なく、心理社会的ストレスが大きい環境で生活している子どもは、より恵まれた環境にいる子どもに比べて言語発達が遅れるリスクが高くなる。

　表29‒2に、言語発達やその他の発達上の問題の存在を示唆する、言葉や遊びの表出において懸念すべき状況をまとめ、掲示している。

プライマリーケア医療者の役割：
サーベイランスとスクリーニング

　子どもが診察に訪れた際に毎回、発達に関する状況を確認すること（サーベイランスを行うこと）は、親が懸念していることを口にする機会となる。医療者にとっても、子どもと家族のリスク要因と防御要因を認識し、経過観察の診察を促すこととなり、継続的で正確な記録を残

年　齢	懸念すべき状況
表29−2　言葉や遊びの表出で、懸念すべき状況	
1歳未満：遊び	遊びのレパートリーがほとんどない
	落ちる物を追わない
	目的のある遊びをほとんどしない
	ごっこ遊びが少ない／しない
	物への関心が少ない
	対人交流を伴うゲームをしない
1歳未満：感覚運動	物に手を伸ばしたり振り回したりすることがない
	刺激に対する反応が過剰
	易興奮性が顕著
一歳未満：社会性・情緒性	こだわりが過剰
	明らかな愛着行動を示さない
	危険について認識出来ない
	感情をコントロールすることが困難
	興味の範囲が狭い
1歳未満：発語と言語	哺乳や離乳食を摂取させるのが困難
	視線が合わない
	喃語などが出ない
	呼名に反応しない
	泣き方が画一的
1歳以上2歳未満：遊び	知育玩具で遊べない
	なかなか泣き止まない
	大人に助けを求めない
	遊びに柔軟性がない
	例えば車のおもちゃであれば車輪に興味を持つなど、細部に注目をする
	一人遊びを好み、大人と一緒に遊ぶことを好まない
	想像力を働かせる必要のある遊びに興味を示さない
	自発的にごっこ遊びをしない
	興味のある範囲が限定されている
1歳以上2歳未満：社会性・情緒性	注意持続時間が短い
	他者と関わりを持とうとしない
	話しかけても反応しない
	アイコンタクトを避ける
1歳以上2歳未満：発語と言語	ママ・パパなど、養育者を呼ぶ発言が少ない／言わない
	指差しをしない
	ジェスチャーがないと、簡単な指示に従うことも出来ない
	語彙力が少ない
	単語を組み合わせて話をすることが出来ない（二語文が出ない）

年齢	懸念すべき状況
2歳以上3歳未満：遊び	ほとんどまたは全く、想像力を働かせる必要のある遊びをしない
	遊びの際に順番を守ることが出来ない
	同年代の子どもと一緒に遊ぶことに興味を示さない
	出来ることや興味の範囲が限定されている
	おもちゃで遊ぶよりも、おもちゃを並べることに興味を示す
2歳以上3歳未満：発語と言語	アイコンタクトをしようとしない
	意図的にコミュニケーションを取ることが少ない
	指示に従うことが困難
	言葉による表現が乏しい
	対話は一方的で、やりとりが少ない
	聞くよりも話すことを好む
	対話を続けることが困難
3〜4歳：遊び	遊ぶ順番を守れず、同世代の子どもと協力して遊ぶことが出来ない
	おもちゃにほとんど興味を示さない
	ルーチンにこだわり、いつもと同じであることに固執する
	新しい遊びやおもちゃに対し、どうすればよいのか分からない
	ブロック遊びが苦手（簡単な構造物も作ることが出来ない）
3〜4歳：言語	必要なコミュニケーション以外のコミュニケーションを取ろうとしない
	同世代の子とどんな話をしたのかについて、養育者に報告してこない
	同じ言葉を繰り返す。会話内容に沿わない言葉を使い続ける
4〜5歳：遊び	遊びの中で、簡単なルールを守ることが出来ない
	一人遊びを好む
	常に同じ遊びをすることを好む
	変化に対し、強く反応する
	ほとんどまたは全く、想像力を働かせる必要のある遊びをしない
	同世代の子どもと一緒に遊ぶことが出来ない
4〜5歳：言語	会話を続けることが苦手
	自由語りをすることが苦手
	順序立てて話をすることが出来ない
	同じ言葉を繰り返す。会話内容に沿わない言葉を使い続ける

表29-2　言葉や遊びの表出で、懸念すべき状況（続き）

すことに繋がる。

　標準的な一般的発達スクリーニングを実施すべき月齢としては、生後9か月、18か月、30か月に行うことが推奨されているが、サーベイランスの過程で発達上の懸念が生じた際にはより頻回に継続してスクリーニングを実施することが推奨されている[6]。また生後18か月と24か月にコミュニケーション能力と社会的能力の評価を行うことで、ASDを早期にスクリーニングすることが推奨されている。米国予防医療専門委員会（USPSTF）は、2006年にシステマティックレビューを実施し、「言語障害に特化してスクリーニングが可能な単一の評価手段というもの

は存在せず、言語障害や発語障害をどの月齢でスクリーニングすべきかやどの間隔でスクリーニングすべきかについて広く合意形成がなされた推奨事項はない」と結論づけている[5, 8, 9]。ただし、プライマリーケア医療者が、幼小児の一般的な発達状況について標準的なスクリーニング尺度を使用して評価を行うことは、言語・発達の専門家によるさらなる評価を要するか否かを判断するうえで有用であることは、広く合意形成がなされているということが出来る。米国小児科学会（AAP）の発達スクリーニング・タスクフォースからは、プライマリーケアの現場で発達のサーベイランスやスクリーニングを行う際の一般臨床家向けのガイダンスが公表されている[6]。

　言語障害と行動障害との間には関連性があることが知られている。そのため、子どもに言語障害の存在が疑われた際には、行動の問題に焦点化したスクリーニング検査を併せて実施することが重要であり、それにより行動障害の合併の有無を評価し、合併している場合にはその特徴などの貴重な情報を得ることが可能となる。スクリーニングに用いる方法は、どの集団にどのように実施するのかによって様々である[9]。「補足資料2：小児医療者向けメンタルヘルス診療補助ツール」では、プライマリーケアの現場でしばしば使用されている情緒的－社会的な問題やメンタルヘルスの問題をスクリーニングするための各種ツールをまとめ掲示しており、プライマリーケアの現場で発語障害／言語障害の評価を進めるために必要な各種検査として、聴力検査、Capute スケール（認知適応検査［CAT: Cognitive Adaptive Test］と臨床言語聴覚マイルストーン尺度［CLAMS: Clinical Linguistic & Auditory Milestone Scale］より成る）、早期言語マイルストーン尺度　第2版（ELM-2: Early Language Milestone Scale-2）、言語発達調査（LDS: Language Development Survey）を紹介している。

言語障害（Language Disorders）

　米国言語聴覚協会（ASHA: American Speech-Language-Hearing Association）は、言語障害を「話し言葉や書き言葉を発達させたり紡ぎ出したりする能力に障害がある状態」と定義している。また、この「障害」には、年齢相応のレベルで言語を理解する能力と、表現する能力の両者が含まれるとされている。言語障害は、発達上獲得が困難なケースもあれば、獲得出来ていたものが障害される後天的なケースもあり、また軽度から重度まで障害の度合いも様々である。受容言語障害のある子どもは、言語を理解することが困難であるが、受容言語障害が単独で生じることは稀であり、典型的には、発達の過程で新たな言語やより成熟した言語を理解出来ず、その後、表出も困難となり受容－表出混合性言語障害となっていく。言語の理解力の低下は、会話を理解し難い・指示に従うことが困難・他人の意図を読み取ることが困難・読んだものを解釈することが困難という問題として表れる。言語を聞いて理解する能力は、水頭症、重度の言語処理障害、ASDやその他の社会的認知障害など、非常に稀な状況を除くと、一般に、言語を表現する能力よりも先に発達する。表出言語障害のある子どもでは、より高度な思考、感情、意思を表現するための言語使用に問題があるだけではなく、最も基本的な欲求や必

要性を伝えることにも、問題が生じてしまう。言葉を文章にするのが困難であり、作成した文章はしばしば単純で短く、構文や動詞の時制に間違いがあったり、そもそも適切な言葉を見つけるのが難しいことも稀ではない。また同年代の子どもたちに比べ語彙が少なく、同じ単語やフレーズを繰り返し使うことが多く、動画コンテンツやコマーシャル、テレビから得たフレーズを持ち出してくるなどの症状がみられることもある。まとまったストーリーや個人的な物語を語るために文章を繋ぎ合わせることが出来ないといった症状で、言語障害の存在が明らかになることもある。

　言語障害は、言語形式（言語規則と構文の理解と表現）の障害、言語内容（語彙と意味）の障害、言語使用（語用論）の障害によって特徴づけられる。音、単語、フレーズ、文に適用される規則や、発話内容の法則を習得して使用することが困難な状況は、言語形式の障害である。一方、言語内容の障害を抱える子どもは、話すことは簡単でも、話す内容が実質的に意味をなさないことが稀ではない。すなわち、言語内容の障害がある場合、対象物、出来事、人々の関係、文化的参照など、発話に意味を与える本質的な要素が欠けてしまうのである。そして、言語使用の障害がある場合には、言語を使用すること自体が困難となり、会話の中で「なぜ」「いつ」「どこで」などの話題に対し、理解することが出来なくなってしまいうる。言語障害を有する子どもは、話題の選択と維持、会話の順番、聞き手や文脈に合わせた話し方の選択、意図を伝えるイントネーションの使用、距離感、体の姿勢、顔の表情、柔軟な視線の移動といった非言語的側面の理解にも苦労することが多い。

　言語使用（語用論）に障害を抱える子どもたちは、しばしば社会的コミュニケーションの障害の定義にも当てはまる状態にある[10]。社会的コミュニケーション障害は、極端な言語障害や認知障害、ASD、情緒障害・行動障害に起因しないコミュニケーション障害であり、社会的能力の欠如として表現され、学業に影響を及ぼすだけでなく、対人関係を構築し維持する能力にも影響を及ぼす。言語使用に問題を抱えた言語障害の子どもは、認知能力や学習能力が平均的であったとしても、重度の問題を抱えているとみなされる状況になってしまいうる。このような障害があることで、社会的な交流を発展させる能力、文脈から学習する能力、そしてそれらを統合して情報を深める能力など、全般的な発達能に影響が及んでしまいうるのである。最も重要なのは、実用的な言語機能の欠陥というものが、様々な感情的・行動的な反応を引き起こし続けることとなってしまうため、子どものアイデンティティの形成や自己制御能力の発達に影響を及ぼしてしまうという点にある。言葉や行動の影響を概念化しその結果を予測する能力が損なわれている状況は、向社会的な行動の発達を明らかに阻害することとなる。

　社会的コミュニケーション障害とASDとを区別するためには、基準となる標準的手段（例：自閉症診断観察検査［ADOS: Autism Diagnostic Observation Scale］[11]など）による評価や、言語聴覚士などによる高度な評価を必要とする。発語障害や言語障害の評価を行う際には、言語の処理スタイルや言語能力の脆弱性が、子どもの全体的な社会的コミュニケーション能力にどのような影響を及ぼしているのかを明らかにする必要がある。社会的な機能低下が一次的な問題であるのか、言語能力全体の脆弱性に起因するものなのかを判断することは、主に言語聴覚士の職域となるであろう。

　言語障害を有する子どもの多くが、様々な感情的な問題や行動的な問題をきたしやすいということは、これまでの研究で明確になりつつある。実際、2013 年に報告されたメタアナリシス研究では、言語障害のある子どもは、言語的に定型発達の子どもに比べて、臨床的に明らかな内在化障害（例：不安、うつ）や外在化障害（破壊的行動障害）や注意欠如／多動性障害を認める割合が約 2 倍にのぼると報告されており、さらには症状が認められる場合、この 3 つのカテゴリーのいずれの障害であっても、より重症度が高かったとも報告されている[12]。

　言語障害を背景とした学習障害（限局性学習症）というのは、二次的障害として極めて重要な臨床群であり、会話を行う際の困難性だけではなく、読み書きの困難性も顕在化した状況にある。通常、このような子どもたちは、考えを表現すること、発話の際に適切な語彙を見つけること、新しい語彙を学ぶこと、質問を理解すること、指示に従うこと、書かれた文章の内容を保持しておくことなど、様々な困難を同時に抱えていることが多い。また、あいうえお表をマスターし、文法ルールを身につけ、九九を暗記することとそれを使いこなすことに対しても、困難を抱えている。

発語障害（Speech Disorders）

　発語障害は、一定の年齢を超えると構音障害としての症状を呈するようになる。音声を作り出すための発声機構（口蓋、唇、舌、顎、喉頭）の動きを調節する能力を調音能力という。また、音声が互いにどのように作用し合うかの仕組みは、音韻と呼称される。例えば、いわゆる「舌足らず」と呼ばれる子どもでは、k 音をすべて t 音に置き換えてしまう（例：オーケー[OK]がオーテーと発語される）という音韻の問題として発語障害が生じる。小児医療者にとって、このような発語障害を抱えている子どもに対し、いつ評価を依頼するのかは重要な問題である。例えば、子どもに調音の問題が存在していたとしても、2 歳の段階で 50％、3 歳の段階で 75％、4 歳の段階でほとんどの子どもが、家族や親しい人以外の見知らぬ人であっても発言を完全に理解してもらえるほどに改善するとされている。

　子どもが発語障害をきたす理由は様々である。発達的な理由で発語に問題を認める子どもは少なくないが、多くの子どもは時間の経過とともに解決していく。しかし、口腔内の発声機構の問題や音韻上の問題など、その他の原因で発語障害をきたしている子どもでは、改善は限定的であり介入を要することになるであろう。とりわけ発語障害の状況が続いている場合や、子どもがそれによって困難を感じる状況となっている場合、確実に評価を行う対象としなくてはならない。発語障害があるだけでも、行動障害や社会的関係の欠如に繋がりうることは、複数の研究で指摘されている[13, 14]。発語失行やその他の音素形成障害のために、言語表出の際の明瞭性に重度の問題が生じている子どもにおいても、自身のニーズや考えや感情を表現する能力に必然的に影響が生じてしまうため、自己調整能にも負の影響が生じることになってしまう。

　子どもの発語障害がその時々で異なった表現として確認される場合には、運動性言語障害を疑う必要がある。発語失行というのは、発語に必要な筋群の筋力低下や麻痺に起因するもので

はなく、発語運動のプログラミングと実行の障害により引き起こされる運動性言語障害であり、主たる特徴として、母音のレパートリーの少なさや、母音使用の誤りが挙げられる。生じるエラーパターンというのは一般的に非常に多様で、通常とは異なる特異なエラーパターンがみられることも特徴の一つである。また、異常な発語パターンが現れる頻度は、多音節や音韻的に難しい単語など、発話の長さや複雑さが増すにつれて増加する。子どもの発語障害として発語失行が疑われる場合、早期に治療を開始すればするほど、言語発達の予後が良好となることが判明しており、いたずらに経過をみずに出来るだけ早く評価を行う必要がある。吃音とも呼称される発語流暢性障害は、音、音節、単語に影響する「流暢さの中断」を特徴とする発語障害である。通常の子どもであっても、2歳から4歳にかけて、流暢性の問題が認められる時期がある。発語障害としての評価を行うべきであるかどうかは、流暢性が障害されている持続期間、家族歴の有無、どのような場合に吃音が認められやすいのか、二次的な行動上の問題の有無などに基づいて決定していく必要がある。一般的に、流暢性の問題が6か月以上遷延する場合、吃音の家族歴を認める場合、子どもが困難さを感じていたり話すことに対しての不安やフラストレーションを抱えている場合には、評価を実施する適応である。また、一つの単語を発するときや一音を発するときにも吃音が生じる場合や、二次的／非定型的な行動問題を伴っている場合や、流暢に会話出来ない時間の割合が言語的コミュニケーション全体の10%を超える場合にも、評価を実施する必要がある。

鑑別診断

　言語発達の遅れは、しばしば発達障害の存在を示唆する初期の徴候であり、またそのような子どもでは、言語障害だけではなく行動上の問題を伴っていることが多い。言語発達の遅れを示す子どもや、発語が不明瞭であったり発話パターンが非典型的である子どもにおいて、難聴の精査を行うことは極めて重要である。詳細に病歴聴取を行い、丁寧な観察を行うことで、知的障害のようなより全般的な機能障害が存在し、その他の領域における遅れも伴っていることが明らかになることもある。言語によるコミュニケーション上の問題が明確化する以前に、非言語的コミュニケーションにおける軽微な遅れが認められていたことが判明する子どももいる。目線を合わせたり、親が指を差した方向に顔を向けるなどの「共同注視」と呼ばれる現象は、早い子で生後8〜10か月で確認されるが、生後12か月になるまでに共同注視が確認されない場合、医療者は自閉症スペクトラム障害（ASD）を疑う必要がある。喃語の出現など、言語発達の初期段階で確認されるマイルストーンを認めていたとしても、その後に、双方向性のコミュニケーションのツールとして言語を使用することが出来ない場合、社会的コミュニケーション障害の可能性を考慮する必要がある。ASDを示唆するこだわり行動や常同行動のいずれも認められない場合、言語聴覚士に紹介したうえで、社会的コミュニケーション障害の診断の可能性につき、詳細に検討を行う必要がある。難聴、知的障害、社会的コミュニケーション障害、ASDが除外された場合、子どもが一次的な言語障害である可能性は高まる。一次性言

語障害は、主に受容性言語障害、表出性言語障害、受容－表出混合性言語障害、ならびに言葉の明瞭さに問題を抱えている音韻性言語障害に大別される。

治療上の考察事項： プライマリーケア医療者が知っておくべきこと

　言語障害の疑いがある場合、障害の程度や性質を明らかにし、介入のための戦略を提案していくためは、診断評価目的で専門的医療者に紹介することが重要である。プライマリーケア医療者は、現時点で学習や行動の問題がないか否かを家族に確認するとともに、将来的にそのような問題が生じうる可能性につき、家族と話し合う必要がある。またその際には、早期に評価・介入を行うことで、言語障害の影響を低減しうることを時間をかけて説明することが望ましい。親向けの情報リソースとしては、米国小児科学会（AAP）が作成した「言語障害とは」というファクトシート（www.healthychildren.org/English/ages-stages/toddler/Pages/Language-Delay.aspx より入手可）や、米国言語聴覚協会のウェブサイト（www.asha.org）などが活用出来るであろう。

　3歳未満の子どもの場合、主に医療機関が早期療育の機関となるが、子どもが3歳以上の場合、教育機関に早期療育の実施が義務づけられており、義務づけられた期間内に評価を行い、評価結果に基づいたサービスの提供を受けることとなるであろう。このような評価は多職種連携チームによって行われるのが理想的であり、その中で言語聴覚士の存在は極めて重要となるであろう。言語聴覚士は、様々なシーンにおける子どものコミュニケーション状況に関する情報を収集し、子どもが指示を理解する能力や文脈を理解する能力、および子どもの語彙・文法・構文などの使い方など、目的に応じた様々な言葉の運用能力につき、評価を行うことが出来る。状況によっては、評価時点で生じている問題に基づいて、音声発語の発達状況・読み書き能力・文章構成力・読解力・流暢性についての評価を実施することも出来るであろう。このような評価を行う際には、幼小の子どもではごっこ遊びをする様子を観察すること、年齢の長じた子どもでは会話の様子や音読の様子を観察することも、評価に含まれることとなるであろう。標準化された検査尺度を用いた評価を併用することは、観察による評価の裏づけにもなるため、そのような評価を並行して行うことが強く推奨される。

　プライマリーケア医療者は、言語障害の子どもの評価を行う際には、未実施の場合、難聴を専門とする医療者による正式な聴力検査の実施を指示する必要がある。ただ一方で、子どもの協力が得られにくい場合には、聴力検査の最終的な結果が出るのに数か月かかることもあり、言語療法はそれを待たずに実施する必要がある。もちろん聴力検査は包括的評価の一環として正式な形で行うべきものであり、言語療法と並行して引き続き試みる必要がある。

　子どもが第二言語や方言にかなりの時間触れる状況にある場合、バイリンガルとしての評価を行う必要がある。このような子どもでは、母語とは異なる言語に晒されるのが母語と同時であるのか別々であるのかにかかわらず、両方の言語について評価を行う必要がある。新たな言

語に急に集中的に晒された子どもにおいて、これまでの言語体系で得られた言葉が急速に失われてしまうことは稀ではない。二つの言語に晒された場合、文法的な側面の習得に遅れが生じることも稀ではない。またバイリンガルの子どもの語彙力を評価する際には、両言語の語彙習得状況を考慮しない場合、語彙力不足と判断されやすいことにも留意する必要があり、このようなバイリンガルの子どもの言語能力評価を行う際には、バイリンガルの言語聴覚士による評価が行われることが望まれる。評価の結果、言語障害が証明されたバイリンガルの子どもは、治療を開始する際に主たる言語を決定することも重要となる。

予後

　言語障害を抱える子どもの予後というのは、様々な要因が複合的に関与して決定される。なかでも、非言語的な能力、言語障害の種類や程度、介入への反応といった要因がとりわけ重要な要素を占めている。例えば、音韻上の問題で発語障害をきたしている未就学児というのは、発語失行の問題を抱え、韻を踏むこと、文字と音とを連関させることが困難な子どもに比べ、就学後に読解の問題を抱えるリスクが一般的に低い傾向にある。

　幼稚園入園まで言葉の問題が遷延している子どもは、一般的に、就学以降にも問題が続くリスクが高いとされている[3]。また、4〜5歳の時点でコミュニケーションに障害があると判断された子どもは、7〜9歳の時点で読み・書き・学業全般が著しく困難となり、同年代の子どもに比し友人関係を構築することに困難を感じ、学校生活の満足度が低くなる可能性が高いとされている[15]。親に対しては、言葉の遅れによる影響を軽減するためには、医療機関で治療を行うだけでなく、読み書き能力を向上させることに力点を置き、言語に多く触れることの出来る家庭環境を整備する必要があることを丁寧に説明し、積極的に言葉のやりとりを行うことが出来るように支援をしていく必要がある。プライマリーケア医療者には、幼小児期に言語障害が確認された子どもが、学業をはじめとする学校適応上の問題やメンタルヘルス上の問題が生じた状況にないかどうか、丁寧にフォローアップをしていくことが推奨される。

結語

　発語障害や言語の遅れというのは頻度が高く、小児のプライマリーケアの現場の日常業務の一部になっているであろう発達に関するサーベイランス／スクリーニング検査を実施した際に、容易に発見しうるものといえる。発語／言語の障害は、重度の学習障害（限局性学習症）や自己制御能の脆弱性を伴いやすく、二次的な感情・行動の障害を認める可能性が高いことが、複数の研究で示されている。また、発語／言語の障害は、発話や言語の領域に限定された一次的障害である場合もあれば、難聴、知的障害、情緒障害・行動障害、ASDやその他の社会的コミュニケーション障害などの社会的認知障害に続発した二次的障害である場合もある。

原疾患の存在を示唆するリスク要因を認識し、警告的状況（レッドフラッグ状況）に注意を払うことが、適切な評価と介入を行うための第一歩ということが出来る。プライマリーケア医療者の目標は、学習障害（限局性学習症）や行動上の問題に発展する可能性を最小限に抑えること、ならびに家庭や学校などのあらゆる場面で、コミュニケーション上の脆弱性が友人関係の構築・社会的相互作用の発達に及ぼす影響を軽減させることに置く必要がある。

▌米国小児科学会（AAP）の提言／指針

- American Academy of Pediatrics Council on Children With Disabilities, Section on Developmental and Behavioral Pediatrics, Bright Futures Steering Committee, and Medical Home Initiatives for Children With Special Needs Project Advisory Committee. Identifying infants and young children with developmental disorders in the medical home: an algorithm for developmental surveillance and screening. *Pediatrics*. 2006;118(1):405–420. Reaffirmed August 2014 (pediatrics.aappublications. org/content/118/1/405)

▌参考文献

1. Pinborough-Zimmerman J, Satterfield R, Miller J, Bilder D, Hossain S, McMahon W. Communication disorders: prevalence and comorbid intellectual disability, autism, and emotional/behavioral disorders. *Am J Speech Lang Pathol*. 2007;16(4): 359–367

2. McLeod S, Harrison LJ. Epidemiology of speech and language impairment in a nationally representative sample of 4- to 5-year-old children. *J Speech Lang Hear Res*. 2009;52(5):1213–1229

3. Simms MD. Language disorders in children: classification and clinical syndromes. *Pediatr Clin North Am*. 2007;54(3):437–467

4. McQuiston S, Kloczko N. Speech and language development: monitoring process and problems. *Pediatr Rev*. 2011;32(6):230–238

5. Nelson HD, Nygren P, Walker M, Panoscha R. Screening for speech and language delay in preschool children: systematic evidence review for the US Preventive Services Task Force. *Pediatrics*. 2006;117(2):e298–e319

6. American Academy of Pediatrics Council on Children With Disabilities, Section on Developmental and Behavioral Pediatrics, Bright Futures Steering Committee, and Medical Home Initiatives for Children With Special Needs Project Advisory Committee. Identifying infants and young children with developmental disorders in the medical home: an algorithm for developmental surveillance and screening. *Pediatrics*. 2006;118(1):405–420

7. Schum RL. Language screening in the pediatric office setting. *Pediatr Clin North Am*. 2007;54(3):425–436

8. US Preventive Services Task Force. Screening for speech and language delay in preschool children: recommendation statement. *Pediatrics*. 2006;117(2):497–501

9. Drotar D, Stancin T, Dworkin PH, Sices L, Wood S. Selecting developmental surveillance and screening tools. *Pediatr Rev*. 2008;29(10):e52–e58

10. Frazier TW, Youngstrom EA, Speer L, et al. Validation of proposed DSM-5 criteria for autism spectrum disorder. *J Am Acad Child Adolesc Psychiatry*. 2012;51(1): 28–40

11. Lord C, Rutter M, DeLavore PC, Risi S. *Autism Diagnostic Observation Schedule*. Los Angeles, CA: Western Psychological Services; 1989

12. Yew SG, O'Kearney R. Emotional and behavioural outcomes later in childhood and adolescence for children with specific language impairments: meta-analyses of controlled prospective studies. *J Child Psychol Psychiatry*. 2013;54(5):516–524

13. Teverovsky EG, Bickel JO, Feldman HM. Functional characteristics of children diagnosed with childhood apraxia of speech. *Disabil Rehabil*. 2009;31(2):94–102

14. McCormack J, McLeod S, Harrison LJ, McAllister L. The impact of speech impairment in early childhood: investigating parents' and speech-language pathologists' perspectives using the ICF-CY. *J*

Commun Disord. 2010;43(5): 378–396

15. McCormack J, Harrison LJ, McLeod S, McAllister L. A nationally representative study of the association between communication impairment at 4–5 years and children's life activities at 7–9 years. *J Speech Lang Hear Res*. 2011;54(5):1328–1348

物質使用障害 その1
——喫煙とニコチン中毒

スザンヌ・E・タンスキ（医学士、公衆衛生学修士）

小児のプライマリーケア医療者は、子どもの喫煙行動に注意を配り、
子どもの喫煙に気付いた際には、
その点についてコミュニケーションを図るとともに、
その子のメンタルヘルスについても気にかけ、
健康のために禁煙を行うように動機づけを行う、非常に重要な立場にある。

ニコチンとメンタルヘルス

　ニコチンは、思考・感情・行動に強く影響を及ぼしうる向精神作用物質だということが近年明らかになっている[1]。ニコチンは酩酊状態や高揚状態を引き起こさずに気分を落ち着かせる嗜好品として、何百年も使用されてきた。しかしニコチンは中毒性が高く、不快な離脱症状を防ぐために反復的かつ頻繁な服用を要するようになってしまう。喫煙者の割合を鑑みるに、タバコというのはおそらく歴史上最も死者を生んだ嗜好品ということが出来よう。タバコは、ニコチンが迅速かつ効率良く脳に到達するように巧妙に設計されており、それにより中毒は強化され、疾病や死に繋がる約7,000もの化学混合物質が体内に吸収されることとなる[2]。

　タバコやニコチンの使用とメンタルヘルスの問題との関連は強く[3]、タバコの使用はしばしば他の心理社会的リスクのマーカーとなる。実際ニコチン依存症は、うつ病、不安、および破壊的行動と関連していることが報告されている[4]。思春期から喫煙を始めた喫煙者はニコチン依存症だけでなく、注意欠如・多動性障害（ADHD）、反抗挑戦性障害、素行障害、社交不安障害、およびその他の物質使用障害の有病率が高いことも判明している[5]。思春期の喫煙行動とうつ病との関連性については、これまでに多数の研究が行われており、うつ症状は喫煙の開始や依存の予測因子であることや、喫煙がうつ症状増悪の予測因子であることなどが示されている[6]。若者の電子タバコの使用とうつ病との関連性についても、同様の報告が行われている[7]。なお、「若者」や「子ども」という用語の定義に関しては、文献によってその定義は異なりうる点に留意する必要があるが、本章および続く二つの章（第31章・第32章）では、9歳から18歳の子どもを指す用語として「子ども」という用語を用いている。成人における喫煙とメンタルヘルス

に関する研究報告は数多く存在しており、喫煙者の20％が何らかの精神疾患を有しており、こ
れら精神疾患患者が米国全体のタバコのほぼ31％を消費していると報告されている[8]。歴史的
にも、喫煙を行う子どもは他の薬物を使用する可能性[9]やその他の物質使用障害を伴っている可
能性[5]が高いとされており、喫煙を行う子どもは喫煙をしない子どもよりも習慣飲酒の可能性は
5倍、マリファナ使用の可能性は13倍、コカインやヘロインを使用する可能性は7倍にのぼる
と報告されている[10]。

　思春期の子どものうつ病やその他の精神疾患や物質使用障害の有病率が高まっている中、小
児のプライマリーケア医療者（小児科医・家庭医・内科開業医・ナースプラクティショナーや医療
助手など、臨床の最前線で子どものケアにおいて一定の役割を果たしうる医療者）にとって、子ど
もの喫煙の問題を理解しその予防や治療について知っておくことは、包括的な医療アプローチ
を行ううえで極めて重要である。

タバコ／ニコチンに関する各種の疫学

　タバコの嗜癖は、現在でも米国における死亡率や疾病の有病率の上昇に最も強い影響を及ぼ
す主たる要因であり続けている。喫煙は米国成人の間で最も一般的なタバコの消費形態であ
り、喫煙していたために寿命が短縮したと推察される米国人の数は年間48万人以上と推測さ
れており、1964年から累計するとその総数は2,000万人以上にのぼるとされている[2]。世界で
は毎年約700万人が、タバコ関連の疾病で死亡しているとされている[11]。2014年の米国公衆衛
生局長官付報告書では、現在の喫煙開始年齢と喫煙率が継続した場合、現時点で18歳未満の
米国人のうち約560万人が喫煙関連の疾病で死亡するとの推察が行われている[2]。

　燃焼タイプのタバコ製品（タバコ、葉巻、シガリロ、水タバコ［水ギセル］、ビディ［インドタバ
コ］、クレテック［インドネシアタバコ］、パイプ、手巻きタバコなど）は、非燃焼タイプのタバコ
製品よりも重大な健康リスクを引き起こしうるとされており[12]、癌、心血管疾患、脳卒中、糖
尿病、ならびに喘息、肺気腫、慢性閉塞性肺疾患などの呼吸器疾患による死亡に繋がりうる。
噛みタバコ（例：ディップやチューバッグなど）や嗅ぎタバコ（例：スヌースなど）といった非燃
焼性の無煙タバコであっても無害というわけではなく、口腔内トラブルを引き起こしたり、頭
頸部癌による死亡の増加に繋がっている。最近の電子ニコチン摂取機器（例：電子タバコ、ベ
イパーなど）は、製造者は安全性が高いと謳ってはいるが、健康リスクが低いとの証拠はなく、
致命的な心血管機能障害や肺機能低下を引き起こすとの研究報告が蓄積され始めている[13-15]。
タバコの使用に安全な形態というものはなく、またタバコの副流煙に「ここまでなら問題はな
い」という安全な暴露レベルというものもない[2]。このことは、とりわけ思春期の子どもたち
には強調していかなくてはならない。

　米国成人における喫煙者（毎年の調査時点で、「過去30日以内に喫煙した者」と定義）の割合は、
1964年の米国公衆衛生局長官付報告書の公表の少し前にピークに達し（図30-1参照）、その
後ゆっくりと着実に減少していき、Jamalらの報告によれば2015年には15.1％にまで低下し

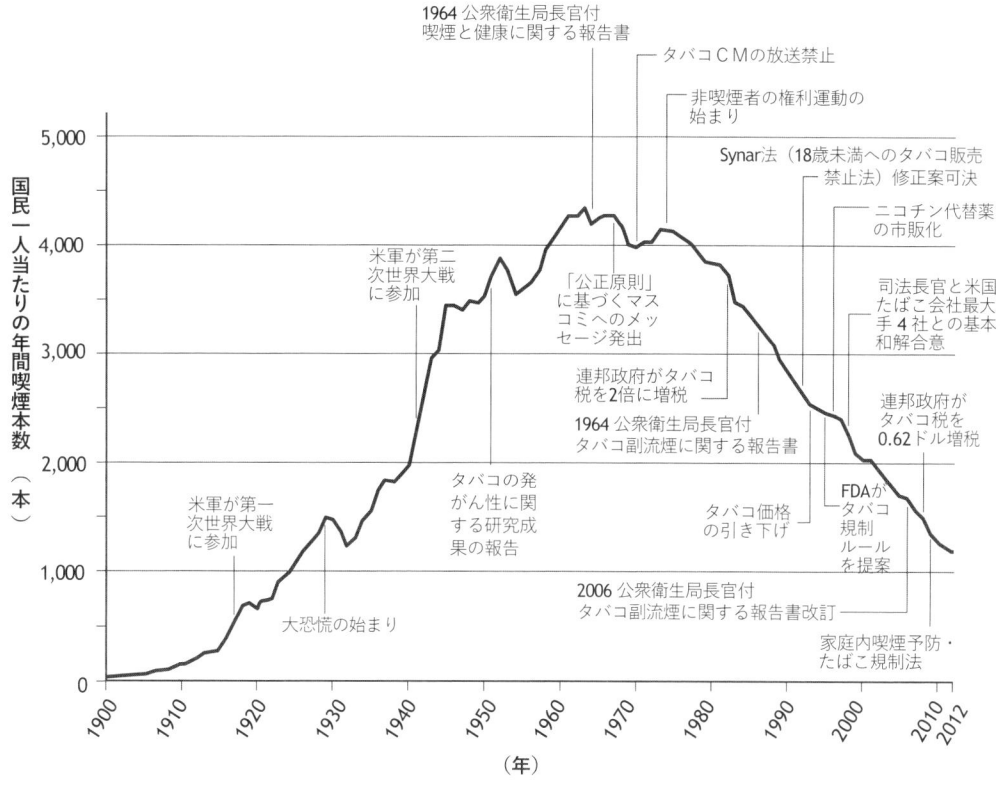

図30-1　米国における1900～2012年にかけての成人１人あたりの年間タバコ消費量と、禁煙／健康関連イベント年表
【略語】FDA: US Food and Drug Administration（米国食品医薬品局）
引用元：Fifty years of change—1964–2014. In: Office on Smoking Health, National Center for Chronic Disease Prevention and Health Promotion. *The Health Consequences of Smoking: 50 Years of Progress; A Report of the Surgeon General.* Atlanta, GA: Centers for Disease Control and Prevention; 2014.

ている [16]。思春期児の習慣的喫煙率は1990年代に最も高く、その後の子どもたちのタバコ使用を撲滅するための懸命の努力によって、年々喫煙率は低下している（図30‐2）。米国若者タバコ調査（National Youth Tobacco Survey）の最近のデータによれば、高校生の喫煙率は、2013年の12.7％ [17] から2016年には8.0％ [18] にまで減少している。一方で、これまでに存在していなかったタバコ製品の登場によって、新たな懸念も生じている。高校生におけるあらゆる形態のタバコ製品の使用者の割合は、2013年の22.9％ [17] から2014年には24.6％ [19]、そして2015年には25.3％ [20] と徐々に増えつつあるのである。とりわけ著しいのは電子タバコ使用の急増である。2011年から2014年にかけて、電子タバコを使用したことのある高校生の割合は1.5％から13.4％に急増しており [19]、2015年にはさらに16％にまで増加している [20]。ただ2016年のデータではタバコ製品の使用には減少が確認されており、あらゆる形態のタバコ製品の使用は20.2％に減少し、従来の燃焼タイプのタバコの使用は13.8％となっていた [18]。なお、燃焼タイプのタバコ製品の一つである水ギセルの使用は、高校生において最近増加しており、2011年から2014年にかけて4.1％から9.4％に上昇している [19]。ただこちらも、2016年には4.8％へ減少していた [18]。

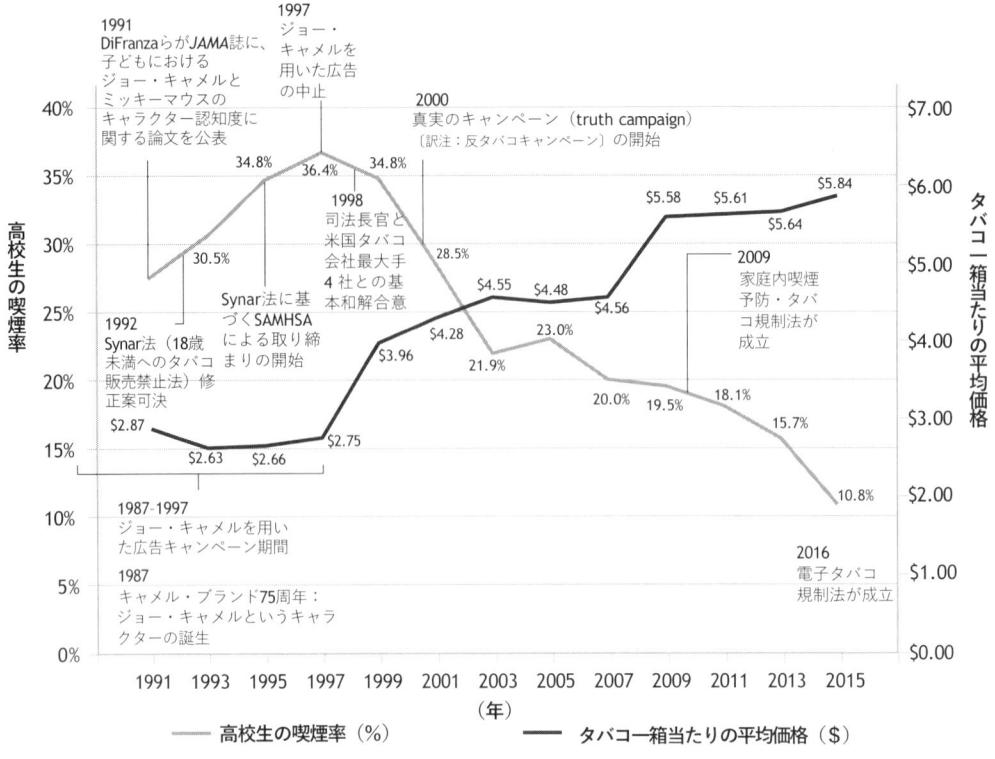

図30-2　思春期の子どもの喫煙率の推移グラフ
　思春期児の喫煙率は1997年を境に、現在にかけて急激に減少している点に注目していただきたい（データは若者のリスク行動サーベイランス［YRBS: Youth Risk Behavior Survey］から引用）。もう一本の折れ線グラフはタバコ1箱あたりの税込み価格の米国平均を表している（データは、子どもをタバコから遠ざけるキャンペーン［Campaign for Tobacco-Free Kids］から引用）。2009年に「家庭内喫煙予防・タバコ規制法」が成立したことで、米国食品医薬局（FDA）がタバコ製品監視センター（CTP: Center for Tobacco Products）を設立し、タバコ製品を監督する権限を付与されたことは、タバコ規制上極めて重要な出来事である。
【略語】SAMHSA: Substance Abuse and Mental Health Services Administration（米国薬物乱用精神衛生管理庁）

　経時的なタバコ使用者の割合というのは、社会経済状況・教育・人種や民族・地域・その他の人口統計上のあらゆるグループ間で、明確な差異はない。ただ男性・低学歴・貧困・LGBT自認者・アメリカ先住民・アラスカ先住民の人々は、そもそもタバコの使用率がかなり高い状況にある[21]。

思春期の子どもや若年成人におけるタバコの使用について

　ほとんどの子どもたちは、さしたる目的もなくタバコを使用し始めるが、その決定は生涯にわたり重大な影響を与えうるものなのである。タバコは、従前の広告に加えて、新たな娯楽メディアを通じても積極的に喧伝が行われており、このことと思春期のタバコ使用との間には因果関係があることが判明している[22]。米国では毎日2,800人以上の12〜17歳の思春期の

子どもが初めての喫煙を試みていると報告されており[2]、さらには、喫煙を行っている学生の10.9％が13歳前に最初のタバコを試したとの報告も存在している[23]。未成年の子どもは、その後にニコチン依存や中毒に至る可能性が高く、一部の子どもでは喫煙開始直後から中毒症状が現れると報告されている[24-27]。喫煙を開始してから毎日喫煙する状況に至るには平均2〜3年の時間経過があるが[28]、一日あたりおよそ700人の子どもが毎日喫煙する状況に移行しており[2]、10代の喫煙者の60％以上が5年後も喫煙を続けていると報告されている[23, 29, 30]。思春期の子どものタバコ使用についての知見のほとんどは旧来型のタバコに関するものであるが、現在のタバコ使用のかなりの割合を新たなタバコ製品が占めており、また複数の製品を併用している場合も稀ではない。最新のデータによると、タバコを常用している高校生の51.3％が、複数のタイプのタバコ製品を併用していたと報告されている[20]。思春期の子どもの多くは、自分自身が習慣的喫煙者だとは認識しておらず[31]、実際、この時期には喫煙頻度はそれほど多くないことが一般的である[32]。そのこともあり、禁煙の困難さを理解している思春期児はほとんどいない。

　思春期の子どもはニコチンの中毒性を過小評価しており、やめるのは簡単だと信じている。しかし、思春期に連日タバコを使用している状態となっている子どもは、禁煙に成功することはかなり少ないとの研究報告も存在している[33]。一旦タバコを常用するに至った場合には禁煙が極めて困難であるという事実は、予防こそが重要であるということを示している。電子タバコ、嗅ぎタバコ、水タバコなどの新しいタバコ製品の登場や、旧来タバコの代替品としてのフレーバーつきのリトルシガーやシガリロ市場の拡大によって、喫煙予防活動というのは、近年より困難性が増した状況となってきている。

電子タバコ

　電子タバコとは、香料、保湿剤、ニコチンが混ざった溶液で満たされたカートリッジやタンクをバッテリ装置を用いて加熱し気化させ、その混合エアロゾルを吸入するタイプのタバコ製品である（図30-3）。米国では2007年に初めて市販化され、従来のタバコの代替品として店舗でもインターネットでも購入可能で、チラシ広告・ラジオ・テレビやその他メディアを通じ、広く喧伝されている。科学界は、電子タバコ、e-シガレット、e-CIG、電子葉巻、電子水ギセル、e-水ギセル、水ギセルスティック、パーソナル・ヴェポライザー、メカニカルMOD、ペイプペン、ペイピング・デバイスなど、様々な名称で呼ばれている新たなタバコ製品に関しての研究を進め、査読つき雑誌に投稿するなどの対応を始めていかなくてはならない。

　電子タバコは、使い捨てタイプ、カートリッジ交換タイプ、詰め替えタンク式、さらにはタンクに電圧変更可能な装置を備えた複雑なものまで、極めて幅広い製品が販売されている。市販されている電子タバコ用リキッド（eジュース）のニコチン濃度は0〜36mg/mLと幅広く、希釈用の高濃度の製品も売られている。電子タバコ用リキッドは、濃縮ニコチン溶液をプロピレングリコールまたは植物性グリセリンで目的の濃度に希釈し、フレーバーを添加して作られている。製造業者に対する規制が2018年に施行される予定であるが、まだ法的異議申し

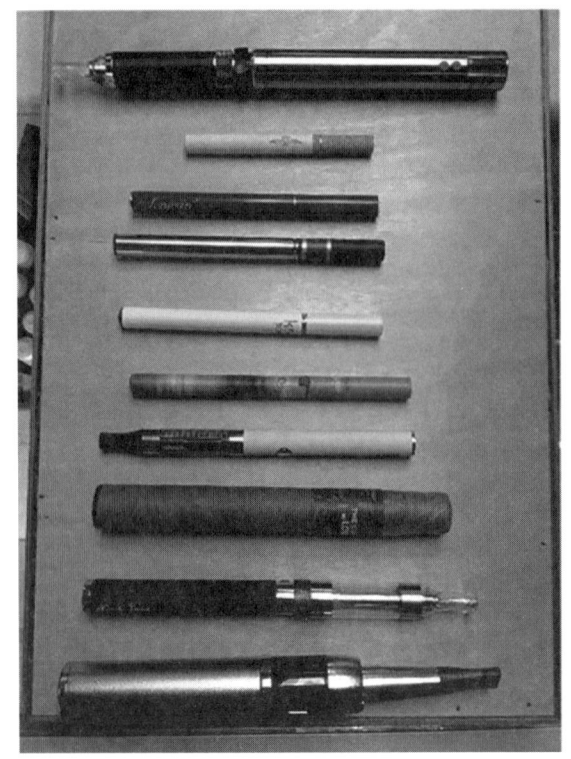

図30-3　各種の電子タバコデバイス
　上から順に、「詰め替え式ペン型デバイス」「従前の紙巻きタバコ」「紙巻タバコを模した電子タバコ
（cigalike）：各社から販売されている」「Vuse：充電式・カートリッジ交換式の電子タバコの有名ブランド」
「Krave：使い捨て電子タバコの有名ブランド」「電子水タバコペン」「詰め替え式ペン型vape」「電子葉巻」「別
の詰め替え式ペン型vape」「電圧可変電池式詰め替えベイパー」。詰め替え式の製品を4つ提示しているが、そ
れぞれサイズや外観が異なっている点に注目していただきたい。

　立てがなされている段階であり、実施に至るかどうかは不透明である。少なくとも本書出版時
点では、電子タバコ用リキッドの製造はほとんど規制されていない。2018年には製品表示義
務が課され、その他の製造基準については2019年以降に表示の義務化が課される予定となっ
ている。電子タバコのリキッドには味覚や嗅覚に訴えかけるフレーバー名がつけられており、
「清涼グレープ（Grape Freeze）」「濃縮マンゴー（Simply Mango）」「満足チョコレート（Death by
Chocolate）」「サワーキャンディー風味（Sour Skittles）」「溢れる風船ガム（Bubblegum Jungle）」
などのシズル感溢れる美味しそうな名称に惹かれ、小児思春期の子どもが商品を簡単に手に
取ってしまうのである。
　電子タバコが米国市場に登場してきたのは比較的最近であるが、子どもたちの間での使用は
指数関数的に増加しており、ある調査では2011年から2012年のわずか一年で、米国の中高生
の間における電子タバコの使用は倍増し、2013年から2015年の間ではその使用は3倍に増加
したと報告されている[19]。電子タバコがあっという間に子どもたちの間に広まったことは、多
くの点で懸念がある。最も重要な点としては、電子タバコを使用しているが燃焼タバコは未経

験のティーンズは、その後に燃焼タバコの使用も開始する割合が高いことが挙げられ、実際、米国で行われた9編の縦断的研究を分析したあるメタアナリシス研究では、電子タバコは使用しているが燃焼タバコは未経験の10代の子どもは、燃焼タバコを開始する可能性が未使用の子どもに比べ、約3倍高いと報告されている[34]。このような関連性は、燃焼タバコの使用リスクが一般的に低いとされているグループにおいても同様であることが、また別の研究によって示されている[35]。このような電子タバコの燃焼タバコへの誘導傾向は、非常に憂慮すべき問題である。さらに、電子タバコというのは、それがなければ禁煙を選択したであろう人の喫煙習慣を継続させてしまうことも示されている。成人を対象とした研究が含まれているものの、4つの横断的研究と19の縦断的研究を分析した2016年のメタアナリシス研究では、燃焼タバコ使用者のうち電子タバコを併用している喫煙者が禁煙に至る割合は、燃焼タバコのみの喫煙者に比べ低いことが示されている（オッズ比0.72）[36]。このメタアナリシス研究の報告以降にも、行動療法やニコチン補充療法（NRT: nicotine replacement therapy）やその他の個別の禁煙サポート製品やサービスを用いたとしても、電子タバコの使用者が禁煙に至る可能性は、電子タバコを使用していない喫煙者に比べてより低い（調整オッズ比0.7）と報告されている[37]。

　思春期児が電子タバコを使用することのリスクは、燃焼タバコの使用の誘因になったり、禁煙に至る可能性を低下させてしまうという点だけではなく、電子タバコの使用自体にもリスクが存在している。実際、電子タバコ用リキッドから生み出されるエアロゾルは、ニコチン含有量に関係なく、健康上有害な超微粒子を含んでいることが判明している[38, 39]。思春期の喘息患者を対象とした最近のある研究では、他のタバコ製品の使用の有無にかかわらず、電子タバコ使用者は呼吸器症状のリスクが高まることが実証されている[40]。より最近の研究では、電子タバコは血管内皮細胞の機能[13]やその他の心血管機能に重大な影響を及ぼしうることが示されている[14, 15, 41]。

葉巻、リトルシガー、シガリロ

　葉巻は、紙巻タバコよりも数百年も前から存在しており、1900年代初頭までは、より一般的なタバコ製品であった（図30-2参照）。葉巻は、紙巻タバコとは異なり、紙ではなくタバコ葉で包まれた状態にある。葉巻の煙を吸い込まずに、燻らすという嗜み方もあり、葉巻の使用法には明確なものはない。フィルターつきのリトルシガーはほとんどの点でタバコと区別がつかず、色と風味が異なる程度である。現在、葉巻は、電子タバコと紙巻タバコに次いで、3番目に使用率が高いタバコ製品形態である[18, 20]。2016年の調査では、高校生の7.7%が過去1か月間に葉巻、シガリロ、リトルシガーのいずれかを使用していたと報告されている[18]。葉巻は様々な風味を特徴として販売されているが、1パックを少ない本数で売り出し、かかる税金も安く設定されているため、紙巻タバコより安価で入手することが出来る。この価格の低さと特徴的な風味によって、子どもたちの間での人気が高まっている。葉巻を使用することで生じる健康リスクは、紙巻タバコの使用によるリスクと同等である。

水タバコ（水ギセル）

　水タバコ（水ギセル）は、「水ギセルバー」などと称された専門的な喫煙サロンの出現により、近年米国で人気が高まっている[42-44]。水ギセルの煙は紙巻タバコの煙よりも安全であると多くの使用者が考えているが、研究によると水ギセルの使用による一酸化炭素・ニコチン・タールやその他の金属成分などの生成濃度は、紙巻タバコと同程度またはそれ以上であることが示されている[45, 46]。また水ギセルは、マウスピースを共有することから伝染病罹患のリスクがあり、実際に水ギセル使用によるヘルペスの集団感染例が報告されている[47]。このような健康上のリスクがあるにもかかわらず、安全性を誤認しサロンでの使用に魅かれてしまい、非タバコ使用者が水ギセルを使用するようになり、そしてさらには他の形態のタバコ製品に手を出すようになり、ニコチン中毒に進行してしまうという懸念がある。水ギセルは特に大学生の間で広まっている。このことを念頭に、プライマリーケア医療者は思春期の患者の診察の際には、具体的に水タバコの使用の有無につき尋ねることが重要である。

無煙タバコ、嗅ぎタバコ・噛みタバコ、溶解性タバコ

　ディップ（Dip）やチューバッグ（Chew bags）を含む、噛みタバコなどの無煙タバコは、古くから用いられているタバコ使用の一般的な形態ではあるが、紙巻タバコ、電子タバコ、葉巻に比べると思春期児における使用率は5.8％と低い状態が続いている[18]。無煙タバコ使用者の使用頻度は高く、高校生の間でほぼ毎日のように使用される可能性が最も高いタバコ製品と報告されている[48]。無煙タバコ製品にはニコチン含有量と風味がマイルドな“スターター”としての製品も販売されているが[22]、中毒が進行するにつれ、より高含有量のニコチン製品に進み、燃焼性のタバコ製品も手にするようになってしまう。

　嗅ぎタバコや溶解性タバコは、「従来のタバコに代わるより安全な代替品」として、燃焼タバコによって引き起こされる害を減らす可能性があると提唱されている新しい形態の無煙タバコである[49-51]。思春期児において、これらのタイプのタバコの使用頻度は従来のタバコより低い状態にあり、2016年の報告では、高校3年生における過去1年間の使用率は、嗅ぎタバコが5.8％、溶解性タバコが1.1％であったと報告されている[52]。嗅ぎタバコの一種であるスヌースは、ディップなどの噛みタバコと異なり、使用の際に唾を吐き出す必要がない無煙タバコ製品である。スヌースタバコは、「タバコが吸えないときは、スヌース」などのスローガンで、喫煙が許可されていない場所でも使用出来ることを掲げて販売されており、マールボロやキャメルなどの大手タバコメーカーと共同ブランディングで展開されている。米国成人の間では、スヌースタバコの使用者は、従来型の燃焼タバコも使用する傾向にあると指摘されており[53]、スヌースタバコは、それがなければ禁煙したかもしれない喫煙者をタバコに依存させ続ける可能性が指摘されている[51]。

　溶解性タバコは、また別の新たな形態のタバコ製品で、タバコの微粉末を口の中で溶解させた後に粉を飲み込むもので、無煙で唾を吐き出す必要もない。スヌースタバコと同様に、喫煙

が禁止されている場所でも使用出来るという触れ込みで販売されており、やはり伝統的なタバコメーカーと共同ブランディングで展開されている。溶解性タバコは、ミント、ウィンターグリーン、シナモン、柑橘類のフレーバーなどが添加されていて、サイズもキャンディーと同程度である。子どもたちの間で溶解性タバコはあまり広まっておらず、現在のところ市場は非常に限られているものの、他の形態のタバコ製品との併用状況などを含め、継続的にその使用動向をモニタリングしていく必要がある。

ニコチンの健康への影響と潜在的な依存性について

ニコチンの薬物動態は複雑であり、低用量では報酬系の神経刺激物質として作用し、記憶および覚醒を刺激し、気分を改善し、食欲を低下させる。高用量では、吐き気、嘔吐、腹痛、頭痛、めまい、痙攣を引き起こす可能性があり、より高用量の場合には致死的となりうる。ニコチンの受容体は全身に分布していてその生理学的作用は幅広く、免疫系にも影響を及ぼしていると考えられている[2]。ニコチンを繰り返し摂取することで耐性が形成され、離脱症状を抑えるためさらに多くのニコチンを欲するようになる。ニコチン依存者がニコチン不足に陥るとニコチンを切望するようになり、イライラ・不安・落ち着きのなさ・集中困難・意欲減退・抑うつなどの離脱症状が現れる。ニコチン中毒の危険性はニコチンの摂取状況によって異なるが、急速な摂取や吸収により血中のニコチン濃度が上昇した場合、中毒の危険性が高まる。どのぐらいニコチンに暴露されたらニコチン中毒に至るのか、特定の閾値というものは存在していない。ただ、ニコチン製品によって中毒に至るリスクには違いがあり、純粋な形でニコチンを摂取するよりも、タバコの形で摂取するほうが、中毒性は飛躍的に高まる[54]。したがって、ニコチン補充療法（NRT: nicotine replacement therapy）で用いられる薬物では、吸収性の違いのために依存に至る可能性は低いことが示されている[55]。ニコチン中毒というのは、基本的に、ニコチンを摂取する→快楽を感じる→不快な離脱症状を防ぐ、という一連の行動の強化により形成されていく。重度のニコチン中毒では離脱症状を抑制するために頻繁なニコチン摂取を必要とし、一日あたり 2 箱（40 本）喫煙する喫煙者は、平均覚醒時間で割るならば、およそ 21 分に 1 本の喫煙を行っている計算となる。喫煙というのは、たとえそれが断続的であれ、タバコへの「要求」を形成していくことが知られている。喫煙者がニコチン依存に至る典型的な過程として、"タバコを欲し、渇望し、要求する"という段階が存在している[9]。

思春期の子どもの脳というのは、ニコチンに対して特有の感受性があると考えられている[56]。思春期年齢に相当する動物をニコチンに暴露させた場合、脳細胞の損傷が引き起こされ、即時的かつ持続的な行動変化をもたらし、その影響は長期的に続くことが実験で実証されている[2, 57]。依存症状は、断続的な喫煙では数日から数週間以内に現れ、毎日の喫煙の場合にはそれよりもかなり早い段階で現れることも判明している[26, 27]。成人喫煙者のほぼ全員が 20 歳以前に喫煙を開始しているとされているが、低年齢でのタバコ使用は依存症を引き起こす高リスク因子であり、禁煙を困難とする高リスク因子ともなっている[58]。

ニコチン常習者は、ニコチン使用によって得られる身体的および心理的な「報酬」によって

習慣的な行動が強化された状態にある。オペラント条件づけとして知られているように、喫煙者は食事が終わったときや、コーヒーを飲むとき、または特定の場所に訪れるなどをきっかけとして、タバコを欲するようになっている。そしてその習慣というのは、喫煙行動を継続することで強化され、禁煙を行うことをさらに困難としてしまうのである。

タバコの潜在的な毒性、中毒について

ニコチンは常習することで耐性が生じるため、急性中毒に至るニコチン用量には、かなりの幅がある。急性毒性を呈した事例のほとんどは、ニコチンを含むタバコの溶液を意図せず摂取したり、生葉タバコ病などの皮膚吸収により中毒に至った事例である。ニコチンの推定致死量は体重kgあたり1～13mgとされているが、ニコチン使用歴のない子どもではその閾値が低い。小児のニコチン中毒例のほとんどは後遺症なく回復するが、電子タバコ用のニコチン補充リキッドなどの新たなデバイスにより、ニコチン中毒の小児例が増加する可能性がある。e-ジュースや、ベープ・ジュースなどとも呼称される電子タバコ用リキッドは、カラフルでキャンディー風味などの良い香りがするため、幼児が摂取してしまうリスクが高いと考えられている。ニコチンは皮膚からも急速に吸収されるため、電子タバコ用リキッドが単に皮膚に接触しただけでも、中毒を引き起こすリスクがある。前述のように、電子タバコ用リキッドのニコチンの濃度は高く、市販されているものでも一般的に、1mLあたり36mg以上のニコチンを含んでいる。すなわち、スポイトつきの小瓶サイズ（15mL）の電子タバコ用リキッドのボトルには、約540mgのニコチンが含まれており、ニコチンの推定致死量を考えると、小さじ1杯のリキッドを誤飲しただけでも、幼小児では致死的となりえ、より少ない用量でも中毒に至る可能性がある。現在、すべての電子タバコの補充用リキッドには、幼小児の誤飲を防ぐために安全キャップの使用が法律で義務づけられているが、実際には子どもたちの多くは、安全キャップを簡単に開けてしまうことが出来る。いずれにしろ、すべてのニコチン含有製品は中毒を引き起こしうるリスクのあるものとして取り扱う必要がある。

タバコ依存の状態にある子どものケアを行う

前述のように、タバコ使用と他のメンタルヘルスの問題との間には有意な関連性があり、タバコを使用している思春期児の診察時には、不安障害やうつ病のスクリーニング評価を行うことが不可欠である（「第14章：不安障害およびトラウマ関連障害」ならびに「第22章：抑うつ」を参照していただきたい）。子どものタバコ使用者のほとんどは禁煙したいと思っているものの[59]、そのための援助を求める者はほとんどおらず[59, 60]、多くは自分なりの方法で禁煙しようとするとされている。ただし想像に難くないであろうが、禁煙の試みのほとんどは失敗に終わり[59, 61-63]、再度喫煙に至る割合も高いとされている[33, 64]。ただし禁煙は決して不可能ではなく、米国では喫煙者よりも、元喫煙者のほうが割合としてより高いのである[2]。思春期児の禁煙へのアプローチは成人とほとんど同様であるものの、この年齢群に対する薬物療法の有効性は確立されてい

ないため[33]、治療の重点はカウンセリングに置かれている。米国公衆衛生局（PHS: The Public Health Service）の臨床ガイドラインでは、Box 30-1に示した5Aアプローチ（Ask［尋ねる］、Advise［助言する］、Assess［評価する］、Assist［サポートする］、Arrange follow-up［フォローアップの日程を調整する］）による禁煙サポートが推奨されており、成人においてはこのようなアプローチにより禁煙率を高めることが出来ることが示されている[33]。

Box 30-1　禁煙に向けた5Aアプローチ

■ Ask（尋ねる）
－タバコの利用歴、タバコへの暴露歴を、すべての子どもと家族から聴取する。
－現在の利用歴・過去の利用歴・受動喫煙歴を含め、すべて聴取する。

■ Advise（助言する）
－教育を行いうるチャンスを常に伺っておく。
－健康リスクを伝える際には個別性を重視する。
　▪ メッセージは明確に、力強く、個別性を重視して伝える必要がある。「喫煙はあなた（やあなたのお子さん）にとって悪影響を及ぼしています。禁煙する意向はございますか？」「どのようにお手伝いが出来ますか？」

■ Assess（評価する）
－患者が行動を変える意思があるかどうかを判断する。
－それは現時点で具体的に禁煙する意向であるのかを確認する。

■ Assist（サポートする）
－すべての喫煙者に、禁煙のための情報を提供する。
－自宅を禁煙区域（タバコ製品全般の使用禁止区域）とすることを強く推奨する。
－目標を現実的かつ具体的に設定するように支援を行う
　▪ 禁煙開始日を具体的に定める。
　▪ 自宅を禁煙区域に設定する日を具体的に定める。
－患者が以下の準備を出来るように支援する。
　▪ サポートを受ける。
　▪ 立ちはだかる課題を予想しておく。
　▪ 解決策を実践する。
　▪ 薬物療法やその他の利用可能なリソースの情報を提供する。
　▪ その他の補足的資材を提供する：「800/QUIT NOW」などの禁煙サポートラインなどの情報を提供する。

■ Arrange follow-up（フォローアップの日程を調整する）
－約束通り行動出来ているかどうか、フォローアップの場を設け確認する。
　▪ フォローアップは、禁煙開始日やその他の記念日などの重要な日の直後に設定し、対面での再診もしくは電話再診の形で行う。

■ 6つ目のA：Anticipate（期待して待つ）
－保健指導の際などに、子どもと喫煙の問題について話し合いを行う。
　▪ アルコールや違法薬物の使用、性行為などの話題の際に、併せて喫煙問題についても話し合う。

■ 禁煙の意思がない人、もしくはまだ準備が出来ていない人へ向けて
－5つのR（「Relevance：喫煙行動と個人の特性について関連づける」「Risks：喫煙のリスクに焦点を当てる」「Rewards：禁煙の効果を説明する」「Roadblocks：禁煙を妨げる要因は何か尋ね、その解決を援助する」「Repetition：繰り返し働きかける」）を意識した話し合いを続ける。

引用元：Fiore MC, Jaén CR, Baker TB, et al. *Treating Tobacco Use and Dependence: 2008 Update.* および Rockville, MD: Public Health Service, Dept of Health and Human Services; 2008.

　一つ目の「Ask（尋ねる）」のステップとしては、通常の受診や紹介受診や健康診断による受診を含め、あらゆる臨床機会において、初回問診項目にタバコ製品の使用に関する項目を設け、記録を行う必要がある。また、患者だけではなく、家族成員すべての喫煙歴を確認して受動喫煙機会についても確認することが望まれ、喫煙者がいる場合、家宅内や車内における禁煙を指導する必要がある。前述のように、燃焼タバコだけではなく、非燃焼性のタバコ製品を併用している子どもは稀ではなく、問診の際にはあらゆる形態のタバコ製品の使用について確認を行う必要がある。タバコ製品の使用者の存在が判明した際には、続いてすべてのタバコ使用者に対し、個別的に面談し、タバコ使用のリスクと禁煙の利点を啓発し、「あなたには禁煙を断行する力があると信じる」と伝えたうえで、明確かつ力強い姿勢で禁煙を勧める。タバコ使用者が子ども自身であれ、子どもの親であれ、禁煙についての助言を行い、禁煙を行うための支援や禁煙外来の紹介などを、日常診療の中で積極的に行うことが重要である。また臨床医は、患者のニコチン中毒の程度を評価し、禁煙を希望する場合にはその理由を確認し、禁煙を成功させる自信がどの程度あるのかを確認したうえで、治療への準備性について評価を行う必要がある。

　「Assist（サポートする）」のステップ以降では、臨床医は治療を開始するとともに、患者の準備状況や依存性の度合いに合わせて、提供するサポートの調整を行う。

　プライマリーケア医療者が患者の禁煙をサポートする際のリソースとして、セルフケア用の配布資料、州や国の禁煙サポートライン（禁煙を支援するための無料の電話相談）、スマートフォン・アプリ、禁煙サポートプログラムのテキスト、地域の禁煙外来など、様々なものが存在している。有用なウェブサイトとしては、ジュリウス・B・リッチモンド小児喫煙問題研究拠点（Julius B. Richmond Center of Excellence）のウェブサイト（www.aap.org/en-us/advocacy-and-policy/aap-health-initiatives/Richmond-Center/Pages/default.aspx）や、「子どもをタバコから遠ざけるためのキャンペーンサイト（Campaign for Tobacco-Free Kids: www.tobaccofreekids.org）」などがある。薬物療法は成人ではその有効性が実証されており、タバコの使用に比べて安全性が高いことも明確化しているが、前述のように、思春期の禁煙に対する薬物療法は有効性の証明が不十分であるとして、2008年の米国公衆衛生局（PHS）のガイドラインでは「推奨」には至っていない。ただし、思春期児の禁煙のサポートを行う際には、必要に応じて薬物治療も取り入れた禁煙計画を立てるべきである。禁煙補助薬としては、ニコチンパッチ、ニコチンガム、トローチなどの市販のニコチン補充療法（NRT）としての禁煙補助薬だけではなく、処方薬としてのニコチン吸入薬・点鼻スプレーや、内服療法としてのブプロピオン〔訳注：単環のアミノケトン抗うつ剤。ドーパミンとノルアドレナリンの量を増やし、ニコチン受容体を遮断する効果がある。日本未承認〕やバレニクリン（商品名：チャンピックス）などがある。推奨される薬物療法などの詳細は、米国公衆衛生局（PHS）のガイドラインで確認可能であるが、単純な使用法としては、タバコ一本使用する代わりに、トローチやNRTガム一粒と交換するという方法がある。禁煙補助薬の使用量や頻度は、中毒症状や離脱症状の重症度に合わせ、調節する。ほとんどのタバコ使用者はタバコを過量に吸うことが日常となっているため、タバコの使用が徐々に増えていったのと同様に、禁煙補助薬の量も徐々に増えていくであろう。プライマリーケア医療者が自身では禁煙補助薬を処方しないと判断した場合、禁煙外来を紹介するなどして、専門医と薬物療

法の適応について相談するように促したり、市販の禁煙補助薬を購入するかどうかについて患者と相談を行う必要がある。5A アプローチの最後のステップは、患者と共に立案した治療計画を遵守することが出来るようにフォローアップを行うことである。

　タバコ使用者と禁煙について話し合いを行う際には、当初から、行動変容を促す面接技法である「動機づけ面接」のテクニックを用いることが望まれる（「第 5 章：効果的なコミュニケーション方法——共通する技術的要素」を参照）。タバコ使用者が自分自身でタバコを使用することに疑問を抱き、やめる理由や方法を自身で考え出すように奨励していくことは、行動変容の動機づけを高める効果的な方法であることが、様々な研究で明示されている。

結　語

　タバコ製品の使用は、米国を含めた世界中で様々な疾病の発生率や死亡率の上昇に寄与しており、予防可能かつ治療可能な要因の一つであり続けている。それだけではなく、特に若年者のタバコ使用というのは、その他のリスク行動の存在やメンタルヘルスの問題が潜在していることをほのめかすサインでもある。小児のプライマリーケア医療者は、子どもやその親がタバコ使用者である場合には、積極的にコミュニケーションを図り、使用者のメンタルヘルスの状況に留意するとともに、健康のために完全にタバコを断ち切る動機を高めていく働きかけを行ううえで、重要な立場にある。タバコ問題の解決には、予防のための取り組みと治療戦略のもとでの不断の取り組みが不可欠であり、プライマリーケア医療者というのは、その取り組みを支える一部でなくてはならない。

▌米国小児科学会（AAP）の提言／指針

- American Academy of Pediatrics Committee on Environmental Health, Committee on Substance Abuse, Committee on Adolescence, and Committee on Native American Child Health. Tobacco use: a pediatric disease. *Pediatrics*. 2009;124(5):1474–1487. Reaffirmed May 2013 (pediatrics.aappublications.org/content/124/5/1474)
- American Academy of Pediatrics Section on Tobacco Control. Clinical practice policy to protect children from tobacco, nicotine, and tobacco smoke. *Pediatrics*. 2015;136(5):1008–1017 (pediatrics.aappublications.org/content/136/5/1008)
- American Academy of Pediatrics Section on Tobacco Control. Electronic nicotine delivery systems. *Pediatrics*. 2015;136(5):1018–1026 (pediatrics.aappublications.org/ content/136/5/1018)
- American Academy of Pediatrics Section on Tobacco Control. Public policy to protect children from tobacco, nicotine, and tobacco smoke. *Pediatrics*. 2015;136(5):998–1007 (pediatrics.aappublications.org/content/136/5/998)
- Best D; American Academy of Pediatrics Committee on Environmental Health, Committee on Native American Child Health, and Committee on Adolescence. Secondhand and prenatal tobacco smoke exposure. *Pediatrics*. 2009;124(5):e1017–e1044. Reaffirmed June 2014 (pediatrics.aappublications.org/content/124/5/e1017)
- Farber HJ, Groner J, Walley S, Nelson K; American Academy of Pediatrics Section on Tobacco Control. Protecting children from tobacco, nicotine, and tobacco smoke. *Pediatrics*. 2015;136(5):e1439–e1467 (pediatrics.aappublications.org/content/136/5/ e1439)

- Sims TH; American Academy of Pediatrics Committee on Substance Abuse. Tobacco as a substance of abuse. *Pediatrics*. 2009;124(5):e1045–e1053. Reaffirmed January 2015 (pediatrics.aappublications.org/content/124/5/e1045)
- Siqueira LM; American Academy of Pediatrics Committee on Substance Use and Prevention. Nicotine and tobacco as substances of abuse in children and adolescents. *Pediatrics*. 2017;139(1):e20163436 (pediatrics.aappublications.org/content/139/1/ e20163436)

■ 参考文献

1. Murray JB. Nicotine as a psychoactive drug. *J Psychol*. 1991;125(1):5–25

2. Office on Smoking Health, National Center for Chronic Disease Prevention and Health Promotion. *The Health Consequences of Smoking—50 Years of Progress; A Report of the Surgeon General*. Atlanta, GA: Centers for Disease Control and Prevention; 2014

3. DeHay T, Morris C, May MG, Devine K, Waxmonsky J. Tobacco use in youth with mental illnesses. *J Behav Med*. 2012;35(2):139–148

4. Griesler PC, Hu MC, Schaffran C, Kandel DB. Comorbidity of psychiatric disorders and nicotine dependence among adolescents: findings from a prospective, longitudinal study. *J Am Acad Child Adolesc Psychiatry*. 2008; 47(11):1340–1350

5. Upadhyaya HP, Deas D, Brady KT, Kruesi M. Cigarette smoking and psychiatric comorbidity in children and adolescents. *J Am Acad Child Adolesc Psychiatry*. 2002;41(11):1294–1305

6. Wang MQ, Fitzhugh EC, Turner L, Fu Q, Westerfield RC. Association of depressive symptoms and school adolescents' smoking: a cross-lagged analysis. *Psychol Rep*. 1996;79(1):127–130

7. Lechner WV, Janssen T, Kahler CW, Audrain-McGovern J, Leventhal AM. Bidirectional associations of electronic and combustible cigarette use onset patterns with depressive symptoms in adolescents. *Prev Med*. 2017;96:73–78

8. Substance Abuse and Mental Health Services Administration. *The NSDUH Report: Adults With Mental Illness or Substance Use Disorder Account for 40 Percent of All Cigarettes Smoked*. Rockville, MD: Substance Abuse and Mental Health Services Administration; 2013

9. Richter L, Pugh BS, Smith PH, Ball SA. The co-occurrence of nicotine and other substance use and addiction among youth and adults in the United States: implications for research, practice, and policy. *Am J Drug Alcohol Abuse*. 2017; 43(2):132–145

10. National Center on Addiction and Substance Abuse at Columbia University. *Tobacco: The Smoking Gun. Prepared for the Citizen's Commission to Protect the Truth*. New York, NY: Columbia University; 2007

11. World Health Organization. Fact sheets: tobacco. World Health Organization Web site. http://www.who.int/mediacentre/factsheets/fs339/en. Updated May 2017. Accessed February 9, 2018

12. Gray N, Henningfield JE, Benowitz NL, et al. Toward a comprehensive long term nicotine policy. *Tob Control*. 2005;14(3):161–165

13. Schweitzer KS, Chen SX, Law S, et al. Endothelial disruptive proinflammatory effects of nicotine and e-cigarette vapor exposures. *Am J Physiol Lung Cell Mol Physiol*. 2015;309(2):L175–L187

14. Carnevale R, Sciarretta S, Violi F, et al. Acute impact of tobacco vs electronic cigarette smoking on oxidative stress and vascular function. *Chest*. 2016;150(3): 606–612

15. Vlachopoulos C, Ioakeimidis N, Abdelrasoul M, et al. Electronic cigarette smoking increases aortic stiffness and blood pressure in young smokers. *J Am Coll Cardiol*. 2016;67(23):2802–2803

16. Jamal A, King BA, Neff LJ, Whitmill J, Babb SD, Graffunder CM. Current cigarette smoking among adults - United States, 2005-2015. *MMWR Morbid Mortal Wkly Rep*. 2016;65(44):1205–1211

17. Arrazola RA, Neff LJ, Kennedy SM, Holder-Hayes E, Jones CD; Centers for Disease Control and Prevention. Tobacco use among middle and high school students—United States, 2013. *MMWR Morb Mortal Wkly Rep*. 2014;63(45): 1021–1026

18. Jamal A, Gentzke A, Hu SS, et al. Tobacco use among middle and high school students—United States, 2011-2016. *MMWR Morb Mortal Wkly Rep*. 2017; 66(23):597–603

19. Arrazola RA, Singh T, Corey CG, et al; Centers for Disease Control and Prevention. Tobacco use

among middle and high school students - United States, 2011-2014. *MMWR Morb Mortal Wkly Rep.* 2015;64(14):381–385

20. Singh T, Arrazola RA, Corey CG, et al. Tobacco use among middle and high school students—United States, 2011-2015. *MMWR Morb Mortal Wkly Rep.* 2016;65(14):361–367

21. Agaku IT, King BA, Husten CG, et al; Centers for Disease Control and Prevention. Tobacco product use among adults—United States, 2012-2013. *MMWR Morb Mortal Wkly Rep.* 2014;63(25):542–547

22. Office on Smoking and Health, National Center for Chronic Disease Prevention and Health Promotion. *Preventing Tobacco Use Among Youth and Young Adults: A Report of the Surgeon General.* Atlanta, GA: Centers for Disease Control and Prevention; 2012

23. Arrazola RA, Kuiper NM, Dube SR. Patterns of current use of tobacco products among U.S. high school students for 2000-2012—findings from the National Youth Tobacco Survey. *J Adolesc Health.* 2014;54(1):54–60.e9

24. DiFranza JR, Savageau JA, Fletcher K, et al. Measuring the loss of autonomy over nicotine use in adolescents: the DANDY (Development and Assessment of Nicotine Dependence in Youths) study. *Arch Pediatr Adolesc Med.* 2002;156(4): 397–403

25. DiFranza JR, Savageau JA, Rigotti NA, et al. Development of symptoms of tobacco dependence in youths: 30 month follow up data from the DANDY study. *Tob Control.* 2002;11(3):228–235

26. DiFranza JR, Rigotti NA, McNeill AD, et al. Initial symptoms of nicotine dependence in adolescents. *Tob Control.* 2000;9(3):313–319

27. DiFranza JR, Savageau JA, Fletcher K, et al. Symptoms of tobacco dependence after brief intermittent use: the Development and Assessment of Nicotine Dependence in Youth-2 study. *Arch Pediatr Adolesc Med.* 2007;161(7):704–710

28. Office of Applied Studies. *Results From the 2001 National Household Survey on Drug Abuse: Volume I. Summary of National Findings.* Rockville, MD: Office of Applied Studies, Substance Abuse and Mental Health Services Administration, US Dept of Health and Human Services; 2002. DHHS publication SMA 02-3758

29. Pierce JP, Gilpin E. How long will today's new adolescent smoker be addicted to cigarettes? *Am J Public Health.* 1996;86(2):253–256

30. Kann L, Warren CW, Harris WA, et al. Youth risk behavior surveillance—United States, 1995. *MMWR CDC Surveill Summ.* 1996;45(4):1–84

31. Berg CJ, Lust KA, Sanem JR, et al. Smoker self-identification versus recent smoking among college students. *Am J Prev Med.* 2009;36(4):333–336

32. Husten CG. How should we define light or intermittent smoking? Does it matter? *Nicotine Tob Res.* 2009;11(2):111–121

33. Fiore MC, Jaén CR, Baker TB, et al. *Treating Tobacco Use and Dependence: 2008 Update.* Rockville, MD: Public Health Service, US Dept of Health and Human Services; 2008

34. Soneji S, Barrington-Trimis JL, Wills TA, et al. Association between initial use of e-cigarettes and subsequent cigarette smoking among adolescents and young adults: a systematic review and meta-analysis. *JAMA Pediatr.* 2017;171(8):788–797

35. Wills TA, Sargent JD, Knight R, Pagano I, Gibbons FX. E-cigarette use and willingness to smoke: a sample of adolescent non-smokers. *Tob Control.* 2016; 25(e1):e52–e59

36. Kalkhoran S, Glantz SA. E-cigarettes and smoking cessation in real-world and clinical settings: a systematic review and meta-analysis. *Lancet Respir Med.* 2016;4(2):116–128

37. Zawertailo L, Pavlov D, Ivanova A, Ng G, Baliunas D, Selby P. Concurrent e-cigarette use during tobacco dependence treatment in primary care settings: association with smoking cessation at three and six months. *Nicotine Tob Res.* 2017;19(2):183–189

38. Fuoco FC, Buonanno G, Stabile L, Vigo P. Influential parameters on particle concentration and size distribution in the mainstream of e-cigarettes. *Environ Pollut.* 2014;184:523–529

39. Czogala J, Goniewicz ML, Fidelus B, Zielinska-Danch W, Travers MJ, Sobczak A. Secondhand exposure to vapors from electronic cigarettes. *Nicotine Tob Res.* 2014;16(6):655–662

40. McConnell R, Barrington-Trimis JL, Wang K, et al. Electronic cigarette use and respiratory symptoms in

adolescents. *Am J Respir Crit Care Med*. 2017;195(8): 1043–1049

41. Bhatnagar A. E-cigarettes and cardiovascular disease risk: evaluation of evidence, policy implications, and recommendations. *Curr Cardiovasc Risk Rep*. 2016; 10(7):24

42. Primack BA, Fertman CI, Rice KR, Adachi-Mejia AM, Fine MJ. Waterpipe and cigarette smoking among college athletes in the United States. *J Adolesc Health*. 2010;46(1):45–51

43. Primack BA, Sidani J, Agarwal AA, Shadel WG, Donny EC, Eissenberg TE. Prevalence of and associations with waterpipe tobacco smoking among U.S. university students. *Ann Behav Med*. 2008;36(1):81–86

44. Primack BA, Walsh M, Bryce C, Eissenberg T. Water-pipe tobacco smoking among middle and high school students in Arizona. *Pediatrics*. 2009;123(2):e282–e288

45. Knishkowy B, Amitai Y. Water-pipe (narghile) smoking: an emerging health risk behavior. *Pediatrics*. 2005;116(1):e113–e119

46. Cobb C, Ward KD, Maziak W, Shihadeh AL, Eissenberg T. Waterpipe tobacco smoking: an emerging health crisis in the United States. *Am J Health Behav*. 2010; 34(3):275–285

47. Kadhum M, Sweidan A, Jaffery AE, Al-Saadi A, Madden B. A review of the health effects of smoking shisha. *Clin Med (Lond)*. 2015;15(3):263–266

48. Neff LJ, Arrazola RA, Caraballo RS, et al. Frequency of tobacco use among middle and high school students—United States, 2014. *MMWR Morb Mortal Wkly Rep*. 2015;64(38):1061–1065

49. Ramström LM, Foulds J. Role of snus in initiation and cessation of tobacco smoking in Sweden. *Tob Control*. 2006;15(3):210–214

50. Stepanov I, Jensen J, Hatsukami D, Hecht SS. New and traditional smokeless tobacco: comparison of toxicant and carcinogen levels. *Nicotine Tob Res*. 2008; 10(12):1773–1782

51. Henningfield JE, Rose CA, Giovino GA. Brave new world of tobacco disease prevention: promoting dual tobacco-product use? *Am J Prev Med*. 2002;23(3): 226–228

52. Johnston LD, O'Malley PM, Miech RA, Bachman JG, Schulenberg JE. *Monitoring the Future: National Survey Results on Drug Use; 1975–2016: Overview; Key Findings on Adolescent Drug Use*. Ann Arbor, MI: Institute for Social Research, University of Michigan; 2017

53. McMillen R, Maduka J, Winickoff J. Use of emerging tobacco products in the United States. *J Environ Public Health*. 2012;2012:989474

54. Office on Smoking and Health, National Center for Chronic Disease Prevention and Health Promotion. *How Tobacco Smoke Causes Disease: The Biology and Behavioral Basis for Smoking-Attributable Disease; A Report of the Surgeon General*. Atlanta, GA: Centers for Disease Control and Prevention; 2010

55. Benowitz NL. Pharmacodynamics of nicotine: implications for rational treatment of nicotine addiction. *Br J Addict*. 1991;86(5):495–499

56. Holliday E, Gould TJ. Nicotine, adolescence, and stress: a review of how stress can modulate the negative consequences of adolescent nicotine abuse. *Neurosci Biobehav Rev*. 2016;65:173–184

57. Slotkin TA. Nicotine and the adolescent brain: insights from an animal model. *Neurotoxicol Teratol*. 2002;24(3):369–384

58. Chen J, Millar WJ. Age of smoking initiation: implications for quitting. *Health Rep*. 1998;9(4):39–46

59. Mermelstein R. Teen smoking cessation. *Tob Control*. 2003;12(suppl 1):i25–i34

60. Grimshaw G, Stanton A, Blackburn C, et al. Patterns of smoking, quit attempts and services for a cohort of 15- to 19-year-olds. *Child Care Health Dev*. 2003;29(6): 457–464

61. Sussman S. Effects of sixty-six adolescent tobacco use cessation trials and seventeen prospective studies of self-initiated quitting. *Tob Induce Dis*. 2002; 1(1):35–81

62. Sussman S, Sun P, Dent CW. A meta-analysis of teen cigarette smoking cessation. *Health Psychol*. 2006;25(5):549–557

63. Centers for Disease Control and Prevention. High school students who tried to quit smoking cigarettes—United States, 2007. *MMWR Morb Mortal Wkly Rep*. 2009;58(16):428–431

64. Bancej C, O'Loughlin J, Platt RW, Paradis G, Gervais A. Smoking cessation attempts among adolescent smokers: a systematic review of prevalence studies. *Tob Control*. 2007;16(6):e8

第31章

物質使用障害 その２
——その他の物質

シャロン・レヴィ（医学士、公衆衛生学修士）、サラ・バグレー（医学士、理学修士）

小児のプライマリーケア医療者は、
子どものストレングス（強み）を強化して健康的な行動が取れるように導いたり、
エビデンスに基づく短期的介入を行うことで子どもの物質使用のエスカレートを阻止し
使用を減らしていけるように動機づけを行ったりするという
職責を発揮すべき立場にいる。

はじめに

　思春期は、一般的に向精神性物質の使用を開始したり精神障害の症状が出現し始めたりする時期であり、この両者が併発することもよくあることである。一部の子どもでは、思春期前から物質使用を始めたり精神障害が発症することもある。

　物質使用障害の問題を抱える子どもに対しては、精神障害についての評価も併せて行う必要があり、これらが併存している場合には、両者について同時に治療が行われる必要がある（「若者」や「子ども」という用語の定義は文献により様々であるが、本章では特に断りのない限り、9歳から18歳までの前思春期から思春期の子どもたちを包含する用語として「子ども」という用語を使用している。引用した文献によっては別の定義を用いている場合がある点に留意していただきたい）。物質使用障害を疑う契機としては、物質使用が示唆される身体的な徴候／症状を認めたためという場合もあれば、学業成績の低下・不登校・自動車事故・友人が物質使用をしているなどの状況を学校や家族が心配して受診となったことがきっかけとなる場合もあれば、無症候ではあるものの物質使用のスクリーニング検査で陽性反応が出たという場合もある。同定された物質の使用が、常習的であろうがそうではなかろうが、物質の直接的作用や使用によって惹起される危険行動というのは、身体的・精神的な健康に悪影響を及ぼしうる。物質使用障害の問題を抱えている子どもを早期に発見し、被害を最小限に食い止めることは、小児科医・家庭医・内科開業医・ナースプラクティショナーや医療助手など、臨床の最前線で子どものケアに当たるプライマリーケア医療者にとって、極めて重要な職責ということが出来る。物質使用障害というのは思春期以降の子どもや若年成人の健康を損ねる大きな要因となっているだけではなく、

死亡に繋がるリスクを高めることにも密接に関連しているため、米国小児科学会（AAP: the American Academy of Pediatrics）は、「小児科医は、子どもの物質使用の問題について早期に発見し積極的に介入を行うことで物質使用の頻度を減らしうる立場にあり、一つもしくはそれ以上の物質へ依存状態となった物質使用障害の問題を抱える子どものケアやサポートを行う職業的能力を身につける必要がある」との見解を表明している[1]。

　プライマリーケア医療者が、子どもや家族の心理社会的な評価を行う時間的余裕はないと感じていたり、センシティブな問題に対処することに不快感を抱いていたり、利用可能な治療リソースについてほとんど知らない状況にあることは、プライマリーケア医療者が子どもの物質使用の問題に対処を行ううえでの柳となってしまいうる。しかし他のあらゆる病態と同様に、どのような治療の枠組みでどの程度の治療を行うべきであるのか、その治療レベルを決めるためには評価を行うことが不可欠である。プライマリーケア医療者がこれらの問題に対しての感度を上げ、子どものリスク行動全般に対して注意を払い、プライマリーケアの現場で定期的なフォローアップの機会を設けることは、多くの子どもの安全と健康を維持するうえで有用となるはずである。

子どもの脳の発達

　人間の脳は、20代半ば頃まで発達をし続ける。衝動性や注意の指向性をコントロールし、情報の統合を司る大脳の前頭前野の発達は、快楽と報酬を司る脳の部位の発達に比べると、かなり遅れて成熟する。このような脳発達上の不均衡というものが、前思春期から思春期の子どもが、刺激を求めリスクのある行動を取りがちであることに関与している。向精神薬の使用は、危険で不健康な方法ではあるが、刺激と報酬を求めるという思春期以降の子ども特有の欲求を満たすことの出来る一つの方法であり、このような視点で考慮するならば、物質使用というのは逸脱行動というよりは、（不健康な方法とはいえ）通常の欲求を充足させるためのメカニズムとしても理解することが出来よう。子どもが向精神薬を乱用してしまう理由としては、同世代の仲間が使用しているため・使用により快楽が得られるという期待感・リスク行動／刺激追求行動の一形態として・リラックスしたり不安を低減するため・気分を改善するため・精神障害に基づく症状を緩和するためなど、様々な理由が挙げられる。物質使用の根底にある理由を特定することで、プライマリーケア医療者が子どもにとって有効なカウンセリングや助言を行いうる可能性は高まり、最も有効な治療戦略を進めていくことにも繋がりうる。

　残念ながら、向精神性物質の使用というのは、その薬理学的な直接作用として症状を引き起こすまでの状況にはならなくとも、使用に伴って怪我を負う可能性・危険な性行為をする可能性・性感染症に罹患する可能性など、重大な健康上の問題を引き起こすリスクを高めてしまう。より低年齢で物質使用を開始した場合、中毒とも呼称される慢性の神経学的変化を伴う重度の物質使用障害の発症リスクは増加する。米国小児科学会（AAP）は、小児のプライマリーケア医療者に対し、11歳以降のすべての患者に対し、向精神性物質使用の有無についてルーチンで

スクリーニング評価を行い、必要時に適切な介入を行うことで、物質使用を予防・低減するという職責を発揮するように勧奨している[1]。また米国小児科学会（AAP）は、子どもを物質使用障害の専門外来に紹介する場合にも、小児のプライマリーケア医療者は紹介して以降も、子どもと家族との関係性を切らずに、専門外来に継続的に関わるメリットを伝え続け、治療の進捗をモニタリングし、補完的に身体のプライマリーケアを提供し続けることを推奨している。

物質使用障害の有病率

アルコール、マリファナ、タバコは、子どもたちの間で最も一般的に使用されている向精神性物質である。例えばアルコールに関しては、高校3年の終わりまでに52%の子どもが一度は酔っぱらった経験があると報告されており、また中学2年の終わりまででは12%の子どもがそのような経験を有していたと報告されている。違法薬物の生涯使用率に関しては、過去数年間で大きな変動は確認されていない。ただ、マリファナ使用に対する恐怖心は年々低下し続けており、そのため今後数年のうちに使用率が増加する可能性がある。処方薬の乱用も継続的に懸念される状況にあり、高校3年生の13%までもが、過去1年以内に処方薬を乱用した経験を有していたとも報告されている[2]。若者によるタバコの喫煙率は1996年から2015年にかけて減少しているが、ここ数年でみれば横ばいの状態となっている。ニコチンを溶解した液体を気化させるなどの、火を使わない形の電子タバコは禁煙の補助機器と銘打って販売されているが、風船ガムや綿菓子をイメージさせるフレーバー製品として売り出されていて、それに惹かれ、小児思春期の子どもが喫煙のキャリアを開始することに繋がってしまっている。電子タバコの使用数は年々増加しており、現在では従来のタバコ製品の使用を上回っている。タバコ製品の使用というのは、しばしば他の物質の乱用に先行して生じている。タバコ製品を使用する子どもでは、そうでない非喫煙者である子どもに比べ、アルコール飲酒をする割合は5倍、マリファナ使用の割合は13倍、コカインやヘロインの使用割合は7倍に達すると報告されている[3]。

物質使用障害の分類

2013年5月に公表された、『精神疾患の診断・統計マニュアル 第5版（*DSM-5*）』では、従前用いられていた「薬物乱用」や「薬物依存」という用語に代わり、「物質使用障害」という用語が新たに用いられ、重症度を軽度・中等度・重度に分類する形に変更が行われた。新しい診断分類では、確認された診断項目が2～3項目の場合に軽度、4～5項目の場合に中等度、6項目以上の場合に重症と定められている。軽度または中等度の物質使用障害に該当すると診断された場合、物質使用の状況がリスクのある状態にあるか、患者が物質使用に関する問題を抱え始めていることを示している。精神疾患を併発している場合を除き、思春期の子どもの物質使用障害の専門的治療機関に紹介すべき基準に関しては明確化されてはいないが、軽度の物質

使用障害患者はプライマリーケアの現場でも治療しうる。中等度の物質使用障害患者であっても、必ずしも専門的治療機関へ紹介する必要はないかもしれないが、それは物質使用障害の患者の管理に慣れているかどうかを含め、対応するプライマリーケア医療者の力量次第であろう。一方で、重度の物質使用障害の基準を満たしたケースに関しては、専門的治療機関で治療を受けるほうが、患者にとり有益であろう。ただし、重度の物質使用障害の問題を抱える子どもは、専門的治療機関で治療を行うことに拒否的であることが稀ではなく、プライマリーケア医療者は、プライマリーケアの現場でいつでも紹介が出来るように準備を整えながら、子どもが専門的治療機関での治療を受けることを希望するように継続的に働きかけを行う必要がある。公式の診断名ではないが、依存症（アディクション）とは「物質使用が制御不能または強迫的な状況となり、脳の報酬中枢に神経学的変化をきたすほどになってしまった状態」を指す。依存症になった場合、完全に元に戻せる治療法というものはなく、生涯にわたり治療を継続することが推奨される。エビデンスに基づく効果的な治療法として、薬物療法や心理社会的支援などが提供されている。

　以下のセクションでは、物質使用のスクリーニング方法、重症度の評価法、および物質使用障害の問題を抱えている子どもの治療におけるプライマリーケア医療者の役割について概説している。

物質使用障害と守秘義務

　物質使用の問題というのは、子どものケアをしている過程で浮かび上がってくるセンシティブな問題の一つであり、プライマリーケア医療者はこの問題に対し、子どもと親の両者に対し、治療過程において守秘義務を遵守するための体系的な方法論を整理しておく必要がある[4]。プライマリーケア医療者が物質使用に関する問診やスクリーニング評価を開始する前に、守秘義務について子どもや家族とあらかじめコミュニケーションを取っておくことは、極めて重要である。臨床医と子どもとの間で交わした会話の内容は、秘密が守られるべきであるが、報告された行動によって子ども自身や他者に差し迫った危険が生じていると判断される場合には、この限りでない。守秘義務を放棄してでも行動を起こす必要があるのか否かの判断は臨床的判断の範疇であるが、時々タバコ・アルコール・マリファナを使用している程度の問題であれば、ほとんどの場合、守秘義務を優先してよい。ただし、子どもが非常に低年齢であった場合や、物質使用の影響下で生じた可能性のある医学的状態が治療を要する状況となっている場合には、臨床医は物質使用の問題に関して、両親に伝える必要があると判断することもあるであろう。もちろん、守秘義務を放棄してでも対応を行わなくてはならないというようなシビアな状況ではなくとも、子どもから許可を得たうえで、両親から支援が得られるようにその旨を伝えることが最善であると判断されることはしばしばである。親が既に子どもの物質使用の問題に気付いている状況、とりわけ、親と物質使用をやめる約束をしており、さらなる治療を希望している場合には、子どもは、親と医療者が情報を共有することに難色を示すことはないであろう[5]。

スクリーニングのための心理尺度

　プライマリーケア医療者は、前思春期から思春期の子どもを診察する際には、そのたびに家族関係や友人関係の悩みや、勉強や遊びに関しての悩み、恋愛関係や性の悩み、そして薬物使用の有無に関して、心理社会的な質問を行うことが望まれる。HEADSSS問診（親と別々にしたうえで、家庭やその他の環境［Home/Environment］、通学していれば学校の、就職していれば就労の状況［Education/Employment］、活動状況［Activity］、薬物使用の問題［Drugs］、セクシャリティの問題［Sexuality］、希死念慮や抑うつ気分の問題［Suicide/Depression］、安全の問題［Safety］について子どもと話し合う問診）は、プライマリーケア医療者が子どもの主要な問題について聞き取りを行ううえで有用となるであろう[6]。これらの情報を得るために、診察前に質問票に記入をしてもらうことも出来るであろう。

　ただ物質使用の問題のスクリーニングとしてそのような質問票を用いる際には、報告の感度とトリアージの精度の向上のために、妥当性が検証されている標準化された尺度を用いることが推奨される[7-13]（表31-1）。このようなスクリーニング尺度を使用することで、臨床的な印象のみでスクリーニングした場合に生じがちな見逃しの可能性を最小限に抑えることが可能となる[14]。

　スクリーニング尺度を用いることで、プライマリーケア医療者は、子どもの物質使用のリスクを層別化することが出来るであろう。推奨されている各種の尺度には、それぞれわずかな違いはあるものの、ほとんどの尺度では、「使用なし」「低リスクの使用」「中程度リスクの使用」「高リスクの使用」という分類を行っており、それぞれ「使用なし」はDSM-5における「物質

表31-1　思春期児を対象とした、物質使用障害のスクリーニング／アセスメントツール	
ツール	コメント
簡易スクリーニング	
物質使用障害への介入のための簡易スクリーニング尺度（S2BI: Screening to Brief Intervention）	• 頻度に関する2項目の質問票 • タバコ、アルコール、マリファナ、その他の違法薬物使用のスクリーニング • DSM-5の診断に基づいて、物質使用なし・物質使用障害なし・中程度の物質使用障害・重度の物質使用障害のいずれかに判断する
タバコ・アルコール・その他の物質使用の簡易スクリーニング質問票（BSTAD: Brief Screener for Tobacco, Alcohol, and Other Drugs）	• 小児科領域において問題となるタバコ・アルコール・大麻の使用につき同定する
米国アルコール乱用・依存症研究所（NIAAA: National Institute on Alcohol Abuse and Alcoholism）若年者アルコールスクリーニング質問票	• 2項目の質問票 • 自身と友人のアルコールについてのスクリーニング
簡易アセスメント	
CRAFFT（Car, Relax, Alone, Forget, Friends, Trouble）スクリーニングツール	• 物質使用障害に関連した問題を迅速に評価するうえで優れたツール • 診断目的のツールではない
個別ニーズ包括的調査（GAIN: Global Appraisal of Individual Needs）	• 物質使用障害だけではなく、精神疾患についての評価も可能
アルコール依存症スクリーニングテスト（AUDIT: Alcohol Use Disorders Identification Test）	• 危険な飲酒行動についての評価に用いる • 診断目的のツールではない

【略語】*DSM: Diagnostic and Statistical Manual of Mental Disorders*（『精神疾患の診断・統計マニュアル』）

使用障害なし」に該当し、「低リスクの使用」は「軽症」、「中程度リスクの使用」は「中等症」、「高リスクの使用」は「重度」の物質使用障害に該当する。本章では、これらのリスクレベルに応じた介入法につき概説を行っている。一部の尺度では中程度リスクと高リスクとを区別していないが、このような尺度は主に専門的治療機関へ紹介することが望ましいケースの選定を目的に使用されている。それぞれのリスクレベルにおける介入法については、本章の「薬物使用と高リスク行動を低減するためのカウンセリング」のセクションで言及している。

低リスクの子どもへのアドバイスとカウンセリング

　プライマリーケアの現場の臨床医は、物質使用の問題のない子どもに対し、それが賢明で健康的な選択であることを強調し、積極的に励ますことが望まれる。このような物質使用のない子どもや、低リスクの使用にとどまっている子どもに対しては、プライマリーケアの現場で、物質使用のリスクについての啓発教育機会を設け、アルコールやその他の薬物が利用可能な状況になった際に、どのように振る舞うべきであるのかを具体的に指導することが出来るであろう[1]。このような啓発機会に、アルコールやその他の薬物で酩酊状態にあるときに車を運転することがいかに危険であるのかを話題に挙げ、友人が酩酊状態にあると思われる状況で車を運転している場合に、どのように対応することが出来るのかを一緒に考えてあげることも、極めて重要である。プライマリーケア医療者が、子どもや家族に危険運転をしないように子どもと家族を啓発する際に活用可能なツールを、SADD（Students Against Destructive Decisions）などの思春期以降の子どもや若年成人の飲酒運転の末の事故を防ぐための団体が提供している[15]。

プライマリーケアの現場における物質使用障害の子どもへの対応

アセスメント

　スクリーニング尺度で中等度リスクや高リスクと分類された場合、物質使用に関連する問題の程度や、家庭・学校・友人関係に対する影響の評価を引き続き行う必要がある。評価の際には、その子どもが物質使用を開始した年齢や使用頻度を確認し、使用物質がアルコールの場合には飲酒量を尋ねる必要がある。そうすることで、臨床医は急性のリスクを特定し、個々の子どもに即した医学的助言（例えば、マリファナ使用であれば、連日の使用が思春期の脳に及ぼす影響など）を行ううえで有用な情報を得ることが出来る。また、物質使用に伴って生じた問題・トラブル・後悔の念、およびやめようと試みた経験について質問することで、子どもに生じている葛藤を特定し、それを行動変容のための議題とすることが出来るであろう。そうすることで、子ども自身が行動変容計画を立案することに繋がり、その実現に向けた話し合いを促進していくことが出来るようになる。

　一般的に、クローズドな質問を行うよりも、「アルコールの使用歴について教えてください」などのオープン・エンドな質問を行うほうが、より多くの情報を引き出せるであろう。ただし、治療方針を決定していくために必要な特定の情報に関しては、ある程度は具体的なキーワードを提示したうえで、子どもから話を引き出すことも必要となるであろう。聞き取りを行うべき既往情報の各種要素につき、表31-2に提示している。物質使用に関連した問題に焦点を当てた介入を行ううえで、病歴聴取は最初のステップとして極めて重要である。タバコ・吸入薬剤、ならびにその他の向精神薬や違法物質の使用、処方薬や市販薬の乱用に関する情報も、臨床診断を進め推奨すべき治療を構築するうえで有用となるであろう。米国アルコール乱用・依存症研究所（NIAAA: National Institute on Alcohol Abuse and Alcoholism）の発行している「若年者向けアルコール問題スクリーニングおよび短期介入法：医療者向け実践ガイドライン」および米国小児科学会（AAP）の「物質使用障害およびその予防のための委員会」の発出した「物質使用障害のスクリーニング、短期的介入、専門的治療への紹介のための施策提言（SBIRT: screening, brief intervention, and referral to treatment）」はいずれも、物質使用の問題を抱える思春期児のスクリーニングや短期的介入を行ううえで推奨される方法について詳細に言及している[1,9]。

　親や教師や、子どもの養育に関わるその他の大人が、物質使用の可能性も示唆される子どもの非特異的な徴候や症状を気にかけ、医療機関の受診を勧奨したことが受診の契機となることもある。このような経緯で受診となった思春期児に対しては、スクリーニング尺度の結果がどうあれ、注意深い病歴聴取を行い、その可能性を評価する必要がある。物質使用障害と鑑別を要する病態、および物質使用障害と併存しうる病態につき、表31-3にまとめているので参照されたい。より低年齢での向精神性物質の使用、物質使用障害の家族歴、精神障害の併発といった特定のリスク要因の存在は、思春期児の物質使用障害の発症率を高めてしまっている。もし入手することが出来るのであれば、これらの情報は包括的評価の中でも重視して考察を行う必要がある。

　スクリーニング尺度を使用する際にも、詳細に病歴を聴取する際にも、秘密が守られプライバシーが尊重されていると子どもと家族が感じられるような、信頼のおける雰囲気の中で行われることが最も望ましい。

表31-2　物質使用障害の高リスクの子どもで評価すべき項目	
使用物質	物質とのこれまでの接触歴
アルコール	・初めて飲酒した年齢 ・飲酒する頻度 ・平均的な飲酒量 ・最も飲んだ際のアルコール摂取量 ・記憶を失ったエピソードや、救急搬送されたエピソードの有無 ・アルコールに伴う失敗経験の有無 ・断酒を試みたことがあるか否か
マリファナ	・初めて使用した年齢 ・使用頻度 ・被害妄想・幻覚などの症状を認めた経験の有無 ・マリファナ使用に伴う失敗経験の有無 ・やめようと試みたことがあるか否か

表31-3　物質使用障害と鑑別を要する病態、および物質使用障害と併存しうる病態	
病態	コメント
学業成績不良、学習困難	学習への困難性は、フラストレーションやストレス、学校での失敗体験、物質使用障害の問題を抱える同世代の仲間との交流などを通じて、物質使用障害発生のリスク要因になりうる。詳細については、「第21章：学習の困難性」を参照されたい。
うつ病や双極性障害	重度の睡眠障害、食欲不振、気分の落ち込み、涙もろさなどの症状は、子どもがうつ病状態にあることを示している可能性がある。抑うつと興奮のサイクルが急速に交互に出現する場合、双極性障害の存在が示唆される。詳細については、「第22章：抑うつ」を参照されたい。
小児期逆境体験（ACE）への暴露	暴力・自然災害・親との分離・親の離婚／別居・親の薬物使用・ネグレクト・身体的／心理的／性的虐待などのトラウマとなりうる事象を経験したり目撃した子どもは、適応障害やPTSDなどを発症し感情制御の問題を抱えるリスクが高い。物質使用の問題が生じたりエスカレートする前に、強い苦痛を伴う体験が存在していた場合には、PTSDの併存を考慮する必要がある。プライマリーケア医療者は、このような問題が潜在する可能性を探索するために、子どもと親とを別々にしたうえで、個々に話をする必要がある。子どもが学校や地域においてトラウマ体験に晒されたことに親が気付いていないことは稀ではなく、また親が家族内の大きなトラウマ（例：親の重病、子どもへの虐待、愛する人の死や投獄）が子どもに及ぼす影響を過小評価していることも稀ではない。詳細については、「第14章：不安障害およびトラウマ関連障害」を参照されたい。
不安障害	一般に、不安障害の子どもは物質使用障害の問題を抱えやすく、逆に物質使用障害の問題を抱える子どもは不安障害を発症するリスクが高い。詳細については、「第14章：不安障害およびトラウマ関連障害」を参照されたい。
身体疾患	薬物やアルコールからの離脱症状は、身体的な愁訴として出現することがあり、救急医療の現場での対応が求められることもある。また、脳炎・脳症などの身体医学的病態により生じた精神症状が薬物中毒と誤診されることもある。また薬物やアルコールの使用は、慢性疾患の症状を増悪させることもある。アルコールを使用している子どもは、基礎疾患に対しての服薬をおろそかにしてしまう傾向にあり、そのことが適正な医学的管理の妨げになることもある。
精神病	稀ではあるものの、ハイティーンの子どもが双極性障害や統合失調症を発症した際に徴候が捉え難く、幻覚や妄想が生じていたとしてもそのことを本人が語ることが出来ず、恐怖感のみが前面に現れることもある。一方で、幻覚や妄想が、物質使用障害によって生じたり増悪することもある。
ADHD	ADHDの思春期児は、同世代の子どもに比べ、物質使用障害の問題を抱える割合が高い。明確に結論づけられているわけではないが、ADHDの思春期に対する中枢神経刺激薬の使用が、物質使用障害の発症リスクを低下させるとの研究報告も複数存在している一方、中枢神経刺激薬の使用が物質使用障害のリスクを高めるという研究報告は存在していない。詳細については、「第20章：不注意と衝動性」を参照されたい。

【略語】ACE: adverse childhood experiences（小児期逆境体験）、PTSD: post-traumatic stress disorder（心的外傷後ストレス障害）、ADHD: attention-deficit/hyperactivity disorder（注意欠如・多動性障害）

身体診察

　慢性的な物質使用による医学的な合併症というのは、ときに重篤な症状を呈しうるが、通常は成人以降に生じるものである。しかしながら、物質使用障害の問題を抱える子どもに対しては、常に包括的な医学評価を行う必要があり、系統的な身体診察を行い、急性中毒の症状や慢性的使用に伴う徴候を確認しなくてはならない。表31-4に、物質使用に伴う急性・慢性の身体的徴候や症状をまとめ、提示している。

臨床検査

　親やその他の大人が子どもの物質使用をとりわけ心配している一方で、子ども自身は使用を否定している場合、物質使用障害の包括的評価の一環として、薬物スクリーニング検査の実施も考慮される。どのような臨床検査もそうであるが、薬物スクリーニング検査で得られる情報

		表31-4　物質使用や物質使用障害を示唆する身体的徴候		
身体部位	急性中毒所見	慢性使用に伴う所見	可能性の高い薬物
全体的な印象	気分変化、奇異的行動、不適応行動	服装の乱れ、衛生状況の悪化	あらゆる薬物
バイタルサインの変化	−	体重減少	ヘロイン、コカイン
	高血圧	高血圧	コカイン、アンフェタミン
	低血圧、低体温	−	ヘロイン
	高体温	−	コカイン、アンフェタミン、エクスタシー
	頻脈	−	マリファナ、コカイン、アンフェタミン
耳・鼻・咽喉頭	結膜充血	−	マリファナ、吸入薬物
	瞳孔散大	−	コカイン、アンフェタミン
	縮瞳	−	オピオイド
	瞳孔反射遅延	−	バルビタール酸塩
	−	鼻腔部の易刺激性	コカイン、吸入薬物、オピオイド（経鼻腔摂取の場合）
心臓	不整脈	不整脈	メタドン、コカイン、アンフェタミン
胸部	−	女性化乳房	マリファナ、アナボリックステロイド
泌尿生殖器	−	精巣萎縮、陰核肥大	アナボリックステロイド
皮膚	−	ニキビ、多毛	アナボリックステロイド
	皮下膿瘍、注射針痕	−	静脈注射による摂取の場合
神経系	知覚異常	−	あらゆる薬物
	運動失調	−	アルコール、バルビタール酸塩
	眼振	−	バルビツール酸塩
	腱反射の遅延や亢進	−	マリファナ、コカイン、アンフェタミン

には限界もあり、あくまでもこの検査の結果は、病歴聴取と身体診察の補助としてのみ使用すべきである点に留意されたい。一般集団における薬物スクリーニング検査の使用（例：学校での一斉検査）は有用性が低く、関連する倫理的・法的な懸念も大きく、推奨されない。プライマリーケア医療者は、親から尿検体を用いた薬物スクリーニング検査の実施を依頼されることもあるであろう。しかしながら、検査の実施や結果の共有は、子どもが同意した場合のみに限定されなくてはならない。子どもが親の意向を無視して検査を拒絶した場合、親に対しては「子どもが手伝いをしなかった」「宿題をしなかった」など、親が期待する行動をしなかったときと同程度の理知的な対応に留めるように指導を行う必要がある。親が怒りに任せた対応をして子どもに危害が生じることが懸念される場合、プライマリーケア医療者は関係機関への通告も検討する必要がある。薬物スクリーニング検査は、偽陽性や偽陰性の割合も決して低くはなく、結果の解釈が困難な検査である。米国小児科学会（AAP）は、薬物スクリーニング検査を最も効果的に使用する方法について、臨床医向けのガイダンスを作成しているので参照されたい[16]。

一般的ケア

　プライマリーケア医療者は、専門的治療機関によるケアを必要とする状態に陥っている子どもを含め、依存性物質を使用している子どもに効果的なケアを提供しうる立場にある。

ストレスの低減

　家族の社会的背景・親のうつ病スクリーニングの結果・家族機能に関する各種の評価尺度の結果・学校からの報告などを確認し、子どもの置かれている社会的環境について検討を行う必要がある。子どもの中には、ストレスに対処するためにマリファナやアルコールやその他の物質を使用する者もおり、そのような子どもにとって、物質使用に代わる健康的なストレス対処法を見つけ出していくことは、物質の使用をやめたり減らしたりするうえでの重要な一歩となる。他にも考慮すべき質問項目としては、以下のようなものが挙げられる。

虐待・いじめ・家庭の社会経済的ストレスなど、外形的な要因が子どものストレスの増大因子になってはいないか？

　ストレス要因を可能な限り探索し、それを軽減するための措置を講じる。

未診断のメンタルヘルス上の問題はあるか？

　巻末の「補足資料2：小児医療者向けメンタルヘルス診療補助ツール」に記載されているツールを使用し、メンタルヘルス上の問題を併発していないかのスクリーニング評価を行う。

同世代の仲間が依存性の物質を使用しているか？

　プライマリーケア医療者は、子どもが健全な社会的活動や余暇活動を増やし、依存性の物質を使用している仲間との接触機会をどのように減らしていくことが出来るのか、様々な選択肢を共に考える必要がある。重度の物質使用障害の問題を抱える子どもに対しては、依存性の物質を使用している友人との接触を断つために、連絡先を消去し、携帯電話の番号を変更するように勧めるとよい。ただ残念ながら、重度の物質使用障害の子どもを、完全に薬物と接触出来ないような環境に身を置かせることは実質的に不可能である。治療の一環として、子どもがリスクの高い状況を見極めることが出来るように心理教育を行い、薬物を使用している他者と交流を持った場合にも使用せずに済むための対策が取れるようにする必要がある。地域によっては、物質使用障害を抱える子どもが通うことの出来る高校（リカバリー・ハイスクール）があり、そこに通学するという選択肢が取れる場合もある。リカバリー・ハイスクールは、物質使用障害の既往のある生徒が教育を継続的に受けることが出来る環境を提供するための認定を受けた指定校である。生徒の回復を継続的に支援するために用いているアプローチ法は、それぞれの学校ごとで異なっている。

　臨床医は、「少なくとも1人以上の親やその他の重要な成人との良好な関係を有している」「向社会的な友人が存在している」「家族に思いやりがあり、子どもを心配している」「困ったとき

に助けを求めることが出来る」「健全で前向きな組織との繋がりを有している」などの防御要因の有用性を理解したうえで、その要因を強化するように働きかけることが出来るであろう。

健康的な生活習慣の推奨

運動、屋外で過ごす時間、健康的でバランスの取れた食事、睡眠（とりわけメンタルヘルスへの影響が大きい）、テレビやスマートフォン・ゲームなどの制限、両親とのマンツーマンの時間を持つ、物質使用の問題のない同世代の仲間との交流を持つ、などはすべての子どもに推奨される事項である。行動に肯定的な変化を認めた場合には積極的にそれを賞賛し、子どもの有しているストレングス（強み）に着目し、学校・友人関係・周囲の社会的環境・学業上の要求など、ダイナミックに変化しうる複雑な状況に対応しなくてはならない困難さを受け止めてあげる必要がある。これまでの周囲の友人の何人かは物質使用の常習者であったかもしれないが、同世代の仲間のほとんどは記憶を失うまで飲んだり、ドラッグを使用することはないという点を、改めて思い返してもらう必要もある。

青少年育成の場、リーダーシップ研修、ボランティア活動、課外活動、地域のスポーツチームやクラブの活動、メンタリング・プログラム、宗教に基づく活動プログラムなど、様々な社会的活動に積極的に参加することも推奨される。子ども自身が興味があり、才能があり、将来の目標として設定することが出来るような、強みを生かす取り組みを進めることが出来れば、それが最も効果的な取り組みとなるであろう。

リソースの提供

子どもの物質使用の問題に関しての有用な情報の入手先としては、米国薬物乱用精神衛生管理庁（SAMHSA: Substance Abuse and Mental Health Services Administration）のウェブサイト（www.samhsa.gov/underage-drinking/parent-resources、www.drugabuse.gov/family-checkup、https://drugfree.org/drug-guide）などが挙げられる。緊急の場合に備えて、家族に医療機関の連絡先や地域のリソースに関する情報を提供することも重要である。

進捗状況のモニタリング

学校などから子どもの状態について報告を受けたり、子ども自身やその親からフィードバックの情報を得ることは、治療の進捗状況をモニタリングするうえで極めて有用となる。

薬物使用と高リスク行動を低減するためのカウンセリング

以下に述べる戦略は、物質使用の問題を抱えている・いないにかかわらず、子どものケアを行ううえで有効であることが証明されている「心理社会的介入に共通する要素」を示したものである。これらは、物質使用の入り口段階にある子どもへのプライマリーケアに適応可能であり、より物質使用が進行した段階にある子どもの初期対応にも適用することが出来るであろう。

物質使用の段階（リスクレベル）に応じた個別的介入

　使用するスクリーニング尺度にもよるが、一般的に物質使用のリスクレベルは、「不使用」「低リスク（散発的な物質使用はあるが、物質使用障害には至っていない）」「中等度リスク（軽度から中等度の物質使用障害）」「高リスク（重度の物質使用障害）」および「急性リスク」に分けられ、急性リスクの有無については、中等度リスク・高リスクの子どもの評価の一部としてその判断が行われる。各リスクレベルにおける介入目標につき表31-5にまとめ、掲示している。

表31-5　物質使用障害のスペクトラム、ならびに診療所における介入目標		
物質使用障害の段階 （トリアージのカテゴリー分類）	状　態	診療所における介入目標
未使用段階	薬物やアルコールを使用していない状態。	正の強化：物質使用障害の発生を予防するうえで、現在、薬物もアルコールも摂取していないことについて積極的な賞賛を行うことが有効となる。とりわけ、より年齢が低い子どもに対しては、これらの物質の使用に関して具体的に啓発教育を行うことが有用となりうる。
使用経験があるが、物質使用障害には至っていない段階	比較的リスクの低い状況下で、友人と共にアルコール飲酒やマリファナ吸引を行ったことがあるものの、学校・スポーツ・趣味・家庭生活などの各種の機能領域において、物質使用に関連する問題や機能低下が生じてはいない状態。	端的な助言：子どもの将来の目標と関連づけながら、子どものストレングス（強み）を活用しつつ、医学的根拠に基づいた簡便な助言を行うことで、これから先に物質を使用しないことを促進する。
軽度〜中等度の物質使用障害	DSM-5による定義：一つ以上の物質を常習的に使用している状態で、その使用に関連して軽度から中等度の問題が生じている、もしくは健康リスクの高い行動が出現している状態。	簡便な介入：子どもが物質使用をやめる意向がある場合、短期間でもよいので実際にやめることを促し、支える意向を伝える。最もリスクを高めている行動上の問題に焦点を当てつつ、物質の使用量や使用頻度を減らすよう促し、各種の潜在的な有害性を可能な限り低減するように働きかける。物質の使用をやめる取り組みを進めていくうえで、親に積極的に関与してもらうように働きかける。常習的な物質使用の及ぼす有害な影響を可能な限り低減するうえで、プライマリーケア医療者自身が継続的に診察をしたり、連携するメンタルヘルスの専門家に繋げるなどで、対話の機会を継続的に担保することが重要である。
重度の物質使用障害（依存症）	DSM-5による定義：制御不能で強迫的に物質を使用している状態。	継続的な治療へ繋げるための短期的介入：物質の使用量や頻度、物質使用に伴う高リスク行動を減らすように働きかけ、メンタルヘルスの専門家へ紹介することを子どもが受け入れることが出来るように導いていく。メンタルヘルスの専門家に紹介する際、可能な限り診断名や紹介する情報について、両親とも共有を行うことが望ましい。紹介して以降の継続受診や服薬遵守の可能性を高めるうえで、プライマリーケア医療者がその後も継続的にフォローアップを行うことが望まれる。
緊急対応を要する状態	過量服薬を行った・身体的な危険が及びうる状況での物質使用など。	子どもの安全を担保する：子どもの安全を担保するための情報共有に関しては、守秘義務は免責される。生じている状況を親に伝えるとともに、的確な医療機関に子どもを紹介することが求められる。緊急性のある場合、口頭での同意で構わないので、専門的な評価を行う必要性があることを伝える。子どもをどのように監護すべきかについて、親の相談に乗り、子どもにエスカレートした行為が認められた際の対処法について、話し合いを行うことが重要となる。

【略語】*DSM-5: fifth edition of the Diagnostic and Statistical Manual of Mental Disorders*（米国精神医学会発行『精神疾患の診断・統計マニュアル 第5版』）

引用元：Levy SJ, Williams JF; American Academy of Pediatrics Committee on Substance Use and Prevention. Substance use screening, brief intervention, and referral to treatment. *Pediatrics*. 2016;138(1):e20161211.

動機づけ面接の技法を用いる

　プライマリーケア医療者は、物質使用障害の問題を抱える子どもが有している両価的な気持ちに対し、動機づけ面接の手法（表31-6）を用いて共感的かつ支援的に寄り添いながら、子どもの「治療をしたい」という動機を引き出し、心の準備性を高めていくための手助けを行うことが出来るであろう。高リスクのレベルにある子どもに対しては、最も危険度の高い行動（酩酊状態における運転など）をなくしていくことや、継続的に治療を受けるようにすることに重点を置いた行動変容計画を立てることが重要となる。臨床医は、行動変容をしようとする子どもを親がしっかりとサポート出来るように助言し、結果として物質使用を助長してしまう行動（イネイブリング）をしないように、親に指導する必要がある。親に対しコーチングを行う際には、子どもと親とを分離した状態で個別的に行う必要があり、親として行う支援の限界をどのように設定すべきであるのかや、どのように子どもとコミュニケーションを図るべきなのかについても話題にする必要がある。

　思春期以降の子どもや若年成人の飲酒運転事故防止団体であるSADD（Students Against Destructive Decisions）のウェブサイトから、彼／彼女らが飲酒運転せずに安全に帰宅するための計画を立案し、親と共に署名をする「Contract for Life（人生の約束事）」という書面がダウンロード可能である[15]。

専門的治療機関への紹介

　プライマリーケア医療者には、子どもの物質使用障害の問題が、専門的な施設に紹介して治療プログラムの実施を行う必要があるほどに悪化していないかどうかを評価し、必要時に速やかに紹介するという職責が課せられている。米国小児科学会（AAP）の「物質使用障害および

表31-6　動機づけ面接法の基本構造の一覧	
プロセス	概説
評価とサマライズ	信頼関係（ラポール）を築き、現状と将来の目標との不一致に着目し、それを発展的に解決するために、両価的な状態にある領域に的を絞って質問を行う。得られた回答の評価を行い、それを端的にまとめ、患者に返していく。 質問例 ▪物質使用に関して、もし問題があるとするならば、あなたにどのような問題が生じましたか？ ▪アルコールの使用に関連して後悔したようなことがあったならば、そのことについて教えていただけますか？ ▪マリファナの使用に関連して何かトラブルがあったならば、どのようなことがありましたか？
端的な助言	評価のプロセスにおいて、報告された問題を減らしていく手段として、物質使用を減らすかやめるように、具体的な医学的助言を行う。 助言例 ▪アルコールを飲むか飲まないかを決めることが出来るのは、あなただけなのです。あなたの健康を考えるならば、私は医師として禁酒することをお勧めいたします。 ▪意識を失うほどに痛飲したということは、少なくとも一時的には脳細胞がダメージを受けるほどのことが生じたということを意味します。 ▪未成年の場合、アルコールの摂取によって、コンドームなしの性交などの誤った選択をしてしまうことはよくあることなのです。
計画の立案	変化させたい課題を明確にし、個人的な目標を設定する。 この段階での発言例を以下に示す。 ▪お酒を飲むことはとても楽しいとお話ししてくれましたが、もう記憶を失うようなことは望んでいないのですね。そのためには、あなたは何をすることが出来るでしょうか？ ▪家まで車で送ってくれると言っている人がアルコールや薬物を使用していることが判明した場合、あなたはどうすればいいと思いますか？

その予防のための委員会」の発出した「物質使用障害のスクリーニング、短期的介入、専門的治療への紹介のための施策提言（SBIRT）」では、いつ・どのレベルのケアに患者を紹介すべきであるのかについて、具体的なガイダンスを提示している。以下に、専門機関に紹介を行うべき状況を列記する。

- ▶ 子どもの年齢が 15 歳未満で、物質使用障害のスクリーニングで中等度以上のリスクと判断された場合
- ▶ 物質使用障害の問題により、本人や他者が危険に晒されていると思われる場合
- ▶ 物質使用障害の問題により、不登校・成績低下・人間関係の破綻など、子どもの発達課題の達成を困難にする状況が確認された場合
- ▶ 精神疾患を併発している場合
- ▶ 心的外傷の既往が確認された場合
- ▶ アルコール、マリファナ、タバコ以外の薬物を使用していることが確認された場合
- ▶ 子どもが物質使用障害の問題を抱えている状況に対し、両親が関心を示さず、対処しようとしていない場合や、両親のうちどちらか、もしくは両方が現在進行形の物質使用障害の問題を抱えている状況にある場合
- ▶ プライマリーケア医療者が関わり介入をしても、物質使用の頻度が減っていかない場合

　子どもを物質使用障害の専門家に紹介を行う際には、医療保険制度や精神保健福祉制度の要件などを確認する必要があり、適切な医療者を選択するためのサポートもおそらくは必要となるであろう。「第 32 章：物質使用障害　その 3 ── 専門外来への紹介や併診」では、治療の選択肢とその適応につき、詳述している。

　プライマリーケア医療者と専門的医療者は、子どものケアに当たる際には、それぞれが担う役割についての合意を形成し、治療の経緯について情報を共有する方法を明確にしておく必要がある。プライマリーケア医療者の役割としては、子どもが治療を受けることに前向きになるように促し、ケアの進捗状況をモニタリングし、併発しうる病態の発生に留意し、親や教師やかかりつけ医や専門医がそれぞれに提供するケアの調整を行い、親に対して親自身が抱えている喫煙やその他の嗜癖や依存の問題に対しての治療を行うように働きかける、などが挙げられる。物質使用障害の問題を抱える子どもの親を支援し教育を行うことも、プライマリーケア医療者に課せられた重要な役割である。このような役割を担うプライマリーケア医療者の支援ツールとして、米国アルコール乱用・依存症研究所（NIAAA）の発行している「若年者向けアルコール問題スクリーニングおよび短期介入法：医療者向け実践ガイドライン」（www.niaaa.nih.gov/Publications/EducationTrainingMaterials/Pages/YouthGuide.aspx）や、Drug Strategies というサイトの「Drug Strategies Treatment Guide（薬物戦略治療ガイド）」（www.drugstrategies.org/youths）が参考となるであろう。

　子どもが物質使用障害の治療に抵抗を示すことはよくあり、ときには親も治療を行うことに難色を示すこともある。そのような場合、以下のステップを踏むことが有用となりうる。

▶ 専門治療施設への紹介を要することが明らかな場合、両親と協力して子どもがそこに受診することが出来る可能性を高めていく。子どもを保護するための関連法規を確認し、あいまいな点を明確にしておく。多くの州では、親権者であれば、安全を目的とした家族内のルールを子どもに守らせるうえで、警察の協力を得ることが出来るように定められている。状況にもよるが、児童相談所に関与してもらうことが必要となる場合もある。

▶ 危害が生じるリスクを減らし、家庭機能を向上させるため、子ども（および必要に応じて家族）に対し啓発教育を実施し、動機づけ面接の手法を用いたカウンセリングを行う。子どもが物質使用障害の治療を行う意向がなかったとしても、臨床ソーシャルワーカーや臨床心理士との面談に関しては希望する場合もある。

まとめ

　プライマリーケア医療者が、物質使用障害の問題を抱えた子どもに出会うのは、両親や教師がその子が薬物を使用していないかと懸念を抱いたり、物質使用障害の可能性も示唆される徴候や症状を認めたり、無症候ではあるものの物質使用のスクリーニング検査が実施され陽性反応が出たことが契機となる場合が多い。既に物質使用障害が判明している子どもや、それを疑わせる徴候や症状を認めた子どもに対し、プライマリーケア医療者は身体診察・詳細な物質使用歴の聴取・全般的なメンタルヘルスの評価を含む、包括的評価を行う必要がある。病歴聴取と身体診察の補助として、薬物スクリーニング検査を行うことも可能である。

　プライマリーケア医療者は、子どもの持つストレングス（強み）や健康的な行動に着目しそれを強化するなど、物質使用障害を抱える子どもに支援を提供しうる立場にあり、有効性が研究で証明されている短期的介入を行うことで、子どもの物質使用障害がエスカレートしてしまうことを防ぎ、使用を減らしたり中止したりするための内的動機を強化しうる立場にもある。さらには、物質使用障害の専門家による治療が必要な子どもを認知し、子どもと家族が必要なサービスに繋がることが出来るように促し、既に専門医による治療が開始されている子どもに対しては、プライマリーケア医療者の立場から支持的に関わりを続けることが出来るであろう。子どもとその家族が専門的な医療機関への紹介に抵抗を示すような場合、プライマリーケア医療者は、子どもの経過を見守り、物質使用とそれに伴う危険な行動を減らすことを目的として、プライマリーケアの現場で行いうる支援を継続しつつ、子どもの「より良い健康状況になるために専門的医療の治療を受けたい」という内的動機を高めるための働きかけを続ける必要がある。

■ 米国小児科学会（AAP）の提言／指針

- Kokotailo PK; American Academy of Pediatrics Committee on Substance Abuse. Alcohol use by youth and adolescents: a pediatric concern. *Pediatrics*. 2010;125(5):1078–1087. Reaffirmed December 2014 (pediatrics.aappublications.org/content/125/5/1078)
- Levy S, Schizer M; American Academy of Pediatrics Committee on Substance Abuse. Adolescent drug testing

policies in schools. *Pediatrics*. 2015;135(4):e1107–e1112 (pediatrics.aappublications.org/content/135/4/e1107)

- Levy S, Siqueira LM, Ammerman SD, et al; American Academy of Pediatrics Committee on Substance Abuse. Testing for drugs of abuse in children and adolescents. *Pediatrics*. 2014;133(6):e1798–e1807 (pediatrics.aappublications.org/content/ 133/6/e1798)
- Levy SJ, Williams JF; American Academy of Pediatrics Committee on Substance Use and Prevention. Substance use screening, brief intervention, and referral to treatment. *Pediatrics*. 2016;138(1):e20161211 (pediatrics.aappublications.org/content/138/1/ e20161211)
- Siqueira L, Smith VC; American Academy of Pediatrics Committee on Substance Abuse. Binge drinking. *Pediatrics*. 2015;136(3):e718–e726 (pediatrics.aappublications.org/content/136/3/e718)

■ 参考文献

1. Levy SJ, Williams JF; American Academy of Pediatrics Committee on Substance Use and Prevention. Substance use screening, brief intervention, and referral to treatment. *Pediatrics*. 2016;138(1):e20161211

2. Johnston LD, O'Malley PM, Miech RA, Bachman JG, Schulenberg JE. *Monitoring the Future National Survey Results on Drug Use: 1975–2013; Overview, Key Findings on Adolescent Drug Use*. Ann Arbor, MI: Institute for Social Research, University of Michigan; 2017. http://www.monitoringthefuture.org/pubs/ monographs/mtf-overview2013.pdf. Accessed February 9, 2018

3. National Center on Addiction and Substance Abuse at Columbia University. *Tobacco: The Smoking Gun. Prepared for the Citizen's Commission to Protect the Truth*. Columbia University; 2007

4. Ford C, English A, Sigman G. Confidential health care for adolescents: position paper for the society for adolescent medicine. *J Adolesc Health*. 2004;35(2):160–167

5. Bagley S, Shrier L, Levy S. Talking to adolescents about alcohol, drugs and sexuality. *Minerva Pediatr*. 2014;66(1):77–87

6. Cohen E, Mackenzie RG, Yates GL. HEADSS, a psychosocial risk assessment instrument: implications for designing effective intervention programs for runaway youth. *J Adolesc Health*. 1991;12(7):539–544

7. Levy S, Weiss R, Sherritt L, et al. An electronic screen for triaging adolescent substance use by risk levels. *JAMA Pediatr*. 2014;168(9):822–828

8. Kelly S, O'Grady KE, Gryczynski J, Mitchell SG, Kirk A, Schwartz RP. Development and validation of a brief screening tool for adolescent tobacco, alcohol and drug use. Association for Medical Education and Research in Substance Abuse (AMERSA) 37th Annual National Conference; 2013; Bethesda, MD

9. National Institute on Alcohol Abuse and Alcoholism, American Academy of Pediatrics. *Alcohol Screening and Brief Intervention for Youth: A Practitioner's Guide*. Washington, DC: National Institute on Alcohol Abuse and Alcoholism; 2015. https://pubs.niaaa.nih.gov/publications/Practitioner/YouthGuide/ YouthGuide.pdf.Accessed February 9, 2018

10. Knight JR, Sherritt L, Shrier LA, Harris SK, Chang G. Validity of the CRAFFT substance abuse screening test among adolescent clinic patients. *Arch Pediatr Adolesc Med*. 2002;156(6):607–614

11. Dennis ML, Chan YF, Funk RR. Development and validation of the GAIN Short Screener (GSS) for internalizing, externalizing and substance use disorders and crime/violence problems among adolescents and adults. *Am J Addict*. 2006; 15(suppl 1):80–91

12. Babor TF, de la Fuente JR, Saunders J, Grand M. *AUDIT: The Alcohol Use Disorders Identification Test; Guidelines for Use in Primary Care*. Geneva, Switzerland: World Health Organization; 1992

13. Kelly SM, Gryczynski J, Mitchell SG, Kirk A, O'Grady KE. Validity of brief screening instrument for adolescent tobacco, alcohol, and drug use. *Pediatrics*. 2014;133(5):819–826

14. Wilson CR, Sherritt L, Gates E, Knight JR. Are clinical impressions of adolescent substance use accurate? *Pediatrics*. 2004;114(5):e536–e540

15. Students Against Destructive Decisions. Contract for Life. SADD Web site. http://www.sadd.org/ product/sadd-contract-for-life. Accessed February 9, 2018

16. Levy S, Schizer M; American Academy of Pediatrics Committee on Substance Abuse. Adolescent drug testing policies in schools. *Pediatrics*. 2015;135(4): e1107–e1112

第32章

物質使用障害　その3
——専門外来への紹介や併診

サラ・バグレー（医学士、理学修士）、シャロン・レヴィ（医学士、公衆衛生学修士）

物質使用障害は特別な配慮を要する医療的問題であり、
注意欠如・多動性障害（ADHD）や喘息と同様、
その問題を抱えた若年者に対して、専門家による医療だけではなく、
かかりつけ医の立場からの関わりを継続することにも多くの利点がある。

はじめに

　米国では、高校卒業までに、ほとんどの子どもが少なくとも一度は何らかの物質／薬物を使用した経験があり、その多くはアルコール、マリファナ、タバコであると報告されている[1]。ただし、高校3年生でも、調査時点で過去30日の間に薬物を使用したと回答した子どもの割合は、実際には少数派である。小児思春期の子どもの中には、身体的・精神的な辛さを緩和するために物質／薬物を使用する子どももいる。常習使用ではなく、時々使用する程度でも、若年者が向精神作用のある物質を使用することは、健康上の有害な結果をもたらしうる（物質使用に関する文献を読み解く際には、若年者や若者という言葉の表す年齢の範囲は様々で、統一されていない点に留意されたい。本章では、9～18歳の前思春期～思春期の子どもを「子ども」と定義し、使用している）。ほとんどの子どもは、同世代の仲間と共に向精神性物質を使用しているが、学校生活や家庭生活に取り立てて支障をきたしているわけではない。このような子どもたちへは、かかりつけ医としてのプライマリーケア医療者（本章では、小児科医・家庭医・内科開業医・ナースプラクティショナーや医療助手など、臨床の最前線で子どもと長きにわたり関わりうる立場の医療者を指す）がそれに気付き、積極的な対応を行うことが望まれる。「第30章：物質使用障害　その1——喫煙とニコチン中毒」では、タバコとニコチン製品を使用している子どもを同定し、対応を行う際のプライマリーケア医療者の役割について言及している。その他の物質を使用している子どもを同定し治療を行ったり、その使用を予防し減らしていくうえでプライマリーケア医療者が果たすべき役割については、「第31章：物質使用障害　その2——その他の物質」で言及しているが、この第31章では、子どもの物質使用障害に伴うリスクレベルを階層化し、プライマリーケア医療者が、専門家によるケアを要する子どもを認識するためのガイダンスを

示している。本章では、ほとんどの地域で利用可能な様々な段階の物質使用障害のケアの枠組みにつき概説し、この問題の治療前・中・後の子どもとその家族を支えていくための戦略につき概説するとともに、子どもたちの間で使用される割合の高い各種乱用物質の医学的影響についても簡単な説明を行っている。

物質使用障害の問題を抱えた子どもへの専門的治療

　子どもの物質使用障害の治療には、エビデンスに基づく様々な心理社会的介入が存在している。理想的には、物質使用障害の専門治療施設に子どもを紹介し、最も安全かつ効果的な治療を実施出来ることが望まれる。有効性が証明されている治療としては、認知行動療法（CBT）、コミュニティ強化アプローチ、動機づけ面接／エンゲージメント、家族療法などが挙げられる[2]（巻末の「補足資料6：『PracticeWise』──エビデンスに基づく小児思春期患者の実践的心理社会的療法」を参照）。物質使用障害の子どもの治療は、子ども向けに特化した環境で、物質使用障害治療の専門資格を有する治療者のもとで行われるべきではあるが、成人向けの施設で治療を行うことも不可能ではない。物質使用障害の子どもは、精神障害を併発していることも多く、メンタルヘルスケア・サービスを紹介する必要もあり、理想的には物質使用障害と精神障害の両方のニーズに対応出来る専門性の高い精神科専門医が治療を行うことが望まれる。物質使用障害の子どもにおいては、個人カウンセリング、学校環境評価、神経心理学的評価、就労支援サービス、家族カウンセリングなどの追加的治療・支援サービスによって受ける恩恵が大きい。プライマリーケア医療者は、地域行政の薬物乱用対策部局に問い合わせを行い、地域のリソースを把握しておくことが望まれる。

　表32-1に「物質使用障害に関する紹介先の選択肢」を、表32-2に「物質使用障害の各種

表32-1　物質使用障害に関する紹介先の選択肢	
治療の形式	適応
外来治療（個別カウンセリング、グループカウンセリング、家族療法、集中外来治療、薬物療法を含む）	・子どもに行動を変えようとする意欲があり、家族が外来治療のほうがメリットが大きいと感じている場合。 ・より集中的な治療環境からの維持期の対応として外来治療が行われることもある。
デイケア治療	・子どもの物質使用障害の連鎖を断ち切るために、外来治療以上に集中的な対応・支援を要する場合。 ・より集中的な治療環境からの移行として用いられることもある。
居住型治療	・子どもが家庭環境にとどまった場合、物質／アルコールの使用を止めることが出来ない可能性が高い場合。 ・外来治療・デイケア治療の環境などの制限の少ない環境では、治療がうまく進まなかった場合。
入院治療（数日から数週間）	・安全上の懸念があり、早急に安定的な状況を用意しなくてはならない場合。 ・物質使用の問題に加えて重篤な精神疾患を併発していたり、呈している症状が重度な場合（例：自殺願望、殺人願望、急性精神症状、急性の危険な行動障害を伴っている場合）。

引用元：Levy SJ, Kokotailo PK; American Academy of Pediatrics Committee on Substance Abuse. Substance use screening, brief intervention, and referral to treatment for pediatricians. *Pediatrics*. 2011;128(5):e1330–e1340.

表32-2　物質使用障害の各種の治療の枠組み一覧	
治　療	コメント
外来	
個人セラピー	物質使用障害の問題を抱える思春期児の治療を行ううえでの、極めて重要な枠組みである。認知行動療法（CBT）、動機づけ強化療法（MET）、思春期コミュニティ強化アプローチ（A-CRA）、随伴性マネジメント（CM）などの各種心理療法は、物質使用障害の思春期児への有効性が確立されている。
内服療法	重度のオピオイド乱用を認める思春期児に対しては、薬物への渇望をコントロールする目的で、ブプレノルフィンやナルトレキソンを含む薬物療法を行うこともある。
グループセラピー	物質使用障害の問題を抱える思春期児の治療の主軸となる治療法である。費用対効果が高く、仲間と集まりたいという思春期の発達上の特性を考えると、とりわけ選択肢になりやすい治療法ともいえる。ただし、思春期年齢の子どもたちに対するグループ療法の効果について、大規模研究による評価が行われたことはなく、これまで報告されている小規模の研究報告でも、その結論は一定していない。
家族療法	物質使用障害の問題を抱える思春期児の治療として、最も有効性が確認されている治療法。様々なアプローチ法があるが、その多くで有効性が証明されている。カウンセリングの現場では、物質使用障害の問題に大きな影響を及ぼしていると思われる領域（家族間葛藤、対人交流障害、親の監護やしつけ、虐待やネグレクト、親の物質使用障害など）について焦点を当てて治療を行う。
外来集中プログラム	外来治療では対応が困難であるが、入院治療までは要さない患者のための中間レベルの治療として機能する。このような枠組みでの治療は、日常生活を続けながら、新しく身につけた各種の適応的なスキルを家庭や職場で実践することが可能である。 外来での集中プログラムは、一般に、支援的なグループセラピー、教育的グループセラピー、家族療法、個人セラピー、再発防止プログラム、ライフスキルプログラム、12ステップよりなる回復プログラム、ケースマネジメント、アフターケアプランを組み合わせて構成されている。これらのプログラムは、1回2～3時間で週2～5日のペースで、1～3か月にわたって実施されることが多い。比較的短期間で多くのサービスを提供出来ることが利点である。
デイケア治療	病院と提携した、物質使用障害の問題を抱える患者の支援と治療を目的とした、短期間の包括的外来プログラムである。このプログラムで提供されるサービスは、通常の外来治療よりも集中的な、一日を通したプログラムが組まれており、個人療法やグループ療法に加えて、医療的なモニタリング検査が実施される。このような1回7～8時間のセッションが週5日、1～3週間程度行われる。外来集中プログラムと同様に、夕方には自宅に戻り、新しく身につけた各種の適応的なスキルを生活の中で実践していく。
居住型治療、入院治療	
短期入院治療 （いわゆる、「ヤク抜き」入院）	薬物を中止した際の離脱症状に対し、医学的管理を行うことを目的とした入院治療を指す。このような短期入院治療は、アルコールやベンゾジアゼピン系薬物の乱用状態にあり、それらの離脱症状の出現が予想される子どもにおいて適用されるが、オピオイドやコカイン、その他の離脱症状を起こしうる患者にも有用となりうる。短期入院治療は、重要な最初の一歩となりうるが、これだけで治療が完結することが見込めるわけではなく、退院後も、外来治療や居住型治療に移行することが求められる。
短期居住型治療	居住型の治療施設で行う短期間（数日～数週間）の治療であり、主に危機的状況にある患者を安定させることを目的として実施され、多くの場合、長期の居住型治療プログラムの前段階として行われる。短期居住型治療プログラムは、通常、機能障害を伴う精神症状を併発した子どもを対象に実施される。
居住型治療	高度に構造化された居住型の環境で、重度の物質使用障害の患者、精神疾患を併発した患者、もしくは24時間体制のケアを必要とする行動上の問題を抱える患者の治療を提供する。居住型治療の目標は、長期的な断薬の達成とその後の断薬状態の維持を促進し、社会復帰出来るために必要な社会的スキルと対処スキルの両方を患者に身につけさせることにある。居住型治療プログラムは、短期（30日未満）と長期（30日以上）の二つに分類される。 居住型プログラムは一般的に、個人療法とグループ療法のセッションに加え、身体医学的要素・精神医学的要素・臨床実践要素・栄養学的要素、教育要素などの複数の包括的な要素で構成されている。居住施設は、実際の生活環境を模したものであり、治療中に規則正しい日常生活を送ることで、プログラムが終了した以降も、物質／薬物やアルコールのない生活を継続するために必要な枠組みを患者に提供することを目指している。
全寮制の治療型学校	全寮制の治療型学校では、専門のスタッフが常に生徒の監護をする体制を整えている。通常の学校と同じく、活動時間割があらかじめ定められており、少人数制の専門的な授業が実施されるだけではなく、社会的・精神的なサポートを常に受けられるなど、高度に構造化された環境が用意されている。伝統的な寄宿制学校で提供される通常の教育サービスに加えて、治療型学校では、精神障害や物質使用障害の問題を抱える子どものために、個人セラピーやグループセラピーが提供されている

【略語】CBT: cognitive behavioral therapy、MET: motivational enhancement therapy、A-CRA: adolescent community reinforcement、CM: contingency management

引用元：Levy SJ, Williams JF; American Academy of Pediatrics Committee on Substance Use and Prevention. Substance use screening, brief intervention, and referral to treatment. *Pediatrics*. 2016;138(1):e20161211.

の治療の枠組み一覧[3]」をそれぞれまとめ、提示している。

子どもとその家族が物質使用障害に対する治療を受けられるように支援を行う

　他の疾患を有する患者と同様、物質使用障害の問題を抱える患者への治療は、そのニーズを満たす最も制限の少ない環境で行われるべきである。多くの子どもは、たとえ重度の物質使用障害があっても、カウンセリング・モニタリングの体制があるならば、適応があれば薬物療法を併用しながら、外来治療を行うことが可能である。一方で、家庭で生活し、学校に通い、その他の活動に参加しながらだと、離脱期間を乗り越えることが困難であったり不可能である子どももおり、そのような患者に対しては、より高いレベルの治療を適応させる必要がある。患者に必要な治療レベル（デイケア治療にするか、短期の居住型治療を行うか、長期の居住型治療を行うか、など）を正確に判断するためには、臨床医学的な適応に加え、患者や家族の希望、加入している健康保険でカバーされる範囲、治療施設へのアクセスのしやすさなどを含めて、総合的に判断を行う必要がある。たとえ医学的には高いレベルの治療が適応となるであろうケースであっても、子どもが強く希望し、治療の枠組みが早く提供出来る場合などには、より低いレベルでの治療が妥当な選択肢となりうる。一方、医学的には低レベルのケアの適応と考えられるケースであっても、治療目標を達成出来ない場合には、必要に応じてより高レベルのケアに移行する必要が生じる場合もある。プライマリーケア医療者は、たとえ患者が物質使用障害の専門家による治療を行うこととなるであろうと思われる場合でも、どのようなレベルの治療を行うべきであるのかを家族が判断するサポートを行ったり、専門家による治療の最中や終了後に治療が効果を発揮しているのかを家族が評価する際のサポート役として関わることが出来るであろう。

物質使用障害を抱える子どもを精神医療者と共に支える

　物質使用障害を抱える子どもを精神科に紹介すれば、プライマリーケア医療者の役目が終わるというわけではない。物質使用障害は特別な医療ニーズであり、ADHD や喘息と同様に、専門的な医療機関だけでなく、かかりつけ医としてのプライマリーケア医療者との繋がりを継続することにより、患者とその家族がメリットを得ることが出来るはずである。専門医とプライマリーケア医療者とが、ケアにおけるそれぞれの役割について理解し合い、互いに状況を共有し合う仕組みを確立することは十分に可能である。プライマリーケア医療者は、子どもの治療に対するモチベーションを維持するサポートを行い、専門家治療の進捗状況をモニタリングし、併存する病態の経過観察を行い、親・学校・クリニック・専門医療施設間の調整役を担うことで、子どもの支援を行うことも出来るであろう。このような役割を担うプライマリーケア医療者のサポートのために利用可能なリソースとして、『若者のアルコール依存症のスクリー

ニングと短期的介入：米国アルコール乱用・依存症研究所（NIAAA）による実践ガイド』という成書（www.niaaa.nih.gov/Publications）や、物質使用障害の治療戦略の情報を提供する Drug Strategies.org のウェブサイト（www.drugstrategies.org/youths）や、米国薬物乱用研究所（NIDA: National Institute on Drug Abuse）のウェブサイト（www.drugabuse.gov/nidamed-medical-health-professionals）などがある。

　プライマリーケア医療者は、物質使用障害の問題を抱える子どもとその親をサポートするうえで重要な役割を担っている。以下に、起こりうる一般的な問題とその対処法について掲示する。

1．親や他の家族成員が現在、物質使用の問題を抱えている状況にあるか？

　　問題を抱えた家族成員がいる場合、その人はケアを求めていて、それを受け入れる心づもりがあるかどうかを確認する。親が、自身の物質使用の問題に取り組む姿勢をみせることは、子どもにとって優れたロールモデルとなり精神的な支えとなることを、助言として伝える。米国小児科学会（AAP: the American Academy of Pediatrics）は、小児科医が物質使用の影響を受けている家族と関わる際に、家庭内の他の家族成員の物質使用の問題のスクリーニングを行い、通告義務を果たし、家族を地域の専門的リソースに繋げることは、小児科医の果たすべき専門性であるとの提言を行っている[4]。ただ、すべての親がこのような助言を受け入れるとは限らない。小児医療者にとって患者はあくまで子どもであり、その安全を担保し、ウェルビーイングを促進させることが最優先である。そのためには、患者をティーンズ向け断酒会（アラティーン：www.al-anon.alateen.org）のような地域を基盤とした支援グループに参加することを提案する場合もあれば、リスクがより高く緊急性を要すると判断し児童相談所に関与してもらうことを検討する場合もあるであろう。

2．親が、子どもの物質使用を間接的に支援しているような状況はあるか？

　　子どもが物質使用障害の問題を抱えていることは、家族全体にとって大きな負担となりうる。親はしばしば、物質使用を制限させようと試み、うまくいかなかった経験をしている。プライマリーケア医療者は、親が明確な制限を行い、それをしっかりと守らせることが出来るように、親を導く必要がある。

3．親は、子どもの物質使用に責任を感じているか？

　　子どもの物質使用の問題を管理することは非常にストレスがかかることを認め、これまで親が子どもを助けるために様々な取り組みを行ってきたことを労う必要がある。実際に、子どもというのはアルコールやドラッグに興味を持ちやすい。しかし、実際に常習状態に陥る子どもというのは、様々なリスク要因・周辺環境・遺伝的要因が複雑に絡み合って、そのような状況となっているのである。「今ここから」を大切にし、子どもの治療をサポートすることが、親が出来る最も重要な行動であることを強調することで、親の罪悪感を軽減することが出来るであろう。地域によっては、物質使用障害の子どもを持つ親の会があり、重要な支援リソースとなっている。

4．物質使用障害というのは脳の病気という側面が大きく、単なる非行行為ではないこと

を親が理解しているか？

　物質使用障害／依存症は慢性疾患ということが出来るが、その診断には常に偏見がつきまとう。医療モデルの枠組みで物質使用障害を説明することは、スティグマを軽減し、理解を深めることに繋がる。

物質使用に関する心理教育の実施

　乱用物質の使用と、その健康への影響に関しての誤情報は世の中にはびこっている。正確な情報を知らなければ、親は安易に子どもの物質使用障害のリスクを矮小化したり、親自身が物質使用の悪しきモデルになってしまいうる。以降のセクションでは、子どもや親とプライマリーケア医療者が話し合いを行ううえでの基礎となる、使用頻度の高い乱用物質について概説する。

アルコール

　子どものアルコール使用は、短期的にも長期的にも、健康への悪影響を引き起こしうる。またアルコールの使用には、不慮の怪我や望まない性的接触の問題がしばしばつきまとう。意識を失ったり、記憶を飛ばしてしまう（歩いたり話したり出来ていたとしても、そのときの記憶がない）ことは、大量に飲酒をした場合にしばしば生じ、ときにそれが個人を危険に晒してしまうこととなる。また思春期からのアルコール使用は、海馬の体積減少や記憶障害や学習困難を引き起こしうる[5]。また、アルコール使用の開始時年齢が早ければ早いほど、晩年になってアルコール使用障害を発症しやすくなることも指摘されている[6]。アルコール使用障害の家族歴がある子どもは、とりわけ高リスクである。

　アルコール使用による大きなしくじりを一度以上した経験のある子どもは、アルコール使用をやめるか減らすという提案を受け入れやすい。カウンセリングを行う際には、最もリスクの高い行動に焦点を当てるべきであり、またアルコール使用を減らすことに同意したすべての子どもに対しては、外来再診でフォローアップの機会を設ける必要がある。

　子どもが断酒に伴ってアルコール離脱症候群に陥ることは稀であるが、頻繁に大量飲酒を繰り返してきた子どもであれば、様々な程度の離脱症状を認めることはありうる。アルコール離脱に関連する最も一般的な症状としては、吐き気／嘔吐・不眠・自律神経過敏、錯乱などが挙げられる。アルコール離脱症候群はときに致死的経過をたどりうるため、日常的な大量飲酒を行っていた子どもに対しては、入院して離脱症状の徴候を観察する必要がある。

マリファナ

　マリファナとは、麻植物であるカンナビス・サティバ（大麻草）の葉・花・茎・種を乾燥さ

せたものを指す。向精神作用を持つ成分はデルタ-9-テトラヒドロカンナビノールであり、一般にTHCと呼ばれている。マリファナは、ヘロインやニコチンなどと同様、依存性のある物質であり、THCが作用することで脳の報酬経路である側坐核からドーパミンが放出され、長期投与により脳の大脳辺縁系に変化が生じる[7]。アルコールや他の向精神性物質と同様、依存症のリスクは使用開始時の年齢が若いほど上昇する[8]。

　2008年以降、大麻に関する政策をめぐる国民的な議論が起こる過程で、大麻使用の有害性に関する世間の認識は薄れていき、思春期以降の子どもや若年成人の大麻使用率は上昇している[1]。現在、米国の高校3年生の6%が毎日大麻を使用していると報告されている[1]。残念ながら、政策論争の際に子どもの大麻使用が有害であるという認識はある程度共有されてはいるものの、その程度に関しては矮小化されるか、あるいは完全に無視される場合がしばしばである。思春期にマリファナの大量使用をしていた場合、時がたつにつれ、気分障害、不安障害、思考障害を認めるリスクが増加し、IQが有意に低下することが知られている[9-13]。医用画像の研究でも、これらの所見と一致する形態的変化が確認されている。医療目的の大麻を合法化し、娯楽目的の使用を非犯罪化または合法化する州が増える中、プライマリーケア医療者は、子どもと大麻の使用について話し合いを行う心づもりをしておく必要がある。話し合いの際には、マリファナの医学的・心理学的・認知的な副作用について議論し、未成年がマリファナを使用することによる有益な作用は、医学的には何ら証明されていないことを明確に伝える必要がある。

　マリファナの使用は多幸感をもたらす一方で、重要な判断を行う能力が失われ、時間感覚が歪み、トラッキング能力（動いている物体を正確に追う能力）が障害され、自動車の運転などの多方面に注意を払うようなタスクのパフォーマンスが低下する。その他にも、短期記憶が障害され、学習のパフォーマンスや言葉によるコミュニケーション能力に困難が生じ、それらすべてが学業成績の低下に繋がってしまう。プライマリーケアの現場では、ときに抑うつやパニックを伴う中毒性精神病と呼ばれる、マリファナの急性中毒患者を診る機会があるであろう。このような患者の治療には、抗幻覚作用を持つ抗精神病薬が使用される。マリファナの長期使用者では、半永久的な人格変化が報告されている。このような人格変化として、典型的には無気力と目標指向性欠如を特徴とする無気力症候群と呼称される変化が挙げられる[14, 15]。マリファナの使用により生理学的作用も生じうるが、一般に他の物質に比べると、急性中毒のリスクは低いとされている[15, 16]。マリファナへの長期的暴露による呼吸器系への影響としては、吸入後の急性気管支拡張とその後の慢性間欠性の気管支収縮が挙げられる。したがって、喘息を持つ子どもがマリファナを使用した場合、一時的な発作の軽快後の増悪などを認める可能性がある。マリファナに対するアレルギー反応によって、喘息発作が引き起こされることもある。さらに、マリファナの長期使用は、運動誘発性の呼吸困難や慢性咳嗽を引き起こしうることが判明しており、それが新規発症の喘息と誤診されることもある[17, 18]。心血管系の影響としては、頻脈と収縮期血圧と拡張期血圧の一過性の軽度上昇が知られている[19]。長期にわたる頻繁な使用歴のある男児や男性では、血中テストステロン濃度の低下、精子数の減少、性機能の低下、女性化乳房などの内分泌系の悪影響が報告されている。インポテンツや不妊症などの関連する臨床的

問題は、マリファナを断つことで解消すると考えられている。

　マリファナの離脱症状は、他の依存性物質の離脱症状に比べて軽微であるため、見過ごされやすい。これは、マリファナが脂溶性であるために、たとえ急に摂取を絶ったとしても、生体からの消失が緩徐であることによる。マリファナは数日間常用するだけで薬理学的な耐性を獲得し、薬物使用を中止すると24〜48時間以内に臨床的な離脱症候群が生じうる。離脱症状は中止後4日目までに症状のピークに達し、10〜14日目までに徐々に消失する。マリファナによる離脱症状には、不安、落ち着きのなさ、不眠などがある。

　「スパイス」や「K-2」などの合成カンナビノイドも、広く出回っている。2011年に米国麻薬取締局庁が関連化学物質を規制対象としたにもかかわらず、2015年の調査では、高校3年生の5.2％がこれらの薬物の使用経験を有していた[1]。これらの向精神性物質はTHCに構造が似ており、ヒトのCB1受容体に結合する。これらは化学的に合成されたうえで溶剤に溶かされ、マリファナのように吸引することが出来るように様々な植物の葉に吹きつけられる。他のカンナビノイドと同様に、中枢神経系のCB1受容体に結合することで、多幸感、時間感覚の歪み、感覚体験の強まり、意識状態の変化、短期記憶の障害、反応時間の増加などが引き起こされうる。またマリファナと同様に、使用することで不安・幻覚・被害妄想・心拍数増加、錯乱が引き起こされ、心筋虚血や腎不全を生じることもある。

その他の薬物

MDMA（俗称：エクスタシー、モリー）

　3,4-メチレンジオキシメタンフェタミンは、MDMA、エクスタシー、モリーなどと呼称され、広く蔓延しており、物質使用障害としての症状を認めない人たちの死亡ケースが相次いだことで注目されている。モリーという名称でMDMAが復活し再流行したのは主に若年成人の間であり、高校3年生における過去1年間にMDMAを使用した生徒の割合は、2001年のピークは時に9.2％に達していたが、2015年の調査では3.6％へと減少している[1]。MDMAの急性中毒症状として、交感神経の過活動、異常行動、高体温などの徴候が生じうる。せん妄、けいれん、昏睡などの深刻な合併症は、MDMAが他の物質、とりわけ他の刺激性依存薬物と組み合わせて使用された場合に発生頻度が増してしまう。徹夜で行われるダンスパーティーやレイブのような長時間の身体活動の場でMDMAを使用した人物に、横紋筋融解症や急性腎不全が発症したとの症例報告が散見されている。MDMAの中毒症状は、アルコール、ベンゾジアゼピン系薬剤、およびその他の薬剤を併用することで増強される。

処方オピオイドおよびヘロイン

　高校3年生でのヘロイン以外のオピオイドの使用経験のある子どもの割合は、2004年の9.5％をピークに減少を続け、2015年の調査では5.4％と報告されている[1]。また、ヘロインの使用割合は2000年をピークに、最近では0.5％程度で横ばい状態が続いている[1]。オピオイドの乱用は、アルコールやマリファナの使用ほど頻度は高くはないが、中毒をきたすリスクが高く、

過量摂取により死亡することもある。また摂取手段が内服から注射へと移行していくケースも多く、その場合、様々な合併症が引き起こされる割合がさらに高くなる。オピオイドの使用障害が疑われる子どもの治療においては、16歳以上で使用が承認されている部分オピオイド作動薬であるブプレノルフィン-ナロキソンという有効な薬物療法が存在している。外来治療であれ居住型治療であれ、専門医療施設への紹介が極めて重要となる[19]。他の疾患を有している子どもと同様に、オピオイドの使用障害のある子どもを治療する際には、最も制限のない環境で治療を受けることが望まれる。オピオイド使用障害の16歳以上の子どものほとんどは、外来での薬物治療の適応とされている[20]。ただし、現時点でブプレノルフィンを処方するうえで必要な研修を修了したプライマリーケア医療者はほとんどおらず、治療を要する子どもたちの数とあまりに不釣り合いで、治療の需要と供給のバランスはおよそ取れていない状況にある。

　オピオイドの離脱症状は、嘔吐や下痢、筋肉痛、鼻閉、関節痛などであり、インフルエンザに類する症状が引き起こされる。これらの症状は非常に不快ではあるが、通常、健康な子どもであれば致死的経過をたどることは、およそない。「ヤク抜き」とも呼称されている医学的離脱管理は、離脱に伴う不快感を和らげるのに有用ではあるが、このような対応だけで治療を終えたとみなすべきではなく、「ヤク抜き」がうまくいった以降にも、患者が継続的な治療・支援を受けられるように専門機関に紹介を行う必要がある。

処方中枢神経刺激薬

　ADHDの子どもに対して中枢神経刺激薬というのは、高い効果を示す薬物療法である。しかし健常な子どもの間でも、アンフェタミンはしばしば乱用されている。ADHDの子どもが自身の薬を乱用することもあれば、ADHDの友人から薬をもらい受けた個人が乱用することもある。このような乱用は、ハイになりたいとか、学業成績を上げたいなどの欲求から引き起こされることが多い。高校3年生を対象とした物質使用障害の疫学調査では、アンフェタミンの使用率は2002年の10.9％をピークに低下傾向にあるが、変動が大きい状況にあり、2015年の割合は7.7％であったと報告されている[1]。ADHDの子どもは物質使用障害を併発するリスクが高く、ADHDに対して治療を行うことはそのようなリスクを低減することにもなる[21]。

まとめ

　物質の不適切使用は子どもたちの間で広く行われているが、物質使用障害として症状を呈することは比較的稀である。しかし、一部の子どもでは様々な不適応状態に陥り、精神障害を併発するなどで専門的な治療を要する。このような治療は、子どものニーズに基づき、外来で行う場合もあれば、デイケアサービスとして提供されることもあり、居住型施設の中で短期的・長期的な治療を受けることもある。どのようなアプローチを行うにしろ、様々なエビデンスに基づく心理療法や薬物療法が提供される。プライマリーケア医療者は、自身の患者を物質使用障害の専門的治療施設に紹介を行った以降も、引き続き重要な役割を発揮しうる立場にある。

▌米国小児科学会（AAP）の提言／指針

- American Academy of Pediatrics Committee on Substance Use and Prevention. Medication-assisted treatment of adolescents with opioid use disorders. *Pediatrics*. 2016;138(3):e20161893 (pediatrics. aappublications.org/content/138/3/e20161893)

- Kokotailo PK; American Academy of Pediatrics Committee on Substance Abuse. Alcohol use by youth and adolescents: a pediatric concern. *Pediatrics*. 2010;125(5):1078–1087. Reaffirmed December 2014 (pediatrics.aappublications.org/content/125/5/1078)

- Levy S, Schizer M; American Academy of Pediatrics Committee on Substance Abuse. Adolescent drug testing policies in schools. *Pediatrics*. 2015;135(4):e1107–e1112 (pediatrics.aappublications.org/content/135/4/e1107)

- Levy S, Siqueira LM; American Academy of Pediatrics Committee on Substance Abuse. Testing for drugs of abuse in children and adolescents. *Pediatrics*. 2014;133(6):e1798–e1807 (pediatrics.aappublications.org/content/133/6/e1798)

- Levy SJ, Williams JF; American Academy of Pediatrics Committee on Substance Use and Prevention. Substance use screening, brief intervention, and referral to treatment. *Pediatrics*. 2016;138(1):e20161211 (pediatrics.aappublications.org/content/138/1/ e20161211)

- Siqueira L, Smith VC; American Academy of Pediatrics Committee on Substance Abuse. Binge drinking. *Pediatrics*. 2015;136(3):e718–e726 (pediatrics.aappublications. org/content/136/3/e718)

- Smith VC, Wilson CR; American Academy of Pediatrics Committee on Substance Use and Prevention. Families affected by parental substance use. *Pediatrics*. 2016;138(2):e20161575 (pediatrics. aappublications.org/content/138/2/e20161575)

▌参考文献

1. Johnston LD, O'Malley PM, Miech RA, Bachman JG, Schulenberg JE. *Monitoring the Future National Results on Drug Use: 1975–2016; Overview, Key Findings on Adolescent Drug Use*. Ann Arbor, MI: Institute for Social Research, University of Michigan; 2017

2. Foy JM; American Academy of Pediatrics Task Force on Mental Health. Enhancing pediatric mental health care: algorithms for primary care. *Pediatrics*. 2010; 125(suppl 3):S109–S125

3. Levy SJ, Kokotailo PK; American Academy of Pediatrics Committee on Substance Abuse. Substance use screening, brief intervention, and referral to treatment for pediatricians. *Pediatrics*. 2011;128(5):e1330–e1340

4. Smith VC, Wilson CR; American Academy of Pediatrics Committee on Substance Use and Prevention. Families affected by parental substance use. *Pediatrics*. 2016; 138(2):e20161575

5. Nagel BJ, Schweinsburg AD, Phan V, Tapert SF. Reduced hippocampal volume among adolescents with alcohol use disorders without psychiatric comorbidity. *Psychiatry Res*. 2005;139(3):181–190

6. Hingson RW, Heeren T, Winter MR. Age at drinking onset and alcohol dependence: age at onset, duration, and severity. *Arch Pediatr Adolesc Med*. 2006;160(7):739–746

7. Tanda G, Pontieri FE, Di Chiara G. Cannabinoid and heroin activation of mesolimbic dopamine transmission by a common mu1 opioid receptor mechanism. *Science*. 1997;276(5321):2048–2050

8. Windle M, Windle RC. Early onset problem behaviors and alcohol, tobacco, and other substance use disorders in young adulthood. *Drug Alcohol Depend*. 2012; 121(1–2):152–158

9. Tosato S, Lasalvia A, Bonetto C, et al. The impact of cannabis use on age of onset and clinical characteristics in first-episode psychotic patients. Data from the Psychosis Incident Cohort Outcome Study (PICOS). *J Psychiatr Res*. 2013; 47(4):438–444

10. Meier MH, Caspi A, Ambler A, et al. Persistent cannabis users show neuropsychological decline from childhood to midlife. *Proc Natl Acad Sci U S A*. 2012;109(40):E2657–E2664

11. Arseneault L, Cannon M, Poulton R, et al. Cannabis use in adolescence and risk for adult psychosis: longitudinal prospective study. *BMJ*. 2002;325(7374):1212–1213

12. Fergusson DM, Horwood LJ, Swain-Campbell N. Cannabis use and psychosocial adjustment in adolescence and young adulthood. *Addiction*. 2002;97(99):1123–1135

13. Hayatbakhsh MR, Najman JM, Jamrozik K, et al. Cannabis and anxiety and depression in young adults: a large prospective study. *J Am Acad Child Adolesc Psychiatry*. 2007;46(3):408–417

14. Schydlower M, ed. *Substance Abuse: A Guide for Health Professionals*. 2nd ed. Elk Grove Village, IL: American Academy of Pediatrics; 2001

15. Duffy A, Milin R. Case study: withdrawal syndrome in adolescent chronic cannabis users. *J Am Acad Child Adolesc Psychiatry*. 1996;35(12):1618–1621

16. Hall W, Degenhardt L. Adverse health effects of nonmedical cannabis use. *Lancet*. 2009;374(9698):1383–1391

17. Tashkin DP. Airway effects of marijuana, cocaine, and other inhaled illicit agents. *Curr Opin Pulm Med*. 2001;7(2):43–61

18. Taylor DR, Poulton R, Moffitt TE, Ramankutty P, Sears MR. The respiratory effects of cannabis dependence in young adults. *Addiction*. 2000;95(11):1669–1677

19. Thomas G, Kloner RA, Rezkalla S. Adverse cardiovascular, cerebrovascular, and peripheral vascular effects of marijuana inhalation: what cardiologists need to know. *Am J Cardiol*. 2014;113(1):187–190

20. American Academy of Pediatrics Committee on Substance Use and Prevention. Medication-assisted treatment of adolescents with opioid use disorders. *Pediatrics*. 2016;138(3):e20161893

21. Harstad E, Levy S. Attention-deficit/hyperactivity disorder and substance abuse. *Pediatrics*. 2014;134(1):e293–e301

補足資料

a. これらの補足資料は定期的に更新されているので、米国小児科学会（AAP）のメンタルヘルスに関する
ウェブサイト（www.aap.org/mentalhealth.）で確認されたい。

メンタルヘルスケアを小児医療の臨床実践に組み込んだアルゴリズム

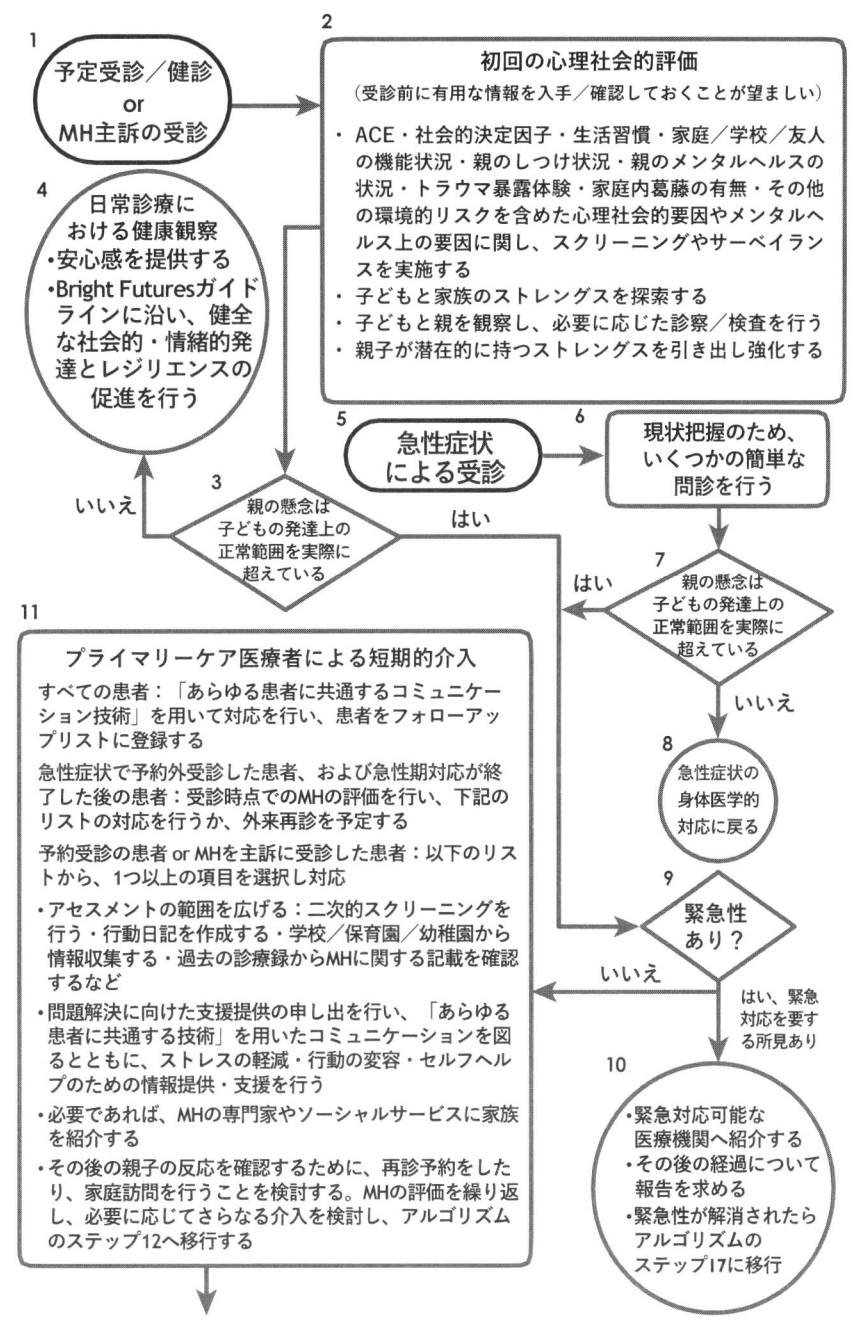

1 予定受診／健診 or MH主訴の受診

2 初回の心理社会的評価
（受診前に有用な情報を入手／確認しておくことが望ましい）

- ACE・社会的決定因子・生活習慣・家庭／学校／友人の機能状況・親のしつけ状況・親のメンタルヘルスの状況・トラウマ暴露体験・家庭内葛藤の有無・その他の環境的リスクを含めた心理社会的要因やメンタルヘルス上の要因に関し、スクリーニングやサーベイランスを実施する
- 子どもと家族のストレングスを探索する
- 子どもと親を観察し、必要に応じた診察／検査を行う
- 親子が潜在的に持つストレングスを引き出し強化する

4 日常診療における健康観察
- 安心感を提供する
- Bright Futuresガイドラインに沿い、健全な社会的・情緒的発達とレジリエンスの促進を行う

3 親の懸念は子どもの発達上の正常範囲を実際に超えている
いいえ

5 急性症状による受診

6 現状把握のため、いくつかの簡単な問診を行う

7 親の懸念は子どもの発達上の正常範囲を実際に超えている
はい／いいえ

8 急性症状の身体医学的対応に戻る

9 緊急性あり？
いいえ／はい、緊急対応を要する所見あり

10
- 緊急対応可能な医療機関へ紹介する
- その後の経過について報告を求める
- 緊急性が解消されたらアルゴリズムのステップ17に移行

11 プライマリーケア医療者による短期的介入

すべての患者：「あらゆる患者に共通するコミュニケーション技術」を用いて対応を行い、患者をフォローアップリストに登録する

急性症状で予約外受診した患者、および急性期対応が終了した後の患者：受診時点でのMHの評価を行い、下記のリストの対応を行うか、外来再診を予定する

予約受診の患者 or MHを主訴に受診した患者：以下のリストから、1つ以上の項目を選択し対応

- アセスメントの範囲を広げる：二次的スクリーニングを行う・行動日記を作成する・学校／保育園／幼稚園から情報収集する・過去の診療録からMHに関する記載を確認するなど
- 問題解決に向けた支援提供の申し出を行い、「あらゆる患者に共通する技術」を用いたコミュニケーションを図るとともに、ストレスの軽減・行動の変容・セルフヘルプのための情報提供・支援を行う
- 必要であれば、MHの専門家やソーシャルサービスに家族を紹介する
- その後の親子の反応を確認するために、再診予約をしたり、家庭訪問を行うことを検討する。MHの評価を繰り返し、必要に応じてさらなる介入を検討し、アルゴリズムのステップ12へ移行する

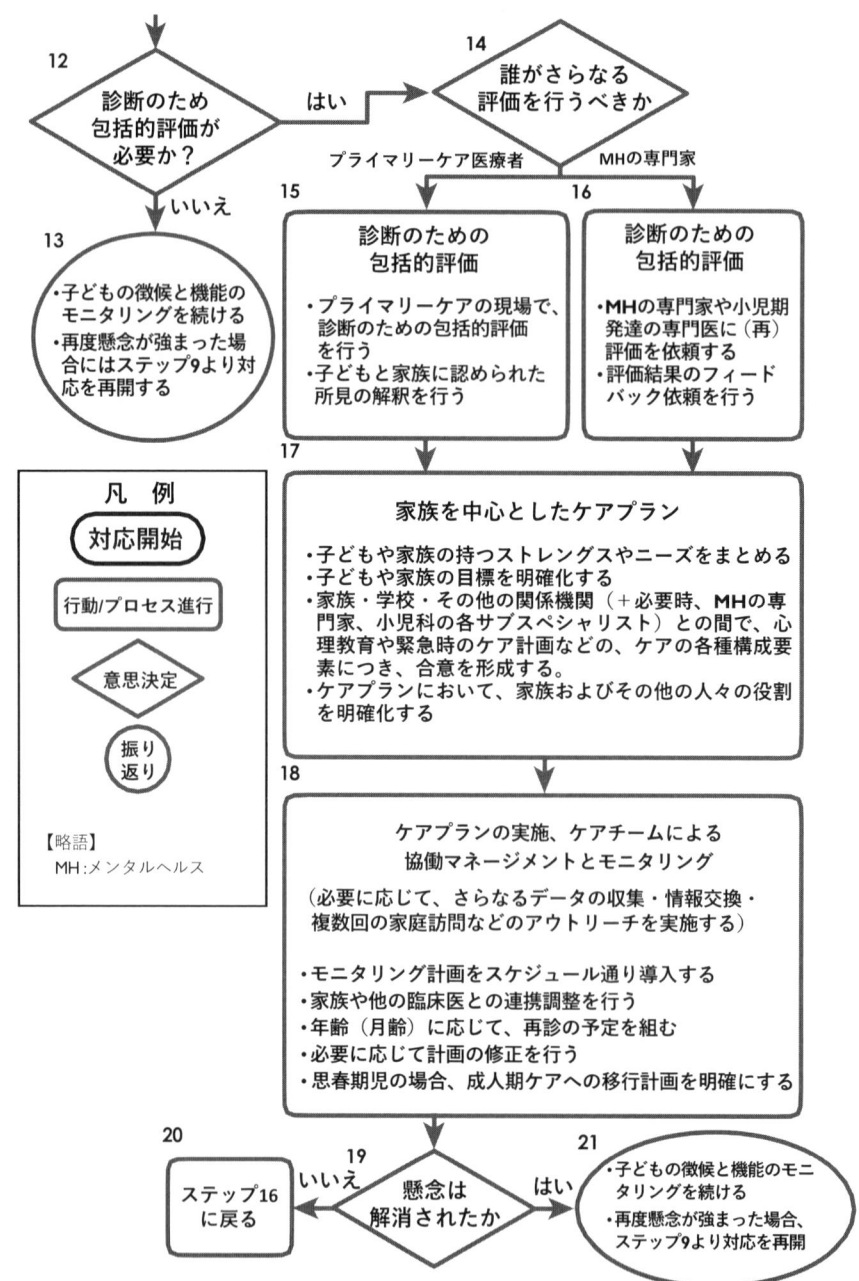

引用元：Foy JM; American Academy of Pediatrics Task Force on Mental Health. Enhancing pediatric mental health care: algorithms for primary care. *Pediatrics*. 2010;125(suppl 3):S109–S125.

小児医療者向け
メンタルヘルス診療補助ツール

　ここで掲示した表は、米国小児科学会（AAP）のメンタルヘルス・リーダーシップ・ワーキンググループ（MHLWG）が現在編集中の、小児のプライマリーケア医療者が臨床の現場でメンタルヘルスの問題に対しての対応が求められた際に、臨床上の各段階で有用となるであろう尺度／ツールをまとめた「小児医療者向けメンタルヘルス診療補助ツール」から引用したものである。臨床上の各段階については、「補足資料1：メンタルヘルスケアを小児医療の臨床実践に組み込んだアルゴリズム」で図示し、「第1章：予防的メンタルヘルスケアを小児の一次診療の現場に組み込む」と「第2章：メンタルヘルスの問題を抱える小児思春期の子どもの小児科的ケア」で概説した"ステップ"に基づき、掲示している。なお、「第3章：小児のメンタルヘルスケア・サービスを充実するための、各診療所における対応体制の整備とネットワーク体制の整備」では、プライマリーケアの現場で使用する尺度／ツールを選択する際の一般的ガイダンスにつき概説を行っているので参照されたい。その他にも多くの章で、ここで掲示した表に記載されている尺度／ツールを含めた、一般的に使用されているスクリーニングツールの結果を解釈する際のガイダンスを提示している。

　なお、ここで掲示した表を参照する際には、以下の点に留意していただきたい。

▶ 表に掲示した順番には特段の重みづけはなく、AAP-MHLWG が上にある尺度／ツールを下にある尺度／ツールよりも優先度の高いものとして推奨しているという意味合いはない。

▶ 掲示した尺度／ツールは、ほとんどの場合、一つのステップのみに限定して用いるのではなく、複数のステップで重複して使用しうるため、複数のステップにまたがり掲示がなされているものも多い。そのような場合、読者の利便性を考慮し、初出部位にのみ概説を記載し、それ以降に記載された部位には略称と参考文献番号のみを記載している。

▶ 米国小児科学会（AAP）のウェブサイト上に、本表の最新版を適宜アップデートして掲示している（www.aap.org/mentalhealth）。それぞれの尺度／ツールの心理学上の特性に関する情報については、本表の最新版を参照していただきたい。

表A2-1　小児医療者向けメンタルヘルス診療補助ツール

使用目的	心理検査の名称	検査方法	対象年齢、出版言語、必要な言語レベル	検査にかかる所要時間[a]	情報源
初回の心理社会的評価（アルゴリズムのステップ2）：受診前もしくは受診前の情報収集／スクリーニング					
全体像把握	子どもの明るい未来のために：乳幼児期・小児期・思春期の子どもの健康を見守るためのガイドライン：《Bright Futures ガイドライン》：全体像把握のための質問項目[1]	特に条件なし	0〜21歳 英語・スペイン語	使用状況により異なる	AAPとMCHBのサイトから自由に閲覧可能 https://brightfutures.aap.org/materials-and-tools/tool-and-resource-kit/Pages/default.aspx
	Bright Futures ガイドライン：受診前用質問票ならびに追加質問項目[1]	様々	0〜21歳 英語・スペイン語	使用状況により異なる	AAPとMCHBのサイトから自由に閲覧可能 https://brightfutures.aap.org/materials-and-tools/tool-and-resource-kit/Pages/default.aspx
	思春期児向けHEADSS心理面接ガイド[2]：Home/Environment（家庭／その他の環境）、Education/Employment（教育／就労）、Activity（活動状況）、Drugs（薬物使用）、Sexuality（セクシャリティ）、Suicide/Depression（希死念慮／抑うつ気分）、Safety（安全）の概要につき評価。HEADSSS-3.0ではメディア使用についての問診が加わった	面接	思春期 臨床医の使用言語で実施される	面接の一部として行われるものであり、使用状況により異なる	以下のサイトから無料で入手可能 www.bcchildrens.ca/Youth-Health-Clinic-site/Documents/heads20assessment20guide1.pdf http://contemporarypediatrics.modern medicine/contemporary-pediatrics/content/tags/adolescent-medicine/heeadsss-30-psychosocial-interview-adolesce?page=full
	学校の成績表、学年末テスト結果、IEPや504プラン［訳注：公教育における病気や障害を有する子どもの支援プログラム］の内容				
一般的な心理社会的スクリーニング（対象：0〜5歳）	幼小児発達スクリーニング評価票（ECSA: Early Childhood Screening Assessment）[3] 乳幼児の情緒的・行動学的発達と母親の困難度を評価	40項目（3段階のリッカート法による自己記式評価）回答者が懸念していることや、支援を要する事項を追加評価可能	1歳半〜5歳 英語・スペイン語・ルーマニア語 言語レベル：小学5年生以上	回答：10〜15分 スコアリング：1〜2分	以下のサイトから無料で入手可能 www.infantinstitute.org/wp-content/uploads/2013/07/ECSA-40-Child-Care1.pdf
	乳幼児発達検査スクリーニング質問票 第2版 —心理社会的評価（ASQ-SE2: Ages & Stages Questionnaires: Social-Emotional, Second Edition）[4] 乳幼児の社会性と情緒の問題をスクリーニングする質問票。ASQとその他の評価法と組み合わせ、子どものコミュニケーション能力、運動能力、問題解決能力、適応能力に関する評価を行う	19項目（生後6か月）〜33項目（1歳半），親の自己記式尺度	生後半年〜5歳 英語・スペイン語 言語レベル：小学6年生以上	回答：10〜15分 スコアリング：1〜5分（専門家でなくとも実施可能）	著作権に関する情報は以下のサイトで確認されたい http://agesandstages.com/products-services/asqse-2
	幼児の心理社会的問題のスクリーニング尺度（BITSEA: Brief Infant Toddler Social Emotional Assessment）[5] 幼児の社会性と情緒と行動の問題に関するスクリーニングツール	42項目、親もしくは保育者の自己記式尺度	1〜3歳 英語・スペイン語	7〜10分	著作権に関しては、以下の連絡先に確認されたい Margaret.Briggs-Gowan@yale.edu Alice.Carter@umb.edu

	ツール	形式	対象年齢・言語	所要時間	入手先
	幼小児のウェルビーイング・スクリーニングツール（SWYC）[6-8] 年齢に応じて、複数の下位尺度から構成されている。 発達マイルストーン 認知能力・言語能力・運動発達能力を評価する 赤ちゃんの小児科的症状チェックリスト（BPSC: Baby Pediatric Symptom Checklist）生後18か月までの子ども向け質問票 易興奮性、柔軟性のなさ、ルーチーンワークの実行困難性につき評価 幼児の小児科的症状チェックリスト（PPSC: Preschool Pediatric Symptom Checklist）：生後18～66か月対象 情緒的・行動的な症状に関する評価 幼児の社会相互作用観察（POSI: Parent's Observations of Social Interactions）：生後18～35か月対象 ASDのスクリーニング 家族との面接 家族のストレス環境（例：親のうつ病、不和、薬物乱用、食の安全性への懸念、子どもの行動・学習・発達に関する家族の懸念）の評価	親の自記式尺度。下位尺度により項目数は、34～47項目と幅がある。紙媒体に加え電子版も存在する	生後2か月～5歳 英語・スペイン語・ビルマ語・ネパール語・ポルトガル語（翻訳版の妥当性に関しては、個別に検証されていない）	10～15分	以下のサイトから入手可能 www.floatinghospital.org/The-Survey-of-Wellbeing- of-Young-Children/ Age-Specific-Forms.aspx
一般的な心理社会的スクリーニング（対象：6～10歳）	小児科的症状チェックリスト-35項目版（PSC-35: Pediatric Symptom Checklist-35items）[9,10] 注意力・内在化症状・外在化症状。一般的な心理社会的状態と機能性に関するスクリーニング評価	35項目の自記式尺度（親もしくは11歳以上の子ども）	4～16歳 英語・スペイン語・中国語・日本語・ピクトリアル版も存在	5分未満 スコアリングに要する時間は1～2分	マサチューセッツ総合病院のウェブサイトから閲覧可能 www.massgeneral.org/psychiatry/services/ psc_home.aspx
	PSC-17[11] 注意力・内在化症状・外在化症状に関しての、一般的な心理社会的状態と機能性に関するスクリーニング評価	17項目の自記式尺度 親向けと11歳以上の子ども向けバージョンがある	4～16歳 英語・スペイン語・中国語 言語レベル：小学5年以上	回答：5分未満 スコアリング：2分	以下のサイトから無料で入手可能 https://depts.washington.edu/hcsats/ FCAP/resources/PSC-17%20 English.pdf
	子どもの強さと困難さアンケート（SDQ: Strengths and Difficulties Questionnaires）[12] 困難さに関する4つの下位尺度と強みに関する一つの下位尺度、それぞれ5項目、計25項目の質問で構成されている。裏面に影響度尺度を追加したバージョンも利用可能	全25項目の自記式尺度、親向け、11～17歳児向け、教員向けのバージョンがある	3～17歳 40以上の言語に翻訳されている	10分	ユース・イン・マインド（Youth in Mind）（訳注：子どもと若者ならびにその家族に関する支援団体）のウェブサイトから閲覧可能 www.sdqinfo.org

表A2-1 小児医療者向けメンタルヘルス診療補助ツール（続き）

使用目的	心理検査の名称	検査方法	対象年齢、出版言語、必要な言語レベル	検査にかかる所要時間ª	情報源
初回の心理社会的評価（アルゴリズムのステップ2）：受診前もしくは診察前の情報収集／スクリーニング（続き）					
一般的な心理社会的スクリーニング（対象：11〜21歳）	PSC-35[9,10]				
	PSC-17[11]				
	SDQ[12]				
	思春期児の子どもの健全育成のための迅速評価尺度（RAAPS: The Rapid Assessment for Adolescent Preventive Services）[13,14] 学校中退のリスクが最も高い思春期児を特定するために開発されたウェブベースのスクリーニングツールであり、メンタルヘルスの問題を抱えやすく、予後不良な状況をもたらしうる社会的問題を把握するために、被差別体験や、電気・水・食料などのニーズの充足状況についての確認が行われる	21項目	年長小児（9〜12歳）、思春期児（13〜18歳）、若年成人（18〜24歳）の3つのバージョンより構成 音声版・多言語版も存在	回答は約5分（自己回答式）。スコアリングは、オンライン上で自動採点され、結果はダウンロード可能。30分のみ使用可能なデモ版あり（www.possibilitiesforchange.com/raaps）	以下のサイトから詳細を得ることで、閲覧と無料ダウンロードが可能 www.raaps.org.
ターゲットを絞ったスクリーニング：物質使用障害b	物質使用障害への介入のための簡易スクリーニング尺度（S2BI: Screening to Brief Intervention）[15] 追加評価の必要性を判断するための簡易スクリーニングに用いる	2項目	思春期児 英語	すべて「いいえ」であれば、1〜2分で回答可能	以下のサイトから無料で入手可能 https://pubs.niaaa.nih.gov/publications/ Practitioner/YouthGuide/YouthGuide.pdf
	タバコ・アルコール・その他の薬物使用の簡易スクリーニング質問票（BSTAD: Brief Screener for Tobacco, Alcohol, and Other Drugs）[16] 小児科領域で問題となるタバコ・アルコール・大麻の使用を特定する尺度	各薬物について1項目の計3項目 面接、もしくはiPadを使用した自己記述調査（推奨）	12〜17歳 英語	すべて「いいえ」であれば、1〜2分で回答可能	以下のサイトから無料で入手可能 www.drugabuse.gov/ast/bstad/#
	米国アルコール乱用・依存症研究所（NIAAA: National Institute on Alcohol Abuse and Alcoholism）若年者アルコールスクリーニング質問票[17] 友人や自身のアルコール問題を調査	2項目	思春期児 英語	すべて「いいえ」であれば、1〜2分で回答可能	以下のサイトから無料で入手可能 www.niaaa.nih.gov/Publications/Education TrainingMaterials/Pages/ YouthGuide.aspx
	CRAFFT (Car, Relax, Alone, Forget, Friends, Trouble) スクリーニング[18] 物質使用障害のスクリーニングに用いる	スクリーニング用の質問3項目、それに「はい」がついていた場合、追加で6項目。自記式、または本人報告	思春期児 英語	すべて「いいえ」であれば、1〜2分で回答可能	以下のサイトから無料で入手可能 www.ceasar-boston.org/CRAFFT/（思春期の物質乱用調査サイト。S2BIの結果が陽性の場合に、ステップ2の段階からステップ11の段階で、簡易評価尺度として使用する

ターゲット	ツール	項目・形式	対象年齢・言語	所要時間	入手方法・著作権情報
ターゲットを絞ったスクリーニング：思春期の抑うつ[c]	患者健康質問票 思春期版 (PHQ-A: Patient Health Questionnaire-Adolescent) —抑うつスクリーニング[19] PHQ-Aの抑うつに関する質問を抜粋した質問票（本表の後半にあるPHQ-A全体版も参照）	抑うつに特化した9項目からなる簡略スクリーニング質問票	11～17歳 英語	5分未満で回答・スコアリングまで可能	以下のサイトから許諾を得ることで無料で入手可能 www.aacap.org/App_Themes/AACAP/docs/member_resources/toolbox_for_clinical_practice_and_outcomes/symptoms/GLAD-PC_PHQ-9.pdf
	カッチャー思春期抑うつ尺度 (KADS: Kutcher Adolescent Depression Scale)[20] 抑うつのスクリーニング	6項目版、11項目版、16項目版がある	12～17歳 英語	回答：5分 スコアリング：1分	KADS 6項目版 (KADS-6) は、以下のサイトから無料で入手可能 http://lphi.org/CMSuploads/Kutcher-Adolescent-Depression-Scale-47583.pdf.
親/家族に関する一般的スクリーニング	家庭の心理社会的問題スクリーニングのための小児科利用問診票[21] 親のうつ病・物質使用障害・DV・被虐待歴・社会的支援状況に関するスクリーニングに使用	22項目	0～21歳 英語	使用状況により様々	以下のサイトから無料で入手可能 www.pedstest.com/Portals/0/TheBook/FPSinEnglish.pdf
	SWYC[6-8]				
	シークク子ども安全環境プログラム (SEEK: A Safe Environment for Every Kid) —親向け質問票改訂版 (SEEK PQ-R)[22] 喫煙習慣、銃の保持、食生活の充実度、抑うつ、薬物使用、しつけ、DVに関する質問を含む	15項目（すべて「はい/いいえ」で回答）	0～5歳 英語・スペイン語	回答：3分 スコアリング：3分未満	著作権に関する情報は以下のサイトで確認されたい www.seekwellbeing.org/the-seek-parent-questionnaire-
	親の防御因子評価尺度[23] （逆境をはねのけ回復する力、社会的繋がり、困難を感じた際に得られる具体的支援リソース、子どもの社会的・情緒的な状況を判断する能力について、親に自己評価してもらうツール	46項目（うち10項目は、家族背景に関する項目）	8歳以下の子どもを持つ親 英語・スペイン語	20分	以下のサイトから無料で入手可能 www.cssp.org/reform/child-welfare/pregnant-and-parenting-youth/Parents-Assessment-of-Protective-Factors.pdf
	ヘルスリード・スクリーニング質問票[24] 食生活への不安の有無、住居の安定性、ライフラインの安定性、経済的状況、移動手段の困難性、暴力への暴露の有無、および人種・年齢・収入・教育レベル・就業状況・居住地域情報などの社会階層的情報などを評価	10問 各カテゴリーで、代わりになる質問が用意されており、またリスクが確認された場合の追加の質問項目が用意されている	あらゆる年齢層の子どもを持つ親 複数言語に翻訳されている 必要とされる読解レベルは質問ごとに異なる	5分	ツールキットは以下のサイトから無料で入手可能 https://healthleadsusa.org/wp-content/uploads/2016/07/Health-Leads-Screening-Toolkit-July-2016.pdf
	マクマスター家族機能評価尺度[25] 家族機能の評価に使用	12項目：自記式	思春期児および成人 24言語の翻訳版あり	5分未満	以下のサイトから無料で入手可能 www.clintools.com/victims/resources/assessment/interpersonal/mcmaster.html
	育児ストレスインデックス (PSI: Parent Stress Index) —第3版[26] 基本質問120項目＋追加質問19項目：親の自記式。親子関係を対象に、ストレスの指標を導き出し、親子の問題点を明らかにする 短縮版36項目あり		生後1か月から12歳の子どもを持つ親 英語	20～30分	著作権に関する情報は、以下の心理学的評価リソース社（PAR Inc）のサイトで確認されたい www.parinc.com/Products/Pkey/337

表A2-1　小児医療者向けメンタルヘルス診断補助ツール（続き）

使用目的	心理検査の名称	検査方法	対象年齢、出版言語、必要な言語レベル	検査にかかる所要時間[a]	情報源
初回の心理社会的評価（アルゴリズムのステップ2）：受診もしくは診察前の情報収集／スクリーニング（続き）					
親／家族に関する一般的スクリーニング（続き）	患春期版育児ストレスインデックス（SIPA: Stress Index for Parents of Adolescents）[27]　PSIの年齢拡張版であり、患春期の子どもを持つ親のストレスの指標を導き出す	112項目	11〜19歳の子どもを持つ親　英語	回答：20分　スコアリング：10分	以下のサイトから許諾を得ることで閲覧可能　www.parinc.com/Products/Pkey/412
	養育者緊張度尺度（CGSQ: Caregiver Strain Questionnaire）およびその短縮版（CGSQ-SF7）[28]　情緒的な問題を抱える患春期児の養育者や家族の負担を評価する	21項目　CGSQ-SF7は7項目　親の自己式	情緒的な問題を抱える患春期児の親　英語・スペイン語	使用状況により様々	以下のサイトから無料で入手可能　www.hospicepatients.org/caregiver-strain-questionaire-robinson.pdf
	多元的ソーシャルサポート認知スケール（MEPSS: Multidimensional Scale of Perceived Social Support）尺度[29]　ソーシャルサポートの状況に関する評価	12項目　親の自己式	成人　多言語に翻訳されている	2〜5分	以下のサイトから無料で入手可能　www.yorku.ca/rokada/psyctest/socsupp.pdf
	患者健康質問票2項目版（PHQ-2: Patient Health Questionnaire-2）[30]　−PHQの最初の2項目のみ取り上げたもの　成人のうつ状態のスクリーニングに使用	2項目　親の自己式	成人　英語	1分	以下のサイトから無料で入手可能　www.cqaimh.org/pdf/tool_phq2.pdf
	患者健康質問票9項目版（PHQ-9）[31]　成人のうつ状態のスクリーニングに使用	9項目　親の自己式	成人　英語	回答：5分未満　スコアリング：3分未満	以下のサイトから無料で入手可能：　www.phqscreeners.com/sites/g/files/g10016261/f/201412/PHQ-9_English.pdf
	エジンバラ産後うつ評価尺度（EPDS: Edinburgh Postnatal Depression Scale）[32]　周産期／出生後女性の抑うつ状態のスクリーニングに使用	10項目　親の自己式	周産期の妊婦　多言語に翻訳されている	回答：5分未満　スコアリング：5分未満	以下のサイトから無料で入手可能　www.perinatalservicesbc.ca/health-professionals/professional-resources/health-promo/edinburgh-postnatal-depression-scale-(epds)
	女性における虐待アセスメント尺度（AAS: Abuse Assessment Screen）[33]　女性へのDVのスクリーニングに使用	5〜6項目　親の自己式	患春期女児および成人女性　英語	すべて「いいえ」であれば、45秒で回答可能	以下のサイトから無料で入手可能　http://peaceathome.com/wordpress/wp-content/uploads/2014/10/Abuse_Assessment_Screen_AAS.pdf

トラウマ曝露 d	ハンガー・バイタルサイン[34] 食糧確保の不安定さと、それに関連する社会的決定要因を特定するために使用	二つの質問	3歳までの子どもを持つ親 英語・ロシア語・ソマリア語・ベトナム語・韓国語、中国語・スペイン語・アラビア語、スワヒリ語・フランス語・ネパール語	5分以内	以下のサイトから無料で入手可能 http://childrenshealthwatch.org/public-policy/hunger-vital-sign
	子どもの急性ストレスチェックリスト (ASC-Kids: The Acute Stress Checklist for Children)[35] トラウマになりうる事象に遭遇してから1か月以内の、急性ストレス反応の評価に使用	29項目 (DSM関連項目25項目+臨床的追加項目4項目 (不安感、家族状況、コーピング状況) 自記式もしくは面接	8〜17歳 英語・スペイン語	5分	著作権に関する情報は以下のサイトで確認されたい www.istss.org/assessing-trauma/acute-stress-checklist-for-children.aspx
	子ども用改訂出来事インパクト尺度 (CRIES: Children's Revised Impact of Event Scale)[36] トラウマ的体験の影響性を評価する	8項目 自記式	8歳以上 多言語に翻訳されている	5分未満	以下のチルドレン・アンド・ウォー財団のウェブサイトより無料で入手可能 www.childrenandwar.org/measures/children's-revised-impact-of-event-scale-8-?-cries-8
全般的な機能	簡易障害評価尺度 (BIS: Brief Impairment Scale) 多次元版[37] 対人関係、学校・仕事、セルフケア・自己実現の各領域における全般的な機能性を評価する	23項目 親からの申告	4〜17歳 英語・スペイン語	10分	以下のサイトから無料で入手可能 www.heardalliance.org/wp-content/uploads/2011/04/Brief-Impairment-Scale-English.pdf
	コロンビア機能障害尺度 (CIS: Columbia Impairment Scale) – 小児思春期ウェルネス評価 (CAWA: Child/ Adolescent Wellness Assessment; CAWA) の抜粋版[38] 対人関係、精神病理、学業成績、余暇の過ごし方などの観点から全般的機能を評価、治療開始後の効果判定に使用	13項目 トレーニングを受けた評価者による面接評価「臨床版」であれば、一般面接者が親や子どもに実施してよい	小児思春期の子ども 英語	5分	以下のサイトから無料で入手可能 子ども版：www.hrcec.org/images/PDF/CIS-Y.pdf 親版：www.hrcec.org/images/PDF/CIS-P.pdf
	SDQインパクトスケール[12] 家庭生活、学習、友人関係、遊びの観点から全般的な機能を評価	5項目 親、教員、11歳以上の子ども自身が回答	3〜17歳 40以上の言語に翻訳されている	5分未満	以下のサイトから無料で入手可能 www.sdqinfo.com

表A2-1　小児医療者向けメンタルヘルス診療補助ツール（続き）

使用目的	心理検査の名称	検査方法	対象年齢、出版言語、必要な言語レベル	検査にかかる所要時間ª	情報源
簡潔にメンタルヘルスの現状を把握する（アルゴリズムのステップ6）					
簡易スクリーニング	米国小児科学会簡易メンタルヘルス状況評価（AAP brief MH update）[39,40]	質問は年齢別にリストされたものの中から面接者が選択	0～21歳 英語	1～5分：実施者の意向により様々	以下のサイトから無料で入手可能 http://pediatrics.aappublications.org/content/125/Supplement_3/S159
	SDQインパクトスケール[12]				
身体化症状やその他の合併症のスクリーニング	小児身体化症状尺度（CSI: Children's Somatization Inventory）-24項目版[41] 複数の身体症状の有無を評価する。オリジナルのCSIの小児用の短縮版である	24項目 面接者が対面で実施 子どもはカードの中から回答を選択する	多言語に翻訳されている	10分未満	以下のサイトから無料で入手可能 www.childrenshospital.vanderbilt.org/uploads/documents/CSI-24_English_parent_and_child.pdf
緊急性の評価（アルゴリズムのステップ9）					
自殺リスク評価	ASK自殺スクリーニング質問票（ASQ: Ask Suicide-Screening Questions）[42] 救急外来で精神医学的な問題を抱える若者の自殺リスク評価に用いる 注：自閉症スクリーニング質問票（ASQ: Autism Screening Questionnaire）や乳幼児発達検査スクリーニング質問票（ASQ: Ages & Stages Questionnaires）と混同されたくない	4項目	10～24歳 英語	20秒	ツールキットは以下のサイトから無料で入手可能 www.nimh.nih.gov/labs-at-nimh/asq-toolkit-materials/index.shtml
	自殺リスク5段階評価トリアージ・プロトコル（SAFE-T: Suicide Assessment Five-step Evaluation and Triage）[43] 自殺要因と防御要因の特定、自殺リスク評価、リスクレベルの決定と介入、書面化を含めたプロトコル	プロトコルの各ステップで、臨床医向けの手順が記載されている	小児思春期の子ども 英語	使用状況により異なる	以下のサイトから入手可能 www.integration.samhsa.gov/images/res/SAFE_T.pdf
	自殺行動質問票改訂版（SBQ-R: Suicide Behaviors Questionnaire-Revised）[44] 自殺傾向の4つの側面につき評価	4項目	思春期児 英語	5分	以下のサイトから入手可能 www.cqaimh.org/pdf/tool_sbq-r.pdf
	コロンビア自殺リスク重症度評価尺度（C-SSRS: Columbia-Suicide Severity Rating Scale）[45] 一連の質問を通じ、自殺リスクを評価、自殺のリスクの有無だけではなく、重度と緊急性も評価する	2ページの質問票に6項目	思春期児 英語	5分 実施にはトレーニングを要する	以下のサイトから無料で入手可能 http://cssrs.columbia.edu/wp-content/uploads/C-SSRS_Pediatric-SLC_11.14.16.pdf

分類	ツール	項目	対象年齢・言語	所要時間	入手先
	自殺念慮質問票 (SIQ: Suicidal Ideation Questionnaire) および SIQ 中学生版 (SIQ-Jr) [46] 病院や学校で、個人でもグループ単位でも実施が可能	SIQ: 30項目 SIQ-Jr: 15項目	13〜18歳 SIQ: 高校1〜3年生 SIQ-Jr: 中学1〜3年生 英語	10分	著作権に関する情報は以下のサイトで確認されたい www.parinc.com/Products/Pkey/413
	児童思春期自殺傾向指数 (CASPI: Child-Adolescent Suicidal Potential Index) [47] 自殺行動を多面的に評価―合計得点と3つの下位尺度で解釈 PHQ-A[19] または PHQ-9[31] の自殺関連症度評価項目を利用	30項目 はい／いいえで答える自記式	6〜18歳 英語	10分	以下のアドレスから、著作権者に連絡可能 http://books.google.com/books?id=-r309ILpxTkC&pg=PA95
せん妄の評価	せん妄評価尺度 (DRS: Delirium Rating Scale) および DRS98年改訂版 (DRS-R-98) [48] せん妄、認知症、うつ病、統合失調症などの鑑別に用いる	DRS: 10項目 DRS-R-98: (臨床医の評価項目は16項目―13項目は重症度評価項目、3項目は診断的評価項目)	小児思春期の子ども 英語・フランス語・スペイン語・イタリア語・オランダ語・中国語・北京語・韓国語・スウェーデン語・日本語・ドイツ語・ヒンディー語	いずれも 回答：2時間以上 スコアリング：20〜30分	以下のサイトから無料で入手可能 https://neuro.psychiatryonline.org/doi/pdf/10.1176/jnp.13.2.229?code=neuro-site
精神疾患の重症度評価	小児期精神疾患重症度評価尺度第2版 (CSPI-2: Childhood Severity of Psychiatric Illness-2) [49] リスク要因、行動的／情緒的症状、機能的問題、少年司法制度や児童保護制度との関与、親のニーズとストレングスを確認することで、精神疾患の重症度を評価する	34項目 個別面接で確認	3〜21歳 英語、スペイン語	既に継続受診している子どもであれば、ルーチンの危機管理アセスメントの後に、3〜5分で実施可能。初診事例で、子どもや家族について何も知らない状況であれば、回答には25〜30分程度要する。 非医療者が実施する場合、実施前にトレーニングを受け、修了証を受けている必要がある（オンライン・トレーニングシステムも整備されている）。	以下のサイトから無料で入手可能 www.praedfoundation.org

表A2-1 小児医療従事者向けメンタルヘルス診療補助ツール（続き）

使用目的	心理検査の名称	検査方法	対象年齢、出版言語、必要な言語レベル	検査にかかる所要時間[a]	情報源
プライマリーケア医療従事者による短期的介入、関連情報の収集（アルゴリズムのステップ11）					
一次スクリーニング：全般的評価[e]	ECSA[3]				
	ASQ：SE-2[4]				
	BITSEA[5]				
	SWYC[6-8]				
	PSC-35[9,10]				
	PSC-17[11]				
	SDQ[12]				
	学校や幼稚園/保育園からの報告書				
	子どもの行動評価システム（BASC: Behavior Assessment System for Children）[50] 子どもの適応的行動と問題行動の評価に使用	親用：139〜175項目 教師用：105〜165項目 子どもの自記式：年齢により項目数は様々	2〜21歳 英語・スペイン語	親用：10〜20分 教師用：10〜20分 子ども用：30分 オンライン上でスコアリングすることが可能 メンタルヘルスの有資格者が管理を行う必要あり	著作権に関する情報は以下のサイトで確認されたい Pearson PsychCorp社ウェブサイト：Behavior Assessment System for Children, Third Edition (BASC-3). https://www.pearsonassessments.com/store/usassessments/en/Store/Professional-Assessments/Behavior/Comprehensive/Behavior-Assessment-System-for-Children-%7C-Third-Edition-/p/100001402.html?tab=product-details
	コロンビア大学子どもの精神医学診断用構造化面接（DISC: Columbia Diagnostic Interview Schedule for Children）[51] コンピュータを用いた原則としてYes/Noで回答する構造化面接を基本としており、DSMの基準に合わせた36の精神疾患の症状の聞き取りが可能	22項目（最終項目はスコアリングの対象外） TeenScreenと呼ばれる短縮版は8項目 子どもの自記式	9〜17歳 英語	どの項目を臨床上選択するかにより異なる 使用するにはトレーニングを要する	以下のサイトから許諾を得ることで、無料でマニュアルを入手可能 www.cdc.gov/nchs/data/nhanes/limited_access/interviewer_manual.pdf
	患者健康質問票 思春期版（PHQ-A: Patient Health Questionnaire-Adolescents）[52] 不安、摂食障害、気分障害、薬物使用のスクリーニング 注：PHQ-A 抑うつスクリーニング尺度[19]は、PHQ-Aのうつ部分を抜粋したもの	83項目 自記式	13〜18歳 英語	回答：使用状況により異なる スコアリング：5分未満	以下のサイトから無料で入手可能 www.uacap.org/uploads/3/2/5/0/3250432/phq-a.pdf

				使用場面により様々　スコアリングは手入力またはコンピュータで実施	
二次スクリーニング：不注意と衝動性	保育士用報告様式（C-TRF: Caregiver Teacher Report Form）[53]　子どもの行動チェックリスト（CBCL）シリーズの一部である（CBCLに関しては、本表後半参照）　感情的な反応行動、不安・抑うつ気分、身体的懸念、引きこもり行動、注意力の問題、攻撃的な行動を評価する	99項目　保育士や教員が回答	1.5～5歳　多国語に翻訳されている	使用場面により様々　スコアリングは手入力またはコンピュータで実施	著作権に関する情報は、以下のPAR社のウェブサイトで確認されたい　www.parinc.com/Products/Pkey/49
二次スクリーニング：不注意と衝動性	米国小児医療の質研究センター（NICHQ）―ヴァンダービルドADHD評価尺度[54]　不注意、破壊的行動障害、不安、抑うつの評価に用いる。別尺度を用いて学業成績の機能評価を合わせて行う	親向け：55項目　教師向け：43項目　親／教師による26項目＋投薬に関する副作用評価項目	6～12歳　英語・スペイン語	10分	NICHQのウェブサイトから無料で入手可能　www.nichq.org/childrens-health/adhd/resources/vanderbilt-assessment-scales.
	コナーズ評価尺度改訂版（Conners' Rating Scales- Revised）[55]　対立性、認知の問題／不注意、多動性、不安、内向性、完璧主義、社会的問題、心身症的問題などの症状の評価に用いる	親向け：80項目　教師向け：59項目　子どもの自記式：87項目	親／教師向け：3～17歳　子どもの自記式：12～17歳　英語・スペイン語	20分	著作権に関する情報は、以下のMHS Assessments社のウェブサイトで確認されたい（最新版は第4版）　www.mhs.com/product.aspx?gr=cli&prod=conners3&id=overview.
二次スクリーニング（限局性学習症）：学習障害	視力／聴力スクリーニング（過去に未実施の場合）　以下の評価結果を含めた学校からの報告 ■ SDQやPSCの教師向け尺度 ■ NICHQ-VADRSの教師向け尺度 ■ その他の心理尺度結果 ■ カウフマン教育達成度テスト（KTEA: Kaufman Test of Educational Achievement） ■ カウフマン簡易知能検査（KBIT: Kaufman Brief Intelligence Test） ■ 成績通知表 ■ 学年末テスト ■ IEP ■ 504プラン				
二次スクリーニング：攻撃性と破壊的行動障害	NICHQヴァンダービルドADHD評価尺度[54]　Conners' Rating Scales- Revised（コナーズ評価尺度改訂版）[55]				

表A2-1 小児医療者向けメンタルヘルス診療補助ツール（続き）

使用目的	心理検査の名称	検査方法	対象年齢、出版言語、必要な言語レベル	検査にかかる所要時間ᵃ	情報源
プライマリーケア医療者による短期的介入、二次スクリーニング、関連情報の収集（アルゴリズムのステップ11）（続き）					
二次スクリーニング：攻撃性と破壊的行動障害（続き）	修正攻撃的行動尺度（MOAS: Modified Overt Aggression Scale; MOAS)[56] 破壊的行動／攻撃性の症状評価に用いる	4項目 医療者が攻撃性を評価	成人用だが思春期児にも使用可能 英語	攻撃的な行動についての報告を求める半構造化面接として実施 10〜15分	以下のサイトから無料で入手可能 https://depts.washington.edu/dbpeds/Screening%20Tools/Modified-Overt-Aggression-Scale-MOAS.pdf
	アイバーグ子どもの行動評価尺度（ECBI: Eyberg Child Behavior Inventory)[57] 行動の問題の評価に用いる	7段階の評価尺度と Yes/No式の尺度	2〜16歳の子を持つ親 教師用ツールも存在 英語	回答：5分 スコアリング：5分	著作権に関する情報は以下のサイトで確認されたい www.parinc.com/Products/Pkey/97
	素行障害評価尺度（CDS: Conduct Disorder Scale; CDS)[58] 破壊的行動の評価に用いる	40項目 親・教師・同胞が回答	5〜22歳 英語	5〜10分	著作権に関する情報は以下のサイトで確認されたい www.proedinc.com/Products/10355/conduct-disorder-scale-cds-complete-kit.aspx
二次スクリーニング：気分障害、抑うつ症状	未就学児の気持ちチェックリスト（Preschool Feelings Checklist)[59] 幼小児の抑うつの評価に用いる	20項目 親が回答	3〜5歳半 英語	10分	以下のサイトから無料で入手可能 http://studylib.net/doc/7442685/preschool-feelings-checklist
	PHQ-A抑うつスクリーニング[19]				
	KADS[20]				
	修正版PHQ-9[60] 抑うつと自殺傾向のスクリーニングに用いる	9項目＋重症度評価項目	思春期児 英語・スペイン語	回答：5分 スコアリング：1分	以下の論文の著者に許可を得ることで、無料で使用可能 Kroenke K, Spitzer RL, Williams JB. The PHQ-9: validity of a brief depression severity measure. J Gen Intern Med. 2001;16(9):606?613. ツールキットは以下のサイトから入手可能：www.gladpc.org
	抑うつ状態自己評価尺度（CES-D: Center for Epidemiological Studies Depression) —小児思春期児向け修正版[61] 抑うつや情緒不安定のスクリーニングに用いる	20項目	6〜17歳 英語・スペイン語・フランス語 必要な読字レベル：小学6年以上	5〜10分	以下のサイトから無料で入手可能 www.brightfutures.org/mentalhealth/pdf/professionals/bridges/ces_dc.pdf
	小児抑うつ尺度（CDI: Children's Depression Inventory)[62] 抑うつのスクリーニングに用いる	親向け 17項目 教師向け 12項目 子どもの自記式 27項目（自記式簡易版：10項目）	7〜17歳 英語・スペイン語 必要な読字レベル：小学1年以上	5〜10分（27項目版）	Pearson PsychCorp社のウェブサイトから入手可能（CDI第2版） http://pearsonassess.com/HAIWEB/Cultures/en-us/Productdetail.htm?Pid=015-8044-762.

分類	ツール名・説明	項目・形式	対象年齢・言語	所要時間	入手方法・著作権情報
	簡易版気分・感情質問票 (SMFQ: Short Mood and Feelings Questionnaire) [63] 抑うつのスクリーニングに用いる	13項目　親もしくは子どもの自記式	8～16歳　英語	5分未満	以下のサイトから許諾を得ることで、無料で入手可能 http://devepi.duhs.duke.edu/mfq.html.
	ベック抑うつ調査票 (BDI: Beck Depression Inventory) - II [64] 抑うつの評価に用いる	21項目:自記式もしくは、トレーニングを受けた専門家による面接	14歳以上　英語・スペイン語　識字レベル:小学6年生以上	5～10分　面接は要トレーニング	著作権に関する情報は以下のサイトで確認されたい www.bmc.org/sites/default/files/For_Medical_Professionals/Pediatric_Resources/Pediatrics_MA_Center_for_Sudden_Infant_Death_Syndrome_SIDS_/Beck-Depression-Inventory-BDI.pdf
	ベック抑うつ調査迅速スクリーニング版 (BDI-FS[FastScreen]) [65] 抑うつのスクリーニングに用いる。慢性疼痛などの身体症状がある場合にも有用	7項目	13歳以上　英語	5分未満	著作権に関する情報は以下のサイトで確認されたい www.pearsonclinical.com/psychology/products/100000173/bdi-fastscreen-for-medical-patients-bdi.html
二次スクリーニング:不安障害	スペンス小児不安尺度 (SCAS: Spence Children's Anxiety Scale) [66] 不安の評価に用いる。サブスケールとして、パニック/広場恐怖、社会不安、分離不安、全般性不安、強迫観念・強迫行動、身体傷害への恐怖がある	親の自記式:35～45項目　子どもの自記式:34～45項目	親版:2.5～6.5歳の子どもを持つ親　子ども版:8～12歳　多言語に翻訳されている	5～10分	以下のサイトから無料で入手可能 www.scaswebsite.com
	小児期情緒障害に関連する不安スクリーニング票 (SCARED: Screen for Childhood Anxiety Related Emotional Disorders) [67] 不安を評価するための尺度であり、OCDやPTSDに特化したものではない	41項目:親もしくは子どもの自記式	8歳以上　英語	回答:5分　スコアリング:1～2分	以下のサイトから無料で入手可能 www.midss.org/content/screen-child-anxiety-related-disorders-scared
	全般性不安障害尺度 (GAD: Generalized Anxiety Disorder) -7項目版 (GAD-7) [68] 全般性不安障害に合致する徴候の評価に使用。片頭痛などの慢性的病態を有する患者の不安の特定にも使用されている	7項目+陽性回答があった場合は、影響尺度1項目	11～17歳　英語	7分以下	以下のサイトから無料で入手可能 www.mdcalc.com/gad-7-general-anxiety-disorder-7
二次スクリーニング:トラウマ暴露	ASC-Kids [35]				
	CRIES [36]				
	子ども用トラウマ症状チェックリスト (TSCC: Trauma Symptom Checklist for Children; TSCC)・幼児用トラウマ症状チェックリスト (TSCYC: Trauma Symptom Checklist for Young Children) [69] トラウマに関連した症状を引き出すために用いる	TSCC:54項目(性的懸念の項目を除外したTSCC-Aは44項目)　TSCYC:90項目　親の自記式	TSCC:8～16歳　TSCYC:3～12歳　英語・スペイン語	15～20分	著作権に関する情報は以下のサイトで確認されたい www.wpspublish.com/store/p/3065/tscc-trauma-symptom-checklist-for-children

表A2−1　小児医療者向けメンタルヘルス診療補助ツール（続き）

使用目的	心理検査の名称	検査方法	対象年齢、出版言語、必要な言語レベル	検査にかかる所要時間ª	情報源
プライマリーケア医療者による短期的介入、二次スクリーニング、関連情報の収集（アルゴリズムのステップ11）（続き）					
二次スクリーニング：トラウマ暴露ª（続き）	小児PTSD症状尺度（CPSS: Child PTSD Symptom Scale）[70] 小児／思春期の子どものPTSDの重症度評価に用いる	24項目（17項目は、DSMの症状基準に準拠、7項目は重症度評価用）面接または自記式	8〜18歳 英語・スペイン語	面接形式：20分 自記式：10分	以下のサイトから無料で入手可能 www.aacap.org/App_Themes/AACAP/docs/resource_centers/resources/misc/child_ptsd_symptom_scale.pdf
二次スクリーニング：実行機能	実行機能に関する行動評価尺度（BRIEF: Behavior Rating Inventory of Executive Function）第2版（BRIEF-2）[71] 家庭や学校環境における実行機能の評価に用いる。学習障害（限局性学習症）、ADHD、外傷性脳損傷、低出生体重児、トゥレット障害、広汎性発達障害／ASDの評価に有用	86項目：親（や教師）が回答	5〜18歳 英語	回答：10〜15分 スコアリング：15〜20分	著作権に関する情報は以下のサイトで確認されたい www.wpspublish.com/store/p/3347/brief-2-behavior-rating-inventory-of-executive-function-second-edition
	BITSEA[5]				
	学校からの報告				
二次スクリーニング／発語障害／言語障害	聴力スクリーニング				
	Caputeスケール（認知適応検査 [CAT: Cognitive Adaptive Test] と臨床言語聴覚マイルストーン尺度 [CLAMS: Clinical Linguistic & Auditory Milestone Scale] より成る）[72] 表現力、受容力、非言語的問題解決能力を定量的に評価可能	100項目	出生〜3歳 英語	使用状況により異なる	著作権に関する情報は以下のサイトで確認されたい http://products.brookespublishing.com/The-Capute-Scales-Test-Kit-P362.aspx
	早期言語マイルストーン尺度第2版（ELM-2: Early Language Milestone Scale-2）[73] 出生〜3歳の言語発達と3〜4歳の言語理解度の評価に使用	43項目	0〜3歳 発達年齢が3歳未満と思われる場合にも使用可 英語	使用状況により異なる	著作権に関する情報は以下のサイトで確認されたい www.proedinc.com/Products/6580/early-language-milestone-scale-elm-scale2.aspx
	言語発達調査（LDS: Language Development Survey）[74] 言葉の遅れの発見に用いる	310の単語を14の意味カテゴリー（例：食べ物、動物、人、乗り物。分類）に。親は、子どもが自発的に使う単語に○をつけ、単語を組み合わせられるかを確認する	1歳半〜3歳未満 英語	10分	著作権に関する情報は以下のサイトで確認されたい www.aseba.org/research/language.html

分類	ツール（説明）	項目数	対象	所要時間	入手先
二次スクリーニング：対人交流障害、愛着障害	ASQ：SE-2[4]　PSI-短縮版[26]　BIS[37]　EPDS32（母親）				
二次スクリーニング：身体症状症	CSI-24[41]　機能障害調査票（FDI: Functional Disability Inventory）[75]　痛みを訴える小児患者の様々な状態の評価に適用可能で、痛みに関連した障害のレベルの分類が可能	15項目	8歳以上の子どもも親もしくは子どもが回答　多言語に翻訳されている	使用状況により異なる	以下のサイトから無料で入手可能　www.childrenshospital.vanderbilt.org/uploads/documents/FDI_English_parent_and_child.pdf
二次スクリーニング：睡眠障害	ベアーズ睡眠スクリーニングツール[76]　睡眠の問題点の把握と睡眠に関する情報収集に用いる	以下の頭文字に沿って、それぞれ5項目　B (bedtime issues) =就寝時の問題　E (excessive daytime sleepiness) =日中の眠気　A (night awakenings) =夜泣き　R (regularity and duration of sleep) =睡眠時間　S (snoring) =いびき	2～12歳　英語	5分	以下のサイトから入手可能　http://keltymentalhealth.ca/sites/default/files/Kelty_ProfToolkit_M5_BEARSSleepScreening.pdf
二次スクリーニング：物質使用障害	アルコール依存症スクリーニングテスト（AUDIT: Alcohol Use Disorders Identification Test）[77]　危険な飲酒行動を評価するもので、診断ツールではない	10項目　原則医療者が記入も、自記式も可	前思春期の子ども～思春期　多様な言語に翻訳されている	2分	以下のサイトから無料で入手可能　www.drugabuse.gov/sites/default/files/files/AUDIT.pdf
	個別ニーズ包括的調査（GAIN: Global Appraisal of Individual Needs）、およびその簡易版（GAIN-SS[Short Screener]）[78]　物質使用障害に関連する問題の評価に用いる。下位尺度は「内在化障害」「外在化障害」「薬物乱用」「暴力／犯罪」	20項目（5項目からなる4つの下位尺度）	10～17歳、および成人　自記式もしくは臨床家が面接	3～5分	著作権については以下に連絡し、確認されたい　Michael Dennis, PhD, Senior Research Psychologist, Chestnut Health Systems, 720 W Chestnut St, Bloomington, IL, 61701.　電話：309/827-6026. E-mail：mdennis@chestnut.org.　GAIN-SSのウェブサイト　https://dpi.wi.gov/sites/default/files/imce/sspw/pdf/

表A2-1　小児医療者向けメンタルヘルス診療補助ツール（続き）

使用目的	心理検査の名称	検査方法	対象年齢、出版言語、必要な言語レベル	検査にかかる所要時間ª	情報源
プライマリーケア医療者による短期的介入、二次スクリーニング、関連情報の収集（アルゴリズムのステップ11）（続き）					
二次スクリーニング：軍属家庭	Cover the Bases（PSC-35軍属家庭の子ども向け追加質問版）⁷⁹ *PSC-359,10に、軍属家庭に特化した質問を含めたチェックリスト*	PSC-35の質問項目＋4項目	軍属家庭の子ども（年齢を問わない）英語	PSC-35の回答にかかる時間＋軍属家庭に特化した質問4項目にかかる時間	以下のサイトから無料で入手可能 www.homebase.org/media/toolkit-for-providerUpdatedLogo.pdf
二次スクリーニング：性化行動または性的外傷トラウマの疑い	子どもの性行動調査票（CSBI: Child Sexual Behavior Inventory）⁸⁰ *性虐待を受けた可能性のある子どもの評価に用いる。「境界線の問題」「ジェンダー役割に基づく行動」「性的嗜好」「性的知識」「服装の露出度」「自慰的行動」「性的侵入性」「防衛行動」「性的不安」の9領域をカバー*	38項目 *女児の養育者が質問票に記入*	2～12歳 オランダ語・英語（米国）・フランス語・ドイツ語・ラトビア語・リトアニア語・モルドバ語・ポーランド語・スペイン語・スウェーデン語	回答：5～10分 スコアリング：15分	著作権に関する情報は以下のサイトで確認されたい www.parinc.com/Products/Pkey/71
二次スクリーニング：摂食障害／自己誘発嘔吐	SCOFF（sick, control, one, fat, food）質問票⁸¹ *摂食障害のスクリーニングに用いる*	5項目	おおむね11歳以降の思春期に入った子ども 英語	回答：1分 スコアリング：1分	以下の文献に記載 Morgan JF, Reid F, Lacey JH. The SCOFF questionnaire: a new screening tool for eating disorders. West J Med. 2000;172(3):164-165. 本文献は以下から無料で入手可能：https://www.ncbi.nlm.nih.gov/pmc/articles/PMC1070794
	プライマリーケア医療者のための摂食障害スクリーニング用紙⁸² (ESP: Eating Disorder Screen for Primary Care) *摂食障害をスクリーニングするための簡単な質問票*	5項目	思春期、大人 英語	回答：1分 スコアリング：1分	以下のサイトから無料で入手可能 www.mendedwingcounseling.com/wp-content/uploads/2014/08/ESP.pdf

診断のための包括的評価（アルゴリズムのステップ15）

これまでのすべての検査・各種検査・報告所見	ステップ2～11までの全般的・病態特異的スクリーニング検査の結果
	面接内容
	親と家族の観察結果
	関連する各種報告
	両親の生育歴・病歴

診断ツール	子どもの健康と発達に関する双方向システム（CHADIS: Child Health and Development Interactive System）－DSM準拠版[83] 精神症状や機能的問題の包括的問題の評価に使用	電子媒体への入力式、回答により項目数は変動	0歳～、一部ツールはスペイン語版も存在	18～48分	著作権に関する情報は以下のサイトで確認されたい www.chadis.com/clinicians/assessment.html
	アッケンバック実証に基づく評価システム（ASEBA: Achenbach System of Empirically Based Assessment）－子どもの行動調査票（CBCL: Child Behavior Checklist）[84] DSMに準拠した以下の尺度より成る ・CBCL1.5-5　1.5～5歳向けで、主に広汎性発達障害の評価に用いられる ・CBCL6-18　6～18歳向けで、主に身体化症状や、行動問題の評価に用いられる ・CBCL1.5-5もCBCL6-18も、情緒的問題、不安、反抗的行動、注意欠如・多動性の問題の評価が可能	CBCL1.5-5は親が回答、同年齢群を保育士が回答する評価フォームもあり（CTFF: Caregiver-Teacher Report Form）、いずれも項目数は99項目 11歳以上の子どもが自記式で回答する評価フォームもあり（YSR: Youth Self Report）、項目数は118	1.5～5歳版、および6～18歳版 74か国語に翻訳	すべての年齢バージョンで、回答時間15～20分	以下のサイトから許諾を得ることで入手可能 www.aseba.org
	DSM-5版UCLA心的外傷後ストレス障害インデックス（UPID: UCLA PTSD Reaction Index for DSM-5）[85] トラウマ体験への曝露の評価とトラウマの影響の評価に用いる	子ども用：20項目 親用：21項目 思春期児用：22項目	子ども／親用：7～12歳 思春期児用：13歳以上 多言語に翻訳されている	回答：20～30分 スコアリング：5～10分	以下のサイトから許諾を得ることで入手可能 http://tdg.ucla.edu/sites/default/files/ UCLA_PTSD_Reaction_Index_Flyer.pdf 米国小児科学会（AAP）の「Feelings Need Check Ups Too」のCD-ROM版[86]でも、トラウマ曝露の評価法として採用されている
機能評価ツール	小児思春期機能評価尺度（CAFAS: Child and Adolescent Functional Assessment Scale）[88,87] 情緒的問題・行動上の問題・精神的問題、薬物使用の問題、精神的問題を抱える小児思春期の子どもの機能的障害の程度の評価に用いる。メンタルヘルスサービスやその他の機能的な支援サービスの必要性のレベルの評価や、治療を行った際の実施プログラムの効果を評価する際にも用いられる	通常臨床の面接で収集した情報をもとに、該当する子どもの問題行動の項目と、子どものストレングスや目標の項目を、臨床家が選択する	5～19歳 英語・フランス語・スペイン語、オランダ語	回答：事前の臨床評価の実施状況により異なるスコアリング：約10分	以下のサイトから許諾を得ることで入手可能 www2.fasoutcomes.com/Content.aspx?ContentID=12

表A2－1　小児医療者向けメンタルヘルス診療補助ツール（続き）

使用目的	心理検査の名称	検査方法	対象年齢、出版言語、必要な言語レベル	検査にかかる所要時間[a]	情報源
診断のための包括的評価（アルゴリズムのステップ15）（続き）					
機能評価ツール（続き）	小児用全般的評価尺度（CGAS: Children's Global Assessment Scale）[88] *生じている機能障害の全般的な重症度と影響の評価に用いる*	1項目　臨床家が、10点刻みの100点満点の何点に該当するかを評価する （注：「非臨床版」は、一般の面接者でも実施可能）	4～16歳 英語	事前の臨床評価に基づいて評価をするために、新たに回答に要する時間はない。評定を行う際に要する時間は5～10分程度	以下のサイトから無料で入手可能 www.rcpsych.ac.uk/pdf/CGAS%20Ratings%20 Guide.pdf
	機能評価面接フォーム-幼児用[89] *行動上の懸念・好ましくない行動の誘因・非適応的な行動により生じた結果、機能的な問題点などを聞き出すために使用*	問題行動に対する仮説の構築を目的とした9ページの質問票 親や教師との面接形式	生後6か月～5歳 英語	45～90分	以下のサイトから無料で入手可能 http://challengingbehavior.fmhi.usf.edu/explore/pbs_docs/functional_beh_assessment/blank_FAI.pdf
	BIS[37]				
	CIS[38]				

家族を中心としたケアプラン立案（アルゴリズムのステップ17）					
成人期医療への移行	医療移行準備状況評価アンケート（TRAQ: The Transition Readiness Assessment Questionnaire）[90] *移行に必要となるスキルの自立達成のために必要な教育やトレーニングを要する領域を特定するために用いる。目標の設定のために用いられることもある*	20項目	16～26歳の慢性疾患患者 英語	5分未満	以下のサイトから無料で入手可能 www.etsu.edu/com/pediatrics/traq/registration.php
	慢性疾患を持つ子どもと養育者向け自己管理および成人期医療移行準備評価ツール（$STAR_x$: Self-Management and Transition to Adulthood with R_x〔訳注：Rxは Treatmentの意〕[91] *慢性疾患を持つ思春期児と若年期青年の自己管理能力・成人期医療への移行スキルに関する情報を収集するために用いる*	3領域18項目	慢性疾患を有する思春期児および若年成人	2～3分 スコアリング：5分	以下のサイトから無料で入手可能 www.med.unc.edu/transition/files/2017/12/STARx-Adolescent-Version.pdf

ケアプランの実施・管理・モニタリング（アルゴリズムのステップ18）

モニタリング	各種尺度（SDQ Impact Scale[12]、BIS[37]、CIS[38]など）の定期的実施 治療開始前のスコアと比較することで機能評価を行う		
PSC-35[9,10]			
PSC-17[11]			
SDQ[12]			
NICHQヴァンダービルドADHD評価尺度[54]			
ASQ・SE-2[4]			
BITSEA[5]			
ECSA[3]			
S2BI[15]			
機能障害調査票（FDI）[75]			
紹介先のメンタルヘルス専門機関からのFAXによるフィードバック			
ケアプランの共有用紙	以下のサイトから入手可能 https://medicalhomeinfo.aap.org/tools-resources/Documents/Shared%20Plan%20of%20Care2.pdf		

【略語】 AAP: the American Academy of Pediatrics（米国小児科学会）、ADHD: attention-deficit/hyperactivity disorder（注意欠如・多動性障害）、ASD: autism spectrum disorder（自閉症スペクトラム障害）、DSM: Diagnostic and Statistical Manual of Mental Disorders of the American Psychiatric Association（米国精神医学会［精神疾患の診断・統計マニュアル］）、MCHB: Maternal and Child Health Bureau（母子保健局）、OCD: obsessive-compulsive disorder（強迫性障害）、PTSD: post-traumatic stress disorder（心的外傷後ストレス障害）、UCLA: University of California, Los Angeles（カリフォルニア大学ロサンゼルス校）

a. 各種尺度の使用度がない場合、記載していない

b. 『子どもの明るい未来のためのマニュアル（小児期・小児期・思春期の子どもの健康を見守るためのガイドライン 第4版（Bright Futures ガイドライン）』では、11歳以降の子どもに対し、薬物使用に関して全例ルーチンでスクリーニングを行うことを推奨している。

c. 『子どもの明るい未来のために：乳幼児期・小児期・思春期の子どもの健康を見守るためのガイドライン 第4版（Bright Futures ガイドライン）』では、思春期以降の子どもに対し、全例ルーチンでうつのスクリーニングを行うことを推奨している。

d. トラウマへの暴露が受診の主たる理由である場合には、最初の心理社会的評価（ステップ2）の段階でこれらのツールを使用することが適切である。それ以外の場合には、これらのツールはステップ11の二次スクリーニングの段階で使用することが可能である。

e. サーベイランスやスクリーニングのための各種尺度をステップ2で使用していなかった場合、このステップでこれらを使用する場合もある。このステップでの尺度の使用はプライマリ・ケア医療者や連携者と連携するメンタルヘルスの専門家が実施する場合もあれば、別の場面で実施された結果や情報提供される場合もあるであろう

f. これらのツールをステップ2で使用しなかった場合、このステップで使用することが出来る。

■ 参考文献

1. Hagan JF Jr, Shaw JS, Duncan PM, eds. *Bright Futures: Guidelines for Health Supervision of Infants, Children, and Adolescents.* 3rd ed. Elk Grove Village, IL: American Academy of Pediatrics; 2008

2. Klein DA, Goldenring JM, Adelman WP. HEEADSSS 3.0: the psychosocial interview for adolescents updated for a new century fueled by media. *Contemp Pediatr.* 2014. http://contemporarypediatrics. modernmedicine.com/contemporary-pediatrics/content/tags/adolescent-medicine/heeadsss-30-psychosocial-interview-adolesce?page=full. Published January 1, 2014. Accessed February 26, 2018

3. Gleason MM, Zeanah CH, Dickstein S. Recognizing young children in need of mental health assessment: development and preliminary validity of the Early Childhood Screening Assessment. *Infant Ment Health J.* 2010;31(3):335–357

4. Salomonsson B, Sleed M. The Ages & Stages Questionnaire: Social-Emotional: a validation study of a mother-report questionnaire on a clinical mother-infant sample. *Infant Ment Health J.* 2010;31(4):412–431

5. Briggs-Gowan MJ, Carter AS, Irwin JR, Wachtel K, Cicchetti DV. The Brief-Infant Toddler Social and Emotional Assessment: screening for social-emotional problems and delays in competence. *J Pediatr Psychol.* 2004;29(2):143–155

6. Sheldrick RC, Perrin EC. Evidence-based milestones for surveillance of cognitive, language, and motor development. Acad Pediatr. 2013;13(6):577–586

7. Sheldrick RC, Henson BS, Neger EN, Merchant S, Murphy JM, Perrin EC. The Baby Pediatric Symptom Checklist (BPSC): development and initial validation of a new social/emotional screening instrument. *Acad Pediatr.* 2013;13(1):72–80

8. Sheldrick RC, Henson BS, Neger EN, Merchant S, Murphy JM, Perrin EC. The Preschool Pediatric Symptom Checklist (PPSC): development and initial validation of a new social/emotional screening instrument. *Acad Pediatr.* 2012; 12(5):456–467

9. Jellinek MS, Murphy JM, Little M, Pagano ME, Comer DM, Kelleher KJ. Use of the Pediatric Symptom Checklist to screen for psychosocial problems in pediatric primary care: a national feasibility study. *Arch Pediatr Adolesc Med.* 1999;153(3):254–260

10. Hacker KA, Myagmarjav E, Harris V, Suglia SF, Weidner D, Link D. Mental health screening in pediatric practice: factors related to positive screens and the contribution of parental/personal concern. *Pediatrics.* 2006;118(5):1896–1906

11. Gardner W, Lucas A, Kolko DJ, Campo JV. Comparison of the PSC-17 and alternative mental health screens in an at-risk primary care sample. *J Am Acad Child Adolesc Psychiatry.* 2007;46(5):611–618

12. Goodman R, Ford T, Simmons H, Gatward R, Meltzer H. Using the Strengths and Difficulties Questionnaire (SDQ) to screen for child psychiatric disorders in a community sample. *Br J Psychiatry.* 2000;177:534–539

13. Yi CH, Martyn K, Salerno J, Darling-Fisher CS. Development and clinical use of Rapid Assessment for Adolescent Preventive Services (RAAPS) Questionnaire in school-based health centers. *J Pediatr Health Care.* 2009;23(1):2–9

14. Salerno J, Barnhart S. Evaluation of the RAAPS risk screening tool for use in detecting adolescents with depression. *J Child Adolesc Psychiatr Nurs.* 2014;27(1):20–25

15. Kelly SM, Gryczynski J, Mitchell SG, Kirk A, O'Grady KE, Schwartz RP. Validity of brief screening instrument for adolescent tobacco, alcohol, and drug use. *Pediatrics.* 2014;133(5):819–826. http://www.ncbi.nlm.nih.gov/pmc/articles/PMC4006430. Published May 2014. Accessed February 26, 2018

16. Chung T, Smith GT, Donovan JE, et al. Drinking frequency as a brief screen for adolescent alcohol problems. *Pediatrics.* 2012;129(2):205–212

17. National Institute on Alcohol Abuse and Alcoholism. *Alcohol Screening and Brief Intervention for Youth: A Practitioner's Guide.* Washington, DC: National Institutes of Health; 2015. https://pubs.niaaa.nih.gov/publications/Practitioner/YouthGuide/YouthGuide.pdf. Accessed February 26, 2018

18. Knight JR, Sherritt L, Shrier LA, Harris SK, Chang G. Validity of the CRAFFT substance abuse screening test among adolescent clinic patients. *Arch Pediatr Adolesc Med.* 2002;156(6):607–614

19. Richardson LP, McCauley E, Grossman DC, et al. Evaluation of the Patient Health Questionnaire (PHQ-

9) for detecting major depression among adolescents. *Pediatrics*. 2010;126(6):1117–1123

20. Leblanc JC, Almudevar A, Brooks SJ, Kutcher S. Screening for adolescent depression: comparison of the Kutcher Adolescent Depression Scale with the Beck Depression Inventory. *J Child Adolesc Psychopharmacol*. 2002;12(2):113–126

21. Kemper KJ, Kelleher KJ. Family psychosocial screening: instruments and techniques. *Ambul Child Health*. 1996;1(4):325–339

22. Dubowitz H. The Safe Environment for Every Kid model: promotion of children's health, development, and safety, and prevention of child neglect. *Pediatr Ann*. 2014;43(11):e271–e277

23. Kiplinger VL, Browne CH. *Parents' Assessment of Protective Factors: User's Guide and Technical Report*. Washington, DC: National Quality Improvement Center on Early Childhood; 2014. https://www.cssp.org/reform/child-welfare/pregnant-and-parenting-youth/Parents-Assessment-of-Protective-Factors.pdf. Accessed February 26, 2018

24. Health Leads. S*ocial Needs Screening Toolkit*. Boston, MA: Health Leads; 2016. https://healthleadsusa.org/wp-content/uploads/2016/07/Health-Leads-Screening-Toolkit-July-2016.pdf. Accessed February 26, 2018

25. Kabacoff RI, Miller IW, Bishop DS, Epstein NB, Keitner GI. A psychometric study of the McMaster Family Assessment Device in psychiatric, medical, and nonclinical samples. *J Fam Psychol*. 1990;3(4):431–439

26. Loyd BH, Abidin RR. Revision of the Parenting Stress Index. *J Pediatr Psychol*. 1985;10(2):169–177

27. Sheras PL, Abidin RR. Stress Index for Parents of Adolescents. PAR Web site. https://www.parinc.com/Products/Pkey/412. Accessed February 26, 2018

28. Brannan AM, Heflinger CA, Bickman L. The caregiver strain questionnaire: measuring the impact on the family of living with a child with serious emotional disturbance. *J Emot Behav Disord*. 1997;5(4):212–222

29. Canty-Mitchell J, Zimet GD. Psychometric properties of the Multidimensional Scale of Perceived Social Support in urban adolescents. *Am J Community Psychol*. 2000;28(3):391–400

30. Löwe B, Kroenke K, Gräfe K. Detecting and monitoring depression with a two-item questionnaire (PHQ-2). *J Psychosom Res*. 2005;58(2):163–171

31. Kroenke K, Spitzer RL, Williams JB. The PHQ-9: validity of a brief depression severity measure. *J Gen Intern Med*. 2001;16(9):606–613

32. Garcia-Esteve L, Ascaso C, Ojuel J, Navarro P. Validation of the Edinburgh Postnatal Depression Scale (EPDS) in Spanish mothers. *J Affect Disord*. 2003; 75(1):71–76

33. Reichenheim ME, Moraes CL. Comparison between the abuse assessment screen and the revised conflict tactics scales for measuring physical violence during pregnancy. *J Epidemiol Community Health*. 2004;58(6):523–527

34. Gundersen C, Engelhard EE, Crumbaugh AS, Seligman HK. Brief assessment of food insecurity accurately identifies high-risk US adults. *Public Health Nutr*. 2017;20(8):1367–1371

35. Kassam-Adams N. The Acute Stress Checklist for Children (ASC-Kids): development of a child self-report measure. *J Trauma Stress*. 2006;19(1):129–139

36. Perrin S, Meiser-Stedman R, Smith P. *The Children's Revised Impact of Event Scale (CRIES): Validity as a Screening Instrument for PTSD*. London, UK: Dept of Psychology, Institute of Psychiatry/Kings College London. https://www.mrc-cbu.cam.ac.uk/wp-content/uploads/2013/02/Perrin-et-al.pdf. Accessed February 26, 2018

37. Bird HR, Canino GJ, Davies M, et al. The Brief Impairment Scale (BIS): a multidimensional scale of functional impairment for children and adolescents. *J Am Acad Child Adolesc Psychiatry*. 2005;44(7):699–707

38. Bird HR, Andrews H, Schwab-Stone M, et al. Global measures of impairment for epidemiologic and clinical use with children and adolescents. *Int J Methods Psychiatr Res*. 1997;6(4):295–307

39. Foy JM; American Academy of Pediatrics Task Force on Mental Health. Enhancing pediatric mental health care: algorithms for primary care. *Pediatrics*. 2010;125(suppl 3):S109–S125

40. *Addressing Mental Health Concerns in Primary Care: A Clinician's Toolkit*. Elk Grove Village, IL: American

Academy of Pediatrics; 2010

41. Walker LS, Beck JE, Garber J, Lambert W. Children's Somatization Inventory: psychometric properties of the revised form (CSI-24). *J Pediatr Psychol.* 2009; 34(4):430–440

42. Ballard ED, Cwik M, Van Eck K, et al. Identification of at-risk youth by suicide screening in a pediatric emergency department. *Prev Sci.* 2017;18(2):174–182

43. Substance Abuse and Mental Health Services Administration. *SAFE-T: Suicide Assessment Five-Step Evaluation and Triage for Clinicians* [pocket card]. Substance Abuse and Mental Health Services Administration; 2009. https://store.samhsa.gov/product/SAFE-T-Pocket-Card-Suicide-Assessment-Five-Step-Evaluation-and-Triage-for-Clinicians/SMA09-4432. Accessed February 26, 2018

44. Osman A, Bagge CL, Gutierrez PM, Konick LC, Kopper BA, Barrios FX. The Suicidal Behaviors Questionnaire-Revised (SBQ-R): validation with clinical and nonclinical samples. *Assessment.* 2001;8(4):443–454

45. Posner K, Brown GK, Stanley B, et al. The Columbia-Suicide Severity Rating Scale: initial validity and internal consistency findings from three multisite studies with adolescents and adults. *Am J Psychiatry.* 2011;168(12):1266–1277

46. Reynolds WM, Mazza JJ. Assessment of suicidal ideation in inner-city children and young adolescents: reliability and validity of the Suicidal Ideation Questionnaire. *School Psychol Rev.* 1999;28(1):17–30

47. Pfeffer CR, Jiang H, Kakuma T. Child-Adolescent Suicidal Potential Index (CASPI): a screen for risk for early onset suicidal behavior. *Psychol Assess.* 2000; 12(3):304–318

48. Turkel SB, Braslow K, Tavaré CJ, Trzepacz PT. The delirium rating scale in children and adolescents. *Psychosomatics.* 2003;44(2):126–129

49. Lyons JS, Kisiel CL, Dulcan M, Cohen R, Chesler P. Crisis assessment and psychiatric hospitalization of children and adolescents in state custody. *J Child Fam Stud.* 1997;6(3):311–320

50. Sandoval J, Echandia A. Behavior assessment system for children. *J Sch Psychol.* 1994;32:419–425

51. Fisher P. Developing an epidemiological tool based on *DSM-5* criteria. Disability Research and Dissemination Center Web site. https://www.disabilityresearchcenter.com/2015/10/13/developing-epi-tool. Published October 13, 2015. Accessed February 26, 2018

52. Johnson JG, Harris ES, Spitzer RL, Williams JB. The patient health questionnaire for adolescents: validation of an instrument for the assessment of mental disorders among adolescent primary care patients. *J Adolesc Health.* 2002;30(3):196–204

53. Achenbach T, Rescorla L. *Manual for the ASEBA Preschool Forms and Profiles.* Burlington, VT: University of Vermont, Research Centre for Children, Youth, and Families; 2000

54. Wolraich ML, Lambert W, Doffing MA, Bickman L, Simmons T, Worley K. Psychometric properties of the Vanderbilt ADHD diagnostic parent rating scale in a referred population. *J Pediatr Psychol.* 2003;28(8):559–567

55. Conners CK, Wells KC, Parker JD, Sitarenios G, Diamond JM, Powell JW. A new self-report scale for assessment of adolescent psychopathology: factor structure, reliability, validity, and diagnostic sensitivity. *J Abnorm Child Psychol.* 1997;25(6):487–497

56. Chukwujekwu DC, Stanley PC. The Modified Overt Aggression Scale: how valid in this environment? *Niger J Med.* 2008;17(2):153–155

57. Boggs SR, Eyberg S, Reynolds LA. Concurrent validity of the Eyberg Child Behavior Inventory. *J Clin Child Psychol.* 1990;19(1):75–78

58. Waschbusch DA, Elgar FJ. Development and validation of the Conduct Disorder Rating Scale. *Assessment.* 2007;14(1):65–74

59. Luby JL, Heffelfinger A, Koenig-McNaught AL, Brown K, Spitznagel E. The Preschool Feelings Checklist: a brief and sensitive screening measure for depression in young children. *J Am Acad Child Adolesc Psychiatry.* 2004;43(6): 708–717

60. Kroenke K, Spitzer RL. The PHQ-9: a new depression and diagnostic severity measure. *Psychiatr Ann.* 2002;32(9):509–515

61. Garrison CZ, Addy CL, Jackson KL, McKeown RE, Waller JL. The CES-D as a screen for depression and other psychiatric disorders in adolescents. *J Am Acad Child Adolesc Psychiatry.* 1991;30(4):636–641

62. night D, Hensley VR, Waters B. Validation of the Children's Depression Scale and the Children's Depression Inventory in a prepubertal sample. *J Child Psychol Psychiatry*. 1988;29(6):853–863

63. Rhew IC, Simpson K, Tracy M, et al. Criterion validity of the Short Mood and Feelings Questionnaire and one-and two-item depression screens in young adolescents. *Child Adolesc Psychiatry Ment Health*. 2010;4(1):8

64. Wang YP, Gorenstein C. Psychometric properties of the Beck Depression Inventory-II: a comprehensive review. *Rev Pras Psiquiatr*. 2013;35(4):416–431

65. Pietsch K, Hoyler A, Frühe B, Kruse J, Schulte-Körne G, Allgaier AK. Early detection of major depression in paediatric care: validity of the Beck Depression Inventory-Second Edition (BDI-II) and the Beck Depression Inventory-Fast Screen for Medical Patients (BDI-FS). *Psychother Psychosom Med Psychol*. 2012;62(11):418–424

66. Spence SH, Barrett PM, Turner CM. Psychometric properties of the Spence Children's Anxiety Scale with young adolescents. *J Anxiety Disord*. 2003;17(6): 605–625

67. Jastrowski Mano KE, Evans JR, Tran ST, Anderson Khan K, Weisman SJ, Hainsworth KR. The psychometric properties of the Screen for Child Anxiety Related Emotional Disorders in pediatric chronic pain. *J Pediatr Psychol*. 2012; 37(9):999–1011

68. Mossman SA, Luft MJ, Schroeder HK, et al. The Generalized Anxiety Disorder 7-item scale in adolescents with generalized anxiety disorder: signal detection and validation. *Ann Clin Psychiatry*. 2017;29(4):227–234A

69. Briere J, Johnson K, Bissada A, et al. The Trauma Symptom Checklist for Young Children (TSCYC): reliability and association with abuse exposure in a multi-site study. *Child Abuse Neglect*. 2001;25(8):1001–1014

70. Foa EB, Johnson KM, Feeny NC, Treadwell KR. The Child PTSD Symptom Scale: a preliminary examination of its psychometric properties. *J Clin Child Psychol*. 2001;30(3):376–384

71. Gioia GA, Isquith PK, Retzlaff PD, Espy KA. Confirmatory factor analysis of the Behavior Rating Inventory of Executive Function (BRIEF) in a clinical sample. *Child Neuropsychol*. 2002;8(4):249–257

72. Rossman MJ, Hyman SL, Roarbaugh ML, Berlin LE, Allen MC, Modlin JF. The CAT/CLAMS assessment for early intervention services. Clinical Adaptive Test/Clinical Linguistic and Auditory Milestone Scale. *Clin Pediatr (Phila)*. 1994;33(7):404–409

73. Walker D, Gugenheim S, Downs MP, Northern JL. Early Language Milestone Scale and language screening of young children. *Pediatrics*. 1989;83(2):284–288

74. Rescorla L. The Language Developmental Survey: a screening tool for delayed language in toddlers. *J Speech Hear Disord*. 1989;54(4):587–599

75. Claar RL, Walker LS. Functional assessment of pediatric pain patients: psychometric properties of the Functional Disability Inventory. *Pain*. 2006; 121(1–2):77–84

76. Owens JA, Dalzell V. Use of the "BEARS" sleep screening tool in a pediatric residents' continuity clinic: a pilot study. *Sleep Med*. 2005;6(1):63–69

77. Johnson JA, Lee A, Vinson D, Seale JP. Use of AUDIT-based measures to identify unhealthy alcohol use and alcohol dependence in primary care: a validation study. *Alcohol Clin Exp Res*. 2013;37(suppl 1):E253–E259

78. Dennis ML, Chan YF, Funk RR. Development and validation of the GAIN Short Screener (GSS) for internalizing, externalizing and substance use disorders and crime/violence problems among adolescents and adults. *Am J Addict*. 2006;15(suppl 1):80–91

79. Rauch P, Ohye B, Bostic J, Masek B. *A Toolkit for the Well Child Screening of Military Children*. Boston, MA: Home Base Veteran and Family Care. http://homebase.org/media/toolkit-for-providerUpdatedLogo.pdf. Accessed February 26, 2018

80. Friedrich WN. *Child Sexual Behavioral Inventory: Professional Manual*. Odessa, FL: Psychological Assessment Resources; 1997. http://nctsnet.org/sites/default/files/assets/pdfs/measures/CSBI.pdf. Accessed February 26, 2018

81. Rueda Jaimes GE, Díaz Martínez LA, Ortiz Barajas DP, Pinzón Plata C, Rodríguez Martínez J, Cadena Afanador LP. [Validation of the SCOFF questionnaire for screening the eating behavior disorders of

adolescents in school.] *Aten Primaria.* 2005;35(2):89–94

82. Cotton MA, Ball C, Robinson P. Four simple questions can help screen for eating disorders. *J Gen Intern Med.* 2003;18(1):53–56

83. Howard BJ. *Developmental and Mental Health Screening.* Baltimore, MD: Johns Hopkins University School of Medicine. http://learn.pcc.com/wp/wp-content/uploads/UC2016_DevelopmentalandMentalHe althScreening.pdf. Accessed February 26, 2018

84. Reliability and validity information. ASEBA Web site. http://www.aseba.org/ordering/reliabilityvalidity. html. Accessed February 26, 2018

85. Steinberg AM, Brymer MJ, Kim S, et al. Psychometric properties of the UCLA PTSD Reaction Index: part I. *J Trauma Stress.* 2013;26(1):1–9

86. Laraque D, Jensen P, Schonfeld D. *Feelings Need Check Ups Too CD-ROM and Toolkit.* Elk Grove Village, IL: American Academy of Pediatrics; 2006. https://www.aap.org/en-us/advocacy-and-policy/aap-health-initiatives/Children-and-Disasters/Pages/Feelings-Need-Checkups-Too-CD-Page-2.aspx. Accessed February 26, 2018

87. Hodges K. Child and Adolescent Functional Assessment Scale (CAFAS): overview of reliability and validity. Functional Assessment Systems Web site. http://www.fasoutcomes.com/RadControls/Editor/ FileManager/Document/FAS611_CAFAS%20Reliability%20and%20Validity%20Rev10.pdf. Accessed February 26, 2018

88. Shaffer D, Gould MS, Brasic J, et al. A Children's Global Assessment Scale (CGAS). *Arch Gen Psychiatry.* 1983;40(11):1228–1231

89. O'Neill RE, Horner RH, Albin RW, Sprague JR. *Functional Assessment and Program Development for Problem Behavior: A Practical Handbook.* Pacific Grove, CA: Brooks/Cole Publishing; 1997

90. Wood DL, Sawicki GS, Miller MD, et al. The Transition Readiness Assessment Questionnaire (TRAQ): its factor structure, reliability, and validity. *Acad Pediatr.* 2014;14(4):415–422

91. Cohen SE, Hooper SR, Javalkar K, et al. Self-management and transition readiness assessment: concurrent, predictive and discriminant validation of the STARx Questionnaire. *J Pediatr Nurs.* 2015;30(5):668–676

子どものメンタルヘルスの問題に実践対応するうえでの準備性確認のための自記式質問票

表A3-1　子どものメンタルヘルスの問題に実践対応するうえでの準備性確認のための自記式質問票：地域のリソースの把握				
評価項目	スコア[a]			評価内容
紹介先一覧は作成されているか	1	2	3	発達行動科学を専門とする小児科医、思春期医学専門医、児童精神科医、トラウマ・インフォームド・ケアのトレーニングを積みエビデンスのある心理社会的療法を実践可能な学校／地域に根差したメンタルヘルスの専門家、早期介入プログラム・特別教育プログラム・親教育プログラム・若者の娯楽提供プログラム・家族支援プログラム・ピアサポートプログラムなどの提供先、児童相談所、エビデンスに基づく家庭訪問プログラムを提供する保健師、メンタルヘルスケア・コーディネーターなどの連絡先一覧を作成し、それを最新の状態になるように更新をしている。
サービス内容を把握しているか	1	2	3	上の段に挙げたプログラムの適応、どこが提供しているのか、どこで受けられるのか、費用はどのくらいかかるのかなどについて、十分な知識を有している。
協力関係を構築しているか	1	2	3	学校や、地域で支援サービスを提供する主要機関と協力関係を構築している。

表A3-2　子どものメンタルヘルスの問題に実践対応するうえでの準備性確認のための自記式質問票：医療経済対応体制				
評価項目	スコア[a]			評価内容
保険請求	1	2	3	患者が加入している主要な私的・公的な医療保険制度の保険者リストとその承認手続きにアクセスすることが出来、レセプトの返還に対し再請求手続きを取ることが出来る。
コーディング	1	2	3	主要な医療保険制度でカバーされるプライマリ・ケアのセッティングにおけるメンタルヘルス関連サービスの報酬を得るためのコーディングにつき理解し、その請求手続を行うことが出来る。

a.実践対応の準備性の評価を行うために、以下を目安に点数をつけてください。

1 ＝現時点で十分に整備されており、大幅な改善は不要である

2 ＝ある程度は整備されているが、改善を要する

3 ＝まだ整備されておらず、大幅な改善を要する

表A3-3　子どものメンタルヘルスの問題に実践対応するうえでの準備性確認のための自記式質問票： 小児思春期の子ども、およびその家族のサポート体制			
評価項目	スコア[a]		評価内容
初診時対応	1　2　3		医療スタッフは、小児思春期の子どもや家族が初診した際に、歓迎され尊重されていると感じられるような接遇スキルを備えている。
文化的に効果的なケアの提供	1　2　3		メンヘルヘルスの問題に直面している人々に支援的に関わることが出来、文化的な違いについて敏感であり、文化の異なる患者が「恥をかかされた」と感じるような言葉を投げかけることを避けることが出来る。
メンタルヘルスの問題の啓発体制	1　2　3		ポスター、ウェブサイト、ニュースレター、配布物、パンフレットなどを通じて、もしくは患者が受診するたびにメンタルヘルスについての話題を組み込むなどで、メンタルヘルスの問題の重要性についての啓発に努めている。
守秘義務の遵守	1　2　3		標準的な医療倫理と州法・連邦法に従い、小児思春期の子どもやその家族に関して知り得た情報についての守秘義務を遵守している。
思春期児への対応	1　2　3		思春期の子どものメンタルヘルスの問題や物質使用障害の問題に対し、適切な対応を行うためのトレーニングを受けた状態にある。
メンタルヘルスの問題への積極関与	1　2　3		メンタルヘルスの問題や物質使用障害の問題に関しての、子どもや親の懸念を積極的に引き出し、子どもや親がその懸念に対応する準備が出来ているのかを評価し、子どもと家族のペースを尊重したうえで、合同でメンタルヘルスの問題への対処計画を立案することが出来る。
子どもの自己管理・家族の監理の促進	1　2　3		子どもの自己管理と家族の監督を促進する取り組みを行っている（例：子どもや家族の識字レベル・文化に適した教育資料を活用する。ケアプランにおける子どもや家族の役割を明確にする。オンラインや印刷物の自己管理支援ツールを、常に最新のものにする）。
紹介受診の支援	1　2　3		メンタルヘルスの専門家への紹介を要する場合に、紹介先に繋がるための支援を行い、そのプロセスが円滑に進むように調整を行うことが出来る。
ケアコーディネーション体制の整備	1　2　3		子どもが既に何らかのメンタルヘルス支援サービスと繋がっているという情報を把握する体制を整えており、そのような子どもが最善の予防医学的サービスを受けられるように調整を行い、受けているメンタルヘルスケア・サービスの状況やどのような薬をどのくらい飲んでいるのかに関する情報を共有する体制を整備している。
特別な集団への対応	1　2　3		小児期逆境体験（ACE）やその他の社会的な逆境に置かれた人、派兵・離婚・収監・里親委託などで家族が分離した状況にある人、LGBTQの子ども、少年司法制度での対応が行われている子ども、家族の中にメンタルヘルスの問題や物質使用障害の問題を抱えた家族成員のいる人、移民の人、人種差別対象となっている人、ホモフォビア（同性愛嫌悪）の対象となっている人、住居のない人、暴力問題の渦中にある人、自然災害に巻き込まれた人など、特別な状況下にある人々のメンタルヘルス上のニーズに対応出来るような体制を整備している。
家族中心主義であるか	1　2　3		治療を行っていくうえで、子どもや家族と十分にコミュニケーションをとりながら進めることが出来る。医療チームが家族を中心とした診療を行うことが出来ているのかを、定期的に評価をする体制を整備している。
トラウマ・インフォームド・ケアの体制	1　2　3		医療チームはトラウマの影響についての知識を有しており、懸念すべき行動の背景にトラウマ体験を含めた逆境的体験が潜在している可能性を考慮し、トラウマを想起させる刺激に気を配り、レジリエンス（逆境をはねのけ回復する力）に繋がる要因に留意することが出来る。またトラウマの心理的影響に対し支援を行い、リソースを提供し、必要時にエビデンスに基づく治療を実施している機関に紹介を行うことが出来る。また、子どもとその家族の適応状況について長期的なモニタリングを行う体制を整えている。さらに医療スタッフのメンタルヘルスにも注意を払っており、代理受傷などの二次的ストレスについての対応体制を整備している。
医療の質向上への取り組み	1　2　3		メンタルヘルスの問題を抱える小児思春期の子どもに提供しているケアの質を定期的に評価し、その評定結果に応じてケアの質を改善するための行動をとることが出来る。

【略語】ACE: adverse childhood experience（小児期逆境体験）、LGBTQ: lesbian, gay, bisexual, transgender, or questioning

a. 実践対応の準備性の評価を行うために、以下を目安に点数をつけてください。

　1＝現時点で十分に整備されており、大幅な改善は不要である

　2＝ある程度は整備されているが、改善を要する

　3＝まだ整備されておらず、大幅な改善を要する

評価項目	スコア[a]			評価内容
表A3-4　子どものメンタルヘルスの問題に実践対応するうえでの準備性確認のための自記式質問票：医療情報管理体制と医療提供体制の再構築				
患者登録システム	1	2	3	メンタルヘルスの問題や物質使用障害を発症するリスクのある子どもや家族・メンタルヘルスの問題や物質使用障害のスクリーニング検査で陽性を呈した子どもや家族・メンタルヘルスの問題や物質使用障害の問題を抱えた状態の子どもや家族（まだ問題に取り組む心づもりが出来ていない子どもや家族を含む）をケース登録するレジストリーシステムを整備している。
再診などのリマインダーシステム	1	2	3	メンタルヘルスの問題や物質使用障害の問題を抱えている小児思春期の子ども（まだ問題に取り組む心づもりが出来ていない子どもを含む）が適切なフォローアップ・健康管理サービスを受けられるように、再診予約の取り忘れを確認したり、受診日のリマインドを行うシステムを整備している。
薬物管理体制	1	2	3	処方した薬物の効果や副作用を把握し、服薬アドヒアランスを確認したり、処方内容を変更した記録をモニタリングするシステムを整備している。
緊急時対応体制	1	2	3	自殺企図を含む精神医学的緊急事態に対処するための危機管理対応計画を立案することが出来る。
情報共有体制	1	2	3	子どもと家族に関する情報を様々な専門家や学校と共有することの同意を親から取得する体制や、メンタルヘルスの専門医からのフィードバックを受ける書式を作成する体制や、社会的養護のもとにある小児思春期の子どもの心理社会的経緯についての情報を得る体制などの、各種機関との連携を行ううえでの事務手続き支援体制を整備している。
患者追跡体制	1	2	3	紹介状の作成完了をチェックする体制や、家族にセラピストが定期電話連絡をする体制や、定期的に子どもの機能評価をする体制や、親や学校教員が子どもの行動を評価し医療機関に伝える体制や、ケアコーディネーターと連絡を取り合う体制など、患者の状況や治療の進展を評価するための体制を必要に応じて整備し、スタッフ間の役割分担を定めている。
ケアプランの作成	1	2	3	一つ以上のメンタルヘルスの問題を抱える小児思春期の子どもの包括的なケアプランを作成するために、患者・家族・学校・専門機関・プライマリーケアチームおよびその他の関係するすべての専門家が連携し、それぞれの役割を明確化する体制を整備している。
多機関連携体制	1	2	3	支援を行ううえで多機関連携を要するケースにおいて、チームに参加する意向を明示しており、メンタルヘルスケア・サービスの地域格差を埋め、質を向上させるための様々な革新的施策（例：複数の精神科医を集約化した共同システムの構築・子どもの精神症状コンサルテーションネットワークの構築・オンライン精神科診療の整備など）に協力しうる体制を整備している。
双方向性のウェブ診療システム	1	2	3	オンライン診療を行う選択肢を用意している。
スクリーニング尺度・評価ツールの活用	1	2	3	定期受診の際に、ルーチンにメンタルヘルスの問題や物質使用障害の問題について、適切な尺度やツールを用いてスクリーニング・評価する体制や、子どもの呈している慢性的な症状のモニタリングを行う体制を整備している。また、急性症状による予約外受診の際にも簡便なメンタルヘルス・チェックを行ってメンタルヘルスの問題や物質使用障害の問題を確認する体制を整備している。

a. 実践対応の準備性の評価を行うために、以下を目安に点数をつけてください。

　1＝現時点で十分に整備されており、大幅な改善は不要である

　2＝ある程度は整備されているが、改善を要する

　3＝まだ整備されておらず、大幅な改善を要する

表A3-5　子どものメンタルヘルスの問題に実践対応するうえでの準備性確認のための自記式質問票：臨床医の意思決定支援体制				
評価項目	スコア[a]			評価内容
機能評価の実施体制	1	2	3	適切な機能評価尺度を用いて、メンタルヘルスの問題を抱える小児思春期の子どもを特定・評価する体制を整え、その治療的対応の進捗についてモニタリングする体制を整備している。
臨床ガイダンスの活用	1	2	3	メンタルヘルスの問題や物質使用障害の問題における最新の診断分類や、心理社会的療法や心理薬理学的治療、ならびに子どもとその家族がしばしば用いている補完統合医療に関しての安全性と有効性に関する最新のエビデンスについての信頼出来る情報を入手し、活用することが出来る。
精神科へのコンサルテーション体制	1	2	3	小児思春期の子どもを専門とする精神科医にコンサルテーションを行い、子どものメンタルヘルス上の問題についての評価と管理に関する助言を得ることが出来る。
プロトコルの存在	1	2	3	一般的なメンタルヘルスの問題や物質使用障害の問題を抱える小児思春期の子どもの評価を行うための各種ツールを準備し、子どもが治療に積極的に参加することをサポートする資料を備え、治療を行う際の治療プロトコルも準備されている。
スクリーニングとサーベイランスの実施体制	1	2	3	慢性疾患の子どもの定期受診の際に、ルーチンに心理社会的状況の問診と適切なスクリーニング尺度を用いた評価を行い、急性症状による予約外受診の際にも簡便なメンタルヘルス・チェックを行って、メンタルヘルスの問題や物質使用障害の問題の有無を確認するとともに、子どもや家族のストレングス（強み）とリスクを常に把握出来るような対応をルーチンに行っている。

a.実践対応の準備性の評価を行うために、以下を目安に点数をつけてください。

　1 = 現時点で十分に整備されており、大幅な改善は不要である

　2 = ある程度は整備されているが、改善を要する

　3 = まだ整備されておらず、大幅な改善を要する

スコアが2または3と評価された項目については、どの項目への改善が、診療チームの強い関心を引いているのかを評価するとともに、その改善が複雑な医療システムの中で実現することが可能であるのかを評価し、優先順位をつけることが望まれる。

補足資料 4

米国内のメンタルヘルスサービスの
主たるリソース

表A4-1	
提供サービス分野	リソース
精神科救急医療	▪ 地域のメンタルヘルスのスクリーニング／トリアージ／紹介サービス、またはその他の公的な専門制度の相談窓口 ▪ 地域によってアウトリーチ型の危機対応ユニットが利用可能 ▪ 児童精神科医 ▪ 小児の対応経験豊富な一般精神科医（または児童精神科医と連携可能な一般精神科医） ▪ 病院の救急部門
重度の問題を抱えた患者への薬物療法に関する相談、もしくは治療のための紹介先	▪ 神経発達・発達行動科学を専門とする小児科医 ▪ 児童精神科医（直接受診もしくは遠隔診療） ▪ 小児の対応経験豊富な一般精神科医（または児童精神科医と連携可能な一般精神科医） ▪ 思春期医学の専門医 ▪ 小児神経科医 ▪ 地域のメンタルヘルスに関する公的支援機関
早期介入サービス	▪ IDEAに基づくパートC機関によるIFSPによる0〜3歳児支援、およびパートB機関によるIEPによる3〜5歳児支援 ▪ 発達支援センター ▪ 神経発達症・発達行動科学を専門とする小児科医 ▪ 幼児の対応経験豊富な児童精神科医 ▪ 乳幼児の早期介入の専門機関
児童保護サービス	▪ 社会福祉局（児童相談所）
グリーフカウンセリング	▪ 精神保健福祉士有資格者 ▪ ホスピス施設
物質使用障害に対するカウンセリング	▪ 物質使用障害カウンセラー有資格者 ▪ 物質使用障害治療専門機関
心理社会的評価	▪ 小児に精通した、メンタルヘルス分野の資格を持つ専門家
教育評価	▪ 学校心理士 ▪ 児童心理司、またはその他の資格を持つ心理士 ▪ 神経発達症・発達行動科学を専門とする小児科医 ▪ 教育専門家
心理社会的療法	▪ 各種の介入プログラム（症状別の認知行動療法、トラウマに焦点化した心理療法、ペアレントトレーニング、心身療法、家族療法）についてトレーニングを修了しているメンタルヘルス分野の有資格者
各種専門カウンセリング提供団体 DV・家族再統合・アルコール依存症の親を持つ子ども・性加害少年・離婚・ストレス管理・禁煙など	▪ 小児に精通した、メンタルヘルス分野の資格を持つ専門家[a] ▪ 各分野に特化した各種カウンセリング機関

表A4-1（続き）	
提供サービス分野	リソース
育児支援教育	▪ 実績あるカリキュラムのトレーニングを受けた育児支援者 ▪ 家族支援機関 ▪ メンタルヘルス分野の資格を持つ専門家[a] ▪ スクールソーシャルワーカー（学校によっては、育児支援の教育プログラムを提供している） ▪ 農業体験事業（事業によっては、育児教育プログラムが提供されている）
治療計画立案／ケースマネジメント支援	▪ 小児に精通した、メンタルヘルス分野の資格を持つ専門家[a] ▪ 地域のメンタルヘルスに関する公的支援機関 ▪ ピアサポートプログラム提供団体
ピアサポート団体	▪ 「全米精神障害者同盟（National Alliance on Mental Illness）」「全米メンタルヘルスの問題を抱える子どもの家族会（National Federation of Families for Children's Mental Health）」「米国家族支援ネットワーク（Family Support Network）」「ADHDの子どもと大人の会（Children and Adults with Attention-Deficit/Hyperactivity Disorder）」の地域支部 ▪ 精神保健福祉施設地域のメンタルヘルスに関する公的支援機関 ▪ アルアノン（アルコール依存症者の家族会）

【略語】IDEA: Individuals with Disabilities Education Act（障害児個別教育法）、IFSP: Individual Family Service Plan（個別家族支援計画）、IEP: Individual Education Program（個別教育プログラム）

a. メンタルヘルス分野の資格を持つ専門家としては、公認心理師／臨床心理士・臨床ソーシャルワーカー・専門カウンセラー、およびその他の特定のサービスを提供することを州から認可された専門家などが挙げられる。

引用元：Appendix S1: sources of specialty services for children with mental health problems and their families. *Pediatrics*. 2010;125(suppl 3):S126–S127. http://pediatrics.aappublications.org/content/125/Supplement_3/S126. Published June 2010. Accessed February 27, 2018.

「HELP」——メンタルヘルス診療における 基本的コミュニケーション技術

H = Hope（希望を持てるように話をする）

　希望を持つことで、問題に対処しやすくなる。子どもの症状が改善する見込みが現実的にどのぐらいありうるのかをしっかりと伝え、子どもと家族の有しているストレングス（強み）やリソースを強化していくことを通し、家族が希望を持てるように支えていく必要がある。臨床医は達成可能な現実的な目標を立て、子どもや家族がその目標に向かって一つひとつ具体的なステップを踏むことが出来るように働きかける必要がある。

E = Empathy（共感的に話を聞く）

　子どもと家族からの話に真摯に耳を傾け、共感的に話を聞き、悩み、困難を抱えていたことをねぎらい、家族が幸せに感じることを共有することが重要となる。

L^2 = Language（患者に分かる言葉で）、Loyalty（誠実に）

　子どもや家族が問題をどのように認識しているのかを確認し、認知の誤りがある場合にそれを修正する機会とするために、子どもや家族が語った内容は医学的な言い換えをせずに、使用された言葉そのものを用いてコミュニケーションを取る必要がある。

　また、現在だけでなく将来にわたって支援していく意向があることを表明するなど、家族に対して誠意が伝わる形で表現を行う必要がある。

P^3 = Permission（常に同意を得ながら）、Partnership（パートナーシップを重視し）、Plan（計画を立案し、それを伝える）

　センシティブな内容についてより詳細に話を聞いていく際や、さらなる医学的／心理学的な評価や対応を行う必要性のある場合には、そのことを家族に提案し同意を得ることは必須である。

　子どもや家族と協力し、問題に取り組むうえでの障壁や抵抗感について評価し、それを回避したり克服するための戦略を見出し、家族のモチベーションに沿う達成可能なステップを立案し（場合によっては、まず初めの一歩を踏み出すことを提案し）、それについて合意を形成することが肝要である。問題が困難であればあるほど、両者の間に合意形成がなされていることが重要となる。

　子どもと家族の希望や困り感の切迫性に基づき、さらなる評価を行ったり、家族成員の日常の生活パターンや習慣を変えるように提案したり、心理社会的療法を試みたり、他の専門家の関与を求める必要性につき検討するなどの介入計画を立案したうえで、これらの提案を実施することが出来るように準備を進めつつ丁寧な説明を行い、子どもと家族が抱えている問題の経過について把握することが出来るようにフォローアップを行うことも計画に組み込むことが望まれる。具体的な介入計画の中に含めるべき項目としては、例えば、「追加のチェックリストに記入してもらったり、質問票を使用したり、症状やその誘因について日記をつけてもらうようにする」「子どもの通う幼稚園／保育園や学校などのその他のリソースから情報を収集する」「ライフスタイルの変更を提案する」「新しいしつけ法や自己管理法を組み込んでいくことを推奨する」「子どもの抱えている問題や症状に関しての啓発教育資料を見直す」「メンタルヘルスの専門家への受診を提案する」「利用可能な社会的サービスの利用を提案する」などが挙げられるが、シンプルに次回の再診予約を取り、そこでまた話し合いをすることを提案するなども介入計画の一つとなるであろう。

　HELPで表されるこれらのコミュニケーション技術を用いることで、臨床医と子ども・家族との間に治療同盟が構築され、ケアプランを完遂しうる可能性は高まる。このようなコミュニケーション技術は、行動を変容させることが有用となりうる子ども、症状が軽微で診断可能なレベルにまで達していない子ども、医療機関でのフォローアップを受けることに抵抗感のある子ども、まだ医学診断病名がつくことに抵抗感があり診断のための追加評価を受けたり治療を受けることを良しとしない子ども、診断のための追加評価や治療をメンタルヘルスの専門機関で受けるために待機している状態の子どもなどへケアを行う際に、とりわけ有用となるであろう。ただし、子どもの症状が精神医学的に緊急を要する状態であったり、生じている機能障害が重度であったり、著しい困難性を伴っている場合には、いたずらにコミュニケーション技術の使用にこだわってしまうことで、包括的診断評価やそれに基づく治療の実施が遅れるようなことがあってはならない。

引用元：American Academy of Pediatrics. *Addressing Mental Health Concerns in Primary Care: A Clinician's Toolkit.* Elk Grove Village, IL: American Academy of Pediatrics; 2010. (Updated May 2017)

「PracticeWise」——エビデンスに基づく小児思春期患者の実践的心理社会的療法

　この補足資料6は、臨床家、教育者、小児思春期の患者やその家族が、心理社会的介入を含めたより適切な治療計画を立案する際に参照していただくことを目的として作成された。作成に当たっては、2017年10月～2018年4月の期間におけるプラクティス・ワイズ－エビデンスに基づくデータベース（PWEBS: PracticeWise Evidence-Based Services）（www.practicewise.com）を用いている。本資料の最新版については、米国小児科学会（AAP）のメンタルヘルスに関するウェブサイト（www.aap.org/mentalhealth）をご確認いただきたい。

　なお本表は、PracticeWise社が独自に発出しているものであり、米国小児科学会（AAP）として発出された見解／推奨ではない点に留意されたい。PracticeWiseにおけるエビデンスレベル判定の判断基準については、以下のウェブサイト（www.practicewise.com/aap）を参照されたい。

表A6-1

懸念される問題	レベル1 最も質が高い医学的根拠あり	レベル2 良質の医学的根拠あり	レベル3 中程度の医学的根拠あり	レベル4 最小限の医学的根拠あり	レベル5 医学的根拠が提示されていない
不安症状または回避行動	CBT、薬物療法とCBTの併用、CBTを用いた親子の並行療法、両親へのCBT、学業スキル教育、曝露療法、モデリング療法	アサーティブ・トレーニング、注意訓練法、CBTと音楽療法の併用、CBTとペアレントトレーニングの併用、物語療法、親のみを対象としたCBT、催眠療法、家族への心理教育、マインドフルネス、リラクゼーション法、ストレス免疫訓練	トークンエコノミー法などの随伴性マネジメント、グループセラピー	行動活性化曝露療法、バイオフィードバック療法、EMDR、ピアセラピー、ペアレントトレーニング、力動的精神療法、論理情動行動療法、ソーシャルスキルトレーニング	アセスメントとモニタリングのみの関わり、愛着修復療法、来談者中心療法、ピアカウンセリング、子どもへの心理教育、対人関係カウンセリング、学校教員への心理教育
自閉症スペクトラム障害	CBT、短期集中行動療法短期集中療法中コミュニケーション・トレーニング、JASPERプログラム、ペアレントトレーニング、ソーシャルスキルトレーニング	模倣トレーニング、ピア・ペアリング、心の理論トレーニング	該当なし	マッサージ療法、ピア・ペアリングとピア・モデリングの併用、プレイセラピー	注意訓練療法、バイオフィードバック療法、認知軟化トレーニング、コミュニケーションスキル・トレーニング、条件づき反応トレーニング、各種の折表療法、遂行機能トレーニング、微細運動トレーニング、モデリング療法、両親向け心理教育、理学/社会/作業療法、感覚統合訓練、構造化面接による傾聴、ワーキングメモリー・トレーニング
非行および破壊的行動障害	アンガーマネジメント・プログラム、アサーティブ・トレーニング、CBT、トークンエコノミー法などの随伴性マネジメント、マルチシステミックセラピー(MST)、ペアレントトレーニング、問題解決療法、問題解決療法とペアレントトレーニングの併用、ソーシャルスキルトレーニング、治療的里親養育	CBTとペアレントトレーニングの併用、CBTと学校教員へのスキルトレーニング、コミュニケーションスキル・トレーニング、協調的問題解決療法、機能的家族療法、ペアレントトレーニングと学級運営支援の併用、ペアレントトレーニングとソーシャルスキルトレーニングの併用、論理情動療法、リラクゼーション技法、自己調整トレーニング、交流分析	来談者中心療法、道徳的推論トレーニング、アウトリーチ、カウンセリング、ビアペアリング	CBTと学校教員への心理教育の併用、エクスポージャー療法、身体運動促進、ペアレントトレーニングと学級運営支援とCBTの併用、ペアレントトレーニングと自己言語化の併用、自己免役訓練	行動療法的家族療法、カタルシス療法、両親とのCBT、学業スキル教育、家族のエンパワメントと支援、家族療法、イマジナリー・トレーニング、プレイセラピーとピアサポートの併用、力動的精神療法、能力開発プログラム、ラップアラウンド・プログラム(WRAPAROUND〔訳注:家族が中心となり、包括的に問題解決を図ることが出来るように支援するプログラム〕)
抑うつおよび引きこもり	CBT、CBTと内服療法の併用、両親とのCBT、来談者中心療法、家族療法	注意訓練法、認知と行動に関する心理教育、表現療法、対人関係療法、動機づけ面接/エンゲージメント・コーチングとCBTの併用、運動療法、問題解決療法、リラクゼーション法	該当なし	セルフコントロール・トレーニング、セルフモデリング法、ソーシャルスキルトレーニング	CBTとアンガーマネジメントの併用、CBTと行動療法の睡眠介入の併用、CBTとペアレントトレーニングの併用、目標設定、ライフスキルトレーニング、マインドフルネス、プレイセラピー、アレントトレーニング、感情調整トレーニング、精神力動療法、一般心理教育
摂食障害	CBT、運動療法と食事療法と行動フィードバック療法の併用	家族焦点化療法、家族システム療法、親子並行療法	該当なし	運動療法と食事療法の併用	行動療法と食事療法の併用、両親へのCBT、来談者中心療法、家族療法、一般栄養教育、事療法のみ、セリングの併用、目標設定、一般心理教育、ヨガ

疾患・問題					
夜尿症	行動トレーニングと食事療法の併用、行動トレーニングと催眠療法の併用、CBT	該当なし	アラーム療法と内服療法の併用	アラーム療法、アラーム療法と行動療法の併用、行動療法、行動療法と食事療法、バイオフィードバック療法と食事療法の併用、バイオフィードバック療法と内服療法の併用	評価とモニタリング、評価と内服療法の併用、行動療法と内服療法の併用、バイオフィードバック療法、トークンエコノミー法などの随伴性マネジメント、食事指導、内服療法の併用、催眠療法、一般心理教育
躁症状	CBTを用いた親子の並行療法の併用、認知と行動に関する心理教育	該当なし	該当なし	CBTを用いた親子の並行療法の併用、認知と行動に関する心理教育	認知と行動に関する心理教育と食事指導の併用、弁証法的行動療法と内服療法の併用、家族焦点化療法、一般心理教育
物質使用障害	CBT、コミュニティ強化アプローチ、家族療法、動機づけ面接/エンゲージメント・コーチング	目標設定、一般心理教育	麻薬裁判所対応、麻薬裁判所対応とマルチシステミック・セラピーと随伴性マネジメント、各種の折衷療法	アサーティブな継続的ケア、CBT、トークンエコノミー法などの随伴性マネジメント、CBTと内服療法の併用、両親へのCBT、機能的な家族療法、家族システム療法、目標設定とモニタリング、動機づけ面接/エンゲージメント、動機づけ面接・コーチングと表現療法の併用、多次元家族療法、問題解決療法、バデュー短期家族療法	助言と励まし、評価とモニタリング、行動療法的家族療法、ケースマネジメント、CBTと地域啓発キャンペーンの併用、CBTと機能的家族療法の併用、来談者中心療法、麻薬裁判所対応、薬物に関する心理教育、グループ療法、一般心理教育、マインドフルネス、家族裁判所対応、フィードバック対応、動機づけ面接/エンゲージメント・コーチング、マルチシステミック・セラピー、CBTと家族療法の併用、ペアレントトレーニング、治療的職業訓練
自殺企図行動	該当なし	該当なし	該当なし	愛着療法、親へのCBT、カウンセラーによるケア、カウンセラーによるケアと支援トレーニング、対人関係療法、マルチシステミック・セラピー、親のストレス、コーピング支援、精神力動療法、ソーシャルサポート	積極的入院治療、ケースマネジメント、子どもへのCBT、コミュニケーションスキル・トレーニング、カウンセラーによるケアとアンガーマネジメント・プログラムの併用
トラウマ性ストレス	CBT、CBTを用いた親子並行療法、EMDR	曝露療法	該当なし	プレイセラピー、心理劇、リラクゼーション技法/自己表現技法	助言や勇気付けの言葉、来談者中心療法、薬物療法とCBTの併用、問題解決療法、親のみへのCBT、一般心理教育、対人関係療法、表現遊び、力動的精神療法、リラクゼーション技法、構造化面接による傾向

PracticeWise社の許可を得て転載

【略語】CBT: cognitive behavior therapy（認知行動療法）、JASPER: Joint Attention/Symbolic Play/Engagement/Regulation（共同注意・象徴遊び/関わり合い/感情調整）

レベル5の心理療法は、有効性の根拠となる研究が存在していないか、有効性を支持する研究結果が報告されていない治療法を指す。

本ツールはハワイ州保健局小児思春期メンタルヘルスサービス部門のエビデンスに基づくサービス委員会が開発し、2002年から2009年まで配布されていた「ブルーメニュー」の改訂版である。このツールに掲載されている治療法は標準的な治療として提示しているものではなく、またここで掲載されていない治療を否定するものではない。個々の患者の状況を考慮したうえで、その他の治療法が適切な場合があることを申し添える。

原文の一部は、Addressing Mental Health Concerns in Primary Care: A Clinician's Toolkit から引用されている。

背　景

　PracticeWiseの「エビデンスに基づく小児思春期患者の実践的心理社会的療法」を一覧で示したこのツールは、PWEBSデータベースのデータを用いて年2回のペースで情報の更新が行われている。このツールは、メンタルヘルスの問題を抱える小児思春期の子どもへの心理社会的療法や複合的な治療を対象とした無作為化対照試験に関する最新の検証結果が反映されている。提示されている一覧表は、縦軸（行）に懸念されている主たる問題を列記し、横軸（列）にエビデンスレベル別に治療法を列記し、臨床家が患者の特性に合わせて最も適合する治療法を選択することが出来るようになっている。例えば、思春期のうつ病患者に対し、最も経験的に実証されている治療を実施しようとする場合、認知行動療法（CBT: cognitive behavior therapy）単独、CBTと薬物療法の併用、両親を含める形でのCBT、来談者中心療法、家族療法から選択することが出来るであろう。なお、臨床試験は査読つきの科学雑誌に掲載されたものでなくてはならない。それぞれの研究の評価は、2人の独立した研究者がコーディングする形で行い、評価が不一致であった場合、3人目の専門家が審査に加わることで解決が試みられる。エビデンスレベルの評価結果については報告書の形で記載がなされるが、公表前にはその質的分析も行われており、内容に矛盾がないかどうかや、誤字脱字やその他のミスがないかどうかや、フォーマットに問題がないかどうかの確認が行われ、修正が適宜実施される。

エビデンスレベルの定義づけ

　エビデンスレベルの分類は、米国心理学会の第12部会「心理学的手順の普及と促進に関するタスクフォース」で採用された5段階評定システムを採用している[1]。各々のエビデンスレベルの定義については、後半のセクションで言及している。エビデンスレベルが高い（1に近い）ほど、心理社会的療法の信頼性が高いことを示す指標となるが、あくまでも信頼性のレベルであり治療効果が高いことを示す指標ではない点に留意されたい。

治療法の分類基準

　本ツールにおいては、各種の治療法を分類するうえで多段階評価を行っているが、基本的に理論的なバックグラウンドを同じくし、治療要素の大半が共通のもので臨床上の使用場面も同種の治療法については、一つの治療法としてまとめて捉えることとしている。例えば、うつ病に関する各種の認知行動療法（CBT）のプロトコルをそれぞれ別々の治療法としてリスト化するのではなく、本ツールではそれらをまとめて、治療に関するエビデンスを持った一つの「CBTという治療法」という形で分類を行っている。また、治療法の「ブランド名」ではなく、

その内容の一般性を重視し、世の中で臨床的に活用されている500以上の治療プログラムをより実用的なレベルで分析することを可能とするために、可能な限りカテゴライズするための努力が続けられている。

問題領域の分類基準

　本ツールでは、懸念される問題を25の領域（例：「不安と回避行動」「摂食障害」「物質使用障害」など）に分け、登録された治療法がどの領域に該当するのかのコーディングが行われている。ある治療法を問題領域に分類する際には、その治療法の治療対象が明示化されており、かつ治療介入前後で評価が行われ、治療効果が測定された状態でなくてはならない。このツールで分類されている25の問題領域は、複数の医学的診断が包含されたものであり、例えば、分離不安障害と診断された患者を対象としての無作為化対照試験（RCT）が行われた治療法は、「不安または回避行動」の問題領域にまとめられているなど、実際に研究が実施されたときには対象とした患者の診断病名がより限定的であった治療法であっても、この25の問題領域の中に包含したものが数多く含まれている点に留意する必要がある。また多くの研究では、「行動や感情に関する心理尺度において高いスコアであった」とか「逮捕されたり自殺未遂を起こした」などの限定的な条件をもって研究参加者のリクルートが行われているが、メンタルヘルス分野における診断というものは、実際にはより間口が広いものである点にも留意していただきたい。

本ツールの成り立ち

　本ツールの作成は、ハワイ州保健局の小児思春期メンタルヘルスサービス部門の取り組みが、その端緒となっている。当時の部門長であったChristina Donkervoetのリーダーシップのもと、子どものメンタルヘルスの問題への適切な治療法を選択するため、1999年から治療成果に関する研究論文の検証作業が開始された[2]。初回の報告書では、120以上の無作為化対照試験（RCT）の研究報告の検証が行われ[3]、同部門はブルーメニュー（初版として配布された報告書が青い用紙であったことからこのように呼称されるようになった）として知られている報告書を、年4回のペースで更新し、それをウェブサイト上で公表し始めた。この報告書は、利用者の利便性を追求して作成されており、広く普及することとなった。2010年より、米国小児科学会（AAP）がこのツールの普及支援に関わるようになり、現時点で小児思春期の心理社会的療法に関する900以上の無作為化対照試験（RCT）の結果が反映されている。現在も、PracticeWise社が新たに行われた研究を同定し、検証作業とコーディング作業を継続して実施しており、当面の間、このツールの更新版が米国小児科学会（AAP）にも継続して提供される予定となっている。

各々のエビデンスレベルの定義

レベル1：最も質が高い医学的根拠あり

Ⅰ．以下の条件のいずれかを満たす方法で実施され、有効性が確認された無作為化対照試験が二つ以上存在している治療法で、かつⅡ・Ⅲの条件も満たすものはレベル1に分類する。

   a．偽薬やプラセボ心理療法もしくはその他の治療法との無作為化対照試験。

   b．平均30名の患者を割りつけた適切な統計的検出力を有する研究手法において、一つ以上のレベル1もしくはレベル2に位置づけられる治療法との非劣性が確認され、治療前後で明らかな症状の改善が確認されている。単に「他の治療法と比較して有効性が確認された」と報告されている治療法と比較して同等の効果が確認されただけでは、レベル1とは認定出来ない。

Ⅱ．治療を実施するための詳細なマニュアルが存在し、無作為化対照試験の際の治療はそのマニュアルに沿って実施されたものでなくてはならない。

Ⅲ．少なくとも二つの異なる研究者チームによって、その治療法の追試検証がなされ、有効性が確認されている。

レベル2：良質の医学的根拠あり

Ⅰ．無治療／治療待機とした対照群に比べ、統計的な有意差をもって効果が確認されたとする研究が二つ以上存在する治療法はレベル2に分類する。マニュアルの整備状況や、参加者の選定法や、第三者による追加検証の有無は問わない。

   もしくは、

Ⅱ．各群間の定義が明確に記された、対照群を置き、治療実施マニュアルが整備された研究において、以下の条件のいずれかを満たしているものが一つ以上存在している治療法はレベル2に分類する。

   a．偽薬やプラセボ心理療法もしくはその他の治療法と比較し、有効性が確認されている。

   b．確立された治療法と同等程度の効果が認められている（「同等程度」の定義は、レベル1のⅠ-b参照）。

レベル3：中程度の医学的根拠あり

　各群間の定義が明確に記された、対照群を置き、治療手順を明確にした研究があり、以下の条件のいずれかを満たしている治療法はレベル3に分類する。

　　　　a．偽薬やプラセボ心理療法もしくはその他の治療法と比較し、有効性が確認されている。
　　　　b．平均30名の患者を割りつけた適切な統計的検出力を有する研究手法において、確立された治療法と同等程度の効果が認められている。

レベル4：最小限の医学的根拠あり

　少なくとも一つ以上の研究が実施され、無治療／治療待機とした対照群に比べ、統計的な有意差をもって効果が確認された治療法は、レベル4に分類する。なお、マニュアルの整備状況や、参加者の選定法や、第三者による追加検証の有無は問わない。

レベル5：医学的根拠が提示されていない

　少なくとも一つ以上の研究が実施されたが、レベル1〜4の基準を満たすことが出来なかった治療法は、レベル5に分類する。

▋参考文献
1.　American Psychological Association Task Force on Promotion and Dissemination of Psychological Procedures, Division of Clinical Psychology. Training in and dissemination of empirically-validated psychological treatments: report and recommendations. *Clin Psychol.* 1995;48:3–23
2.　Chorpita BF, Donkervoet CM. Implementation of the Felix Consent Decree in Hawaii: the implementation of the Felix Consent Decree in Hawaii. In: Steele RG, Roberts MC, eds. *Handbook of Mental Health Services for Children, Adolescents, and Families.* New York, NY: Kluwer Academic/Plenum Publishers; 2005:317–332
3.　Chorpita BF, Yim LM, Donkervoet JC, et al. Toward large-scale implementation of empirically supported treatments for children: a review and observations by the Hawaii Empirical Basis to Services Task Force. *Clin Psychol Sci Pract.* 2002;9(2):165–190

　さらなる参考文献についてはPracticeWise社のウェブサイトを参照されたい。
(www.practicewise.com/Community/Publications).

プライマリーケアの現場で活用すべき 各種のエビデンスに基づく心理社会的療法 に共通する要素

表A7-1　共通要素一覧			
適応[a]	**適用されるEBP**[b]	**共通する要素**	**本書の該当章**
患者や家族が、健康上のリスクやメンタルヘルスのニーズに対処する準備性が低い。治療への抵抗や障壁が存在する。	家族療法 認知行動療法 動機づけ面接法 家族焦点化小児科学 問題解決志向アプローチ	「共通する技術的要素」を活用したコミュニケーション技術	1 2 5 10
疼痛 ▪ 急性疼痛（例：外傷、疾病、医学処置による疼痛） ▪ 慢性／再発性疼痛（例：慢性疾患、障害、心因性、反復的な処置痛） ストレス 機能低下を伴う悪習慣 行動的問題（例：注意欠如、怒りの制御） 心身相関のある各種病態（例：喘息、片頭痛、トゥレット症候群、炎症性腸疾患、疣贅、掻痒） 不安感（例：パフォーマンス不安［試験、発表会、人前でのスポーツなど］）、不安神経症、PTSD、恐怖感） 心身症（例：夜尿症、遺糞症、条件づけされた嘔気／嘔吐、過敏性腸症候群、睡眠障害）　慢性疾患、多臓器疾患、致死性疾患（例：癌、血友病、AIDS、嚢胞性線維症、糖尿病、慢性腎臓病など）	自己調整療法および生体力学的療法	以下の技法を教える。 ▪ 呼吸法 ▪ リラクゼーション法（例：漸進的筋弛緩法） ▪ 心象風景想起 ▪ 自己催眠 バイオフィードバック技法を補助的に用いることを推奨する。	8 9
不安障害 恐怖症	不安障害への認知行動療法 幼小児であれば親子相互交流療法（PCIT） 上段の、自己調整療法と心身療法も適応となる。	心理教育の実施 恐怖を感じる対象／活動への段階的暴露 以下の技法を教える。 ▪ リラクゼーション戦略 ▪ 肯定的独言 ▪ 思考停止法や思考置換法 ▪ 安全な場所の想起　向社会的行動が出来た際に「ご褒美」を与える	14
過去のトラウマ体験に関連した症状	トラウマ焦点化認知行動療法（TF-CBT: trauma-focused cognitive behavioral therapy） 幼小児の場合 ▪ 親子並行心理療法 ▪ PCIT	恥、罪悪感、絶望感などの否定的な思考を慎重に取り扱う。 セルフケアを強化しながら、安心感を得られる方法を習得する。 症状が顕著な場合、陰性の思考を逸らす方法、リラックス法を活用し、協力的なピアカウンセリングの場を活用する。 不必要で極端な誘因を避けたり、管理出来るように計画していく。 ポジティブな行動に着目する。 刺激的行動には選択的無視を行う。 危険な行動や許容出来ない行動には、安全を確保しつつ一貫した対応を行う。 健全な人間関係の重要性を再認識してもらう。	14

表A7-1　共通要素一覧（続き）			
適　応[a]	適用されるEBP[b]	共通する要素	本書の該当章
抑うつ気分 うつ病	抑うつへの認知行動療法	心理教育を行う。 否定的な思考を慎重に取り扱う。 行動活性化を行う（楽しい活動を増やす［「楽しみ」を処方する］）。 脆弱な部分ではなく、ストレングス（強み）に焦点をあてる。 以下の技法を教育する。 ▪注意を逸らす方法 ▪問題解決技法 ▪行動リハーサルを含めた、ソーシャルスキル ▪感情を文章にする技術 子どもの悩みを中心に、親子の会話を促進する。 社会的支援を強化する。	22
以下に関連するあらゆる症状 ▪一貫性のないしつけ ▪厳しすぎるしつけ ▪年齢不相応な過剰期待 破壊的行動障害 攻撃性 不注意 多動性	育児教育 例： ▪インクレディブルイヤーズ・プログラム ▪トリプルP（ポジティブ・ペアレンティング・プログラム） ▪PCIT ▪「言うことを聞かない子」の親向けペアレントトレーニング・プログラム	以下の技法を教育する。 ▪親子の楽しい時間の過ごし方 ▪向社会的行動を奨励し、実施出来た際にご褒美を与える ▪問題となる行動の誘因の回避法 ▪情緒的コミュニケーション技術 ▪否定的行動に対し、冷静で一貫した態度である必要性 ▪反社会的行動に対しての責任のとらせ方 ▪シンプルで明確な指示の出し方と限界設定 ▪タイムアウトの正しいやり方 ▪緊張緩和法 ▪ロールプレイなどによる実践スキル	15 17 18 20
物質使用障害 その他のリスク行動 薬物のアドヒアランス不良	動機づけ面接法 家族中心療法	治療に際して、子どもの同意を得る。 治療的行動をとる準備性を評価する。 「引き出す－提供する－引き出す（EPE: Elicit-Provide-Elicit）」技法を用いて、端的な介入を行う。 傾聴を重視し、子どもの行動変容に向けた発言（チェンジトーク）を引き出す。 変化を妨げている障壁に対処する。	1 2 25 30 31
家族間の高葛藤状態	家族中心療法 動機づけ面接法	以下の技法を積極的に用いる。 ▪無条件の肯定的受容 ▪積極的傾聴 ▪是認 ▪聞き返し ▪開かれた質問 ▪専門職としての中立性 ▪リフレーミング（捉え直し） ▪要約	1 2 5 10 18
幼小児における情緒的苦痛症状（例：自己調節障害、攻撃性、極端なかんしゃく、易興奮性、不機嫌、不安感、養育者との相互関係性不全、愛着形成不全）	育児教育（本表の3段上の「例」を参照）。 最初の関係性作り（Promoting First Relationships）プログラム 「親は子どもの先生に（Parents as Teachers）」プログラム 親子並行心理療法 認知行動療法	子どもの非適応的な行動のリフレ―ミングを行う。 ストレングス（強み）と防御因子を強化する。 以下についての心理教育を行う。 ▪不適応行動に繋がる不要で過剰な誘因を避ける必要性 ▪向社会的行動に注目し、実施出来た際にご褒美を与えるスキル ▪シンプルで明確な指示の出し方と限界設定の方法 ▪リラクゼーション法と不安対処法 ▪否定的行動に対し、冷静で一貫した態度である必要性 親子の特別な時間（タイムイン）を用意する必要性	17

【略語】EBP: Evidence-Based Practice（エビデンスに基づく心理社会的療法）、PCIT: Parent-Child Interaction Therapy（親子相互交流療法）、PTSD: post- traumatic stress disorder（心的外傷後ストレス障害）

a. 子どもの症状が精神医学的に緊急を要する状態であったり、生じている機能障害が重度であったり、著しい困難性を伴っている場合には、いたずらに共通要素に基づくコミュニケーション技術の使用にこだわってしまうことで、包括的診断評価やそれに基づく治療の実施が遅れるようなことがあってはならない。ただし、このようなコミュニケーション技術は、症状が軽微で診断可能なレベルにまで達していない子ども・医療機関でのフォローアップを受けることに抵抗感のある子ども・まだ医学診断病名がつくことに抵抗感があり診断のための追加評価を受けたり治療を受けることを良しとしない子ども・診断のための追加評価や治療をメンタルヘルスの専門機関で受けるために待機している状態の子どもに対してケアを行う際に、とりわけ有用となるであろう。

b. EBPに関する詳細については、「補足資料6：『PracticeWise』──エビデンスに基づく小児思春期患者の実践的心理社会的療法」を参照されたい。

監訳者あとがき

　監訳者と本書の出会いは、偶然のものではない。世間ではほとんど話題にもならかったが、2020年に報告されたユニセフ報告書『レポートカード16——子どもたちに影響する世界：先進国の子どもの幸福度を形作るものは何か（*Worlds of Influence: Understanding what shapes child well-being in rich countries*）』において、日本の子どもたちの身体的健康は世界1位であったものの、精神的幸福度はOECD 38か国中37位であった。本報告書のもう一つの要素である「スキル」の順位は世界27位であったが、その内訳である「学力」は5位である一方、「社会的スキル」もまた世界で下から2番目であった。我が国の小児医療者と教育者は身体的健康と学力の順位の高さを誇っていればよいのであろうか？　"パラドックス"とも評されるこの両極端な結果は、確実に大人社会の状況が反映されたものである。実際の臨床現場において慢性疾患の管理は目覚ましく向上し、いまや定期受診してくる子どもの多くが実際にはメンタルヘルス上の問題を抱えた子どもである、という状況は決して監訳者だけではないであろう。自分自身が学びを深めるとともに地域社会を変えていかなくてはならないという思いを抱え、国内外の成書を渉猟する中で探り当てたのが本書である。

　本書は、困った事例に直面化した際に当座を凌ぐためのとっつきやすいハウツー本とはおよそいえないかもしれない。実際、当座の対応を行うという目的を果たすうえで、より有用となる優れた成書は日本語でも数多く出版されている。しかし、「小児科医の利点」について明確に言及し、システム論にも多くの紙幅を割き記載されている本書は、これまで子どものメンタルヘルスの問題に対して奮闘されてきた先達や現在も奮闘している専門家の先生方の取り組みに対して、より多くの一般小児科医が参画し、より大きな力としていくべきことを明快に示している。児童精神科医の絶対数が圧倒的に足りず、良くて数か月待ち、地域によっては年単位で待たされる現状の中で、小児科医がもはや当座を凌ぐだけではおよそ事足りないことは明白である。本書は、子どものメンタルヘルスの問題に対し意識とシステムを変え、米国の医療システムと日本の医療システムの差異を認識しつつも、両者のストレングス（強み）を取り入れながら新たな道を模索していかねばならない小児医療者にとっての優れた羅針盤になる一冊である。

　救急外来で年間何人も訪れるオーバードーズ・リストカットなどの自己破壊行動やより深刻な自殺企図などの必死のSOSを発信した子どもに対し、「診療情報提供書を作成して渡したら、その後の経緯についてはおよそ把握していない」という状況は、あえて自己の立場に厳しくあらんとするならば、子どもにとってのネグレクトに他ならないと監訳者は考えている。ここ10数年の愛着・トラウマ臨床の発展から、「患者を抱え込むな」という前時代的な対応がおよそ不適切であり、ネグレクトの再演であるということは疑いの余地のないものとなっており、このようなスタンスが"治療的に抱える"という技術を持たない医療者の「酸っぱい葡萄」に他ならないことは明白である。我々医療者は、それぞれの与えられた立場に違いはあれ、貪欲

に個々のコンピテンシーを高め、地域のリソースの一部となり有機的に子どもと家族を包み込むようなネットワークを形成し、誰も取りこぼさないように限られたリソースを最大限効率化していかなくてはならない。監訳者が専門とする子ども虐待の問題に対する医療現場の質の向上・均霑化を図るうえでも、虐待の問題のみにフォーカスを当て通告義務を強調するのではなく、子どもの心と育ちに対して感度の高い医療者が増えることが、結局は「急がば回れ」なのである。

　もちろん「心意気」「ボランティア精神」を基盤として成立するシステムは、およそ持続可能とはいえず、それを可能とする診療報酬システムの構築など、地域社会の中の努力だけでは完結できない問題は山積みである。もちろん、令和6（2024）年より児童思春期支援指導加算が新設されるなど、少しずつ制度は改善している。ただし「"精神科を担当する医師"の指示のもと、保健師・看護師・作業療法士・精神保健福祉士又は公認心理師等が共同して、60分以上の通院・在宅精神療法を行った場合に1,000点（1回に限る。以降は450点に減算）」というこの加算は、かかる実質上の負担に対し十分にペイする枠組みで今後担い手の増加が見込めるものといえるであろうか？　小児科医や公認心理師の関わりに対し、いつになったらそれに報いる制度は出来るのであろうか？　今回の改定では、他にも、PTSDに起因する症状を有する患者への心理支援加算の新設など、画期的な改善がいくつかなされているが、結局は「明確な診断名が付き日常生活に支障をきたすような状態」になってからのカウンセリングにしか保険は適用されない状況に変わりはない。残念ながら、国家システムというのは、声なき声を能動的に拾う仕組みにはなっていない。"票にならない子ども"の心身の健康の向上に対し、政治家が「損して得とる」法律を先回りして作ったり、限られた予算の中で、行政が積極的に新規施策を立て予算措置を講じたりすることは、現実的には困難なのが実情である。しかし、例えばカナダ政府による調査では「子ども虐待対応に今1ドル惜しめば、将来的に7ドルの負債として返ってくる」ことが明確化しているなど、子どもに対する投資は国家の将来にとって不可欠なものであり、不況であるからこそ、そこに投資をする意義は大きいのである。

　コロナ禍において我が国は、77兆円を費やした。世界各国のコロナ対策費は総額1,445兆円であり、日本はその約5％を占め、米国に次ぐ2番目の規模の財政出動であった。コロナ禍が引き起こした子どものメンタルヘルスの問題は、コロナが5類に再分類されて解消されたわけではない。東日本大震災の影響は、10年以上を経た現在でも子どものメンタルヘルスに長期的な影響を及ぼしていることが各種の研究から判明している。子どものメンタルヘルスに甚大な負の影響を及ぼしながら行われた各種のコロナ対策の妥当性についてはさておき、今後、どれだけの予算を子どものメンタルヘルス対策に我が国は費やしてくれるのであろうか？　それを決めるのも、子どもに代わりその必要性を訴える大人の声の大きさであろう。

　では誰が子どもの代弁者として声を上げるべきであるのか？　ポジショントークのようで恐縮であるが、監訳者は現場の小児科医にこそ、その役割を期待したいのである。生まれ出でた瞬間（場合によってはそれ以前）から大人になるまでの間、継続して子どもと家族に関わり続けることが出来、部署移動もなく、彼／彼女らに貢献するために生涯にわたり研鑽を積み続けることが出来るこの職業を、監訳者は心の底から誇りに思っている。監訳者はメンタルヘルスの

専門家ではないが、むしろそうであるからこそ、本書の目的を多くの小児科医が共有し「専門外だから……」と及び腰になるのではなく、子どものメンタルヘルスを支える一翼を担う総合医の立場で声を上げ、一人ひとりの声は小さくとも総体としての声を大きくしていく必要性を痛感している。

　そのような観点から、今回の翻訳出版はあえて勤務先である前橋赤十字病院の小児科医たちに協力を願い、一般小児科医の立場で、総出で翻訳作業を行うこととした。それぞれが主体的に関わったメンバーであり、この場で謝辞を述べるのは適切ではないかもしれないが、監訳者の趣旨に賛同し皆が快諾してくれたことに、心の底から感謝している。また、翻訳者全員がメンタルヘルスを専門とする立場ではないゆえ、私の妻の勤務先の院長であり同級生でもある中泉メンタルクリニックの黒崎成男先生に、用語の言い回しや訳出などに不自然な点がないか、半ば強引に監修作業を行っていただいた。公私ともにお世話になっている彼に対しても、改めて感謝申し上げる。なお本書は、私の勤務する前橋の地で8月末に行われる第15回日本子ども虐待医学会学術集会の開催に出版を間に合わせるべく、かなり無茶なスケジュールを組んでいただいた。あとがき執筆時点で、実際に間に合ったかどうかは分からないが、そのために最大限の努力をしていただいた明石書店の大江道雅社長、ならびに伊得陽子さんに深謝したい。

追記：本書の最終校正段階で、父である壮六が他界した。小児科医である自分は、進行がんの発覚時、何もしてあげることが出来なかったが、小児科医の道を歩むきっかけとなったのは、まったく異なる分野で活躍していた最愛の父の導きによるものであった。子ども時代を振り返り幸せと感じられる大人は、そのことに感謝し、今苦しみの最中にいる子どもと家族にその"愛のおすそ分け"をすべきであることを教えてくれたのもまた、父の背中であった。

　2024年7月7日

溝 口 史 剛

索引

【執筆者】

サラ・バグレー（Sarah Bagley）
（マサチューセッツ州ボストン）
医学士、理学修士、米国小児科学会認定小児科専門医
ボストン大学医学部／ボストン・メディカル・セン
　ター小児科助教
ボストン大学医学部カタリスト・プログラム・ディ
　レクター
　──第 31 章・第 32 章

レベッカ・バウム（Rebecca Baum）
（オハイオ州コロンバス）
医学士、米国小児科学会認定小児科専門医
オハイオ州立大学小児科学教室
ネイションワイド子ども病院発達行動小児科部長
　──第 10 章・第 24 章

ロバート・J・ビッドウェル（Robert J. Bidwell）
（ハワイ州ホノルル）
医学士
ハワイ大学ジョン・A・バーンズ医学部小児科臨床
　准教授
　──第 19 章

デニス・ボーテ（Denise Bothe）
（オハイオ州クリーブランド）
医学士
ケース・ウェスタン・リザーブ大学小児科准教授
レインボー小児病院発達行動小児科／発達行動心理
　部門
　──第 8 章

ジョン・カンポ（John Campo）
（オハイオ州コロンバス）
医学士
オハイオ州立大学精神科学／行動衛生学教授
　──第 24 章

デビッド・R・デマッソ（David R. DeMaso）
（マサチューセッツ州ボストン）
医学士
ボストン小児病院精神科部長兼レオン・アイゼン
　バーグ精神医学講座主任教授
ハーバード大学医学部小児科教授ならびにジョー
　ジ・P・ガードナーおよびオルガ・E・モンクス
　小児精神医学講座教授
　──第 13 章

メアリー・イフナー・ドビンス（Mary Iftner Dobbins）
（イリノイ州スプリングフィールド）
医学士、米国小児科学会認定小児科専門医
南イリノイ大学医学部小児科・精神科准教授、家庭
　医学・地域医学科統合ケア・イニシアチブ部長
　──第 18 章

スーザン・ドスライス（Susan dosReis）
（メリーランド州バルティモア）
医学博士
メリーランド薬科大学
　──第 11 章

マリアン・アールス（Marian Earls）
（ノースカロライナ州ローリー）
医学士、神学研究修士、米国小児科学会認定小児科
　専門医
ノースカロライナ大学医学部小児科臨床教授
ノースカロライナ州チャペルヒル小児科プログラム
　ディレクター
ノースカロライナ地域ケア副医長
　──第 23 章

ロビン・S・エバーハート（Robin S. Everhart）
（バージニア州リッチモンド）
医学博士
バージニア・コモンウェルス大学心理学科助教
　──第 25 章

バーバラ・H・フィース（Barbara H. Fiese）
（イリノイ州アーバナ）
医学博士
イリノイ大学アーバナ・シャンペーン校ファミリー・
　レジリエンシー・センター教授兼センター長
　──第 25 章

マーティン・フィッシャー（Martin Fisher）
（ニューヨーク州ヘムステッド）
医学士、米国小児科学会認定小児科専門医
ノースウェル大学コーエン小児医療センター思春期
　医学科部長
ノースウェル大学ドナルド＆バーバラ・ザッカー医
　学部小児科教授
　──第 16 章

ジェーン・メシャン・フォイ（Jane Meschan Foy）
（ノースカロライナ州ウィンストン・セーレム）
医学士、米国小児科学会認定小児科専門医
ウェイクフォレスト大学医学部小児科教授
　──序章・第1章・第2章・第3章・第4章・第
　　11章

バーバラ・L・フランクフスキー（Barbara L.
Frankowski）
（バーモント州バーリントン）
医学士、公衆衛生学修士、米国小児科学会認定小児
　科専門医
バーモント大学附属子ども病院小児科教授
　──第21章

メアリー・マーガレット・グリーソン（Mary
Margaret Gleason）
（ルイジアナ州ニューオーリンズ）
医学士、米国小児科学会認定小児科専門医
チュレーン大学医学部精神医学／行動科学准教授兼
　小児科臨床助教
　──第17章

ローラ・ハート（Laura Hart）
（ノースカロライナ州チャペルヒル）
医学士、公衆衛生学修士、米国小児科学会認定小児
　科専門医
ノースカロライナ大学チャペルヒル校
セシル・G・シェップス医療サービス研究センター
プライマリーケア研究フェロー
　──第12章

ナンシー・ヒース（Nancy Heath）
（カナダ　ケベック州モントリオール）
医学博士
マギル大学教育・カウンセリング心理学部ジェイム
　ズ・マギル教授〔大学創設者の名前を関した教授職〕
　──第27章

ニコール・ハイルブロン（Nicole Heilbron）
（ノースカロライナ州ダラム）
医学博士
デューク大学医学部精神医学・行動科学科准教授
児童・家族精神保健・発達神経科学部門共同主任
　──第12章

ジェーン・R・ハル（Jane R. Hull）
（バージニア州フレデリックスバーグ）
医学士、米国小児科学会認定小児科専門医
エドワード・ヴィア・オステオパシー医科大学小児
　科助教

メアリー・ワシントン・ヘルスケア小児科
プリファード小児科クリニック小児科医師
　──第9章

ケリー・J・ケラハー（Kelly J. Kelleher）
（オハイオ州コロンバス）
医学士、公衆衛生学修士、米国小児科学会認定小児
　科専門医
オハイオ州立大学医学／公衆衛生学部特別教授
小児医療イノベーションのためのADS社クラパ
　ティ寄付講座
地域医療・サービス研究担当副学長兼小児医療イノ
　ベーションセンター所長
ネイションワイド小児病院附属研究所所長
　──第3章

ペネロペ・ナップ（Penelope Knapp）
（カリフォルニア州デービス）
医学士、米国小児科学会認定小児科専門医
カリフォルニア大学デービス校小児科および精神医
　学・行動科学科名誉教授
　──第6章

ダニエル・ララク・アレナ（Danielle Laraque-Arena）
（ニューヨーク州シラキュース）
医学士、米国小児科学会認定小児科専門医
ニューヨーク州立大学アップステート医科大学
　（SUNY Upstate）学長兼医療システム最高経営責
　任者
小児科、精神医学・行動科学、公衆衛生・予防医学
　教授
　──第3章・第6章

シャロン・レヴィ（Sharon Levy）
（マサチューセッツ州ボストン）
医学士、公衆衛生学修士、米国小児科学会認定小児
　科専門医
ハーバード大学医学部小児科准教授
ボストン小児病院思春期薬物乱用・依存症プログラ
　ムディレクター
　──第31章・第32章

メーガン・マコーリフ・ラインス（Meghan
McAuliffe Lines）
（ペンシルベニア州フィラデルフィア）
医学博士
トーマス・ジェファーソン大学シドニー・キンメル
　医科大学小児科助教
ネムアーズ／アルフレッド・I・デュポン小児病院
　統合プライマリーケア心理学臨床ディレクター
　──第7章

ロナルド・V・マリノ（Ronald V. Marino）
（ニューヨーク州オールドウエストベリー）
整骨医学博士、公衆衛生学修士、米国小児科学会認
　定小児科専門医
ニューヨーク大学ウィンスロップ大学病院小児科副
　部長
ニューヨーク工科大学オステオパシー医学部
ストーニーブルック医科大学臨床小児科教授
　──第26章

ゲイリー・マズロー（Gary Maslow）
（ノースカロライナ州ダラム）
医学士、公衆衛生学修士、米国小児科学会認定小児
　科専門医
デューク大学医学部小児科学・精神医学・行動科学
　助教授
　──第12章

アン・メイ（Anne May）
（オハイオ州コロンバス）
医学士、米国小児科学会認定小児科専門医
オハイオ州立大学医学部臨床小児科学助教
　──第28章

ティモシー・R・ムーア（Timothy R. Moore）
（ミネソタ州セントポール）
医学博士、公認心理師、行動分析士－博士（BCBA-D）
ミネソタ州福祉局ポジティブ行動支援部長
　──第27章

カレン・N・オルネス（Karen N. Olness）
（オハイオ州クリーブランド）
医学士、米国小児科学会認定小児科専門医
ケース・ウェスタン・リザーブ大学小児科学・国際
　保健・疾病学分野名誉教授
　──第8章

ジェイムズ・M・ペリン（James M. Perrin）
（マサチューセッツ州ボストン）
医学士、米国小児科学会認定小児科
ハーバード大学医学部小児科教授
マサチューセッツ州立小児病院副院長
ジョン・C・ロビンソン小児クリニック主任
　──第4章

デビッド・プルイト（David Pruitt）
（メリーランド州バルティモア）
医学士
メリーランド大学医学部精神医学・小児科学教授
児童青年精神医学部門ディレクター
　──第11章

グロリア・リーブス（Gloria Reeves）
（メリーランド州バルティモア）
医学士
メリーランド大学医学部児童思春期精神医学准教授
　──第11章

マーク・A・リドル（Mark A. Riddle）
（メリーランド州バルティモア）
医学士
ジョンズ・ホプキンス大学医学部精神医学・小児科
　学教授
　──第11章

マリス・ローゼンバーグ（Maris Rosenberg）
（ニューヨーク州ブロンクス）
医学士
アルバート・アインシュタイン医科大学小児科
モンテフィオーレ小児病院小児評価リハビリ部門
　──第29章

マーシー・シュナイダー（Marcie Schneider）
（コネチカット州グリーンウィッチ）
医学士、米国小児科学会認定小児科専門医
グリーンウィッチ思春期医療センター
　──第16章

マーク・L・スプレインガード（Mark L. Splaingard）
（オハイオ州コロンバス）
医学士
オハイオ州立大学医学部小児科教授
ネイションワイド小児病院小児睡眠医学部長
　──第28章

ジャック・T・スワンソン（Jack T. Swanson）
（アイオワ州エームズ）
医学士、米国小児科学会認定小児科専門医
小児科医
　──第1章

フランク・シモンズ（Frank Symons）
（ミネソタ州ミネアポリス）
医学博士
ミネソタ大学教育・人間発達学部教育心理学科
　──第27章

スザンヌ・E・タンスキ（Susanne E. Tanski）
（ニューハンプシャー州レバノン）
医学士、公衆衛生学修士、米国小児科学会認定小児
　科専門医
ダートマス大学ガイゼル医科大学小児科准教授兼小
　児総合診療部医長

── 第 30 章

ナンシー・ターシス（Nancy Tarshis）
（ニューヨーク州ブロンクス）
医療アシスタント、医療秘書、言語聴覚士
モンテフィオーレ・メディカル・センター小児評価
　リハビリ部門
言語サービス・スーパーバイザー
── 第 29 章

ジェシカ・R・トステ（Jessica R. Toste）
（テキサス州オースティン）
医学博士
テキサス大学オースティン校特別支援教育学部助教
── 第 27 章

W・ダグラス・タイナン（W. Douglas Tynan）
（ペンシルベニア州フィラデルフィア）
医学博士
トーマス・ジェファーソン大学シドニー・キンメル
　医科大学小児科教授
── 第 7 章・第 10 章

サンドラ・ヴィカーリ（Sandra Vicari）
（イリノイ州スプリングフィールド）
医学博士、公認心理師
南イリノイ大学医学部精神医学教室准教授
── 第 18 章

ヘザー・J・ウォルター（Heather J. Walter）
（マサチューセッツ州ボストン）
医学士、公衆衛生学修士
ボストン大学医学部精神医学・小児科学教授
ハーバード大学医学部精神医学上級講師
── 第 13 章

ローレンス・S・ウィッソウ（Lawrence S. Wissow）
（メリーランド州バルティモア）
医学士、公衆衛生学修士、米国小児科学会認定小児
　科専門医
ジョンズ・ホプキンス医科大学児童思春期精神医学
　部門
ジェイムズ・P・コノートン地域精神医学教授
── 第 5 章・第 6 章・第 11 章・第 14 章・第 15
　章・第 20 章・第 22 章

....

本書は、以下の米国小児科学会の各委員会からの監
　修を受けている

コミュニケーションとメディア委員会
栄養委員会
子どもと家族の心理社会的側面委員会
学校保健委員会
かかりつけ医の実践プロジェクト諮問委員会
メンタルヘルスリーダーシップ・ワークグループ
貧困と子どもの健康リーダーシップ・ワークグループ
マイノリティの子どもの健康・公平・共生に関する
　暫定委員会
小児呼吸器・睡眠医学委員会
多様性と共生に関するタスクフォース

【翻訳者】

前橋赤十字病院小児科

(翻訳章順)

溝口　史剛　　　　　序章・第1章・第2章・第8章・第9章・補足資料1

松井　敦　　　　　　第3章・補足資料3

杉立　玲　　　　　　第4章・第11章・第13章・第15章・第18章・第19章・第22章・第23章・
　　　　　　　　　　第28章・第31章・第32章・補足資料2

八木　夏希　　　　　第5章・第12章

白井　真規*　　　　 第6章

諸田　彗　　　　　　第7章・第10章・補足資料5

中林　洋介**　　　　第13章

矢島　もも　　　　　第14章

清水　真理子　　　　第16章・第24章・補足資料6

安藤　桂衣　　　　　第17章

中嶋　幸人　　　　　第20章・第21章・補足資料7

山本　順子　　　　　第22章

佐々木　祐登***　　 第25章・第26章・第27章・補足資料4

生塩　加奈****　　　第29章

田中　健佑　　　　　第30章・第31章

篠原　健　　　　　　校正協力（第1～8章）

土岐　真　　　　　　校正協力（第9～19章）

岩崎　竜也　　　　　校正協力（第20～32章）

*	現、長野県立こども病院神経小児科
**	集中治療科・救急科所属
***	現、群馬県立小児医療センター循環器科
****	現、枚方総合発達医療センター小児科

【監訳協力者】

中泉メンタルクリニック
黒崎　成男

【編者】

ジェーン・メシャン・フォイ（Jane Meschan Foy）
ウェルズリー大学で学位を取得後、ノースカロライナ大学チャペルヒル校医学部を卒業。
医学士、米国小児科学会認定小児科専門医。ウェイクフォレスト大学医学部小児科教授。ノースウエスト・コ
ミュニティ・ケア・ネットワーク（ノースカロライナ州メディケイド事業者地域ネットワーク）医療部長。
小児のプライマリーケア・学校環境におけるメンタルヘルスサービス、十分な医療を受けられない人々への医
療アクセス向上、特別な医療を必要とする子どもへのプライマリーケア、小児のメンタルヘルスケア・地域医
療ネットワーク・権利擁護に関する医学教育に長年取り組んでいる。
米国小児科学会（AAP）のメンタルヘルスに関するタスクフォース（TFMH）元委員長、ノースカロライナ小
児科学会（AAP ノースカロライナ支部）会長、子どもと家族の心理社会的側面委員会（COPACFH）元委員長を
歴任し、現在も AAP のメンタルヘルス・リーダーシップ・ワーキンググループ委員および AAP 理事を務め、
地域活動としてフォーサイス郡学校保健同盟を共同設立し、理事を務める。

【監訳者】

溝口 史剛（みぞぐち ふみたけ）
1999 年群馬大学医学部卒、2008 年群馬大学大学院卒（医学博士）。
群馬大学小児科関連病院をローテート勤務し、現在、群馬県前橋赤十字病院小児科副部長、群馬大学大学院小
児科非常勤講師。2021 年公認心理師登録。
専門は、小児科学一般、小児内分泌学、子ども虐待医学。
［主な著書］
『子ども虐待の画像診断——エビデンスに基づく医学診断と調査・捜査のために』（ポール・K・クラインマン編、
小熊栄二監修、溝口史剛監訳、明石書店、2016 年）、『子どもの虐待とネグレクト——診断・治療とそのエビデン
ス』（キャロル・ジェニー編、小穴慎二・白石裕子と共監訳、金剛出版、2018 年）、『SBS：乳幼児揺さぶられ症候群
——法廷と医療現場で今何が起こっているのか？』（ロバート・M・リース著、翻訳、金剛出版、2019 年）、『虐待
にさらされる子どもたち——密室に医学のメスを：子ども虐待専門医の日常』（ローレンス・R・リッチ著、翻訳、
金剛出版、2020 年）、『ぎゃくたいってなあに？』（青木智恵子著、監修、金剛出版、2020 年）、『子どもへの体罰を
根絶するために——臨床家・実務者のためのガイダンス』（エリザベス・T・ガースホフ／シャウナ・J・リー編、
翻訳、明石書店、2020 年）、『きょうだい間虐待によるトラウマ——子ども・家族・成人サバイバーの評価と介
入戦略』（ジョン・V・カファロ著、翻訳、明石書店、2023 年）など。

小児思春期の子どものメンタルヘルスケア
プライマリーケア医療者向けガイダンス

2024 年 9 月 15 日　初版第 1 刷発行

編 者　　ジェーン・メシャン・フォイ
監訳者　　溝 口 史 剛
訳 者　　前橋赤十字病院小児科
発行者　　大 江 道 雅
発行所　　株式会社明石書店
〒101-0021 東京都千代田区外神田 6-9-5
電話 03（5818）1171
FAX 03（5818）1174
振替　00100-7-24505
https://www.akashi.co.jp/
装丁　　明石書店デザイン室
印刷・製本　　モリモト印刷株式会社

ISBN978-4-7503-5830-7
（定価はカバーに表示してあります）

子ども虐待の画像診断
エビデンスに基づく医学診断と調査・捜査のために
ポール・K・クラインマン編
小熊栄二監修　溝口史剛監訳
◎30000円

小児および若年成人における突然死
病気・事故・虐待の適切な鑑別のために
□ジャー！W・バイアード著　溝口史剛監訳
◎45000円

子ども虐待医学
診断と連携対応のために
日本子ども虐待医学研究会監訳　溝口史剛監訳
◎38000円

虐待された子どもへの治療【第2版】
医療・心理・福祉・法的対応から支援まで
□バート・M・リース、シンディー・W・クリスチャン編著
亀岡智美、郭麗月、田中究監訳
◎20000円

子どもの虐待防止・法的実務マニュアル【第7版】
日本弁護士連合会子どもの権利委員会編
◎3200円

小児期の逆境的体験と保護的体験
子どもの脳・行動・発達に及ぼす影響とレジリエンス
J・ヘイズ=グルード ほか著　菅原ますみ ほか監訳
◎4200円

非行少年に対するトラウマインフォームドケア
修復的司法の理論と実践
ジュダ・オウドショーン著　野坂祐子監訳
◎5800円

心理教育教材「キックスタート，トラウマを理解する」活用ガイド
問題行動のある知的・発達障害児者を支援する
本多隆司・伊庭千惠著
◎2000円

アタッチメント
子ども虐待・トラウマ対象喪失・社会的養護をめぐって
庄司順一、奥山眞紀子、久保田まり編著
◎2800円

アタッチメント・ハンドブック
里親養育・養子縁組の支援
ジリアン・スコフィールド、メアリー・ビーク著
御園生直美、岩崎美奈子、高橋恵里子、上鹿渡和宏訳　森田由美、門脇陽子訳
◎3800円

性虐待を生きる力に変えて【全6巻】
グループ・ウィズネス編
◎1000円～1500円

新版 虐待とDVのなかにいる子どもたちへ
チルドレン・ソサエティ著　堤かなめ監修
アジア女性センター、本多須美子訳
◎1200円

性的虐待を受けた子ども・性的問題行動を示す子どもへの支援
児童福祉施設における生活支援と心理・医療的ケア
八木修司、岡本正子編著
◎2600円

性的虐待を受けた子どもの施設ケア
児童福祉施設における生活・心理・医療支援
八木修司、岡本正子編著
◎2600円

解離する子どもたち
ちぎれた心をつなぐ治療
リンダ・シラー著
郭麗月、岡田章監訳　ハリス淳子訳
◎3000円

DV・虐待にさらされた子どものトラウマを癒す
お母さんと支援者のためのガイド
ランディ・バンクロフト著
白川美也子、山崎知克監訳　阿部尚美、白倉三紀訳
◎2800円

〈価格は本体価格です〉

児童虐待を認めない親への対応
リゾリューションズ・アプローチによる家族の再統合
アンドリュー・ターネル、スージー・エセックス著
井上薫、井上直美監訳　板倉賛事訳
◎3300円

子ども虐待　保護から早期支援への転換
児童家庭ソーシャルワーカーの質的向上をめざして
アイリーン・ムンロー著
増沢高監訳　小川紫保子訳
◎2800円

知的障害・発達障害のある子どもの面接ハンドブック
犯罪・虐待被害が疑われる子どもから話を聴く技術
アン・クリスティン・セーデルボリほか著
仲真紀子、山本恒雄監訳　リンデル佐藤良子訳
◎2000円

ネグレクトされた子どもへの支援
理解と対応のハンドブック
安部計彦、加藤曜子、三上邦彦編著
◎2600円

子ども虐待事例から学ぶ統合的アプローチ
ホロニカル・アプローチによる心理社会的支援
千賀則史、定森恭司著
◎2800円

虐待する親への支援と家族再統合
親と子の成長発達を促すCRC親子プログラムふぁりの実践
宮口智恵、河合克子著
◎2000円

子ども虐待　家族再統合に向けた心理的支援
児童相談所の現場実践からのモデル構築
千賀則史著
◎3700円

ラター　児童青年精神医学【原書第6版】
アニタ・タパー、ダニエル・パインほか編
長尾圭造、氏家武、小野善郎、吉田敬子監訳
◎42000円

ポジティブ・ディシプリンのすすめ
親力をのばす0歳から18歳までの子育てガイド
ジョーン・E・デュラント著
セーブ・ザ・チルドレン・ジャパン監修
柳沢圭子訳
◎1600円

子どもへの体罰を根絶するために
臨床家・実務者のためのガイダンス
エリザベス・T・ガースホフ、シャウナ・J・リー編
溝口史剛訳
◎2700円

周産期からの子ども虐待予防・ケア
保健・医療・福祉の連携と支援体制
中板育美著
◎2200円

子ども虐待とスクールソーシャルワーク
チーム学校を基盤とする「育む環境」の創造
西野緑著
◎3500円

子育て困難家庭のための多職種協働ガイド
地域での専門職連携教育(IPE)の進め方
中板育美、佐野信也、野村武司、川松亮著
◎2500円

事例でわかる　子ども虐待対応の多職種・多機関連携
互いの強みを活かす協働ガイド
ジュリー・テイラー、ジュン・ソウバーン著　西郷泰之訳
◎2500円

子ども虐待対応におけるサインズ・オブ・セーフティアプローチ実践ガイド
子どもの安全(セーフティ)を家族とつくる道すじ
菱川愛、渡邉直、鈴木浩之編著
◎2800円

「三つの家」を活用した子ども虐待のアセスメントとプランニング
ニキ・ウェルド、ソニア・パーカー、井上直美編著
◎2800円

〈価格は本体価格です〉